临床麻醉与疼痛医学

（上）

刘铁军等◎主编

吉林科学技术出版社

图书在版编目（CIP）数据

临床麻醉与疼痛医学/刘铁军等主编. -- 长春：
吉林科学技术出版社，2016.6
ISBN 978-7-5578-0774-0

Ⅰ．①临… Ⅱ．①刘… Ⅲ．①麻醉学②疼痛－诊疗
Ⅳ．①R614②R441.1

中国版本图书馆CIP数据核字(2016) 第133757号

临床麻醉与疼痛医学
Linchuang mazui yu tengtong yixue

主　　编	刘铁军　刘霄尧　纪　维　孙　飞　刘雁冰　康青乐
副 主 编	袁从虎　倪　娟　倪　婉　胡凤娟
	尚艳伟　张晓磊　刘　涛　吴　霆
出 版 人	李　梁
责任编辑	张　凌　张　卓
封面设计	长春创意广告图文制作有限责任公司
制　　版	长春创意广告图文制作有限责任公司
开　　本	787mm×1092mm　1/16
字　　数	1053千字
印　　张	43
版　　次	2016年6月第1版
印　　次	2017年6月第1版第2次印刷

出　　版	吉林科学技术出版社
发　　行	吉林科学技术出版社
地　　址	长春市人民大街4646号
邮　　编	130021
发行部电话/传真	0431-85635177　85651759　85651628
	85652585　85635176
储运部电话	0431-86059116
编辑部电话	0431-86037565
网　　址	www.jlstp.net
印　　刷	虎彩印艺股份有限公司

书　　号　ISBN 978-7-5578-0774-0
定　　价　170.00元

主编简介

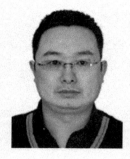

刘铁军

　　1982年出生，硕士研究生，华北理工大学附属医院主治医师。2006年毕业于华北煤炭医学院，从事临床麻醉工作近10年，曾进修于中国人民解放军总医院麻醉科，尤其擅长老年人、危重疑难病人的麻醉和抢救，在各种有创监测和围术期液体治疗方面有较高的造诣。多次参加国际国内会议，在科技核心和中文核心期刊上发表论文10余篇，多项新技术应用获奖，其中"FlotracVigileo系统监测老年患者围术期应用不同模式液体治疗的临床研究"获2015年河北省高等学校科学技术研究项目，并参与著作1部。

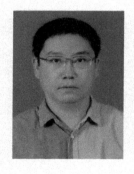

刘霄尧

　　1974年出生，内蒙古自治区人民医院，1998年毕业于包头医学院，副主任医师，从事麻醉工作20年，擅长临床麻醉及疑难麻醉的处理，近年发表论文10余篇。

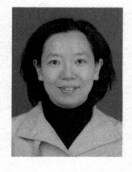

纪　维

　　1973年出生，江苏省扬州市苏北人民医院麻醉科主任医师，医学硕士。从事临床麻醉、教学及科研工作20年，专业理论基础扎实，临床实践经验丰富，能熟练开展颅脑、心胸、大血管、小儿、高龄等多种复杂危重患者的麻醉、救治与镇痛。主要研究方向为小儿麻醉以及机械通气肺保护技术，在国家级核心期刊发表论文10余篇，参与国家自然科学基金青年项目的申报与研究，主持并荣获多项扬州市新技术引进奖。

编 委 会

周　旭　河南省洛阳正骨医院
　　　　河南省骨科医院

赵丽艳　河南省洛阳正骨医院
　　　　河南省骨科医院

胡凤娟　郑州市第一人民医院

袁从虎　东南大学医学院附属盐城医院
　　　　盐城第三人民医院

倪　娟　荆州市中心医院

倪　婉　荆州市中心医院

康青乐　平顶山市第二人民医院

董　威　汕头大学医学院第一附属医院

前　言

近年来，随着临床医学的飞速发展，现代医疗条件和技术也不断提高，国内外临床麻醉学及疼痛学的发展也日新月异逐渐成熟，研究范围也日益拓宽且更加系统规范。编者根据自身多年丰富的临床经验，并结合近年来中外临床麻醉专业领域内的最新进展，吐故纳新，倾力合著本书。

本书共三篇，第一篇重点讲述了临床麻醉基本技能；第二篇详细介绍了临床各科常见病的麻醉要点；第三篇阐述了常见疼痛的治疗。条理清晰，图文并茂，以理论和实践相结合的原则，突出各种麻醉技术的实施。本书覆盖麻醉学的多个领域，相互联系而不重复，各自独立而无遗漏，全面深入而讲究实用，适合麻醉科医师、全科医师、临床研究生及其他相关人员使用。

在编写过程中，参阅了大量相关教材、书籍及文献，反复进行论证，力求做到有理有据、准确使用，与临床紧密结合。"工欲善其事，必先利其器"我们期盼此书能够为制定麻醉决策提供参考和依据，成为广大从事麻醉工作的医务工作者可以依赖的工具书。在即将付梓之际，对先后为此书付出努力的同志表示诚挚的感谢！尽管我们已尽心竭力，但唯恐百密一疏，愿专家、读者能加以指正，不胜期盼之至。

编　者
2016 年 6 月

目 录

第一篇　总论

第二篇　临床麻醉要点

第三篇　临床疼痛学

总论

第一章　现代临床麻醉范畴

第一节　临床麻醉

一、概述

临床麻醉的工作场所在手术室内，规模较大、条件较好的麻醉科，可在临床麻醉中建立分支学科（或称为亚科），如产科、心脏外科、脑外科、小儿外科麻醉等。临床麻醉的主要工作内容如下：

（1）为手术顺利进行提供安全、无痛、肌松、合理控制应激以及避免不愉快记忆等基本条件。

（2）提供完成手术所必需的特殊条件，如气管、支气管麻醉，控制性降压，低温，人工通气及体外循环等。

（3）对手术患者的生理功能进行全面、连续和定量的监测，并调控在预定的范围内，以维护患者的生命安全。应当指出，对患者生理功能进行监测与调控已成为临床麻醉的重要内容。这不仅涉及到仪器与设备的先进性，更涉及到麻醉医师的素质。

（4）预防并早期诊治各种并发症，以利术后顺利康复。

（5）向患者家属交代病情，危重疑难患者及大手术的麻醉处理必须征得家属的同意与签字后才能施行，必要时还需经院医务管理部门批准后实施。

二、麻醉前病情估计与准备

所有麻醉药和麻醉方法都可影响患者生理状态的稳定性；手术创伤和失血可使患者生理功能处于应激状态；外科疾病与并存的内科疾病又有各自不同的病理生理改变，这些因素都将造成机体生理潜能承受巨大负担。为减轻这种负担和提高手术麻醉的安全性，在手术麻醉前对全身情况和重要器官生理功能作出充分估计，并尽可能加以维护和纠正，这是外科手术治疗学中的一个重要环节，也是麻醉医师临床业务工作的主要方面。

全面的麻醉前估计和准备工作应包括以下几个方面：①全面了解患者的全身健康状况和特殊病情；②明确全身状况和器官功能存在哪些不足，麻醉前需要哪些积极准备；③明确器官疾病和特殊病情的危险所在，术中可能发生哪些并发症，需采取哪些防治措施；④估计和评定患者接受麻醉和手术的耐受力；⑤选定麻醉药、麻醉方法和麻醉前用药，拟定具体麻醉实施方案。

三、麻醉前用药

麻醉前用药（也称术前用药）是手术麻醉前的常规措施，主要目的是：①解除焦虑，充分镇静和产生遗忘；②稳定血流动力学；减少麻醉药需求量；③降低误吸胃内容物的危险程度；④提高痛阈，加强镇痛；抑制呼吸道腺体分泌；⑤防止术后恶心、呕吐。针对上述用药目的，临床上常选用五类麻醉前用药：神经安定类药；α_2肾上腺素能激动药；抗组胺药和抗酸药；麻醉性镇痛药；抗胆碱药。

四、吸入全身麻醉

吸入全身麻醉是将麻醉气体或麻醉蒸汽吸入肺内，经肺泡进入血液循环，到达中枢神经系统而产生的全身麻醉。

吸入麻醉药在体内代谢、分解少，大部分以原型从肺排出体外，因此吸入麻醉容易控制，比较安全、有效，是现代麻醉中常用的一种方法。

五、静脉全身麻醉

将全麻药注入静脉，经血液循环作用于中枢神经系统而产生全身麻醉的方法称为静脉全身麻醉。静脉全身麻醉具有对呼吸道无刺激性，诱导迅速，苏醒较快，患者舒适，不燃烧，不爆炸和操作比较简单等优点。但静脉麻醉药多数镇痛不强，肌松差，注入后无法人工排除，一旦过量，只能依靠机体缓慢排泄，为其缺点。因此，使用前应详细了解药理性能，尤其是药代动力学改变，严格掌握用药指征和剂量，以避免发生意外。

六、气管、支气管内插管术

气管、支气管内插管术是临床麻醉中不可缺少的一项重要组成部分，是麻醉医师必须掌握的最基本操作技能，不仅广泛应用于麻醉实施，而且在危重患者呼吸循环的抢救复苏及治疗中也发挥重要作用。

七、局部麻醉

局部麻醉是指患者神志清醒，身体某一部位的感觉神经传导功能暂时被阻断，运动神经保持完好或同时又程度不同的被阻滞状态。这种阻滞应完全可逆，不产生组织损害。

常用的局部麻醉有表面麻醉、局部浸润麻醉、区域阻滞、神经传导阻滞四类。后者又可分为神经干阻滞、硬膜外阻滞及脊麻。静脉局部麻醉是局部麻醉另一种阻滞形式。

八、神经及神经丛阻滞

神经阻滞也称传导阻滞或传导麻醉，是将局麻药注射至神经干旁，暂时阻滞神经的传导功能，达到手术无痛的方法。由于神经是混合性的，不但感觉神经纤维被阻滞，运动神经纤维和交感、副交感神经纤维也同时不同程度地被阻滞。若阻滞成功，麻醉效果优于局部浸润麻醉。

九、椎管内麻醉

椎管内麻醉含蛛网膜下腔阻滞和硬膜外阻滞两种方法，后者还包括骶管阻滞。局麻药注入蛛网膜下腔主要作用于脊神经根所引起的阻滞称为蛛网膜下腔阻滞，统称为脊麻；局麻药在硬膜外间隙作用于脊神经，是感觉和交感神经完全被阻滞，运动神经部分地丧失功能，这种麻醉方法称为硬膜外阻滞。

十、针刺麻醉的方法

针麻创用以来，种类较多，按针刺部位分，有体针、耳针、头针、面针、鼻针、唇针、手针、足针及神经干针等法；按刺激条件分，有手法运针、脉冲电针、激光照射穴位、水针和按压穴位等法。临床上以体针或耳针脉冲电刺激针麻的应用最为普遍。

（倪　娟）

第二节　急救与复苏

一、急救

（一）严重心律失常

麻醉和手术期间心律失常的发生率为 16% ～ 62% 不等，心脏患者可高达 60%，而非心脏患者仅 37%。重危患者和各类大手术，以及心脏患者施行心脏或非心脏手术，严重心律失常是常见的并发症之一。因此，在麻醉手术期间及 ICU 中应加强心电图监测，以便迅速和正确地做出诊断，明确诱发因素，采取积极有效的防治措施，避免影响手术成功率和患者预后。

（二）急性肺水肿

急性肺水肿是指肺间质（血管外）液体积聚过多并侵入肺泡内。两肺听诊有湿性啰音，咳出泡沫样痰液，表现呼吸困难，可出现严重低氧血症。若不及时处理，后果十分严重。有许多疾病如急性左心衰竭等都能引起急性肺水肿，其发病机制不一，病理生理变化亦各异，研究和了解急性肺水肿形成的机制，将有助于肺水肿的早期诊断和预防，以便采取有效措施，使肺水肿迅速缓解。

（三）心力衰竭

心力衰竭是由多种原因引起的心功能不全综合征。因此，其治疗的关键是纠正基础病因及诱因，特别对非心脏性病因或诱因的控制是相当重要的。但是，对心力衰竭的控制也很重要，特别是急性心力衰竭，如不及时治疗，可危及患者生命。对心力衰竭治疗的基本原则是：①减轻心脏负荷，包括前负荷和后负荷。②增强心肌收缩力，使心输出量增加。③维持心肌供氧与耗氧的平衡，供氧主要取决于血液的氧合状态和冠状动脉血流，耗氧则主要与动脉压、心率、前负荷及心肌收缩性有关。

（四）急性肾功能衰竭

急性肾功能衰竭是由各种原因引起的肾功能急剧减损，导致水潴留、氮质血症、电解质及酸碱平衡紊乱等急性尿毒症的临床综合征。急性肾衰如能早期诊断、及时抢救和合理治疗，多数病例可逆转，是目前能得到完全恢复的重要器官功能衰竭之一。

二、复苏

在患者心跳呼吸停止时所采取的抢救措施称复苏术，抢救的目的不仅要使患者存活，而且要使患者意识恢复，此称为复苏。心肺脑复苏在临床上大致分为三个既有区别又有联系的阶段：基础生命支持→继续生命支持→长期生命支持。

（一）临床表现

心搏停止的患者表现为突然的心音和大动脉搏动消失，继而呼吸、神智消失。如不及时抢救即出现瞳孔散大、固定、肌肉软瘫、脊髓和基础防御（如咳嗽）反射消失；手术的患者则发生术野渗血停止；枕骨大孔疝的患者则首先表现为呼吸骤停。

经复苏治疗的病例，原发病不严重或初期复苏及时且有效者，呼吸功能和循环功能可逐渐恢复，原发病较重或初期复苏不及时者，循环功能即使基本稳定后，呼吸可能还未恢复或未完全恢复，心、肺、脑、肾等重要器官的病理生理状态不仅未必恢复，而且可能继续恶化。但经复苏后对这些重要器官功能进行严密的观察和必要的处理，部分患者可得以逐步康复。研究表明：4 分钟内开展初期复苏，8 分钟内后期复苏，患者存活率为 43%；8～16 分钟内开始后期复苏，存活率仅为 10%；8～12 分钟内开始初期复苏，16 分钟后期复苏，存活率为 6%。

（二）检查方法

心搏停止后，心电图可见三种情况：①心电活动消失，心电图呈直线。②室颤。③仍有生物电活动存在，但无有效机械收缩。

（三）诊断标准与诊断

A. 神智突然消失，大动脉搏动触不到。

B. 听不到心音，测不到血压。

C. 呼吸停止或呈叹息样呼吸，面色苍白或灰白。

D. 手术创面血色变紫、渗血或出血停止。

E. 瞳孔散大，无任何反射。应注意脑挫伤、颅骨骨折、颅内出血儿茶酚胺效应、安眠药中毒或使用阿托品类药物者瞳孔也会散大，应予以鉴别。

诊断：符合 A、B 与 C、D、E 即可确诊。在现场复苏时，为不延误抢救时机，据 A 即可确诊。

（四）复苏治疗效果判定标准

治愈：给予复苏治疗后，自主循环、呼吸恢复，瞳孔对光反射敏感，神志逐步清醒，智力恢复，参加正常工作。

有效：心肺复苏后遗留一定的精神行为或神经障碍，或者仅呈皮质下存活（持续的植物人状态)。

无效：心肺复苏后再度衰竭，在短期内死亡，或给予持续复苏治疗 30～60 分钟后仍无自主循环、呼吸出现者。

(五) 复苏治疗原则

维持通气和换气功能；心脏挤压以触及颈动脉或股动脉搏动；利用各种措施诱发心搏；维持循环功能、肾功能；维持水、电解质、酸碱平衡；贯穿始终的脑保护，防止或缓解脑水肿（和脑肿胀）的发展。

复苏可分为三个步骤：初期的通畅气道，恢复呼吸循环功能及实施脑保护；中期的药物治疗，电除颤、纠正内环境及进一步脑保护；后期的脑复苏及循环功能的维持。

(六) 复苏治疗中应注意的问题

(1) 一旦发现患者神智呼吸及大动脉搏动消失，应立即进行复苏，不应反复听心音或等心电图诊断而延误抢救。

(2) 口对口人工呼吸的潮气量应为正常呼吸时的 2～3 倍，形成过度通气，以弥补吹入气氧含量低、二氧化碳含量高的缺陷。

(3) 心包填塞、张力性气胸、新鲜肋骨骨折及心瓣膜置换术后的患者不应采用胸外心脏按压，宜开胸胸内挤压。老年人骨质较脆，胸廓缺乏弹性，易发生肋骨骨折，胸外心脏按压时应加倍小心。

(4) 电除颤失败时，不宜无限制地增加电能，应纠正其他因素，如心肌缺血、血钾过低、心脏温度过低、高碳酸血症等。

(5) 脑复苏中不应用硫喷妥钠，因此药虽可抑制惊厥，但负荷量的硫喷妥钠有明显的负性肌力作用及负性血流动力学作用。

(6) 应用甘露醇要防止过度，使血容量不足、血液黏度增加、脑血流减少和电解质紊乱。

（倪　娟）

第三节　重症监测治疗

ICU 是在麻醉后恢复室（postanesthesia recovery room，PARR）的基础上发展起来的，真正具有现代规范的 ICU 建立于 1958 年美国 Baltimore City Hospital，属麻醉科管辖。ICU 在英国改名为 ITU（intensive therapy unit）。中文的意思是将患者集中加强监测治疗的单位。因此，国内有些单位称之为"加强医疗病房"，中华医学会麻醉学会则建议称为"重症监测治疗病房"。ICU 的特点有以下几方面：①是医院中对危重患者集中管理的场所。②具有一支对危重病症进行紧急急救与诊治的医师、护士队伍。③配备有先进的监测技术，能进行连续、定量的监测，可为临床诊治提供及时、准确的依据。④具有先进的治疗技术，对重要脏器功能衰竭可进行有效、持久的治疗。ICU 的宗旨是对危重患者提供高水准的医疗护理服务，最大限度地抢救患者。其主要任务是对危重患者进行抢救和实施监测治疗。通过精心地观察护理，对患者内环境及各重要脏器功能的全面监测和及时有效的治疗，从而减少并发症的发生率，降低病死率和提高抢救成功率和治愈率。ICU 的建立促进了危重病医学的崛起。

一、体制

综合来讲，ICU 的建制大致可分为专科 ICU、综合 ICU 和部分综合 ICU 三种形式。

（一）专科 ICU

专科 ICU 是各专科将本专业范围内的危重患者进行集中管理的加强监测治疗病房。例如，心血管内科的 CCU（cardiac care unit），呼吸内科的 RCU（respiratory care unit），儿科的 NCU（neonatal care unit），心胸外科的 TCU（thoracic care unit）等，此外烧伤科、神经科、脏器移植等都可设立自己的 ICU。不同专科的 ICU 有各自的收治范围和治疗特点，留住的时间等方面也不尽相同。专科 ICU 由专科负责管理，通常指派一名高年资的专科医师固定或定时轮转全面负责。专科 ICU 的特点与优势是对患者的原发病、专科处理、病情演变等从理论到实践均有较高的水平或造诣，实际上是专科处理在高水平上的延续。但其不足之处是对专科以外的诊治经验与能力相对不足，因而遇有紧急、危重情况，常需约请其他专科医师协同处理，如气管切开、气管插管、呼吸器治疗、血液透析等。麻醉科是最常被约请协助处理的科室之一。此外，建设 ICU 需要投入大量的财力、物力。因此，即使在经济相当发达国家的医院中，至今仍是根据各医院的优势即重点专科建立相应的专科 ICU。

（二）综合 ICU

是在专科 ICU 的基础上逐渐发展起来的跨科室的全院性综合监护病房（general ICU 或 multi-disciplinary ICU），以处理多学科危重病症为工作内容。综合 ICU 归属医院直接领导而成为医院中一个独立科室；也可由医院中的某一科室管辖，如麻醉科、内科或外科。综合 ICU 应由有专职医师管理，即从事于危重病医学的专科医师。这样的专职医师需要接受专门的培训和学习，取得资格才能胜任。在 GICU，专职医师全面负责 ICU 的日常工作，包括患者的转入转出，全面监测，治疗方案的制订和监督协助执行。以及与各专科医师的联络和协调等。原专科的床位医师每天应定期查房，负责专科处理。

综合 ICU 的特点与优势是克服了专科分割的缺陷，体现了医学的整体观念，也符合危重病发展的"共同通路"特点，其结果必然是有利于提高抢救成功率与医疗质量。但是，另一方面的难度是，要求一个 ICU 专职医师，对医学领域中如此众多的专科患者的专科特点均能有较深入、全面的了解是相当困难的，因而在这种 ICU 中，与专科医师的结合十分重要。

（三）部分综合 ICU

鉴于上述两种形式的优缺点，部分综合 ICU 的建立有利于扬长避短，部分综合 ICU 系指由多个邻近专科联合建立 ICU，较典型的例子是外科 ICU 或麻醉科 ICU（或麻醉后 ICU，PAICU）。两者主要收治外科各专科的术后危重患者，这些患者除了专科特点，有其外科手术后的共性。因此，综合性 ICU 的成立不应排斥专科 ICU 的建立，特别是术后综合 ICU 的建立具有重要价值，也是现代麻醉学的重要组成部分，本章将以此为重点进行介绍。

二、建设

（一）病房与床位要求

PAICU 的位置应与麻醉科、手术室相靠近，专科 ICU 则设置在专科病区内，在有条件的医院内所有的 ICU 应在同一个区域里，共同组成医院的危重病区域。ICU 病床设置一般按医院总床位数的 1% ~ 2%。每张危重病床应有 15 ~ 18m² 的面积；除此以外，还要有相同面积的支持区域，作为实验室、办公室、中心监测站、值班室、导管室、家属接待室、设备室、被服净物和污物处理室等。病房应是开放式，一般一大间放置 6 ~ 8 张床位，每张床位之间可安置可移动隔档，另设一定数量的单人间，病房内设有护士站，稍高出地面，可看到所有病床，中心护士站应设有通讯联络设备和控制室内温度、光线和通气以及管理控制药物柜的操纵装置。每个床位至少要有 8 ~ 10 个 10 ~ 13 安培的电源插座，分布于床位的两边。电源最好来自不同的线路，在一旦发生故障时更换插座仍可使用。所有电源应与自动转换装置连接，电源中断时可自动启用备用系统。每个床位至少要两个氧气头，两个吸引器头，还要有压缩空气、笑气与氧的等量混合气体。

（二）仪器配备

ICU 需购置许多贵重仪器，选择仪器应根据 ICU 的任务，财力及工作人员的情况而定，一般仪器设备包括以下三方面：监测和专项治疗仪器设备；诊断仪器设备；护理设备。

（三）建立科学管理

ICU 的医护人员除执行卫生部颁发的有关医院各级人员职责，为了保证工作有秩序地进行，还需要建立和健全自身的各项制度，包括：早会制度、交接班制度、患者出入室制度、抢救工作制度、保护性医疗制度、死亡讨论制度、医疗差错事故报告制度、会诊制度、护理查房制度、药品管理制度、医嘱查对制度、用药查对制度、输血查对制度、仪器保管使用制度、消毒隔离制度、病区清洁卫生制度、财物管理制度、学习进修制度以及家属探视制度。同时还需要建立健全各种常规，包括体外循环术后监护常规、休克监护常规、呼吸器支持呼吸监护常规、气管造口护理常规、各种导管引流管护理常规和基础护理常规等。

三、人员配备

ICU 中专职医师的人数视病房的规模和工作量需求而定。不同形式的 ICU 应有所区别，医师与床位的比例一般为 0.5 ~ 1.0。ICU 设主任一名（专科 ICU 可由专科主任兼任），主治医师、住院医师按床位数决定。如隶属于麻醉科等一级科室（如内科、外科、急诊科等）管理，则低年资主治医师和住院医师可轮转，高年资主治医师应相对固定，ICU 主任可由一级科室的副主任兼任。ICU 的护士是固定的。不论何种 ICU，均应设专职护士长 1 ~ 2 名，护士人数根据对护理量的计算而确定，一般与床位的比例为 3.0：1。护理量根据患者轻重程度一般分为以下四类。

第 1 类：病危，此类患者至少有一个脏器发生功能衰竭随时有生命危险，每日护理量在 24 小时甚至更多，即患者床边不能离开人。第 II 类：病重，主要是术后高危、病情较重，有脏器功能不全或随时有可能发展成为衰竭的患者，每日护理工作量在 8 ~ 16 小时，即每 24 小时至少有 1 ~ 2 个护士在床边监护。第 III 类：一般，每日护理量在 4 ~ 8 小时。第 IV 类：自理，每日护理量在 4 小时以下。在以上各类患者中 ICU 只收治第 I、II 类患者，根据各医院 ICU 收治患者的特点计算所需护士人数，计算方法是：以每个患者每周所需护理工作时间，病房每周所需总护理小时数，除以一个护士每周可能提供的工作时间数按 40 小时计算，得出所需护士人数。这样的计算结果，加上周末、节假日等，一般 ICU 的床位与护士之比如前所述约为 1：3.0。

除医师、护士外，ICU 还需要多种专门人才，如呼吸治疗师、管理仪器设备的医学工程师、放射科诊断医师和技术员、营养治疗师、院内感染管理人员、药剂师、实验室技术员、计算机工作人员、护理员、清洁工等。

四、收治对象

ICU 的收治对象来自各临床科室的危重患者如呼吸、循环等重要脏器和代谢有严重功能不全或可能发生急性功能衰竭随时可能有生命危险的患者。在 ICU 收治患者的选择上要明确以下两点：①患者是否有危重病存在或有潜在的危重病或严重的生理扰乱。②患者的危重程度和严重生理紊乱经积极处理后是否有获得成功的可能。

五、日常工作内容

（一）监测

包括呼吸、心血管、氧传递、水电解质和酸碱平衡，血液学和凝血机制、代谢、肝肾功能、胃肠道、神经系统和免疫与感染等。对不同病种的监测应有不同的侧重。

（二）治疗

ICU 治疗的重点是脏器功能支持和原发病控制，有以下几个特点。

1. 加强与集中　加强指对患者的监测、治疗等各方面都要强而有力。集中就是集中采用各种可能得到的最先进医疗监测和治疗手段，各专科的诊疗技术和现代医学最新医疗思想和医学工程最新成果。危重患者的病情有自然恶化的趋势，也有好转的可能，只有经过早期强而有力的治疗，才可能阻断恶化的趋势而争取好的可能。

2. 共同特点　病程的危重期，不论原发病来自哪里，患者都可能表现出许多共同特点，称为各种疾病危重期发展的共同道路。这时的患者不但表现各单个脏器的功能障碍，而且还突出地表现为脏器功能间的相互不平衡，表现为互相联系、互相影响和互为因果。因此对多脏器功能的全面支持成为临床上突出的工作内容。这种支持涉及到各专科的医疗技术的运用，但不是它们的简单相加，而是要特别注意各脏器功能支持的平衡协调，阻断恶性循环，使患者转危为安，应当指出的是所有的治疗措施都可能会影响机体的平衡，越是强有力的治疗措施对平衡的影响也越大。患者的病情如仍集中在某一个脏器，则在支持这个脏器的基础上兼及其他脏器功能，就抓住了恢复平衡的大方向。如果患者的主要问题已突破了某一脏器的范围，而以多脏器功能损害为临床突出表现时，脏器支持的均衡性就成为十分突出的问题。

3. 整体观念　近代医学的进步使分科越来越细，有利于专科治疗成功率的提高，也带来了完整整体被分割的弊端。ICU 的患者其疾病涉及多个脏器，问题就复杂起来，对各个脏器的治疗原则可能是相互矛盾的。这就要求我们的治疗从整体的观念出发，注意各项脏器支持的相互协调。

4. 确定治疗的先后缓急　根据病情轻重缓急，拟订治疗方案，明确哪些病情需要紧急处理，哪些需要稍次之，在病情的发展中，当一个主要的紧急的问题获得缓解或解决，另一个问题可能会上升为主要矛盾，因此对病情作出动态估计并识别特定病变的病理生理影响在治疗中十分重要，也需有相当的经验和较高的临床判断力。

5. 区分和监测原发性治疗和继发性治疗　原发性治疗指针对原发疾病的处理措施，继发性治疗则对受继发影响的其他生命器官和系统，旨在对这些器官功能进行保护。两者在治疗上是既有紧密联系而又有区别的。

6. 区分支持治疗和替代治疗　支持治疗是针对重要器官系统发生严重功能不全，但尚属可逆性病变，旨在努力恢复重要器官系统自身功能的支持措施。若病变不可逆，重要器官系统功能达到不可恢复的程度，需用替代治疗。两种治疗在一定条件下可以互相转化。

六、与一般治疗病室的关系

（1）危重患者转到 ICU 后，ICU 医师应和原病房医师保持联系，使患者不但得到 ICU 的严密监测和积极治疗，同时也得到原病房医师的治疗意见。

（2）有关治疗的重要医嘱及患者转回原病房的决定，应在每日晨间查房或在急诊时与原病房医师共同商定。

（3）原病房医师每日应定期查房，并提出处理意见，非查房期间，原病房医师需更改医嘱时，应征求值班医师的意见，商讨决定。

（4）除执行会诊商定的医嘱外，ICU 值班医师在病情变化时有权作紧急处理。

（倪　娟）

第四节　疼痛治疗与研究

一、疼痛诊断的思维方法

临床镇痛的根本目的是消除患者的疼痛，解除患者的疾苦。而有效的疼痛治疗必须建立在明确诊断的基础之上，即对疼痛的来源有一个准确的判断。

疼痛是一个主观感觉，目前人们对疼痛的诊断也主要是根据这种主观感觉来进行。

因此，医生必须将收集的全部临床资料（主要来自三个方面，即病史采集、体格检查及辅助检查）进行分析，去粗取精，去伪存真，弄清它们之间的关系。这样，就需要一个适合疼痛诊断特点的思考方法，并且始终贯穿于诊断的全过程中。

在疼痛诊断时首先应明确以下五个方面：

1. 明确病变的原因和性质　即明确引起疼痛的病变是属于损伤、炎症、畸形、肿瘤，对肿瘤还要分清是良性的还是恶性的；炎症要分清是感染（一般、特殊）性的还是无菌性的；损伤要分清是急性外伤还是慢性劳损；畸形属于哪一种。明确病变的性质非常重要。除直接关系疼痛治疗的效果外，还可避免一些医疗意外和纠纷的发生。

2. 明确病变的组织或器官　即明确病变存在于哪个系统，哪个脏器。如软组织、骨关节、神经系统或内脏器官等。在软组织中还要明确是在肌肉、筋膜、韧带或滑囊等。

3. 明确病变的部位和深浅　病变部位是指病变在皮肤表面的投影，深浅是指病变的组织层次。只有对病变作准确地平面定位和立体定位，才能使治疗措施（包括药物）真正在病变局部和病变组织发挥作用，取得好的疗效。

4. 明确病程的急缓　发病的急缓，病程的长短，对治疗方法的选择有密切关系。如急性腰扭伤引起的后关节半脱位、滑膜嵌顿，用手法矫治可收到立竿见影的效果。但若已形成慢性病变，则需行神经阻滞、理疗和针刀等疗法。

5. 明确患者体质、重要生命器官的功能　疼痛的诊断，始终是围绕临床镇痛的根本目的而进行的。疼痛治疗的一些主要方法如神经阻滞疗法，有一定的危险性。因此，在疼痛的诊断过程中，应始终强调对全身状态即患者体质和重要生命器官功能的判定。年老、体弱、合并重要生命器官功能低下的患者，对阻滞疗法的耐受性差，应严格掌握适应证，控制麻醉药的用量。

在明确了以上五个方面的问题之后，就可以有针对性地选择一些治疗方法，在保证患者安全的前提下，争取最好的治疗效果，从而也就达到了诊断的根本目的。

二、疼痛的分类

由于疼痛涉及临床各个科室，而且千差万别，往往是同症异病或同病异症。许多疼痛既是一组典型的症候群或综合征，又是某些疾病的一组症状，况且疼痛又随着疾病的过程而千变万化，所以疼痛的分类至今尚难统一标准。许多学者多依其论著的主要论点而列及题类。近年，国际头痛学会和头痛分类委员会编著了头、颈、面疼痛的分类和诊断标准，虽具有一定的权威性，但作为统一的分类标准尚需实践的反馈。

三、疼痛治疗的方法

疼痛治疗的目的主要是通过消除或减轻疼痛的感觉和反应，改善血液循环，特别是局部小血管功能和微血管循环，解除骨骼肌或平滑肌痉挛，松解局部挛缩组织，改善神经营养，恢复正常神经功能，改善全身或主要脏器的功能状态，进行精神心理性治疗。

（一）药物治疗

1. 麻醉性镇痛药　最多用药为阿片类如吗啡及哌替啶、芬太尼等药，均有良好的镇痛作用，常用于急性剧烈疼痛，有成瘾性，因此应用受到限制。

2. 解热镇痛药　有水杨酸盐类（如阿司匹林），吡唑酮类（如氨基比林等），有解热消炎镇痛作用，对中等度急慢性疼痛有效，如肌肉痛、关节痛、头痛及风湿性疼痛效果较好，这些药物无成瘾性，但可出现胃肠反应等副作用。

3. 安定药　如安定、氯丙嗪等药，有抗焦虑、遗忘和镇静作用，和镇痛药合并应用可增强镇痛效果。

（二）神经阻滞

神经阻滞是疼痛治疗广泛应用的一种方法。通过神经阻滞可以达到治疗和诊断的目的，其治疗作用有阻断疼痛的神经传导通路，阻断由于疼痛引起的恶性循环，如解除由于疼痛刺激引起的血管收缩和肌肉痉挛而导致局部缺血、缺氧，进一步使疼痛加重的恶性循环；预防胸腹部手术后由于疼痛患者不敢咳嗽，而引起的肺部并发症；鉴别产生疼痛病变的部位，判断某些治疗措施的效果等。

1. 常用的药物

（1）局麻药：常用的有普鲁卡因、利多卡因和布比卡因等。普鲁卡因一般用 1% ~ 2% 浓度，一次量 10 ~ 30ml，适用于浅层组织神经阻滞；利多卡因发挥作用快，组织穿透性好，弥散范围广，一般采用 0.5%～1% 浓度 10～15ml；布比卡因作用时间长达 2～4 小时，适于作疼痛治疗神经阻滞，用 0.25%～0.5% 浓度一次量 10～20ml。

（2）肾上腺皮质激素：具有明显抗炎减轻炎症反应作用，一般用于慢性炎症性疼痛，常用药物有醋酸可的松、强的松龙、地塞米松等药物，常用混悬液针剂进行局部组织、关节腔内或硬脊膜外腔注射，每次剂量 0.5～1ml，每周 1 次，2～3 次为一疗程，与局麻药混合注射。高血压、糖尿病、溃疡病和急性化脓性炎症忌用。

（3）维生素：适用于周围神经炎、多发性神经炎等症引起的疼痛，常与局麻药、肾上腺皮质激素药合并应用，一般常用维生素 $B_6$10～25mg，维生素 B_{12}0.5～1.0mg，其疗效如何，尚需深入观察了解。

（4）神经破坏药：注射后主要使神经纤维产生变性，破坏对疼痛的传导，同时也可以引起神经感觉运动功能障碍，只应用于采用一般神经阻滞效果不佳的患者，常用的药物有10%～20% 生理盐水，95% 以上酒精或 5%～10% 酚甘油，行周围神经阻滞、蛛网膜下腔或硬膜外腔阻滞，临床均应严格应用指征。

2. 神经阻滞方法　根据不同的病情部位，采用不同的神经阻滞。

（1）脑神经阻滞：如头面部三叉神经阻滞、面神经阻滞等。

（2）脊神经阻滞：如枕部神经阻滞、颈丛及臂丛神经阻滞、肩胛上神经阻滞、肋间神经阻滞、椎旁神经阻滞、坐骨神经阻滞、腓神经阻滞等。

（3）椎管内神经阻滞：如蛛网膜下腔阻滞、硬膜外腔阻滞、骶管神经阻滞等。

（4）交感神经阻滞：如星状神经节阻滞、腹腔神经节阻滞、胸部腰部交感神经节阻滞等。

（5）局部神经阻滞：一般在患处找出压痛点，行局部神经阻滞。还有胸膜间镇痛用于术后镇痛。

（三）物理疗法

包括各种物理因素如冷、热、光、电、超声、振荡等物理治疗方法。

（四）外科手术

如三叉神经切断术、经皮脊髓束切断术，经鼻垂体破坏术、丘脑切除术等神经外科手术。

（五）精神心理疗法

如催眠术、松弛术、生物反馈疗法、行为疗法等。

（倪　娟）

第五节　麻醉门诊及其他任务

一、麻醉科门诊

麻醉科门诊的主要工作范围：

1. 麻醉前检查与准备　为缩短住院周期，保证麻醉前充分准备，凡拟接受择期手术的患者，在入院前应由麻醉医师在门诊按麻醉要求进行必要的检查与准备，然后将检查结果、准备情况、病情估计及麻醉处理意见等填表送到麻醉科病房。这样一来，患者入院后即可安排手术，缩短住院日期，可避免因麻醉前检查不全面而延期手术，麻醉前准备比较充裕，而且在患者入院前麻醉医师已能充分了解到病情及麻醉处理的难度，便于恰当的安排麻醉工作。

2. 出院患者的麻醉后随访　尤其是并发症的诊断与治疗由麻醉医师亲自诊治是十分必要的，因为某些并发症（如腰麻后头痛）由神经内科或其他科室诊治而疗效不够理想，而在麻醉医师不在场的情况下，把大量责任归咎于麻醉医师，也是对医疗及患者不负责任的表现。

3. 接受麻醉前会诊或咨询　如遇特殊病例，手术科室应提前请求会诊，负责麻醉医师应全面了解患者的疾病诊断，拟行手术步骤及要求，患者的全身状况，包括体检和实验室检查结果及主要治疗过程，麻醉史，药物过敏史，以及其他特殊情况等，从而估价患者对手术和麻醉的耐受力；讨论并选定麻醉方法，制定麻醉方案；讨论麻醉中可能发生的问题及相应的处理措施，如发现术前准备不足，应向手术医师建议需补充的术前准备和商讨最佳手术时机。麻醉科也应提前讨论并做必要的术前准备。

4. 麻醉治疗　凡利用麻醉学的理论与技术（包括氧疗及各种慢性肺部疾患患者的辅助呼吸治疗）进行的各种治疗可称麻醉治疗，麻醉治疗是麻醉科门诊的重要内容。

二、麻醉恢复室

麻醉恢复室是手术结束后继续观测病情，预防麻醉后近期并发症，保障患者安全，提高医疗质量的重要场所。此外，可缩短患者在手术室停留时间，提高手术台利用率。床位数与手术台比例约为1：1.5～1：2。麻醉恢复室是临床麻醉工作的一部分，在麻醉医师主持指导下由麻醉护士进行管理。

（1）凡麻醉结束后尚未清醒（含嗜睡），或虽已基本清醒但肌张力恢复不满意的患者均应进入麻醉恢复室。

（2）麻醉恢复室收治的患者应与ICU收治的患者各有侧重并互相衔接。

（3）麻醉恢复室应配备专业护士，协助麻醉医师负责病情监测与诊治，护士与床位的比例为1：2～1：3，麻醉医师与床位的比例为1：3～1：4。

（4）待患者清醒、生命及（或）重要器官功能稳定即可由麻醉恢复室送回病房，但麻醉后访视仍应有原麻醉者负责。

（5）凡遇到患者苏醒意外延长，或呼吸循环等功能不稳定者应及时送入ICU，以免延误病情。

三、麻醉学研究室或实验室

麻醉科实验室一般可附属在麻醉科内。为了科研工作的需要可成立研究室，成立研究室时必须具备以下条件：①要有学术水平较高、治学严谨，具有副教授以上职称的学科或学术带头人；②形成相对稳定的研究方向并有相应的研究课题或经费；③配备有开展研究所必需的专职实验室人员编制及仪器设备；④初步形成一支结构合理的人才梯队。

（倪　娟）

参考文献

［1］姚尚龙. 临床麻醉基本技术. 北京：人民卫生出版社，2011.

［2］吴新民. 麻醉学高级教程. 北京：人民军医出版社，2015.

［3］White PE. Textbook of Intravenous Anesthesia Baltimore：William&Wikins，2007：10 - 26.

［4］Graham AS，Ozment C，Tegtmeyer K，et al. Central Venous Catheterization. N Engl J Med. 2007，357：944 - 945.

［5］Iedonne J. Complications of central venous catheterization J Am Coll Surg. 2007，205 - 517.

［6］Yanccy MK. Observations on labor epidural analgesia and operative delivery rates. Am Jobstet Gynecol，2009，2：353 - 359.

［7］Cappuzzo KA. Treatment of postherapetic neuralgia：focus on pregabalin Clin Interv Aging，2009，4：17 - 23.

第二章　局部麻醉与神经阻滞

第一节　概述

局部麻醉也称部位麻醉（regional anesthesia），是指在患者神志清醒状态下，局麻药应用于身体局部，使机体某一部分的感觉神经传导功能暂时被阻断，运动神经传导保持完好或同时有程度不等的被阻滞状态。这种阻滞应完全可逆，不产生明显的组织损害。局部麻醉优点在于简便易行、安全性大、患者清醒、并发症少和对患者生理功能影响小。

成功地完成一项局部麻醉，要求麻醉医师掌握局部解剖结构及局麻药药理学知识，并能熟练进行各项局麻操作，另一方面，麻醉医师应加强与患者的沟通，在麻醉前给患者介绍此类麻醉的优缺点，选用的原因及操作步骤，使患者有充分思想准备，从而能够更好配合。

一、局部麻醉分类

常见的局部麻醉有表面麻醉（topical anesthesia）、局部浸润麻醉（infiltration anesthesia）、区域阻滞（field block）、神经阻滞（nerve blockade）四类。后者又可分为神经干阻滞、硬膜外阻滞及脊麻。静脉局部麻醉（intravenous regional anesthesia）是局部麻醉另一种形式。整形科医师在吸脂术中应用的肿胀麻醉（tumuscent anesthesia）实际上也是一种局部麻醉技术。

二、局部麻醉的特征

与全身麻醉相比，局部麻醉在某些方面具有其独特的优越性。首先，局部麻醉对神志没有影响；其次，局部麻醉还可起到一定程度的术后镇痛的作用；此外，局部麻醉还有操作简便、安全、并发症少、对患者生理功能影响小、可阻断各种不良神经反应、减轻手术创伤所致的应激反应及恢复快等优点。

但是临床上局部麻醉与全身麻醉往往相互补充，我们不能把这两种麻醉方式完全隔离开来，而应该视之为针对不同患者所采取的具有个性化麻醉方案的一部分。如对于小儿、精神病或神志不清患者，不宜单独使用局部麻醉完成手术，必须辅以基础麻醉或全麻；而局部麻醉也可作为全身麻醉的辅助手段，增强麻醉效果，减少全麻药用量。

三、术前用药及监测

（一）术前用药

局部麻醉前用药主要包括镇静催眠药、镇痛药，抗组胺药及抗胆碱能药等。其主要目的在于消除患者紧张情绪；减轻操作时的不适感，尤其在置入穿刺针、寻找异感或使用神经刺激仪时；镇静催眠使患者遗忘掉围手术期经历；并可提高局麻药惊厥阈值。

常规镇静剂量的苯二氮䓬类药物及巴比妥类药物并不能达到提高惊厥阈的效果，只有当其剂量足以使神志丧失时方能达到此目的，但此时常出现呼吸、循环抑制，并可能掩盖局麻药试验剂量反应及局麻药（如丁哌卡因）心脏毒性的早期症状。

（二）监测

局部麻醉下患者需要与全麻相同的监测手段，诸如 ECG、无创血压计及脉搏氧饱和度仪。更重要的是注意观察潜在局麻药中毒症状，麻醉医师在用药后应经常与患者交谈以判断患者精神状态，并始终保持高度警觉。同时也应监测阻滞范围，尤其是椎管内注射神经毁损性药物时。

四、设备

局部麻醉需要准备好穿刺用品及抢救用品。穿刺用品主要包括消毒液、敷料、穿刺针、注射器、局麻药液、神经刺激仪及连接穿刺针与注射器的无菌连接导管。若须连续阻滞，尚需准备专用穿刺针及其相配的留置导管。抢救用品包括简易呼吸器、面罩、吸引器、通气道、气管导管、喉镜及抢救药品。

（一）穿刺针（图 2 - 1）

穿刺针长度与阻滞部位深度有关，穿刺针粗细则与穿刺时疼痛和组织损伤等有关，为减轻穿刺时疼痛，尽量选用细的穿刺针，同时短斜面穿刺针较长斜面穿刺针损伤神经几率小。尚有一种绝缘鞘穿刺针在神经刺激仪定位时使用。

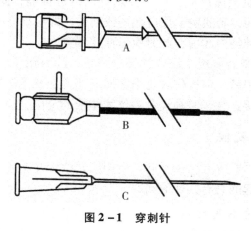

图 2 - 1　穿刺针

（二）神经刺激仪

1. 机制　神经刺激仪是利用电刺激器产生脉冲电流传送至穿刺针，当穿刺针接近混合神经时，就会引起混合神经去极化，而其中运动神经较易去极化出现所支配肌肉颤搐，这样就可以通过肌颤搐反应来定位，不必通过穿刺针接触神经产生异感来判断。

2. 组成　包括电刺激器、穿刺针、电极及连接导线（图 2 - 2）。

（1）电刺激器：电刺激器要求电压安全、电流稳定、性能可靠。理想的电刺激器采用直流电，输出电流在 0.1 ~ 10.0mA 间，能随意调节并能精确显示数值，频率为 0.5 ~ 1Hz。

（2）两个电极，负极通常由鳄鱼夹连接穿刺针，使用前须消毒，正极可与心电图电极片连接，粘贴于肩或臀部。

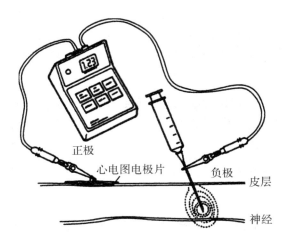

图 2 - 2　神经刺激仪

（3）穿刺针最好选用带绝缘鞘穿刺针，以增强神经定位的准确性，一般穿刺针亦可应用。

3. 定位方法　神经刺激仪用于神经定位时和常规神经阻滞一样须摆放体位、定位、消毒铺巾，进针后接刺激器。开始以 1mA 电流以确定是否接近神经，1mA 电流可使距离 1cm 范围内的运动神经去极化，然后调节穿刺针方向、深度及刺激器电流，直至以最小电流（0.3～0.5mA）产生最大肌颤搐反应，说明穿刺针已接近神经，此时停针，回抽注射器无血和液体后注入 2ml 局麻药，若肌颤搐反应减弱或消失，即得到进一步证实。如果注药时伴有剧烈疼痛提示有可能为神经内注射，此时应退针并调整方向。

4. 适用范围　神经刺激器多用于混合神经干定位，除可用于一般患者外，更适用于那些不能合作及反应迟钝的患者，但操作者仍须掌握局部解剖及操作技巧，以确定穿刺部位及穿刺方向，只有在穿刺针接近神经时神经刺激仪才能帮助定位。

五、局部麻醉并发症

每一种局部麻醉方法因其解剖结构不同，而相应有特殊并发症，下面主要介绍使用穿刺针穿刺及注射局麻药而引起的具有共性的问题。

（一）局部麻醉药的不良反应

主要涉及局麻药过敏、组织及神经毒性、心脏及中枢神经系统毒性反应。

（二）穿刺引起的并发症

1. 神经损伤　在进行穿刺时可直接损伤神经，尤其伴异感时。Slender（1979）及 Winchell（1985）报道经腋路臂丛阻滞时神经损伤发生率分别为 2% 和 0.36%，而有异感时发生率更高。使用短斜面穿刺针及神经刺激仪定位可减少神经损伤发生率。穿刺时还应避免神经束或神经鞘内注射。

2. 血肿形成　周围神经阻滞时偶可见血肿形成，血肿对局麻药扩散及穿刺定位均有影响，因而在穿刺操作前应询问出血史，采用尽可能细的穿刺针，同时在靠近血管丰富部位操作时应细心。

3. 感染 操作时无菌原则不严格或穿刺经过感染组织可将感染进一步扩散，因此有局部感染应视为局部麻醉禁忌证。

（刘 涛）

第二节 表面麻醉

将渗透作用强的局麻药与局部黏膜接触，使其透过黏膜而阻滞浅表神经末梢所产生的无痛状态，称为表面麻醉。

表面麻醉使用的局麻药难以达到皮下的痛觉感受器，仅能解除黏膜产生的不适，因此表面麻醉只能在刺激来源于上皮组织时才有效果。黏膜细胞的指状突起与邻近细胞交错形成功能性表面，局麻药容易经黏膜吸收；皮肤细胞排列较密，外层角化，吸收缓慢而且吸收量少，故表面麻醉通常只能在黏膜上进行。但一种复合表面麻醉配方恩纳软膏（eutectic mixture of local anesthetics，EMLA）为5%利多卡因和5%丙胺卡因盐基混合剂，皮肤穿透力较强，可用于皮肤表面，可以减轻经皮肤静脉穿刺和置管的疼痛，也可用于植皮，但镇痛完善约需 45~60 分钟。

一、表面麻醉药

目前应用于表面麻醉的局麻药分两类：羟基化合物和胺类。

临床上应用的羟基化合物类表面麻醉药是芳香族和酯类环族醇，如苯甲醇、苯酚、间苯二酚和薄荷醇等，制成洗剂、含漱液、乳剂、软膏和铵剂，与其他药物伍用于皮肤病、口腔、肛管等治疗，与本章表面麻醉用于手术、检查和治疗性操作镇痛的目的并不一致。

本章讨论的胺类表面麻醉药，分为酯类和酰胺类。酯类中有可卡因、盐酸己卡因（cyclaine）、苯佐卡因（benzocaine）、对氨基苯甲酸酯（butamben）和高水溶性的丁卡因（tetracaine）。酰胺类包括地布卡因（dibucaine）和利多卡因（lidocaine）。另外尚有既不含酯亦不含酰胺的达克罗宁（dyclonine）和盐酸丙吗卡因（pramoxine）。达克罗宁为安全的可溶性表面麻醉药，刺激性很强，注射后可引起组织坏死，只能作表面麻醉用。

混合制剂 TAC（tetracaine，adrenaline，cocaine）可通过划伤的皮肤而发挥作用，由0.5%丁卡因，10%~11.8%可卡因，加入含 1：200 000 肾上腺素组成，在美国广泛用于儿童皮肤划伤须缝合时的表面麻醉，成人最大使用安全剂量为 3~4ml/kg，儿童为 0.05ml/kg。TAC 不能透过完整皮肤，但能迅速被黏膜所吸收而出现毒性反应。为避免毒性反应及成瘾性，研究不含可卡因的替代表面麻醉剂，发现丁卡因-去氧肾上腺素的制剂与 TAC 一样可有效用于皮肤划伤。

表面麻醉用的局麻药较多，但常见表面麻醉药主要有以下几种（表2-1）。

表2-1 常见的表面麻醉药

局麻药	浓度	剂型	使用部位
利多卡因	2%~4%	溶液	口咽、鼻、气管及支气管
	2%	凝胶	尿道
	2.5%~5%	软膏	皮肤、黏膜、直肠

续 表

局麻药	浓度	剂型	使用部位
	10%	栓剂	直肠
	10%	气雾剂	牙龈黏膜
丁卡因	0.5%	软膏	鼻、气管、支气管
	0.25%~1%	溶液	眼
	0.25%	溶液	
EMLA	2.5%	乳剂	皮肤
TAC	0.5%丁卡因，11.8%可卡因及 1：200 000肾上腺素	溶液	皮肤

二、操作方法

(一) 眼科手术

角膜的末梢神经接近表面，结合膜囊可存局麻药1~2滴，为理想的给药途径。具体方法为患者平卧，滴入0.25%丁卡因2滴，嘱患者闭眼，每2分钟重复滴药1次，3~5次即可。麻醉作用持续30分钟，可重复应用。

(二) 鼻腔手术

鼻腔感觉神经来自三叉神经的眼支，它分出鼻睫状神经支配鼻中隔前1/3；筛前神经到鼻侧壁；蝶腭神经节分出后鼻神经和鼻腭神经到鼻腔后1/3的黏膜。筛前神经及鼻神经进入鼻腔后部位于黏膜之下，可被表面麻醉所阻滞。

方法：用小块棉布先浸入1：1 000肾上腺素中，挤干后再浸入2%~4%利多卡因或0.5%~1%丁卡因中，挤去多余局麻药，然后将棉片填贴于鼻甲与鼻中隔之间约3分钟。在上鼻甲前庭与鼻中隔之间再填贴第二块局麻药棉片，待10分钟后取出，即可行鼻息肉摘除、鼻甲及鼻中隔手术。

(三) 咽喉、气管及支气管表面麻醉

声襞上方的喉部黏膜、喉后方黏膜及会厌下部的黏膜，最易诱发强烈的咳嗽反射。喉上神经侧支穿过甲状舌骨膜，先进入梨状隐窝外侧壁，最后分布于梨状隐窝前壁内侧黏膜上，故梨状隐窝处施用表面麻醉即可使喉反射迟钝。

软腭、腭扁桃体及舌后部易引起呕吐反射，此处可以使用喷雾表面麻醉，但应控制局麻药用量，还应告诫患者不要吞下局麻药，以免吸收后发生毒性反应。咽喉及声带处手术，施行喉上神经内侧支阻滞的方法是：用弯喉钳夹浸入局麻药的棉片，慢慢伸入喉侧壁，将棉片按入扁桃体后梨状隐窝的侧壁及前壁1分钟，恶心反射即可减轻，可行食管镜或胃镜检查。

咽喉及气管内喷雾法是施行气管镜、支气管镜检查，或施行气管及支气管插管术的表面麻醉方法。先令患者张口，对咽部喷雾3~4下，2~3分钟后患者咽部出现麻木感，将患者舌体拉出，向咽喉部黏膜喷雾3~4下，间隔2~3分钟，重复2~3次。最后用喉镜显露声门，于患者吸气时对准声门喷雾，每次3~4下，间隔3~4分钟，重复2~3次，即可行气管镜检或插管。

另一简单方法是在患者平卧头后仰时，在环状软骨与甲状软骨间的环甲膜作标记。用22G 3.5cm 针垂直刺入环甲膜，注入 2% 利多卡因 2～3ml 或 0.5% 丁卡因 2～4ml。穿刺及注射局麻药时嘱患者屏气、不咳嗽、吞咽或讲话，注射完毕鼓励患者咳嗽，使药液分布均匀。2～5 分钟后，气管上部、咽及喉下部便出现局麻作用。

（四）注意事项

（1）浸渍局麻药的棉片填敷于黏膜表面之前，应先挤去多余的药液，以防吸收过多产生毒性反应。填敷棉片应在头灯或喉镜下进行，以利于正确放置。

（2）不同部位的黏膜吸收局麻药的速度不同。一般说来在大片黏膜上应用高浓度及大剂量局麻药易出现毒性反应，重者足以致命。根据 Adriani 及 Campbell 的研究，黏膜吸收局麻药的速度与静脉注射相等，尤以气管及支气管喷雾法局麻药吸收最快，故应严格控制剂量，否则大量局麻药吸收后可抑制心肌，患者迅速虚脱，因此事先应备妥复苏用具及药品。

（3）表面麻醉前可注射阿托品，使黏膜干燥，避免唾液或分泌物妨碍局麻药与黏膜的接触。

（4）涂抹于气管导管外壁的局麻药软膏最好用水溶性的，应注意其麻醉起效时间至少需 1 分钟，所以不能期望气管导管一经插入便能防止呛咳，于清醒插管前，仍须先行咽、喉及气管黏膜的喷雾表面麻醉。

（刘　涛）

第三节　局部浸润麻醉

沿手术切口线分层注射局麻药，阻滞组织中的神经末梢，称为局部浸润麻醉。

一、常用局麻药

根据手术时间长短，选择应用于局部浸润麻醉的局麻药，可采用短时效（普鲁卡因或氯普鲁卡因）、中等时效（利多卡因、甲哌卡因或丙胺卡因）或长时效局麻药（丁哌卡因或依替卡因）。表 2－2 简介了各时效局麻药使用的浓度、最大剂量和作用持续时间。

表 2－2　局部浸润麻醉常用局麻药

	普通溶液			含肾上腺素溶液	
	浓度（%）	最大剂量（mg）	作用时效（min）	最大剂量（mg）	作用时效（min）
短时效：					
普鲁卡因	1.0～2.0	500	20～30	600	30～45
氯普鲁卡因	1.0～2.0	800	15～30	1 000	30
中时效：					
利多卡因	0.5～1.0	300	30～60	500	120
甲哌卡因	0.5～1.0	300	45～90	500	120
丙胺卡因	0.5～1.0	350	30～90	550	120

	普通溶液			含肾上腺素溶液	
	浓度（%）	最大剂量（mg）	作用时效（min）	最大剂量（mg）	作用时效（min）
长时效：					
丁哌卡因	0.25~0.5	175	120~240	225	180~240
罗哌卡因	0.2~0.5	200	120~240	250	180~240
依替卡因	0.5~1.0	300	120~180	400	180~410

二、操作方法

取 24~25G 皮内注射针，针头斜面紧贴皮肤，进入皮内以后推注局麻药液，造成白色的橘皮样皮丘，然后取 22G 长 10cm 穿刺针经皮丘刺入，分层注药，若需浸润远方组织，穿刺针应由上次已浸润过的部位刺入，以减轻穿刺疼痛。注射局麻药液时应加压，使其在组织内形成张力性浸润，与神经末梢广泛接触，以增强麻醉效果（图 2-3）。

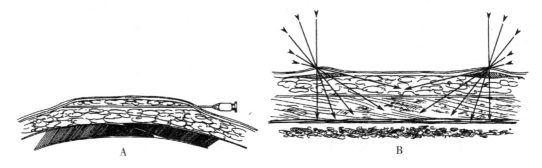

图 2-3 局部浸润麻醉

三、注意事项

（1）注入局麻药要深入至下层组织，逐层浸润，膜面、肌膜下和骨膜等处神经末梢分布最多，且常有粗大神经通过，局麻药液量应加大，必要时可提高浓度。肌纤维痛觉神经末梢少，只要少量局麻药便可产生一定的肌肉松弛作用。

（2）穿刺针进针应缓慢，改变穿刺针方向时，应先退针至皮下，避免针干弯曲或折断。

（3）每次注药前应抽吸，以防局麻药液注入血管内。局麻药液注毕后须等待 4~5 分钟，使局麻药作用完善，不应随即切开组织致使药液外溢而影响效果。

（4）每次注药量不要超过极量，以防局麻药毒性反应。

（5）感染及癌肿部位不宜用局部浸润麻醉。

（刘 涛）

第四节 区域阻滞

围绕手术区，在其四周和底部注射局麻药，以阻滞进入手术区的神经干和神经末梢，称为区域阻滞麻醉。可通过环绕被切除的组织（如小囊肿、肿块活组织等）作包围注射，或在悬雍垂等组织（舌、阴茎或有蒂的肿瘤）环绕其基底部注射。区域阻滞的操作要点与局部浸润法相同。主要优点在于能避免穿刺病理组织，适用于门诊小手术，也适于健康情况差的虚弱患者或高龄患者（图2-4，图2-5）。

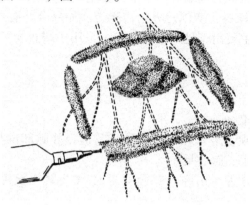

图2-4　小肿瘤的区域阻滞

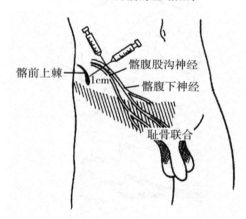

图2-5　髂腹股沟及髂腹下神经阻滞

（刘　涛）

第五节　静脉局部麻醉

肢体近端上止血带，由远端静脉注入局麻药以阻滞止血带以下部位肢体的麻醉方法称静脉局部麻醉。静脉局部麻醉首次由 August Bier 于 1908 年介绍，故又称 Bier 阻滞，主要应用于成人四肢手术。

一、作用机制

肢体的周围神经均有伴行血管提供营养。若以一定容量局麻药充盈与神经伴行的静脉血管，局麻药可透过血管而扩散至伴行神经发挥作用。在肢体远端缚止血带以阻断静脉回流，然后通过远端建立的静脉通道注入一定容量局麻药以充盈肢体静脉系统即可发挥作用，通过这种方法局麻药主要作用于周围小神经及神经末梢，而对神经干的阻滞作用较小。

二、适应证

适用于能安全放置止血带的远端肢体手术,受止血带安全时限的限制,手术时间一般在1~2小时内为宜,如神经探查、清创及异物清除等。如果合并有严重的肢体缺血性血管疾患则不宜选用此法。下肢主要用于足及小腿手术,采用小腿止血带,应放置于腓骨颈以下,避免压迫腓浅神经。

三、操作方法

(1)在肢体近端缚两套止血带。

(2)肢体远端静脉穿刺置管。据 Sorbie 统计,选择静脉部位与麻醉失败率之间关系为肘前 > 前臂中部、小腿 > 手、腕、足。

(3)抬高肢体 2~3 分钟,用弹力绷带自肢体远端紧绕至近端以驱除肢体血液(图2-6)。

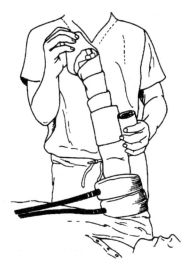

图 2-6 局部静脉麻醉

(4)先将肢体近端止血带充气至压力超过该侧肢体收缩压 100mmHg,然后放平肢体,解除弹力绷带。充气后严密观察压力表,谨防漏气使局麻药进入全身循环而导致局麻药中毒反应。

(5)经已建立的静脉通道注入稀释局麻药,缓慢注射(90 秒以上)以减轻注射时疼痛,一般在 3~10 分钟后产生麻醉作用。

(6)多数患者在止血带充气 30~45 分钟以后出现止血带部位疼痛。此时可将远端止血带(所缚皮肤已被麻醉)充气至压力达前述标准,然后将近端止血带(所缚皮肤未被麻醉)放松。无论在何情况下,注药后 20 分钟内不可放松止血带。整个止血带充气时间不宜超过1~1.5小时。

若手术在 60~90 分钟内尚未完成,而麻醉已消退,此时须暂时放松止血带,最好采用间歇放气,以提高安全性。恢复肢体循环 1 分钟后,再次充气并注射 1/2 首次量的局麻药。

四、局麻药的选用与剂量

利多卡因为最常用的局麻药，为避免药物达到极量又能使静脉系统充盈，可采用大容量稀释的局麻药。以 70kg 患者为例，上肢手术可用 0.5% 利多卡因 60ml，下肢手术可用 0.25% 利多卡因 60~80ml，一般总剂量不要超过 3mg/kg。丙胺卡因和丁哌卡因也成功用于静脉局部麻醉。0.25% 丁哌卡因用于 Bier 阻滞，松止血带后常可维持一定程度镇痛，但有报道因心脏毒性而致死亡的病例。丙胺卡因结构与利多卡因相似，且入血后易分解，故其 0.5% 溶液亦为合理的选择。氯普鲁卡因效果亦好，且松止血带后氯普鲁卡因可被迅速水解而失活，但约 10% 患者可出现静脉炎。

五、并发症

静脉局部麻醉主要并发症是放松止血带后或漏气致大量局麻药进入全身循环所产生的毒性反应。所以应注意：①在操作前仔细检查止血带及充气装置，并校准压力计；②充气时压力至少超过该侧收缩压 100mmHg 以上，并严密监测压力计；③注药后 20min 以内不应放松止血带，放止血带时最好采取间歇放气法，并观察患者神志状态。

（付珍红）

第六节　神经干及神经丛阻滞

神经干阻滞也称传导阻滞或传导麻醉，是将局麻药注射至神经干（丛）旁，暂时阻滞神经的传导功能，使该神经分布的区域产生麻醉作用，达到手术无痛的方法。神经阻滞是较普遍采用的麻醉方法之一，只要手术部位局限于某一或某些神经干（丛）所支配范围并且阻滞时间能满足手术需要者即可适用。神经阻滞麻醉的适应证主要取决于手术范围、手术时间、患者的精神状态及合作程度。神经阻滞既可单独应用，亦可与其他麻醉方法如基础麻醉、全身麻醉等复合应用。穿刺部位有感染、肿瘤、严重畸形以及对局麻药过敏者应作为神经阻滞的绝对禁忌证。

神经阻滞过程中的注意事项如下：

（1）神经阻滞多为盲探性操作，要求患者能及时说出穿刺针触及神经干的异感并能辨别异感放射的部位。也可使用神经刺激器准确定位。

（2）神经阻滞的成功有赖于穿刺入路的正确定位，正确利用和熟悉身体的定位标志。

（3）某些神经阻滞可以有不同的入路和方法，一般宜采用简便、安全和易于成功的方法。但遇到穿刺点附近有感染、肿块畸形或患者改变体位有困难等原因时则需变换入路。

（4）施行神经阻滞时，神经干旁常伴行血管，穿刺针经过的组织附近可能有体腔（如胸膜腔等）或脏器，穿刺损伤可以引起并发症或后遗症，操作力求准确、慎重及轻巧。

关于局麻药物的选择，见表 2-3，表 2-4。

表 2 - 3 粗大神经干阻滞时局麻药的选择

含1：200 000 肾上腺素溶液的局麻药物	常用浓度（%）	常用体积（mL）	最大剂量（mg）	平均起效时间（min）	平均持续时间（min）
利多卡因	1 ~ 2	30 ~ 50	500	10 ~ 20	120 ~ 240
甲哌卡因	1 ~ 1.5	30 ~ 50	500	10 ~ 20	180 ~ 300
丙胺卡因	1 ~ 2	30 ~ 50	600	10 ~ 20	180 ~ 300
丁哌卡因	0.25 ~ 0.5	30 ~ 50	225	20 ~ 30	360 ~ 720
罗哌卡因	0.2 ~ 0.5	30 ~ 50	250	20 ~ 30	360 ~ 720
左旋丁哌卡因	0.25 ~ 0.5	30 ~ 50	225	20 ~ 30	360 ~ 720

表 2 - 4 细小神经干阻滞时局麻药的选择

药物	常用浓度（%）	常用体积（mL）	剂量（mg）	普通溶液 平均持续时间（min）	含肾上腺素溶液 平均持续时间（min）
普鲁卡因	2	5 ~ 20	100 ~ 400	15 ~ 30	30 ~ 60
氯普鲁卡因	2	5 ~ 20	100 ~ 400	15 ~ 30	30 ~ 60
利多卡因	1	5 ~ 20	50 ~ 200	60 ~ 120	120 ~ 180
甲哌卡因	1	5 ~ 20	50 ~ 200	60 ~ 120	120 ~ 180
丙胺卡因	1	5 ~ 20	50 ~ 200	60 ~ 120	120 ~ 180
丁哌卡因	0.25 ~ 0.5	5 ~ 20	12.5 ~ 100	180 ~ 360	240 ~ 420
罗哌卡因	0.2 ~ 0.5	5 ~ 20	10 ~ 100	180 ~ 360	240 ~ 420

一、颈丛阻滞技术

颈神经丛由颈 1 ~ 4（C_{1-4}）脊神经前支组成。第 1 颈神经主要是运动神经，支配枕骨下角区肌肉，后 3 对颈神经均为感觉神经，出椎间孔后，从后面横过椎动脉及椎静脉，向外延伸，到达横突尖端时分为升支及降支，这些分支与上下相邻的颈神经分支在胸锁乳突肌之后连接成网状，称为颈神经丛（图 2 - 7）。

每一条神经出椎间孔后，越过椎动、静脉在各横突间连接成束至横突尖端。横突尖端约距皮肤 1.3 ~ 3.2cm，靠下方的颈椎横突较浅，以第 6 颈椎横突尖端最易触及。颈神经丛分为深丛及浅丛，还形成颈袢，与 C_5 部分神经纤维形成膈神经。颈深神经丛主要支配颈前及颈侧面的深层组织，亦有分支通过舌下神经到舌骨下肌群。颈浅神经丛在胸锁乳突肌后缘中点形成放射状分布，向前即颈前神经，向下为锁骨上神经，向后上为耳大神经，向后为枕小神经，分布于颌下、锁骨、整个颈部及枕部区域的皮肤浅组织，呈披肩状。

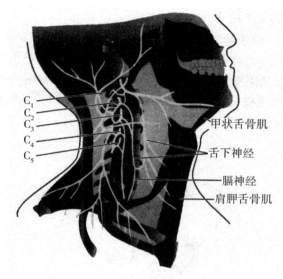

C₁
C₂
C₃
C₄
C₅
甲状舌骨肌
舌下神经
膈神经
肩胛舌骨肌

图2-7 颈神经丛

（一）颈丛阻滞的适应证、禁忌证和并发症

1. 颈丛神经阻滞的适应证　适用于颈部一切手术，如甲状腺大部切除术或颈动脉内膜剥脱术。对于难以保持上呼吸道通畅者应禁用颈丛阻滞麻醉。双侧颈深丛阻滞时，有可能阻滞双侧膈神经或喉返神经而引起呼吸抑制，尤以年迈体弱者为甚，因此双侧颈深丛阻滞应慎用或禁用。

2. 颈丛神经阻滞并发症

（1）药液误入硬膜外间隙或蛛网膜下隙：可引起高位硬膜外阻滞，而更严重的并发症是药液误入蛛网膜下隙引起全脊麻。穿刺针误入椎管的原因之一是进针过深，二是进针方向偏内向后，多由于注射过程中针头固定欠佳而逐渐推进所致。预防措施在于使用短针（或5、7号头皮针），进针切勿过深，注药2～3ml后观察无全脊椎麻醉反应，然后再注入余药。

（2）局麻药毒性反应：主要是穿刺针误入颈动脉或椎动脉而未及时发现所致。因此注药前应抽吸，证实针尖深度应在横突部位。由于颈部血管丰富，药物吸收迅速，也会导致中毒。故穿刺针切勿过深，注速切勿太快，药物不可过量。在应用两种局麻药的混合液时，两种局麻药各自的毒性有相加作用或协同作用，特别要警惕丁哌卡因的心脏毒性，严格控制药量。

（3）膈神经麻痹：膈神经主要由第4颈神经组成，同时接受第3、5颈神经的小分支。颈深丛阻滞常易累及膈神经，可出现呼吸困难及胸闷，此时立即吸氧多可缓解。双侧膈神经麻痹时呼吸困难症状严重，必要时应进行人工辅助呼吸，故应避免双侧颈深丛阻滞。

（4）喉返神经阻滞：主要是针刺过深，注药压力太大使迷走神经阻滞。患者声音嘶哑或失音，甚至出现呼吸困难。单侧喉返神经阻滞者症状在0.5～1小时内多可缓解。

（5）霍纳综合征（Homer's syndrome）：系颈交感神经节被阻滞所致，表现为患侧眼裂变小、瞳孔缩小、眼结膜充血、鼻塞、面微红及无汗等。短期内可自行缓解。

（6）椎动脉损伤引起出血、血肿。

（二）颈丛阻滞的操作技术

1. 颈浅丛神经阻滞　颈浅神经丛阻滞可用于锁骨上颈部表浅手术，而颈部较深手术，如甲状腺手术、颈动脉内膜剥脱术等，尚须行颈深神经丛阻滞。但由于颈部尚有后四对颅神经支配，故单纯行颈神经丛阻滞效果不完善，可用辅助药物以减轻疼痛。

（1）定位：于第4颈椎横突处作标记，或采取颈外静脉与胸锁乳突肌后缘交点，常规消毒后在标记处作皮丘（图2-8）。

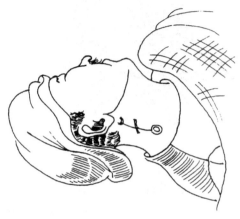

图2-8　颈浅丛阻滞的定位

（2）操作：患者去枕仰卧，头偏向对侧。常规消毒皮肤，操作者戴无菌手套，用22G针（5~6cm）由胸锁乳突肌后缘中点垂直刺入皮肤，若胸锁乳突肌触不清楚，可先嘱患者抬头使胸锁乳突肌绷紧，则可见其后缘。缓慢进针遇一刺破纸张样的落空感后表示针头已穿透颈阔肌，将局麻药注射到颈阔肌下。也可在颈阔肌表面（胸锁乳突肌浅表）再向乳突、锁骨和颈前方向作浸润注射，以分别阻滞枕小、耳大、颈前和锁骨上神经，一般用2%利多卡因5ml加0.5%丁哌卡因或0.3%丁卡因5ml及0.1%肾上腺素0.1ml（甲亢患者禁用），于两侧各注5ml即可。亦可用较低浓度药物或其他配方，视手术情况而定（图2-9）。

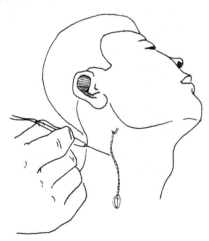

图2-9　颈浅丛阻滞的操作方法

2. 颈深丛神经阻滞

（1）定位：第 6 颈椎横突结节（又称 chassaignac 结节）是颈椎横突中最突出者，位于环状软骨水平，可以扪及。由乳突尖至第 6 颈椎横突作一连线，在此连线上乳突下约 1.5cm 为第 2 颈椎横突，第 2 颈椎横下约 3cm 为第 4 颈椎横突，位于颈外静脉与胸锁乳突肌后缘交叉点附近，第 3 颈椎横突位于颈 2、4 横突之间（图 2 - 10，图 2 - 11）。

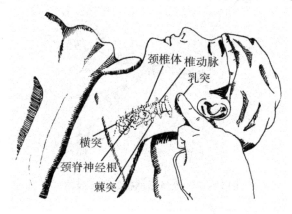

图 2 - 10　颈深丛阻滞相关解剖结构

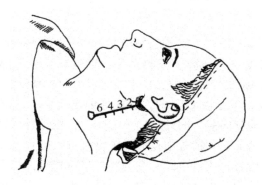

图 2 - 11　颈深丛阻滞的定位

（2）操作：患者去枕仰卧，头偏向对侧，双上肢紧贴身体两侧，在乳突尖的下方约 1.5cm，并在胸锁乳突肌后缘处，即相当于第 2 颈椎横突的位置作一标记。并于胸锁乳突肌后缘中点，相当于颈 4 横突尖的位置再作一标记。两者之间的中点即为颈 3 横突尖。每两标记之间相距约 2～3cm。在以上三点用局麻药作皮丘，麻醉者站在患者的头侧，左手食、中、无名指触得颈 2、3、4 横突尖，以长 4～5cm 的 22G 穿刺针自各皮丘处呈垂直方向稍向足倾斜刺入直达颈 2、3、4 横突面，即相当于手指触得的位置。若患者有异感，则更为确切。若异感出现在头后方，即表示刺到颈 2、3 脊神经，当出现在颈下方或肩部，则为刺到颈 4 神经。穿刺针的位置必须确实在横突处方可注药。注药前必须先回吸确定无血和脑脊液后，每处注射局麻药混合液 2～3ml，最多 5ml（2% 利多卡因 5ml 加 0.5% 丁哌卡因或 0.3% 丁卡因 5ml）。若手术范围在颈中部，颈 2 横突处可不注药。此外，改良颈丛神经阻滞技术已为临床广泛应用，即以第 4 颈椎横突作穿刺点，穿刺针抵达第 4 颈椎横突后一次性注入局麻药 10～15ml（注射前最好找到异感），药物扩散依赖椎旁间隙，可阻滞整个颈丛，满足颈部手术需要（图 2 - 12）。有经验的麻醉医师可慎用双侧颈深丛神经阻滞，注意在一侧颈深阻滞后观察 15 ~ 30 分钟，如无呼吸抑制再行对侧颈深阻滞，否则应放弃对侧颈深阻滞。

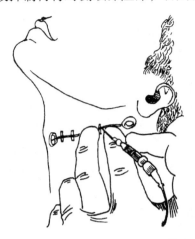

图 2 - 12　改良颈丛神经阻滞技术

二、臂丛阻滞技术

（一）解剖

1. 臂丛神经组成（图 2 - 13）　臂神经丛由 $C_{5~8}$ 及 T_1 脊神经前支组成，有时亦接受 C_4 及 T_2 脊神经前支发出的小分支，主要支配整个手、臂运动和绝大部分手、臂感觉。组成臂丛的脊神经出椎间孔后在锁骨上部，前、中斜角肌的肌间沟分为上、中、下干。上干由 $C_{5~6}$ 前支，中干由 C_7 前支，下干由 C_8 和 $T_{1,2}$ 脊神经前支构成。三支神经干从前中斜角肌间隙下缘穿出，伴随锁骨下动脉向前、向外、向下方延伸，至锁骨后第 1 肋骨中外缘每个神经干分为前、后两股，通过第 1 肋和锁骨中点，经腋窝顶进入腋窝。在腋窝各股神经重新组合成束，三个后股在腋动脉后方合成后束，延续为腋神经及桡神经；上干和中干的前股在腋动脉的外侧合成外侧束，延续为肌皮神经和正中神经外侧根；下干的前股延伸为内侧束，延续为尺神经、前臂内侧皮神经、臂内侧皮神经和正中神经内侧根（图 2 - 14，图 2 - 15）。

2. 臂丛神经与周围组织的关系　臂丛神经按其所在的位置分为锁骨上、下两部分。

（1）锁骨上部：主要包括臂丛的根和干。

1）臂丛各神经根分别从相应椎间孔穿出走向外侧，其中 $C_{5~7}$ 前支沿相应横突的脊神经沟走行，通过椎动脉的后方。然后，臂丛各根在锁骨下动脉第二段上方通过前、中斜角肌间隙，在穿出间隙前后组成三干。

2）臂丛三干在颈外侧的下部，与锁骨下动脉一起从上方越过第 1 肋的上面，其中上、中干行走于锁骨下动脉的上方，下干行走于动脉的后方。臂丛三干经过前中斜角肌间隙和锁骨下血管一起被椎前筋膜包绕，故称为锁骨下血管周围鞘，而鞘与血管之间则称为锁骨下血管旁间隙。臂丛干在颈外侧区走行时，表面仅被皮肤、颈阔肌和深筋膜覆盖，有肩胛舌骨肌下腹、颈外静脉、颈横动脉和肩胛上神经等经过，此处臂丛比较表浅，瘦弱者可在体表触及。臂丛三干至第 1 肋外侧缘时分为六股，经锁骨后进入腋窝，移行为锁骨下部。

（2）臂丛锁骨下部：臂丛三束随腋动脉行于腋窝，在腋窝上部，外侧束与后束位于腋动脉第一段的外侧，内侧束在动脉后方。到胸小肌深面时，外侧束、内侧束与后束分别位于第二段的外、内侧面和后面。三束及腋动脉位于腋鞘中，腋鞘与锁骨下血管周围鞘连续，腋鞘内的血管旁间隙与锁骨下血管旁间隙相连通。

（3）臂丛鞘：解剖上臂丛神经及颈丛神经从颈椎至腋窝远端一直被椎前筋膜及其延续的筋膜所围绕，臂丛神经实际上处于此连续相通的筋膜间隙中，故从腋鞘注入药液，只要量足够便可一直扩散至颈神经丛。

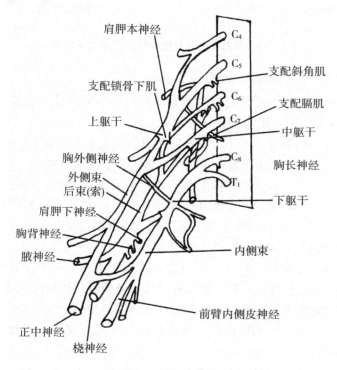

图 2－13　臂丛神经

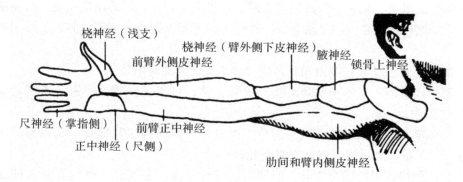

图 2－14　臂丛神经分支在皮肤上的分布（前面）

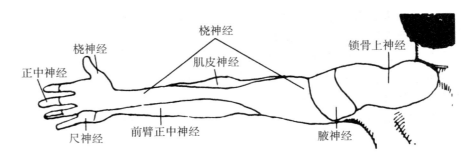

图 2－15　臂丛神经分支在皮肤上的分布（后面）

（二）臂丛阻滞的适应证、禁忌证和并发症

1. **臂丛阻滞方法**　常用的臂神经丛阻滞方法有肌间沟阻滞法、腋路阻滞法、锁骨上阻滞法、锁骨下阻滞法和喙突下阻滞法。

2. **适应证**　臂神经丛阻滞适用于上肢及肩关节手术或上肢关节复位术。

3. **药物**　1%～1.5%利多卡因加用 1：200 000 肾上腺素可提供 3h～4h 麻醉，若手术时间长，罗哌卡因（0.3%～0.5%）或丁哌卡因（0.25%～0.5%）可提供 8h～12h 麻醉。臂丛阻滞药物不必用太高浓度，而较大容量（40～50ml）便于药物鞘内扩散，30～50ml 的 1%～2%利多卡因或 0.25%～0.5%丁哌卡因是成人的常用剂量。

4. **臂丛神经阻滞常见并发症**

（1）气胸：多发生在锁骨上或锁骨下阻滞法，由于穿刺方向不正确且刺入过深，或者穿刺过程中患者咳嗽，使肺过度膨胀，胸膜及肺尖均被刺破，使肺内气体漏到胸膜腔。此类气胸发展缓慢，有时数小时之后患者才出现症状。当有气胸时，除双肺听诊及叩诊检查外，作 X 线胸部透视或摄片有助于明确诊断。根据气胸的严重程度及发展情况不同，可行胸腔抽气或胸腔闭式引流。

（2）出血及血肿：各径路穿刺时均有可能分别刺破颈内、外静脉、锁骨下动脉、腋动脉或腋静脉引起出血。如穿刺时回抽有血液，应拔出穿刺针，局部压迫止血，避免继续出血或血肿形成。然后再改变方向重新穿刺。锁骨上或肌间沟径路若引起血肿，还可引起颈部压迫症状。

（3）局麻药毒性反应：多因局麻药用量过大或误入血管所致。

（4）膈神经麻痹：发生于肌间沟法和锁骨上法，可出现胸闷、气短、通气量减少，必要时予吸氧或辅助呼吸。

（5）声音嘶哑：因喉返神经阻滞所致，可发生于肌间沟法及锁骨上法阻滞，注药时压力不要过大，药量不宜过多，有助于避免此种并发症。

（6）高位硬膜外阻滞或全脊麻：肌间沟法进针过深，穿刺针从椎间孔进入硬膜外间隙或蛛网膜下隙，使局麻药注入硬膜外或蛛网膜下隙所致。故穿刺针方向应指向颈椎横突而不是椎体方向。注药时应回抽有无脑脊液。一旦出现，应按硬膜外腔阻滞麻醉中发生全脊髓麻醉意外处理。

（7）霍纳综合征：多见于肌间沟法阻滞，为星状神经节阻滞所致，不需处理。可自行恢复。

（三）各种臂丛神经阻滞技术的操作

1. 肌间沟阻滞法　肌间沟阻滞法是最常用的臂丛阻滞方法之一。操作较易于掌握，定位也较容易，出现并发症的机会较少，对肥胖或不合作的小儿较为适用，小容量局麻药即可阻滞上臂肩部及桡侧。缺点，肌间沟阻滞法对肩部、上臂及桡侧阻滞效果较好，而对前臂和尺侧阻滞效果稍差，阻滞起效时间也延迟，有时需增加药液容量才被阻滞。

（1）体位和定位（图2-16）：去枕仰卧位，头偏向对侧，手臂贴体旁，手尽量下垂，显露患侧颈部。嘱患者抬头，先在环状软骨（颈$_6$）水平找到胸锁乳突肌后缘，由此向外可触摸到一条小肌腹即为前斜角肌，再往外侧滑动即可触到一凹陷处，其外侧为中斜角肌，此凹陷即为肌间沟（图2-16）。臂神经丛即由此沟下半部经过，前斜角肌位于臂丛的前内方，中斜角肌位于臂丛的后外方。斜角肌间隙上窄下宽，沿该间隙向下方逐渐触摸，于锁骨上约1cm可触及一细柔横向走行的肌肉，即肩胛舌骨肌，该肌与前、中斜角肌共同构成一个三角形，该三角形靠近底边（肩胛舌骨肌）处即为穿刺点。在该点用力向脊柱方向重压，患者可诉手臂麻木、酸胀或有异感。若患者肥胖或肌肉欠发达，肩胛舌骨肌触不清，即以锁骨上2cm处的肌间沟为穿刺点。

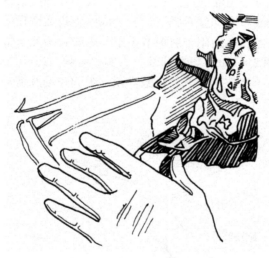

图2-16　肌间沟阻滞法的定位

（2）操作（图2-17）：颈部皮肤常规消毒，右手持一3～4cm长22G穿刺针（或7号头皮针）垂直刺入皮肤，略向对侧足跟推进，直到出现异感或手指（手臂）肌肉抽动，如此方向穿刺无异感，以此穿刺针为轴扇形寻找异感，出现异感为此方法可靠的标志，可反复试探2～3次，以找到异感为好。若反复多次穿刺无法寻找到异感，可以触及横突（颈6）为止。穿刺成功后，回抽无血液及脑脊液，成人一次注入局麻药液20～25ml。注药时可用手指压迫穿刺点上部肌间沟，迫使药液向下扩散，则尺神经阻滞可较完善。

（3）并发症及其防治：肌间沟阻滞法的主要并发症有：误入蛛网膜下腔引起全脊麻；高位硬膜外阻滞；局麻药毒性反应；损伤椎动脉；星状神经节、喉返神经和膈神经阻滞。为了预防全脊麻或血管内注药而引起全身毒性反应，注药前应回吸，每注入5ml局麻药亦应回吸一次。

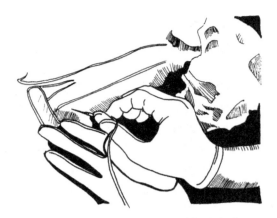

图 2 - 17　肌间沟臂丛阻滞的操作方法

2. 腋路臂丛阻滞法　腋路阻滞法也是最常用的臂丛神经阻滞方法之一。其优点为：①臂丛神经分支均在血管神经鞘内，位置表浅，动脉搏动明显，故易于阻滞；②没有气胸、膈神经、迷走神经或喉返神经阻滞的危险；③无误入硬膜外间隙或蛛网膜下腔的危险。禁忌证包括：①上肢外展困难或腋窝部位有感染、肿瘤或因骨折无法摆放体位的患者不能应用此方法；②上臂阻滞效果较差，不适用于肩关节手术及肱骨骨折复位等。

（1）体位与定位（图 2 - 18）：患者仰卧，头偏向对侧，患肢外展 90°，屈肘 90°，前臂外旋，手背贴床或将患肢手掌枕于头下。在腋窝顶部摸到腋动脉搏动最高点，其上方即为穿刺点。

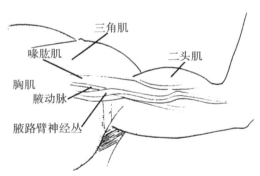

图 2 - 18　腋路阻滞法相关的解剖结构

（2）操作（图 2 - 19）：皮肤常规消毒，用左手触及腋动脉，右手持 22G 针头（7 号头皮针），沿腋动脉上方斜向腋窝方向刺入，穿刺针与动脉呈 20°夹角，缓慢推进，在有穿过鞘膜的落空感或患者出现异感后，右手放开穿刺针，则可见针头固定且随动脉搏动而摆动，表明针头已刺入腋部血管神经鞘，也可借助神经刺激器证实针头确实在血管神经鞘内，但不必强求异感。连接注射器回抽无血后，即可注入 30 ~ 40ml 局麻药。腋路臂丛神经阻滞成功的标志为：①穿刺针头固定且随动脉搏动而摆动；②回抽无血；③注药后呈梭形扩散；④患者自述上肢发麻；⑤上肢尤其前臂不能抬起；⑥皮肤表面血管扩张。

（3）并发症及预防：腋路臂丛神经阻滞局麻药毒性反应发生率较高，可能是局麻药量大或误入血管引起，故注药时要反复回抽，确保穿刺针不在血管内。

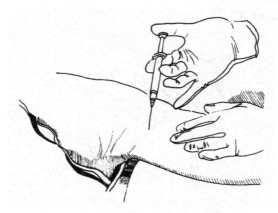

图 2－19 腋路臂丛阻滞的操作方法

3. 锁骨上阻滞法

（1）体位与定位：患者平卧，患侧肩垫一薄枕，头转向对侧，患侧上肢紧贴体旁。其体表标志为锁骨中点上方 1～1.5cm 处为穿刺点。

（2）操作：皮肤常规消毒，用 22G 穿刺针经穿刺点刺入皮肤，针尖向内、向后、向下推进，进针约 1～2cm 可触及第 1 肋骨表面，在肋骨表面上寻找异感或用神经刺激器方法寻找臂丛神经，当出现异感后固定针头，回抽无血液、无气体，一次性注入局麻药 20～30ml。

（3）并发症及其预防：主要并发症有局部血肿、气胸、膈神经及喉返神经阻滞。膈神经阻滞后是否出现窒息或呼吸困难等症状，取决于所用药物浓度，膈神经阻滞深度以及单侧（一般无症状）或双侧等因素。为避免发生双侧膈神经阻滞而引起明显的呼吸困难，不宜同时进行双侧臂丛阻滞。如临床需要，可在一侧臂丛阻滞后 30min 并未出现膈神经阻滞时，再行另一侧阻滞。双侧臂丛神经阻滞时应加强呼吸监测，及时发现和处理呼吸并发症。

4. 锁骨下阻滞法

（1）体位与定位（图 2－20）：体位同肌间沟法，术者手指沿前中斜角肌间沟向下，直至触及锁骨下动脉搏动，紧靠其外侧作一标志。

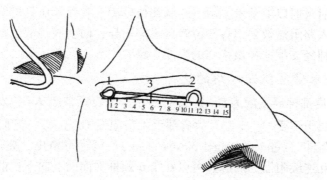

图 2－20 锁骨下血管旁阻滞法的定位

（2）操作（图 2－21）：皮肤常规消毒，左手手指放在锁骨下动脉搏动处，右手持 2～4cm 的 22G 穿刺针，从锁骨下动脉搏动点外侧朝下肢方向直刺，方向不向内也不向后，沿中斜角肌的内侧缘推进，刺破臂丛鞘时有突破感。通过神经刺激器或异感的方法确定为臂丛神经后，注入局麻药 20～30ml。

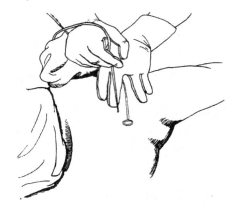

图 2－21　锁骨下血管旁阻滞法的操作方法

（3）优点：①较小剂量即可得到较高水平的臂丛神经阻滞效果；②上肢及肩部疾病者，穿刺过程中不必移动上肢；③局麻药误入血管的可能性小；④不致发生误入硬膜外间隙或蛛网膜下腔的意外。

（4）缺点：①有发生气胸的可能；②不能同时进行双侧阻滞；③穿刺若无异感，失败率可高达 15%。

5. 喙突下臂丛阻滞法　臂丛神经出第 1 肋后，从喙突内侧走向外下，成人臂丛距喙突最近处约 2.25cm，儿童约 1.19cm，于喙突内下方通过胸小肌深面时，迂回绕腋动脉行于腋鞘，位置较集中，走行方向与三角肌、胸大肌间沟基本一致。

（1）定位：测量喙突至胸外侧最近距离（通常为第 2 肋外侧缘），并作一连线为喙胸线。喙胸距离（mm）×0.3＋8 所得数值即为喙突下进针点。

（2）操作：由上述穿刺点垂直刺入，刺破胸大、小肌可有二次突破感，当针尖刺入胸小肌与肩胛下肌，患者可感有异感向肘部传导。小儿则以突破感及针头随动脉搏动为指征。

（3）优缺点：避免损伤肺及胸膜，但穿刺角度过于偏内或肺气肿患者亦有可能发生气胸；可用于上臂、肘及肘以下手术。由于穿刺部位较深，有误入血管可能。

上述五种臂丛入路阻滞效果因各部位解剖不同而异，而上肢各部位神经支配亦各异，因此应根据手术部位神经支配选择最恰当的阻滞入路。

（四）上肢手术臂丛阻滞入路的选择

1. 肩部手术　肩部神经支配为 C_3 至 C_6 神经根，来自颈神经丛 $C_{3,4}$ 发出分支支配肩项皮肤；其余皮肤和深层组织受 $C_{5,6}$ 支配，故肩部手术应阻滞 C_3 至 C_6，包括颈神经丛和臂神经丛，故又称颈臂丛阻滞（cervicebrachial plexus block），可进行植皮、裂伤缝合等浅表手术。由于颈丛和臂丛相互连续阻滞，局麻药可以在第 6 颈椎平面向上向下扩散，故肌间沟入路为肩部手术首选。由于 $C_{3,4}$ 在锁骨上和锁骨下入路之外，故较少选用此两种入路。行锁骨上肩区深部手术（含肩关节手术），需阻滞 $T_{1,2}$ 神经，故常需在腋后线加第 2 肋间神经阻滞。

2. 上臂及肘部手术　该部手术须阻滞 $C_{5\sim8}$ 和 T_1 神经，故最佳入路为锁骨上或锁骨下入路。肌间沟入路常不能阻滞到 C_8 和 T_1，腋入路常不能阻滞肌皮神经和肋间臂神经，均为失当选择。

3. 前臂手术　前臂手术需阻滞 $C_{5\sim8}$ 和 T_1 神经根形成臂丛的所有分支，以锁骨下入路为最佳选择，因为局麻药可在神经束平面阻滞所有的神经，也易于阻滞腋部的肋间臂神经，有助于缓解上肢手术不可少的止血带所引起的痛苦，而其他入路不能达到此效果。

4. 腕及手部手术　臂丛阻滞对腕部手术有一定困难，因为支配该区域的神经非常丰富，而且相互交叉支配，腋入路最常失败为拇指基底部阻滞效果不良，此处有来自前外侧的正中神经、后外侧的桡神经及上外侧的肌皮神经支配，故锁骨上入路和肌间沟入路为拇指基底部手术首选。而腕尺侧、正中神经或手指手术，腋入路常可阻滞完善。

三、其他临床常用的神经阻滞方法

（一）上肢神经阻滞

上肢神经阻滞主要适用于前臂或手部的手术，也可作为臂丛神经阻滞不完全的补救方法。主要包括正中神经阻滞、尺神经阻滞和桡神经阻滞，可以在肘部或腕部阻滞，若行手指手术，也可行指间神经阻滞。

1. 尺神经阻滞

（1）解剖：尺神经起源于臂丛内侧，在腋动脉内侧分出，主要由 C_8 和 T_1 脊神经纤维组成。尺神经在上臂内侧沿肱二头肌与三头肌间隔下行，于肱中段穿出间隔，向内向后方入肱骨内上髁与尺骨鹰嘴间沟内（尺神经沟），然后在尺侧腕屈肌二头之间进入前臂，再下行至腕部，位于尺侧腕屈肌与指深屈肌之间，在尺动脉内侧进入手掌。尺神经具有运动支和感觉支。

（2）尺神经阻滞后出现：①环指尺侧及小指掌面，并由此上沿至肘关节以下，又自中指尺侧、环指及小指背面并上沿至肘关节以下，感觉减退，以手内侧缘感觉缺失为最明显（腕部阻滞时，无前臂麻木）。②手指不能分开并拢，环指、小指的指间关节只能屈不能伸，掌指关节过伸。

（3）肘部尺神经阻滞

1）标志：前臂屈曲90°，在尺神经沟内可扪及尺神经，按压尺神经患者多有异感。

2）操作：在尺神经沟下缘相当于尺神经部位作皮丘，取23G穿刺针刺入皮肤，针保持与神经干平行，沿沟向心推进，遇异感后即可注入局麻药 5~10ml。

（4）腕部尺神经阻滞（图2-22）

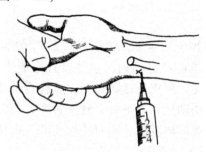

图2-22　腕部尺神经阻滞

1）定位：从尺骨茎突水平横过画一直线，相当于第2腕横纹，此线与尺侧腕屈肌桡侧交点即为穿刺点，患者掌心向上握掌屈腕时该肌腹部最明显。

2）操作：在上述穿刺点作皮丘，取23G穿刺针垂直刺入出现异感即可注入局麻药5ml，若无异感，在肌腱尺侧穿刺，或向尺侧腕屈肌深面注药，但不能注入肌腱内。

2. 正中神经阻滞

（1）解剖：正中神经主要来自于$C_6 \sim T_1$脊神经根纤维，于胸小肌下缘由臂丛神经的内侧束和外侧束分出，两束的主支形成正中神经的内、外侧根。正中神经开始在上臂内侧伴肱动脉下行，先在肱动脉外侧，后转向内侧，在肘部从肱骨内上髁与肱二头肌腱中间，穿过旋前圆肌进入前臂，走行于屈指浅肌与屈指深肌之间，沿中线降至腕部，在掌横韧带处位置最表浅，在桡侧腕屈肌与掌长肌之间的深处穿过腕管，在掌筋膜深面到达手掌。

（2）正中神经阻滞出现：①大鱼际肌、拇指、示指、中指及环指桡侧感觉消失；②手臂不能旋前，拇指和示指不能屈曲，拇指不能对掌。

（3）肘部正中神经阻滞

1）标志：肘部正中神经在肱二头肌筋膜之下，肱骨内上髁与肱二头肌腱内侧之中点穿过肘窝。肱骨内、外上髁之间画一横线，该线与肱动脉交叉点的内侧0.7cm处即为正中神经所在部位，相当于肱二头肌腱的外缘与内上髁间的中点，在此处作皮丘。

2）操作：取22G穿刺针经皮丘垂直刺入，直至出现异感，或作扇形穿刺以探及异感，出现异感后即可注入局麻药5ml。

（4）腕部正中神经阻滞（图2－23）

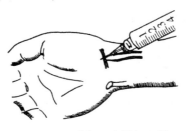

图2－23 腕部正中神经阻滞

1）标志：腕部桡骨茎突平面横过腕关节画一连线，横线上桡侧腕屈肌腱和掌长肌腱之间即为穿刺点，握拳屈腕时，该二肌腱更清楚。

2）操作：取22G穿刺针经穿刺点垂直刺入，进针穿过前臂深筋膜，继续进针约0.5cm，即出现异感，并放射至桡侧，注局麻药5ml。

3. 桡神经阻滞

（1）解剖：桡神经来自臂神经丛后束，源于$C_{5 \sim 8}$及T_1脊神经。桡神经在腋窝位于腋动脉后方，折向下外方，走入肱骨桡神经沟内。达肱骨外上髁上方，穿外侧肌间隔至肱骨前方，在肘关节前方分为深、浅支。深支属运动神经，从桡骨外侧穿旋后肌至前臂背面，在深浅伸肌之间降至腕部；浅支沿桡动脉外缘下行，转向背面，并降至手臂。

桡神经阻滞后出现：①前臂前侧皮肤、手背桡侧皮肤、拇指、示指及中指桡侧皮肤感觉减退（腕部阻滞时无前臂麻木）；②垂腕。

（2）肘部桡神经阻滞

1）标志：在肱骨内、外上髁作一连线，该横线上肱二头肌腱外侧处即为穿刺点。

2）操作：取23G穿刺针经穿刺点垂直刺入，刺向肱骨，寻找异感，必要时行扇形穿刺，以寻找异感，探及异感即可注入局麻药 5ml。

（3）腕部桡神经阻滞（图 2-24）：腕部桡神经并非一支，分支细而多，可在桡骨茎突前端作皮下浸润，并向掌面及背面分别注药，在腕部形成半环状浸润即可。

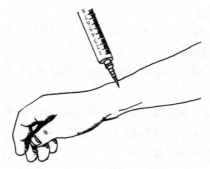

图 2-24 腕部桡神经阻滞

4. 肌皮神经阻滞

（1）解剖：肌皮神经来自臂神经丛外侧束，由 $C_{5~7}$ 神经纤维组成，先位于腋动脉外侧，至胸小肌外侧缘脱离腋鞘，穿过喙肱肌到肌外侧，在肱二头肌与肱肌之间降至肘关节上方，相当于肱骨外上髁水平穿出臂筋膜延续为前臂外侧皮神经，沿前臂外侧行至腕部。

（2）肘部肌皮神经阻滞：利用桡神经阻滞，在桡神经阻滞完毕后，将穿刺针稍向外拔出，刺向肱二头肌腱与肱桡肌之间，注入局麻药 10ml。

5. 指间神经阻滞

（1）解剖：手指由臂丛神经的终末支指间神经支配，可从手指根部阻滞指间神经。

（2）操作：在指间以 25G 穿刺针刺入手指根部，靠近骨膜缘边抽边注，缓慢注药 2~3ml。一般针由手指侧部穿入再逐步进入近手掌部，注药由近掌部到手背部，在穿刺时避免感觉异常，因感觉异常是神经受压表现。药液中禁止加用肾上腺素，以防止血管收缩导致缺血。

（3）应用指征：可用于手指手术或单个手指再造术，也可用于臂丛阻滞不全时的辅助阻滞。一般需 10~15 分钟阻滞完善。

（二）下肢神经阻滞

支配下肢的神经主要来自腰神经丛和骶神经丛。腰丛由 T_{12} 前支的一部分，$L_{1~3}$，前支和 L_4 前支的一部分组成。腰丛上端的三支神经是髂腹下神经（L_1）、髂腹股沟神经（L_1）和生殖股神经，这三支神经向前穿过腹肌，支配髋部和腹股沟区皮肤；腰神经丛下端的三支神经为股外侧皮神经（$L_{2~3}$）、股神经（$L_{2~4}$）和闭孔神经（$L_{2~4}$）。骶丛由腰骶干（L_4 的余下部分及 L_5 前支合成）及骶尾神经前支组成，重要分支有臀上神经（$L_4~S_1$）、臀下神经（$L_5~S_2$）、阴部神经（$S_{2~4}$）、坐骨神经（$L_4~S_3$）及股后皮神经。下肢神经支配为：大腿外侧为股外侧皮神经，前面为股神经，内侧为闭孔神经和生殖股神经，后侧为骶神经的小分支；除前内侧小部分由股神经延续的隐神经支配，小腿和足绝大部分由坐骨神经支配。

1. 下肢神经阻滞的适应证 全部下肢麻醉需同时阻滞腰神经丛和骶神经丛。因需注药量大且操作不方便，故临床应用不广。然而，当需要麻醉的部位比较局限或禁忌椎管内麻醉时，可以应用腰骶神经丛阻滞。另外，腰骶神经丛阻滞还可作为全身麻醉的辅助措施用于术后镇痛。

（1）虽然腰神经丛阻滞复合肋间神经阻滞可用于下腹部手术，但临床很少应用。髂腹下神经与髂腹股沟神经联合阻滞是简单而实用的麻醉方法，可用于髂腹下神经与髂腹股沟神经支配区域的手术（如疝修补术）。

（2）髋部手术需阻滞除髂腹下和髂腹股沟神经以外的全部腰神经，最简便的方法是阻滞腰神经丛（腰大肌间隙腰丛阻滞）。

（3）大腿手术需麻醉股外侧皮神经、股神经、闭孔神经及坐骨神经，可行腰大肌间隙腰丛阻滞联合坐骨神经阻滞。

（4）大腿前部手术可行股外侧皮神经和股神经联合或分别阻滞，亦可采用"三合一"法，单纯股外侧皮神经阻滞可用于皮肤移植皮区麻醉，单纯股神经阻滞适用于股骨干骨折术后止痛、股四头肌成形术或髌骨骨折修复术。

（5）股外侧皮神经和股神经联合阻滞再加坐骨神经阻滞，通常可防止止血带疼痛，这是因为闭孔神经支配皮肤区域很少。

（6）开放膝关节手术需要阻滞股外侧皮神经、股神经、闭孔神经和坐骨神经，最简便的方法是实施腰大肌间隙腰神经丛阻滞联合坐骨神经阻滞。采用股神经、坐骨神经联合阻滞也可满足手术要求。

（7）膝远端手术需阻滞坐骨神经和股神经的分支隐神经，踝部阻滞可适用于足部手术。

2. 腰神经丛阻滞

（1）解剖（见图 2 - 25）：腰神经出椎间孔后位于腰大肌后内方的筋膜间隙中，腰大肌间隙前壁为腰大肌，后壁为第 1 ~ 5 腰椎横突、横突间肌与横突间韧带，外侧为起自腰椎横突上的腰大肌纤维及腰方肌，内侧是第 1 ~ 5 腰椎体、椎间盘外侧面及起自此面的腰大肌纤维。腰大肌间隙上界平第 12 肋，向下沿腰骶干至骨盆的骶前间隙。其中有腰动静脉、腰神经前支及由其组成的腰丛。将局麻药注入腰大肌间隙以阻滞腰丛，称为腰大肌间隙腰丛阻滞。

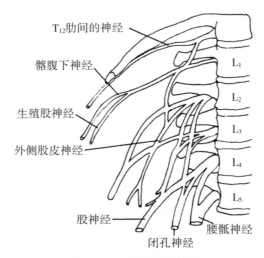

图 2 - 25　腰神经丛结构

包裹腰丛的筋膜随脊神经下行，延伸至腹股沟韧带以下，构成股鞘。其内侧壁为腰筋膜，后外侧壁为髂筋膜，前壁为横筋膜。在腹股沟股鞘处注药以阻滞腰丛，称为腹股沟血管旁腰丛阻滞。可通过一次注药阻滞腰丛三个主要分支（股外侧皮神经、股神经及闭孔神经），故又称三合一阻滞（3 in 1 block），但闭孔神经常阻滞不完善。

（2）腰大肌间隙腰丛阻滞（图2-26）

1）定位：患者俯卧或侧卧，以髂嵴连线中点（相当于 L_4 的棘突），脊柱外侧4cm处为穿刺点。

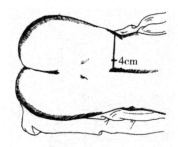

图2-26　腰大肌间隙腰丛阻滞的定位

2）操作（图2-27）：经皮垂直刺入，直达 L_4 横突，然后将针尖滑过 L_4 横突上缘，再前进约0.5cm后有明显落空感后，表明针已进入腰大肌间隙，或用神经刺激器引发股四头肌颤搐确认腰丛，注入局麻药35ml。

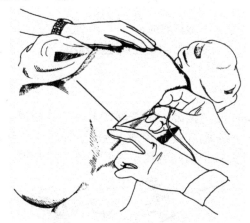

图2-27　腰大肌间隙腰丛阻滞的操作方法

（3）腹股沟血管旁腰丛阻滞（三合一阻滞）

1）定位：仰卧在腹股沟韧带下方扪及股动脉搏动，用手指将其推向内侧，在其外缘作皮丘。

2）操作：由上述穿刺点与皮肤呈45°向头侧刺入，直至出现异感或引发股四头肌颤搐，表明已进入股鞘，抽吸无血可注入局麻药30ml，同时在穿刺点远端加压，促使局麻药向腰神经丛近侧扩散。

3. 骶神经丛阻滞　骶丛为腰骶干及 $S_{1\sim3}$ 神经组成（图2-28），在骨盆内略呈三角形，尖朝向坐骨大孔，位于梨状肌之前，为盆筋膜所覆盖，支配下肢的主要分支为坐骨神经和股后皮神经。坐骨神经是体内最粗大的神经，自梨状肌下孔出骨盆后，行于臀大肌深面，经股骨大转子和坐骨结节之间下行到大腿后方，在腘窝处浅行，在该处分为胫神经和腓总神经。

胫神经沿小腿后部下行，穿过内踝后分为胫前、胫后神经，支配足底及足内侧皮肤。腓总神经绕过腓骨小头后分为腓浅、深神经，腓浅神经为感觉神经，行走于腓肠肌外侧，在外踝处分为终末支，支配足前部皮肤；腓深神经主要是足背屈运动神经，行走于踝部上缘，同时也分出感觉支支配趾间皮肤；腓肠神经为胫神经和腓总神经发出的分支形成的感觉神经，在外踝之下通过，支配足外侧皮肤。股后皮神经前段与坐骨神经伴行，支配大腿后部的皮肤，坐骨神经阻滞麻醉同时也阻滞该神经。

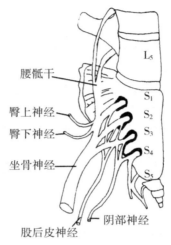

图 2 - 28　骶神经丛结构

4. 坐骨神经阻滞

（1）传统后侧入路

1）定位：置患者于 Sims 位（侧卧，阻滞侧在上，屈膝屈髋）。由股骨大转子与髂后上棘作一连线，连线中点作一条垂直线，该垂直线向尾端 4～5cm 处即为进针点（见图 2 - 29）；或该垂直线与股骨大转子和骶裂孔连线的交点为穿刺点。

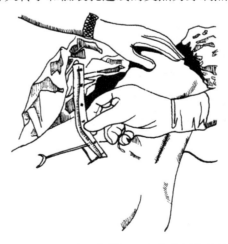

图 2 - 29　后路坐骨神经阻滞的穿刺点定位

2）操作（图 2 - 30）：10cm 22G 穿刺针由上述穿刺点垂直刺入至出现异感，若无异感而触及骨质（髂骨后壁），针可略偏向内侧再穿刺，直至滑过骨面而抵达坐骨切迹。出现异感后退针数毫米，注入局麻药20ml，或以神经刺激仪引起坐骨神经支配区肌肉的运动反应（腘肌或腓肠肌收缩，足屈或趾屈）作为指示。

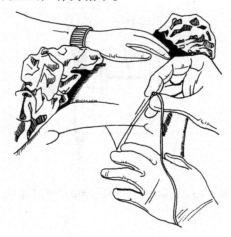

图2-30　后路坐骨神经阻滞的操作方法

（2）膀胱截石位入路

1）定位：仰卧，由助手协助患者，使髋关节屈曲90°并略内收，膝关节屈曲90°，股骨大转子与坐骨结节连线中点即为穿刺点。

2）操作：由上述穿刺点刺入，穿刺针与床平行，针向头侧而略偏内，直至出现异感或刺激仪引起运动反应后，即可注药20ml。注药时压迫神经远端以促使药液向头侧扩散。

（3）前路

1）定位：仰卧，将同侧髂前上棘与耻骨结节作一连线（称为上线），并将其三等分，然后由股骨大转子作一平行线（称为下线）。由上线中内1/3交界处作一垂直线，该垂直线与下线交点处即为穿刺点。

2）操作：由上述穿刺点垂直刺入直至触及股骨，调整方向略向内侧以越过股骨，继续刺入约2~3cm出现异感或用神经刺激仪定位。

3）该入路适用于不能侧卧及屈髋患者，但因穿刺部位较深，穿刺成功率低于以上两种入路。

（4）腘窝坐骨神经阻滞（图2-31，图2-32）：患者俯卧，膝关节屈曲，暴露腘窝边缘，其下界为腘窝皱褶，外界为股二头肌长头，内侧为重叠的半膜肌腱和半腱肌腱。在腘窝皱褶上7cm处做一水平线连接股二头肌肌腱及半腱肌肌腱，此连线中点即为穿刺点，穿刺针与皮肤呈45°~60°角度刺入，以刺激仪定位，一旦确定即可注入局麻药30~40ml。

5. 股神经阻滞（图2-33，图2-34）

（1）解剖：股神经是腰丛的最大分支，位于腰大肌与髂肌之间下行到髂筋膜后面，在髂腰肌前面和股动脉外侧，经过腹股沟韧带的下方进入大腿前面，在腹股沟韧带附近，股神经分成若干束，在股三角区又合为前组和后组，前组支配大腿前面沿缝匠肌的皮肤，后组支配股四头肌、膝关节及内侧韧带，并分出隐神经伴随着大隐静脉下行于腓肠肌内侧，支配内踝以下皮肤。

（2）定位：在腹股沟韧带下面扪及股动脉搏动，于股动脉外侧1cm，相当于耻骨联合顶点水平处作标记为穿刺点。

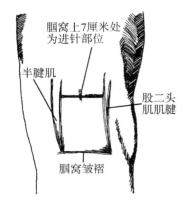

图 2 - 31　腘窝坐骨神经阻滞的穿刺点定位

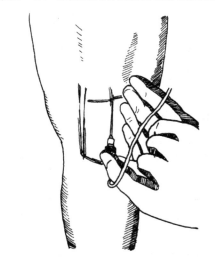

图 2 - 32　腘窝坐骨神经阻滞的操作方法

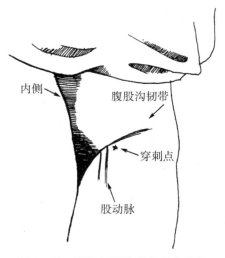

图 2 - 33　股神经阻滞的穿刺点定位

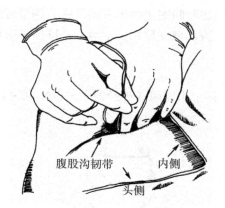

腹股沟韧带　　　内侧
头侧

图 2 - 34　股神经阻滞的操作方法

（3）操作：由上述穿刺点垂直刺入，缓慢前进，针尖越过深筋膜触及筋膜下神经时有异感出现，若无异感，可与腹股沟韧带平行方向，向深部作扇形穿刺至探及异感，即可注药 5～7ml。

6. 闭孔神经阻滞

（1）解剖：闭孔神经起源于 $L_{2\sim4}$ 脊神经前支，于腰大肌后下方下行经闭孔出骨盆而到达大腿，支配大腿外展肌群、髋关节、膝关节及大腿内侧的部分皮肤。

（2）定位：以耻骨结节下 1.5cm 和外侧 1.5cm 处为穿刺点。

（3）操作：由上述穿刺点垂直刺入，缓慢进针至触及骨质，为耻骨下支，轻微调节穿刺针方向使针尖向外向脚侧进针，滑过耻骨下支边缘而进入闭孔或其附近，继续进针 2～3cm 即到目标。回抽无血后可注入 10ml 局麻药，退针少许注局麻药 10ml，以在闭孔神经经过通道上形成局麻药屏障。若用神经刺激仪引发大腿外展肌群颤搐来定位，可仅用 10ml 局麻药。

7. 隐神经阻滞

（1）解剖：隐神经为股神经分支，在膝关节平面经股薄肌和缝匠肌之间穿出至皮下，支配小腿内侧及内踝大部分皮肤。

（2）操作：仰卧，在胫骨内踝内侧面，膝盖上缘作皮丘，穿刺针由皮丘垂直刺入，缓慢进针直至出现异感。若遇到骨质，便在骨面上行扇形穿刺以寻找异感，然后注药5～10ml。

8. 踝关节处阻滞　单纯足部手术，在踝关节处阻滞，麻醉意外及并发症大为减少，具体方法为：①先在内踝后 1 横指处进针，作扇形封闭，以阻滞胫后神经；②在胫距关节平面附近的踇伸肌内侧进针，以阻滞胫前神经；③在腓骨末端进针，便能阻滞腓肠神经；④用不含肾上腺素的局麻药注射于两踝关节之间的皮下，并扇形浸润至骨膜，以阻滞许多细小的感觉神经。

9. 足部趾神经阻滞　与上肢指间神经阻滞相似，用药也类同。

（三）椎旁神经阻滞

在胸或腰脊神经从椎间孔穿出处进行阻滞，称为椎旁脊神经根阻滞（paravetebral block）。可在俯卧位或侧卧位下施行，但腰部椎旁阻滞取半卧位更便于操作。

1. 解剖　胸椎棘突由上至下逐渐变长，并呈叠瓦状排列，胸脊神经出椎间孔后进入由椎体、横突及覆盖其上的胸膜在肋间围成的小三角形内，胸椎旁阻滞时注药入此三角内，穿刺方向偏内可避免损伤胸膜。胸部棘突较长，常与下一椎体横突位于同一水平。腰椎棘突与同一椎体横突位于同一水平。

2. 胸部椎旁阻滞

（1）定位（图2-35）：标记出需阻滞神经根上一椎体棘突，在此棘突上缘旁开3cm处作皮丘。

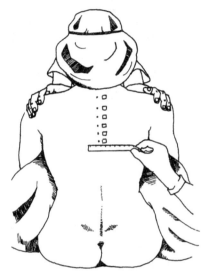

图2-35 胸部椎旁阻滞的定位

（2）操作（图2-36）：以10cm 22G穿刺针经皮丘垂直刺向肋骨或横突，待针尖遇骨质感后，将针干向头侧倾斜45°，即向内向下推进。可以将带空气的注射器接于针尾，若有阻力消失感则表明已突破韧带进入椎旁间隙，回抽无血、液体及气体即可注入局麻药5~8ml。

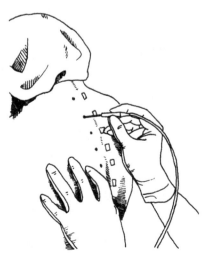

图2-36 胸部椎旁阻滞的操作方法

3. 腰部椎旁阻滞

（1）定位（图2-37）：标记出需阻滞神经根棘突，平棘突上缘旁开3~4cm处作皮丘。

（2）操作（图2-38）：取10cm 22G穿刺针由皮丘刺入，偏向头侧10°~30°，进针2.5~3.5cm可触及横突，此时退至皮下，穿刺针稍向尾侧刺入（较前方向更垂直于皮肤），进针深度较触横突深度深1~2cm即达椎旁间隙，抽吸无血或液体即可注入局麻药5~10ml。

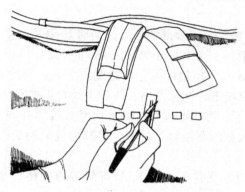

图2-37 腰部椎旁阻滞的定位

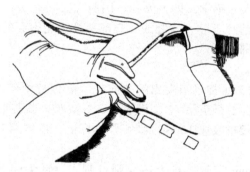

图2-38 腰部椎旁阻滞的操作方法

（四）交感神经阻滞

1. 星状神经节阻滞

（1）解剖：星状神经节由颈交感神经节及T_1交感神经节融合而成，位于第7颈椎横突与第1肋骨颈部之间，常在第7颈椎体的前外侧面。靠近星状神经节的结构尚有颈动脉鞘、椎动脉、椎体、锁骨下动脉、喉返神经、脊神经及胸膜顶。

（2）操作：患者仰卧，肩下垫小枕，取头部轻度后仰。摸清胸锁乳突肌内侧缘及环状软骨，环状软骨外侧可触及第6颈椎横突前结节，过此结节作一条直线平行于前正中线，线下1.5~2cm作一标记，该标记即为第7颈椎横突结节。取22G 5cm穿刺针由该标记处垂直刺入，同时另一手指将胸锁乳突肌及颈血管鞘推向外侧，进针约2.5~4.0cm直至触到骨质，退针2mm，回抽无血后注入2ml局麻药，观察有无神志改变，若无改变即可注入5~10ml局麻药。若阻滞有效，在10分钟内会出现Horner综合征，上臂血管扩张，偶有鼻塞。

（3）适应证：可用于各种头痛、雷诺氏病、冻伤、动静脉血栓形成、面神经麻痹、带状疱疹、突发性听觉障碍、视网膜动脉栓塞症等。

（4）并发症：①药物误注入血管引起毒性反应；②药液误注入蛛网膜下腔；③气胸；

④膈神经阻滞；⑤喉返神经麻痹；⑥血肿。

2. 腰交感神经阻滞

（1）解剖：交感神经链及交感神经节位于脊神经之前，椎体前外侧。腰交感神经节中第 2 交感神经节较为固定，位于第 2 腰椎水平，只要在 L_2 水平注入少量局麻药即可阻滞支配下肢的所有交感神经节。

（2）直入法

1）定位：俯卧，腹部垫枕，使腰部稍隆起，扪清 L_2 棘突上、下缘，由其中点作一水平线，中点旁开 5cm 即为穿刺点，一般位于第 2、3 腰椎横突。

2）操作：取 10～15cm 22G 穿刺针由上述穿刺点刺入，与皮肤呈 45°，直到触及横突，记录进针深度。然后退针至皮下，调整方向，使针更垂直于皮肤刺入，方向稍偏内，直至触及椎体，此时调整方向，使针稍向外刺入直到出现滑过椎体并向前方深入的感觉，即可停针，回抽无血和液体，注入试验剂量后 3 分钟，足部皮温升高 3℃ 左右，然后注入 5～10ml 局麻药。

（3）侧入法：为减少以上操作方法对 L_2 脊神经根的损伤可采取侧入法。取 15cm 22G 穿刺针由 L_2 棘突中点旁开 10cm 朝向椎体刺入，触及骨质后，调整方向，稍向外刺入，直到出现滑过椎体而向前方深入的感觉，即可停针。用药方法同上。

（4）适应证：可用于治疗下肢、盆腔或下腹部恶性肿瘤引起的疼痛。

（5）并发症与椎旁阻滞相同。

3. 腹腔神经节阻滞

（1）解剖：自 $T_{5\sim12}$ 的交感神经节发出的节前纤维沿自身椎体外侧下行，分组组成内脏大神经、内脏小神经，各自下行至第 12 胸椎水平，穿膈脚入腹腔形成腹腔神经节。

（2）定位：摸清第 1 腰椎及第 12 胸椎棘突并作标记，摸清第 12 肋，在其下缘距正中线 7cm 处为穿刺点。

（3）操作：取 22G 15cm 穿刺针自上述穿刺点刺入，针尖朝向第 12 胸椎下方标记点，即穿刺点与标记点连线方向，与皮肤呈 45°，缓慢进针，遇到骨质感后，记下进针深度，退针至皮下，改变针与皮肤角度，由 45° 增大到 60°，再次缓慢进针，若已达前次穿刺深度，继续进针 1.5～2.0cm，滑过第 1 腰椎椎体到达椎体前方，回抽无血液，即可注入试验剂量，若无腰麻症状出现即注入 20～25ml 局麻药。由于穿刺较深，最好在 X 线透视下进行。阻滞完成后，容易出现血压下降，应作血压监测，并及时处理。

（4）适应证：可用于鉴别上腹部疼痛来源，缓解上腹部癌症引起的疼痛。

（刘铁军）

第七节　神经刺激仪在神经阻滞中的应用

一、神经刺激仪的性能和原理

神经刺激仪（peripheral nerve stimulator，PNS）的出现使神经阻滞麻醉的临床应用范围进一步扩展。成功的 PNS 临床实践需要基于渊博的解剖学知识；其次，正确了解神经电刺激的原理并对其合理应用。采用神经刺激器定位技术已日渐普及，其原理是电刺激肢体的感觉运动混合神经，引发肢体相应肌群的运动反应，据此定位特定的外周神经。虽然神经刺激器主要用于定位运动神经，但其也能用于定位感觉神经，在这种情况下，需将刺激时间调节至 200～400ms。

应用神经刺激器并不要求穿刺针一定要与神经直接接触或穿透动脉来进行特定神经的定位。从理论上讲，应用神经刺激器可减少创伤性神经损伤、出血和局部麻醉药中毒的可能性。另外，应用神经刺激器能增加周围神经阻滞的特异性。刺激神经所诱发的反应可产生特定的肌肉运动，因此各神经能够被定位和阻滞，从而增加了神经阻滞的可靠性。目前人们已逐渐认识到，在周围神经阻滞时应用神经刺激器要比异感法更有价值。目前已有专门为周围神经阻滞而设计的神经刺激器，并配备有数字显示器。在刺激频率为 1～2Hz 时，可输出范围很宽的刺激电流（0～5mA），并能在低电流范围内进行精确的调控。神经刺激器并不像一般所认为的那样需要两个人来进行操作（其中一个人手持绝缘穿刺针来定位神经，另一位助手控制神经刺激器，并在确定被阻滞的神经后注入局部麻醉药），其实一位训练有素的操作者就足够了。为定位神经，在神经阻滞穿刺初期应将神经刺激器的刺激电流设定在 1～2mA，在诱发出所需的肌肉运动反应后，首先需要通过改变穿刺针的方向使运动反应的强度达到最大程度。随后逐步将神经刺激器的刺激电流降低至尽可能低的强度（≤0.6mA）。

神经刺激器定位外周神经的优点包括：①定位精确；②神经损伤小；③使神经阻滞麻醉的应用范围进一步扩展（腰丛，股神经，坐骨神经，肌间沟术后镇痛）；④提高阻滞成功率；⑤适合于麻醉初学者；⑥可在镇静或基础麻醉下进行阻滞，效果可靠（特别小儿、聋哑儿等）；⑦可行多点神经定位，提高麻醉效果；⑧可用于教学示教。

二、神经刺激仪在局部麻醉中的应用

神经刺激仪在局部麻醉中的作用主要是用于对神经干或神经丛定位，以弥补穿刺经验的不足，提高穿刺成功率。它的基本原理是将电刺激器产生的脉冲电流传送至穿刺针，当穿刺针接近神经干或神经丛时，就会引起神经纤维去极化。其中运动神经去极化表现为所支配肌肉收缩，根据肌肉收缩的强度和刺激电流强度的大小就可以判断穿刺针和神经干、丛的相对位置，从而在穿刺时无须寻找异感。

实际操作时按常规神经阻滞摆放体位、定位、消毒铺巾，进针后接刺激器。开始以 2mA 电流以确定是否接近神经。2mA 电流可使距离 1cm 的运动神经去极化。然后调节穿刺针方向、深度及刺激器电流，直至以最小电流（0.5～1mA）产生最大肌颤搐反应，说明穿刺针已接近神经，此时停针，回吸无血和液体后注入局麻药。

迅速成功定位神经主要取决于：能否保持穿刺针的位置稳定（即便是有经验的操作者也不容易做到）；首次操作能否将穿刺针定位于合适的深度，并找到其正确的方位。在很多情况下，此操作过程属试验性的，常会有错误发生。随着穿刺针和神经之间位置的改变，需要增加或降低刺激电流的强度。关键要记住的是，每次仅能改变其中一项参数，如穿刺的深度、穿刺针的角度或刺激电流的强度。一旦穿刺针位置正确，即可考虑注入局部麻醉药。此时，操作者应通过回抽试验来确定穿刺针是否在血管内。若回抽无血，注入局部麻醉药 1～2ml，此时肌肉颤动反应停止。注射局部麻醉药的操作通常是无痛的。若患者感觉到疼痛，则应停止在此点注入药物，因为将药物注入神经内可造成神经损伤。完成神经阻滞所需的时间不仅与操作者的经验有关，而且还与患者的自身情况（如病态性肥胖，运动受限）以及神经位置与解剖学标志之间关系的个体差异等有关。

在应用神经刺激器技术进行神经阻滞时，大多数情况下适合应用 B 型斜面绝缘穿刺针。负极与 B 型斜面绝缘穿刺针相连接（N－N：负极－穿刺针）；正极与患者相连接，并作为地线（P－P，正极－患者）。目前已有多种不同大小的穿刺针，需要根据神经的位置（深度）来选择所需穿刺针的型号。目前仅有为数不多的几个厂商生产采用神经刺激器进行神经阻滞所需的 B 型斜面绝缘穿刺针。在单次神经阻滞中运用神经刺激器时，最常使用 B 型斜面 Stimuplex 绝缘穿刺针，长度分别为 2.5cm、5cm、10cm 和 15cm。此外，采用连续注入法时，可应用 Contiplex Stimuplex 套管进行腋部、肌间沟、锁骨上、锁骨下、腕部、股部、腰丛和坐骨神经的定位。Contirtex 绝缘套管带有长度为 5cm、8.9cm 和 15cm 的穿刺针。为了满意控制穿刺针的方向以使其刺向正确的位置，认真选择穿刺针的型号非常重要。如果选择的穿刺针比实际要求的长，就会增加控制穿刺针方向的难度。

神经刺激器除可用于一般患者的神经干或神经丛定位外，更适用于那些不能合作及反应迟钝的患者，也能弥补初学神经干或神经丛阻滞的麻醉医师之经验欠缺。但也不能对它过分依赖，操作者仍须掌握局部解剖及操作技巧，以确定穿刺部位及穿刺方向，只有在穿刺针接近神经时神经刺激仪才能帮助定位。下面介绍几种常用的神经刺激仪引导下的神经阻滞方法。

（一）神经刺激仪引导下肌间沟臂丛阻滞（图 2－16，图 2－17）

连接在神经刺激仪上的穿刺针应该在锁骨上约 1cm 处，两触诊手指间，垂直于皮肤进针。神经刺激仪的初始刺激强度应设定在 0.8mA（2Hz，100～300μs）。穿刺针缓慢刺入，直到臂丛受到刺激（多数刺入深度约为 1～2cm）。以下肌肉的颤搐均表明刺激成功：胸肌、三角肌、肱三头肌、肱二头肌、手和前壁的任何颤搐。一旦臂丛的颤搐被引出的电流强度调低到 0.2～0.4mA，可缓慢注入 20～35ml 局麻药，注药过程中间断回抽，以防误入血管。

注意事项：

1. 关于神经刺激和异感在臂丛的定位上哪个更好、更安全、更精确的争论已经持续多年。事实上，由于臂丛在肌间沟处比较表浅，二者均未显示何者更有优势。

2. 以更大的电流（>1mA）刺激臂丛会给患者带来更大的反应及不适。另外，某些无法预料的强烈反应会导致刺激针移动。

3. 关于臂丛神经刺激的最佳运动反应仍然存在争论。在我们的临床操作中发现，只要在同样的电流强度（0.2～0.4mA）下观察到刺激反应，前述各种颤搐在判断成功率上没有显著差异。

4. 当在 0.2mA 的电流强度下观察到刺激反应，就可以注入局麻药。但快速、大量注入局麻药可能导致药物进入硬膜外腔，甚至扩散进入蛛网膜下腔（全脊麻）。

5. 进行臂丛神经刺激时，要注意避免引起膈肌和斜方肌的颤搐。对这些颤搐的误判是导致阻滞失败的最常见原因。

（二）神经刺激仪引导下锁骨下臂丛阻滞（图 2－20，图 2－21）

神经刺激仪的初始刺激强度设定为 1.5mA。当穿刺针穿过皮下组织时，会观察到典型的胸肌局部颤搐。一旦这些颤搐消失，进针就要减慢直到观察到臂丛受刺激后产生的颤搐。在 0.2～0.3mA 的刺激下观察到手部的颤搐（最好是正中神经受刺激后的颤搐）。

注意事项：

（1）肱二头肌或三角肌的颤搐不可取，因为腋神经分出的肌皮神经会在喙突处离开臂丛神经鞘。

（2）手的稳定和精准在这种阻滞中非常重要，因为在这个部位的臂丛神经鞘很薄，轻微的移动就可能导致局麻药注入到鞘外，从而导致阻滞起效慢且效果差。

（3）胸肌的颤搐表明针刺入过浅。一旦胸肌的收缩消失，就要缓慢进针，直至观察到臂丛受刺激引起的颤搐。这时进针的深度常常为 5～8cm。

（4）在胸肌颤搐发生后，刺激强度应减低至 1.0mA 以下，以减轻患者的不适。穿刺针要缓慢刺入或退出直到在 0.2～0.3mA 刺激下观察到手部颤搐。

（5）当电流强度在 0.3mA 以上，观察到颤搐后即注入局麻药会降低这种阻滞的成功率。

（6）当出现正中神经受刺激的反应后，只要手部颤搐被清楚引出，常常可同时观察到桡神经和尺神经受刺激的反应。

（三）神经刺激仪引导下腋路臂丛阻滞（图 2-18）

1. 体表标志　臂丛在腋窝的体表标志包括：腋动脉搏动、喙肱肌和胸大肌。

2. 操作　连接在神经刺激仪上的穿刺针在触诊手指的前方以 45°向头侧刺入。神经刺激仪强度设定为 1mA。穿刺针缓慢进入，直至观察到臂丛受激的反应或出现异感。在大多数患者，刺入深度约为 1～2cm。一旦出现反应，可缓慢注入 35～40ml 局麻药并间断回抽，以防误入血管。

注意事项：

（1）臂丛的大概位置可以通过经皮神经刺激来确定。神经刺激仪电流设定为 4～5mA，神经探头固定在触诊手指前方的皮肤上，直至引出臂丛受刺激后产生的颤搐。

（2）我们使用神经刺激仪寻找单一的神经反应（即 0.2～0.4mA 刺激下的手部颤搐）。一旦观察到相应的颤搐就可以注入全量的局麻药。

（3）尽管多处刺激技术（即刺激寻找并阻滞臂丛每一个主要神经）可以提高成功率，但同时也增加了阻滞的时间和复杂性。

（4）当腋动脉在出现神经受刺激反应之前就被误入，此时不要继续寻找神经受刺激反应，而是直接刺穿血管并在动脉后方注入总量 2/3 的局麻药，并在动脉前方注入总量 1/3 的局麻药。

（四）神经刺激仪引导下股神经阻滞（图 2-33，图 2-34）

麻醉医师站在患者一侧，触及股动脉搏动。穿刺针沿股动脉外缘刺入。神经刺激仪设定为 1.0mA（2Hz，100～300μs）。如果穿刺位置正确，在穿刺针刺入的过程中不应引起任何局部颤动，首先出现的反应常常就是股神经本身。股神经支配数个肌群。0.2～0.5mA 刺激下观察到或触及股四头肌颤搐是最可靠的定位反应。

注意事项：

（1）股神经受刺激后最常见的反应是缝匠肌的收缩：表现为髌骨没有活动的情况下大腿上出现条状的收缩带。

（2）必须注意缝匠肌的颤动并不是可靠的定位征象，因为支配缝匠肌的分支可能已经位于股神经鞘外。

（3）当观察到缝匠肌颤动时，穿刺针只需要向外侧稍移动并继续进针数厘米即可。

（五）神经刺激仪引导下腰神经丛阻滞（图2-26，图2-27）

触诊手指固定好定位点的皮肤肌肉，并向下轻压以减少皮肤和神经的间距。在整个阻滞过程中，触诊手指不能移动，以便在必要的情况下精确地改变穿刺针的深度和方向。穿刺针以垂直皮肤的方向刺入。神经刺激仪设定为1.5mA。穿刺针刺入约数公分时，首先会观察到脊柱旁局部肌肉的颤动。穿刺针继续刺入，直至观察到股四头肌的颤动（通常刺入深度为6~8cm）。观察到这些颤动后，刺激电流需减小至0.3~0.5mA。此时如仍有明显股四头肌颤搐，缓慢注入约25~35ml局麻药，并间断回抽，以防误入血管。

注意事项：

（1）在0.3~0.5mA的刺激下观察到或触及股四头肌的颤动。

（2）由于神经根位于腰肌筋膜表面，因此成功的腰丛阻滞取决于局麻药在筋膜表面的扩散。由此，神经刺激的目的就是通过刺激某一个神经根来确定筋膜平面。

（3）腰丛阻滞时不应使用0.3mA以下的电流刺激　由于腰丛神经根表面包裹有比较厚的硬脊膜，因此在较低的电流下进行神经刺激会导致穿刺针误入硬脊膜。此时注入局麻药会使药物沿硬脊膜进入硬膜外甚至蛛网膜下腔，导致硬膜外麻醉或全脊麻。

（六）神经刺激仪引导下后路坐骨神经阻滞（图2-29，图2-30）

触诊手指必须稳定地固定在臀肌上并向下轻压以减少皮肤和神经间的距离。同时，食中两指间的皮肤应展平以保证阻滞过程中的精确性。由于臀部皮肤和软组织有很大的活动性，即使手指很小的移动都会造成穿刺针位置的变化，因此在整个阻滞过程中，该手都要固定不动。穿刺针以垂直于皮肤的方向刺入。神经刺激仪设定为1.5mA（2Hz，100~300μs），注意观察臀肌的颤动及坐骨神经受刺激的表现。随着穿刺针刺入，首先观察到臀肌的颤动。这表明针的位置仍然比较表浅。一旦臀肌颤动消失，就会观察到坐骨神经对刺激的敏锐表现（股后部肌群、腓肠肌、脚或足趾的颤动）。当观察到坐骨神经受刺激的初始表现后，可逐渐降低刺激电流，直至在0.2~0.5mA刺激下仍可观察到或触及颤动。此时刺入深度常常为5~8cm。回抽没有血液，可缓慢注入15~20ml局麻药。注射过程中有任何阻力都需将针拔出1mm，重新注射。如果存在持续的阻力，需将针完全拔出并冲洗，以免再次穿刺时针管堵塞。

注意事项：在0.2~0.5mA刺激下观察到或触及股后部肌群、腓肠肌、脚或足趾的颤动。

（七）神经刺激仪引导下前路坐骨神经阻滞（图2-39）

连接同侧髂前上棘与耻骨结节，过股动脉与该连线交点处作该连线垂线，该垂线远端3~4cm即为穿刺点。一只手固定住穿刺点皮肤并向下按压，以减少皮肤和神经间的距离。穿刺针垂直于皮肤刺入：神经刺激仪设定为1.5mA。当刺入约10~12cm深时，会出现典型的脚或足趾的颤动。回抽无血液，可缓慢注入20ml局麻药。出现任何注药阻力都必须立即停止注射，稍退后再重试。如出现持续的阻力则需拔出穿刺针，冲洗后再次穿刺。

注意事项：

（1）由于穿刺针要穿过肌肉，因此偶尔会被肌纤维堵塞。然而，当注射时出现阻力，不应总认为针被堵塞。正确的做法应该是退出穿刺针，冲洗后重新穿刺。

（2）在0.2~0.5mA刺激下观察到或触及腓肠肌、脚或足趾颤动。

（3）穿刺针刺入时股四头肌常常会出现局部颤动，此时穿刺针应该继续刺入。

（4）尽管穿刺针继续刺入时会担心损伤股神经，但这种忧虑只是理论上的。在这个穿刺水平上，股神经已经分成了细小、可移动的分支，不太可能被缓慢刺入的针尖斜面穿透。

（5）将足跟放置在床面上可能会影响脚的颤动，即使坐骨神经已经受到刺激仍无法表现出来。这一点可以通过将踝关节放在搁脚凳上或由助手不断按摩腓肠肌或跟腱来预防。

（6）由于支配股后部肌肉的分支会在穿刺水平上离开坐骨神经主干，因此股后部肌肉的颤动不能作为坐骨神经定位的可靠征象。

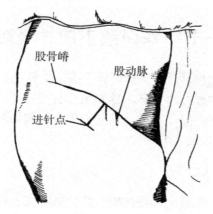

图 2-39　前路坐骨神经阻滞的穿刺点定位

（刘铁军）

参考文献

［1］刘铁军，蒲国华，程爱斌，等．目标导向液体治疗在老年膀胱癌根治术的临床研究．安徽医科大学学报，2016，51（4）：569-573.

［2］高晓增，闫晓燕，刘铁军，等．七氟醚复合麻醉与异丙酚复合麻醉下妇科腹腔镜手术患者脑氧饱和度的比较．中华麻醉学杂志，2016，36（1）：71-74

［3］刘铁军，董晓柳，张树波．急性高容量血液稀释对老年肺癌根治术患者术后认知功能和血浆 S100β 的影响．医学研究生学报，2015，28（6）：608-612

［4］刘会臣，刘铁军．反式曲马多对映体的药代动力学立体选择性．药学学报，2000，35（1）：40-43

［5］张亚军，宋建祥，袁从虎．OPCAB 术后发生精神障碍的相关因素．中华胸心血管外科杂志，2014，30（6）：370-371

［6］杭燕南，庄心良，蒋豪，徐惠芳．当代麻醉学．上海：上海科学技术出版社，2012，8：277-289.

［7］薛富善．麻醉科特色治疗技术．北京：科学技术文献出版社，2003，10：32-38.

第三章　椎管内神经阻滞

第一节　蛛网膜下腔神经阻滞

蛛网膜下腔神经阻滞系把局麻药注入蛛网膜下腔，使脊神经根、背根神经节及脊髓表面部分产生不同程度的阻滞，常简称为脊麻。脊麻至今有近百年历史，大量的临床实践证明，只要病例选择得当，用药合理，操作准确，脊麻不失为一简单易行、行之有效的麻醉方法，对于下肢及下腹部手术尤为可取。

一、适应证和禁忌证

一种麻醉方法的适应证和禁忌证都存在相对性，蛛网膜下腔神经阻滞也不例外。在选用时，除参考其固有的适应证与禁忌证外，还应根据麻醉医师自己的技术水平、患者的全身情况及手术要求等条件来决定。

（一）适应证

1. 下腹部手术　如阑尾切除术、疝修补术。

2. 肛门及会阴部手术　如痔切除术、肛瘘切除术、直肠息肉摘除术、前庭大腺囊肿摘除术、阴茎及睾丸切除术等。

3. 盆腔手术　包括一些妇产科及泌尿外科手术，如子宫及附件切除术、膀胱手术、下尿道手术及开放性前列腺切除术等。

4. 下肢手术　包括下肢骨、血管、截肢及皮肤移植手术，止痛效果可比硬膜外神经阻滞更完全，且可避免止血带不适。

（二）禁忌证

（1）精神病、严重神经官能症以及小儿等不能合作的患者。

（2）严重低血容量的患者：此类患者在脊麻发生作用后，可能发生血压骤降甚至心搏骤停，故术前访视患者时，应切实重视失血、脱水及营养不良等有关情况，特别应衡量血容量状态，并仔细检查，以防意外。

（3）止血功能异常的患者：止血功能异常者包括血小板数量与质量异常以及凝血功能异常等，穿刺部位易出血，可导致血肿形成及蛛网膜下腔出血，重者可致截瘫。

（4）穿刺部位有感染的患者：穿刺部位有炎症或感染者，脊麻有可能将致病菌带入蛛网膜下腔引起急性脑脊膜炎的危险。

（5）中枢神经系统疾病，特别是脊髓或脊神经根病变者，麻醉后有可能后遗长期麻痹，疑有颅内高压患者也应列为禁忌。

（6）脊椎外伤或有严重腰背痛病史以及不明原因脊神经压迫症状者，禁用脊麻。脊椎畸形者，解剖结构异常，也应慎用脊麻。

（7）全身感染的患者慎用脊麻。

二、蛛网膜下腔神经阻滞穿刺技术

（一）穿刺前准备

1. 急救准备　在穿刺前备好急救设备和物品（麻醉机和氧气、气管插管用品等），以及药物（如麻黄碱和阿托品等）。

2. 麻醉前用药　用量不宜过大，应让患者保持清醒状态，以利于进行阻滞平面的调节。可于麻醉前 1h 肌肉注射苯巴比妥钠 0.1g（成人量），阿托品或东莨菪碱可不用或少用。除非患者术前疼痛难忍，麻醉前不必使用吗啡或哌替啶等镇痛药。氯丙嗪或氟哌利多等药不宜应用，以免导致患者意识模糊和血压剧降。

3. 无菌　蛛网膜下腔穿刺必须执行严格的无菌原则。所有的物品在使用前必须进行检查。

4. 穿刺点选择　为避免损伤脊髓，成人穿刺点应选择不高于 $L_{2\sim3}$，小儿应选择在 $L_{4\sim5}$。

5. 麻醉用具　穿刺针主要有两类：一类是尖端呈斜口状，可切断硬膜进入蛛网膜下腔，如 Quincke 针；另一类尖端呈笔尖式，可推开硬膜进入蛛网膜下腔，如 Sprotte 针和 Whitacre 针。应选择尽可能细的穿刺针，24～25G 较为理想，可减少穿刺后头痛的发生率。笔尖式细穿刺针已在临床上广泛应用，使腰麻后头痛的发生率大大降低。

（二）穿刺体位

蛛网膜下腔穿刺体位，一般可取侧卧位或坐位，以前者最常用（图 3-1）。

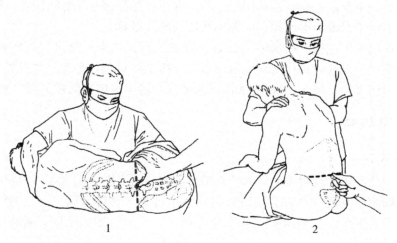

图 3-1　脊麻穿刺体位
1. 侧卧位；2. 坐位

1. 侧卧位　侧卧位时应注意脊柱的轴线是否水平。女性的髋部常比双肩宽，侧卧位时脊柱水平常倾向于头低位。男性相反。因此应该通过调节手术床使脊柱保持水平。取左侧或右侧卧位，两手抱膝，大腿贴近腹壁。头尽量向胸部屈曲，使腰背部向舌弓成弧形，以使棘突间隙张开，便于穿刺。背部与床面垂直，平齐手术台边沿。采用重比重液时，手术侧置于下方；采用轻比重液时，手术侧置于上方。

2. 坐位　臀部与手术台边沿相齐，两足踏于凳上，两手置膝，头下垂，使腰背部向后弓出。这种体位需有助手协助，以扶持患者保持体位不变。如果患者于坐位下出现头晕或血压变化等症状，应立即改为平卧，经处理后改用侧卧位穿刺。鞍区麻醉一般需要取坐位。

（三）穿刺部位和消毒范围

成人蛛网膜下腔常选用腰$_{2\sim3}$或腰$_{3\sim4}$棘突间隙，此处的蛛网膜下腔较宽，脊髓于此也已形成终丝，故无伤及脊髓之虞。确定穿刺点的方法是：取两侧髂嵴的最高点作连线，与脊柱相交处，即为第4腰椎或腰$_{3\sim4}$棘突间隙。如果该间隙较窄，可上移或下移一个间隙作穿刺点。穿刺前须严格消毒皮肤，消毒范围应上至肩胛下角，下至尾椎，两侧至腋后线。消毒后穿刺点处需铺孔巾或无菌单。

（四）穿刺方法

穿刺点可用1%～2%利多卡因作皮内、皮下和棘间韧带逐层浸润。常用的蛛网膜下腔穿刺术有以下两种。

1. 直入法　用左手拇、示两指固定穿刺点皮肤。将穿刺针在棘突间隙中点，与患者背部垂直，针尖稍向头侧作缓慢刺入，并仔细体会针尖处的阻力变化。当针穿过黄韧带时，有阻力突然消失"落空"感觉，继续推进常有第二个"落空"感觉，提示已穿破硬膜与蛛网膜而进入蛛网膜下腔。如果进针较快，常将黄韧带和硬膜一并刺穿，则往往只有一次"落空"感觉。这种"落空感"在老年患者常不明显。

2. 旁入法　于棘突间隙中点旁开1.5cm处作局部浸润。穿刺针与皮肤约成75°对准棘突间孔刺入，经黄韧带及硬脊膜而达蛛网膜下腔。本法可避开棘上及棘间韧带，特别适用于韧带钙化的老年患者或脊椎畸形或棘突间隙不清楚的肥胖患者。

针尖进入蛛网膜下腔后，拔出针芯即有脑脊液流出，如未见流出可旋转针干180°或用注射器缓慢抽吸。经上述处理仍无脑脊液流出者，应重新穿刺。穿刺时如遇骨质，应改变进针方向，避免损伤骨质。经3～5次穿刺而仍未能成功者，应改换间隙另行穿刺。

三、常用药物

（一）局麻药

蛛网膜下腔神经阻滞较常用的局麻药有普鲁卡因、丁卡因、布比卡因和罗哌卡因。其作用时间取决于脂溶性及蛋白结合力。短时间的手术可选择普鲁卡因，而长时间的手术（膝或髋关节置换术及下肢血管手术）可用布比卡因、丁卡因及罗哌卡因。普鲁卡因成人用量为100～150mg，常用浓度为5%，麻醉起效时间为1～5分钟，维持时间仅45～90分钟。布比卡因常用剂量为8～12mg，最多不超过20mg，一般用0.5%～0.75%浓度，起效时间需5～10分钟，可维持2～2.5小时。丁卡因常用剂量为10～15mg，常用浓度为0.33%，起效缓慢，需5～20分钟，麻醉平面有时不易控制，维持时间2～3小时，丁卡因容易被弱碱中和沉淀，使麻醉作用减弱，须注意。罗哌卡因常用剂量为5～10mg，常用浓度为0.375%～0.5%，多采用盐酸罗哌卡因，甲磺酸罗哌卡因用于脊麻的安全性尚有待进一步证实，故而不推荐使用。

（二）血管收缩药

血管收缩药可减少局麻药血管吸收，使更多的局麻药物浸润至神经中，从而使麻醉时间延长。常用的血管收缩药有麻黄碱、肾上腺素及去氧肾上腺素（新福林）。常用麻黄碱（1∶1 000）200~500μg（0.2~0.5ml）或新福林（1∶100）2~5mg（0.2~0.5ml）加入局麻药中。但目前认为，血管收缩药能否延长局麻药的作用时间与局麻药的种类有关。丁卡因可使脊髓及硬膜外血管扩张、血流增加，将血管收缩药加入至丁卡因中，可使已经扩张的血管收缩，因而能延长作用时间；而布比卡因和罗哌卡因使脊髓及硬膜外血管收缩，药液中加入血管收缩药并不能延长其作用时间。麻黄碱、新福林作用于脊髓背根神经元α受体，也有一定的镇痛作用，与其延长麻醉作用时间也有关。因为剂量小，不会引起脊髓缺血，故血管收缩药被常规推荐加入局麻药中。

（三）药物的配制

除了血管收缩药外，尚可加入一些溶剂，以配成重比重液、等比重液或轻比重液以利药物的弥散和分布。重比重液其比重大于脑脊液，容易下沉，向尾侧扩散，常通过加5%葡萄糖溶液实现，重比重液是临床上常用的脊麻液。轻比重液其比重小于脑脊液，但由于轻比重液可能导致阻滞平面过高，目前已很少采用。5%普鲁卡因重比重液配制方法为：普鲁卡因150mg溶解于5%葡萄糖液2.7ml，再加0.1%肾上腺素0.3ml。丁卡因重比重液常用1%丁卡因、10%葡萄糖液及3%麻黄碱各1ml配制而成。布比卡因重比重液取0.5%布比卡因2ml或0.75%布比卡因2ml，加10%葡萄糖0.8ml及0.1%肾上腺素0.2ml配制而成。

四、影响阻滞平面的因素

阻滞平面是指皮肤感觉消失的界限。麻醉药注入蛛网膜下腔后，须在短时间内主动调节和控制麻醉平面达到手术所需的范围，且又要避免平面过高。这不仅关系到麻醉成败，且与患者安危有密切关系，是蛛网膜下腔神经阻滞操作技术中最重要的环节。

许多因素影响蛛网膜下腔神经阻滞平面（表3-1），其中最重要的因素是局麻药的剂量及比重、椎管的形状以及注药时患者的体位。患者体位和局麻药的比重是调节麻醉平面的两个主要因素，局麻药注入脑脊液中后，重比重液向低处移动，轻比重液向高处移动，等比重液即停留在注药点附近。所以坐位注药时，轻比重液易向头侧扩散，使阻滞平面过高；而侧卧位手术时（如全髋置换术），选用轻比重液可为非下垂侧提供良好的麻醉。但是体位的影响主要在5~10分钟内起作用，超过此时限，药物已与脊神经充分结合，体位调节的作用就会消失。脊椎的四个生理弯曲在仰卧位时，腰₃最高，胸₆最低（图3-2），如果经腰₂₋₃间隙穿刺注药，患者转为仰卧后，药物将沿着脊柱的坡度向胸段移动，使麻醉平面偏高；如果在腰₃₋₄或腰₄₋₅间隙穿刺，患者仰卧后，大部药液向骶段方向移动，骶部及下肢麻醉较好，麻醉平面偏低。因此腹部手术时，穿刺点宜选用腰₂₋₃间隙；下肢或会阴肛门手术时，穿刺点不宜超过腰₃₋₄间隙。一般而言，注药的速度愈快，麻醉范围愈广；相反，注药速度愈慢，药物愈集中，麻醉范围愈小（尤其是低比重液）。一般以每5s注入1ml药物为适宜。穿刺针斜口方向（Whiteacare针）对麻醉药的扩散和平面的调节有一定影响，斜口方向向头侧，麻醉平面易升高；反之，麻醉平面不易过多上升。局麻药的剂量对阻滞平面影响不大，Lambert（1989）观察仰卧位时应用不同剂量的局麻药，由于重比重液的下沉作用，均能达到相同的阻滞平面，但低剂量的阻滞强度和作用时间都低于高剂量组。

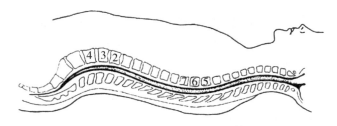

图 3 – 2　脊柱的生理弯曲与药物移动的关系

表 3 – 1　影响蛛网膜下腔神经阻滞平面的因素

一、患者情况	抽液加药注射
年龄	三、脑脊液因素
身高	脑脊液组成
体重	循环
性别	容量
腹内压	压力
脊柱的解剖结构	密度
体位	四、局麻药因素
二、穿刺技术	局麻药比重
穿刺点	局麻药体积
针头方向	局麻药浓度
斜面方向	局麻药注入量
注射速度	辅助用的血管收缩药

　　具体实际操作中，有人建议以腰$_1$阻滞平面为界：阻滞平面在腰$_1$以上，应选择重比重液，因这些患者转为水平仰卧位时，由于重力作用局麻药下沉到较低的胸段（胸$_6$），可达满意的阻滞效果；而需阻滞腰$_1$以下平面，可选用等比重液，因局麻药停留在注药部位，使阻滞平面不致过高。在确定阻滞平面时，除了阻滞支配手术部位的皮区神经外，尚需阻滞支配手术的内脏器官的神经，如全子宫切除术，阻滞手术部位皮区的神经达胸$_{12}$即可，但阻滞支配子宫的神经需达胸$_{11}$、胸$_{10}$，而且术中常发生牵拉反射，要阻滞该反射，阻滞平面需达胸$_6$，所以术中阻滞平面达胸$_6$，方能减轻患者的不适反应。

五、麻醉中的管理

　　蛛网膜下腔神经阻滞后，可能引起一系列生理扰乱，其程度与阻滞平面有密切关系。平面愈高，扰乱愈明显。因此，需切实注意平面的调节，密切观察病情变化，并及时处理。

（一）血压下降和心率缓慢

　　蛛网膜下腔神经阻滞平面超过胸$_4$后，常出现血压下降，多数于注药后 15 ~ 30 分钟发生，同时伴心率缓慢，严重者可因脑供血不足而出现恶心呕吐、面色苍白、躁动不安等症状。这类血压下降主要是由于交感神经节前神经纤维被阻滞，使小动脉扩张，周围阻力下降，加之血液淤积于周围血管系，静脉回心血量减少，心排血量下降而造成。心率缓慢是由于交感神经部分被阻滞，迷走神经呈相对亢进所致。血压下降的程度，主要取决于阻滞平面的高低，但与患者心血管功能代偿状态以及是否伴有高血压、血容量不足或酸中毒等情况有密切关系。处理上应首先考虑补充血容量，如果无效可给予适量血管活性药物（苯肾上腺素、去甲肾上腺素或麻黄碱等），直到血压回升为止。对心率缓慢者可考虑静脉注射阿托品 0.25～0.3mg 以降低迷走神经张力。

（二）呼吸抑制

因胸段脊神经阻滞引起肋间肌麻痹，可出现呼吸抑制，表现为胸式呼吸微弱，腹式呼吸增强，严重时患者潮气量减少，咳嗽无力，不能发声，甚至发绀，应迅速有效吸氧。如果发生全脊麻而引起呼吸停止、血压骤降或心搏骤停，应立即施行气管内插管人工呼吸、维持循环等措施进行抢救。

（三）恶心呕吐

主要诱因包括：①血压骤降，脑供血骤减，兴奋呕吐中枢；②迷走神经功能亢进，胃肠蠕动增加；③手术牵引内脏。一旦出现恶心呕吐，应检查是否有麻醉平面过高及血压下降，并采取相应措施；或暂停手术以减少迷走刺激；或施行内脏神经阻滞，一般多能收到良好效果。若仍不能制止呕吐，可考虑使用异丙嗪或氟哌利多等药物镇吐。

六、连续蛛网膜下腔神经阻滞

连续蛛网膜下腔神经阻滞现已少有。美国食品品监督管理局（FDA）于 1992 年停止了连续硬膜外导管在蛛网膜下腔神经阻滞中的临床应用。

（康青乐）

第二节 硬膜外间隙神经阻滞

将局麻药注入硬脊膜外间隙，阻滞脊神经根，使其支配的区域产生暂时性麻痹，称为硬膜外间隙神经阻滞，简称为硬膜外神经阻滞。

硬膜外神经阻滞有单次法和连续法两种。单次法系穿刺后将预定的局麻药全部陆续注入硬膜外间隙以产生麻醉作用。此法缺乏可控性，易发生严重并发症，故已罕用。连续法是在单次法基础上发展而来，通过穿刺针，在硬膜外间隙留置一导管，根据病情、手术范围和时间，分次给药，使麻醉时间得以延长，并发症明显减少。连续硬膜外神经阻滞已成为临床上常用的麻醉方法之一。

根据脊神经阻滞部位不同，可将硬膜外神经阻滞分为高位、中位、低位及骶管阻滞。

一、适应证及禁忌证

（一）适应证

1. 外科手术 因硬膜外穿刺上至颈段、下至腰段，通过给药可阻滞这些脊神经所支配的相应区域，所以理论上讲，硬膜外神经阻滞可用于除头部以外的任何手术。但从安全角度考虑，硬膜外神经阻滞主要用于腹部及其以下部位的手术，包括泌尿、妇产及下肢手术。颈部、上肢及胸部虽可应用，但管理困难。此外，凡适用于蛛网膜下腔神经阻滞的手术，同样可采用硬膜外神经阻滞麻醉。

2. 镇痛　包括产科镇痛、术后镇痛及一些慢性疼痛的镇痛常用硬膜外阻滞。硬膜外神经阻滞是分娩镇痛最有效的方法，通过腰部硬膜外神经阻滞，可阻滞支配子宫的交感神经，从而减轻宫缩疼痛；通过调节局麻药浓度或加入阿片类药物，可调控阻滞强度（尤其是运动神经）；而且不影响产程的进行；即便要行剖宫产或行产钳辅助分娩，也可通过调节局麻药的剂量和容量来达到所需的阻滞平面；对于有妊娠高血压的患者，硬膜外神经阻滞尚可帮助调控血压。硬膜外联合应用局麻药和阿片药，可产生最好的镇痛作用及最少的并发症，是术后镇痛的常用方法。硬膜外给予破坏神经药物，可有效缓解癌症疼痛。硬膜外应用局麻药及激素，可治疗慢性背痛，但其长远的效果尚不确切。

（二）禁忌证

蛛网膜下腔神经阻滞的禁忌证适用于硬膜外腔神经阻滞。

二、穿刺技术

（一）穿刺前准备

硬膜外神经阻滞的局麻药用量较大，为预防中毒反应，麻醉前可给予巴比妥类或苯二氮䓬类药物；对阻滞平面高、范围大或迷走神经兴奋型患者，可同时加用阿托品，以防心率减慢，术前有剧烈疼痛者可适量使用镇痛药。

硬膜外穿刺用具包括：连续硬膜外穿刺针（一般为 Tuohey 针）及硬膜外导管各一根、15G 粗注射针头一枚（供穿刺皮肤用）、内径小的玻璃接管一个以观察硬膜外负压、5ml 和 20ml 注射器各一副、50ml 的药杯两只以盛局麻药和无菌注射用水、无菌单两块、纱布钳一把、纱布及棉球数个，以上物品用包扎布包好，进行高压蒸气灭菌。目前，硬膜外穿刺包多为一次性使用。此外，为了防治全脊麻，须备好气管插管设备，给氧设备及其他急救用品。

（二）穿刺体位及穿刺部位

穿刺体位有侧卧位及坐位两种，临床上主要采用侧卧位，具体要求与蛛网膜阻滞法相同。穿刺点应根据手术部位选定，一般取支配手术范围中央的相应棘突间隙。通常上肢穿刺点在胸$_{3~4}$棘突间隙，上腹部手术在胸$_{8~10}$棘突间隙，中腹部手术在胸$_{9~11}$棘突间隙，下腹部手术在胸$_{12}$至腰$_2$棘突间隙，下肢手术在腰$_{3~4}$棘突间隙，会阴部手术在腰$_{4~5}$间隙，也可用骶管麻醉。确定棘突间隙，一般参考体表解剖标志。如颈部明显突出的棘突为颈$_7$棘突；两侧肩胛冈联线交于胸$_3$棘突；两侧肩胛下角联线交于胸$_7$棘突；两侧髂嵴最高点联线交于腰$_4$棘突或腰$_{3~4}$棘突间隙。

（三）穿刺方法及置管

硬膜外间隙穿刺术有直入法和旁入法两种。颈椎、胸椎上段及腰椎的棘突相互平行，多主张用直入法；胸椎的中下段棘突呈叠瓦状，间隙狭窄，穿刺困难时可用旁入法。老年人棘上韧带钙化、脊柱弯曲受限制者，一般宜用旁入法。直入法、旁入法的穿刺手法同蛛网膜下腔神经阻滞的穿刺手法，针尖所经的组织层次也与脊麻时相同，如穿透黄韧带有阻力骤失感，即提示已进入硬膜外间隙。

穿刺针穿透黄韧带后，根据阻力的突然消失、推注无菌注射用水或盐水无阻力、负压的出现以及无脑脊液流出等现象，即可判断穿刺针已进入硬膜外间隙。临床上一般穿刺到黄韧带时，阻力增大有韧感，此时可将针芯取下，用一内含约 2ml 无菌注射用水或盐水和一个小气泡（约 0.25ml）的 3～5ml 玻璃注射器与穿刺针衔接，当推动注射器芯时即感到有弹回的阻力感（图 3－3）且小气泡受压缩小，此后边进针边推动注射器芯试探阻力，一旦突破黄韧带则阻力消失，犹如"落空感"，同时注液毫无阻力，表示针尖已进入硬膜外间隙。临床上也可用负压法来判断硬膜外间隙，即抵达黄韧带后，拔出针芯，于针尾置一滴液体（悬滴法）或于针尾置一盛有液体的玻璃接管（玻管法），当针尖穿透黄韧带而进入硬膜外间隙时，悬滴（或管内液体）被吸入，这种负压现象于颈胸段穿刺时比腰段更为明显。除上述两项指标外，临床上还有多种辅助试验方法用以确定硬膜外间隙，包括抽吸试验（硬膜外间隙抽吸无脑脊液）、正压气囊试验（正压气囊进入硬膜外间隙而塌陷）及置管试验（在硬膜外间隙置管无阻力）。试验用药也可初步判断是否在硬膜外间隙。

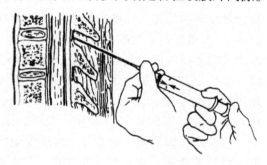

图 3－3 用注射器试探阻力

确定针尖已进入硬膜外间隙后，即可经针蒂插入硬膜外导管。插管前应先测量皮肤至硬膜外间隙的距离，然后即行置管，导管再进入硬膜外腔 4～6cm. 然后边拔针边固定导管，直至将针退出皮肤，在拔针过程中不要随意改变针尖的斜口方向，并切忌后退导管以防斜口割断导管。针拔出后，调整导管在硬膜外的长度，使保留在硬膜外的导管长度在 2～3cm；如需要术后镇痛或产科镇痛时，该硬膜外导管长度可为 4～6cm。然后在导管尾端接上注射器，注入少许生理盐水，如无阻力，并回吸无血或脑脊液，即可固定导管。置管过程中如患者出现肢体异感或弹跳，提示导管已偏于一侧而刺激脊神经根，为避免脊神经损害，应将穿刺针与导管一并拔出，重新穿刺置管。如需将导管退出重插时，须将导管与穿刺针一并拔出。如导管内有全血流出，经冲洗无效后，应考虑另换间隙穿刺。

（四）硬膜外腔用药

用于硬膜外神经阻滞的局麻药应该具备弥散性强、穿透性强、毒性小，且起效时间短、维持时间长等特点。目前常用的局麻药有利多卡因、丁卡因、布比卡因和罗哌卡因等。利多卡因起效快，5～10 分钟即可发挥作用，在组织内浸透扩散能力强，所以阻滞完善，效果好，常用 1%～2% 浓度，作用持续时间为 1.5 小时，成年人一次最大用量为 400mg。丁卡因常用浓度为 0.25%～0.33%，10～15 分钟起效，维持时间达 3～4 小时，一次最大用量为60mg。布比卡因常用浓度为 0.5%～0.75%，4～10 分钟起效，可维持 4～6 小时，但肌肉松弛效果只有 0.75% 溶液才满意。

罗哌卡因是第一个纯镜像体长效酰胺类局麻药。等浓度的罗哌卡因和布比卡因用于硬膜外神经阻滞所产生的感觉神经阻滞近似，而对运动神经的阻滞前者则不仅起效慢、强度差且有效时间也短。所以在外科手术时为了增强对运动神经的阻滞作用，可将其浓度提高到1%，总剂量可用至150~200mg，10~20分钟起效，持续时间为4~6小时。鉴于罗哌卡因的这种明显的感觉-运动阻滞分离特点，临床上常用罗哌卡因硬膜外神经阻滞作术后镇痛及无痛分娩。常用浓度为0.2%，总剂量可用至12~28mg/h。

氯普鲁卡因属于酯类局部麻醉药，是一种相对较安全的局部麻醉药，应用于硬膜外腔阻滞常用浓度为2%~3%。其最大剂量在不加入肾上腺素时为11mg/kg，总剂量不超过800mg；加入肾上腺素时为14mg/kg，总剂量不超过1 000mg。

左旋布比卡因属于酰胺类局部麻醉药，作用时间长。应用于硬膜外的浓度为0.5%~0.75%，最大剂量为150mg。

局麻药中可加用肾上腺素，以减慢其吸收，延长作用时间。肾上腺素的浓度，应以达到局部轻度血管收缩而无明显全身反应为原则。一般浓度为1：200 000~400 000，如20ml药液中可加0.1%肾上腺素0.1ml，高血压患者应酌减。

决定硬膜外神经阻滞范围的最主要因素是药物的容量，而决定阻滞强度及作用持续时间的主要因素则是药物的浓度。根据穿刺部位和手术要求的不同，应对局麻药的浓度作不同的选择。以布比卡因为例，用于颈胸部手术，以0.25%为宜，浓度过高可引起膈肌麻痹；用于腹部手术，为达到腹肌松弛要求，常需用0.75%浓度。此外，浓度的选择与患者全身情况有关，健壮患者所需的浓度宜偏高，虚弱或年老患者，浓度要偏低。

为了取长补短，临床上常将长效和短效局麻配成混合液，以达到起效快而维持时间长的目的，常用的配伍是1%利多卡因和0.15%丁卡因混合液，可加肾上腺素1：200 000。

穿刺置管成功后，即应注入试验剂量如利多卡因40~60mg，或布比卡因或罗哌卡因8~10mg，目的在于排除误入蛛网膜下腔的可能；此外，从试验剂量所出现的阻滞范围及血压波动幅度，可了解患者对药物的耐受性以指导继续用药的剂量。观察5~10分钟后，如无蛛网膜下腔神经阻滞征象，可每隔5分钟注入3~5ml局麻药，直至阻滞范围满足手术要求为止；此时的用药总和即首次总量，也称初量，一般成年患者需15~20ml。最后一次注药后10~15分钟，可追求初量的20%~25%，以达到感觉阻滞平面不增加而阻滞效果加强的效果。之后每40~60分钟给予5~10ml或追加首次用量的1/2~1/3，直至手术结束。

三、硬膜外神经阻滞的管理

（一）影响阻滞平面的因素

1. 药物容量和注射速度　容量愈大，阻滞范围愈广，反之，则阻滞范围窄。临床实践证明，快速注药对扩大阻滞范围的作用有限。

2. 导管的位置和方向　导管向头侧时，药物易向头侧扩散；向尾侧时，则可多向尾侧扩散1~2个节段，但仍以向头侧扩散为主。如果导管偏于一侧，可出现单侧麻醉，偶尔导管进入椎间孔，则只能阻滞数个脊神经根。

3. 患者的情况　婴幼儿、老年人硬膜外间隙小，用药量需减少。妊娠后期，由于下腔静脉受压，硬膜外间隙相对变小，药物容易扩散，用药量也需减少。某些病理因素，如脱水、血容量不足等，可加速药物扩散，用药应格外慎重。

（二）术中管理

硬膜外间隙注入局麻药 5～10 分钟内，在穿刺部位的上下各 2、3 节段的皮肤支配区可出现感觉迟钝；20 分钟内阻滞范围可扩大到所预期的范围，麻醉也趋完全。针刺皮肤测痛可得知阻滞的范围和效果。除感觉神经被阻滞外，交感神经、运动神经也被阻滞，由此可引起一系列生理扰乱。同脊麻一样，最常见的是血压下降、呼吸抑制和恶心呕吐。因此术中应注意麻醉平面，密切观察病情变化，及时进行处理。

四、骶管神经阻滞

骶管神经阻滞是经骶裂孔穿刺，注局麻药于骶管腔以阻滞骶脊神经，是硬膜外神经阻滞的一种方法，适用于直肠、肛门会阴部手术，也可用于婴幼儿及学龄前儿童的腹部手术。

骶裂孔和骶角是骶管穿刺点的重要解剖标志，其定位方法是：先摸清尾骨尖，沿中线向头端方向摸至约 4cm 处（成人），可触及一个有弹性的凹陷，即为骶裂孔，在孔的两旁可触到蚕豆大的骨质隆起，是为骶角。两骶角联线的中点，即为穿刺点（图 3 - 4）。髂后上棘联线在第二骶椎平面，是硬脊膜囊的终止部位，骶管穿刺针如果越过此联线，即有误入蛛网膜下腔而发生全脊麻的危险。

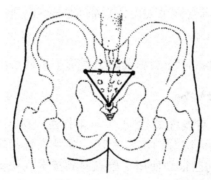

图 3 - 4　骶裂孔与髂后上棘的关系及硬膜囊终点的部位

骶管穿刺术：可取侧卧位或俯卧位。侧卧位时，腰背应尽量向后弓曲，双膝屈向腹部。俯卧位时，髋部需垫厚枕以抬高骨盆，暴露骶部。于骶裂孔中心作皮内小丘，将穿刺针垂直刺进皮肤，当刺到骶尾韧带时有弹韧感觉，稍作进针有阻力消失感觉。此时将针干向尾侧方向倾倒，与皮肤呈 30°～45°，顺势推进约 2cm，即可到达骶管腔。接上注射器，抽吸无脑脊液，注射带小气泡的生理盐水无阻力，也无皮肤隆起，证实针尖确在骶管腔内，即可注入试验剂量。观察无蛛网膜下腔神经阻滞现象后，可分次注入其余液。

骶管穿刺成功的关键，在于掌握好穿刺针的方向。如果针与皮肤角度过小，即针体过度放平，针尖可在骶管的后壁受阻；若角度过大，针尖常可触及骶管前壁。穿刺如遇骨质，不宜用暴力，应退针少许，调整针体倾斜度后再进针，以免引起剧痛和损伤骶管静脉丛。

骶管有丰富的静脉丛，除容易穿刺损伤出血外，对局麻药的吸收也快，故较易引起轻重不等的毒性反应。此外，当抽吸有较多回血时，应放弃骶管阻滞，改用腰部硬膜外神经阻滞。约有 20% 正常人的骶管呈解剖学异常，骶裂孔畸形或闭锁者占 10%，如发现有异常，不应选用骶管阻滞。鉴于传统的骶管阻滞法，针的方向不好准确把握，难免阻滞失败。近年来对国人的骶骨进行解剖学研究，发现自骶$_4$至骶$_2$均可裂开，故可采用较容易的穿刺方法，与腰部硬膜外神经阻滞法相同，在骶$_2$平面以下先摸清骶裂孔，穿刺针自中线垂直进针，易进入骶裂孔。改进的穿刺方法失败率减少，并发症发生率也降低。

（康青乐）

第三节　腰－硬联合神经阻滞

联合蛛网膜下腔与硬膜外腔麻醉（combined spinal and epidural anesthesia，CSEA），也简称为腰－硬联合神经阻滞或腰硬联合麻醉，是将蛛网膜下腔阻滞与硬膜外腔阻滞联合使用的麻醉技术。CSEA既具有脊麻起效快、效果确切、局麻药用量小的优点，又有硬膜外腔阻滞可连续性、便于控制平面和可用作术后镇痛的优点。主要用于下腹部及下肢手术的麻醉与镇痛，尤其是产科麻醉与镇痛。

一、适应证与禁忌证

（一）适应证

CSEA适用于分娩镇痛、剖宫产手术以及其他下腹部与下肢手术。

（二）禁忌证

凡有脊麻或（和）硬膜外腔阻滞禁忌证的患者均不适合选用CSEA。

二、常用的CSEA技术

CSEA技术主要有两种：两点穿刺法与单点穿刺法：两点穿刺技术（double－segment technique DST）是在腰段不同间隙分别实施硬膜外穿刺置管和蛛网膜下腔阻滞，是由Curelaru于1979年首先报道，目前已很少使用。单点穿刺技术（single－segment technique，SST）于1982年用于临床，该技术使用硬膜外穿刺针置入硬膜外腔，然后从硬膜外穿刺针头端侧孔（也称为背眼，back eye）或直接从硬膜外穿刺针内腔插入细的脊髓麻醉针穿破硬膜后进入蛛网膜下腔实施脊髓麻醉。SST是目前实施CSEA的通用方法。

目前国内外市场供应有一次性CSEA包，其中有17G硬膜外穿刺针，有的针距其头端约1cm处有一侧孔，蛛网膜下腔穿刺针可经侧孔通过。蛛网膜下腔穿刺针一般为25～26G，以尖端为笔尖式为宜，如Sprotte针或Whitacre针。蛛网膜下腔穿刺针完全置入硬膜外穿刺针后突出硬膜外穿刺针尖端一般约1.1～1.2cm。

穿刺间隙可为L$_{2\sim3}$或L$_{3\sim4}$。常规先行硬膜外腔穿刺，当硬膜外穿刺针到达硬膜外腔后，再经硬膜外穿刺针置入25～26G的蛛网膜下腔穿刺针，后者穿破硬膜时多有轻微的突破感，此时拔出蛛网膜下腔穿刺针针芯后有脑脊液缓慢流出。经蛛网膜下腔穿刺针注入局麻药至蛛网膜下腔后，拔出蛛网膜下腔穿刺针，然后经硬膜外穿刺针置入硬膜外导管，留置导管3～4cm，退出硬膜外穿刺针，妥善固定导管。

三、CSEA的用药方案

CSEA的用药方案可因分娩镇痛或手术要求而有所不同。CSEA用于分娩镇痛，以下介绍 CSEA 用于成人下腹部和下肢手术的用药方案。

（一）脊髓麻醉的用药

可选用 0.5% ~ 0.75% 布比卡因，宜控制在 10mg 以内，可加入芬太尼 25μg。

（二）硬膜外阻滞的用药

当脊髓麻醉 15 分钟以后，如果平面低于 T8 或未达到手术要求的阻滞水平、或单纯脊髓麻醉不能满足较长时间手术的要求或考虑硬膜外镇痛时，则需要经硬膜外导管给药。

（1）试验剂量：脊髓麻醉后 15 分钟，平面低于 T8 或未达到手术要求的阻滞水平，可经硬膜外导管给予 2% 利多卡因 1.5ml，观察 5 分钟。

1）如果平面上升仅为约两个脊椎平面，提示硬膜外导管位置合适。

2）如果导管在蛛网膜下隙，则阻滞平面升高明显，但该试验剂量一般不会引起膈肌麻痹。

（2）确认硬膜外导管在硬膜外腔后可每 5 分钟给予 2% 利多卡因 3ml，直至阻滞达到理想平面。一般每次升高 1 ~ 2 个脊椎平面。

（3）90 ~ 120 分钟后可考虑经硬膜外导管追加局麻药，如 2% 利多卡因或 0.5% ~ 0.75% 布比卡因 5 ~ 8ml。

四、注意事项

（1）如果脊髓麻醉平面能满足整个手术要求，则术中硬膜外腔不需要给药，或仅作为术后镇痛。

（2）硬膜外导管可能会经脊髓麻醉穿刺孔误入蛛网膜下腔，此时可能有脑脊液经导管流出。上述试验剂量可初步判断导管是否在蛛网膜下腔，因此启用硬膜外阻滞或镇痛时必须给予试验剂量，并且每次经硬膜外导管给药时均须回抽确认有无脑脊液。

（3）CSEA 时脊髓麻醉用药量以及硬膜外阻滞用药量均较小，但是阻滞平面往往较单纯脊髓麻醉或硬膜外阻滞的范围广。主要原因可能包括：①硬膜外腔穿刺后硬膜外腔的负压消失，使脊膜囊容积缩小，促使脑脊液内局麻药易于向头侧扩散；②注入硬膜外腔的局麻药挤压硬脊膜，使腰骶部蛛网膜下腔的局麻药随脑脊液向头侧扩散；③注入硬膜外腔的局麻药经硬脊膜破损孔渗入蛛网膜下腔（称为渗漏效应）；④体位改变等。研究提示，前两个因素可能是 CSEA 时平面容易扩散的主要原因。

（4）硬膜外腔置管困难，导致脊髓麻醉后恢复仰卧位体位延迟，结果出现单侧脊髓麻醉或脊髓麻醉平面过高或过低。一般要求蛛网膜下腔注药后 3 ~ 4 分钟内应完成硬膜外腔置管。

（5）CSEA 时可出现单纯脊髓麻醉或硬膜外阻滞可能出现的并发症，同样需引起高度重视。

（康青乐）

第四节 椎管内神经阻滞并发症

椎管内神经阻滞并发症是指椎管内注射麻醉药及相关药物所引起的生理反应、毒性作用以及技术操作给机体带来的不良影响。总体而言，椎管内神经阻滞并发症可分为椎管内神经阻滞相关并发症、药物毒性相关并发症和穿刺与置管相关并发症三类。根据中华医学会麻醉学分会制定的《椎管内阻滞并发症防治专家共识》（2008 年）总结如下。

一、椎管内神经阻滞相关并发症

（一）心血管系统并发症

低血压和心动过缓是椎管内神经阻滞最常见的反应。低血压一般定义为收缩压低于 90mmHg，也可定义为收缩压（或平均动脉压）的下降幅度超过基础值的 30%。椎管内神经阻滞中低血压的发生率为 8%～33%。心动过缓一般指心率低于 50 次/分钟，其发生率为 2%～13%。严重的低血压和心动过缓会导致心搏骤停，是椎管内神经阻滞严重的并发症。

1. 低血压和心动过缓的发生机制

（1）交感神经阻滞引起体循环血管阻力降低和回心血量减少，是最常见的原因。

（2）椎管内神经阻滞后血液再分布、心室充盈不足，引起副交感神经活动增强及交感神经活动减弱，导致椎管内神经阻滞后突发低血压、心动过缓，甚至心搏骤停。

（3）T_4 以上高平面阻滞，阻断心脏交感神经纤维（发自 $T_{1\sim4}$ 水平），削弱心脏代偿功能，进一步加重血流动力学的变化。

（4）其他因素，如局麻药吸收入血引起心肌负性肌力作用；所添加的小剂量肾上腺素吸收入血的 β_2 兴奋作用（扩血管效应）；可乐定的 α_2 兴奋作用、抑制突触前去甲肾上腺素释放和直接增加副交感活性等机制，均可引起血流动力学的变化。

2. 危险因素

（1）引起低血压危险因素：包括：①广泛的阻滞平面；②原有低血容量；③原有心血管代偿功能不足、心动过缓，高体重指数、老年；④术前合并应用抗高血压药物或丙嗪类药物；⑤突然体位变动可发生严重低血压、心动过缓，甚至心搏骤停；⑥椎管内神经阻滞与全身麻醉联合应用。

（2）引起心动过缓危险因素：包括：①广泛的阻滞平面；②应用 β 受体阻滞剂；③原有心动过缓或传导阻滞。

（3）引起心搏骤停的危险因素：包括：①脊麻心搏骤停发生率明显高于硬膜外腔阻滞；②进行性心动过缓；③老年人；④髋关节手术。

3. 预防

（1）避免不必要的阻滞平面过广、纠正低血容量，必要时适当头低脚高位和（或）抬高双下肢以增加回心血量；

（2）对施行剖宫产的患者常规左侧倾斜 30° 体位。

（3）椎管内神经阻滞前必须建立通畅的静脉通路，输入适量液体。

4. 治疗

（1）一般治疗措施，包括吸氧、抬高双下肢、加快输液等。

（2）中度到重度或迅速进展的低血压，静注适量苯肾上腺素、去甲肾上腺素、麻黄碱。

（3）对严重的心动过缓，静注阿托品。

（4）同时出现严重低血压和心动过缓，静注适量麻黄碱或多巴胺，如无反应立即静注小剂量肾上腺素。

（5）一旦发生心搏骤停立即施行心肺复苏。

（二）呼吸系统并发症

严重呼吸抑制或呼吸停止极为罕见。呼吸停止多由于全脊髓阻滞或广泛的硬膜外腔阻滞时，局麻药直接作用于延髓呼吸中枢或严重低血压导致脑干缺血以及呼吸肌麻痹所引起；硬膜外腔阻滞对呼吸的影响与运动阻滞平面和程度相关。静脉辅助应用镇痛药、镇静药可引起呼吸抑制或加重椎管内神经阻滞的呼吸抑制。椎管内神经阻滞，特别是复合静脉给予镇痛药、镇静药引起呼吸抑制未被及时发现和处理，可导致心搏骤停，预后较差。

1. 危险因素

（1）呼吸功能不全患者在应用椎管内神经阻滞时容易出现呼吸功能失代偿。

（2）高平面阻滞、高浓度局麻药或合并使用抑制呼吸的镇痛药和镇静药，可引起严重呼吸抑制。

2. 预防

（1）选择适当的局麻药（浓度、剂量及给药方式），避免阻滞平面过高。

（2）凡辅助应用镇痛药、镇静药物者，应严密监测呼吸功能，直至药物作用消失。

3. 治疗

（1）椎管内神经阻滞中应严密监测阻滞平面，早期诊断和及时治疗呼吸功能不全。

（2）发生轻度呼吸困难，但阻滞平面在颈段以下，膈肌功能尚未受累，可给予吸氧，并密切加强监测。

（3）患者出现呼吸困难伴有低氧血症、高碳酸血症，应采取面罩辅助通气，必要时建立人工气道，进行呼吸支持。

（三）全脊髓麻醉

全脊髓麻醉多由硬膜外腔阻滞剂量的局麻药误入蛛网膜下腔所引起。由于硬膜外腔阻滞的局麻药用量远高于脊麻的用药量，注药后迅速出现广泛的感觉和运动神经阻滞。表现为注药后迅速出现（一般5分钟内）意识不清、双瞳孔扩大固定、呼吸停止、肌无力、低血压、心动过缓，甚至出现室性心律失常或心搏骤停。

1. 预防

（1）正确操作，确保局麻药注入硬膜外腔：注药前回吸确认无脑脊液回流，缓慢注射及反复回吸。

（2）强调采用试验剂量，且从硬膜外导管给药，试验剂量不应超过脊麻用量，观察时间足够（不短于5分钟）。

（3）如发生硬膜穿破建议改用其他麻醉方法。如继续使用硬膜外腔阻滞，应严密监测并建议硬膜外腔少量分次给药。

2. 治疗

（1）建立人工气道和人工通气。

（2）静脉输液，使用血管活性药物维持循环稳定。

（3）如发生心搏骤停应立即施行心肺复苏。

（4）对患者进行严密监测直至神经阻滞症状消失。

（四）异常广泛的阻滞脊神经

异常广泛的阻滞脊神经是指硬膜外腔阻滞时注入常用量局麻药后，出现异常广泛的脊神经被阻滞现象。其临床特征为：延迟出现（注药后约 10～15 分钟）的广泛神经被阻滞，阻滞范围呈节段性，没有意识消失和瞳孔的变化，常表现为严重的呼吸循环功能不全。

1. 发生原因

（1）局麻药经误入硬膜下间隙的导管注入。

（2）患者并存的病理生理因素：如妊娠、腹部巨大肿块、老年动脉硬化、椎管狭窄等，致使潜在的硬膜外间隙容积减少。

2. 预防　椎管内神经阻滞应采用试验剂量。对于妊娠、腹部巨大肿块、老年动脉硬化、椎管狭窄等患者局麻药的用量应酌情减少。

3. 治疗　异常广泛地阻滞脊神经的处理原则同全脊髓麻醉，即严密监测并维持呼吸和循环功能稳定，直至局麻药阻滞脊神经的作用完全消退。

（五）恶心呕吐

恶心呕吐是椎管内神经阻滞常见的并发症，脊麻中恶心呕吐的发生率高达 13%～42%。女性发生率高于男性，尤其是年轻女性。

1. 发生诱因

（1）血压骤降造成脑供血骤减，呕吐中枢兴奋；

（2）迷走神经功能亢进，胃肠蠕动增强；

（3）手术牵拉内脏。

2. 危险因素　阻滞平面超过 T_5、低血压、术前应用阿片类药物、有晕动史。

3. 治疗　一旦出现恶心呕吐，立即给予吸氧，嘱患者深呼吸，并将头转向一侧以防误吸，同时应检查是否有阻滞平面过高及血压下降，并采取相应措施，或暂停手术以减少迷走刺激，或施行内脏神经阻滞；若仍不能缓解呕吐，可考虑使用氟哌利多等药物；高平面（T_5 以上）阻滞所致脑供血不足引起的恶心呕吐应用升压药和（或）阿托品有效。

（六）尿潴留

椎管内神经阻滞常引起尿潴留，需留置导尿管，延长门诊患者出院时间。尿潴留由位于腰骶水平支配膀胱的交感神经和副交感神经麻痹所致，也可因应用阿片类药物或患者不习惯卧位排尿所引起。如果膀胱功能失调持续存在，应除外马尾神经损伤的可能性。

1. 危险因素　椎管内神经阻滞采用长效局麻药（如布比卡因）、腰骶神经分布区的手术、输液过多以及应用阿片类药物等。

2. 防治

（1）对于围手术期未放置导尿管的患者，为预防尿潴留引起的膀胱扩张，尽可能使用能满足手术需要作用时间最短的局麻药，并给予最小有效剂量，同时在椎管内神经阻滞消退前，在可能的范围内控制静脉输液量。

（2）椎管内神经阻滞后应监测膀胱充盈情况。如术后 6～8 小时患者不能排尿或超声检查排尿后残余尿量大于 400ml，则有尿潴留发生，需放置导尿管直至椎管内神经阻滞的作用消失。

二、药物毒性相关并发症

药物毒性包括局麻药、辅助用药和药物添加剂的毒性，其中局麻药的毒性有两种形式：

①全身毒性，即局麻药通过血管到达中枢神经系统和心血管系统，引起各种生理功能的紊乱；②神经毒性，即局麻药与神经组织直接接触引起的毒性反应。

（一）局麻药的全身毒性反应

局麻药的全身毒性反应主要表现为中枢神经系统和心血管系统毒性，是由于局麻药误入血管、给药量过多及作用部位的加速吸收等因素导致药物的血液浓度过高所引起。由于脊麻所使用的局麻药量相对较小，这一并发症主要见于区域阻滞。硬膜外腔阻滞的中枢神经系统毒性的发生率为 3/10 000。中枢神经系统对局麻药的毒性较心血管系统更为敏感，大多数局麻药产生心血管毒性的血药浓度较产生惊厥的浓度高 3 倍以上。但布比卡因和依替杜卡因例外，其中枢神经系统和心血管系统毒性几乎同时发生，应引起临床注意。

1. 临床表现

（1）局麻药的中枢神经系统毒性表现为初期的兴奋相和终末的抑制相，最初表现为患者不安、焦虑、感觉异常、耳鸣和口周麻木，进而出现面肌痉挛和全身抽搐，最终发展为严重的中枢神经系统抑制、昏迷和呼吸心跳停止。

（2）心血管系统初期表现为由于中枢神经系统兴奋而间接引起的心动过速和高血压，晚期则由局麻药的直接作用而引起心律失常、低血压和心肌收缩功能抑制。

2. 危险因素 小儿及老年人、心脏功能减低、肝脏疾病、妊娠、注射部位血管丰富。

3. 预防

（1）为使局麻药全身毒性反应的风险降到最低，临床医师应严格遵守临床常规；

（2）麻醉前给与苯二氮䓬类或巴比妥类药物可以降低惊厥的发生率；

（3）应进行严密监护以利于早期发现局麻药中毒的症状和体征；

（4）注射局麻药前回吸、小剂量分次给药、先注入试验剂量、采用局麻药的最低有效浓度及最低有效剂量；

（5）对于怀疑硬膜外导管误入硬膜外腔血管的患者，可采用经硬膜外导管注入含少量肾上腺素的局麻药的方法予以鉴别。传统的方法为：取含肾上腺素（5μg/ml）的 2% 利多卡因溶液 3ml（含肾上腺素 15μg），经硬膜外导管缓慢注入，观察注药后 2 分钟内患者的心率和血压的变化。出现以下三项中的一项或以上时，即为阳性反应，应撤出硬膜外导管：心率升高≥15 ~ 20bmp、收缩压升高≥15mmHg、心电图 T 波增高≥25% 或 0.1mV。但对于高血压、冠心病等患者应慎用，以免出现心率、血压的剧烈波动而致意外。

4. 治疗 依据局麻药全身毒性反应的严重程度进行治疗。

（1）轻微的反应可自行缓解或消除；

（2）如出现惊厥，则重点是采用支持手段保证患者的安全，保持气道通畅和吸氧；

（3）如果惊厥持续存在可静脉给予控制厥的药物：硫喷妥钠 1 ~ 2mg/kg，或咪达唑仑 0.05 ~ 0.1mg/kg，或丙泊酚 0.5 ~ 1.5mg/kg，必要时给予琥珀酰胆碱后进行气管内插管；

（4）如果局麻药毒性反应引起心血管抑制，低血压的处理可采用静脉输液和血管收缩药：去氧肾上腺素（0.5 ~ 5）μg/（kg·min），或去甲肾上腺素（0.02 ~ 0.2）μg/（kg·min）静脉注射；

（5）如果出现心力衰竭，需静脉单次注射肾上腺素 1 ~ 15μg/kg；

（6）如果发生心搏骤停，则立即进行心肺复苏。

（二）马尾综合征

马尾综合征（cauda equino syndrome）是以脊髓圆锥水平以下神经根受损为特征的临床综合征，其表现为：不同程度的大便失禁及尿道括约肌麻痹、会阴部感觉缺失和下肢运动功能减弱。

1. 病因

（1）局麻药鞘内的直接神经毒性；

（2）压迫性损伤：如硬膜外腔血肿或脓肿；

（3）操作时损伤。

2. 危险因素

（1）影响局麻药神经毒性最重要的是在蛛网膜下腔神经周围的局麻药浓度，其主要因素为：①脊麻使用的局麻药浓度是最重要的因素；②给药剂量；③影响局麻药在蛛网膜下腔分布的因素，如重比重溶液（高渗葡萄糖）、脊麻中选择更接近尾端的间隙、注药速度缓慢（采用小孔导管）等，将导致局麻药的分布受限而增加其在尾端的积聚，加重对神经的毒性作用；

（2）局麻药的种类，局麻药直接的神经毒性；

（3）血管收缩剂，肾上腺素本身无脊髓损伤作用，但脊麻药中添加肾上腺素可加重鞘内应用利多卡因和 2 - 氯普鲁卡因引起的神经损伤。

3. 预防　由于局麻药的神经毒性目前尚无有效的治疗方法，预防显得尤为重要。

（1）连续脊麻的导管置入蛛网膜下腔的深度不宜超过 4cm，以免置管向尾过深；

（2）采用能够满足手术要求的最小局麻药剂量，严格执行脊麻局麻药最高限量的规定；

（3）脊麻中应当选用最低有效局麻药浓度；

（4）注入蛛网膜下腔局麻药液葡萄糖的终浓度（1.25% 至 8%）不得超过 8%。

4. 治疗　一旦发生目前尚无有效的治疗方法，可用以下措施辅助治疗。

（1）早期可采用大剂量激素、脱水、利尿、营养神经等药物；

（2）后期可采用高压氧治疗、理疗、针灸、功能锻炼等；

（3）局麻药神经毒性引起马尾综合征的患者，肠道尤其是膀胱功能失常较为明显，需要支持疗法以避免继发感染等其他并发症。

（三）短暂神经症（transient neroloqical syndrome，TNS）

TNS 的临床表现为：症状常发生于脊麻作用消失后 24 小时内；大多数患者表现为单侧或双侧臀部疼痛，50% ~100% 的患者并存背痛，少部分患者表现为放射至大腿前部或后部的感觉迟钝。疼痛的性质为锐痛或刺痛、钝痛、痉挛性痛或烧灼痛。通常活动能改善，而夜间疼痛加重，给予非甾体类抗炎药有效。至少 70% 的患者的疼痛程度为中度至重度，症状在 6 小时到 4 天消除，约 90% 可以在一周内自行缓解，疼痛超过二周者少见。体格检查和影像学检查无神经学阳性改变。

1. 病因和危险因素　目前病因尚不清楚，可能的病因或危险因素如下。

（1）局麻药特殊神经毒性，利多卡因脊麻发生率高；

（2）患者的体位影响，截石位手术发生率高于仰卧位；

（3）手术种类，如膝关节镜手术等；

（4）穿刺针损伤、坐骨神经牵拉引起的神经缺血、小口径笔尖式腰麻针造成局麻药的浓聚等。

2. 预防　尽可能采用最低有效浓度和最低有效剂量的局麻药液。

3. 治疗

（1）椎管内神经阻滞后出现背痛和腰腿痛时，应首先排除椎管内血肿或脓肿、马尾综合征等后，再开始 TNS 的治疗；

（2）最有效的治疗药物为非甾体抗炎药；

（3）对症治疗，包括热敷、下肢抬高等；

（4）如伴随有肌肉痉挛可使用环苯扎林；

（5）对非甾体抗炎药治疗无效可加用阿片类药物。

（四）肾上腺素的不良反应

局麻药中添加肾上腺素的目的为延长局麻药的作用时间、减少局麻药的吸收、强化镇痛效果，以及作为局麻药误入血管的指示剂。若无禁忌证，椎管内神经阻滞的局麻药中可添加肾上腺素（浓度不超过 $5\mu g/ml$）。不良反应包括：

（1）血流动力学效应：肾上腺素吸收入血常引起短暂的心动过速、高血压和心排血量增加。

（2）肾上腺素无直接的神经毒性，但动物实验显示局麻药中添加肾上腺素用于脊麻可增强局麻药引起的神经损伤；动物实验和临床观察显示常规添加的肾上腺素不减少脊髓的血流，但动物实验显示可明显减少外周神经的血流。

三、穿刺与置管相关并发症

（一）椎管内血肿

椎管内血肿是一种罕见但后果严重的并发症。临床表现为在 12 小时内出现严重背痛，短时间后出现肌无力及括约肌功能障碍，最后发展到完全性截瘫。如感觉阻滞平面恢复正常后又重新出现或更高的感觉阻滞平面，则应警惕椎管内血肿的发生。其诊断主要依靠临床症状、体征及影像学检查。

1. 血肿的形成因素

（1）椎管内神经阻滞穿刺针或导管对血管的损伤；

（2）椎管内肿瘤或血管畸形、椎管内"自发性"出血。大多数"自发性"出血发生于抗凝或溶栓治疗之后，尤其后者最为危险。

2. 危险因素　患者凝血功能异常或接受抗凝药物或溶栓药物治疗是发生椎管内血肿的最危险因素。

（1）患者因素：高龄，女性，并存有脊柱病变或出凝血功能异常。

（2）麻醉因素：采用较粗穿刺针或导管，穿刺或置管时损伤血管出血，连续椎管内神经阻滞导管的置入及拔除。

（3）治疗因素：围手术期抗凝或溶栓治疗。

3. 预防

（1）对有凝血障碍及接受抗凝或溶栓治疗的患者原则上尽量避免椎管内神经阻滞，但是临床上可能面临着椎管内麻醉可显著增加患者风险，但是其替代的麻醉方式—全身麻醉所带来的风险更大，所以必须由经验丰富的医师权衡利弊。这类患者经过麻醉前准备行椎管内麻醉时，应由经验丰富的麻醉医师进行操作。

（2）对凝血功能异常的患者，应根据血小板计数、凝血酶原时间（PT）、活化部分凝血活酶时间（APTT）、纤维蛋白原定量等指标对患者的凝血状态做出评估，仔细权衡施行椎管内神经阻滞的利益和风险后做出个体化的麻醉选择。

（3）有关椎管内神经阻滞血小板计数的安全低限，目前尚不明确。一般认为，在凝血因子及血小板质量正常情况下，血小板 $>100 \times 10^9/L$ 属于安全范围；血小板低于 $75 \times 10^9/L$ 椎管内血肿风险明显增大。

（4）针对接受抗凝药物或预防血栓形成药物的患者椎管内麻醉，相关学会与组织发布了诸多指南或建议，如 2010 年美国区域麻醉与疼痛医学学会（ASRA）和欧洲麻醉学会（ESA）分别发布了《接受抗栓或溶栓治疗患者的区域麻醉—美国区域麻醉与疼痛医学学会循证指南（第 3 版）》、《区域麻醉与抗栓药物：欧洲麻醉学会的建议》；2013 年大不列颠和爱尔兰麻醉医师学会（AAGBI）、产科麻醉医师学会（OAA）和英国区域麻醉学会（RAUK）联合发布了《凝血功能异常患者区域麻醉风险评估指南》。综合上述指南或建议，接受抗凝药物或溶栓药物患者椎管内麻醉/镇痛的建议见表 3－2。

表 3－2　接受抗凝药物或溶栓药物患者椎管内麻醉/镇痛管理的建议

华法林	长期服用华法林抗凝的患者在椎管内麻醉/镇痛及评估 INR 前 4～5d 停药。椎管内穿刺（置管）或拔除硬膜外导管时 INR 应 ≤1.4
	近年来，为缩短术前准备时间，较多采用"华法林快速停药法"。术前华法林停药仅 1～2d，静注 Vit K_1（2.5～10）mg/d，并监测 INR。但须保证椎管内穿刺（置管）或拔除硬膜外导管时 INR 应 ≤1.4
抗血小板药物	阿司匹林或 NSAIDs 无禁忌。噻吩吡啶类衍生物（氯吡格雷和噻氯匹定）应在椎管内穿刺（置管）前分别停药 7d 和 14d，拔管后 6h 才可接受用药。血小板糖蛋白 Ⅱb/Ⅲa 受体拮抗剂操作前应停用，以确保血小板功能的恢复（替罗非班、依替巴肽停用 8h，阿昔单抗停用 48h），拔管后 6h 才可接受用药
溶栓剂/纤维蛋白溶解剂	没有数据显示椎管内麻醉/镇痛前或拔管前/后应何时停用或使用这类药物。建议实施椎管内麻醉/镇痛前或拔管前/后 10d 禁用这类药物
低分子肝素	最后一次使用预防血栓剂量的 LMWH 后至少 10～12h，才可行椎管内穿刺（置管）或拔除硬膜外导管，且阻滞或拔管后 4h 才可给予 LMWH；而对于使用治疗剂量的 LMWH，停用至少 24h，才可行椎管内穿刺（置管）或拔除硬膜外导管，且阻滞或拔管后 4h 才可给予 LMWH。严格避免额外使用其他的影响凝血功能的药物，包括酮咯酸
皮下注射预防剂量普通肝素	预防剂量普通肝素在最后一次用药后 4～6h 或 APTTR 正常，才可行椎管内穿刺（置管）或拔除硬膜外导管，且阻滞或拔管后 1h 才可给予普通肝素
治疗剂量普通肝素	静脉注射治疗剂量普通肝素在最后一次用药后 4～6h 或 APTTR 正常，才可行椎管内穿刺（置管）或拔除硬膜外导管，且阻滞或拔管后 4h 才可给予普通肝素。皮下注射治疗剂量普通肝素在最后一次用药后 8～12h 或 APTTR 正常，才可行椎管内穿刺（置管）或拔除硬膜外导管，且阻滞或拔管后 4h 才可给予普通肝素。应监测神经功能，并且应当谨慎联合服用抗血小板药物
达比加群	根据用量，在椎管内麻醉/镇痛前应停药 48～96h；在穿刺置管 24h 后及导管拔除 6h 方可使用

4. 诊断及治疗

（1）新发生的或持续进展的背痛、感觉或运动缺失、大小便失禁。

（2）尽可能快速地进行影像学检查，最好为核磁共振成像（MRI），同时尽可能快速地请神经外科医师会诊以决定是否需要行急诊椎板切除减压术。

（3）椎管内血肿治疗的关键在于及时发现和迅速果断处理，避免发生脊髓不可逆性损害，脊髓压迫超过 8h 则预后不佳。

（4）如有凝血功能障碍或应用抗凝药，可考虑有针对性地补充血小板和（或）凝血因子。

（二）出血

在行椎管内神经阻滞穿刺过程中，可因穿刺针或置管刺破硬脊膜外腔血管，见血液经穿刺针内腔或导管溢出，其发生率约为 2%～6%。对于凝血功能正常的患者，此情况极少导致严重后果（如硬膜外血肿），但对于穿刺置管后出血不止并且有凝血功能异常或应用抗凝治疗的患者，则是硬膜外血肿的危险因素。

处理：①是否取消该次手术，应与外科医师沟通，权衡利弊，根据患者具体情况作出决定；②如仍行椎管内神经阻滞，鉴于原穿刺间隙的出血，难以判断穿刺针尖所达部位是否正确，建议改换间隙重新穿刺；③麻醉后应密切观察有无硬膜外血肿相关症状和体征。

（三）感染

椎管内神经阻滞的感染并发症包括穿刺部位的浅表感染和深部组织的严重感染。前者表现为局部组织红肿或脓肿，常伴有全身发热。后者包括蛛网膜炎、脑膜炎和硬膜外脓肿。细菌性脑膜炎多表现为发热、脑膜刺激症状、严重的头痛和不同程度的意识障碍，潜伏期约为 40 小时。其确诊依靠腰穿脑脊液化验结果和影像学检查。

1. 危险因素

（1）潜在的脓毒症、菌血症、糖尿病。

（2）穿刺部位的局部感染和长时间导管留置。

（3）激素治疗、免疫抑制状态（如艾滋病、癌症化疗、器官移植、慢性消耗状态、慢性酒精中毒、静脉药物滥用等）。

2. 预防

（1）麻醉的整个过程应严格遵循无菌操作程序，建议使用一次性椎管内神经阻滞材料。

（2）理论上任何可能发生菌血症的患者都有发生椎管内感染的风险，是否施行椎管内神经阻滞取决于对每个患者个体化的利弊分析。

（3）除特殊情况，对未经治疗的全身性感染患者不建议采用椎管内神经阻滞。

（4）对于有全身性感染的患者，如已经过用适当的抗生素治疗，且表现出治疗效果（如发热减轻），可以施行脊麻，但对这类患者是否可留置硬膜外腔导管或鞘内导管仍存在争议。

（5）对在椎管穿刺后可能存在轻微短暂菌血症风险的患者（如泌尿外科手术等），可施行脊麻。

（6）硬膜外腔注射类固醇激素以及并存潜在的可引起免疫抑制的疾病，理论上会增加感染的风险，但 HIV 感染者并不作为椎管内神经阻滞的禁忌。

3. 治疗

（1）中枢神经系统感染早期诊断和治疗是至关重要的，即使是数小时的延误也将明显影响神经功能的预后。

（2）浅表感染经过治疗很少引起神经功能障碍，其治疗需行外科引流和静脉应用抗生素。

（3）硬膜外腔脓肿伴有脊髓压迫症状，需早期外科处理以获得满意的预后。

（四）硬脊膜穿破后头痛（postdural puncture headache，PDPHA）

硬脊膜穿破后头痛是脊麻后常见的并发症，其发生率在3%～30%；其也是硬膜外阻滞常见的意外和并发症，发生率约为1.5%。一般认为硬膜穿破后头痛是由于脑脊液通过硬膜穿刺孔不断漏入硬膜外腔，使脑脊液压力降低所致。

1. 临床表现

（1）症状延迟出现，最早1日、最晚7日，一般为12～48小时。70%患者在7日后症状缓解，90%在6个月内症状完全缓解或恢复正常。

（2）头痛特点为体位性，即在坐起或站立15分钟内头痛加重，平卧后30分钟内头痛逐渐缓解或消失；症状严重者平卧时亦感到头痛，转动头颈部时疼痛加剧。

（3）头痛为双侧性，通常发生在额部和枕部或两者兼有，极少累及颞部。

（4）可能伴随有其他症状：前庭症状（恶心、呕吐、头晕）、耳蜗症状（听觉丧失、耳鸣）、视觉症状（畏光、闪光暗点、复视、调节困难）、骨骼肌症状（颈部强直、肩痛）。

2. 危险因素

（1）患者因素：最重要的是年龄，其中年轻人发病率高。其他因素有：女性、妊娠、慢性双侧性张力性头痛病史、既往有硬脊膜穿破后头痛病史、既往有意外穿破硬脊膜病史，有研究表明低体重指数的年轻女性发生硬脊膜穿破后头痛的风险最大。

（2）操作因素：脊麻时细针发病率低、锥形针尖较切割型针尖发病率低；穿刺针斜口与脊柱长轴方向平行发病率低、穿刺次数增加时发病率高。然而硬膜外穿刺的Tuohey针斜口平行或垂直，其硬膜穿刺后脑脊液泄漏几乎相同。

3. 预防

（1）采用脊-硬联合阻滞技术时建议选用25～27G非切割型蛛网膜下腔穿刺针。

（2）如使用切割型蛛网膜下腔穿刺针进行脊麻，则穿刺针斜口应与脊柱长轴平行方向进针。

（3）在硬膜外腔阻力消失试验中，不应使用空气。使用不可压缩介质（通常是生理盐水）较使用空气意外穿破硬脊膜的发生率低。

（4）在硬膜外腔穿刺意外穿破硬脊膜后，蛛网膜下腔留置导管24小时以上可明显降低硬脊膜穿破后头痛的发生率。

（5）麻醉后延长卧床时间和积极补液并不能降低硬脊膜穿破后头痛的发生率。

4. 治疗　减少脑脊液渗漏，恢复正常脑脊液压力为治疗重点。

（1）硬脊膜穿破后发生轻度到中度头痛的患者，应卧床休息、注意补液和口服镇痛药治疗，有些患者毋需特殊处理，头痛能自行缓解。

（2）硬脊膜穿破后发生中度到重度头痛等待自行缓解的病例，可给予药物治疗。常用咖啡因250mg静脉注射或300mg口服，需反复给药。口服醋氮酰胺（Diamox）250mg，每日3次，连续3日。

（3）硬膜外腔充填法：是治疗硬脊膜穿破后头痛最有效的方法，适用于症状严重且难以缓解的病例。方法：患者取侧卧位，穿刺点选择在硬膜穿破的节段或下一个节段。穿刺针到达硬膜外腔后，将拟充填液体以 1ml/3s 的速度缓慢注入硬膜外腔。注入充填液体时，患者述说腰背部发胀，两耳突然听觉灵敏和突然眼前一亮，均为颅内压恢复过程正常反应。拔针后可扶患者坐起并摇头，确认头痛症状消失，使患者建立进一步治疗的信心。充填液体的选择：①无菌自体血 10~20ml。应用该方法的最佳时间可能在硬膜穿破 24 小时后。该方法能获得立即恢复颅内压和解除头痛的效果，与注入中分子量人工胶体的效果相同，但有引起注射部位硬脊膜外腔粘连之虑。自体血充填不建议预防性应用；禁用于凝血疾病和有菌血症风险的发热患者；目前尚无证据证明禁用于艾滋病患者；②6% 中分子量右旋糖酐溶液 15~20ml。与注入无菌自体血的效果相同，人工胶体在硬膜外腔吸收缓慢，作用维持时间较长；③由粗针（如硬膜外腔穿刺针）引起的硬脊膜穿破后的头痛症状多较严重，持续时间长，往往需要进行多次硬膜外腔充填后症状方能逐渐缓解。值得注意的是，硬膜外腔血片充填有可能导致腰腿痛，但通常不需要干预即可自行好转。

（4）在综合治疗时可以配合针刺印堂、太阳、头维、丝足空及合谷穴治疗。

（五）神经机械性损伤

神经损伤的发生率，脊麻为 3.5/10 000~8.3/10 000，硬膜外腔阻滞为 0.4/10 000~3.6/10 000。

1. 病因

（1）穿刺针或导管的直接机械损伤：包括脊髓损伤、脊髓神经损伤、脊髓血管损伤。

（2）间接机械损伤：包括硬膜内占位损伤（如阿片类药物长期持续鞘内注射引起的鞘内肉芽肿）和硬膜外腔占位性损伤（如硬膜外腔血肿、硬膜外腔脓肿、硬膜外腔脂肪过多症、硬膜外腔肿瘤、椎管狭窄）。

2. 临床表现及诊断　对于椎管内神经阻滞后发生的神经损伤，迅速的诊断和治疗是至关重要的。

（1）穿刺时的感觉异常和注射局麻药时出现疼痛提示神经损伤的可能。

（2）临床上出现超出预期时间和范围的运动阻滞、运动或感觉阻滞的再现，应立即怀疑是否有神经损伤的发生。

（3）进展性的神经症状，如伴有背痛或发热，则高度可疑硬膜外腔血肿或脓肿，应尽快行影像学检查以明确诊断。

（4）值得注意的是产科患者椎管内神经阻滞后神经损伤的病因比较复杂，并不是所有发生于椎管内神经阻滞后的神经并发症都与椎管内神经阻滞有关，还可能由妊娠和分娩所引起，应加以鉴别诊断。

（5）影像学检查有利于判定神经损伤发生的位置，肌电图检查有利于神经损伤的定位。由于去神经电位出现于神经损伤后两周，如果在麻醉后不久便检出该电位则说明麻醉前就并存神经损伤。

3. 危险因素　尽管大多数的神经机械性损伤是无法预测的，但仍有一些可以避免的危险因素：

（1）肥胖患者，需准确定位椎间隙。

（2）长期鞘内应用阿片类药物治疗的患者，有发生鞘内肉芽肿风险。

（3）伴后背痛的癌症患者，90% 以上有脊椎转移。

（4）全身麻醉或深度镇静下穿刺。

4. 预防　神经损伤多无法预知，故不可能完全避免。如下方法可能会减少其风险：

（1）对凝血异常的患者避免应用椎管内神经阻滞。

（2）严格的无菌操作、仔细地确定椎间隙、细心地实施操作。

（3）在实施操作时保持患者清醒或轻度镇静。

（4）对已知合并有硬膜外肿瘤、椎管狭窄或下肢神经病变的患者应避免应用椎管内神经阻滞。

（5）穿刺或置管时如伴有明显的疼痛，应立即撤回穿刺针或拔出导管。此时应放弃椎管内神经阻滞，改行其他麻醉方法。

5. 治疗　出现神经机械性损伤应立即静脉给予大剂量的类固醇激素（氢化可的松 300mg/d，连续 3 天），严重损伤者可立即静脉给予甲基强的松龙 30mg/kg，45 分钟后静注 5.4mg/（kg·h）至 24 小时，同时给予神经营养药物。有神经占位性损伤应立即请神经外科会诊。

（六）脊髓缺血性损伤和脊髓前动脉综合征

脊髓的血供有限，脊髓动脉是终末动脉，但椎管内神经阻滞引起脊髓缺血性损伤极为罕见。脊髓前动脉综合征是脊髓前动脉血供受损引起，典型的表现为老年患者突发下肢无力伴有分离性感觉障碍（痛温觉缺失而本体感觉尚存）和膀胱直肠功能障碍。

1. 产生脊髓缺血性损伤的原因

（1）直接损伤血管或误注药物阻塞血管可造成脊髓缺血性疾病。

（2）患者原有疾病致脊髓血供减少，如脊髓动静脉畸形，椎管内占位性病变的压迫或动脉粥样硬化和糖尿病。

（3）外科手术时钳夹或牵拉胸、腹主动脉致脊髓无灌注或血供不足。

（4）椎管内血肿或脓肿压迫血管引起脊髓血供不足或无灌注。

（5）局麻药液内应用强效缩血管药或肾上腺素的浓度高、剂量大，致动脉长时间显著收缩影响脊髓血供。

2. 防治　重视预防，椎管内神经阻滞时应注意如下几点。

（1）测试穿刺针或导管是否在硬膜外腔时建议使用生理盐水。

（2）椎管内避免使用去氧肾上腺素等作用强的缩血管药，应用肾上腺素的浓度不超过（5μg/ml）。

（3）控制局麻药液容量避免一次注入过大容量药液。

（4）术中尽可能维护血流动力学稳定，避免长时间低血压。

（5）对发生椎管内血肿和脓肿病例应尽早施行减压术。

（6）已诊断明确的脊髓前动脉综合征病例主要是对症支持治疗。

（七）导管折断或打结

导管折断或打结是连续硬膜外腔阻滞的并发症之一。其发生的原因有：导管被穿刺针切断、导管质量较差、导管拔出困难以及导管置入过深。

1. 预防

（1）导管尖端越过穿刺针斜面后，如需拔出时应连同穿刺针一并拔出。

（2）硬膜外腔导管留置长度2~4cm为宜，不宜过长，以免打结。

（3）采用一次性质地良好的导管。

2. 处理

（1）如遇导管拔出困难，应使患者处于穿刺相同的体位，不要强行拔出。

（2）椎肌群强直者可用热敷或在导管周围注射局麻药。

（3）可采用钢丝管芯作支撑拔管。

（4）导管留置3天以便导管周围形成管道有利于导管拔出。

（5）硬膜外腔导管具有较高的张力，有时可以轻柔地持续牵拉使导管结逐渐变小，以便能使导管完整拔出。

（6）如果导管断端位于硬膜外腔或深部组织内，手术方法取出导管经常失败，且残留导管一般不会引起并发症，所以不必进行椎板切除术以寻找导管，应密切观察。

（八）其他

药物毒性相关性粘连性蛛网膜炎通常由误注药物入硬膜外腔所致。临床症状逐渐出现，先有疼痛及感觉异常，以后逐渐加重，进而感觉丧失。运动功能改变从无力开始，最后发展到完全性弛缓性瘫痪。

（康青乐）

参考文献

［1］薛富善. 麻醉科特色治疗技术. 北京：科学技术文献出版社，2003，10：32-38.

［2］（美）郎格内克（Longnecker, D. E.），等. 范志毅主译. 麻醉学（上、下册）. 北京：科学出版社，2010.

［3］陈斌，刘斌. 全身麻醉深度监测研究的新进展.《国外医学》麻醉学与复苏分册，2004，25（5）：298-301.

［4］White PE. Textbook of Intravenous Anesthesia Baltimore：William&Wikins，2007：10-26.

［5］Graham AS，Ozment C，Tegtmeyer K，et al. Central Venous Catheterization. N Engl J Med. 2007：357：944-945.

［6］Iedonne J. Complications of central venous catheterization J Am Coll Surg. 2007：205-517.

［7］Yanccy MK. Observations on labor epidural analgesia and operative dclivery rates. Am Jobstet Gynecol，2009，2：353-359.

［8］Cappuzzo KA. Treatment of postherapetic neuralgia：focus on pregabalin Clin Interv Aging，2009，4：17-23.

第四章 吸入全身麻醉技术

吸入全身麻醉是利用一定的设备装置使麻醉气体通过肺泡进入血液循环，作用于中枢神经系统而产生全身麻醉效应的一种麻醉方法。由于其实施需要相应的设备和装置及操控技术，故只有熟练掌握吸入麻醉的基本概念与操作系统，方能将吸入麻醉技术安全有效地应用于临床。

第一节 吸入麻醉药的药理学基础

一、肺泡最低有效浓度

（一）定义

肺泡最低有效浓度（minimum alveolar concentration，MAC）是指在一个大气压下，50%的患者对外科手术切皮引起的伤害性刺激不产生体动或逃避反应时肺泡内麻醉药浓度，一般以所测呼气终末吸入麻醉药浓度予以代表（表4-1）。

表4-1 常用吸入麻醉药的MAC（1个大气压下，37℃）

	0.65MAC	1.0MAC	MACawake	2MAC
氧化亚氮	65.00	105	41.00	202
氟烷	0.48	0.75	0.30	1.50
恩氟烷	1.09	1.7	0.67	3.36
异氟烷	0.75	1.2	0.46	2.32
七氟烷	1.11	2.0	0.78	3.42
地氟烷	6.0	–	–	–
氙气	–	71	–	–

注：氧化亚氮：N_2O。

（二）MAC 的临床意义

（1）吸入麻醉药在肺泡与血液内达到平衡后，MAC 即可能反映脑内吸入麻醉药分压，类似于量-效曲线的 ED50，一般认为可借此评价不同吸入麻醉药的效能，且此时与其他组织的摄取和分布无关。但 MAC 不能代表反映麻醉深度的所有指标，在相等的 MAC 下，药物对机体的生理影响并不相同。

（2）由于进入麻醉状态主要取决于麻醉药的分子数量而不是分子类型。因此，MAC 具有相加性，即若同时吸入两种麻醉药，各为 0.5MAC，其麻醉效能相当于 1.0MAC 的单一吸入麻醉药。临床上利用此特性复合应用两种吸入麻醉药，以减轻各自的副作用。

（3）外科手术一般需要 $1.5\sim2.0MAC$ 方可达到适当的麻醉深度。

（三）MAC 的延伸

1. MAC_{95} 其意义类同于 ED_{95}，可使95%的患者达到对切皮引起的伤害性刺激无体动反应时的 MAC，一般为 $1.3MAC$。

2. MAC awake $MAC\ awake_{50}$，即停止吸入全麻后患者半数苏醒时肺泡气浓度，亦即50%患者能执行简单的指令时呼气终末吸入麻醉药浓度（代表肺泡气浓度）；$MAC\ awake_{95}$ 是指95%患者达到上述条件。一般可视为患者苏醒时脑内吸入全麻药分压，不同吸入麻醉药的 MAC awake 均约为 $0.4MAC$。

3. MAC EI 指患者气管插管时声带不动以及插管前后不发生体动时的 MAC，其中 $MAC\ EI_{50}$ 为50%患者满足上述插管条件时的肺泡气麻醉药浓度，通常为 $1.5MAC$；$MAC\ EI_{95}$ 则是95%患者满足上述条件时的肺泡气麻醉药浓度，一般为 $1.9MAC$。

4. MAC BAR 为阻滞肾上腺素能反应的肺泡气麻醉药浓度，$MAC\ BAR_{50}$ 意即50%的患者在切皮时不引起交感、肾上腺素等内分泌反应的 MAC，一般为 $1.6MAC$；$MAC\ BAR_{95}$ 则为95%的患者不出现此应激反应的 MAC，通常为 $2.5MAC$。

（四）与 MAC 相关的因素

1. 影响 MAC 的内在因素

（1）体温：在哺乳动物中，MAC 可随着体温下降而下降，此特性系由麻醉气体的液相效能在温度下降时仍能保持相对稳定所决定，但体温每下降1℃时不同麻醉药的 MAC 下降幅度不一致。

（2）年龄：MAC 值在6个月龄时最高，以后随年龄增长而下降，一般年龄每增长10年，MAC 值下降6%，至80岁时，其 MAC 仅为婴儿期的一半。

（3）甲状腺功能：在甲亢状态下，由于全身各组织对吸入麻醉药的摄取量相应增加，故 MAC 无明显影响；但亦有学者认为 MAC 值下降。

（4）妊娠：妊娠可使 MAC 降低，尤其是前8周，MAC 下降1/3，产后72h 后 MAC 即可恢复至妊娠前水平。

（5）血压：平均动脉压（MAP）$<50mmHg$ 时可使 MAC 下降，高血压则对 MAC 影响不大。

（6）血容量：贫血状态时，红细胞压积（Hct）$<10\%$ 可使 MAC 下降，等容性贫血时影响不大。

（7）动脉二氧化碳分压（$PaCO_2$）、动脉氧分压（PaO_2）：$PaCO_2>90mmHg$ 或 $PaO_2<40mmHg$（动物研究）时均可使 MAC 下降。

（8）酸碱度：一般认为代谢性酸中毒可降低 MAC。

（9）离子浓度：在动物实验中发现，低钠血症可使 MAC 下降，而高钠血症则升高 MAC，血浆镁离子高于正常值5倍以内不影响 MAC，但在10倍范围内，则降低 MAC，而高钾血症对 MAC 则无明显影响。

（10）酒精：急性酒精中毒可使 MAC 下降，但长期嗜酒者 MAC 上升。

2. 药物对 MAC 的影响

（1）升高 MAC：使中枢儿茶酚胺释放增加的药物如右旋苯丙胺等。

（2）降低 MAC：使中枢儿茶酚胺释放减少的药物如利血平、甲基多巴等以及局麻药（可卡因除外）、阿片类、氯胺酮、巴比妥类、苯二氮䓬类、胆碱酯酶抑制剂、α-肾上腺素受体阻滞药等降低 MAC。近年来的研究表明，以羟乙基淀粉、明胶、平衡盐等行高容量血液稀释亦可降低 MAC。

3. 其他因素　种族、性别、昼夜变化均不影响 MAC。传统观念认为麻醉持续时间不影响 MAC，但近年来的许多研究表明，吸入麻醉持续时间、伤害性刺激方式和部位均可影响 MAC。在动物研究中，当生物体所处环境压力增加，MAC 则下降，称为"麻醉作用的压力逆转"，其产生机制及意义目前尚无定论。

二、吸入麻醉药的药动学

麻醉气体在各种组织器官的分配系数是决定其摄取、分布、排泄的重要因素，分配系数与麻醉诱导、维持及苏醒过程密切相关。

1. 吸收

（1）吸入麻醉药的吸收过程包括麻醉药从麻醉机挥发罐，氧化亚氮（N_2O）从气体管道经过呼吸管道到达血液循环。在向肺泡内输送气体的过程中，麻醉药吸入浓度越高，肺泡内气体浓度上升越快，此为浓度效应。若两种不同浓度的麻醉气体同时输送，则高浓度气体（称为第一气体）被吸收的同时，可提高低浓度气体（称为第二气体）的吸收速率，此种现象谓之第二气体效应（见图 4-1）、（表 4-2）。

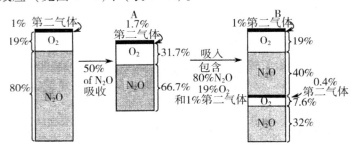

图 4-1　第二气体效应

表 4-2　常用吸入麻醉药的分配系数（1 个大气压下，37℃）

	血/气	脑/血	肌肉/血	脂肪/血
氧化亚氮	0.47	1.1	1.2	2.3
氟烷	2.5	1.9	3.4	51
恩氟烷	1.8	1.4	1.7	36
异氟烷	1.4	1.6	2.9	45
七氟烷	0.65	1.7	3.1	48
地氟烷	0.45	1.3	2.0	27
氙气	0.115	0.13	0.1	—

（2）肺循环对吸入麻醉药的摄取取决于麻醉气体的血/气分配系数（λ）、心排出量（Q）和肺泡-静脉血麻醉药分压差（PA-PV），通常用公式"摄取 = [（λ）×（Q）×

（PA－Pv）／大气压]"表示，λ大者，麻醉气体易溶于血，可经肺循环被迅速移走，使肺泡内分压上升速度慢，麻醉诱导时间长；λ小者则相反，其麻醉诱导时间缩短。肺循环与心排出量对肺内吸入麻醉药分压的影响与其同理，肺血流增加以及心排出量增加，均能使药物迅速被血流移走而降低肺泡内分压。而存在心衰、休克等情况时，药物移走速度减慢，肺内分压则很快上升。

2. 分布

（1）吸入麻醉药吸收进入血液循环后，很快随血流到达全身各组织器官。某一组织所摄取的麻醉药量与组织的容积、组织对麻醉药的亲和性或该药的溶解度密切相关。气体麻醉药在各个器官内的分布与麻醉诱导、维持以及恢复均密切相关。

（2）一般根据麻醉药的分布将不同组织分为四组：脑、心、肝、肾、内分泌器官等为血管丰富组织（VRG），在诱导早期便能摄取大量的药物，使组织内麻醉药分压与动脉血分压迅速达到平衡，在4~8min内，便能达到动脉血中的95%；肌肉和皮肤组成肌肉群（MG），在VRG达平衡后的长时间内，MG是主要的麻醉药分布系统，在2~4h内可达到平衡；脂肪群（FG）是MG达平衡后的主要药物贮藏库；由韧带、肌腱、骨骼和软组织等组成的血管稀疏组织（VPG）血流灌注少，所以并不参与麻醉药的分布。

（3）在麻醉诱导开始时，VRG的摄取决定脑内达到所需MAC的时间。在麻醉维持阶段，麻醉药在不同组织内的分布差异相当大，并影响麻醉药的用量以及药物对各器官的作用。当停止输送麻醉气体，机体转入麻醉恢复阶段时，VRG的分压迅速下降，并与肺泡内分压相等。但对MG、FG、VPG而言，麻醉时间长短决定其达到平衡与否及药物摄取量的多少。因此在麻醉恢复中，若麻醉维持时间短，血流灌注量少的组织由于吸入麻醉药量少，此时仍未与血中浓度达到平衡而继续摄取，从而使动脉血中麻醉药浓度下降，对麻醉的苏醒具有促进作用；但长时间麻醉后，上述组织群内吸入麻醉药摄取量增多并已达平衡，一旦血中麻醉药浓度降低，则低血流灌注组织中向血中释放麻醉药，再分布至VRG，使苏醒时间延长。

3. 转化　各种吸入麻醉药在体内均有不同程度的生物转化，目前在临床应用的吸入麻醉药中，以地氟烷在体内代谢最少。吸入麻醉药脂溶性大，首先要在肝内进行氧化代谢以及与亲水基团结合，最后才能经肾排出体外。肝内的细胞色素P450，是主要的药物氧化代谢酶。氟烷、甲氧氟烷、N_2O均有自身酶诱导作用，长时间吸入亚麻醉剂量的健康人，其肝脏药物代谢能力明显增强。

4. 排泄　麻醉气体大部分通过肺部以原形排出，小部分在体内进行生物转化，极少量经手术创面、皮肤排出体外。吸入麻醉药的排泄与麻醉过程相似，亦受吸收及分布等相关因素的影响，其中最大影响因素为血液溶解度、组织/血分配系数、心排出量及肺泡通气量。组织溶解度大者，从组织释放回血液到肺泡的速率则减慢，导致苏醒延长。足够的心排出量可快速将药物从组织带到血液中，再经血液从肺泡排出。目前临床所应用的吸入麻醉药均具有苏醒快的优点，停止吸入后多能在6~10min内达到苏醒浓度以下，尤其与N_2O合用时，苏醒更迅速、平稳。

三、临床常用吸入麻醉药的药理学特点

（一）氟烷

氟烷（fluothane，halothane）又名三氟氯溴乙烷，1951年由Sukling合成，1956年开始

广泛应用于临床。

1. 药物作用

（1）中枢神经系统：氟烷为强效吸入麻醉药，对中枢神经系统可产生较强的抑制作用，但镇痛作用差，并有扩张脑血管作用，可增高颅内压。

（2）循环系统：氟烷对循环系统有较强的抑制作用，主要表现为抑制心肌和扩张外周血管。由于其抑制交感和副交感中枢，削弱去甲肾上腺素对外周血管的作用，因而交感神经对维持内环境稳定的调控作用减弱，使氟烷对心脏的抑制得不到代偿，两者共同影响使血压下降程度较其他吸入麻醉药强。

（3）呼吸系统：氟烷对呼吸道无刺激，不引起咳嗽和喉痉挛，可用于小儿麻醉诱导，同时由于其具有抑制腺体分泌和扩张支气管的作用，故术后肺部并发症少。

（4）肝脏：对肝脏有一定影响，尤其是短期内再次接受氟烷麻醉者，可出现"氟烷相关性肝炎"。肝损害的表现为：在麻醉后 7d 内发热，同时伴有胃肠道症状，血中嗜酸性粒细胞增多，血清天冬氨酸转氨酶（谷草转氨酶）、碱性磷酸酶增高，凝血酶原时间延长，并可出现黄疸，病死率高。建议在 3 个月内避免重复吸入氟烷。

（5）肾脏：氟烷降低血压的同时可减少肾小球滤过率及肾血流量，直至血压恢复，对肾脏无直接损害。

（6）子宫：浅麻醉时对子宫无明显影响，加深麻醉则可使子宫松弛，收缩无力；用于产科宫内翻转术虽较理想，但可增加产后出血。

（7）内分泌系统：氟烷麻醉时可使血中 ADH、ACTH、肾上腺皮质醇、甲状腺素浓度增高。浅麻醉时升高血中儿茶酚胺浓度，加深麻醉后则无影响。不影响人类生长激素及胰岛素水平。

2. 临床应用　氟烷麻醉效能强，适用于各科手术，尤其适用于出血较多、需控制性降压的患者。对气道无刺激，诱导和苏醒迅速，适用于吸入诱导，尤其小儿麻醉诱导。有扩张支气管的作用，可用于哮喘、慢性支气管炎或湿肺患者。不升高血糖，可适用于糖尿病患者。术后很少发生恶心、呕吐，肠蠕动恢复快。但氟烷具有较强的呼吸、循环抑制作用，不适用于心功能不全以及休克等心血管功能不稳定的患者；由于可增高心肌对肾上腺素的敏感性，从而易致心律失常。安全范围小，镇痛作用弱，肌松不充分，对橡胶、金属有腐蚀作用，并可发生严重的肝损害，故虽麻醉效能强，但目前已不主张单独使用。

（二）异氟烷

异氟烷（isoflurane，forane）是恩氟烷的同分异构体，合成于 1965 年，自 1978 年始广泛应用于临床。

1. 药物作用

（1）中枢神经系统：异氟烷对中枢神经系统的抑制呈剂量依赖性，在低 CO_2 条件下对颅内压的影响小于氟烷和恩氟烷，吸入浓度达 0.6 ~ 1.1MAC 时，不增加脑血流量；1.6MAC 时，脑血流量虽增加，但增幅不如氟烷。深麻醉、低 CO_2 或施加听刺激时不产生恩氟烷样的抽搐，故可安全用于癫痫患者。

（2）循环系统：异氟烷对心血管功能仅有轻度抑制作用。在 2.0MAC 以内，对心肌的抑制小，能降低心肌氧耗量及冠脉阻力，但不减少冠脉血流量；异氟烷致血压下降的主要原因是其降低周围血管阻力。异氟烷能增快心率，却较少引起心律失常。

（3）呼吸系统：异氟烷抑制呼吸与剂量相关，可大幅度降低肺通气量，在增高 CO_2 的同时抑制中枢对其引起的通气反应。异氟烷增加肺阻力，并能使肺顺应性和功能余气量减少。

（4）肝脏：异氟烷物理性质稳定，临床应用证实对肝脏无损害，潜在的肝脏毒性很小。

（5）肾脏：异氟烷在体内代谢少，对肾功能影响小，虽能通过降低全身血压而减少肾血流量，但并无明显肾功能抑制和损害，长时间麻醉后血清尿素氮、肌酐和尿酸不增加。

（6）子宫：异氟烷对子宫肌肉收缩有抑制作用，与剂量相关。浅麻醉时并不抑制分娩子宫的收缩，深麻醉时则有较大的抑制作用，故能增加分娩子宫的出血。浅麻醉时对胎儿无影响，但深麻醉时由于降低子宫血流灌注，可对胎儿产生不良影响。异氟烷类同于恩氟烷，能增加人流术中的子宫出血，故不提倡用于该类手术。

（7）神经肌肉：异氟烷有肌肉松弛作用，能强化去极化和非去极化肌松药的效应，术中可减少肌松药的用量，因此适用于重症肌无力患者。

2. 临床应用　异氟烷具有很多优点，其麻醉诱导迅速，苏醒快，不易引起呕吐，可适用于各种手术。由于其对心血管功能影响很轻，并可扩张冠脉，故可安全用于老年、冠心病患者。不增加脑血流量，适用于神经外科或颅内压增高的手术，尤其是癫痫病人。吸入低浓度异氟烷尚可用于 ICU 患者的镇静。

异氟烷镇痛作用较差，并有一定刺激性气味，麻醉诱导时小儿难以合作。能增快心率；由于扩张阻力血管而降低血压。可增加子宫出血，不适用于产科麻醉。

（三）恩氟烷

恩氟烷（enflurane，ethrane）由 Terrell 在 1963 年合成，于 70 年代应用于临床。

1. 药物作用

（1）中枢神经系统：对中枢神经系统的抑制随血中浓度升高而加深，吸入 3% ~3.5% 的浓度时，可产生暴发性中枢神经抑制，脑电图呈现单发或重复发生的惊厥性棘波，临床上可伴有四肢肌肉强直性、阵挛性抽搐。惊厥性棘波是恩氟烷深麻醉的特征性脑电波，也称之为癫痫样脑电活动，低 CO_2 时棘波更多，此种发作为自限性暂时性。在动脉压波动不大时，恩氟烷可使脑血管扩张，增加脑血流量，从而使颅内压增高。

（2）循环系统：恩氟烷对循环系统的抑制程度呈剂量依赖性。增快心率，抑制心肌收缩力，并能减少每搏量及心排血量，使血压下降，而右房压增高。血压下降与心肌抑制相关外，尚由外周血管阻力下降所致。血压下降与麻醉深度呈平行关系，可作为麻醉深度的判断指标。恩氟烷不增加心肌对儿茶酚胺的敏感性，可安全用于嗜铬细胞瘤病人的麻醉。

（3）呼吸系统：恩氟烷对呼吸道无刺激作用，不增加气道分泌物，不引起气道痉挛和咳嗽。但对呼吸有较强的抑制作用，强于其他吸入麻醉药，主要是减少潮气量，也可降低肺顺应性。

（4）肝脏：对肝脏功能影响轻微，研究表明多次重复吸入恩氟烷不产生明显的肝脏损害。

（5）肾脏：对肾脏功能有轻度抑制作用，但麻醉结束后可迅速恢复。恩氟烷麻醉后血清中无机氟可升高，但未超过肾功能损害的阈值，如术前肾功能受损者，需谨慎或避免应用。

（6）子宫：恩氟烷有松弛子宫平滑肌的作用，呈与用药剂量相关性宫缩减弱，甚至出现宫缩乏力或产后出血。

（7）神经肌肉：恩氟烷具有肌肉松弛作用，亦可增强肌松药的神经肌肉阻滞效能，单独使用所产生的肌松作用可满足手术的需要。恩氟烷的肌肉松弛作用与剂量相关，新斯的明不能完全逆转其神经肌肉阻滞作用。

（8）眼内压：恩氟烷能降低眼内压，故可适用于眼科手术。

（9）内分泌：恩氟烷麻醉时可使血中醛固酮浓度增高，而对皮质激素、胰岛素、ACTH、ADH及血糖则均无影响。

2. 临床应用　恩氟烷诱导及苏醒相对较迅速，恶心、呕吐发生率低，对气道刺激性少，不增加气道分泌物，肌松效果佳，可适用于各部位、各种年龄的手术，如重症肌无力、嗜铬细胞瘤手术等。但恩氟烷对心肌有抑制作用，在吸入高浓度时可产生癫痫样脑电活动，深麻醉时抑制循环及呼吸。因此对于严重的心、肝、肾脏疾病以及癫痫、颅内压过高患者需慎用或禁用。

（四）七氟烷

七氟烷（sevoflurane）由 Regan 于 1968 年合成，1990 年在日本正式开始使用。

1. 药物作用

（1）中枢神经系统：七氟烷抑制中脑网状结构的多种神经元活动，与剂量相关，在吸入 4% 浓度时，脑电图可出现有节律的慢波，随麻醉加深慢波逐渐减少，出现类似巴比妥盐样的棘状波群。麻醉过深时可出现全身痉挛，但较恩氟烷轻。七氟烷亦增加颅内压，降低脑灌注压，但程度较氟烷弱。

（2）循环系统：吸入一定浓度的七氟烷（2% ~ 4%），可抑制左室收缩及心泵功能，且与剂量相关，对心率的影响不大，但能使血压下降，与其抑制心功能、减少心排血量以及扩张阻力血管有关。

（3）呼吸系统：七氟烷对气道的刺激非常轻，尤其适用于小儿麻醉面罩诱导，此特点与氟烷相似。在麻醉加深的同时，对呼吸的抑制亦相应增强。

（4）肝脏：七氟烷麻醉可使肝脏血流量一过性减少，对门静脉的影响稍大，但均能恢复到术前水平。

（5）肾脏：七氟烷的组织溶解性低，在体内的代谢相对较少，肾毒性小，故目前尚未见七氟烷引起肾脏损害的报道。

（6）神经肌肉：七氟烷与其他吸入麻醉药一样，可强化肌松药的作用。

2. 临床应用　七氟烷因诱导、苏醒快，气道刺激少，麻醉深度容易控制，适用于各种全麻手术，亦为小儿麻醉诱导及门诊手术的良好选择。七氟烷遇碱石灰不稳定，能一过性降低肝血流量，故一月内使用吸入全麻、有肝损害的患者需慎用。当新鲜气流量较少时，管道内可产生化合物 A，因而使用七氟烷时需保证足够的新鲜气流。

（五）N_2O

N_2O（nitrous oxide），亦即笑气，1779 年由 Priestley 合成，自 1844 年 Wells 用于拔牙麻醉始，广泛用于临床，历史悠久。

1. 药物作用

（1）中枢神经系统：吸入 30% ~ 50% N_2O 即有较强的镇痛作用，浓度在 80% 以上方产生麻醉作用，可见其麻醉效能较弱，MAC 在所有吸入麻醉药中居于最高，达 105，并有增高颅内压的作用。

（2）循环系统：N_2O 对心肌无直接抑制作用，不影响心率、心排血量、血压、周围血管阻力等，但在单纯 N_2O 麻醉下，可出现平均动脉压、右房压、食管温度升高，全身血管阻力增高，瞳孔增大。

（3）呼吸系统：对呼吸道无刺激，不抑制呼吸，术前如使用镇痛药，N_2O 可增强术前药的呼吸抑制作用。

2. 临床应用　N_2O 诱导迅速，苏醒快，镇痛效果强，对气道无刺激，无呼吸抑制作用，可安全用于各种非气管插管患者的麻醉，但由于其麻醉作用弱，常需吸入较高浓度，易出现缺氧，故常与其他吸入麻醉药复合应用，并可增强其麻醉效能，同时使麻醉后恢复更趋于平稳。N_2O 对循环影响小，可安全用于严重休克或危重患者，以及分娩镇痛或剖宫产患者。长期使用 N_2O 对骨髓有抑制作用，一般以吸入 50% 48h 内为宜。使用高浓度的 N_2O 容易引起术中缺氧。N_2O 麻醉还可使体内含气空腔容积增大，以吸入 3h 后最明显，故肠梗阻、气腹、空气栓塞、气胸、气脑造影等有闭合空腔存在时，体外循环、辅助体外循环时禁用。近期对于 N_2O 的应用及其相关不良影响，尤其吸入高浓度（70%），存在很大争议。

（六）地氟烷

地氟烷（desflurane）为近年投入使用的吸入麻醉药，1959 年至 1966 年间由 Terrell 等人合成，直至 1988 年方通过鉴定，于 1990 年初在临床试用。

1. 药物作用

（1）中枢神经系统：地氟烷对中枢神经系统呈剂量相关性抑制，但并不引起癫痫样脑电活动，其脑皮质抑制作用与异氟烷相似。如同其他吸入麻醉药，大剂量时可引起脑血管扩张，并减弱脑血管的自身调节功能。

（2）循环系统：与其他吸入麻醉药相似，地氟烷对心功能亦呈剂量依赖性抑制，也可扩张阻力血管，但在一定 MAC 下与 N_2O 合用能减轻其循环抑制及增快心率的作用。在冠心病患者，地氟烷能抑制劈开胸骨时的血压反应，维持正常的心脏指数及肺毛细血管楔压。

（3）呼吸系统：地氟烷对呼吸功能的抑制作用较异氟烷、恩氟烷弱，可减少分钟通气量，增加 CO_2，抑制机体对高 CO_2 的通气反应。

（4）肝、肾脏：地氟烷对肝、肾功能无明显的抑制及损害作用。

（5）神经肌肉：地氟烷的神经肌肉阻滞作用强于其他氟化烷类吸入麻醉药。

2. 临床应用　地氟烷具有组织溶解度低，麻醉诱导、苏醒快，对循环功能影响小和在体内几乎无代谢产物等特点，属于较好的吸入麻醉药，但由于价格昂贵，有刺激性气味，麻醉效能较同类弱，故在实际应用中受限。此外，由于其蒸汽压是其他吸入麻醉药的 4 倍左右，沸点接近室温，因此要用专一的抗高蒸发压、电加热蒸发器。

（七）氙气

氙气（xenon）属于惰性气体，化学性质稳定，不产生环境污染，具备吸入麻醉药的许多理想条件，2001 年作为药物开始应用。

1. 药物作用

（1）中枢神经系统：氙气的麻醉效能强于 N_2O，两者镇痛作用相仿，吸入低浓度的氙气即可提高人体的痛阈，延长对听觉刺激的反应时间，对中枢神经系统具有兴奋与抑制双重作用，当吸入浓度达60%时，可增加脑血流量。

（2）循环系统：不影响心肌收缩力，由于此药的镇痛作用而降低机体应激反应，有利于心血管系统的稳定。

（3）呼吸系统：对呼吸道无刺激，由于氙气血/气分配系数低，排出迅速，故自主呼吸恢复较快；其对肺顺应性影响小，适用于老年人以及慢性肺病的患者。

2. 临床应用　氙气的麻醉效能显著强于 N_2O，诱导和苏醒迅速，具有较强的镇痛效应。对心功能无明显影响，血流动力学稳定，不影响肺顺应性，对呼吸道无刺激，是较理想的吸入麻醉药，尤其对心功能储备差的患者。但由于氙气提取困难，且不能人工合成，导致价格昂贵，输送困难，目前在临床不可能广泛应用，尚需进一步深入进行临床应用研究。

（刘霄尧）

第二节　吸入麻醉技术的设备

一、麻醉机简介

麻醉机是实施吸入麻醉技术不可缺少的设备，其发展过程为提供高质量吸入麻醉管理的关键，从简单的气动装置发展至晚近相当完善的麻醉工作站，从单一送气系统发展至复合型监控反馈系统，使吸入麻醉技术也因此向更加高效、安全、可控的方向发展。

（一）麻醉机基本组成部件

1. 气源　现代麻醉机一般都含有氧气、N_2O 的进气管道，甚至根据需要提供空气进气口。

（1）压缩气筒：压缩气筒是活动式的气体来源，一般医院均有氧气、N_2O、CO_2 以及空气等压缩气筒。压缩气筒要求有明确的完整标签说明所贮气体，应有不同的接头阀门，称为轴针系统，可防止在连接过程中出现错误；同时，在气筒出口应有压力调节器，以调整进出气筒的气体压力。

（2）中心供气系统：多数医院均已有中心供气系统，主要是氧气，目前国内亦有较多医院设 N_2O 中心供气系统。中心供气系统可提供连续、稳定的供气，但必须时刻保证其压力及流量充足、准确，以免造成意外。

（3）压力调节器：也称减压阀，通过减压阀可向通气回路提供低而稳定的压力，一般保证压力在 0.3~0.4mPa。

（4）压力表：是连接在气筒阀和减压阀之间的压力提示装置，所指示的是压缩气筒内压力。

2. 流量计装置　流量计可精确控制进入气体出口的气流。常用的流量计有悬浮转子式和串联型流量计。打开气源后，可调节旋钮，气体通过流量管，使活动的指示浮标显示，可得知通过流量控制阀门的流量，流量管上的刻度提示气流速度。

3. 流量控制阀门　由流量控制钮、针形阀、阀座和阀门挡块组成，处于麻醉机的中压系统与低压系统之间，调节流量控制阀门，可调节进入气道的气体流量，在含有两种气体流量计时，可通过配比方式，以机械或联动方式对氧气和 N_2O 流量进行自动调节，防止因气体流量过大而发生缺氧。

4. CO_2 吸收装置　为循环紧闭式麻醉必配装置，内装有碱石灰，可直接吸收气道回路中的 CO_2，在吸收时发生化学反应，同时使指示剂发生颜色变化。在麻醉通气过程中，若碱石灰过于干燥，可增加一氧化碳以及化合物 A 的生成，需予以注意。

5. 麻醉气体回收装置　麻醉气体排放可污染手术室内空气，对医护人员可产生不良影响。因此，在麻醉通气系统的末端，一般装有麻醉废气回收装置，并可通过管道排放至手术室外。

6. 麻醉蒸发器　麻醉机中蒸发器是实施吸入麻醉的主要部件，一般装有 2~3 种不同吸入麻醉药的专用蒸发器，并以串联形式相连，但中间装有可防止同时开启的连锁装置。现代麻醉机可排除温度、流量、压力等因素的影响，即所谓温度、流量、压力自动补偿，能精确的稀释和控制吸入麻醉药的蒸汽浓度。

（二）麻醉蒸发器的类型及使用

1. 常用类型

（1）可变旁路蒸发器：如 Datex - Ohmeda Tec 4、Tec 5 和 Tec 7，North American Drager Vapor 19. n 和 20. n 等，可变旁路是指调节输出药物浓度的方法，此类蒸发器通过浓度控制盘的设定决定进入旁路室和蒸发室的气流比例，从而决定输出饱和蒸汽的浓度。适用气体为氟烷、恩氟烷、异氟烷和七氟烷。

（2）地氟烷蒸发器：如 Datex - Ohmeda Tec 6，为地氟烷的专用蒸发器。由于地氟烷的 MAC 是其他麻醉气体的 3~4 倍，沸点接近室温，因此需使用专用的抗高蒸发压、电加热蒸发器控制其蒸发。

（3）盒式蒸发器：如 Datex - Ohmeda Aladin，其属于电控蒸发器，可用于氟烷、异氟烷、恩氟烷、七氟烷和地氟烷等 5 种麻醉药，由于该蒸发器采取独特的蒸发器系统，可识别不同气体的药盒，采取不同的蒸发方式使输出浓度均达到要求。是目前较先进的麻醉蒸发器。

2. 影响蒸发器输出的因素

（1）气体流速：当气体流速过高（ >15L/min ）或者过低（ <250ml/min ）时，均将降低输出气体浓度。

（2）温度：温度可影响麻醉药物的挥发，目前麻醉蒸发器均有温度补偿系统，可保证蒸发器内温度时刻达到气体蒸发的条件。

（3）间歇性反压力：正压通气以及快速充气时可产生"泵吸效应"，称为间歇性反压力，最终可使麻醉气体的输出浓度高于浓度控制钮设定值。尤其在高频率通气、高吸气峰压、呼气相压力快速下降时，此种效应影响更大。

（4）载气成分：由于 N_2O 在含氟麻醉气体中的溶解度高于氧气，因此，在混合输送气体时，可相应产生浓度变化，在调整输出气体浓度刻度时，需考虑此影响。

3. 使用注意事项　专用蒸发器只可装专用药液；不可斜放；药液不可加入过多或过少，避免溢出或引起输出浓度过低；气流太大或者突然开启可导致药液进入呼吸环路；浓度转盘不能错位，否则可引起浓度不准确；使用前要进行漏气检查，以免泄漏，在进行漏气检查时，需打开蒸发器。

二、麻醉通气系统

麻醉通气系统亦即麻醉呼吸回路，提供麻醉混合气体输送给患者。同时，患者通过此系统进行呼吸，不同麻醉通气系统可产生不同麻醉效果以及呼吸类型。

（一）Mapleson 系统

（1）属于半紧闭麻醉系统，有 A ~ F 六个类型（图4－2），其系统及各部件简单。A ~ F 每个系统中多种因素可影响 CO_2 的重吸收：新鲜气流量、分钟通气量、通气模式（自主呼吸/控制呼吸）、潮气量、呼吸频率、吸/呼比、呼气末停顿时间、最大吸气流速、储气管容积、呼吸囊容积、面罩通气、气管插管通气、CO_2 采样管位置等。目前 Mapleson A、B、C 系统已经很少用，D 和 E、F 系统仍广泛应用，其中 D 系统最具代表性。

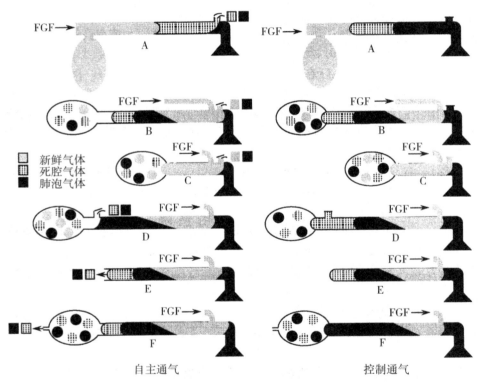

新鲜气体
死腔气体
肺泡气体

自主通气　　　　　　　　　　　控制通气

图 4 - 2　Mapleson 系统 A - F

（2）Bain 回路为 Mapleson D 的改良型，可用于自主呼吸及控制呼吸，具有轻便、可重复使用等优点，当新鲜气流量达到分钟通气量的 2.5 倍时可防止重复吸入。

（二）循环回路系统

1. 循环回路　循环回路为目前最常用的麻醉通气系统，具有贮气囊和呼出气的部分或全部重复吸入。重复吸入的程度依赖于回路的设计以及新鲜气流量大小，可分为半开放型，半紧闭型和紧闭型。在紧闭回路系统中，新鲜气流量等于患者气体的总消耗量，呼吸机的安全阀和减压阀处于关闭状态，所有 CO_2 被全部吸收。

2. 循环回路的优点　吸入气体浓度十分稳定，呼出气体中的水分和热量丢失少，减少了麻醉气体对手术室内的污染。

3. 循环回路的缺点　由于循环回路的构造比较复杂，各个接头处容易出现泄漏、错接、堵塞等意外。而一旦阀门发生故障，可带来相当大的危险，回路可能堵塞或重复吸入。因此在循环回路中，必须定时检查各种设置、接头以及患者通气情况。

三、吸入麻醉气体的浓度和深度监测技术

在进行吸入麻醉时，对吸入麻醉药与气体的浓度监测是保证以及提高吸入麻醉安全性的重要手段。

（一）吸入麻醉药以及相关气体的浓度监测

1. 红外线气体分析仪　红外线气体分析仪是临床中最为常用的吸入麻醉药监测设备，其以特定波长的红外线照射待测定气体，透过的红外光强度与被测物质浓度成反比，当其被红外光检测器检出并与已知参照气体比较后即可计算出被测物质的百分比浓度。可分为主流型和旁流型，主流型只能测定 CO_2 和 O_2 的浓度，而旁流型则可测定所有常用挥发性麻醉气体、O_2、N_2O 和 CO_2 浓度。加装滤光轮的分析仪每个呼吸周期可进行数百次测量，实现实时更新监测波形及读数。但此类分析仪受多种因素干扰，易发生误差，在分析数据时必须排除监测气体中其他气体成分及水蒸气等干扰，并由于其反应时间相对慢，当呼吸频率过快时可影响吸入与呼出的浓度检测值。

2. 质谱仪　质谱仪测量范围广，反应时间短，使用方便，为相当理想的气体浓度监测仪，其根据质谱图提供的信息进行多种物质的定性和定量分析，可测定 O_2、CO_2、N_2、N_2O、挥发性麻醉气体以及氙气等气体成分。可分为共享型和单一型，前者可安装于中央室，经管道系统与若干周围站相连，使用轮流阀在不同时间采集不同患者的呼吸气体，以满足同时监测若干患者的需要；单一型体积小，移动灵活，可对某一患者进行连续监测。使用质谱仪时，需注意其对麻醉气体的监测可能有所偏离；同时样气经测量后不再返回回路，需补充新鲜气体流量；在发生气栓或气管插管等需观测患者呼吸气体浓度的突然变化时，间隔时间过长。

3. 气相色谱仪　气相色谱仪利用以气相作为流动相的色谱技术，根据各色谱峰的出现位置、峰高、峰下面积及再经标准气样校正即可得到样品中各种成分的浓度。具有高灵敏度、高选择性、高效能，通用性强、重复性好、所需样品量少等优点，但由于不能用于连续监测，故临床应用较少。

4. 拉曼散射气体分析仪　拉曼散射气体分析仪由氦氖激光光源、检测室、光学检测系统和电子系统组成，待测气体被送入仪器，在检测室内激光与气体相遇产生散射，并且每一波长的散射光子数均与某一被测气体浓度相关，光电二极管探测出光子后转换成电流，通过对电流的计算则可得知各气体成分的浓度。该分析仪可同时进行多种气体的浓度测定，启动快，反应时间短，准确性高，可进行实时监测，使用简单。缺点为体积和重量均大于红外光分析仪，进行测量后可使回路内 N_2 浓度增高，并不能检测氦气、氩气和氙气，且气体中含有 N_2O 也影响其他气体的检测。

5. 压电晶体振荡式气体分析器　当吸入麻醉药被该分析器中的一块振荡晶体表面的液体层吸收后，其质量的增加改变晶体的振动频率，由此引起的电流变化与吸入麻醉药的浓度成正比，借此可得知麻醉药的浓度。其准确性高，N_2O、乙醇等对吸入麻醉药的浓度测定影

响小，预热快。但不能测定 O_2、CO_2、N_2 和 N_2O 浓度，也不能区别各种挥发性麻醉药，当吸入混合麻醉气体时，其读数接近各药物浓度之和。

（二）吸入麻醉深度的监测技术

麻醉深度监测复杂且难以统一标准，在临床麻醉中，对术中患者的意识、疼痛、体动以及自主反应的监测一直是麻醉科医生判断麻醉深度的指标。在长久的研究过程中，目前较公认的能切实反应麻醉深度的指标为脑电监测（包括双频谱指数、熵、Narcotrend）、诱发电位监测（包括脑干听觉诱发电位、中潜伏期听觉诱发电位、听觉诱发电位指数、事件相关电位）和脑成像技术（包括 PET 和功能磁共振成像）。

四、废气清除系统

施行吸入麻醉过程中会产生一定量的废气，包括麻醉气体的原形及其代谢产物，此类废气在手术室中达到一定浓度时，可对医护人员产生不利影响。目前虽尚无足够的数据证明麻醉废气影响生殖、促发肿瘤等，但清除废气仍是手术室中值得关注的重要问题。

（一）传统的废气清除系统的组成

1. 废气收集系统　麻醉废气从 APL 阀或呼吸机的排气孔排出，这些多余的废气通常由特定的装置集合后进入输送管道。

2. 输送管道　负责将废气输送至处理中心，输送管道的通畅是预防回路内压力增高的首要问题，一般要求管道尽量短，且具备一定硬度，防止扭曲。

3. 中间装置　中间装置的作用是防止系统中出现过度的负压或正压，必须具备正压及负压释放功能，根据负压与正压释放的方式，可分为开放式中间装置以及闭合式中间装置。开放式中间装置与大气相连，需要一个储气室，其压力释放孔处于储气室顶端，储气室及负压吸引的大小决定整个装置的排放效率。闭合式中间装置通过阀门与大气相通，必须具备正压排气通道，避免下游受压等情况时系统内出现过高压力，造成气压伤。闭合式装置中若采取主动式负压吸引，则尚需使用负压进气阀，避免系统内过度负压。

4. 废弃排放系统　负责将废气从中间装置输送至处理装置。

5. 废气处理装置　分为主动式和被动式，目前常使用负压吸引的主动式处理装置。如前所述，主动式系统的中间装置中，必须使用负压进气阀以及储气囊，并且需根据常用气流量的大小进行负压大小的调节。而被动式则依靠废气本身的压力将废气排出系统之外，必须具备正压排气阀。

（二）废气清除系统中存在的问题

（1）废气清除系统增加麻醉机的复杂性，对麻醉机的性能提出更高的要求。

（2）所增添的管道设计以及系统的运转增加麻醉管理中出错的概率。

（3）系统中管道的堵塞或扭曲可使回路内压力增高，气压伤的可能性提高。

（4）主动式排放装置使用的负压吸引可使回路中出现过度负压现象，影响通气。

（三）国内研制的改进式废气排除装置

1. 迷宫式麻醉废气吸附器　其专利号为 ZL98226685.5。主要由盒盖、分流罩、滤网和盒体组成的迷宫式通气容器和装在盒体内的活性炭组成，具有结构简单、体积小、活性炭用量少及吸附效率高等优点，装在麻醉呼吸机的废气排出口上，可使排出的麻醉废气含量减少

90%以上，起到净化空气的作用，能有效保护医护人员身体健康。

2. 麻醉废气排除装置缓冲系统　其专利号为ZL200420071427.2。包括上连接管、T型管、调节阀门、下连接管、储气囊、透气管。其中上连接管的下端与T型管的上端相连接，T型管的下端与调节阀门的上端相连接，调节阀门的下端与下连接管的上端相连接，而T型管的支路在中段位置连接储气囊，此支路在末端位置连接透气管。适用于各类麻醉机（紧闭式与半紧闭式）。

3. 尚在研制中的新型废气排除装置　包括四个组成部分：单向活瓣，储气囊，正压排气阀，负压调节器。其储气囊的设计在负压吸引条件下，能保证只清除已被排出麻醉机的废气，而不影响整个麻醉回路中的压力以及气体量。

（刘霄尧）

第三节　吸入麻醉方式及影响因素

一、吸入麻醉方式的分类

（一）按照流量分类

1. 低流量吸入麻醉　低流量麻醉是指新鲜气流量小于分钟通气量的一半，一般小于2L/min。由于该法能减少麻醉药的用量并可得到较好的麻醉效果，故目前临床常用。但仅在半紧闭式和紧闭式两种方式下，且有CO_2吸收装置时方能应用低流量吸入麻醉。

2. 高流量吸入麻醉　新鲜气流量通常大于4L/min，虽可保证吸入麻醉药浓度的稳定，但由于对环境污染重，耗费大，故目前少用。

（二）按照使用的回路分类

1. 开放式　开放式回路为最早、亦是最简单的麻醉回路。系统与患者之间无连接，不增加气道阻力，无效腔小，可适用于婴幼儿。但由于需要较大的新鲜气流，且无密闭性，对空气的污染严重，不能实行控制呼吸，现已不用。

2. 半开放式　半开放式为部分气体重复吸入，经典的回路为Mapleson系统。如前所述，以Bain回路应用最为广泛，新鲜气流量达到分钟通气量的2倍能完全避免CO_2重复吸入，行控制/辅助呼吸时，其效率在五个系统中为最高。

3. 紧闭式　紧闭回路中新鲜气体流量等于患者体内耗氧量，可视为一种定量麻醉，麻醉中可精确计算出所需补充的各种气体流量。呼出气体全部通过CO_2吸收罐，然后混合新鲜气流再全部重复吸入，但一般不宜用于婴幼儿。

4. 半紧闭式　本方式的特点是一部分呼出气体通过逸气阀排出回路，另一部分通过CO_2吸收罐后与新鲜气流混合被重复吸入。由于此方式浪费药物，并污染空气，如气流量过小及吸入氧浓度不高时可引起缺氧，现已少用。

二、影响因素

（一）CO_2吸收

1. 回路的设置　麻醉回路的设置为CO_2重复吸入程度的关键性因素，在使用回路进行不同手术的麻醉时，尤其是各个不同年龄阶段，需首先考虑 CO_2 重复吸入程度对患者生理的影响。

2. CO_2 吸收罐　一般麻醉机中 CO_2 吸收罐内为碱石灰，分为钠、钙与钡石灰，在吸收 CO_2 过程中发生化学反应，以将其清除。吸收剂的湿度、效能、颗粒的大小、吸收罐的泄漏等因素均可影响 CO_2 的吸收。

（二）新鲜气流量

在各种通气方式中，对新鲜气流量大小的要求不一，欲达不同重复吸收程度，首先须调整新鲜气流量。同时，为按需调控诱导与苏醒速度，在通气过程中也可调整新鲜气流量。

（三）呼吸回路

1. 完整性　呼吸回路的完整性是防止出现意外的首要条件，由于系统中均存在多个接头以及控制装置，而接头的脱落常可造成严重的医疗意外，故一般麻醉机均配有监测回路是否完整的装置，但麻醉科医师的观测及检查更为重要，对呼吸次数与胸廓起伏度的观察最为直接，此外尚需结合其生命体征的实时监测结果。

2. 通畅性　回路中有多个活瓣，在其出现堵塞时，可出现张力性气胸、气压伤等严重情况，亦导致 CO_2 不断被重复吸入。

（刘霄尧）

第四节　吸入麻醉的实施

一、吸入麻醉的诱导

（一）良好的麻醉诱导要求

（1）用药简单无不良反应。

（2）生命体征平稳。

（3）具有良好的顺行性遗忘、止痛完全、肌肉松弛。

（4）内环境稳定、内分泌反应平稳。

（5）利于麻醉维持等。

（二）吸入麻醉的诱导方法

1. 慢诱导法　即递增吸入麻醉药浓度。具体实施：麻醉诱导前常规建立静脉通道；将面罩固定于患者的口鼻部，吸氧去氮后打开麻醉挥发罐，开始给予低浓度的吸入麻醉药，每隔一段时间缓慢增加全麻药的浓度至所需麻醉深度 MAC，同时检测患者对外界刺激的反应。如果需要可插入口咽或鼻咽通气导管，以维持呼吸道通畅。浓度递增式慢诱导法可使麻醉诱导较平稳，但同时诱导时间延长，增加兴奋期出现意外的可能性。

2. 快诱导法　即吸入高浓度麻醉药。具体实施：建立静脉通道，使用面罩吸纯氧去氮，然后吸入高浓度气体麻醉药，在患者意识丧失后可用呼吸气囊加压吸入麻醉气体，但压力不宜过高，避免发生急性胃扩张引发呕吐甚至导致误吸。直至达到所需麻醉深度。快速诱导中若使用高浓度、具有刺激性（如异氟醚）吸入麻醉药，可出现呛咳、分泌物异常增加以及喉痉挛等反应，伴有脉搏血氧饱和度（SpO$_2$）一过性下降。

3. 诱导时间的长短　主要取决于新鲜气流的大小及不同个体对麻醉气体和氧的摄取率。起始阶段可因下列因素缩短。

（1）适当大的新鲜气流以加速去氮及麻醉药的吸入。

（2）选择合适的吸入麻醉药（对呼吸道刺激小、血/气分配系数低者）。

（3）快速增加吸入麻醉药浓度，以加速其达到预定浓度。

（4）逐步减少新鲜气流量。

4. 小儿吸入麻醉诱导　吸入麻醉药在小儿诱导中有避免肌肉及静脉注射时的哭闹，诱导平稳、迅速等优点；但在诱导过程中，由于小儿合作性差，故诱导时需特殊处理。

（1）术前用药可使小儿较容易接受面罩诱导，可保持患儿在安静状态下自主呼吸吸入麻醉药。

（2）药物选择：七氟烷血/气分配系数低，诱导迅速，且无明显气道刺激性，气味较易被小儿接受，麻醉诱导迅速，是目前进行小儿吸入全麻诱导的较佳选择。地氟烷血/气分配系数较七氟烷低，但对呼吸道有刺激性，单独诱导时容易发生呛咳，屏气，甚至喉痉挛。异氟烷对呼吸道刺激性最大，同样可引起呛咳，屏气，喉或支气管痉挛，不宜用于小儿麻醉诱导。恩氟烷与异氟烷是同分异构体，其为强效吸入全麻药，对呼吸道刺激性较小且能扩张支气管，哮喘患儿亦可选择。但恩氟烷对呼吸、循环抑制程度较重，且高浓度下可诱发脑电图棘波，故诱导时尽量避免。氟烷无刺激性，药效强，在早期常用于小儿诱导，但其血/气分配系数高，起效慢，且对器官存在毒性作用，故已少用。

（3）注意事项

1）小儿合作性差，对面罩扣压存在恐惧感，术前用药可使其较易接受；较大患儿则在实施过程中给予安慰以及提示。

2）在患儿进入深度镇静状态下，可适当手控加压通气，使其迅速进入麻醉状态，避免兴奋期躁动及呕吐等不利因素加重诱导风险。

3）小儿宜选择快诱导法，缩短诱导时间，减少诱导期间出现的各种并发症。

二、吸入麻醉的维持和苏醒

（一）吸入麻醉的维持

应注意吸入麻醉诱导与维持间的衔接，并力求平稳过渡。气管插管后立即给予肌松药，同时可吸入30%～50%N$_2$O及0.8～1.3MAC挥发性麻醉药。吸入麻醉期间应保持患者充分镇静、无痛、良好的肌松，遏制应激反应，血流动力学平稳。吸入麻醉药本身虽具有肌松作用，但为满足重大或特殊手术所需的良好肌松，如单纯加深吸入麻醉深度以求达到所需的肌松程度，可能导致麻醉过深、循环过度抑制。此时需静脉定时注射肌松药以维持适当肌松。挥发性麻醉药与非去极化肌松药合用时可产生协同作用，明显强化非去极化肌松药的阻滞效应，故二者合用时应适当减少肌松药的用量。

（二）因人按需调控吸入麻醉深度

术中应根据术前用药剂量与种类及个体反应差异、患者基础情况、手术特点与术中对手术伤害性刺激的反应程度予以调控麻醉深度，维持平稳的麻醉需以熟练掌握麻醉药理学特性为基础,并充分了解手术操作步骤,能提前3~5min预测手术刺激强度,及时调整麻醉深度,满足手术要求。目前低流量吸入麻醉是维持麻醉的主要方法。在不改变患者分钟通气量时,深度麻醉的调控主要通过调节挥发罐浓度刻度和增加新鲜气流量。

(三) 吸入麻醉后苏醒

术毕应尽快促使患者苏醒,恢复自主呼吸及对刺激的反应,尤其呼吸道保护性反射,以达到拔除气管导管的要求。麻醉后恢复速度主要取决于麻醉药的溶解度。在麻醉后恢复过程中,随着通气不断清除肺泡中的麻醉药,回到肺部的静脉血与肺泡之间可逐渐形成麻醉药分压梯度,此梯度驱使麻醉药进入肺泡,从而对抗通气使肺泡内麻醉药浓度降低的趋势。溶解度较低的吸入麻醉药如异氟烷,对抗通气清除麻醉药的作用比溶解度较高的氟烷更为有效,因为溶解度较高的氟烷在血液中的储存量更大,而在同一麻醉时间及分压下可有更多的异氟烷被转运回肺泡。肺泡内氟烷的分压下降速度较七氟烷慢,而后者又慢于地氟烷。吸入麻醉诱导及加深麻醉的速度亦受此特性的影响,其速度为地氟烷 > 七氟烷 > 异氟烷。吸入麻醉药的清除速度决定患者苏醒的快慢,因此目前常用吸入全麻药在手术结束前大约15min关闭挥发罐,N_2O 可在手术结束前5~10min停用。但此(15min)仅为相对的时间概念,需根据手术时间长短、年龄、性别、体质状况等个体差异灵活调整。手术结束后,应用高流量纯氧迅速冲洗呼吸回路内残余的吸入麻醉药。当肺泡内吸入麻醉药浓度降至0.4MAC(有报道为0.5或0.58MAC)时,约95%的患者可按医生指令睁眼,即 MAC awake$_{95}$。吸入麻醉药洗出越快越彻底越有利于患者平稳的苏醒,过多的残留不仅可导致患者烦躁、呕吐、误吸,且抑制呼吸。在洗出吸入性麻醉药时,静脉可辅助给予:①镇痛药(如氟比洛芬脂)等,以增加患者对气管导管的耐受性,有利于尽早排除吸入麻醉药,减轻拔管时的应激反应;②5 - HT$_3$ 受体拮抗剂(如恩丹西酮和阿扎西琼),防止胃内容物反流;③肾上腺素能受体阻断剂和选择性 β_2 受体拮抗剂(如美托洛尔、艾司洛尔),减轻应激反应所致的不良反应;④钙离子拮抗剂(如尼卡地平、硝苯地平、尼莫地平),改善冠脉循环、扩张支气管、抑制心动过速。力求全麻患者苏醒过程安全、迅速、平稳、舒适,减少并发症及意外。

三、吸入麻醉深度的判断

麻醉深度是麻醉与伤害性刺激共同作用于机体而产生的一种受抑制状态的程度。术中应维持适度的麻醉深度,防止麻醉过深或过浅对患者造成不良影响,满足手术的需要,保证患者围术期的安全,因此如何正确判断吸入麻醉的深度显得至关重要。

(一) 麻醉深度临床判断

Plomley 于1847年首先明确提出"麻醉深度"的概念,并将其分为三期:陶醉(lntoxication)期、兴奋(Excitement)期和深麻醉(the deeper levels of narcosis)期。1937年 Guedel 根据乙醚麻醉时患者的临床表现描述经典乙醚麻醉分期:痛觉消失期(Analgesia)、兴奋谵妄期(Delirium)、外科手术期(Surgical stage)、呼吸麻痹期(Respiratoryanalysis)。对于乙醚麻醉而言,Guedel 的麻醉分期临床实用,可明确地界定患者的麻醉深度。而随着现代新型吸入麻醉药、静脉全麻药、镇痛药及肌松药的不断问世及广泛使用,Guedel 的麻醉深度分期便失去其临床意义,麻醉深度的概念及分期与临床中使用的不同麻醉药物密切相关。

（二）麻醉深度分期

现临床通常将麻醉深度分为浅麻醉期，手术麻醉期和深麻醉期，如表 4-3 所示，对于掌握临床麻醉深度有一定参考意义。术中密切观察患者，综合以上各项反应作出合理判断，并根据手术刺激的强弱及时调节麻醉深度，以适应手术需要。

表 4-3 临床麻醉深度判断标准

麻醉分期	呼吸	循环	眼征	其他
浅麻醉期	不规则	血压上升	睫毛反射（-）	吞咽反射（+）
	呛咳	脉搏↑	眼球运动（+）	出汗
	气道阻力↑		眼睑反射（+）	分泌物↑
	喉痉挛		流泪	刺激时体动
手术麻醉期	规律	血压稍低但稳定，	眼睑反射（-）	刺激时无体动
	气道阻力↓	手术刺激无改变	眼球固定中央	黏膜分泌物消失
深麻醉期	膈肌呼吸	血压、脉搏↓	对光反射（-）	
	呼吸浅快	循环衰竭	瞳孔散大	
	呼吸停止			

（三）麻醉深度的临床检测

麻醉中可应用脑电图分析麻醉深度，但因其临床实施中影响因素较多，并未推广应用，为克服其缺陷，近年发展形成的双频指数（bispectral index，BIS）脑电图分析，认为其对判断麻醉深度有较大实用价值。BIS 的范围为 0~100，数字大小表示大脑抑制程度深浅，脑电双频指数虽来自于大脑神经细胞的自发性电活动，但很多因素均可影响 BIS，所以用其判断麻醉深度并不十分可信。将体感诱发电位（somatosensory evokedpotential，SEP）、脑干听觉诱发电位（brainstem auditory evoked potential，BAEP）用于麻醉深度监测亦为研究热点。利用中潜伏期脑干听觉诱发电位监测全麻下的意识变化，以手术刺激下的内隐记忆消失作为合适麻醉深度的监测标准均正在研究中。人工神经网络（artificial neural networks，ANN）是近年发展起来的脑电分析技术，根据 EEG 4 个特征波形 α、β、γ、δ 的平均功率作为其频谱的特征参数，再加上血流动力学参数如血压、心率以及 MAC 等数据，利用 AR 模型、聚类分析和 Bayes 估计理论，最终形成 ANN 参数代表麻醉深度，其临床应用有待进一步探索。2003 年 Datex-Ohmeda 公司推出 S/5T MM-Entropy 模块，第一次将熵值数的概念作为监测麻醉深度的一种手段，并在临床麻醉中应用。其他如复杂度和小波分析法、患者状态指数（the patientstate index，PSI）、功率谱分析（power spectral analyses，PSA）、唾液 cGMP 含量分析等方法，均处在临床研究阶段，可能具有良好的发展前景。

（四）麻醉深度的调控

在手术过程中随着麻醉与伤害性刺激强度各自消长变化，相对应即时麻醉深度处于动态变化之中。麻醉深度调控目的是使患者意识丧失，镇痛完全，无术中知晓，但也不能镇静过度；同时需保持血压、心率、酸碱、电解质、血糖、儿茶酚胺等内环境正常稳定；提供满足手术要求的条件。因此，临床麻醉中需及时、实时监测，依据个体差异，按需调控麻醉深度，达到相对"理想麻醉深度"。

四、吸入全麻的优缺点

吸入全麻具有作用全面、麻醉深度易于监控、保护重要生命器官等优点。但同时兼有污染环境、肝肾毒性、抑制缺氧性肺血管收缩、恶心、呕吐及恶性高热等缺点。静脉全麻诱导迅速、患者舒适、对呼吸道无刺激、苏醒迅速、无污染、不燃不爆、操作方便及不需要特殊设备，但可控性不如吸入麻醉药。当药物过量时不能像吸入麻醉药那样通过增加通气予以"洗出"，而只能等待机体对药物的代谢和排除，对麻醉深度的估计往往依赖于患者的临床表现和麻醉医生的经验，而缺乏如监测体内吸入麻醉药浓度相类似的直观证据，二者优缺点对比如表4-4所示。

表4-4　吸入麻醉与静脉麻醉对比

吸入麻醉	静脉麻醉
起效慢、诱导过程有兴奋期	起效快、诱导迅速、无兴奋期
有镇痛效应	基本无镇痛作用
有肌松作用	无肌松作用
无知晓	术中可能知晓
术后恶心呕吐多见	术后呕吐、恶心发生率低
需要一定复杂的麻醉设备	设备简单
操作简单，可控性好	操作可控性差
有环境污染	无环境污染
基本不代谢	代谢物可能有药理活性
个体差异小	个体差异大
可用MAC代表麻醉深度	尚无明确的麻醉深度指标（最小滴注速率MIR）

（刘霄尧）

第五节　紧闭回路吸入麻醉

一、紧闭回路吸入麻醉的技术设备要求

紧闭回路麻醉为在紧闭环路下达到所需的麻醉深度，严格按照病人实际消耗的麻醉气体量及代谢消耗的氧气量予以补充，并维持适度麻醉深度的麻醉方法。

麻醉过程中整个系统与外界隔绝，麻醉药物由新鲜气体及重复吸入气体带入呼吸道，呼出气中的 CO_2 被碱石灰吸收，剩余气体被重复吸入，对技术设备要求如下。

1. 专用挥发罐　挥发罐应能在 <200ml/min 的流量下输出较精确的药物浓度，即便如此，麻醉诱导仍难以在短时间内达到所需肺泡浓度。因此诱导时采用回路内注射给药或大新鲜气流量，以期在短时间内达到所需的肺泡浓度。

2. 检测仪　配备必要的气体浓度监测仪，其采样量应小，且不破坏药物，并能将测量过的气样回输入回路。

3. 呼吸机　只能应用折叠囊直立式呼吸机，使用中注意保持折叠囊充气适中，不宜过

满或不足，以此观察回路内每次呼吸的气体容量。

4. 流量计　流量计必须精确，以利于低流量输出。

5. CO_2 及麻醉气体吸收器　确保碱石灰间隙容量大于患者的潮气量；同时碱石灰应保持湿润，过干不仅吸收 CO_2 效率降低，且可吸收大量挥发性麻醉药，在紧闭回路中配备高效麻醉气体吸附器，可在麻醉清醒过程中快速吸附麻醉气体，缩短患者清醒时间。

6. 回路中避免使用橡胶制品　因橡胶能吸收挥发性麻醉药，可采用吸收较少的聚乙烯回路。回路及各连接处必须完全密闭。

如 Drager PhsioFlex 麻醉机，其为高智能、专用于紧闭吸入麻醉的新型麻醉机。机内回路完全紧闭，含有与传统麻醉机完全不同的配置，如膜室、鼓风轮、控制计算机、麻醉剂注入设备、麻醉气体吸附器、计算机控制的 O_2、N_2、N_2O 进气阀门等，以实现不同的自控工作方式。上述配置有机组合可自动监测各项参数，并通过计算机伺服反馈控制设备的工作状态。其特点如下。

（1）吸入麻醉药通过伺服反馈注入麻醉回路，而不是通过挥发罐输入。

（2）输入麻醉回路的新鲜气流量大小通过伺服反馈自动控制。

（3）自动控制取代手动调节。

（4）具有本身独特的操作流程，现有麻醉设备的许多操作理念和习惯在 Phsio Flex 麻醉机上均不适用。

计算机控制紧闭回路麻醉是在完全紧闭环路下以重要生命体征、挥发性麻醉药浓度及肌松程度为效应信息反馈控制麻醉药输入，以保证紧闭回路内一定的气体容积和挥发性麻醉药浓度，达到所需麻醉深度的一项技术，其出现代表吸入全身麻醉的发展方向。

二、紧闭回路麻醉的实施

紧闭回路麻醉通常需要补充三种气体，即 O_2、N_2O 和一种高效挥发性麻醉药，每种气体的补充均受不同因素影响。氧气的补充应保持稳定，但应除外刺激引起交感系统兴奋性反应、体温改变或寒战使代谢发生变化。N_2O 的补充相对可予以预测，部分原因是其吸入浓度一般不经常变动。溶解度很低（特别是在脂肪中）以及最易透皮丢失（丢失量稳定）的麻醉药在补充时同样可预测。

（一）麻醉前准确计算氧耗量及吸入麻醉药量

（1）机体对 O_2 的摄入为恒量，根据体重 kg3/4 法则可计算每分钟耗氧量（VO_2，单位 ml/min）：$VO_2 = 10 \times BW$（kg）3/4（Brody 公式），其中 BW 为体重（单位 kg）。$VT = VA/RR + VD + Vcomp$，其中 VT 为潮气量；VA 为分钟肺泡通气量；RR＝每分钟呼吸次数；VD＝解剖无效腔，气管插管时＝1ml/kg；Vcomp＝回路的压缩容量。当 VO_2 确定后，在假设呼吸商正常（0.8）和大气压 101.3kPa 条件下，通过调节呼吸机的 VT 达到所要求的 $PaCO_2$ 水平。$PaCO_2$（kPa）＝［$570 \times VO_2/RR \times$（VT－VD－Vcomp）］/7.5，570＝［（760－47）×0.8］。紧闭回路麻醉平稳后麻醉气体在麻醉系统中所占比例保持不变，麻醉气体摄取率符合 Lowe 公式：$QAN = f \times MAC \times \lambda B/G \times t - 0.5$（ml/min），其中 QAN＝麻醉气体摄取率（ml 蒸汽/min）；f＝1.3－N_2O（%）/100；MAC＝最低肺泡有效浓度（ml 蒸气/dl）；$\lambda B/G$＝血/气分配系数；t＝麻醉任意时间。麻醉气体的摄取率随时间推移成指数形式下降，

即 QAN 与 t - 0.5 成比例，此即为摄取率的时间平方根法则，其意为各时间平方根相同的间隔之间所吸收的麻醉药量相同。例如：0~1、1~4、4~9min 等之间的吸收麻醉药量相同，其剂量定义为单位量（unit dose）。蒸气单位量（ml）＝2×f×MAC×λB/G×Q，f = 1.3 - N₂O（%）/100。液体单位量约为蒸气单位量的 1/200。由于 N_2O 的实际摄取量仅为预计量的 70%，因此 N_2O 的计算单位量应乘以 0.7。根据以上公式，即可计算各种吸入麻醉药的单位量和给药程序。

（2）为便于临床医师计算，可在表 4 - 5、表 4 - 6、表 4 - 7 中查找，如体重与表内数值不符，可取相邻的近似值。

表 4 - 5　体重与相应的生理量

体重（kg）	kg$^{3/4}$	VO₂（ml/min）	VCO₂（ml/min）	VA（dl/min）	Q（dl/min）
5	3.3	33	26.4	5.28	6.6
10	5.6	56	44.8	8.96	11.2
15	7.6	76	60.8	12.16	15.2
20	9.5	95	76.0	15.20	19.0
25	11.2	112	89.6	17.92	22.4
30	12.8	128	102.4	20.48	25.6
35	14.4	144	115.2	23.04	28.8
40	15.9	159	127.2	25.44	31.8
45	17.4	174	139.2	27.84	34.8
50	18.8	188	150.4	30.08	37.6
55	20.2	202	161.6	32.32	40.4
60	21.6	216	172.8	34.56	43.2
65	22.9	229	183.2	36.64	45.8
70	24.2	242	193.6	38.72	48.4
75	25.5	255	204.0	40.80	51.0
80	26.8	268	214.4	42.88	53.6
85	28.0	280	224.4	44.80	56.0
90	29.2	292	233.6	46.72	58.4
95	30.4	304	243.2	48.64	60.8
100	31.6	316	252.8	50.56	63.2

表 4 - 6　吸入麻醉药的物理特性

麻醉药	MAC（%）	AB/G	蒸气压（20℃）kPa	37℃时液态蒸发后气压体积（ml）
氟烷	0.76	2.30	32.37	240
恩氟烷	1.70	1.90	24	210
异氟烷	1.30	1.48	33.33	206
N₂O	101.00	0.47	5 306.6	-

表 4-7　吸入麻醉药的单位量（ml）

体重（kg）	相	氟烷	恩氟烷	异氟烷	65% N_2O
10	气	50	92	55	475
	液	0.21	0.44	0.27	
20	气	86	160	95	813
	液	0.36	0.76	0.46	
30	气	116	215	128	1 095
	液	0.48	1.02	0.62	
40	气	145	269	160	1 368
	液	0.61	1.28	0.78	
50	气	172	319	190	1 625
	液	0.72	1.52	0.92	
60	气	195	361	215	1 839
	液	0.81	1.72	1.04	
70	气	218	403	240	2 053
	液	0.91	1.92	1.16	
80	气	241	445	265	2 267
	液	1.00	2.12	1.29	
90	气	264	487	290	2 481
	液	1.10	2.32	1.41	
100	气	286	529	315	2 694
	液	1.20	2.52	1.53	

注：表中剂量为不加 N_2O 的剂量，如加用 65% N_2O，则剂量应减半。

（二）紧闭回路麻醉的实施

紧闭回路麻醉前，对患者实施充分吸氧去氮。此后每隔 1~3h 采用高流量半紧闭回路方式通气 5min，以排除 N_2 及其他代谢废气，保持 N_2O 和 O_2 浓度的稳定。给药方法包括直接向呼吸回路注射液态挥发性麻醉药和依靠挥发罐蒸发两种。注射法给药可注射预充剂量，以便在较短的时间内使之达到诱导所需的麻醉药浓度，然后间隔补充单位剂量维持回路内麻醉药挥发气浓度。采用注射泵持续泵注液态挥发性麻醉药可避免间隔给药产生的浓度波动，使吸入麻醉如同持续静脉输注麻醉。以挥发罐方式给药仅适合于麻醉的维持阶段。而在诱导时应使用常规方法和气体流量，不仅有利于吸氧去氮，且加快麻醉药的摄取。

（三）紧闭回路麻醉应注意的问题

（1）在使用 N_2O 时，应监测 O_2 浓度、血氧饱和度、$P_{ET}CO_2$ 以及麻醉气体的吸入和呼出浓度，及时检查更换 CO_2 吸附剂，如发现缺氧和 CO_2 蓄积应及时纠正。

（2）确保气体回路无漏气。

（3）气体流量计要准确。

（4）密切注意观察呼吸囊的膨胀程度，调节气流量，使气囊膨胀程度保持基本不变，不必机械地按计算给药。

（5）如有意外立即转为半开放式麻醉。

（刘霄尧）

第六节　低流量吸入麻醉技术

一、低流量吸入麻醉的技术设备要求

（一）设备要求

施行低流量吸入麻醉必须使用满足相应技术条件的麻醉机，该麻醉机应具备下述配置。

（1）精密或电子气体流量计：麻醉机必须能进行精确的气体流量监测，一般要求流量的最低范围达 50～100ml/min，每一刻度为 50ml，并定期检测其准确性。

（2）高挥发性能和高精度的麻醉挥发器。

（3）能有效监测麻醉机内部循环气体总量并实行机械控制/辅助通气的呼吸回路目前常用的呼吸回路分为带有新鲜气体隔离阀的悬挂式风箱回路（代表机型为 Drager 系列麻醉机），以及不带新鲜气体隔离阀的倒置式风箱回路（代表机型为 Ohmeda、Panlon 系列麻醉机及国内大多数麻醉机型）。

（二）密闭性要求

为保证低流量吸入麻醉的有效实施，麻醉前应进行麻醉机密闭性和机械顺应性的检测（目前部分国际先进机型具备自我检测能力）。多数麻醉机型要求内部压力达 30cmH$_2$O 时，系统泄漏量小于 100ml/min，若其超过 200ml/min，则禁止使用该机施行低流量吸入麻醉。系统机械顺应性不作强制性检测要求。

（三）CO$_2$ 吸收装置

由于低流量吸入麻醉中重复吸入的气体成分较大，因而可增加 CO$_2$ 吸收剂的消耗量。在施行低流量吸入麻醉前，应及时更换 CO$_2$ 吸收剂，采用较大容量的 CO$_2$ 吸收装置和高效能的 CO$_2$ 吸收剂。必要时监测呼气末二氧化碳（P$_{ET}$CO$_2$）浓度。

（四）气体监测

在施行低流量吸入麻醉并进行气体成分分析监测时，必须了解气体监测仪的工作方式为主流型或旁流型采样方式。主流型气体采样方式不影响麻醉机内部循环气体总量，对低流量吸入麻醉无不利影响；旁流型气体采样方式需由麻醉回路中抽取气样（50～300ml/min 不等），应在新鲜气体供给时适当增加此部分流量，以满足气体总量平衡的要求。

（五）废气排放问题

低流量吸入麻醉减少麻醉废气的排放较其他方法虽具有一定优势，但在使用过程中仍有麻醉废气自麻醉机中源源不断地排出，仍需使用废气清除系统，以保障手术室内部工作人员的身体健康。

二、低流量吸入麻醉的实施

低流量吸入麻醉是在使用重复吸入型麻醉装置系统、新鲜气流量小于分钟通气量的一半

（通常少于2L/min）的条件下所实施的全身麻醉方法。此法具有操作简单，费用低，增强湿化、减少热量丢失、减少麻醉药向环境中释放，并可更好评估通气量等优点。实施麻醉中应监测吸入O_2、$P_{ET}CO_2$及挥发性麻醉气体浓度。

（一）低流量吸入麻醉的操作过程

（1）在低流量输送系统中，麻醉药的溶解度、新鲜气流量等可影响蒸发罐输出麻醉药（FD）与肺泡内麻醉药浓度（FA）之间的比值。同时为节省医疗花费，要求对麻醉实行相对精确地控制，麻醉医师可根据气流量、麻醉时间和所选的麻醉药估计各种麻醉在费用上的差别。

（2）根据上述各因素可采取以下麻醉方案：在麻醉初期给予高流量，而后采取低流量；在麻醉早期（摄取量最多的时间段）给予较高的气流量（4~6L/min），继而随着摄取量的减少逐渐降低气流量；麻醉诱导后5~15min内给予2~4L的气流量，随后气流量设定在1L/min。如果平均气流量为1L/min，用表4-8中的4种麻醉药实施麻醉达1h需要的液体麻醉药量为6.5ml（氟烷）至26ml（地氟烷）。此类麻醉药的需要量相差4倍，而效能却相差8倍，其原因为输送的麻醉药量要超出达到麻醉效能的需要量，输送的麻醉药量尚需补充机体摄取量以及通过溢流阀的损失量。难溶性麻醉药如地氟烷和七氟烷的摄取和损失相对较少，此为效能弱8倍，而需要量仅多4倍的原因，当气流量更低时差距可更小。此阶段除应根据麻醉深度调节挥发器输出浓度外，尚应密切观察麻醉机内部的循环气体总量和$P_{ET}CO_2$浓度，使用N_2O-O_2吸入麻醉时，应连续监测吸入氧浓度，必要时进行多种气体成分的连续监测。

表4-8 在不同气流量下维持肺泡气浓度等于1MAC所需液体麻醉药ml数

| 麻醉时间 | 麻醉药 | 气流量 L/min（不包括麻醉药） | | | | |
(min)	(ml)	0.2	1.0	2.0	4.0	6.0
30	氟烷	3.0	4.1	5.4	8.0	10.5
60		4.6	6.5	9.0	13.9	18.8
30	异氟烷	4.0	5.8	8.0	12.3	16.7
60		6.3	9.6	13.9	22.3	30.7
30	七氟烷	3.3	6.3	10.1	17.6	25.2
60		4.9	10.9	18.2	33.0	47.8
30	地氟烷	6.7	14.8	25.0	45.2	65.4
60		10.1	26.1	46.0	85.8	126.0

（二）麻醉深度的调控

在低流量吸入麻醉过程中，当新鲜气流量下降后，新鲜气体中和麻醉回路内吸入麻醉药浓度之差增加。回路内与新鲜气流中麻醉气体浓度平衡有一定的时间滞后，可用时间常数T表示，如表4-9所示。新鲜气流量越小，时间常数越大。回路内麻醉气体的成分比例发生变化达到稳定越滞后，此时应采取措施及时调控麻醉深度，如静脉注射镇静、镇痛药及增加新鲜气流量等。在麻醉过程中呼吸回路内O_2的浓度可下降，其原因有：①新鲜气体成分不变而流量减少时；②新鲜气体流量不变而N_2O浓度增加时；③成分和流量不变而麻醉时间延长时。因而在麻醉中必须提高新鲜气流中的氧浓度并予以连续检测。为保证吸入气中的氧浓度至少达到30%，采取：①设定低流量：50vol. % O_2（0.5L/min），最低流量：60vol. % O_2（0.3L/min）；②快速调整氧浓度至最低报警限以上：将新鲜气流中的氧浓度提高10vol. % 及 N_2O 浓度降低10vol. % 。

表4－9　时间系数 T 与新鲜气流量的关系

新鲜气流量（L/min）	0.5	1	2	4	8
时间常数（min）	50	11.5	4.5	2.0	1.0

（三）苏醒

低流量吸入麻醉时间较长，在手术即将结束时，关闭挥发器和其他麻醉气体的输入，同时将新鲜气体流量加大（4L/min 以上，纯氧），便于能迅速以高流量的纯氧对回路系统进行冲洗，降低麻醉气体浓度，尽早让患者恢复自主呼吸，必要时采用 SIMV 模式以避免通气不足或低氧血症，促使患者尽快苏醒。

三、低流量吸入麻醉的安全性

（一）实施低流量吸入麻醉的并发症

1. 缺氧　低流量麻醉时，如果吸入混合气体，吸入气中新鲜气流越少，气体重复吸入的比例越高，而实际吸入氧浓度降低。因此为确保吸入气中氧浓度在安全范围内，新鲜气体流速降低时，新鲜气中的氧浓度应相应提高。机体对 N_2O 的摄取随时间的延长而减少，$N_2O:O_2$ 为 1:1，麻醉60min后，N_2O 的摄取量为 130ml/min，而氧摄取量保持稳定，为 200～250ml/min。在麻醉过程中，血液中释放出的氮气因麻醉时间的延长亦可导致蓄积，从而降低氧浓度。

2. CO_2 蓄积　进行低流量麻醉时，回路中应有效清除 CO_2，此为必不可少的条件。钠石灰应用时间长短主要取决于重复吸入程度和吸收罐容积。因此在实施低流量麻醉时应先观察吸收罐中钠石灰的应用情况，及时更换，以避免 CO_2 蓄积，同时应连续监测 $P_{ET}CO_2$ 浓度，及时发现并纠正 CO_2 蓄积。

3. 吸入麻醉药的过量和不足　挥发性麻醉药的计算与新鲜气体容量有关，现已很少将挥发罐置于环路系统内。因其在低新鲜气流时，较短时间内可使吸入麻醉药浓度上升至挥发罐设定浓度的数倍，易导致吸入麻醉气体的蓄积。同时如果新鲜气体的成分不变，由于 N_2O 的摄取呈指数性下降，吸入气体的 N_2O 和 O_2 的浓度可持续性变化，此时若 N_2O 的摄取处于高水平，其浓度则下降；如摄取减少，则浓度升高；若新鲜气流提早减少，同时氧浓度提高不当，则可能出现 N_2O 不足。挥发罐设置于环路外时，挥发气与吸入气中吸入麻醉药的浓度有一定梯度，后者取决于新鲜气体的流速。如使用低流量新鲜气流，以恒定的速度维持麻醉30min后，肺泡中氟烷的浓度仅为挥发罐设定浓度的1/4。因而必须向通气系统供应大量的麻醉气体以满足需要。在麻醉早期，用低流量新鲜气流无法达到此目的，可应用去氮方法清除潴留的氮，因此在麻醉的初始阶段15～20min内，应使用3～4L/min 以上的新鲜气流，此后在气体监测下可将新鲜气流调控至0.5～1L/min，以策安全。当新鲜气流量少于1L/min 时，应常规连续监测药物浓度，应用多种气体监测仪对麻醉气体成分进行监测，可增加低流量吸入麻醉的安全性，便于该技术的掌握和推广。

4. 微量气体蓄积

（1）存在于人体和肺部的氮气约为 2.7L。以高流量新鲜气体吸氧去氮，在 15～20min 内可排出氮气 2L，剩余量则只能从灌注少的组织中缓慢释放。在有效去氮后麻醉系统与外界隔离（即紧闭循环式），1h 后氮气浓度大于 3%～10%。长时间低流量麻醉，系统内氮气可达 15%。甲烷浓度的大量升高可影响红外分光监测氟烷浓度。但只要不存在缺氧，N_2 与甲烷的蓄积可不损害机体或器官功能。

（2）具有血液高溶解度或高亲和力的微量气体，如丙酮、乙烯醇、一氧化碳等，此类气体不宜用高流量新鲜气流短时间冲洗清除。为保证围术期安全，在失代偿的糖尿病患者、吸烟者，溶血、贫血、紫质症以及输血的患者中进行低流量麻醉时，新鲜气流量不得低于 1L／min。

（3）吸入性麻醉药的降解产物在长时间低流量麻醉时，如七氟烷的降解复合物 CF_2 ［＝C（CF_3）OCH_2F］估计可达 60ppm，其最大值易导致肾小管组织的损害。七氟烷是否引起潜在性的肾损害尚需进一步研究，目前建议吸入七氟烷或氟烷时流速不应低于 2L／min，以确保可持续缓慢冲洗潜在的毒性降解产物。

（刘霄尧）

参考文献

[1] 徐建国. 手术后恶心呕吐的防治. 临床麻醉学杂志, 2006, 7（22）：557－558.

[2] 庄心良, 曾因明, 陈伯銮. 现代麻醉学. 第三版. 北京：人民卫生出版社, 2014.

[3] 李李, 常业恬, 等. 临床麻醉常见问题与对策. 北京：军事医学科学出版社. 2009.

[4] 彭婕娜. 重症颅脑损伤伴急性肺水肿的麻醉处理. 河北医学, 2011, 7：549.

[5] 王士雷, 曹云飞. 麻醉危象急救和并发症治疗. 北京：人民军医出版社, 2006：27－43.

[6] 庄心良, 曾因明, 陈伯銮. 现代麻醉学. 第3版. 北京：人民卫生出版社, 2004：961－976.

[7] 杭燕南, 庄心良, 蒋豪, 徐惠芳. 当代麻醉学. 上海：上海科学技术出版社, 2012, 8：277－289.

第五章　静脉麻醉技术

第一节　与静脉麻醉相关的基本概念

一、基本定义

1. 静脉全身麻醉（intravenous general anesthesia）　静脉全身麻醉是指将全麻药物注入静脉，通过血液循环作用于中枢神经系统而产生全身麻醉作用的麻醉方法。全凭静脉麻醉也称作全静脉麻醉（TIVA，total intravenous anesthesia）是指完全采用静脉麻醉药及静脉麻醉辅助药的麻醉方法。理想的静脉全身麻醉药应当具备以下条件：①麻醉诱导迅速、平稳，经过一次臂–脑循环时间即可发挥麻醉效应，在麻醉过程中不引起肌肉活动或肌张力增高。②不抑制呼吸和循环功能。③亚麻醉剂量即可发挥镇痛效应。④麻醉复苏平稳。⑤无高敏反应发生。⑥对机体重要器官、系统的生理机能无明显扰乱作用。但是，迄今为止，尚未发现任何一种已进入临床应用的静脉全麻药完全具备以上条件。

2. 平衡麻醉（balanced anesthesia）　平衡麻醉的观念是 1926 年由 Lundy 首先提出，当时指麻醉用药、区域阻滞和全身麻醉进行联合应用。随着新的麻醉药物的不断出现，平衡麻醉的概念有所改变，即同时联合应用多种不同药理作用的麻醉药物，主要是将全身麻醉药物、阿片类药物和肌松药进行联合应用，以达到提高疗效，减少不良反应的目的。

3. 神经安定镇痛（neuroleptanalgesia）　1954 年 Laborit 和 Huguenard 等提出了人工冬眠状态的技术，联合使用精神抑制药（如氯丙嗪和异丙嗪）和阿片类药（如哌替啶）。其目的在于阻断引起机体内分泌和自主神经系统变化的伤害性刺激。DeCastro 等首先在神经安定镇痛术联合应用 phenoperidine（哌替啶的衍生物）和精神抑制药物氟哌啶醇，后来改用芬太尼和氟哌利多联合应用。通过使用较大剂量的静脉麻醉药或同时使用吸入麻醉药，最终使神经安定术变为神经安定镇痛麻醉（neuroleptanesthesia）。

4. 理想麻醉状态　所谓理想麻醉状态是指满足以下条件的全身麻醉状态：①无意识、无知晓、无术后回忆：如 BIS < 50，或 AEP < 30；②抗伤害反应抑制适度：包括血压、心率的标准：BP 90 ~ 110/60 ~ 80mmHg、HR 55 ~ 80 次/min；心脏应激反应的标准：ST < 0.2mV；组织灌注的标准：Pleth（灌注指数），目前还未确定具体的数值标准，只能定性描述为指脉波波幅宽大、波幅高、尿量 > 2ml/（kg·h）或 > 100ml/h，血气分析无酸中毒；抗逃避反射抑制适度，即肌肉松弛良好。

二、药物代谢动力学概念

药物代谢动力学（pharmacokinetics）是定量研究药物及其代谢产物在体内吸收、分布、生物转化（或代谢）及排泄的科学，简称药代动力学。

1. 房室模型（compartment model）与效应室 房室模型是将体内药物转运和分布特性相似的部分抽象看成一房室。经过适当的数学处理，用药代学参数来反映药物分布及代谢特性的方法。认为机体有一个处于中心的房室（中央室），药物首先进入中央室，并在中央室和其他外周各室之间进行药物的分布和转运。中央室代表血流丰富的，药物能迅速混合的部分（如血浆或肺循环）；外周室则代表内脏或肌肉及脂肪组织。理论上，房室越多，越符合生理特征，但是过多的房室会增加数学运算的复杂性，而运用二室或三室模型均可以对静脉麻醉药达到满意的描述。从药理上讲，效应室同中央室，周边室一样，都是理论上的抽象空间组合，是用来指药物作用的靶部位，如受体，离子通道或酶等，是反映药物临床效果的部位。

2. 首过消除（first pass elimination）和生物利用度（bioavailability） 某些药物口服后，经肠壁或（和）肝内药物代谢酶的作用，进入体循环的药量减少，这一现象称为首过清除。严格地说，除动脉给药外，其他各种给药途径皆有首过清除。生物利用度的含义应包括吸收速率和吸收程度。但实际工作中生物利用度常常只用来说明药物吸收的程度或药物进入血液循环的量。

3. 表观分布容积（apparent volume of distribution，V_d）与峰效应时分布容积（V_d峰效应） 分布容积 = 所给药物的总量/该药的血药浓度（$V_d = X_0/C_0$），其单位是 L 或 L/kg。V_d 的大小取决于该药物的理化性质、在组织中的分配系数及与血浆蛋白或组织的结合率等因素。

4. 血浆清除率（clearance，CL）、消除/转运速率常数（K）与消除半衰期（half-lifetime，$t_{1/2}$） 药物的消除速率（rate of elimination，RE）是指单位时间内被机体消除的药量。血浆清除率（CL）是指单位时间内血浆中的药物被完全清除的血容量。血浆清除率 = 药物的消除速率/血药浓度（CL = RE/C），其单位是 ml/min，消除或转运速率常数（K），是药物在单位时间内消除或转运的百分率（K = CL/V_d）。消除半衰期（$t_{1/2}$）为机体消除一半药物所需要的时间，一级消除动力学中，$t_{1/2}$ = 0.693/K，可以看出，$t_{1/2}$ 的大小与 CL 成反比，而与 V_d 成正比。

5. ke0 与 $t_{1/2}$ke0 ke0 本指药物从效应室转运至体外的一级速率常数，而目前通常用来反映药物从效应室转运至中央室的速率常数。$t_{1/2}$ ke0 是血浆与效应室之间平衡发生一半的时间。药物的 ke0 越大，其 $t_{1/2}$ ke0 越小，说明该药物峰值效应出现快。

6. 持续输注即时半衰期（context sensitive half time，CSHT） Hughes 等提出了 CSHT 概念，将药代学参数与临床有机结合，预测稳态（保持血浆浓度恒定）输注某一药物不同时间后血浆浓度下降一半所需要的时间。Hughes 等原意是某种药物维持恒定的血浆浓度输注不同时间后中央室浓度（血浆浓度）降低 50% 所需要的时间，实际上这仅在靶控输注的情况下才有理论上的可能。后来部分作者（包括部分国外文献）等均意指静脉输注某种药物不同时间后药物血浆浓度下降 50% 所需要的时间，虽然长期输注的情况下（达到稳态）两者可能相同，但实际上两者有较大的差别，图 5 - 1 以芬太尼为例指出了两种概念的差异。

7. Cp50 与 Ce50 Cp50 是指防止 50% 患者对伤害刺激产生反应的血浆药物浓度。但这个概念没有考虑到血浆与效应室之间的延迟，在两者浓度达到平衡以前，Cp50 有很大的误差。Ce50 是指防止 50% 患者对伤害刺激产生反应的效应室药物浓度。当输注时间足够长时，血浆与效应室药物浓度可以达到平衡，此时 Cp50 = Ce50。Ce/p50 是静脉用药的概念，反映了药物作用的相对强度，相当于吸入麻醉药的 MAC。与 MAC 不同，当同时吸入几种吸入麻醉剂时，其 MAC 值呈相加性；而不同类静脉麻醉药由于具有不同的作用受体和机制，所以静脉麻醉药联合应用时，其麻醉强度不可能呈简单的相加。

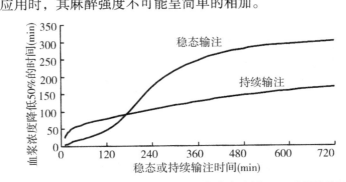

图 5-1　稳态输注和持续输注后血浆浓度降低 50% 时间的差异

8. 联合用药　是指同时或先后应用两种以上麻醉药物，以达到完善的术中和术后镇痛和满意的外科手术条件。联合用药时除了应了解每一种药物的药代和药效动力学外，还必须考虑到药物之间可能存在的相加，协同，敏感化和拮抗作用。相加作用（addictive action）是指两种药物合用时的代数和。合用药物作用于同一部位或受体，并对这个部位或受体作用的内在活性相等时，才能产生相加作用。例如同时吸入两种不同挥发性麻醉药时，最终所产生的麻醉强度（以 MAC 来衡量），为各药物吸入 MAC 值的代数和。协同作用（synergism）是指两种药物分别作用于不同的部位或受体，结果使合用时效用大于各药物单用效应的总和。例如在行异氟烷吸入麻醉时，如果再以硝普钠行控制性低血压，此时硝普钠的降压作用将得到显著加强，甚至出现严重的循环抑制。敏感化作用（sensitization）是指同时合用两种药物时，其中一种药物可以使受体或组织对另一种药物的敏感性增强。例如氟烷增加心肌对儿茶酚胺敏感性，在合用肾上腺素时，易导致心律失常。拮抗作用（antagonism）是指两种药物竞争性作用于同一受体，如纳洛酮可以与吗啡竞争性结合机体内的吗啡受体从而拮抗吗啡的药理作用，这也是临床上用纳洛酮来拮抗过量阿片类药物引起的呼吸抑制的机制。

三、药物效应动力学概念

药物效应动力学（pharmacodynamics）简称药效学，是研究药物对机体作用的规律，以阐明药物的效应、作用机制、治疗作用和不良反应等。

（一）药物的基本作用

1. 药物作用和药物的效应　药物作用（action）的确切含义是指药物与机体组织间的初始作用。药物的效应（effect）是指药物引起机体功能或形态上改变。例如肾上腺素激动心脏 β_1 受体，使心肌收缩力增加，心率增快，传导加速，心脏兴奋。肾上腺素与 β_1 受体相结合是药物的作用，引起心脏兴奋是药物的效应。

2. 药物的选择性　由于药物理化性质不同，不同组织器官细胞的生化特点不同，某些药物对一些组织器官有作用，对另外一些器官组织无明显的作用，这种性质称为药物的选择性（selectivity）。药物的选择性大多呈剂量依赖性，即在一定剂量范围内表现出选择性，剂量增加到一定程度，药物的选择性则不复存在。例如美托洛尔小剂量选择性地阻滞 β_1 受体，表现为心脏抑制作用；当大剂量时，不但阻滞 β_1 受体，同时也明显阻滞 β_2 受体，使气道阻力增加。

3. **不良反应** 用药的目的在于防治疾病，凡能达到防治效果的药物作用称为治疗作用。不符合用药目的的，给患者带来痛苦的反应称为不良反应（adverse reaction）。不良反应包括副反应、毒性反应、后遗效应、变态反应、类过敏反应及特异质反应等。

副反应（side reaction）是指在治疗剂量下出现与治疗无关的作用。这是由于药物的药理作用广泛所致。例如，肾上腺素不但可以兴奋心脏，扩张支气管平滑肌，还有升高血糖等作用。如用其扩张支气管平滑肌的作用，则兴奋心脏的作用为副反应。

后遗效应（residual effect）停药后，血药浓度虽已下降到阈浓度以下，但仍残留的生物效应。例如用苯巴比妥催眠，翌晨出现的头昏、困倦等效应。

毒性反应（toxic reaction）绝大多数的药物都有一定的毒性，不同药物的毒性可有很大不同。毒性反应是药物的药理作用的集中或延伸。由于剂量过大引起的即时发生的毒性反应称为急性毒性反应，例如局麻药剂量过大或误注血管，可引起惊厥、循环抑制等；长期用药，药物在体内蓄积逐渐发展起来的毒性反应称为慢性毒性反应，例如长期服用氯丙嗪，可导致肝功能损伤甚至肝小叶坏死。

变态反应（allergic reaction）个体对药物的反应在质的方面不同于正常人的反应，且有免疫机制参与者称药物变态反应。例如青霉素引起某些患者异常的过敏反应，甚至过敏性休克。

类过敏反应（anaphylactoid reaction）亦称过敏样反应，不需预先接触抗原，也无抗体参与，可能与药物促进组胺释放有关。例如某些局麻药、静脉麻醉药、麻醉性镇痛药或肌松药等可直接促进肥大细胞和嗜碱性细胞释放组胺；也可能由于药物（局麻药等）通过补体旁路途径激活 C_3，释放炎性介质；还有一些药物（右旋糖酐等）注射速度过快或与其他药物混合使蛋白质与循环中的某些免疫球蛋白（IgM 或 IgG）发生沉淀。类过敏反应的临床表现与变态反应相似。

特异质反应（idiosyncratic reaction）目前认为特异质反应指少数遗传缺陷的人，表现为特定生化（蛋白质、酶等）功能的缺陷，造成对药物反应的异常。例如遗传性血浆胆碱酯酶缺陷者，常规剂量的琥珀胆碱可引起长时间呼吸麻痹。特异质反应无免疫机制参与，故与药物的变态反应相区别。

（二）药物的量效关系

在一定的剂量范围，随着药物剂量的增减，药物的效应也相应增减，这种剂量和效应的关系称为量效关系。

量反应及质反应：以数值表示药理效应时，称为量反应；不以数值表示而以有或无、阴性或阳性等表示者称为质反应。半数有效量（50% effective dose，ED50）系指引起 50% 的实验动物阳性反应的药物剂量。半数致死量（50% lethal dose，LD50）指引起 50% 的实验动物死亡的剂量。治疗指数（therapeutic index，TI）是 LD50 与 ED50 的比值，即 TI = LD50/ED50，亦指半数有效量增加若干倍可使半数动物死亡，其意义在于指出该药的安全性。TI 越大，药物的安全性越大。以 LD50/ED50 表示的药物安全性仅适用于治疗效应与致死效应的量–效曲线相互平行的药物。对于治疗效应与致死效应的量–效曲线不平行或两条曲线平行，但收尾有重叠的药物，应以 ED_{95} ~ LD5 范围表示，即 ED_{95} 至 LD5 范围越大越安全。

（三）药物的构效关系

只有极少数药物是因其理化性质产生药理作用，大多数药物的药理作用取决于它们的化学结构，包括其基本骨架、立体构型、活性基团及其侧链性质等。化学构象的专一性就形成了药物的特异性和选择性。

受体（receptor）是指存在与细胞膜或细胞内，能够识别和结合周围环境中极微量的某种化学物质并引起一系列物理化学反应的大分子化合物。大多数药物与受体相作用，改变细胞相应成分的功能，进而触发药物所特有的一系列生理、生化效应。

配体（ligand）系指能与受体特异性结合的具有生物活性的物质。机体内有内源性配体，如神经递质、激素及自身生物活性物质等。受体与配体的结合具有专一性、特异性、选择性、饱和性及可逆性。配体与受体的亲和力决定结合的程度，亲和力大的配体与受体结合则多。配体与受体结合后激发继发反应的能力称为内在活性。能与受体特异性结合并产生效应的配体称为激动剂（agonist），它既与受体有亲和力，又具有较高的内在活性；对特异性的受体具有亲和力，但缺乏内在活性的配体称为拮抗剂（antagonist），它与受体结合后不能产生效应，同时妨碍激动剂与受体作用。

（孙　飞）

第二节　临床常用静脉麻醉药物

静脉麻醉药有几十种，但目前临床上用于静脉麻醉的仅几种，按化学性质分为巴比妥类和非巴比妥类，各种静脉麻醉药的各自的药理学特性见表5-1。硫喷妥钠、依托醚酯、咪达唑仑和丙泊酚起效时间快，由于硫喷妥钠排泄慢，反复用药患者苏醒时间长，所以一直不用于连续静脉滴注。

静脉麻醉药的药代动力学指标，可以指导药物的合理应用，提高疗效，减少不良反应，丙泊酚的清除率显著大于其他三种药物，因此，更适合连续静脉滴注（表5-2）。

静脉麻醉药对血流动力学均有一定的影响，在等效剂量时，硫喷妥钠和丙泊酚降低血压最为显著，前者以抑制心肌收缩为主，后者以外周血管扩张为主（表5-3）。

表5-1　常用静脉全麻药的性质和应用

项目	硫喷妥钠	依托咪酯	咪达唑仑	丙泊酚
起用（年份）	1934	1972	1976	1977
pH值	10～11	6.9	3.5	7.0
起效（min）	1	1	1/2～1	1
作用时间（min）	5～8	5	15～17	1
诱导剂量（mg/kg）	2.5～4.5	0.2～0.6	0.1～0.2	1～2.5
维持剂量 [μg/（kg·min）]	不用	不用	0.15	80～150
镇静剂量 [μg/（kg·min）]	不用	不用	0.5～1.0	10～50
术后恶心呕吐（%）	10～20	30～40	8～10	1～3

表5-2　常用静脉全麻药的药代动力学

项目	硫喷妥钠	依托醚酯	咪达唑仑	丙泊酚
$t_{1/2}\alpha$（min）	2.5~8.5	2.8	6~15	1.8~8.3
$t_{1/2}\alpha$（min）	5.6~17.6	68~75	102~156	35~45
V_d（L/kg）	1.4~3.3	2.2~4.5	1.1~1.7	2~10
CL［ml/（kg·min）］	3.4	18~25	6.4~11.1	20~30
敏感度 sensitive	>100	0	50	<40
半衰期（min）	0	0	2~3	1~2
$t_{1/2}$ke0（min）	72~86	76	97	96.8~98

注：0 无资料。

表5-3　常用静脉全麻药对血流动力学影响

参数	硫喷妥钠	依托醚酯	咪达唑仑	丙泊酚
HR	0~36	-5~10	-14~12	-10~10
MAP	-18~8	0~-17	-12~26	-10~-40
CI	0~24	-20~14	0~-25	0~-30
SV	-12~35	0~-20	0~-18	-10~-25
PVR	0	-18~6	0	0~-10
dp/dt	-14	0~-18	0~-12	-15~-40

注：- 下降；+ 增加；0 无变化。

一、硫喷妥钠

（一）作用机制

硫喷妥钠（thiopental sodium）是临床上较常用的巴比妥类静脉全麻药。其作用机制有以下几个方面：主要作用于 γ-氨基丁酸（GABA）受体，增加 GABA 与受体的亲和力，并延长氯离子通道开放时间。较高浓度的巴比妥类药物也可直接激活氯离子通道，产生镇静和催眠作用，抑制兴奋性神经递质的敏感性，提高大脑皮层的神经元的兴奋阈，故有抗惊厥作用。

（二）理化特性及作用特点

1. 理化特点　其钠盐可溶于水，2.5%~5% 水溶液 pH 为 10.6~10.8，水溶液不稳定，生理盐水稀释后一般不超过 72h，溶液混浊不透明者不宜使用，不可以乳酸林格液或其他酸性溶液稀释，因硫喷妥钠 pH 降低后可因游离酸产生而致沉淀。

2. 作用起效快，苏醒迅速　硫喷妥钠脂溶性高，静脉注射后极易透过血脑屏障，经过一次臂脑循环就可发挥作用。临床常用剂量静脉注射后，10~20s 使患者意识消失，30s 脑组织内既达峰浓度，随即进行重分布，约经过 5min 后脑组织药物浓度下降一半，30min 后，仅剩余 10%。因此，硫喷妥钠注射后 40s 左右麻醉即开始变浅，约 15~20min 后初步清醒。

3. 脑保护作用　硫喷妥钠可以使脑血管收缩，减少脑血流，降低颅内压；降低脑代谢，减少脑组织耗氧，脑代谢降低的程度超过脑血流的减少。因此，硫喷妥钠尤适用于颅脑外科手术的麻醉。

4. 麻醉效果不完善，清醒不完全　硫喷妥钠基本没有镇痛作用，小剂量反而使痛阈降低；无肌松作用；脂肪中药物浓度可比血浆中高 11 倍，在全麻苏醒期，脂肪组织中储存的硫喷妥钠可重新释放入血，并再次透过血脑屏障，使患者发生"再抑制"。

5. 循环和呼吸抑制　硫喷妥钠可选择性的抑制交感神经节的传导，产生中枢性的血压下降，还可以抑制离体心脏的心肌收缩；硫喷妥钠能抑制延髓和脑桥的呼吸中枢，对呼吸系统有剂量相关性的抑制作用。硫喷妥钠对呼吸的影响主要表现为潮气量减少，与阿片类麻醉药合用时，两者对呼吸系统的抑制作用会发生叠加。

硫喷妥钠浅麻醉时由于交感神经抑制而使副交感神经相对占优势，可以引起喉部和支气管平滑肌的应激性增高，诱发喉肌痉挛和支气管痉挛以及呼吸道分泌物增多，因此在应用硫喷妥钠之前抗胆碱药的用量一定要足够。

（三）临床应用

一般用于全身麻醉的诱导和日间短小手术的麻醉，如手法关节脱位复位、表浅手术活检和小儿刀口拆线等。常用浓度为 2.5% 的硫喷妥钠溶液，剂量为成人 2.5~4.5mg/kg，儿童 5~6mg/kg，缓慢推注。患者呼唤不应或睫毛反射消失时表示麻醉深度基本足够。成人男性用药量一般不超过 15ml，女性不超过 12ml，总量以 20ml 为限。当患者入睡，睫毛反射消失，眼球固定，钳夹皮疼痛反应不敏感时开始手术。注意密切观察患者生命体征。

而连续给药法仅用于下列情况：①局麻、蛛网膜下隙和硬膜外阻滞时的辅助麻醉，以保持患者安静和对抗内脏牵拉反应；②破伤风、高热和癫痫等引起的惊厥。使用时配制成 0.33% 硫喷妥钠溶液静脉滴注，但现在较少应用。

（四）禁忌证

婴幼儿；产妇分娩或剖宫产术；心功能不全者；休克和低血容量患者；呼吸道阻塞性疾病、呼吸道不通畅和有肺部疾患者，如：哮喘、喉水肿或外界压迫导致呼吸道狭窄阻塞等患者；严重肝、肾功能不全者；营养不良、贫血、电解质紊乱、氮质血症者；肾上腺皮质功能不全或长期使用肾上腺皮质激素者；紫质症先天性卟啉代谢紊乱者；高血压、动脉粥样硬化和严重糖尿病者；以及巴比妥类药物过敏史或疑似过敏者。

（五）不良反应

硫喷妥钠引起的不良反应有：局部刺激、动脉炎、循环抑制、呼吸抑制、过敏反应、毒性反应（严重毒性反应主要发生在潜在性紫质症患者）等。与吩噻类药合用可增强对循环抑制，与阿片类药合用增强呼吸抑制作用。

二、氯胺酮

（一）作用机制

氯胺酮（ketamine）对中枢神经系统有特异的抑制和兴奋双重选择作用，与多个结合位点相互作用，包括 N-甲基-D-天冬氨酸（NMDA）及非 NMDA 谷氨酸受体、烟碱和毒蕈胆碱、单胺和阿片受体等，并与 Na^+、Ca^{2+} 通道产生作用，从而表现出复杂的药理学特征。

（二）理化特性及作用特点

1. 氯胺酮进入循环后，很少与血浆蛋白结合，其脂溶性比硫喷妥钠大 5~6 倍，易于透过血－脑屏障。静注 2mg/kg 氯胺酮 15s 后即有意识模糊感，30s 意识消失，作用时间 10 ～ 15min。其主要通过肝脏转化，由肾脏排出。口服氯胺酮生物利用度为 16.5%，口服 300mg 可使意识消失。小儿直肠灌注 10mg/kg 加氟哌利多 0.012 5mg/kg，可达较好的麻醉效果。

2. 镇痛作用强 氯胺酮通过阻滞脊髓网状结构对痛觉的传入信号，产生很强的镇痛作用，是目前临床所用的静脉麻醉药中唯一可以产生镇痛作用的药物。

3，呼吸抑制作用轻微 单独使用氯胺酮静脉麻醉时，一般不会产生严重的呼吸抑制。氯胺酮麻醉时支气管平滑肌松弛，可以拮抗组胺、乙酰胆碱和 5－羟色胺的支气管收缩作用，可以有效缓解支气哮喘状态。临床上可用于支气管哮喘患者的麻醉。

4. 循环兴奋作用 氯胺酮对循环系统的作用包括两个方面：直接抑制心肌和通过兴奋交感神经中枢间接兴奋心血管系统。具体的临床表现则是两种作用的综合。在一般情况下，可使心率加快、血压升高、心脏指数、外周血管阻力增加，有利于循环功能的维持。但对于心脏代偿能力低下或交感神经活性减弱的患者，则表现为心血管系统抑制。

5. 氯胺酮无肌松作用、增加脑组织血流，使颅内压升高，并可使脑代谢增高；口腔和支气管分泌物增加、眼压、颅内压升高，对循环代偿功能差或交感神经兴奋性低下的患者可导致循环功能抑制。麻醉苏醒期精神副反应发生率高，不能单独用于成人全身麻醉。

（三）临床应用

1. 单纯氯胺酮麻醉

（1）肌肉注射法：主要用于小儿短小手术，或者作为其他麻醉方法的基础麻醉。常用剂量为 4～6mg/kg，对于年龄在 2 岁以内的婴幼儿剂量可增大至 10mg/kg。一般给药后 2～5min 起效，维持 30min 左右，可满足一般小手术的需要。术中还可根据情况追加首次剂量的 1/2～1/3。

（2）静脉注射法：首次剂量 1～2mg/kg，在 1min 内缓慢静脉注射。药物注射完毕就可手术。作用维持时间 10～15min，追加剂量为首剂的 1/2。该法适用于小儿或个别成人不需肌松的短小手术。

（3）静脉滴注法：先将氯胺酮配制成 0.1% 的溶液，麻醉时先以氯胺酮 1～2mg/kg 静脉注射作为麻醉诱导，然后持续滴入 0.1% 溶液维持麻醉。滴入速度掌握先快后慢的原则并据临床所需调整滴速。

2. 临床复合麻醉 常将氯胺酮伍用丙泊酚、咪达唑仑、度氟合剂等联合使用作麻醉诱导和维持。尤其对不合作的小儿，肌注氯胺酮 4～5mg/kg 可产生基础麻醉，用于 CT、磁共振、腔镜等检查和诊断性操作；为了配合建立静脉通道也常常采用此方法，如先天性心脏病、疝气、隐睾等。对心包填塞和缩窄性心包炎、联合瓣膜病变心功能较差者可选用氯胺酮作为麻醉诱导用药，以维持交感神经张力，保护缺氧性肺血管收缩以减少分流，提高氧合能力，但氯胺酮用于此类患者剂量为常人的 1/2 或 1/3，且复合其他镇静、镇痛、肌松等药物。

氯胺酮也可作为其他静脉麻醉或吸入全麻的辅助成分或椎管麻醉及神经阻滞不全的辅助用药，抑制过高的应激反应。此外，氯胺酮已成功用于治疗哮喘持续状态，其解痉、抗炎作用在治疗哮喘中发挥作用，但其使得气道松弛的作用机制尚未明确。

（四）禁忌证

严重的高血压、颅内压、眼压增高者，或是眼球开放损伤，手术需要眼球固定不动者；

甲状腺功能亢进、嗜铬细胞瘤患者；心功能代偿不全者，冠状动脉硬化性心脏病，心肌病或有心绞痛病史者；咽喉口腔手术，气管内插管或气管镜检查时严禁单独使用此药以及癫痫和精神分裂症患者。

（五）不良反应

呼吸道梗阻和喉痉挛、呼吸、循环抑制、精神神经症状、暂时失明等；眼内压、颅内压增高以及急性胃扩张、恶心呕吐等。

三、依托咪酯

依托醚酯（etomidate）又名甲苄咪唑，为强效、安全的非巴比妥类静脉催眠药物，1965年 Dodefroi 合成，1972 年 3 月 Doenicke 试用于临床，1979 年国内试制成功，并用于临床。

（一）作用机制

该药作用于类似中枢性 GABA 受体，镇痛效果不明显，催眠量时产生皮下抑制，出现新皮质样睡眠、脑干网状结构激活和反应处于抑制状态。

（二）理化特性和作用特点

1. 理化特点　依托咪酯仅右旋体具有镇静、催眠作用，该药为白色结晶粉末，但目前临床上使用的依托咪酯为其脂肪乳剂和水剂两种，其 pH 约 6.0～8.1。

2. 麻醉可控性好　依托咪酯是强效、安全、超短时效的非巴比妥类的静脉麻醉药，脂溶性强，静脉注射后很快通过血－脑屏障，约 1min 作用达到高峰。依托咪酯麻醉效能强，是硫喷妥钠的 12 倍。其清醒时间依赖于从脑组织重新分布，临床常用剂量单次注射维持时间 10min 左右。增加剂量可能使其作用持续时间相应延长。

3. 对生理干扰小　循环功能的稳定，血流动力学平稳是依托咪酯时最显著特点。单次剂量的依托咪酯静脉注射后动脉血压稍有下降，冠脉扩张。因此它适合冠心病等心脏储备功能差的患者，对不适合用硫喷妥钠麻醉的患者也可安全使用。依托咪酯单独注射时呼吸抑制作用也较硫喷妥钠为轻。此外，它不影响肝肾功能，也不引起组胺释放。

4. 无镇痛和肌松作用

5. 肾上腺皮质功能抑制　这是限制依托咪酯在临床上广泛应用的最主要的特点，依托咪酯麻醉下皮质醇和醛酮分泌明显减少，ACTH 分泌显著增加。无论短期或长期使用均会发生，因此，临床上一般不用它来做 ICU 患者的镇静。

6. 其他　依托咪酯能减少脑耗氧，降低脑血流，对缺氧性脑损害有一定保护作用。

（三）临床应用

1. 全麻诱导　剂量 0.1～0.4mg/kg，为避免局部刺激作用，可先给予芬太尼等镇痛药。入睡后再给予肌松药做气管插管。

2. 全麻维持　给药速度为 0.12～0.2mg/（kg·h），可以静脉滴注或泵注，同时给予麻醉性镇痛或肌松药，也可以吸入低浓度挥发性麻醉药。

3. 短小手术　如内镜检查、扁桃体摘除和人工流产以及心脏电复律等。成人剂量一般为 0.3mg/kg，可用芬太尼辅助，加强镇痛，但术后恶心、呕吐发生率较高。

4. 其他　有时也用作部位麻醉的辅助措施，但应用较少。

（四）禁忌证

对该药过敏和肾上腺皮质功能不全者；有免疫抑制、脓毒血症，器官移植后的患者；卟啉症（紫质症）的患者。

（五）不良反应

1. 术后恶心呕吐　发生率较高，可达30%～40%，是患者对依托咪酯麻醉不满意最重要的原因。与芬太尼合用时发生率还可进一步增加。

2. 注射部位疼痛　发生率为10%～80%，表现为注射局部疼痛，甚至发生静脉炎，疼痛的发生率与注射部位血管大小和药物溶剂有关，数日可以自行好转。选择较大静脉穿刺注药，注药前1～2min先静注芬太尼，或缓慢静脉注射少量利多卡因可以减轻疼痛。目前有新剂型采用脂肪乳剂为溶媒，该并发症的发生率已明显下降。

3. 抑制肾上腺皮质功能　依托咪酯抑制11-β羟化酶，临床需时较长的手术不宜选用依托咪酯麻醉，对于肾上腺皮质功能低下者使用依托咪酯麻醉时应给予适量的糖皮质激素。

4. 其他　过敏反应、溶血作用以及心律失常等，均较少见。

四、咪达唑仑

（一）作用机制

咪达唑仑（midazolam）是咪唑苯二氮䓬类衍生物，其作用部位在苯二氮䓬类（BZ）受体，为其特异性激动剂。它具有苯二氮䓬类药物所共有的作用，如镇静、催眠、抗焦虑、抗惊厥、肌松和顺行性遗忘以及作用可被特异性拮抗等。

（二）理化特性和作用特点

1. 理化特性　咪达唑仑是临床上一种新型的静脉麻醉药，临床上常用其盐酸盐或马来酸盐，其pH3.5供静注或肌注，局部刺激小，也可以加入5%葡萄糖、生理盐水或乳酸林格液中，与吗啡、东莨菪碱、阿托品无配伍禁忌。

2. 作用特点　与传统苯二氮䓬类相比，咪达唑仑静脉麻醉还具有以下独特的特点。

（1）刺激性小：咪达唑仑是唯一一个可溶于水的苯二氮䓬类药物。临床应用者为其碱性水溶液，可直接静脉注射，也可用生理盐水或5%葡萄糖稀释后静脉滴注。

（2）作用时间短：咪达唑仑静脉注射后消除半衰期只有地西泮的1/10左右，作用时效2～3h，较地西泮清醒快速。

（3）效能强：咪达唑仑与苯二氮䓬类受体的亲和力是地西泮的2～3倍，其麻醉效能大约是地西泮的2倍。

（4）循环呼吸抑制：临床麻醉剂量下，对心肌无抑制，仅表现为轻度外周血管阻力降低伴心率轻度增快，但大剂量也可引起血压明显下降。咪达唑仑对呼吸动力无影响，但对呼吸中枢有轻度抑制作用，表现为潮气量稍降低，呼吸频率代偿性增快，偶可见呼吸暂停。

（5）呼吸道梗阻及舌后坠：尤其对俯卧位、体胖颈短、打鼾者慎用，一般在静注3～5min内发生，15min后减轻；发生时使得患者头后仰，并托起下颌，仍无效可放置鼻咽通气道，此时仍不能维持良好的血氧饱和度则采用面罩供氧或静注氟马西尼0.2mg注射。

（三）临床应用

1. 麻醉诱导　咪达唑仑用于麻醉诱导，起效较硫喷妥钠慢，多数患者在120s内进入睡眠状态。诱导剂量为 0.05 ~ 0.4mg/kg，15 ~ 20s 内静注，速度不可太慢，否则药物难以在中枢神经系统达到有效浓度。老年患者、慢性肾衰及危重患者应减量。咪达唑仑和丙泊酚、麻醉性镇痛药以及肌松药联合用于全麻诱导，是目前临床上常用的方法，具有麻醉诱导平稳，术后苏醒快速等优点。

2. 麻醉维持　咪达唑仑可有效消除术中知晓，而且能加强麻醉性镇痛药和肌松药的作用，减少这些药物的用量，因此常用于全麻的辅助成分。间断给药时追加剂量为诱导量的 1/4 ~ 1/3。连续给药可采用静脉滴注或泵注。

3. 门诊手术的麻醉　通常与氯胺酮、芬太尼、瑞芬太尼等镇痛作用强的药物联合，主要用于脓肿切开、骨折复位、人工流产以及镜检查等短小手术，也可配合局麻或表面麻醉下进行。

4. 镇静　咪达唑仑常用于 ICU 患者的靶控镇静，尤其需要维持较长时间机械通气者。一般采用微量泵给药，负荷剂量为 0.03 ~ 0.1mg/kg。维持速度为 0.03 ~ 0.2mg/（kg·h）。还可用于部位麻醉的镇静，消除患者的紧张焦虑情绪。

（四）禁忌证

对咪达唑仑高度敏感者，对苯二氮䓬类药物交叉过敏者，闭角型青光眼患者和严重疼痛未能控制的患者。

（五）不良反应

咪达唑仑常见的不良反应有：注射部位刺激；血栓形成和血栓性静脉炎；呼吸抑制。但发生率均较低。值得注意的是，咪达唑仑可以通过胎盘屏障，注药后 5min 内脐静脉血的浓度达到高峰，用于剖宫产的患者应该谨慎。

五、丙泊酚

（一）作用机制

丙泊酚（propofol）是一种静脉麻醉药，口服给药无活性，可能是由于胃肠道破坏所致。其确切作用机制尚不十分清楚。有研究表明，丙泊酚麻醉、抗惊厥和神经保护等特性与其对电压依赖性钠离子通道有关。在监测其电生理和生物化学方面的研究表明，丙泊酚可能与其他麻醉剂相似，与 GABA 受体复合物发生相互作用而产生麻醉作用。

（二）理化特性和作用特点

1. 理化特性　丙泊酚是一种新型快速短效静脉全麻药，其化学名为双丙泊酚。临床所用制剂为 1% 的水溶性溶液，溶媒包括 10%（w/v）大豆油、1.2% 卵磷脂和 2.5% 甘油。目前已广泛应用于临床麻醉和 ICU 患者的镇静。其强度为硫喷妥钠的 1.8 倍，pKall。新型制剂中包括 EDTA，可降低乳剂内细菌生长，对该药的药代动力学无明显影响。

2. 作用特点

（1）麻醉可控性强：丙泊酚起效快，诱导迅速平稳，作用时间短，单次给药麻醉维持 5 ~ 10min。静脉注射后 98% 与血浆蛋白结合，麻醉深度与血浆药物浓度相关性好。麻醉苏醒有赖于患者的肝肾功能。丙泊酚麻醉最显著的特点是清醒完全，无硫喷妥钠等其他全麻药的"宿醉感"，不引起噩梦、幻觉等精神症状。

（2）麻醉效能强：与巴比妥类药物硫喷妥钠相比，丙泊酚的麻醉效能为其 1.8 倍，无镇痛效应。

（3）具有脏器保护功能：丙泊酚能够抑制氧自由基的产生或拮抗其氧化效应，对缺血－再灌注损伤有预防或治疗作用。而且能降低颅内压和脑代谢率，用于神经外科手术的麻醉具有显著的优点。

（4）有一定程度的循环功能抑制：丙泊酚麻醉时外周血管总阻力降低，动脉血压有所下降。

（5）呼吸抑制：丙泊酚麻醉一般对呼吸功能影响不大，仅表现为潮气量轻度降低。当剂量过大或注射速度过快，也可表现呼吸暂停，持续约 $30 \sim 60s$。

（6）局部刺激：清醒患者用丙泊酚麻醉诱导时，会有静脉疼痛。

（三）临床应用

1. 麻醉诱导　丙泊酚是目前临床上最优秀的静脉麻醉诱导药之一，适合各类手术和全麻诱导，尤其是需要术后快速清醒的患者。健康成年人丙泊酚的诱导剂量为 $1.5 \sim 2.5mg/kg$，对体质强壮者剂量可适当增加 1/3，也可与依托咪酯、咪达唑仑等联合应用，但应减量。老年或血浆蛋白浓度降低的患者，剂量应相应减少。小儿表现分布容积较大，清除率高，诱导用量可适当增加。

2. 麻醉维持　可以单次静脉注射也可连续泵注，连续给药时血浆药物浓度稳定，心血管稳定性。并且停止用药后，血药浓度迅速下降，患者苏醒迅速。成人连续静脉给药的剂量为 $4 \sim 12mg/$（$kg \cdot h$），TCI 时 $1 \sim 3\mu g/ml$，若伍用芬太尼，可减量。老年人、ASA Ⅲ～Ⅳ级和低血容量者剂量应当较成人减半。同时应用镇痛药和肌松药。

3. 区域麻醉的镇静　应用丙泊酚以达到镇静、抗焦虑、消除牵拉反射、消除患者不适和减少术后呕吐的目的。椎管内阻滞辅助用药时可首先给予 $0.2 \sim 0.7mg/kg$ 的负荷量，然后以 $3 \sim 6mg/$（$kg \cdot h$）静滴维持，在镇静的过程中，应当注意监测生命体征。

4. ICU 患者的镇静　是目前 ICU 靶控镇静或患者自控镇静的常用药物。

5. 门诊及日间手术和无痛内镜检查、无痛人流、介入治疗等。

（四）禁忌证

对丙泊酚过敏者；严重循环功能不全者；妊娠与哺乳期的妇女；3 岁以下的小儿；高血脂患者；有精神病史、癫痫病史和家族史者。

（五）不良反应

常见的不良反应有：注射部位疼痛、过敏反应、呼吸和循环功能抑制以及诱导时偶见患者精神兴奋、癫痫样抽动、肌痉挛。可用地西泮、咪达唑仑和毒扁豆碱等药物控制。

六、羟丁酸钠

（一）作用机制

γ-氨基丁酸是中枢神经系统中主要的抑制递质，但是其不能通过血－脑屏障，因此，不能从血浆进入脑组织。γ-羟基丁酸是 γ-氨基丁酸的中间代谢产物，其中枢抑制作用明显强于后者。γ-羟基丁酸静脉注射后可通过血脑屏障作用于中枢神经系统，γ-羟基丁酸转化为 γ-丁酸内脂而其催眠作用，静脉注射后起效缓慢。

（二）理化特性和作用特点

1. 理化特性　临床上所用的羟丁酸钠为 25% 的水溶液，稳定、无色透明，对静脉无刺激，可以直接静脉注射而无须稀释。

2. 作用特点

（1）毒性低：羟丁酸钠（sodium hydroxybu Ayrate）是体内 γ-氨基丁酸（GABA）的中间代谢产物，通过干扰突触部位电活动而发挥作用。它引起的麻醉状态类似生理性的睡眠过程。羟丁酸钠静脉注射后代谢最终产物为二氧化碳和水，对机体无毒副作用。即使黄疸患者也可安全使用。

（2）对循环呼吸系统抑制轻微：羟丁酸钠麻醉下，患者可以保留自主呼吸，不影响呼吸中枢对 $PaCO_2$ 的正常反应。麻醉过程中，呼吸频率可能稍有减慢，潮气量有轻度增加，因此，肺泡有效通气量基本不受影响。患者的循环功能轻度兴奋；心排出量、收缩压维持不变或稍有增高；心肌对缺氧的耐受性增高；末梢循环良好。可用于老年、小儿等体质衰弱的患者以及处于休克状态患者的麻醉。

（3）应用羟丁酸钠麻醉时，患者下颌松弛，咽喉敏感性降低，有利于气管插管和气管导管的保留，减少其他全麻药物的用量，增加麻醉安全性。

（4）安全范围广：羟丁酸钠的总量没有严格限制。

（5）起效较慢、镇痛作用弱：羟丁酸钠进入体内后代谢为 γ-丁酸内酯才能发挥麻醉作用，一般需要 2min，偶见有长达 10min 才起效者。而且，注射速度不能太快，应该在 1g/min 左右，否则有可能引起一过性呼吸抑制。羟丁酸钠镇痛作用很弱或基本没有。

（6）气道分泌物增多：羟丁酸钠能兴奋副交感神经，麻醉中呼吸道分泌物较多。

（三）临床应用

1. 氯胺酮羟丁酸钠静脉复合麻醉　广泛应用于小儿，先以氯胺酮 4~6mg/kg 肌肉注射或 1~2mg/kg 静脉注射作为麻醉诱导，然后静脉给予羟丁酸钠。剂量根据手术的大小和时间的长短可为 50~120mg/kg。麻醉中应注意保持呼吸道干燥、通畅。

2. 全麻诱导　羟丁酸钠引起生理样睡眠，患者感觉舒适，易于接受。下颌松弛和咽喉敏感性降低，更有利于保留呼吸情况下的气管插管操作。成人剂量为 50~80mg/kg，婴幼儿可以用至 100~120mg/kg，年老、体弱、脱水以及休克患者应酌情减量。诱导过程中循环平稳，对各类心脏手术的患者也可选用。

3. 麻醉维持　单次剂量的羟丁酸钠作用时间可以持续 60~90min，对长时间手术可 1~2h 追加一次，追加剂量为麻醉诱导的 1/2，总量无严格限制，但应尽量集中在手术前半段时间给予，以免术后苏醒延迟。

（四）禁忌证

各种呼吸道难于维持的尤其急诊患者、严重高血压、低血钾、严重心脏传导阻滞、心动过缓以及有癫痫、哮喘等特殊病史的患者，均不宜接受羟丁酸钠麻醉。

（五）不良反应

1. 上呼吸道梗阻　主要见于小儿和肥胖患者，由于舌根后坠，咽喉分泌物增多等因素引起。一般可采用使患者下颌托起、头后仰或偏向一侧、放入口咽通气道等方法来处理。

2. 全麻苏醒期躁动及锥体外系症状　羟丁酸钠对网状激活系统的抑制作用较弱，在全麻苏醒期由于疼痛和呼吸清理等刺激可使患者发生躁动，手、臂、肩和面部肌肉颤动，甚至阵挛，尤其在静脉注射速度过快或用药量过大时。术后锥体外系症状也与此有关，但发生率较低。复合使用苯二氮䓬类或巴比妥类药物对之有预防和治疗作用。

3. 术后苏醒延迟　羟丁酸钠与麻醉性镇痛药或其他全麻药有协同作用，合用时这些药物的用量应该减少。

4. 降低血钾　羟丁酸钠的代谢过程中会使血浆钾离子进入细胞内，因此能产生一过性血钾降低。

5. 其他　恶心、呕吐，甚至大小便失禁。

七、常用的阿片类药物及衍生物

（一）芬太尼（fentanyl）

1. 作用机制及特点　芬太尼是人工合成的阿片受体激动剂，属于苯基哌啶衍生物，是目前临床上最主要的强效镇痛药。芬太尼的镇痛效应是吗啡的 75 ~ 125 倍，与其高脂溶性有关；它首次静脉注射后很快分布到非效应组织，如脂肪和肌肉，使血药浓度很快降低，因而作用时间较短。芬太尼的肺脏首过效应明显，首次剂量的 75% 经肺首过摄取。芬太尼代谢后生成去甲芬太尼，无镇痛作用，与吗啡相比，大剂量（50 ~ 100μg/kg）的芬太尼不会引起组胺释放，故不会出现血管扩张而发生低血压。

2. 麻醉方法　临床上常将芬太尼作为全身麻醉的镇痛成分，与静脉全麻药、肌松药一起用于静脉全麻的诱导和维持。

（1）大剂量芬太尼麻醉：单纯大剂量芬太尼麻醉主要用于心脏、大血管手术，对循环抑制较小，有利于术后恢复。一般用芬太尼 20μg/kg 缓慢静脉注射行麻醉诱导，配合使用肌松药完成气管插管操作。术中间断静脉注射芬太尼维持麻醉，术中芬太尼总用量可达 50 ~ 100μg/kg。为加强镇静作用，也可在麻醉诱导和维持时给予适量地西泮等中枢性镇静药。

（2）芬太尼静脉复合麻醉：这是临床上最常用的静脉复合麻醉方式。芬太尼在复合麻醉中提供镇痛成分。一般诱导时用芬太尼 0.2 ~ 0.4mg，同时联合静脉全麻药和肌肉松弛药，充分给氧去氮后行气管插管。术中维持追加 0.1 ~ 0.2mg/h。

3. 不良反应

（1）循环系统：芬太尼兴奋延髓迷走神经核，使心率减慢，可以用阿托品纠正。大剂量芬太尼麻醉时血压下降，与迷走神经兴奋，心动过缓以及血管扩张而导致循环容量相对不足有关，此时应减慢输注速度，适当扩容。当手术刺激增强和麻醉减浅时，患者会出现高血压。

（2）肌肉僵硬：较常见。肌肉僵硬包括胸壁和腹壁肌肉，可引起肺动脉高压、中心静脉压和颅内压上升，严重者妨碍通气，需用肌松药才可以解除，纳洛酮可以拮抗肌肉僵硬，但镇痛作用也同时被拮抗。预防和减弱僵硬的方法是在给药前给予非去极化肌松药，减慢静注速度和给予巴比妥类或苯二氮䓬类药物。

（3）呼吸抑制：反复或大剂量的使用芬太尼的，可以在用药后 3 ~ 4h 出现延迟性呼吸抑制。其中的原因是储存在胃液中的芬太尼到了小肠的碱性环境中再次被摄取进入循环，出现二次血药浓度高峰；此外，在肺脏中蓄积的芬太尼释放也导致浓度升高。

（二）舒芬太尼（sufentanil）

1. 作用机制及特点　舒芬太尼于1974年合成，舒芬太尼是高选择性 μ 受体的激动剂，因此在阿片类药物中其镇痛效应最强，其强度为吗啡的 2 000～4 000 倍，为芬太尼的 10～15 倍。其脂溶性高，极易透过血 - 脑屏障，迅速在脑内达到有效血药浓度，起效时间短。舒芬太尼分布容积小，消除半衰期短，清除率高，作用持续时间及苏醒时间均短于芬太尼，反复应用后很少蓄积。主要通过肝脏代谢，它在肾小管有较高的重吸收率且极易进入肝微粒体酶，由于被肝脏大量摄取使得其清除率主要受肝血流量的影响。舒芬太尼对于循环系统的影响与芬太尼相似，对于呼吸系统的影响呈剂量依赖性，抑制应激反应效果较芬太尼更佳。舒芬太尼可以用于麻醉诱导和维持。

2. 临床应用　舒芬太尼作为平衡麻醉的组成部分，以大剂量用于心脏手术的麻醉具有一定的优势，其诱导剂量一般为 $1.3～1.8\mu g/kg$ 可使患者意识消失。在气管插管之前 1～3min 给予 $0.3～1.0\mu g/kg$ 可降低患者的插管反应。如同阿片类药物，诱导时易发生肌肉僵直。维持剂量为 $0.1～0.5\mu g/kg$ 间断静注或以 $0.3～1.0\mu g/$（kg·min）持续输注。舒芬太尼稳态血药浓度为 $0.15～0.2ng/ml$。在心脏手术时，单一舒芬太尼麻醉的血药浓度增加到 $6～60ng/ml$，因此，无论采用何种剂量，都应当与其他麻醉药物复合使用更为安全合理。

3. 不良反应　舒芬太尼具有一般阿片类药物相似的不良反应，主要有肌肉强直和紧张性痉挛，呼吸抑制，恶心呕吐，大剂量应用可以导致心动过缓和低血压。

（三）阿芬太尼（alfentanil）

1. 作用机制及特点　阿芬太尼是一种新型、超短效、强效的阿片类镇痛药，于1976年合成。它的镇痛效价和作用时间分别为芬太尼的 1/4 和 1/3，起效快，蓄积作用微弱，安全界限较大。静脉注射后，阿芬太尼主要和 α_1 - 酸性蛋白结合，几乎全部经过肝脏代谢，其代谢产物无阿片类作用。由于肝脏代谢阿芬太尼的酶活性存在很大个体差异，故阿芬太尼药代动力学个体差异大，应当个体化给药。阿芬太尼主要和中枢的 μ 受体结合发挥作用，但亲和力较弱，很快解离，作用时间短暂；阿芬太尼可以明显抑制脑干细胞网状核对于强刺激的反应，此作用可被纳洛酮迅速拮抗。阿芬太尼对于循环系统的影响轻微。与芬太尼相比，大剂量的阿芬太尼麻醉术后呼吸恢复迅速，无呼吸遗忘和再发性呼吸抑制，且不延长拔管和机械通气的时间。

2. 临床应用　阿芬太尼可用于麻醉诱导，当给予 $120\mu g/kg$ 时，可于 2～2.5min 内达到意识消失。当与苯二氮䓬类合用时，剂量相应减少。短小手术用量为 5～10$\mu g/kg$。对于较长时间手术者，可给予阿芬太尼静脉输注：在 10～50$\mu g/kg$ 静脉推注后每小时给予 25～100$\mu g/kg$ 持续输入，并同时给予镇静药。

阿芬太尼具有起效快、作用时间短、无蓄积、心血管稳定等优点，可以应用于各科手术的麻醉诱导和维持，也适用于门诊手术和各种短小手术的麻醉。

3. 不良反应　常见的不良反应有全身肌肉僵直，呼吸抑制，麻醉恢复期常有恶心呕吐。

（四）瑞芬太尼（remifentanil）

1. 作用机制及特点　瑞芬太尼是继阿芬太尼后新合成的又一种超短时效的阿片类镇痛药。瑞芬太尼的化学结构中含有酯键，可被血液和组织中的非特异性酯酶迅速水解为无药理活性的代谢产物，此代谢方式使它具有作用时间短、恢复迅速、无蓄积作用等优点。应用瑞芬太尼后脑血管收缩，颅内压明显降低，它是纯粹的 μ 型阿片受体激动剂，镇痛作用与芬太尼相似。对呼吸呈剂量依赖性的抑制，可被纳洛酮拮抗。瑞芬太尼使收缩压和心率呈剂量依赖性降低，麻黄碱可逆转此效应。

瑞芬太尼的药效学和药代学特性使其用于临床具有下列优点：①可以根据药效精确调整剂量，作用可以预测，麻醉平稳，并易于逆转；②副作用较其他阿片类药物减少；③不依赖肝肾功能；④重复或持续应用无蓄积。但是瑞芬太尼也有一些不足之处，作用时间较短，注射停止后镇痛作用很快消失；具有同其他阿片类相似的不良反应，常见的有呼吸抑制，恶心呕吐和肌肉僵直等。

2. 临床应用

（1）麻醉诱导及维持：瑞芬太尼用于麻醉诱导的剂量一般为 $1 \sim 2\mu g/kg$，维持量 $0.25 \sim 1\mu g/$（$kg \cdot min$）。应用瑞芬太尼可以应用丙泊酚和给维库溴铵后，先静注瑞芬太尼 $1\mu g/kg$，然后以 $0.6\mu g/$（$kg \cdot min$）静滴或靶控输注，5min 后可行气管内插管；术中可以静滴瑞芬太尼维持麻醉，当与丙泊酚或异氟烷合用时，静滴 $0.05 \sim 2\mu g/$（$kg \cdot min$），具体应根据术中刺激调节。当应激反应增强，可追加 $0.5\mu g/kg$，或者增加滴速 50%。

（2）门诊手术的镇痛：瑞芬太尼适合于门诊手术。在非气管插管麻醉下实施门诊手术的患者，瑞芬太尼也可以与丙泊酚或咪达唑仑合用。

此外，瑞芬太尼用于神经外科麻醉，可以降低颅内压，患者术后苏醒迅速。

3. 不良反应　应用瑞芬太尼最常见的不良反应是呼吸抑制、恶心呕吐和肌肉僵直。所有患者均可以出现轻度的高碳酸血症和低氧血症。恶心呕吐的发生率分别为 8% 和 5%。肌肉僵直的发生率和严重程度取决于给药剂量和速度。其他并发症较少见。由于瑞芬太尼的作用消失快，术后可持续给予亚麻醉剂量瑞芬太尼或即刻注射长效阿片类药进行术后镇痛。

（孙　飞）

第三节　静脉全身麻醉技术的分类

1. 单次输注　单次输注指一次注入较大剂量的静脉麻醉药，以迅速达到适宜的麻醉深度，多用于麻醉诱导和短小手术。此方法操作简单方便，但容易用药过量而产生循环、呼吸抑制等副作用。

2. 分次输注　先静脉注入较大量的静脉麻醉药，达到适宜的麻醉深度后，再根据患者的反应和手术的需要分次追加麻醉药，以维持一定的麻醉深度，具有起效快、作用迅速及给药方便等特点。静脉麻醉发展的 100 多年来，分次注入给药一直是静脉麻醉给药的主流技术，至今广泛应用于临床。但是易导致血药浓度波动，从而可影响患者的麻醉深浅的变化，并且可能因体内药物蓄积而导致不同程度的循环、呼吸功能抑制。

3. 连续输注　连续注入包括连续滴入或泵入，是指患者在麻醉诱导后，采用不同速度连续滴入或泵入静脉麻醉药的方法来维持麻醉深度。本方法避免了分次给药后血药浓度高峰和低谷的跌宕波动，不仅减少了麻醉药效的周期性的波动，也有利于减少麻醉药的用量。滴速或泵速的调整能满足不同的手术刺激需要。然而单纯的连续注入的直接缺点是达到稳态血药浓度的时间较长，因此在临床上可以将单次注入和连续注入结合起来使用，以尽快地达到所需要的血药浓度，并以连续输注来维持该浓度。

4. 靶控输注（target controlled infusion，TCI）　靶控输注是指在输注静脉麻醉药时，以药代动力学和药效动力学原理为基础，通过计算机技术调节目标或靶位（血浆或效应室）的药物浓度来控制或维持适当的麻醉深度，以满足临床麻醉的一种静脉给药方法。

TCI 可以为患者快速建立所需要的稳定血药浓度，而麻醉医生也可以因此估计药物对患者产生的效果，这一点尤其见于 $t_{1/2}$ ke0 较小的药物浓度。在临床麻醉中，TCI 技术也可以用于巴比妥类、阿片类、丙泊酚、咪达唑仑等药物的诱导和麻醉维持。复合双泵给予丙泊酚与短效镇痛药，可满意地进行全凭静脉麻醉。TCI 迅速实现稳定血药浓度的特点，将有利于进行药效学、药物相互作用的实验研究。将 TCI 系统输注阿芬太尼应用于术后镇痛，与 PCA 技术相比，该系统不但同样可以由患者反馈控制，而且提供更为稳定的血药浓度。这对于治疗指数较小的阿片类药物无疑提供了更为安全的使用途径。此外还有 TCI 系统也可用于患者自控的镇痛和镇静。总之，TCI 技术为麻醉医师应用静脉麻醉药的可控性增强且操作简单。

（宋少楠）

第四节　静脉全身麻醉的实施

一、静脉全麻前的准备和诱导

（一）静脉全麻前的准备

与其他全身麻醉相同，主要包括患者身体与心理的准备、麻醉前的评估、麻醉方法的选择、相应麻醉设备的准备和检查以及合理的麻醉前用药。而麻醉诱导前期，是麻醉全过程中极重要的环节。应于此期间要做好全面的准备工作，包括复习麻醉方案、手术方案及麻醉器械、监测设备等准备情况，应完成表 5-4 中的项目，对急症、小儿、老年人或门诊患者尤其重要。

表 5-4　麻醉前即刻应考虑的项目

病人方面	健康情况，精神状态，特殊病情，治疗史，病人主诉要求
麻醉方面	麻醉实施方案及预案，静脉输液途径，中心静脉压监测途径等
麻醉器械	氧源，麻醉机，监护、除颤仪，气管插管、喉罩用具，一般器械用具
药品	麻醉药品，辅助药品，肌松药，急救药品
手术方面	手术方案，手术部位与切口，手术需时，手术对麻醉特殊要求，手术体位，预手术方面防手术体位损伤的措施，术后止痛要求等
术中处理	预计可能的意外并发症，应急措施与处理方案，手术安危估计

（二）静脉全麻的诱导

1. 静脉麻醉诱导剂量的计算　静脉麻醉诱导剂量或称负荷剂量（loading dose）计算公式：

$$dose = C_T \times V_{peak\ effect}$$

其中 C_T 是效应部位的靶浓度，具体由麻醉医生根据临床经验在一定范围内选定。$V_{peak\ effect}$ 为峰效应时的分布容积，其计算公式为：

$$V_{peak\ effect}/V_1 = C_{p,\ initial}/C_{p,\ peak\ effect}$$

V_1 为中央室分布容积；$C_{p,initial}$ 为最初血浆药物浓度；$C_{p,peak\ effect}$ 为峰效应时血浆药物浓度。

计算静脉诱导剂量的公式中之所以选用 $V_{peak\ effect}$（峰效应时的分布容积）。是因为从三室模型出发，如果选用 V_1（中央室分布容积），在药物达到效应室之前已发生再分布和排除，以致计算出的药物剂量偏低。图 5-2 显示再次注射芬太尼，阿芬太尼，苏芬太尼后，达峰效应时血浆药物浓度与最初血浆药物浓度的关系。前者分别为后者的 17% 、37% 、20% 。

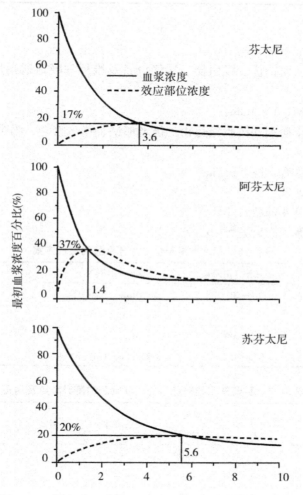

图 5-2　芬太尼、阿芬太尼和舒芬太尼注射后血浆浓度与效应部位浓度的关系

由于在临床浓度范围内，这一比率是恒定的，因此根据上述公式很容易计算出 $V_{peak\ effect}$（表 5-5）。

根据表 5-5 芬太尼的 $V_{peak\ effect}$ 是 75L，假如要达到 $4.0ng/ml \times 75L = 300\mu g$，而达峰效应时间为 3.6min。如果要达到 $5\mu g/ml$ 的丙泊酚效应浓度，计算出的丙泊酚剂量 = $5\mu g/ml \times 24L = 120mg$，达峰效应时间为 2min。

表 5 - 5　单次给药后药物的峰效应分布容积和达峰时间

药物	峰效应分布容积 $V_{peak\ effect}$ （L）	达峰效应时间（min）
丙泊酚	24	2.0
芬太尼	75	3.6
阿芬太尼	5.9	1.4
舒芬太尼	89	5.6
瑞芬太尼	17	1.6

2. 诱导的步骤

麻醉前：

（1）检查麻醉机、监护仪、吸引器、通气设备及维持呼吸道通畅用具、各类常规和急救药物；

（2）面罩给 100% O_2 1～3min，

（3）给予镇静、止痛剂和抗胆碱药物：鲁米那钠、咪达唑仑、吗啡、地西泮、阿托品、东莨菪碱等；

诱导药物　硫喷妥钠　3～5mg/kg，iv

丙泊酚　1.5～2.5/kg，iv

依托咪酯　0.2～0.4mg/kg，iv

芬太尼、肌松药等（详见表5－6，7，8）

表 5 - 6　阿片类用于全身静脉麻醉的使用方案

药物	负荷剂量（μg/kg）	维持输注速率	单次剂量
芬太尼	4～20	2～10μg/（kg·h）	25～100μg
舒芬太尼	0.25～2	0.25～1.5μg/（kg·h）	2.5～10μg
阿芬太尼	25～100	1～3μg/（kg·h）	5～10μg/kg
瑞芬太尼	0.5～1.0	0.25～2μg（kg·h）	0.25～1.0μg/kg

表 5 - 7　目前常用的静脉镇静－催眠药的诱导特点及用量

药名	诱导剂量（mg/kg）	起效时间（s）	作用时间（min）	兴奋作用	注射痛	心率	血压
硫喷妥钠	3～6	<30	5～10	+	0～+	↑	↓
米索比妥	1～3	<30	5～10	++	+	↑↑	↓
丙泊酚	1.5～2.5	15～45	5～10	+	+	0～↓	↓
咪哒唑仑	0.2～0.4	30～90	10～30	0	0	0	0/↓
地西泮	0.3～0.6	45～90	15～30	0	+/+++	0	0/↓
劳拉西泮	0.03～0.06	60～120	60～120	0	++	0	0/↓
依托咪酯	0.2～0.3	15～45	3～12	+++	+++	00	0
氯胺酮	1～2	45～60	10～20	+	0	↑↑	↑↑

注：0＝无；＋＝轻度；＋＋＝中度；＋＋＋＝重度。

↑：增加；↓：降低。

表 5 −8　肌松药用量

药物	剂量	起效时间	持续时间
琥珀胆碱	1.0mg/kg	30 ~ 60s	4 ~ 6min
维库溴铵	0.1mg/kg	2 ~ 3min	24 ~ 30min
	0.2mg/kg（迅速起效）	< 2min	45 ~ 90min
泮库溴铵	0.1mg/kg	3 ~ 4min	40 ~ 65min
米库氯铵	0.1 ~ 0.2mg/kg	1 ~ 2min	6 ~ 10min
阿曲库铵	0.2mg/kg	2min	40 ~ 80min
筒箭毒碱	0.5mg/kg	3 ~ 5min	30min
哌库溴铵	0.07 ~ 0.09mg/kg	2 ~ 3min	45 ~ 120min
罗库溴铵	0.6 ~ 1.2mg/kg	45 ~ 90s	30 ~ 120min

3. 静脉麻醉联合诱导　联合诱导是指采用两种或多种不同麻醉药物联合应用于诱导期，以达到速效、强效、副作用小、对患者生理干扰小等优点。如咪唑达仑 0.02mg/kg 与丙泊酚联合诱导，此量仅相当于咪唑达仑产生意识消失时 ED50 的 1/10，二者具有协同作用。而用阿芬太尼 0.02mg/kg 与丙泊酚联合诱导，虽也减少丙泊酚的用量，但两药呈相加作用，如将咪唑达仑 0.02mg/kg、阿芬太尼 0.02mg/kg 与丙泊酚联合诱导，可将丙泊酚诱导意识消失的用量平均减少 86%。

4. 诱导期非麻醉性药物应用　为了减少麻醉诱导时麻醉诱导药物对机体各器官的影响以及气管插管、喉罩插入等操作刺激，常常采用一些预防和维持机体生理稳定的一些药物，尤其对患有心肌缺血、高血压、脑血管意外或梗塞病史者、房室传导阻滞等患者尤为重要。常采用的药物有 β − 受体抑制药物，如短效、速效的艾司洛尔，对心率较快者在诱导前 1 ~ 5min 内，静注艾司洛尔 30 ~ 80mg，可显著减慢心率、缓解插管刺激诱发的血压增高。还有较为经典的可乐定，也可达到同样的效果，而且经循证医学得知其可以减少诱导期的心律失常、高血压等，对麻醉诱导可更加平稳。再有在患者鼻咽部、口腔内、会厌处喷洒少许 1% 利多卡因或采用利多卡因凝胶涂抹管道等均可减少操作的刺激，减少并发症，以保证麻醉诱导的平顺。

5. 诱导期的注意事项　静脉麻醉的过程中由于麻醉药物、患者的生理病理状况以及麻醉操作等因素的影响，患者易出现各种并发症，如低血压、心律失常、呼吸道梗阻。呕吐物反流误吸、气管内插管困难、高血压、甚至心脏骤停等。静脉麻醉的诱导过程时间短、病情变化快、并发症多，如处理不当易引起严重后果。因此，必须谨慎行事，尽力预防可能发生的各种并发症。应注意以下事项：

（1）做好麻醉前的访视和评估：这是预防并发症的前提和基础，必须做好麻醉前患者耐受能力的评估。

（2）做好麻醉前的准备工作（见表 5 −4）。

（3）静脉麻醉诱导过程中按操作程序进行。

（4）静脉麻醉诱导用药应强调个体化用药，按需给药：药量应以达到诱导需要为标准，根据患者的耐受能力调整全麻用药的种类、药量和给药速度。对循环影响大的药物，应分次给药，注药过程中观察患者的反应。

（5）保持呼吸道通畅，维持有效通气：全麻诱导期易出现呼吸道梗阻和呼吸抑制，应采用托下颌、口咽或鼻咽通气管、喉罩或气管内插管等方法保持呼吸道通畅，并用辅助或控制呼吸维持有效通气。

预防和及时处理诱导期的并发症。诱导期低血压是常见的并发症，应用快速输液扩容，必要时给予血管活性药能有效预防和治疗低血压。气管插管时易引起心血管反应如血压升高、心率增快等，诱导时给予芬太尼 2~4μg/kg，或插管前给予短效降压药如硝酸甘油、乌拉地尔，或喉气管内表面麻醉等均能预防和减轻此时的心血管反应。

静脉麻醉诱导适合多数常规麻醉情况（包括吸入性全身麻醉），特别适合需要快速诱导的患者。可以利用单次静脉注射麻醉药物来实现，也可利用 TCI 技术来完成静脉麻醉的诱导。

二、静脉全麻的维持和恢复

（一）静脉全麻的维持

1. 静脉麻醉维持期间给药速率的计算　理论上静脉麻醉维持给药速率应等于药物从体内的总清除率（CLs）乘以血浆浓度。为了维持一个稳定的靶浓度（C_T），给药速率应与药物从体内排除的速率相等：

静脉麻醉维持的给药速率 = $C_T \times CLs$

此计算公式概念浅显易懂，但它不适用于多室模型的静脉麻醉药长时间持续输注时的药代动力学特征。药物的吸收和消除在以血液为代表的中央室，而药物的分布在一个或多个假定的周边室，消除和分布是同时进行的，且随着给药时间的延长，药物从中央室分布到周边室的量逐渐减少，其给药量也应随之减少，即以指数衰减形式输注给药：

维持给药速率 = $C_T \times V_1 \times (K_{10} + K_{12} e^{-K_{21} t} + K_{13} e^{-K_{13} t})$

临床医师显然不会用此公式去计算给药速度，但有依据公式提供的计算好的给药模式，例如维持 1.5ng/ml 芬太尼血药浓度，给药速率可按下列步骤：最初 15min 速率为 4.5μg/（kg·h）；15~30min 速率为 3.6μg/（kg·h）；30~60min 速率为 2.7μg/（kg·h）；60~120min 速率为 2.1μg/（kg·h）。尽管此模型也可提供较精确的血药浓度，但显然不如 TCI 系统计算机控制给药速率来得更为方便。

2. 静脉全麻的维持及注意事项　连续输注（包括连续静滴或泵入）是临床上应用最广泛的方法。是临床上应用最广泛的方法。靶控输注（TCI）可以快速建立所需的稳定的血药浓度，而麻醉医生也可据此估计药物对患者产生的效果，尤见于 $t_{1/2}$ keO 较小的药物；而且可控性好，操作简单，逐渐应用于临床。

全麻维持方法的选择取决于麻醉医生所具有的设备条件和手术时间长短。全麻维持是在确保患者安全的前提下维持满足手术需要的麻醉水平，同时密切观察病情变化和及时处理术中各种情况。应注意以下事项：

（1）确保麻醉过程平稳：应根据具体情况（手术的大小、刺激的程度及患者的反应等）选择合适的靶浓度，使全麻深度在确保患者安全的前提下维持在满足手术需要的水平。预先的主动调节靶浓度以适应即将出现的强刺激比等到出现伤害性刺激后才去被动调节其效果要好得多。

（2）做好呼吸管理：全麻过程中应保持呼吸道通畅，按照脉搏氧饱和度、呼气末二氧化碳或血气分析结果调节通气参数。通气参数调节还应考虑患者的病情，如颅内手术患者，动脉血二氧化碳分压（$PaCO_2$）应在正常低限或略低于正常值，有利于降低或控制颅内压力；冠心病患者的 $PaCO_2$ 应在正常高限或略高于正常值，以避免呼吸性碱血症可能导致的冠状动脉收缩或痉挛而加重心肌缺血。

（3）密切观察病情变化，并及时处理术中出现的各种情况全麻维持中，患者的情况由于麻醉、手术操作、输液输血等因素的影响，易发生变化，如出现高血压、低血压、失血性休克、心律失常、过敏性休克、呼吸道梗阻、呼吸抑制等，应及时发现和处理，尽可能地保持内环境的稳定和器官功能正常。

（4）麻醉药的合理应用：TIVA 的维持强调联合用药。完善的麻醉在确保患者生命体征稳定的前提下，至少应做到意识消失、镇痛完全、肌肉松弛以及自主神经反射的抑制。为了实现这四个目标，单一药物是不可能的，这就需要麻醉药的联合。联合用药不仅可以最大限度地体现各类药的药理作用，而且还可以减少各药物的用量和副作用。完善的静脉全麻主要涉及三大类药物：静脉麻醉药、麻醉性镇痛药（见表 5－6）、肌松药。麻醉药的用量在诱导和维持的开始要大，维持中间适中，结束前适当减量，即在保证麻醉深度平稳的同时兼顾麻醉苏醒。

（二）静脉全麻的恢复

全麻后患者及早地苏醒有利于患者器官功能自主调节能力的恢复，有利于病情的观察（特别是神经外科患者）和术后护理。全麻苏醒一般为 30～60min，超过 3h 则为苏醒延迟。全麻苏醒期间易于发生心律失常、高血压、低血压、心肌缺血。呼吸功能不全、烦躁、疼痛等并发症。苏醒期应注意以下问题：

1. 加强呼吸管理　判断自主呼吸功能是否恢复到能满足肺的有效通气和换气的指标，是指安静状态下脱氧 15min 以上，患者的脉搏氧饱和度大于 95%（老年或特殊病人达到麻醉前水平）。气管插管患者应在自主呼吸恢复满意时拔管，过早易出现呼吸抑制和呼吸道梗阻，过晚患者难以耐受，易发生意外。

2. 及早处理各种并发症　患者恢复期烦躁应首先排除缺氧、CO_2 蓄积、伤口疼痛及肌松药残余。根据具体情况，合理应用镇痛药、镇静药、非去极化肌松药拮抗剂等，对中老年男性要考虑前列腺肥大者尿管刺激、长时间体位性不适等因素引起的烦躁。

3. 麻醉催醒药的应用　一般尽量不用麻醉催醒药，如果需要使用，应从小剂量开始。

4. 患者恢复期间，有条件的地方应将患者放入麻醉后恢复室，进行严格监护和治疗，待患者麻醉恢复完全后离室。

三、静脉全麻深度的监测技术

在现代麻醉方法下，麻醉深度的定义非常复杂，难以统一，但临床麻醉中有已达成共识的临床麻醉目标（goals），即无意识、无痛、无体动和自主反射等。

（一）基本概念

1. 记忆（memory）　记忆是把过去体验过的或学习过的事物铭记脑内保持认识，以便能够回忆、推理和反映再现。又分为清楚记忆和模糊记忆。

（1）清楚记忆（implicit memory）或称有意识记忆（conscious memory）：是指经回忆和

识别试验评定的有意识的对以往经历的清楚回忆。

（2）无意识记忆（unconscious memory）：是指经测试由以往经历产生的行为或表现的改变。无须任何有意识地对以往经历的回忆，但要用催眠术才能回忆。

2. 知晓（awareness）　知晓的生理学和心理学基础是大脑的记忆（贮存）和回忆（提取）的全过程。相当于回忆或清楚记忆，亦有人认为其包括清楚记忆和模糊记忆。

3. 回忆（recall）　是对麻醉中发生的事情保持记忆，相当于清楚记忆。

4. 觉醒状态（wakefullness）或称听觉输入的反应　是对术中和术后患者对言语指令的反应，但对刺激没有记忆。有时看来麻醉很充分，可能患者不能明确地回忆某一件事或一项刺激，但听觉输入可能在脑中记录下来，不过输入的听觉和语言必须是对患者有意义的才能记录下来，且可能要用催眠术才能回忆，相当于模糊记忆。

（二）临床症状和体征

患者的临床症状和体征的变化是判断麻醉深度最常用的有效方法，但是不精确。

1. 意识状态　在全麻中，意识状态分为清醒和麻醉（睡眠）状态。在全麻状态下应达到对手术或其他刺激无体动反应，无流泪、出汗等表现。

2. 循环系统　血压和心率是反应全麻深度常用的指标，血压和心率稳定常表示麻醉深度适中。但血压和心率易受血容量的影响，脑干和心脏的手术也使血压和心率波动较大。在排除影响因素后，根据血压和心率的变化可以对麻醉深度做出较准确的判断。

3. 呼吸反应　在保留自主呼吸的全麻患者中，呼吸频率、节律和潮气量的变化也能反应麻醉深度。但易受麻醉药、呼吸道梗阻、缺 O_2 和 CO_2 蓄积的影响。

4. 其他　瞳孔的大小、出汗、体动、尿量等也能反应麻醉的深度，但易受麻醉药及其他药物的影响。

（三）静脉全麻麻醉深度监测技术

理想的麻醉深度监测技术应具有以下几点：①能灵敏而特异性的反应记忆存在或缺失、意识存在或缺失；②无创，性能稳定；③监测实时数据；④使用方便；⑤受外界环境影响小。

在临床麻醉和实验研究中发现了一些新的监测技术，包括双频谱指数、熵、听觉诱发电位指数、Narcortrend 和脑成像技术（包括 PET 和功能磁共振成像）。

1. 双频谱指数（bispectral index，BIS）监测　BIS 是近年发展起来的利用功率谱分析和双频分析对脑电图进行分析处理的技术。1996 年美国 FDA 批准将其应用于临床麻醉深度监测。BIS 是一个复合指数，范围从 0～100。BIS 可以较好地反映患者的镇静和意识状态。但是不同的药物或者不同的药物配伍均会对利用 BIS 值判断镇静程度和意识状态带来影响。一般来讲，BIS 值在 90～100 时，患者清醒，60～90 则处于不同程度的镇静和意识抑制状态，40～60 处于意识消失的麻醉状态，40 以下则为抑制过深。

2. 脑电熵（entropy of the EEG）的监测　Datex – Ohmeda 熵模块（M – Entropy）是很有前途的监测麻醉深度的新工具，在欧洲已有应用。该模块可以计算近似熵（estimateof the entropy of the EEG，EE）。已经证实 EE 至少可以和 BIS 一样有效地预测麻醉意识成分的变化。还需要进一步的研究来了解 EE 能否像 BIS 一样有效地用于指导麻醉给药以及 EE 所提供的评价麻醉深度的信息和成分。

3. 听觉诱发电位（auditory evoked potential，AEP）的监测　中潜伏期听觉诱发电位（MLAEP）在清醒状态下个体间及个体本身差异较小，且与大多数麻醉药作用剂量相关的变化。因此，中潜伏期听觉诱发电位较 AEP 中其他成分更适于判断麻醉深度的。Mantzaridis 等提出听觉诱发电位指数（AEP index）的概念，它使 AEP 波形的形态得以数量化一般 AEP index 在 60～100 为清醒状 40～60 为睡眠状态，30～40 为浅麻醉状态，30 以下为临床麻醉状态。许多学者已将 AEP index 应用于临床知道麻醉用药。

4. 脑电 Narcotrend 分级监测　Narcotrend 是由德国 Hannover 大学医学院的一个研究组发展的脑电监测系统。Narcotrend 能将麻醉下的脑电图进行自动分析并分级，从而显示麻醉深度。最新的 Narcotrend 软件（4.0 版本）已经将 Narcotrend 脑电自动分级系统转化为类似 BIS 的一个无量纲的值，称为 Narcotrend 指数，范围为 0～100，临床应用更加方便。Schmidt 等的研究表明 Narcotrend 分级和 BIS 可作为丙泊酚、瑞芬太尼麻醉期间评价麻醉状态的可靠指标，但 Narcotrend 分级和 BIS 不能反映麻醉深度中的镇痛成分。

5. 研究全身麻醉效应成分的新手段——正电子发射断层扫描（PET）、功能磁共振成像（fMRI）　PET 和 fMRI 能将脑功能成像，为全身麻醉药物效应的研究提供了新的手段。与脑电图相比，它们可以提供药物效应的解剖定位和通路信息。近年来，PET 和 fMRI 的研究已经确定了在全麻效应（意识、遗忘、无体动等）中起重要作用的关键脑结构。现代 PET 配体技术还为我们提供了一个了解麻醉药调制脑内不同受体功能的途径。可以预见脑功能成像技术将在全身麻醉机理及麻醉深度监测的研究中发挥重要作用。

四、静脉全身麻醉优缺点

静脉全身麻醉是临床常用的麻醉方法，与吸入麻醉相比，静脉麻醉药物种类繁多，可根据不同病情特点选择使用。静脉麻醉具有以下特点。

（一）静脉麻醉的优点

（1）静脉全身麻醉起效迅速，麻醉效能强：多数静脉全麻药经过一次臂脑循环时间即可发挥麻醉效应。采用不同静脉麻醉药物的相互配伍，有利于获得良好的麻醉效果。静脉麻醉的麻醉深度与给药的剂量有很好的相关性，给予适当剂量的麻醉药物可以很快达到气管插管和外科操作所要求的麻醉深度。

（2）患者依从性好：静脉全麻不刺激呼吸道，虽然部分静脉麻醉药静脉注射时会引起一定程度的不适感，但大多持续时间短暂且程度轻微。

（3）麻醉实施相对简单，对药物输注设备的要求不高。

（4）药物种类齐全，可以根据不同的病情和患者的身体状况选择合适的药物搭配。

（5）无手术室污染和燃烧爆炸的潜在危险，有利于保证工作人员和患者的生命安全。

（6）麻醉效应可以逆转：现代新型静脉全麻药的突出特点是有特异性拮抗剂。如氟马西尼可以特异性拮抗苯二氮䓬类的全部效应，纳洛酮可以拮抗阿片类药物的全部效应，非去极化肌松药可用新斯的明拮抗。

（二）静脉麻醉的缺点

（1）静脉全麻最大的缺点是可控性较差。静脉输注后其麻醉效应的消除严重依赖患者的肝肾功能状态及内环境稳定，如果由于药物相对或绝对过量，则术后苏醒延迟等麻醉并发症难以避免。

（2）静脉全麻主要采用复合给药方法，单种药物无法达到理想的麻醉状态，一般要复合使用镇痛药和肌松药。药物之间的相互作用有可能引起药动学和药效学发生变化，导致对其麻醉效应预测难度增大，或出现意外效应。

（3）静脉全麻过程中，随着用药速度及剂量的增加以及复合用药，对循环和呼吸系统均有一定程度的抑制作用，临床应用应高度重视。

（4）需要有专门的静脉通道，一些静脉麻醉药对血管及皮下组织有刺激性而引起注射时疼痛。

（刘霄尧）

参考文献

［1］刘铁军，蒲国华，程爱斌，等．目标导向液体治疗在老年膀胱癌根治术的临床研究．安徽医科大学学报，2016，51（4）：569－573．

［2］高晓增，闫晓燕，刘铁军，等．七氟醚复合麻醉与异丙酚复合麻醉下妇科腹腔镜手术患者脑氧饱和度的比较．中华麻醉学杂志，2016，36（1）：71－74．

［3］刘铁军，董晓柳，张树波．急性高容量血液稀释对老年肺癌根治术患者术后认知功能和血浆S100β的影响．医学研究生学报，2015，28（6）：608－612．

［4］李宝永，武建华，刘铁军．FloTrac/Vigileo监测CO2气腹压对腹腔镜手术患者血流动力学的影响．中国老年学杂志，2015（6）：1569－1571

［5］刘会臣，刘铁军．反式曲马多对映体的药代动力学立体选择性．药学学报，2000，35（1）：40－43．

［6］黄宇光．北京协和医院麻醉科诊疗常规．北京：人民卫生出版社，2012．

［7］盛卓人，王俊科，等．实用临床麻醉学．第四版．北京：科学出版社，2010．

［8］郭曲练．普外科及泌尿外科手术麻醉．北京：人民卫生出版社，2011．

第二篇

临床麻醉要点

第六章　颅脑手术的麻醉

近年来，神经外科学飞速发展，越来越多的神经系统疾病可以通过手术进行治疗，也对麻醉提出了更高的要求。神经外科患者常伴有不同程度的颅内高压和脑血流改变，甚至出现意识障碍。因此，神经外科手术的麻醉选择和麻醉管理具有一定的复杂性和特殊性。

第一节　麻醉与颅脑生理

一、脑血流

脑组织的供血来自颈内动脉（67%）和椎动脉（33%）。双侧椎动脉和颈内动脉在脑底部互相吻合形成动脉环，称 Willis 环。脑静脉多不与动脉伴行，细小的静脉由脑实质分出后，汇合成较大静脉。脑静脉血进入静脉窦离开颅腔后，经颈内静脉到上腔静脉。脑深、浅静脉间有广泛的吻合支且无静脉瓣。

1. 正常脑血流量（cerebral blood flow，CBF）　在静息状态时，成人的脑血流量占心排血量的 15% ~ 20%，约 750ml/min，即平均为 54ml/（100g·min），但其部位差异很大，脑灰质与脑白质血流量分别为 80ml/（100g·min）和 20ml/（100g·min）。脑血流量受很多因素影响，但其中两个因素最为重要，即脑阻力血管的口径及脑动脉灌注压（即脑输入与输出血管血压的压差，也就是颅内平均动脉压与平均静脉压之差）。由于颈静脉压（jugular-venous pressure，JVP）与颅内压（intracranialpressure，ICP）十分接近，故脑灌注压（CPP）可用下列公式表示：

$$CPP = MAP - JVP = MAP - ICP$$

脑血管床的口径大小无法测量，但它的大小与脑血管阻力（CVR）成反比，故 CBF = （MAP - ICP）/CVR = CPP/CVR。

脑血流量取决于脑灌注压（cerebral perfusion pressure，CPP）和脑血管阻力（cerebral vascular resistance，CVR）；而 CPP 为平均动脉压与颅内压之差，即 CBF = CPP/CVR = （MAP - ICP）/CVR。

2. 影响脑血流量的因素　病理情况下，脑血流量的自身调节能力受到干扰。如脑组织因外伤、肿瘤、脑血管梗阻及其周围区域内组织缺氧、酸性代谢产物积聚，使局部小动脉扩张，引起病变组织附近超常供血，即超过需要的灌注量，称"灌注过多综合征"（luxury perfusion syndrome）。当局部缺血性脑疾病患者吸入 CO_2 时，可增加正常区的局部脑血流（reginal cerebral blood flow，rCBF），而缺血区的血管源已极大地扩张，不能进一步产生扩张反应，导致缺血区血液分流到正常组织，剥夺了缺血区及其周围组织的适当供血，即出现"颅内窃血"现象（cerebral steal）。相反，在低 CO_2 血症时，正常组织血管收缩，而缺血区仍能最大地扩张血管，可使血液驱向缺血区，称为"反窃血"现象（Robin Hood syndrome）。

影响脑血流的因素很多（见表6－1），主要有下面几个方面。

表6－1　影响脑血流的因素

脑血流增加（血管扩张）	脑血流减少（血管收缩）
高二氧化碳	低二氧化碳
低氧	高氧
酸性物质	碱性物质
高温	低温
肾上腺素	去甲肾上腺素
乙酰胆碱	短效巴比妥类
组胺	低钾
高钾	低钙
高钙	
所有麻醉性镇痛药及麻醉药	
黄嘌呤类药加咖啡因等	
长效巴比妥类（苯巴比妥）	
低葡萄糖血症	

（1）血压：当健康人的 MAP 在 50～150mmHg 时，CBF 靠小动脉收缩或扩张维持在一个恒定的水平，即脑血管自动调节机制。但当 MAP 超出一定界限时，CBF 直接受血压的影响。慢性高血压患者的自动调节曲线右移，而以抗高血压药治疗后可使其恢复正常。脑缺血、缺氧、CO_2 蓄积和脑肿瘤、创伤、水肿及一些麻醉药，都可影响其自动调节机制，而使血压对 CBF 的影响更大。

（2）二氧化碳分压（$PaCO_2$）：$PaCO_2$ 通过脑细胞外液 pH 而对 CBF 产生影响。当 $PaCO_2$ 在 20～60mmHg 时，CBF 随 $PaCO_2$ 增加而线性增加。$PaCO_2$ 每增减 1.0mmHg，脑血流量即增减 1～2ml/（100g·min）。然而，由于脑内细胞外液碳酸氢根浓度有缓慢的适应性改变，$PaCO_2$ 对 CBF 的作用经 6～24h 减小。此外，持续的过度通气使脑脊液 HCO_3^- 生成减少，使 CSF 的 pH 逐渐恢复正常。在一段过度通气后，$PaCO_2$ 迅速恢复正常，会使 CSF 的 pH 增高，导致血管舒张，颅内压增高。相反，血管阻力及张力与 $PaCO_2$ 成反比，如过度通气降低 $PaCO_2$ 至正常的 60% 即 28mmHg，可增加脑血管阻力 70%，降低脑血流 35%，即发生脑组织低氧。$PaCO_2$ 为 10～20mmHg，脑血管收缩最显著。吸入 5% 的 CO_2 可增加脑血流

75%，同时减少脑血管阻力，$PaCO_2$ 在 $80 \sim 100mmHg$ 时，脑血管扩张显著。

（3）氧分压：缺氧可使脑血管明显扩张。PaO_2 低于 $50mmHg$ 时可引起 CBF 迅速增加，低于 $30mmHg$ 时 CBF 可增加一倍。但 PaO_2 升高仅使 CBF 轻度降低，也不改变脑氧耗量。

（4）血液黏稠度、血管活性物质及神经等因素均可不同程度影响脑血流。

（5）麻醉药：一般深麻醉时均增加脑血流，根据麻醉药的种类，脑血流增加的顺序为乙醚＞氟烷＞恩氟烷＞异氟烷＞氧化亚氮＞七氟烷＞地氟烷。近年研究发现，N_2O 与恩氟烷或氟烷并用，颅内压较单纯用恩氟烷或氟烷还高，且坐位易发生气栓，更应慎用。硫喷妥钠或安定类药降低脑血流50%左右，吗啡或芬太尼 $1\mu g/kg$ 轻度增加脑血流。

二、脑代谢

1. 正常脑代谢　脑为高代谢器官，虽重量仅占体重的2%，而氧耗量却占总量的20% ～ 25%，葡萄糖消耗量占总量的65%。在静息状态下，平均耗氧量 $3.5ml/（100g \cdot min）$，葡萄糖耗量为 $5.5mg/（100g \cdot min）$。正常人脑代谢很少发生变化，但年轻人代谢率最高，睡眠时脑的代谢率没有变化。

2. 影响脑代谢的因素　脑代谢受体温影响很大，在 $25 \sim 37℃$ 间，体温每降低 $1℃$，脑代谢率减少7%。在深麻醉时脑代谢率降低，只有氯胺酮使脑代谢率增加，所有挥发性麻醉药均降低脑代谢率。乙醚是先使脑代谢率增加再降低。吗啡、芬太尼使脑代谢率从 $3.2ml/（100g \cdot min）$ 降至 $1.9ml/（100g \cdot min）$，而巴比妥类及地西泮使脑代谢率明显下降，神经安定药通常不改变脑代谢率。

三、脑脊液循环

脑脊液循环也称第三循环，由侧脑室内的大脉络丛产生，经室间孔流入第三脑室，后经大脑导水管流入第四脑室，再经正中孔与外侧孔流出到蛛网膜下隙，最后大部分脑脊液由脑内静脉、小部分由脊髓静脉回吸，如此循环，每天要更换 $3 \sim 4$ 遍。

四、正常颅内压的调节

颅内压反映了颅内容的体积和颅腔容积之间的关系。ICP 正常值为 $5 \sim 15mmHg$。在正常情况下，可以把颅腔看做是一个不能伸缩的容器，其总体积固定不变，但颅腔内三个主要内容物（脑组织占84%，其中含水量为60%；供应脑的血液占3% ～ 5%；脑脊液占11% ～ 13%）的总体积和颅腔容积是相适应的，当其中的一个体积增大时，能导致颅内压暂时上升，但在一定范围内可由其他两个内容物同时或至少其中一个的体积缩减来调整，上升的颅内压可被此代偿机制降低，此现象称颅内顺应性（Intracranial compliance），亦称颅压—容量的相关性。当顺应性降低时，如稍微增加颅内容物，即可引起颅内压大幅度升高，并造成神经组织的损害，应予重视。体温与脑脊液也有一定相关性，体温每下降 $1℃$，脑脊液压力约下降 $2cmH_2O$。颅内压 $15 \sim 20mmHg$ 为轻度升高，$25 \sim 40mmHg$ 为中度升高，高于 $40mmHg$ 为严重颅内高压。

五、血-脑屏障

血-脑屏障（blood brain barrier，简称BBB）系指脑内毛细血管有选择性地允许某些物质进入细胞外间隙的功能，这些内皮细胞互相结合得很紧密，空隙很小，形成机械性屏障，且脑毛细血管内皮细胞线粒体比肌肉毛细血管内皮细胞多5倍，提示脑毛细血管内皮细胞是一种高代谢活动的细胞。它富于γ-谷氨酸转肽酶（γ-glutamyl transpeptidase）和碱性磷酸酶，并能系统调节钾的进出，这些机制有助于控制神经元、神经胶质和生化微环境的稳定，保护脑功能的正常。临床利用此特性可以使用某些大分子质量的药物产生持续性脱水及利尿，如20%的甘露醇溶液其相对分子质量为182.2，性能稳定，不易通过血-脑屏障，能长时间停留在细胞外液中。

（康青乐）

第二节　颅内高压的成因及处理

一、颅内高压的成因及分类

1. 颅内占位性病变　如肿瘤、血肿、脓肿等。

2. 颅脑损伤　如颅骨塌陷及脑组织创伤，产生弥漫性脑水肿，使颅内压增高。

3. 颅内血流增加　当灌注压在60~180mmHg范围内，靠脑血管自身调节能力，脑血流量基本无变化。但在一些情况下，自身调节受到干扰，以致出现所谓的"灌注过多综合征"，而使颅内压升高。如升压药应用不当，使动脉压突然升高，颅内压也可升高。静脉压的变化对颅内压的影响很大，主要由于右心房及腔静脉接近心脏部分没有静脉瓣，所以，中心静脉可以直接传递至颅内静脉。在心力衰竭、肺心病及超量输血和输液、膀胱充盈、腹内压升高等导致中心静脉压上升时，以及咳嗽、屏气、呕吐、气道不通畅、麻醉机活瓣阻力增大、疼痛等，均能使颅内压升高。另外，颈部受压及过度扭转、头低位过久，均使颈静脉回流障碍，导致颅内压升高。

4. 脑脊液受阻　脑室造影或气脑造影后，空气的小泡阻塞了脑脊液循环的通路，使脑脊液的吸收失灵，颅内压增高。麻醉之前应将注入的气体和脑脊液从脑室中放出，使颅内压降至18cmH_2O以下，才能防止颅内压升高。

5. 脑缺氧及二氧化碳蓄积　均使脑毛细血管扩张，血管阻力减少，脑血容量和血液循环量均增加。脑缺氧时，脑血管壁的通透性增加，血管内的水分容易转移至血管外，产生脑水肿，颅内压明显上升。

6. 各种麻醉药物　均对颅内压有一定影响，吸入麻醉药均可增加脑血流、脑血容量及颅内压，尤其氟烷对颅内压升高更明显，以往认为氧化亚氮对颅内压影响最小，近年研究报告氧化亚氮与氟烷或恩氟烷并用，颅内压较单纯用氟烷或恩氟烷还高，静脉麻醉药除氯胺酮外，均可使颅内压不同程度地下降，但也需考虑到应用的具体情况，如适当剂量的硫喷妥钠或安定类药可使脑血管收缩，颅内压下降，而大剂量可引起低血压及呼吸抑制，致使脑缺氧，反而使颅内压上升，另外，血管扩张药如硝酸甘油、硝普钠也易使颅内压上升。

二、颅内压升高的临床表现

1. ICP升高　可降低脑灌注压，压迫脑血管，并引起区域性缺血。由于脑组织缺血使脑血管启动自动调节功能，而使CBF更加依赖于血压。血压的波动可加重脑缺血，并加剧脑水肿的形成。

2. 随着 ICP 继续升高　发生脑干移位、缺血及脑疝形成。临床表现为血压升高、心动过缓或心动过速、呼吸节律紊乱、视盘水肿，是颅内高压的主要体征，颅内压增高数小时即可出现轻度视盘水肿，几天至数周内出现重度水肿。视盘水肿持续数月后，可继发视神经萎缩，此时视力呈进行性下降、动眼神经麻痹而致同侧瞳孔散大及对光反射消失等，最终导致昏迷和呼吸停止。

三、降低颅内高压的方法

1. 降低脑血容量（CBV）

（1）确保呼吸道通畅，避免缺氧和 CO_2 蓄积。因为缺氧和 CO_2 蓄积都可引起脑血管扩张。

（2）适当过度通气，使 $PaCO_2$ 维持在 $25 \sim 30mmHg$，可产生脑血管收缩，是紧急处理颅内高压的有效方法。对脑外伤后的急性脑肿胀效果最好，是脑外伤后轻、中度颅内压增高的第一线治疗方法，由于 $PaCO_2$ 低于 $20 \sim 25mmHg$ 时 CBF 很少再减少，而脑缺血的生化指标进一步改变，所以，应避免过分的过度通气。

（3）置头高 30° 体位有利于维持头部静脉引流通畅，从而降低颅内静脉血容量。颈部不要过分屈曲和旋转，避免因咳嗽、躁动及气道压升高引起的胸腔内压升高。呼气末正压应降低至有利于供氧的最低水平。

（4）积极治疗高血压、疼痛、恶心、呕吐及躁动不安。

2. 减少脑组织容积

（1）渗透性利尿药与袢利尿药：利尿药是降低颅内压的有效措施。渗透性利尿药化学性能稳定，不能透过血-脑屏障，可使血浆渗透压迅速提高，促使水从脑组织向血管内转移，减少脑容积，降低颅内压。临床上常用甘露醇的剂量为 $0.5 \sim 2.0g/kg$，注药后 $10 \sim 15min$ 起效，$30min$ 达高峰，$1h$ ICP 开始回升，$4 \sim 8h$ 达治疗前水平。最近研究发现，颅内高压患者应用小剂量甘露醇（$0.25 \sim 1.0g/kg$），颅内压降低效应及维持时间与大剂量相似，且减少副作用。对并发有充血性心力衰竭的患者，应用甘露醇可增加血管内血容量，加重心力衰竭，应迅速改用袢利尿药呋塞米降低颅内压。同样，小儿颅脑外伤在 24h 内也不宜应用甘露醇，以免其降颅内压作用出现前先增加脑血流及颅内压而使病情恶化，可使用地西泮或袢利尿药。后者可抑制碳酸酐酶，从而减少脑脊液生成，并使血液浓缩和渗透压升高，达到脑组织脱水和降低颅内压的目的。常用药为呋塞米，用量为 $0.5 \sim 2mg/kg$，静脉注射后 $5 \sim 10min$ 起效，$1 \sim 2h$ 达高峰。极严重的颅内高压可并用渗透性利尿药及袢利尿药更能显效。同时应用胶体盐溶液可防止反跳性脑水肿及低血容量。

（2）肾上腺皮质激素：有稳定细胞膜，修复血-脑屏障，防止溶酶体酶的活性，改善毛细血管壁的通透性及神经功能的作用，还能降低颅内压及改进颅内顺应性。另外能使脑肿瘤周围的血流增加，而正常区脑血流及颅内压降低，尤其对转移性肿瘤、胶质细胞瘤及脑脓肿所产生的颅内高压效果良好，初次剂量泼尼松 50mg、甲泼尼龙 40mg 或地塞米松 10mg 静脉注射。维持剂量为初量的 $1/3 \sim 1/2$，每 $4 \sim 8h$ 一次，3d 后逐渐减量。但治疗因创伤或缺氧引起的脑水肿效果不佳。因其起效慢，超过 2h，一般不用于治疗急性颅内压升高。

3. 减少脑脊液容量

（1）CSF 引流：可暂时降低 ICP。

（2）低温：体温降低不仅可减少脑血容量，并能减少 CSF 的形成。随着体温的降低，CSF 的形成呈线性下降。体温降低 5~8℃时，CSF 生成率降低达 60%。

（3）其他药物：如乙酰唑胺、强心苷等，可减慢 CSF 的分泌速度。

4. 巴比妥类药 在适当的剂量下，该药在抑制中枢神经的同时，可使脑血流、脑代谢率、颅内高压下降。常用 0.4%~2.0% 浓度的硫喷妥钠 30mg/kg，开始以 1/3 量快速静脉滴入，余 2/3 缓慢滴注，近年有人用苯二氮䓬类药静脉滴入，也可使颅内压下降 50% 左右。

5. 利多卡因 能使颅内高压显著降低，且无中枢抑制和呼吸抑制的优点，其剂量为 1.5~2.0mg/kg 静脉注射。降低颅内压的机制，一方面是辅助麻醉效果、抑制咳嗽，另一方面是直接减少脑耗氧，增加脑血管阻力，减少脑血流量。

（康青乐）

第三节 开颅手术时的监测

颅脑手术时，病情变化急剧，应常规监测 ECG、血压、$P_{ET}CO_2$ 和尿量，对于取特殊体位、手术创伤大及需要控制性低血压者，应监测有创动脉压。如合并心血管疾病、颅内高压者，应监测 CVP 和 HCT，必要时放置 Swan-Ganz 漂浮导管监测 PCWP 及全套血流动力学参数，对于创伤大及脑严重外伤者，围手术期应监测 ICP 及体温，以指导治疗。近年来，术中监测也有了较大发展。

一、脑血流监测

测定 CBF 在手术室内操作比较困难，无连续性。目前的监测方法主要有：①放射性氙清除法；②正电子发射断层扫描（PET）；③经颅多普勒超声图（TCD），是一种无创评估脑血流的方法，可以连续无创测定在麻醉过程中脑血流速率的改变及术中对气栓的监测；④激光多普勒血流监测仪，探测脑皮质血流，由于需要开颅和钻孔，且相关组织的深度和面积要求严格，限制了该技术的应用。

二、血气及呼气末 CO_2 测定

PaO_2、$PaCO_2$ 及呼气末 CO_2 分压测定，是近年来用于监测颅脑手术患者麻醉时的重要手段之一。正常人血 $PaCO_2$ 为 35~45mmHg，但 $PaCO_2$ 迅速增加时脑阻力血管扩张，脑血流增加；反之，$PaCO_2$ 迅速下降时脑阻力血管收缩，脑血流量降低。适当低二氧化碳血症（过度通气）能降低颅内压，防止脑疝，有利于外科手术顺利进行，但严重低二氧化碳血症可导致脑缺血。在手术前正常二氧化碳水平的患者，应避免 $PaCO_2 < 25mmHg$。尤其在颅脑损伤、蛛网膜下隙出血的患者，麻醉时应避免过度通气。因此，保持理想的 PaO_2 及 $PaCO_2$ 是至关重要的。

三、颅内压监测

除麻醉诱导至切开硬脑膜期间可用颅内压观察麻醉药物和手术操作对颅内压的影响外，

一般多用于术后监测，以指导降颅内压治疗。监测 ICP 可以估计 CPP。婴儿可触摸前囟门压来估计颅内压，成人一般可采用开式或闭式方法，但常规监测至今仍有争论，因该技术相对不够准确，且多为侵入性而设备又昂贵，很难推广。近年来术前可应用 CT 扫描来诊断，而术中可用多普勒装置提示颅内压的高低。但颅内压连续测定可及早发现颅内高压。

1. 开放测压法　采用针头穿刺脑室或蛛网膜下隙，用测压管或测压表测定其压力。因颅腔的封闭性被破坏，脑脊液被引流到颅外，易造成误差，因此，开放测压测得的只是一种相对的压力。

2. 闭合测压法　采用平衡装置，不让脑脊液流出颅外，或用压力换能器来测压，比较准确，是目前使用较广的方法。但换能器价格昂贵。临床常用的方法有以下几种：

（1）脑室内测压法：经颅骨钻孔后，在侧脑室内插入导管连接于压力换能器上或压力表上进行监测、记录。优点是简便易行，并可随时放液减压。缺点：①脑室很小或有显著移位时，插入导管及保持导管稳定较困难；②外接管子易受外力干扰；③易发生漏液现象；④并发颅内感染的机会较多，感染率为 1% 左右。作为改进，可用一带有贮液囊的脑室插管代替，贮液囊部分可埋入颅骨钻孔内。头皮切口完全缝合。记录压力时只需用 23 号针，经头皮穿刺此囊，接到监测装置上即可测压。

（2）硬膜下测压法：将特制中空螺栓通过颅骨钻孔放置在硬脑膜下，并与压力传感器及显示系统相连接。操作比较简单，测定较准确，并可测颅内顺应性。需做颅骨钻孔，因此有漏液、感染、校验困难及元件容易损坏等缺点。

（3）硬脑膜外测压法：将压力传感器置入脑硬膜外间隙，并与显示系统相连接，即可显示 ICP 的波形和数据。此法对脑组织无直接创伤，感染机会减少，因此可延长时间。但所测数值较实际值高 2 ~ 3mmHg。

（4）脑脊液压力测压法：经腰椎间隙穿刺或小脑延髓池穿刺安置导管于蛛网膜下隙或小脑延髓池，将导管连接于监测仪上即可进行工作。此法能了解到椎管内阻塞情况，脑脊液动力学改变及阻塞平面的情况，但不能持久，容易漏液，在颅内压增高的情况下易发生脑疝。

（5）颅内压波形（ICPWF）：通过动脉压波形与脑压波形比率观察脑压改变倾向来判断预后。

（6）耳鼓膜监测脑压及视觉诱发电位间接监测脑压。

四、脑代谢监测

1. 颈内静脉血氧饱和度（$SjvO_2$）　向颈内静脉球部和动脉置管，同步抽血测定二者的血气，可计算出 $CMRO_2$，置入纤维光学导管可以持续监测 $SjvO_2$，正常值波动范围在 60% ~ 70%。颈静脉血氧饱和度是评估脑氧代谢的金标准。监测 $SjvO_2$ 对于监控干预措施如过度通气治疗有帮助。

2. 局部脑血氧饱和度（rSO_2）　近红外光谱仪（NIRS）是一种无创估计局部脑氧合的方法，它测量某些光吸收分子不同吸收光的变化。临床上将 $rSO_2 < 55\%$ 作为脑组织缺氧的极限，且连续监测动态变化规律更具有临床意义。

五、脑电生理监测

脑电生理监测的内容包括脑电图（EEG）、诱发电位（EP）和肌电图等。神经外科手术监测的目的主要为判断麻醉深度，指导手术操作，精确切除病灶，减少手术造成的中枢损伤。

1. EEG 脑电图代表大脑皮质功能自发性电活动，它是皮质神经元兴奋性和抑制性突触后电位的总和。临床实践中常规应用脑电图的原则是诊断和术前评估癫痫患者。

几种自动化的脑电图处理系统可易化持续监测的解释说明，如功率频谱分析、大脑功能监测和 BIS。几乎所有的麻醉药都可以随麻醉深度的增加产生脑电图的演变。然而，随麻醉深度演变的脑电图模式在个体之间具有较大的变异，还未应用于临床。

2. 诱发电位（EP） 诱发电位是大脑皮质、皮质下神经核团、脑干和脊髓对外周感觉性刺激的电反应。神经传导研究和肌电图用来研究周围神经系统。

最常用的视觉诱发电位（VEP）是枕叶皮质对视觉刺激的反应；脑干听觉诱发电位（BAEP）是脑干核团对简单的听觉刺激的反应；体感诱发电位（SEP）是脑皮质和脊髓对外周感觉性刺激（通常为感觉性或混合外周神经的电刺激）的反应。

（康青乐）

第四节 麻醉前准备

一、麻醉前准备

麻醉前要全面了解患者情况，要注意气道通畅情况、患者的意识状态、颅内高压和水、电解质与酸碱紊乱以及合并伤或并发病等情况。

患者的意识状态可根据（Glasgow）昏迷评分（GCS）来判断（见表6-2）。评分在8以上浅昏迷的患者常预后良好，≤7深昏迷的患者为严重脑外伤，多预后不良。

表6-2 改进的 Glasgow 昏迷分级评分

体征	评价	记分
睁眼	无反应	1
	对疼痛刺激反应	2
	对语言刺激反应	3
	自动	4
语言反应	无反应	1
	语言不可理解（呻吟）	2
	语言不能交谈	3
	对话混乱	4
	正确判断（能定向、知自身）	5
运动反应	无反应	1
	伸展反应	2
	异常屈曲反应	3
	退缩回缩反应	4
	局部肢体疼痛反应	5
	服从命令	6

颅内高压患者常因血压升高，脉搏、呼吸缓慢等症状易掩盖出血性休克的体征，一旦开颅降低颅内压时，即出现严重休克，测不到血压，应提高警惕。

颅脑手术患者多数存在有效循环血量不足。因此，较大手术常规应连续监测平均动脉压、CVP 及尿量，以指导维持循环稳定。对于 ICP 升高者，即使严重脱水也并不一定表现出血压和心率的改变，但 HCT 明显升高。因此，术前应检查血电解质、Hb 和 HCT，并适当纠正。切忌应用葡萄糖液，因其易透过血 - 脑屏障，增加颅内压。长期应用利尿药要注意低钾血症的发生。

麻醉前用药应遵循小量用药原则，不推荐用麻醉性镇痛药。

颅脑手术时间一般较长，故手术体位对呼吸和循环的影响较大，术前必须妥善安置体位。

二、麻醉处理

（一）麻醉处理原则

（1）切开硬脑膜前应做到适当的脑松弛。方法有：充分供氧；调整体位以利于静脉回流；维持肌肉松弛和麻醉深度适当；过度通气使 $PaCO_2$ 维持在 $25 \sim 30mmHg$。必要时可在开颅前半小时给甘露醇 $1 \sim 2g/kg$ 静脉滴注，或加用呋塞米 $10 \sim 20mg$。一般均可做到使脑松弛和颅内压降低。

（2）硬膜切开后可适当减少用药量。长效麻醉性镇痛药应在手术结束前 $1 \sim 2h$ 停止使用，以利于术毕尽快清醒和防止通气不足。吸入全麻药异氟烷应先于七氟烷和地氟烷停止吸入。

（3）术中间断给予非去极化肌松药，以防止患者躁动，特别在采用全身静脉麻醉时。对上位神经元损伤的患者和软瘫患者，应避免肌松药过量。应用抗癫痫药物（如苯妥英钠）的患者对非去极化肌松药可能呈拮抗，应酌情加大用药剂量或调整用药频率。

（4）术中采用机械通气的参数为潮气量 $8 \sim 12ml/kg$，分钟通气量 $100ml/kg$，呼吸次数成人为 $10 \sim 12$ 次/分，保持 $P_{ET}CO_2$ 在 $35mmHg$ 左右。

（5）苏醒应迅速，不出现屏气或呛咳。控制恢复期的高血压，常用药物有拉贝洛尔、艾司洛尔、尼莫地平、尼卡地平等，以减少颅内出血的可能。肌肉松弛剂拮抗药应在撤离头架、头部包扎完毕后再使用。待患者自主呼吸完全恢复、吸空气后 SpO_2 不低于 98%、呼之睁眼、能点头示意后，方可送回病房或 PACU、ICU。

（二）颅脑外伤患者的麻醉

严重的颅脑外伤，由于颅内血肿或脑肿胀压迫可形成脑疝，或同时合并有脑干损伤时，患者都有不同程度的昏迷和气道阻塞，还可出现血压升高、心动过缓及呼吸缓慢三联症。此刻除及时解决气道通畅外，应紧急准备开颅探查，术中撬开颅骨时，血压可能突然下降，甚至测不出来，尤其有矢状窦撕裂的患者，故应及早做好输血准备。此类患者全麻用药均可增加脑血流、脑血容量及颅内压，其中尤以氟烷最为显著，一般多选用七氟烷及静脉用药硫喷妥钠、丙泊酚和依托咪酯或咪达唑仑。另外，要注意其他并存症，如发现高热应及时降温，出现张力性气胸时应及时穿刺抽气或做闭式引流。还应注意脊髓损伤高位截瘫的发生，出现应激性溃疡时应注意胃出血、心内膜出血、胃穿孔、肺出血及肺水肿等体征，及时处理。

（三）脑血管疾病的麻醉

外科治疗原则是，凡因血肿引起脑受压者，应紧急清除进行止血，如因动脉瘤及动、静脉畸形破裂出血，则应予切除或夹闭破裂血管，以免再次出血危及生命，缺血性疾病可根据具体情况行动脉内膜切除术、修补术、搭桥术或颅内、外动脉吻合术。

1. 脑出血血肿清除术　高血压、动脉硬化是最常见的病因，男性发病率稍高，多见于50 岁以上的患者，但年轻高血压者也可发病，约占40%，若出血多时，可形成较大血肿或破入脑室或侵入脑干，该类患者病死率很高。

手术的目的在于清除血肿、降低颅内压和解除脑疝。意识障碍不严重、患者尚能合作者，可考虑局麻加神经安定镇痛麻醉；若患者不能合作，多采用气管内全身麻醉，但诱导应平稳，术中要避免呛咳、屏气以免加重出血。高热患者应及时降温，在较深麻醉下进行头部降温至鼻温 34℃。但应避免发生寒战反应，必要时可肌内注射哌替啶 1mg/kg、异丙嗪 0.5mg/kg，可收到较好的效果。

2. 颅内动脉瘤及动、静脉畸形手术　此类患者，如已发生破裂出血，应早期手术，"早期"指出血 72h 内。如果无法早期手术，则应推迟至少 2 周，以期安全渡过血管痉挛的最危险期。目前，一些临床医师倡导超早期手术，即 SAH 后 18h 内手术切除动脉瘤。

麻醉处理的主要问题是全麻诱导及手术过程血管瘤及畸形血管有破裂之可能，其次为脑血管痉挛和颅内压增高。麻醉原则是绝对避免高血压，以免血管瘤再破裂的危险；手术中保持脑松弛，便于动脉瘤手术操作；维持一个较高的正常平均动脉压（灌注压），防止近期周边受累及正常的脑灌注区域 CBF 明显减少；在钳夹动脉瘤或控制破裂的动脉瘤出血时，应精确控制血压。在整个麻醉过程中应注意避免增高动脉瘤的跨壁压（transmural pressure，TMP）。TMP = MAP – ICP，围手术期中，不论 MAP 增高（浅麻醉、通气障碍等），还是 ICP 过度降低（如脑室引流、过度通气、脑过度回缩），都将增加动脉瘤的跨壁压和壁应力，动脉瘤破裂的危险性增高。常用控制性低血压，可减少出血和降低血管壁张力。对于已存在脑血管痉挛和颅内高压的患者，MAP 的低限还应适当提高，以增加安全性。

3. 脑血栓或颅内外血管吻合术的麻醉　该病好发于动脉粥样硬化的患者，多见颈内动脉，尤其常见于大脑中动脉及颈内动脉颅外段，但椎 – 基底动脉亦常受累，脑栓塞发病率远较脑血栓形成低。该类疾病常行颅内、外血管吻合术，手术时间较长，术野小，操作精细，需用手术显微镜进行，故要求有一安静术野，全麻气管插管后应立即用控制呼吸，维持 PaCO$_2$ 在 35 ~ 45mmHg，为了改善微循环，应用小分子右旋糖酐 250 ~ 500ml 或加罂粟碱 5 ~ 10mg 于液体中静脉滴注，另外，要维持血压平稳，适当应用利尿药，防止脑肿胀。

（四）颅内肿瘤切除术的麻醉

颅内肿瘤手术涉及的问题较多，但麻醉时应注意以下几点：①是否存在颅内高压；②病变部位顺应性是否降低；③长期卧床、瘫痪、厌食而出现体弱、营养不良；④常用脱水药可有电解质失调。下面就颅内几种常见肿瘤麻醉的特殊处理介绍如下：

1. 脑深部肿瘤（额叶）切除术　多伴有颅内高压，麻醉诱导后应立刻静脉快速滴注 20% 甘露醇溶液 1 ~ 2g/kg，以利手术进行。如额叶肿瘤接近眶面，牵拉显露术野时，因额叶和丘脑、丘脑下部有关联，可影响到自主神经系统的功能，血压、脉搏和呼吸均可发生变化，应及时提醒术者暂停手术操作，观察变化，及时处理。

2. 脑膜瘤切除术 该肿瘤血运丰富，术中出血较多，一般在分离肿瘤前可施行控制性降压，麻醉力求平稳，降压程度以手术区血管张力降低和出血速度减慢为准，必要时可配合低温（32℃肛温）。

3. 后颅凹肿瘤切除术 以听神经瘤常见，因手术部位邻近脑干生命中枢及其他脑神经，手术难度大、时间长、病死率高。如刺激三叉神经可出现血压突升，牵拉迷走神经又可出现心动过缓、血压下降。若伴呼吸紊乱，提示有脑干损伤，预后不良。

4. 垂体瘤切除术的麻醉 该肿瘤患者伴有肢端肥大症，患者常有舌体肥大、下颌突出，插管可遇到困难，必须注意；另外，有垂体功能不足或下丘脑症状的患者，术中应给类固醇激素，一般给地塞米松 20mg 或氢化可的松 300mg 静脉滴注。对经口鼻蝶窦入路垂体瘤切除术的患者，需严格防止血液流入气道。

三、麻醉中管理

1. 液体管理

（1）神经外科麻醉中液体管理的总原则是：①维持正常血容量；②避免血清渗透压下降。血清渗透压下降可导致正常和异常脑组织的水肿。神经外科患者应维持血清渗透浓度达到 305~320mmol/L 为理想。

（2）在临床上过分严格限制液体，会产生明显的低血容量，导致低血压和 CBF 减少，脑和其他器官面临缺血损害，而脑的含水量仅减少很小。当然，血容量过多会引起高血压和脑水肿。输液方案如下：

颅内手术第三间隙丢失的液体量很小，因此可忽略不计。因术前禁食、禁水可丧失液体量（按 8~10ml/kg），此量可在进入手术室后开始补给。高血糖症对脑缺血和脑水肿有害，不输含糖液，可选用乳酸林格液或生理盐水。必要时输入胶体液以维持适当胶体渗透压。术中可输用生理盐水和乳酸林格液，按 4~6ml/（kg·h）维持。生理盐水略为高渗（308mmol/L），大量使用的缺点是可导致高氯性代谢性酸中毒。而乳酸林格液（272~275mmol/L）是一种低渗透液体，健康动物大量输注乳酸林格液可降低血清渗透压，导致脑水肿。因此，在需输注大量液体时，输注乳酸林格液和生理盐水的比例为 1:1。如果患者长期限制入液量，或已使用甘露醇，且已有明显高张状态者，在需要维持血容量的情况下（多发外伤、动脉瘤破裂等），联合应用等张晶体液和胶体液更为合适。

（3）反复测量血清渗透浓度，作为输液的指南。如果无条件测定，可用晶体液和胶体液按 2:1 的比例输注。

2. 利尿药的应用 对脱水利尿药的使用应持慎重态度。甘露醇（2.0g/kg 静脉滴注）或呋塞米（5~20mg 静脉注射）或二者同时使用，可引起大量利尿，需严密监测血管内容量和电解质水平。

四、术后管理

大部分颅脑手术后患者需在 PACU 或 ICU 严密观察，应详细记录术前神经系统情况、围手术期经过、术后神经系统功能缺陷和其他相关病史，并采取以下重点措施：①床头抬高30°以利静脉回流；②评估神经功能，包括意识状态、定向力、瞳孔大小、肌张力。任何体征的恶化都可提示脑水肿、脑出血、脑积水或脑疝正在发生或发展；③充分通气和氧合，对意识障碍患者尤其重要；④对颅内压增高而减压又不充分的患者，应监测 ICP；⑤检查血清电解质及血清总渗透浓度；⑥出现低钠血症，血清低渗和尿高渗，即可诊断为 SIADH；⑦颅内手术后可能发生尿崩症，最常见于垂体瘤、颅咽管瘤及第三脑室肿瘤。患者在术中或术后出现多尿，伴高钠血症，血清高渗透浓度和尿低渗浓度，对于意识清楚的患者可增加饮水来代偿，否则需经静脉补充。可用水溶性血管加压素 5~10 IU 皮下注射，或 3IU/h 静脉滴注，但应注意由于大量应用血管收缩药可导致高血压。去氨加压素（desmopressin,DDAVP）1~2μg 静脉注射，或 6~12h 皮下注射，可作为替代药使用，其高血压的发生率较低；⑧术后癫痫或抽搐发作，表明存在进行性的颅内出血或水肿，应首先保持气道通畅，吸入纯氧，并采用硫喷妥钠 50~100mg 静脉注射，咪达唑仑 2~4mg/kg 缓慢静脉注射作为负荷量，以后改为每天 300~500mg 口服或静脉用药，可防止其再发作；⑨一旦发生张力性气颅，应积极手术处理。

（赵丽艳）

第五节　并发症的防治

一、颅内高压

颅内手术后常由于脑组织的创伤，容易引起脑水肿，有可能发生颅内高压，故应密切观察，及时治疗。

二、惊厥

脑缺氧和脑损害时较常出现惊厥，持续或间断发作能加重脑损害，故应及时控制。除供氧、维持循环及呼吸功能外，应及时抗惊厥治疗。常用咪达唑仑 0.2~0.5mg/kg，或硫喷妥钠，初量每小时 3~6mg/kg，静脉维持量每小时为 0.5~3mg/kg，其他如苯妥英钠、水合氯醛和吩噻嗪类药物均可应用。抗惊厥药剂量不宜过大，可交替使用。若频繁抽搐，在有人工通气的情况下，尽早应用肌松药如维库溴铵等能收到良好的效果。

三、呼吸衰竭

脑损伤、水肿、血肿、脓肿和肿瘤患者易引起中枢性呼吸衰竭。如果是间接压迫所致，应在数分钟内得到解除，即可好转。如是直接病变损害或间接压迫超过 20min，一般不易恢复。由截瘫、偏瘫、低位脑神经损伤引起的呼吸肌麻痹，称周围性呼吸衰竭。处理应保持气道通畅，施行气管插管或气管造口术，进行机械通气，有主张高频通气，频率为每分钟60~200 次，对心血管的副作用极小，能减少气道压力的峰值，易与自主呼吸同步，对平均颅内压和平均脑灌流压影响不大。治疗时除应用肾上腺皮质激素及脱水药外，还要纠正水和电解质紊乱，适当应用抗生素防止感染。

四、神经源性肺水肿

颅脑创伤后偶尔可并发神经源性肺水肿。发病机制与下丘脑功能失调、交感神经兴奋及周围血管极度收缩，使血液重新分布，增加肺循环容量导致肺负荷过重，引起左心衰竭有关。气管插管后，应给持续正压呼吸，静脉注射呋塞米及血管扩张药如硝酸甘油等进行处理。

五、气栓

空气栓塞应着重预防，如不采用坐位手术，则很少发生气栓意外。如用漂浮导管行右心插管，可及时诊断和抽吸右心气体。一旦发生，应采取头低位及左侧卧位，吸入纯氧、支持循环及高压氧治疗也有一定疗效。

六、心律失常

常见于颅后窝手术，在排除体温升高、缺氧、二氧化碳蓄积外，多由于压迫、扭曲或牵拉脑干和脑神经引起，应立即告诉术者，找出并排除刺激来源，除非有生命危险的心律失常，一般不用抗心律失常药治疗，因为可妨碍对这种不良刺激的发现，增加对脑干生命中枢的手术误伤。只要暂停手术即可好转。

（赵丽艳）

参考文献

[1] 姚尚龙. 临床麻醉基本技术. 北京：人民卫生出版社，2011.

[2] 吴新民. 麻醉学高级教程. 北京：人民军医出版社，2015.

[3] 田玉科. 小儿麻醉. 北京：人民卫生出版社，2013.

[4] 吴安石，岳云主译. 成人围手术期麻醉学. 北京：人民卫生出版社，2007.

[5] 邓小明，姚尚龙，于布为，黄宇光. 现代麻醉学. 北京：人民卫生出版社，2014.

[6] 黄宇光. 北京协和医院麻醉科诊疗常规. 北京：人民卫生出版社，2012.

第七章 五官科手术的麻醉

第一节 眼科手术的麻醉

眼科手术的麻醉常可影响手术效果，眼科手术的麻醉不仅要求麻醉医师具有麻醉专业知识，而且要了解眼科的解剖、生理及药理知识。复杂而精细的眼内手术对麻醉有较高的要求。根据手术部位可将眼科手术分为内眼和外眼手术，内眼手术的麻醉重点是防止眼内压增高，外眼手术的麻醉重点是预防和处理眼 – 心反射。

一、眼的解剖

供给眼球的血液主要来自眼动脉。眼动脉是颈内动脉在 Willis 环前的分支。静脉血从上、下眼静脉直接回流到海绵窦。

眼球是受睫状神经支配的。睫状神经含有感觉、交感和副交感纤维。它又分为睫状长神经和睫状短神经。睫状长神经为第 V 对脑神经的鼻睫状神经的分支。睫状短神经发自睫状神经节。睫状长神经和睫状短神经组成神经丛，支配着虹膜、睫状体、角膜和巩膜的知觉，以及瞳孔开大肌、瞳孔括约肌和睫状肌的运动。视神经（第 II 对脑神经）把感觉信号从视网膜传输到大脑。刺激副交感神经，可引起瞳孔括约肌收缩，引起瞳孔缩小，并同时伴有眼内压的降低。刺激交感神经，可引起瞳孔开大肌收缩，引起瞳孔开大，并同时伴有眼内压的升高。眼球壁的最内层是视网膜，可把光转化为神经信号，通过视神经传送到大脑。眼的中央充满了晶状体。晶状体黏附在视神经和大血管上，受牵拉时可引起视网膜脱落。

脉络膜中富含血管，为视网膜供应营养物质。脉络膜出血是术中突然大量出血的主要原因。

二、眼科手术的麻醉特点

眼科手术虽然局限，但是在麻醉选择和设计时，必须对患者全面考虑。

1. 麻醉前评估 眼科手术多为老年及小儿患者。老年患者常并存呼吸、循环、内分泌或肾脏疾病，因此，对患者的心、肺功能应有充分的评估。

小儿眼科手术常伴有先天性疾病，如先天性白内障的患儿可能伴有腭裂 – 小颌 – 舌下垂综合征（Pierre – Robin 综合征）、唐氏综合征、马方综合征、半胱氨酸血症和眼脑肾血管瘤（Lowe 综合征）。麻醉医生必须了解这些疾病的病理生理及对麻醉的影响。颅面部畸形患者，如 Pierre – Robin 综合征，行气管插管可能比较困难。对唐氏综合征患儿，医师应关注其心脏缺损及甲状腺功能减退、巨舌、癫痫和寰枢椎不稳。马方综合征麻醉应考虑患者有胸主动脉瘤、主动脉瓣或二尖瓣反流和二尖瓣脱垂等。半胱氨酸血症的患者有主动脉及脑、肺、肾血管的血栓形成，并发高胰岛素血症的患者还可出现血小板减少和低血糖。眼脑肾血管瘤的患者常同时伴有肾损伤和智力障碍。风疹患者也可出现白内障和青光眼，并常伴有血小板减少性紫癜、间质性肺炎、中枢神经系统疾病和充血性心力衰竭。伴有充血性心力衰竭的患者可表现为动脉导管未闭、肺动脉及肺动脉瓣狭窄、主动脉弓异常和室间隔缺损。白内障还可伴有其他综合征。

2. 眼科用药对麻醉的影响　眼科治疗用药常给患者造成明显的生理紊乱。如为降低青光眼患者的眼内压，长期服用碳酸酐酶抑制性利尿药（如乙酰唑胺），可引起代谢性酸中毒和低钾血症，使用该药的患者术前应检查电解质，给予适当纠正。甘露醇是一种渗透性利尿药，可降低眼内压，作用维持 5～6 小时，心功能差的患者可能会发生心衰。使用长效胆碱酯酶抑制药碘依可酯（echotiophate iodide）滴眼治疗青光眼，可使血中胆碱酯酶的活性下降50%，延长琥珀胆碱的肌松时间，并可抑制酯类局麻药的代谢，小剂量使用就可能引起毒性反应。停止用药 4～6 周后胆碱酯酶的活性才能恢复正常。去氧肾上腺素是一种 α- 受体激动药，主要用于散瞳。使用其 10% 的溶液滴眼，全身吸收可引起严重的高血压，增加冠心病患者的心脏负荷。2.5% 浓度较安全，但在某些心功能差的患者仍可引起严重的高血压。近年还有用 β 受体阻滞药治疗青光眼的。噻吗洛尔（timolol）滴眼经全身吸收后可引起心动过缓、支气管痉挛和充血性心力衰竭。环丙甲氧心安（betaxolol）是一种新型的治疗青光眼的药物，是 $β_1$ 受体阻滞药。其全身作用很小，但在伴有阻塞性肺部疾患的患者仍可引起呼吸衰竭，禁用于有窦性心动过缓、充血性心衰、一度以上房室传导阻滞、心源性休克和阻塞性肺部疾患的患者。毛果云香碱和乙酰胆碱可引起瞳孔缩小，可用于治疗青光眼和虹膜炎，可引起心动过缓、支气管痉挛和心衰。阿托品和东莨菪碱有散瞳作用，可用于检查眼底、验光配镜和虹膜睫状体炎的治疗。用量过大可引起心动过速、皮肤干燥、体温升高和激惹症状。

3. 眼 – 心反射的预防和治疗　眼部手术中压迫眼球、牵拉眼外肌、行眼窝内操作时，出现心率减慢、房室阻滞、交接处性心律、二联律甚至一过性心跳停止，即眼 – 心反射。压迫眼球所引起的心脏反应要比牵拉眼肌少。眼 – 心反射是由三叉神经传导的。传入神经发自眼球，到达睫状神经节，再经三叉神经的眼支到达第四脑室附近的三叉神经感觉神经核。传出神经发自脑干并由迷走神经传入心脏。眼科手术中极易发生眼 – 心反射，在小儿斜视手术中最易发生。停止刺激或反复刺激则反射减弱。浅麻醉、缺氧和二氧化碳蓄积都可加重这种反射。全麻、局麻均可发生，小儿比老人多见。

球后神经阻滞或在手术操作前经静脉注射阿托品预防眼 – 心反射尚存争议，有人认为球后阻滞不能有效地防止这种反射，甚至会加重。眼 – 心反射多为一过性，应密切观察其经过，轻者暂时中断手术即可缓解，重者或持续的心动过缓可经静脉给予（7μg/kg）阿托品，如伴有低血压，应加用血管收缩药，可选用麻黄碱静脉注射。一旦发生心跳停止，应立即实施心肺复苏术。有房室传导阻滞、迷走神经兴奋性增高或使用 β 受体阻滞药的患者，可预防性使用格隆溴铵（glycopyrronium bromide）。因此，眼科手术的患者应有心电监测，麻醉医生应确保全麻的深度适当，防止缺氧和 CO_2 蓄积，并要求术者操作轻柔。

4. 眼内压增高的预防和处理　正常情况下眼内压为 10～20mmHg，影响房水循环、脉络膜血容量、中心静脉压和眼外肌张力的因素均可影响眼压。眼内压升高可使眼内灌注压降低，减少毛细血管的血流，损伤视神经的功能。在青光眼、眼内手术、角膜裂伤、脉络丛血流突然增加和穿通性眼外伤等情况下，眼内压增高可使出血增加，严重时可使眼内容脱出，有造成失明的危险。因此，麻醉及手术过程中要避免麻醉过浅、呛咳、血压过高。对眼内压增高的患者（如青光眼及眼外伤）应给 20% 甘露醇溶液 200ml 或乙酰唑胺 500ml 静脉滴注。手术时压迫眼球、牵拉眼睑和眼上直肌或眼轮匝肌收缩，患者屏气、呛咳、恶心、呕吐以及控制呼吸、气道梗阻、头低位及任何使颅内压增高的因素，均能引起静脉压升高，从而引起眼内压升高。氯胺酮可使眼内压轻度升高。麻醉诱导时面罩扣压不当也可使眼内压升高。吸入麻醉药、镇静药、麻醉性镇痛药及神经安定药等可引起剂量依赖性眼内压下降。静脉注射丙泊酚 1mg/kg 可显著降低眼内压，如果需要使用镇痛药，则必须使用止吐药如昂丹司琼（0.08mg/kg，静脉注射）以抵消其可能引起的恶心、呕吐。

5. 麻醉方法及原则

（1）术前药的选择：避免用易引起恶心、呕吐的吗啡和哌替啶等，除狭角性青光眼以外，不应禁忌阿托品，东莨菪碱升高眼压的作用较弱，必要时可代替阿托品。狭角性及广角性青光眼均避免用地西泮。

（2）麻醉方法：眼科手术多可在局麻下进行。其术后恶心、呕吐的发生率相对较低，且可产生一定的术后镇痛作用。局麻时要注意的是，局麻药滴眼有散瞳和使角膜混浊的作用，青光眼患者禁用。球后神经阻滞应注意眼－心反射和误入血管引起局麻药中毒反应。老年人白内障手术局麻药中所加的肾上腺素量以不引起肾上腺素反应为度。为防止术中牵拉眼睑和眼轮匝肌收缩而升高眼内压，可对眼轮匝肌施行局部浸润麻醉。

眼科手术常要求患者安静不动，对紧张、躁动、不能很好配合手术的患者或小儿可给予镇静药，必要时可行全麻。麻醉诱导可用咪达唑仑（0.1~0.2mg/kg）、芬太尼（1.25~5μg/kg）、硫喷妥钠（1.5~2mg/kg）或丙泊酚（0.8~1.5mg/kg），可同时降低眼内压。使用面罩位置应得当，不压迫眼球。麻醉维持多用异氟烷、七氟烷或静－吸复合麻醉。麻醉深度要维持适宜，避免屏气、呛咳或恶心、呕吐等动作，更应注意拔管前麻醉不宜过浅，以免吸痰及拔管操作引起剧烈呛咳而造成眼内压升高。

肌肉松弛药应首选非去极化类，如维库溴铵、阿曲库铵或罗库溴铵。去极化肌松剂琥珀胆碱升高眼内压，可先用非去极化肌松剂或先注射小剂量的琥珀胆碱防止或减轻肌颤，抑制眼内压升高。

因患者的面部盖有消毒巾，麻醉医生常离患者的头部较远，没有气管插管的患者气道通畅不易保证，全麻时应加强管理。另外，消毒巾覆盖过严，气体流通较差，不易散热，容易造成体温升高及 CO_2 蓄积。可采用混合面罩法，即在消毒巾下吹入 30L/min 的空气－氧混合气，以排除聚积的 CO_2。

近年来，对于需要全麻下行眼科手术的患者，喉罩由于其使用便捷和有效已被广泛接受。与气管插管相比，喉罩不会对喉头和气管造成损伤，在插入和拔出时对眼内压影响小，很少发生呛咳反应。但对于有反流误吸危险或潜在的气道梗阻的患者不宜使用喉罩。术中应注意观察喉罩位置的变化。

部分眼科手术在局麻的基础上，监测下麻醉管理（MAC）可减轻患者焦虑和恐惧的程度。成年人可用咪达唑仑首次量 25~60μg/kg 静脉注射，0.25~1.0μg/（kg·min）静脉输注，或丙泊酚首剂量 0.25~1.0mg/kg 静脉注射，10~50μg/（kg·min）静脉持续输注。术中应有心电监测，并随时了解镇静程度，调节输注速度。

（3）术后镇痛：术后患者躁动不安可增加眼内压，为保持安静，必要时可给予地西泮或氟哌利多等镇静药。

（三）几种常见眼科手术的麻醉处理

1. 内眼手术　除了斜视矫正术、视网膜剥离修复术和冷冻术外，其他手术的疼痛很小，多数成人的手术可在局麻下完成。内眼手术时要求控制眼内压，以防止房水流出、脉络膜突然出血以及虹膜和晶状体脱出。眼球穿通伤的麻醉处理要点是防止眼内压增高，眼内压轻微的升高就可引起眼内容物流出。如全麻诱导前 3～5 分钟静脉注射利多卡因（1.5mg/kg）可减轻气管插管引起的眼内压增高。全麻要选择对眼内压影响小的药物。肌松药可用非去极化肌松药泮库溴铵（0.08～0.15mg/kg）或维库溴铵（0.15～0.3mg/kg）。局麻常采用球后神经阻滞。球后神经阻滞最常见的并发症是球后出血，因此必须监测眼内压。如眼内压明显升高，要行侧眦切开以降低眶部压力。眼周围出血可表现为下联合部淤血，而不是眼球突出。虽然球后神经阻滞所给的局麻药量仅为 2～3ml，但如不慎注入动脉，可经颈内动脉逆行入脑，引起中枢神经兴奋和肌肉震颤等局麻药中毒反应。视神经鞘与蛛网膜下隙相连，局麻药误入视神经鞘可引起感觉迟钝和呼吸停止。球后神经阻滞中还有可引起视神经损伤、眼球穿孔、视网膜脱落和晶状体出血的报道。为了避免球后出血和其他合并症，现也常采用球周围阻滞。该方法的缺点是起效慢（9～12 分钟）、可能并发完全性运动不能和眼球穿孔，但发生率低。眼球的穿通伤常为急诊，患者可能为饱胃，要注意呼吸道的保护，防止误吸的发生，如有可能，早期应用 H_2 受体拮抗剂，如甲氧氯普胺（0.15mg/kg，静脉注射），可减少胃内容物，有助于减少误吸。

小儿的手术常在全麻下进行。需注意的是所伴有的先天性疾病。伴有脑三叉神经血管瘤的患儿可能会出现抽搐和口腔及咽部血管瘤。插管和拔管时动作应轻柔，以防碰破瘤体，导致大量出血，引起低血容量性休克和误吸。如瘤体过大，不能行快速诱导，可行清醒插管。必要时可行气管造口。斜视矫正术是小儿眼科最常见的手术。斜视患者有恶性高热的危险，术后常发生恶心、呕吐。应避免使用琥珀胆碱和氟烷。斜视患者在全麻期间应严密监测体温、ECG，特别是呼气末二氧化碳浓度，以确保及时发现恶性高热。术中牵拉眼外肌，眼－心反射的发生率较高，应予以注意。患者术后出现恶心、呕吐，可给予 5～75μg/kg 的氟哌利多，可明显降低其发生，也可联合应用小剂量昂丹司琼（50μg/kg）和地塞米松（150μg/kg）。在视网膜剥脱修复术中，为了加快视网膜附着的速度，有时眼内注射六氟化硫（sulfur hexafluoride）和其他全氟碳 perflurocarbon，要在注入这些气体前 15 分钟停止使用 N_2O，以防止玻璃体内气泡体积的变化。如在玻璃体内注气后，患者行再次手术或全麻，在使用 sulfar hexafluoride 后 10 天内禁止使用 N_2O。

2. 外眼手术　眼眶手术常在全麻下进行。翼状胬肉切除术可在局麻下完成。

（四）与麻醉有关的眼部损伤

有很多医源性的眼部合并症的报道。视网膜中央动脉是眼动脉的分支，供应视神经的营养。眼部受压可引起视网膜中央动脉栓塞。患者在仰卧位、侧卧位或俯卧位手术扣压面罩时可能压迫眼部。患者如主诉有视物模糊，就必须考虑其发生的可能。防止这种压迫的发生较治疗视网膜中央动脉栓塞更为重要。视网膜中央动脉和后毛细血管栓塞也可因头的位置放置不当或体循环低血压引起。因此，避免眼睛受压、正确安放头的位置和防止低血压可防止全麻中视网膜中央动脉栓塞的发生。另一医源性的眼部损伤是角膜划伤。全麻可引起泪液的产生减少。在意识消失后于眼部放一无菌纱布，闭合患者的眼睛，可防止从面罩中泄漏的干燥气体与眼睛接触。扣压面罩不当也可损伤角膜。如行全麻的患者术后眼睛有异物感，就要怀疑有角膜划伤的可能，要立即进行诊断和治疗，否则角膜划伤就可能发展为角膜溃疡。

（赵丽艳）

第二节 耳鼻喉科手术的麻醉

一、耳鼻喉的解剖

咽是一肌肉管道，其前为口腔，后接喉部，两侧有颈动脉鞘，包裹着颈内动脉、颈内静脉和迷走神经。扁桃体突出到咽腔内，突出程度与其大小有关。扁桃体的血管非常丰富，包括来自颈外动脉的分支、上颌动脉、面动脉和其他血管。喉是一空腔器官，连接着咽与气管。喉是由三块较大的不成对的软骨（甲状软骨、环状软骨和会厌软骨）以及三对软骨（杓状软骨、小角状软骨和楔状软骨）组成。连接甲状软骨和环状软骨前面的黏膜为较薄的环甲膜，当上气道梗阻时，用粗针头易经此穿刺，以开放气道。会厌到声带的感觉神经来自迷走神经的分支喉上神经，声带以下的感觉神经来自喉返神经，它还同时支配着除了环甲肌以外的喉内部肌肉的运动。喉上神经的外侧分支支配着环甲肌和部分杓状肌的运动。

鼻后孔为约 2.5cm×1.5cm 的椭圆形，鼻咽部通过它与咽部相连。鼻窦和咽鼓管都开口于鼻咽部。因此，经鼻插管可引起鼻窦炎，尤其易引起上颌窦和中耳炎。耳鼻喉部的血液非常丰富，主要来自颈内和颈外动脉的分支。血液经颈内静脉和无名静脉回流入上腔静脉。因此，耳鼻喉手术较易出血。

二、耳鼻喉科手术和麻醉的特点

1. 气道通畅维持困难 耳鼻喉疾病本身及手术操作常可影响气道通畅，如血液、分泌物、切除的组织碎片和咽喉部手术本身都可影响气道通畅。耳鼻喉科手术时，术者和麻醉医生经常要共享同一气道。为给术者提供足够的术野和保证术野的无菌，麻醉医生常距患者的头部较远，患者的头部被消毒巾覆盖，给麻醉医生的管理造成不便，有时气道梗阻的症状会被掩盖。因此，耳鼻喉手术时要仔细观察患者的血压、脉搏和呼吸等生命体征，同时进行血气分析、呼气末 CO_2、脉搏血氧饱和度和心电图的监测，使患者的安全更有保障。鼻咽部手术术野出血多流向咽喉部，表面麻醉抑制咽喉反射，有可能造成误吸。因此，为了确保气道通畅，还是采取气管内麻醉较为安全。术终必须待咽喉反射恢复后才能拔管。对于已有气道梗阻的患者，如喉癌、会厌癌，患者在麻醉前即有明显呼吸困难时，不应给抑制呼吸的麻醉前用药，应在局麻下气管造口插管后再行全身麻醉。气管内插管虽能防止误吸，但是应注意手术操作时头颈位置的变化（如垂头位或抬头位）容易使气管导管折曲、阻塞、脱出声门或插入过深。因此，对气管导管要妥善固定。手术结束时更应充分吸引，去除填塞纱条时要清点纱条数目，万一遗漏，拔管后可引起窒息。鼻咽部纤维血管瘤有时呈分叶状，可有部分瘤组织脱落至咽喉部，应在拔管前用喉镜明视下检查咽喉部，清除异物以确保气道通畅。

2. 术野出血多，止血困难 头颈部血运极其丰富，耳内及鼻咽部术野小，显露困难，操作深在，不便止血，因此出血量较多。为减少出血，可局部用肾上腺素。表面麻醉加肾上腺素引起心动过速时，可静脉注射普萘洛尔 0.008mg/kg，局部改用去氧肾上腺素。另外，为减少手术出血，可采取颈外动脉结扎或控制性低血压等方法。如鼻咽纤维血管瘤手术时出血很多且急，控制性低血压可收到良好效果。中耳手术视野极小，特别是耳硬化症镫骨手术或手术切除镫骨换用修补物等。术野内极小量的出血也会影响手术操作。抬高头部可增加静脉回流，减少出血。现认为更满意的方法是行控制性降压。健康年轻人的平均动脉压降到 $60 \sim 75$ mmHg（$8 \sim 10$ kPa），老年人至 $75 \sim 90$ mmHg（$10 \sim 12$ kPa）即可。

3. 防止颈动脉窦反射　在耳鼻喉科领域，进行颈外动脉结扎术、因恶性肿瘤施行颈廓清术、颈部淋巴结转移瘤摘除术，以及喉癌等手术，常因刺激颈动脉窦而引起颈动脉窦反射，出现血压急剧下降和心动过缓。该反射个体差异较大，老年人、动脉硬化的患者容易发生。甚至因结扎颈外动脉引起此反射，导致术后意识未恢复而死亡，应引起严密注意。一旦发生颈动脉窦反射，可暂停手术，给予静脉注射阿托品或以局麻药阻滞颈动脉分叉部等处理。

4. 慎用肌松药　耳鼻喉手术很少需要肌肉松弛，但在临床上对气道通畅、无插管困难的患者，应用肌松药可使麻醉诱导迅速方便。但对于扁桃体肥大、咽喉肿瘤、小颌畸形和舌体异常等患者，在诱导时用静脉麻醉药或肌松药容易发生气道梗阻，多采取清醒插管、逆行引导气管插管或纤维支气管镜协助，甚至还要气管造口。

三、常见的耳鼻喉手术的麻醉处理

1. 耳手术　耳部常行的手术是乳突切开术、鼓膜切开术或鼓室重建术。多为年轻健康的患者。镫骨切除术常见于老年人，常在局麻下进行。因为多数患者的听力下降，与之交流可能会困难。迷路疾病者常伴有眩晕、眼球震颤和恶心、呕吐。

显微耳科手术要求患者安静不动，而不需要完全的肌松。吸入麻醉药具有良好的镇痛、镇静作用，并可产生一定程度的肌松。因术野狭小，即使一滴血也会使手术操作困难，使用吸入麻醉药时还易于实施控制性低压。

氧化亚氮在血中的溶解度比氮大 34 倍，通过血管扩散到中耳的速度远快于氮。这可引起中耳的压力升高。对于正常的耳，压力升高到一定值时咽鼓管可被动开放，升高的压力可通过咽鼓管传到鼻咽部；但这可损伤患病耳，如移植的镫骨移位，鼓室黏膜受损。甚至有中耳进行过手术的患者用 N_2O 麻醉时耳道内出现新鲜血液或出现中耳破裂，导致听力丧失。中耳压力的变化还可导致术后的恶心、呕吐。在手术结束停用氧化亚氮时，因氧化亚氮从中耳快速弥散出去，可引起继发性中耳负压。当中耳压力低于周围压力时，咽鼓管对中耳压力的平衡作用更好。但中耳压低于大气压时可引起术后短暂耳聋，并可能与严重的中耳炎有关，在镫骨置换术中中耳一直处于开放状态，直至把移植骨覆盖在鼓室膜上。氧化亚氮应在覆盖鼓室膜前 15 分钟停止吸入，鼓膜关闭前用空气冲洗中耳室，可以避免中耳压力的降低。

2. 鼻和鼻窦手术　慢性鼻窦炎行引流术的患者常为健康成人，可在局麻下进行。但要注意这样的患者通常有反应性气道疾病，使用某些可增加迷走神经兴奋性的药物可引起气管和支气管痉挛。恶性肿瘤的患者常伴有老年人其他系统的疾患，同时肿瘤可侵袭口腔和鼻腔，给全麻插管造成困难，必要时可行气管造口。

鼻黏膜富含血管，术中出血量较大，且不易止血。为减少术野渗血，可取头高 $15° \sim 20°$，为避免麻醉过深，可合用尼卡地平降压。还可向鼻黏膜滴用可卡因以减少出血。因可卡因可阻滞交感神经末梢对去甲肾上腺素的再摄取而引起血管收缩。但可卡因在气管和喉黏膜吸收过多可引起交感神经兴奋的症状，如高血压和心动过速，严重者可引起惊厥或冠状动脉痉挛，导致心肌缺血或心律失常。可卡因引起的高血压和心动过速可用普萘洛尔 0.5～1.0mg 或静脉滴注依托咪酯治疗。鼻内使用 4% 可卡因溶液，推荐最大安全剂量约为 1.5mg/kg。可卡因经喉黏膜和气管黏膜的吸收速度与静脉注射一样快。可卡因是酯类麻醉药，可被血浆中的假性胆碱酯酶水解。假性胆碱酯酶缺乏症或使用假性胆碱酯酶抑制药，如碘依可酯等，可减少可卡因的代谢，增加其全身的毒性作用。

鼻窦腔是闭合的空腔，氧化亚氮可很快扩散入内。但鼻窦手术中压力升高所引起的不良反应不如中耳手术时的严重。

鼻窦手术结束时必须去掉咽后壁填塞的纱布，应在彻底清理咽部，患者清醒，气道反射完全恢复后拔管。

3. 喉镜和支气管镜等检查的麻醉　多数的声带息肉切除、声带活检、声带剥离和其他咽喉部的小手术可在局麻和表面麻醉下完成，行喉上神经阻滞、舌咽神经阻滞和气管内注射局麻药。但要注意此部位黏膜的血管丰富，局麻药容易吸收入血，用量过大容易引起中毒。因咽喉部麻醉抑制了喉的保护性反射，分泌物、血液和切除组织容易进入气管内，引起误吸，所以全麻可能更有益于患者。因手术时间较短，应使用短效麻醉药和肌松药，并行肌松监测。待患者清醒，肌张力和喉反射完全恢复才能拔管。如气管导管妨碍术者的视野，可用喷射通气和文邱里（venturi）管通气。在这种条件下不能用呼气末二氧化碳监测通气，应仔细观察患者胸廓起伏情况并进行脉搏血氧监测。

直接喉镜检查多可在表面麻醉下完成，现多选用 2% 的利多卡因溶液，也可使用 1% 的丁卡因溶液，但要注意其毒性反应。

临床上常用支气管镜检查来诊断和治疗支气管和气管病变。在成人进行支气管镜检查时，一般表面麻醉即能满足检查要求。即使有呼吸困难，只要检查过程中尽快缩短操作时间，并给以适当供氧，亦能顺利完成。但如支气管镜柔软性差，患者不能耐受，应行全麻。可经支气管镜的输氧孔插入一细导管，行喷射通气。麻醉过浅、高 CO_2 血症和低氧血症都可引起喉和支气管痉挛及心律失常。因此要行脉搏血氧监测，并仔细观察患者的胸廓起伏情况，防止缺氧和 CO_2 蓄积。

4. 气管异物取出术的麻醉　气管内异物在小儿多见，由于小儿常不能很好配合，多采用全麻。在全麻下患儿安静，肌肉松弛，呼吸道黏膜反应降低，呛咳动作减少；另外，机体对缺氧的耐受力增加，从而为长时间的操作提供了保证。静脉麻醉为经静脉给丙泊酚、咪达唑仑或芬太尼后，用 2% 的利多卡因溶液喷喉，用这两种方法多可完成支气管镜的操作，也可使用吸入麻醉。吸入麻醉多用七氟烷诱导至意识消失，眼球活动停止，肌肉松弛以后开始操作。麻醉维持七氟烷经支气管镜后端的供氧接头吹入。对较复杂的病例，用细塑料管（内径 1～2mm）置于气管或支气管内充入氧和麻醉气体的混合气，可保证持续操作。

尽管如此，支气管镜检查中如何维持适宜的麻醉深度，保证连续操作，在钳取异物时如何管理呼吸，特别是麻醉诱导时异物在气道内突然移位，或在钳取异物时发生"窒息性异物移位"，或异物脱落在声门下窒息等，仍是麻醉者感到棘手的问题。为防止麻醉诱导的窒息意外，应仔细了解麻醉前在短时间内如有反复发生异物变位刺激症状及通气障碍者，麻醉诱导更应慎重。气管异物有可能活动变位的患者，有以下几个特点：①病史短且反复出现阵发性咳嗽和呼吸困难；②胸部 X 线检查无明显改变或改变不定；③形体小而尚未膨胀的异物，如瓜子、豆类等，多不易固定而变动于声门与支气管之间。因此，对这样的患者在麻醉中应及时发现并处理因异物变动而发生的意外。异物可能暂时固定于一侧支气管，也可在麻醉后使异物再度活动。所以，麻醉诱导力求平稳、迅速，一般七氟烷诱导为宜。在诱导中仍应注意，一旦出现气道内异物冲击声响和通气障碍，应立即"捞取"异物，或将异物推至一侧支气管，解除潜在危险、保证通气后，重新加深麻醉。另外，对于病史长而无异物活动史；异物形体大或能膨胀增大，可嵌于一侧支气管；X 线片显示患侧肺不张的病例，在麻醉诱导时，只要充分供氧减轻缺氧症状，一般多很平顺。但是，在钳取异物时对患者的最大威胁是发生"窒息性异物移位"，即在钳取异物时，异物从异物钳脱落，异物及不张肺贮留的脓性分泌物必然随吸气流入健侧并阻塞支气管，而此时不张侧肺虽有通气可能，但尚不能立即膨胀，不能立即发挥换气功能，因此，几乎如同窒息一样危及患者生命。为此，对可粉碎的异物应将其粉碎"化整为零"取出。不能粉碎的异物，应先行气管造口，再经声门或经气管造口钳取。不过只能使异物脱落机会减少和防止异物卡在声门处造成的窒息，尚不能完全避免"窒息性异物移位"。因此，对气管内存在异物的患者的麻醉，特别是有可能窒息的病例，提高吸氧浓度对保证安全有重要意义。

为防止小儿气管镜检后发生喉水肿，镜检结束后肌内注射地塞米松 5～10mg，并要密切观察、及时发现和处理喉水肿。

5. 食管镜检的麻醉　食管镜检常用于食管疾病的诊断性检查，或用于扩张食管良性狭窄及食管异物取出术等。为使咽喉及食管入口处肌肉松弛良好，最好在全麻下进行操作。一般性食管镜检，患者合作，可以在局麻下进行。不过当食管镜插入后，可因体位不当或镜管偏粗，在操作中压迫气管后壁（即气管膜部），而影响患者通气，甚至出现窒息感，个别病例可出现迷走神经反射。如为食管异物，形体较大，形状不整或在取出时可能损伤气管及食管的情况下，则必须采取全身麻醉的方法才方便操作和保证安全。

表面麻醉时，麻醉前应给抗胆碱类药抑制唾液分泌，提高麻醉效果和避免迷走反射。表面麻醉多采用 2% 的利多卡因溶液 10ml 或 1% 的丁卡因溶液 2～3ml 先对咽喉喷雾 2～3 次，然后再涂抹两侧梨状窝，数分钟后即可进行镜检。

全身麻醉时，可采取静脉快速诱导气管内插管，循环密闭式麻醉机管理呼吸，根据时间长短、复杂程度来选择麻醉维持用药及方法，与一般麻醉无很大区别。不过对于食管异物较大，或在取出有可能造成副损伤的情况下，应保留自主呼吸且通气足够，选择细的气管导管，套囊不充气才能方便手术操作。为便于食管镜检操作，应将气管导管（或塑料管）和牙垫分别固定在口角两侧，或用中空的金属牙垫套在导管外边，固定在一侧口角等办法，均收到良好效果。

6. 扁桃体摘除术的麻醉　扁桃体摘除术是耳鼻喉科常见的手术，手术虽小，但出血和气道梗阻是对患者的严重威胁，应予以足够重视。

成人扁桃体摘除术可在局部浸润麻醉下完成。因局部血运丰富，局麻药内应加入少许肾上腺素，但切勿注入血管。局麻后喉反射受到抑制，因出血急剧、量多，也有发生误吸窒息的危险。因此，麻醉前用药必须减少剂量。成人全身麻醉机会较少。在小儿进行扁桃体摘除术时一般在全麻下进行。全麻应选用气管内插管，注意开口器放置不当可压迫导管。麻醉可采用丙泊酚静脉麻醉并同时吸入 N_2O 或少量其他强效吸入麻醉药。手术结束前，在患者的保护性反射恢复之前，麻醉医生应听诊双肺以判断是否有吸入血和分泌物的可能，用直接喉镜检查口腔和咽部是否有活动性出血，如有，请术者给予有效止血。

扁桃体切除中出血量较大，平均为 4ml/kg。必须认真进行监测，尤其是小儿。在手术结束时必须彻底清理喉部，拔管时患者应完全清醒。拔管后应将患者置于"扁桃体位"，即一侧头部低于臀部。这有利于血和分泌物从口腔引流，而不进入声门，引起气道梗阻和喉痉挛。扁桃体切除后的出血常是渗出而不是快速出血。这些患者在发现出血前可能已吞入大量的血。行再次手术止血时可引起恶心、呕吐、反流和误吸的发生。应选择清醒或快速插管，麻醉诱导时，须压迫患者的环状软骨，并保持轻度头低位，并有气管切开的准备。备好吸引器，随时清理咽喉部。患者麻醉后应插入胃管吸出胃内的血液或凝块，以减少术后恶心、呕吐的发生。

扁桃体周围脓肿的患者，应先行穿刺排脓后，再行麻醉诱导插管较为安全。

梗阻性睡眠呼吸暂停可引起缺氧，导致肺动脉高压。扁桃体切除术可治疗该症，以减少上呼吸道的梗阻。伴有这种综合征的成人常较肥胖，并伴有高血压和心肌缺血。喉部软组织肥厚，增加了窥喉的困难。即使术前患者呼吸道通畅，也应考虑进行清醒插管。术前应全面了解和正确估计循环与呼吸的代偿能力，对预计插管困难的患者，应充分表面麻醉，用 2% 的利多卡因溶液 2~3ml 局麻下行环甲膜穿刺，为便于手术操作，以经鼻插管为宜。在特殊情况下可能要行气管造口，以彻底解除梗阻。小儿梗阻性睡眠呼吸暂停常同时伴有先天性疾病，如下颌骨发育不良（如 Pierre Robin 综合征或 Treacher Collins 综合征），增加了维持气道通畅和插管的困难。气管导管易被开口器压住或扭曲，因此，在放置开口器后要听呼吸音，观察气道峰压。在放置开口器时还可能发生脱管等意外。手术结束后应给予地塞米松 10mg，必须在患者完全清醒后方可拔管，同时做好再插管和气管切开的准备，并进入麻醉恢复室观察。

7. 颈部癌症手术的麻醉　患颈部肿瘤的患者多为老年人，多有长期吸烟和酗酒的历史，常伴有阻塞性肺部疾病、高血压及冠状动脉疾病。因食欲差，吞咽困难，通常营养状况较差，甚至有恶病质状态。术前看患者时应注意这些情况。对这些患者行术前气道的检查是非常重要的。肿瘤可直接压迫气道，以前的放疗和手术可产生水肿、纤维化或瘢痕而使气管扭曲。头颈部手术术前应进行直接或间接喉镜检查。如没有气道受压，可行静脉诱导，然后用直接喉镜进行插管。有气道受压时应行清醒插管，在严重气道受压的情况下，在全麻诱导前，应在局麻下行气管造口。应注意在全麻插管后可出现气道梗阻或梗阻加重，因此，麻醉诱导前就应给患者吸入纯氧，以保证在有气道梗阻时患者有一定的氧代偿能力。

在浅麻醉下因导管的刺激可能会出现支气管痉挛。头颈部血管丰富且压力较高，癌瘤可能侵袭到颈部的大血管，术中极易引起大量出血。要做好动脉和中心静脉穿刺，以指导术中的输血、补液，尤其在心功能不佳的患者。中心静脉穿刺应避免使用颈内静脉，因后者易受颈部操作的影响。还要监测血细胞比容和血气。轻度抬高头部可减少出血。术中至少开放一条静脉，及时地予以输血、补液。因手术时间常较长，应注意患者的保温。

颈部手术中应注意颈动脉窦受压所引起的迷走神经反射，这可引起心动过缓和血压下降。治疗包括停止挤压，静脉使用阿托品，必要时可用利多卡因行局部浸润麻醉。在切开颈部大的静脉时可发生空气栓塞。可根据呼气末 CO_2 分压突然下降，并伴有血压下降做出诊断。治疗包括使用正压通气或压迫颈静脉以增加静脉压、轻度头低脚高位、左侧卧位、吸入

100% 氧气，如果可能，也可经中心静脉导管抽吸空气。

颈部手术恢复期间的问题包括气胸、因颈部伸展受限或血肿而引起的气道不畅，以及喉镜检查后出现的发音困难。

（周　旭）

第三节　口腔颌面外科手术的麻醉

一、先天性唇、腭裂手术的麻醉

（一）麻醉前准备

做好口腔、鼻腔和全身检查，包括体重，营养状态，有无上呼吸道感染和先天性心脏病。应详细掌握血尿常规，钾钠氯离子情况及胸部 X 线检查。

唇裂病儿体重 >5kg，血红蛋白 >100g/L，年龄 >10 周，血细胞计数 $< 10 \times 10^9$/L，才是手术的良机。腭裂手术多在 2 岁以后，上述各项检查在正常范围内才可实施。

（二）麻醉处理

1. 唇裂修复术的麻醉　均在全麻下进行，虽然有人提出不必气管内插管，但是为确保安全，选择经口气管内插管全麻的方法比较安全可靠。因术中创面渗血、分泌物一旦阻塞通气道，就会导致病儿呼吸气流受阻，乏氧、喉痉挛、误吸窒息，甚至心跳骤停。

唇裂修复术病儿体重常小于 15kg，术前 30min 肌注阿托品 0.01～0.03mg/kg，入室前以氯胺酮 5～8mg/kg 基础麻醉，入睡后开放静脉，再经静脉滴注羟丁酸钠 80～100mg/kg。待睑毛反射消失后窥喉用 2% 利多卡因喷喉及会厌，实施表面麻醉插管，用橡皮膏将导管固定在下唇正中位置。接 T 形管装置供氧及辅助呼吸。术中可根据麻醉深浅情况分次静脉注入氯胺酮 1～2mg/kg。此法的优点：①诱导迅速，病儿可平稳进入睡眠的麻醉状态，镇痛效果好，心律、血压较稳定。可保持病儿自主呼吸存在；②麻醉用药对呼吸道黏膜无刺激，无肺部并发症安全性好；③羟丁酸钠可降低咽喉反射和气管内的敏感性，防止插管后或麻醉变浅时的呛咳反应，减少或避免喉黏膜损伤；④年龄 >2 岁的病儿术中可持续泵入异丙酚 3～4mg/kg，0.5% 氯胺酮间断给药，术毕拔管后病儿清醒哭闹，各种反射均已恢复，是比较安全可靠的麻醉方法。但偶尔可见体质弱小，用药量偏大，术终尚有呼吸抑制及喉痉挛发生的病例，应予以注意。

2. 腭裂修复术的麻醉　小儿气管导管应选择 U 形导管，将导管固定在开口器的凹槽下防止外脱导管，以避免脱管窒息的意外发生。行咽后瓣成型手术操作时，如果麻醉深度不够容易引起迷走神经反射。故麻醉深度应控制得当，即达到抑制咽喉反射力度。

对 15kg 以上病儿可用快速诱导插导，阿曲库铵、芬太尼维持控制呼吸；15kg 以下的病儿可采用氯胺酮 5～6mg/kg 基础麻醉，入睡后缓慢静注羟丁酸钠 80～100mg/kg，利多卡因喷喉插管。术中间断静注氯胺酮 1～2mg/kg 或复合吸入安氟醚维持，亚利式或 Bain 环路扶助呼吸。

腭裂咽后瓣修复术出血相对较多，应重视输血补液问题。小儿血容量少，每公斤体重 70～80ml。6 个月婴儿失血 50ml 相当于成人失血 400ml，因此准确判定失血量并予等量补

· 149 ·

充。输血补液速度以不超过每公斤体重 20ml 为宜，严防肺水肿。体质好的病儿失血量不超过血容量的 10% ~15% ，也可根据具体情况输乳酸林格氏液 10ml/ （kg·h）。

3. 唇、腭裂修复术术中管理 术中监测血压、脉搏、体温、心音、心率、心律和两肺呼吸音，合并先天心脏病者应监测心电图。还应采取预防喉水肿的措施，必要时静注地塞米松 0.2~0.4mg/kg。

腭裂术后拔管的注意事项：

（1）对腭裂同时合并有扁桃体 Ⅱ 度以上肿大；咽喉腔深而狭窄；瘦小体弱自控调节能力较差的病儿，应在气管拔出前先放置口咽通气管，用以支撑明显变小的咽喉腔通道通畅。

（2）维持腭裂患者术后的呼吸道通畅，要依靠口腔和鼻腔两个通道。切不可忽视任何一方。有时腭裂同时修复鼻畸形后用碘仿纱条包绕胶管以支撑鼻翼，固定支撑鼻翼的橡皮膏不应封闭鼻腔通气道。

（3）随着手术结束时间的临近，麻醉应逐渐减浅，以便确保患者迅速清醒拔管，缩短气管导管留置在气管内的时间。

二、颞颌关节强直患者的麻醉

（一）麻醉前准备

（1）颞颌关节强直患者几乎全部需要盲探经鼻气管内插管或行气管造口插管，因此术前必须作好患者细致的解释工作，取得患者的信任与合作，为清醒插管作准备。

（2）对有仰卧位睡眠打鼾甚至憋醒的患者禁用吗啡等抑制呼吸的药物作为麻醉前用药。

（3）选择气管导管内口径大，管壁薄的导管为宜。条件允许时可参考 X 线片气管口径，选适当口径弹性好的附金属螺旋丝的乳胶导管。

（4）备好气管造口的器械，做好应急准备。

（二）麻醉处理

颞颌关节强直患者需实施颞颌关节成形术同时矫正小颌畸形。须在全麻后下颌松弛，无痛状态下才能顺利进行，因此多采取经鼻插管的气管内麻醉。为保证安全应采用清醒盲探插管方法，但对完全不能张口的患者表麻很难完善，加上患者紧张，肌肉松弛不佳，咽喉反射敏感，且患者异常痛苦。为此，最好选择浅全麻状态下，配合表面麻醉保留自主呼吸行盲探气管内插管。由于喉头位置高，下颌后缩畸形，插管时导管不易达到声门高度。因此，在导管接近声门附近时应根据呼吸气流声判断导管位置，调节头位及导管位置，以其接近声门口。如估计导管在声门左侧，可将头转向右侧，导管也往右侧旋转。若想抬高导管前端高度可使患者头极度后仰，导管前端可随之抬高，头低导管可往下后方调整。如患者喉头过高，多次盲探插导管均入食管，可将导管留置在食道内，经另一侧鼻孔再插入更细的导管，沿留在食管导管的表面滑入声门，即所谓双管盲探气管内插管法。对插管异常困难经 1~2 小时探索插管仍不能到位时，应果断决定经气管造口插管。否则术后的喉水肿往往给拔管带来严重后果。一旦插管成功，麻醉可用全凭静脉复合麻醉维持。

颞颌关节成形术虽然缓解了关节强直，但下颌后缩畸形不能立即解除，舌后坠仍可能发生，致使拔管意外。因此，拔管时应遵守几条原则：①麻醉必须完全清醒；②口腔及气管导管内分泌物必须彻底吸净，特别对日内有创口的患者；③拔管前静注地塞米松；

④拔管前备好口咽导气管；⑤必要时应备好气管造口设备，以防拔管后气道梗阻行紧急气管造口。

三、口腔颌面部恶性肿瘤联合根治术的麻醉

（一）麻醉前准备

（1）因患者多为中老年人，所以术前对心肺肝肾等功能应作充分了解，以正确判断患者的全身情况和耐受麻醉及手术的能力。

（2）了解张口程度（正常 4～6cm），口内肿瘤大小，所处的位置是否影响喉镜置入和气管导管能否顺利通过声门；恶性肿瘤复发再次手术时还要了解气管是否有移位，颈部伸展和头后仰是否受限，根据上述情况综合分析判断，以选择适宜的麻醉诱导方法及插管途径。

（3）肿瘤已影响气道通畅，麻醉前慎用镇痛、镇静药以免呼吸抑制。

（二）麻醉处理

口腔颌面部恶性肿瘤联合根治术范围包括：舌（颊部、口底组织）上或下颌骨切除和颈部淋巴结根治性清扫。麻醉不但要确保气道通畅，且要下颌松弛，镇痛完善，麻醉深度足够并保持血流动力学平稳。同时防止颈动脉窦反射和植物神经功能紊乱，术后苏醒快。因此，必须采取气管内全麻。因手术操作涉及到口腔，故经口腔插管不仅会影响手术操作，更不便于导管固定，因而采取经鼻腔气管内插管较稳妥。舌体，口腔颊部，腭部肿物尚未超过中线，张口属正常，头后仰不受限者可行快速诱导插管；舌根部、口底部，软腭部恶性肿物生长已侵袭或已压迫气道，张口轻度受限或癌肿术后复发需再次手术时，气管已有移位。头后仰有受限的患者需行浅全麻下，保留自主呼吸经鼻盲探或明视插管；如舌根及口底巨大肿瘤已阻挡声门而无法实施插管操作时，应先行气管造口然后再经造口插入气管导管。目前多选用静脉复合麻醉，吸入 $N_2O - NO_2$，安氟醚或异氟醚以补不足。术终能尽快清醒。

（三）术中管理

术中除监测血压，脉搏，呼吸，心电图外还应监测血氧饱和度，尿量。有心血管病变的需监测中心静脉压。另外应注意患者体位和头位变动而影响气管内导管通畅和头部血液循环，因为颌面部和颅内静脉均无静脉瓣，如果头部位置不当，颈部大静脉或椎静脉丛受压，可使颈内静脉压升高，患者头颈、颜面部静脉回流障碍，面部及眼球结膜会发生水肿，颌面部术野渗血增加，血色呈暗红。处理不及时将会使颅内压增高。因此应及时调整头位，使颈部充分舒展，改善头颈部淤血状态。

上、下颌骨病灶切除时，出血多而急剧，为减少出血和维持血流动力平稳，在无禁忌证的情况下可行控制性降压。老年人对低血压耐受性低，因此降压幅度不宜过大，时间不能过长，术野出血要及时补充。对于双侧颈淋巴清扫的病例应注意脑静脉血回流及有无颅内压升高，慎防脑水肿引起的昏迷。颈廓清扫术偶尔可发生纵隔气肿或胸膜损伤而致张力性气胸，必须予以有效处理。

舌颌颈联合根治术，一侧下颌骨体部切除或下颌骨矩形切除，尤其是下颌骨超半切除术，其口底肌肉组织与颌骨间离断后，舌体会因失去下颌骨的牵拉和支持而容易发生舌后坠，舌及口底组织被切除损伤的创面水肿及转移皮瓣组织修复部位包扎压迫止血，使舌体的

自如活动能力和范围严重受限，咽喉腔间隙明显变窄。虽说术后患者完全清醒时拔管可避免窒息，但从临床上观察对联合根治术的病例，清醒后拔管仍有窒息发生。而且窒息不一定发生在拔管当时，待数分钟后假道消失就会造成气道梗阻-延迟窒息发生，故可采用延迟拔管方法。

术毕患者清醒并对指令能正确反应，循环稳定，呼吸正常；呼吸频率 >14 次/分，潮气量 >8ml/kg，分钟通气量 >90ml/kg 可拔除气管导管。

四、口腔颌面外伤与急症手术患者的麻醉

(一) 麻醉前准备

（1）全面细致的了解病史和临床检查指标，特别是颌面部创面的范围及损伤程度。有无危及生命的气道梗阻或潜在的危险，及时清除口腔、鼻腔内的积血、凝血块、骨折碎片及分泌物、将舌体牵拉于口腔之外。放置口咽或鼻咽通气管等，并应即刻建立通畅的气道。如上述处理气道梗阻仍不能缓解，可采用自制环甲膜喷射通气套管针做应急处理。具体操作方法：先行环甲膜穿刺表麻，然后置入长 8cm 带硬质塑料的套管针（可用 16 号静脉穿刺套管针改制弯成 135°，适宜总气管走行的弧度），穿刺成功后将其塑料外套管留置于总气管内 6cm 深度，退出针芯，接通（喷射）呼吸机供氧。喷射通气压力为 $1.25kg/cm^2$，常频通气后即可开始麻醉诱导。

（2）对外伤时间较长的病例，应特别注意有无严重出血性休克或休克早期表现，包括口腔急症颌骨中枢血管的突发性大出血，急剧、呈喷射状，处理不及时患者很快进入休克状态，甚至发生大出血性心跳停止。因此尽早建立静脉输液通道补充血容量是抢救成功的关键一环。

（3）注意有无合并颅脑、颈椎骨折或脱位、胸腹脏器损伤等。如果有明确诊断可同步处理。

（4）了解患者进食与外伤的时间，创伤后胃内容排空时间显著延长，麻醉诱导插管时应采取相应措施，防止误吸发生。

(二) 麻醉处理

对口内及颌面部软组织损伤范围小的，手术可在 1 小时之内完成，患者合作，呼吸道能保持通畅者，可在局麻下实施。小儿及成人有严重的口腔颌面部创伤，即下列情况之一的均应采取气管内插管全麻方法：①面部挫裂伤合并面神经，腮腺导管断裂；需行显微面神经吻合，腮腺导管吻合；②面部挫裂伤合并上或下颌骨骨折，行骨折固定；③口腔颌面损伤合并气管、食管或颈部大血管损伤，颅脑、脑腹脏器损伤；④头皮及面部器官（耳鼻、口唇）撕脱伤需要行显微血管吻合回植手术者。

麻醉诱导和插管方法选择：3 岁以下婴幼儿氯胺酮基础麻醉后，静注羟丁酸钠，咽喉及舌根部表麻诱导插管，T 形管小呼吸囊供氧，氯胺酮间断给药维持。婴幼儿舌体肥大，口内组织损伤后由于出血，水肿使原来相对较小的口腔更加变小，而手术恰在口内操作。因此首选经鼻插管。但婴幼儿气管细，麻醉导管过细会影响通气，婴幼儿鼻黏膜脆弱血管丰富容易造成鼻衄。因此对舌前 2/3、牙龈、硬腭损伤的病员可经口腔插管并固定于健侧口角部位。而对悬雍垂、软腭口咽腔深部损伤需行经鼻插管或者口腔插管。插管前用 2% 麻黄碱数滴分

次点鼻，收缩鼻黏膜血管扩大鼻腔通道空间，导管前端应涂滑润剂。只要管径粗细合适，操作动作轻柔，一般不会有鼻黏膜损伤及鼻出血现象。导管选择 F16～20 号，术中充分供氧，有条件监测血氧饱和度，防止通气不足。

4 岁以上患者无异常情况均可采取快速诱导，根据手术操作需要经口或经鼻腔明视插管。估计术毕即刻拔管会发生上呼吸道梗阻窒息者应长时间留置导管，首选经鼻气管内插管。

下列情况应首选清醒插管较为安全：①伤后已发生气道梗阻并有呼吸困难；②颌骨颏孔部骨折常伴有严重错位，不仅造成张口困难，且有口底变窄，声门被后缩的舌根阻挡；③上或下颌骨骨折致口内外相通，致使面罩加压给氧困难。下颌骨骨折连续性中断或有错位时，若经口置入喉镜，骨折断端有切断血管和损伤神经的危险性，应尽量采用盲探经鼻腔插管。麻醉维持可行全凭静脉或静吸复合麻醉维持。

口腔颌面部外伤患者术毕清醒即可拔管。但估计拔管后可能发生急性气道梗阻，又不能强行托下颌骨时，应留置气管导管延迟拔出。

五、术后常见并发症及预防

口腔颌面部手术，特别是口腔内病灶切除后有大型缺损或洞穿缺损，利用各种皮瓣，肌瓣或多种复合组织瓣一次性修复手术后创面慢性渗血，组织水肿和分泌物积存，口内转移组织瓣修复后臃肿致咽喉腔狭窄，舌体活动受限，排痰能力减弱等因素，应在患者完全清醒后拔管。

1. 呼吸道梗阻　出血、误吸、喉头水肿或术后解剖位置的改变，失去颌骨的支撑出现舌后坠。口腔内出血，可以造成血液直接误吸入呼吸道或血块阻塞呼吸道。手术后应在没有明显渗血的情况下，吸尽口腔内的血液分泌物后再拔管。Treacher-Collins 综合征或 Robin 畸形，行咽成形修复术后咽喉腔变窄明显，尤其对年龄小，体质差，适应能力低下的病儿拔管前应常规放置口咽导管，吸出分泌物，直至咽反射强烈，耐受不住时再拔出。对舌根及口底组织广泛切除或双侧颈淋巴结清扫患者，术后颈部包扎敷料较多，可在拔管前放置口咽导管协助通气。口腔颌面部外伤，同时有上或下颌骨骨折，舌及口底，颊黏膜组织严重撕裂伤，出血、软组织水肿明显使口咽腔变窄，舌体程度不同的失去了正常活动能力，应考虑留置导管延迟拔出。

上述手术术后防止气道阻塞的最有效、最安全的措施是预防性气管造口。但是为了颈部转移皮瓣的成活和免遭感染，临床常以延迟拔除气管内导管方法保证呼吸道通畅。待舌及口底黏膜组织水肿减轻，咽喉间隙增大，舌体在口内活动及外伸 1.0cm 以上，再在引导管协助下试行拔管。

2. 咽痛及咽喉部水肿　口腔、颌面及整形外科手术时间长，气管插管放置时间长，手术操作又在头部，头部位置不稳定，气管插管与气管黏膜总处于摩擦状态，咽喉部水肿和损伤明显，术后患者明显咽痛。因此，口腔、颌面部手术患者术中应常规应用激素，（氢化可的松 100mg 静滴或地塞米松 5～10mg 静注），术后应尽早开始雾化吸入可预防术后咽喉部水肿。

（周　旭）

参考文献

［1］刘会臣，刘铁军. 反式曲马多对映体的药代动力学立体选择性. 药学学报，2000，35（1）：40－43.

［2］张亚军，宋建祥，袁从虎. OPCAB 术后发生精神障碍的相关因素. 中华胸心血管外科杂志，2014，30（6）：370－371.

［3］吉林，袁从虎，陈佩军，等. 20 例非体外循环下冠状动脉搭桥术的麻醉处理. 苏州大学学报：医学版，2007，27（4）：646－647.

［4］袁从虎，吉林，张亚军. 改良超滤联合常规超滤用于重症心脏瓣膜病患者瓣膜置换术的效果. 中华麻醉学杂志，2012，32（6）：661－664.

［5］曾因明，姚尚龙，等. 麻醉科特色治疗技术. 上海：科学技术文献出版社，2003.

第八章 心脏手术的麻醉

第一节 麻醉对循环系统的影响

对循环系统的了解是麻醉学的重要基础，麻醉和手术可以通过多种途径影响循环系统的功能。循环系统的变化直接影响到患者的生命安全和术后的恢复，近年来，随着人口老龄化和外科技术的发展，围术期麻醉医师经常面临患者的心血管功能变化更加复杂化、多样化。在了解麻醉对心血管功能的影响时，有必要对下述概念予以阐明。①循环功能：指循环系统的功能，包括心脏、血管功能、血容量和微循环等方面的影响。其中任何一项功能衰竭均可导致显著的循环障碍。如低血容量可导致循环衰竭或休克，而心脏功能却可能是正常的；②心脏功能：包括心肌、心脏瓣膜、传导组织和支架结构的功能。其中任何一项功能障碍即可导致心脏和循环衰竭。如瓣膜失去完整性，即使心肌功能正常也可造成心脏衰竭；③心肌功能：心肌功能取决于心肌本身和心肌血液供应，其功能障碍包括心肌病变、损伤、心肌缺血和心肌功能不良，但均可造成心肌功能衰竭，其结局必然导致心脏功能障碍和循环异常。

一、吸入麻醉药对循环的作用

吸入麻醉药是常用的全身麻醉药（简称全麻药），主要依靠肺泡摄取和排除。吸入麻醉药经肺泡进入血流到达脑组织，当脑组织内吸入麻醉药的分压达到一定水平时，即产生临床上的全身麻醉状态。吸入麻醉药有挥发性液体和气体两类。常用的挥发性液体有氟烷、恩氟烷、异氟烷、七氟烷和地氟烷；气体有氧化亚氮。

在一定的浓度范围，所有吸入麻醉药均可降低动脉压和抑制心肌收缩力，都与麻醉药浓度相关。其中异氟烷、七氟烷和地氟烷通过增加交感活性对血压维持有一定帮助。氟烷和恩氟烷使心排血量减少，与其降低平均动脉压平行。异氟烷对心排血量的影响很小，而地氟烷则具有稳定的心血管作用。恩氟烷、异氟烷和地氟烷使外周血管阻力（SVR）减低，其中，异氟烷使 SVR 减低最显著。

吸入麻醉药也可引起心率的变化，改变心率的机制包括：改变窦房结去极化速率；改变心肌传导时间或改变自主神经系统的活动，如吸入氟烷后可见心率减慢。吸入麻醉药对心率的影响应在麻醉前评估中予以考虑。麻醉可消除因术前兴奋和激动而导致的心动过速、血压升高及心排血量增加。如果麻醉前副交感神经活动增强，麻醉又可能使心率和血压升高。氟烷和恩氟烷麻醉有助于减少全身动脉血压和心率的增加，使之转变为临床上可以接受的低血压和心率减慢。吸入麻醉药还通过减少心肌氧耗而降低心肌需氧量。

有人提出，异氟烷的冠状动脉（简称冠脉）扩张作用可引起冠脉窃血，而导致心肌局部缺血，所以曾有一段时间，冠状动脉粥样硬化性心脏病（简称冠心病）患者的麻醉中很少应用异氟烷。然而近来有研究发现，如果冠脉灌注压能充分维持，异氟烷麻醉与其他吸入麻醉一样，并没有窃血现象发生。

研究证实异氟烷对人体心肌有保护作用同动物实验一样，异氟烷的保护作用在它撤离后持续至少15min。异氟烷是通过什么途径来保护心肌的？是否与缺血预处理的心肌保护作用相似呢？为了测定异氟烷是否对钾通道产生直接作用，将异氟烷用于人体心房细胞，在3%的浓度时，对格列本脲敏感的钾通道电流没有受到正或负的影响。这些发现提示异氟烷并不直接影响钾通道活性，而是降低钾通道对ATP的敏感性。另一个可能性是异氟烷的保护作用发生在其他部位，如腺苷受体。腺苷 A_1 受体阻断剂8-环戊基-1，3二丙基黄嘌呤（8-cyclopentyl，3-dipropylxathine，DPCPX）能抑制异氟烷的心肌保护作用支持后一理论。Kerstan等的研究发现在动物实验中，DPCPX部分地抑制异氟烷的心脏保护活性。

二、静脉麻醉药对心血管的影响

静脉麻醉药本身能产生心血管效应，且在麻醉诱导时通过影响自主神经系统、血管运动中枢、外周血管张力和心肌的机械性能引起血流动力学改变。

1. 硫喷妥钠　对心肌的影响主要是通过减少肌原纤维的钙内流而降低心肌收缩力，同时加快心率，心排血指数没有变化或稍有下降，平均动脉压不变或稍下降。早期血流动力学研究证实硫喷妥钠（100~400mg）明显降低心排血量（24%）和收缩压（10%），因为增加了静脉容量而减少静脉回流。给硫喷妥钠后气管插管有明显的高血压和心率增快，同时应用芬太尼可减少心率的增快。硫喷妥钠减低心排血量的机制有：①直接的负性肌力作用；②因增加静脉容量而减少心室充盈；③暂时降低中枢神经系统输出的交感活性。应用硫喷妥钠引起的心率增快可能是由于刺激心脏的交感神经引起。硫喷妥钠引起的负性肌力作用是由于钙内流减少而致。

2. 咪达唑仑　对循环系统干扰较轻，如对外周阻力及心室收缩功能影响较少，使心肌氧耗减少等，比较适用于心功能较差患者或心脏手术的麻醉。随着苯二氮䓬类的拮抗剂氟马泽尼的应用，临床使用中也比较安全。

3. 氯胺酮　通过中枢介导的交感反应兴奋心血管系统。单独给药时，使心率、血压、全身血管阻力、全身和肺动脉压及心肌耗氧量均增加，因而导致心肌氧供需不平衡。心脏做功增加，尤其是右室，因为肺血管阻力比全身血管阻力升高明显，因此禁用于右室储备差的成年患者。氯胺酮产生心血管效应的程度在治疗剂量范围内与剂量无关，无交感性刺激作用，但有负性肌力效应；氯胺酮可维持血压，通常用于急性休克患者，也可供狭窄性心包炎或心脏压塞患者用作麻醉诱导。

4. 依托咪酯　对心肌收缩力影响较小，仅外周血管稍有扩张；不引起组胺释放；在目前常用的静脉麻醉药中依托咪酯对心血管系统影响最小。与其他麻醉药相比，其产生的心肌氧供需平衡最佳。事实上，依托咪酯对冠状循环可能有弱的硝酸甘油样效应。用依托咪酯诱导后，血流动力学不变或变化小，诱导后前负荷和后负荷均未改变，dp/dt_{max} 不变提示心功能未受损害。二尖瓣或主动脉瓣病变患者用依托咪酯诱导麻醉后，全身和肺动脉血压显著降低。血容量过低和心脏压塞或低心排血量患者用依托咪酯比用其他静脉麻醉药对心血管的影响轻。

5. 丙泊酚　有许多研究比较了丙泊酚与常用的诱导药物如硫喷妥钠和依托咪酯的血流动力学作用，然而因为麻醉技术的不同、麻醉药物剂量的不同和监测技术不同，而结果的相互比较较为困难。用丙泊酚静脉诱导（2mg/kg）和静脉维持［100μg/（kg·min）］，动脉收缩压下降15%～40%，动脉舒张压和平均压也有相同的改变。丙泊酚对心率的影响是可变的。如联合氧化亚氮麻醉使交感神经系统活性增加，心率可能增快。丙泊酚并不破坏控制心率的靶受体反射，而是重新调整反射的平衡导致在低水平的血压时心率没有改变，可解释尽管平均压下降而心率仍下降的现象。有证据表明应用丙泊酚出现剂量依赖性的心肌收缩性下降。Coetzee等测量动物的局部心肌收缩性，证实丙泊酚血浆浓度和心肌收缩性下降有明显的相关性。许多研究发现，应用丙泊酚后SVR、心排血指数、每搏量和左室收缩做功有明显下降。与硝普钠相比，丙泊酚输注入清醒患者的肱动脉，尽管前臂血管的丙泊酚浓度达到了治疗浓度，但并没有引起明显血管舒张反应。丙泊酚麻醉对前臂血管阻力和前臂静脉顺应性的作用同阻滞颈胸神经节引起的去交感神经效果一样，所以丙泊酚对外周血管的作用表现为抑制以交感神经兴奋为主的血管收缩。有学者研究丙泊酚对兔肠系膜动脉的平滑肌的影响，发现丙泊酚主要是通过抑制钙离子释放和钙离子通过钙通道的流入，从而抑制去甲肾上腺素引起的动脉平滑肌收缩，这些结果也可解释丙泊酚对其他血管平滑肌的作用。

三、阿片类麻醉药对心血管的影响

阿片类的许多血流动力学作用可能与它们对中枢神经系统发出的自主神经的影响有关，特别是迷走神经的作用。吗啡和哌替啶有组胺释放作用，芬太尼类药物不引起组胺释放。阿片类对靶受体反射的抑制引起全身血流动力学反应。芬太尼破坏颈动脉化学感受器反射，这一反射不但能控制呼吸，还是一有力的心血管功能调节反射。

所有阿片类，除了哌替啶外，都引起心动过缓。哌替啶常使心率增快，可能与它和阿托品在结构上相似有关。阿片类诱发心动过缓的机制是刺激迷走神经的作用，用阿托品预处理会减弱这一作用，但不可能全部消除阿片类诱发的心动过缓，特别是用β受体阻断药的患者。缓慢应用阿片类可减少心动过缓的发生率。

1. 吗啡　由于抑制交感神经活性，增强迷走神经张力，常引起低血压。即使小剂量静脉使用也可发生低血压。静脉用麻醉剂量（1～4mg/kg）可发生深度的低血压。吗啡的许多血流动力学效应是由于吗啡对血管平滑肌的直接作用和释放组胺的间接作用引起的，用吗啡后发生的低血压并不引起显著的心肌抑制。在心血管手术时，用吗啡麻醉的患者中可能发生高血压。麻醉期间的高血压可因轻度或不充分的麻醉、反射机制、兴奋肾素－血管紧张素机制和交感肾上腺的激活等所致。

2. 哌替啶　应用哌替啶后可发生低血压。哌替啶引起血浆组胺显著升高。大多数研究表明哌替啶降低心肌收缩力，甚至在低剂量也可引起动脉血压、外周阻力和心排血量的显著下降。哌替啶常有心动过速，很少造成心动过缓，这可能和其结构与阿托品相似有关。由于其显著的心血管作用，哌替啶不是理想的麻醉用药。

3. 芬太尼类　很少引起血压降低，即使左室功能较差者也很少出现低血压，与此种阿片类药物不引起血浆组胺变化有关。芬太尼也不引起或很少引起心肌收缩力的变化。在芬太尼家族中，芬太尼对循环功能的影响最小，使用芬太尼后的低血压多与心动过缓有关。芬太尼麻醉时也有突然血压升高的情况，尤其在气管插管或强的手术刺激时发生较多，常与浅麻醉或剂量低出现觉醒有关。芬太尼类药物用于心脏手术的最大的优点是对心血管的抑制小。这在麻醉诱导中特别重要，在劈开胸骨和游离主动脉根部时，可有明显的高血压和心率增快，这时就需要应用辅助药物以保持心血管的稳定性。在劈胸骨时，动脉血压升高，外周阻力升高，心排血量反而下降。有关芬太尼麻醉时血流动力学对手术刺激的反应强度报道差异较大，即使相同剂量的芬太尼，不同的作者有不同的结论。有一个重要的影响因素是 β 受体阻断药，在行冠状动脉旁路移植术（CABG）的患者，用芬太尼 $122\mu g/kg$，未用 β 受体阻断药的患者有 86% 发生高血压，而在用 β 受体阻断药的患者只有 33% 发生高血压。芬太尼和苏芬太尼在诱导期间提供相同的心血管稳定性，而阿芬太尼会引起血流动力学欠稳定和心肌局部缺血。阿芬太尼对刺激引起的交感反射和血流动力学反应的抑制效果比芬太尼和苏芬太尼弱。对于心脏瓣膜置换患者，3 种芬太尼类药物均能提供满意的麻醉。但争论仍存在，尤其是用哪一药物麻醉为 CABG 最好选择，但一般认为麻醉技术的选择对 CABG 术后结果并无明显影响。

有学者考虑到静脉应用芬太尼对心血管影响较大，比较了在大手术中硬膜外和静脉应用芬太尼的效果，结果除了硬膜外应用芬太尼的患者心率减慢的发生率较低外，两者血流动力学差异不明显，同样，血糖、皮质醇、尿肾上腺素和去甲肾上腺素也没有差异。

四、肌肉松弛药对心血管的影响

肌肉松弛药可能干扰自主神经功能而产生多种心血管效应。实验证明各种肌肉松弛药如果给予足够大的剂量均可与胆碱能受体相互作用。然而在临床实践中，副作用一般并不严重，因为肌肉松弛药的 N_1 和 M 性质的剂量 - 反应曲线与其神经肌肉阻断效应的曲线相隔很远。真正的自主神经反应不因注射速度较慢而减弱，如果分剂量给予，反应则叠加。肌肉松弛药的后续剂量如果与原剂量相同，将产生相似的反应。

许多肌肉松弛药产生心血管效应的另一种机制可能是组胺释放。经静脉途径快速注射大剂量肌肉松弛药时，头颈和上部躯干可出现一定程度的红斑，并有动脉压短暂下降和心率轻、中度升高。支气管痉挛极为少见。这些副作用一般是短时间的，可因注射速度较慢而显著减弱。也可采取将 H_1 和 H_2 受体阻断药联合应用的预防疗法。

1. 琥珀胆碱　由于其在神经肌肉接头处的去极化作用，可导致一系列不良反应，如胃内压、眼压和颅内压增高、高钾血症、麻醉后肌痛和恶性高热等。琥珀胆碱可能是唯一直接参与导致心律失常的肌肉松弛药。由于其结构与乙酰胆碱相似，可刺激全部胆碱能受体包括交感或副交感神经节的 M_1 受体和心脏窦房结 M_2 受体，引起窦性心动过缓、交界性心律和从室性期前收缩到心室颤动（简称室颤）的各种室性心律失常。

2. 潘库溴铵　一般无神经节阻滞和组胺释放作用，但有阻滞心脏 M_2 受体作用，可使心率增快和血压升高。在心血管麻醉中，与大剂量芬太尼合用，可拮抗芬太尼引起的心率减慢，对那些依赖心率维持心排血量的患者是一种较为理想的药物。潘库溴铵和丙米嗪合用时引起心动过速。$0.08mg/kg$ 的潘库溴铵会产生室性期前收缩和心动过速，如给丙米嗪则有可能发展为室颤。有研究发现接受长期丙米嗪治疗的患者应用潘库溴铵和氟烷麻醉可发生严重的室性心律失常。

3. 哌库溴铵　为一长效肌肉松弛药，临床使用剂量能保持心血管功能的稳定。可偶发心率减慢，是由麻醉和手术刺激引起迷走反射间接导致的作用。

4. 阿曲库铵　因其特殊的灭活方式 - 霍夫曼降解，已成为肝肾疾病和老年患者的首选肌肉松弛药。临床上给阿曲库铵 $0.2 \sim 0.4mg/kg$ 时一般心率、血压、心排血量和中心静脉压无明显变化，而给 0.6mg/kg 时可出现剂量相关的组胺释放引起的低血压和心率增快，一般能自行恢复。用组胺 H_1 和 H_2 受体阻断药可预防这一反应。

5. 维库溴铵　是潘库溴铵的衍生物，心血管安全系数高，即使剂量高达 0.4mg/kg，也无心血管不良反应，不产生神经节和迷走神经阻滞，不引起组胺释放，适合心脏患者的手术。但与大剂量芬太尼合用时可发生心动过缓，可用阿托品预防。维库溴铵可抑制缺氧时颈动脉化学感受器的调节功能，因而抑制自发呼吸的恢复。

6. 罗库溴铵　是维库溴铵的衍生物。肌肉松弛作用约为维库溴铵的 1/8 ~ 1/5，但其起效较快。用罗库溴铵 1.2mg/kg 和琥珀胆碱 2mg/kg 可在 45s 内使 95% 患者达到 90% 的神经肌肉阻滞，这一资料表明用罗库溴铵 1.2mg/kg，可用于快速起效诱导插管。同维库溴铵一样，罗库溴铵不产生心血管副作用，大剂量时可引起心率增快，可能是迷走神经被阻滞的原因。

7. 顺阿曲库胺　是阿曲库铵的 10 种异构体混合物中的一种，灭活方式也为霍夫曼降解。其神经肌肉阻滞作用与阿曲库铵相同，不产生心血管效果或增加血浆组胺浓度，适合用于危重患者的肌肉松弛。顺阿曲库胺在老年人起效较慢，比年轻人长约 1min。延迟的原因可能是老年人达到生物相平衡较缓慢，但这一不同并不影响恢复时间。

8. 米库氯胺　是短效肌肉松弛药。应用米库氯胺后不拮抗，在成年人残余肌肉松弛作用有发生，而在小儿较少发生，一般 10min 就可恢复。大剂量或快速注射可引起组胺的释放，导致血压下降、心率增快，多发生在给药后 1 ~ 3min，可自行消退。临床上为了达到肌肉松弛药的快速恢复，在长效肌肉松弛药后应用短效肌肉松弛药。可是有学者发现在使用潘库溴铵后，再使用米库氯胺，并不表现为短效肌肉松弛作用。

五、肌肉松弛药拮抗药的心血管作用

有报道在使用新斯的明和阿托品后可发生心律失常和心搏骤停，所以常使用各种技术来改善安全性，包括过度通气产生轻微的呼吸性碱血症，同时缓慢应用新斯的明和阿托品，维持充足的氧供应等。

应用新斯的明时，同时使用不充分的阿托品和格隆溴铵，可刺激心脏的胆碱能受体（M_2 受体）产生心搏骤停。阿托品、新斯的明或两者联合使用与心律失常的关系较为复杂，如倒转的 P 波、文氏现象、房性期前收缩、室性期前收缩和二联律。这些情况也常在改变麻醉浓度、手术刺激、从麻醉中恢复时发生。

接受格隆溴铵和新斯的明的患者比接受阿托品和新斯的明的患者心率改变较小。格隆溴铵和新斯的明、吡斯的明或依酚氯铵合用时可降低心律失常的发生率。用阿托品可能有较高的心律失常发生率，而格隆溴铵阻滞抗胆碱酯酶药的心律失常作用比阿托品有效。

依酚氯铵有两个优点：①起效时间比新斯的明或溴吡斯的明的短；②仅需要和新斯的明合用时阿托品的一半剂量来防止依酚氯铵不利的心脏 M_2 受体作用。为了减少心率的改变，起效快的依酚氯铵和阿托品应一起使用，慢起效的新斯的明和格隆溴铵应一起使用。依酚氯铵与新斯的明相比有较少的 M_2 受体作用，它主要的作用机制是突触前。

长期三环类抗抑郁药治疗后使用肌肉松弛药拮抗药可导致心电图异常。长期应用阿米替林的猫，用新斯的明或新斯的明和阿托品联合用于拮抗筒箭毒碱时，可观察到 ST - T 改变和心肌传导改变明显增强，这可能归因于新斯的明对心脏的作用结合三环类抗抑郁药的奎尼丁样作用和对心肌的直接作用。

六、局部麻醉药对心血管的影响

局部麻醉药（简称局麻药）对心血管的效应，系局部麻醉期间对自主神经通路阻滞的间接作用（例如高位脊髓或硬膜外阻滞），或对心脏或血管平滑肌或心肌传导系的直接抑制作用。

在心肌细胞 4 相舒张期自动去极化期间，正常时存在着钾渗透力的逐渐下降。这种效应，尤其在心室肌缺血时，可被抗心律失常剂量的利多卡因所减弱或阻断而造成 4 相延长或去极化消失。更高剂量的利多卡因使 0 相去极化减慢，这种效应是由于钠传导的抑制。

正常心电图很少受一般抗心律失常剂量利多卡因的影响，中毒剂量的利多卡因可减慢心内传导，心电图表现为 P－R 间期和 QRS 持续时间延长和窦性心动过缓，所有这些均反映出心肌自律性降低。其他局麻药也已证实具有抗心律失常的效应。

相对的心血管毒性与各种药物固有的麻醉效能一般成比例。此外，心血管系统对局麻药可能的毒性效应抗拒力更强。普鲁卡因比效力较弱、脂溶性较低而且与蛋白结合具有相对更强的心脏毒性。普鲁卡因引起心血管虚脱的剂量比中枢神经系统毒性剂量仅大 3.7～4.4 倍。已有若干普鲁卡因引起快速而深度心血管虚脱病例报道。

1. 利多卡因　临床应用证明它对各种室性心律失常均有迅速而显著的疗效，能改善梗死区心肌的局部供血，故用于心肌梗死急性期防止发生室颤的疗效更好，是室性心律失常的首选药物。

利多卡因直接抑制希－浦氏系统的钠离子内流和促进钾离子外流，对其他心肌组织及自主神经无影响。利多卡因能降低浦肯野纤维的自律性和提高心室肌的致颤阈。在治疗浓度，它对希－浦氏系统的传导速度无影响，但在心肌缺血部位，因细胞外钾离子浓度升高而血液偏酸性，使利多卡因减慢传导作用明显增强。在高浓度时，可抑制钠离子内流，降低动作电位 0 相上升速率而减慢传导。

2. 布比卡因　一般局麻药中枢神经系统毒性表现多先于心脏毒性，而布比卡因则与此相反。①产生不可逆性心血管虚脱与中枢神经系统毒性（惊厥）间局麻药剂量之比（CC/CNS），布比卡因要比利多卡因低。动物实验表明利多卡因 CC/CNS 为 7.1±1.1，亦即相当于 7 倍的惊厥剂量才引起不可逆的心血管虚脱，布比卡因则为 3.7±0.55；②血管内误入过量的布比卡因能引起室性心律失常与致死性室颤，利多卡因则否；③怀孕患者对布比卡因的心脏毒性更为敏感；④布比卡因引起的心血管意外，复苏困难；⑤酸中毒和缺氧可显著强化布比卡因的心脏毒性。

3. 罗哌卡因　其化学结构与布比卡因相似，但脂溶性小于布比卡因，神经阻滞效能小于布比卡因；对心脏兴奋和传导抑制均弱于布比卡因。

此外，麻醉药物、麻醉深度、通气方式、手术刺激、PCO_2 的变化、麻醉药物对神经调节功能的干扰和麻醉状态下血管张力的改变都直接或间接影响心血管系统功能，所以应对麻醉期间循环功能变化有足够的认识，注意病情的转化，以保证治疗措施具有针对性。

七、心肌缺血预适应的研究

心肌缺血预适应（ischemic preconditioning，IPC）是指心肌在受到短暂缺血缺氧、热休克或给予特定的药物因子后产生的对随后的致死性的缺血缺氧损害的抵抗力。IPC 的效应主要表现为：减少持续的缺血再灌注时的心肌梗死面积，显著改善再灌注后心室尤其是左室功能的恢复，并减少缺血急性期的心律失常；降低心肌能量代谢率，或者在再灌注期增加已耗竭的 Krebs 循环的糖的供应，以使心肌获得能量维持收缩功能。

1. IPC 的触发物质　从 IPC 的触发到产生效应的整个信号传导过程大致分以下 3 个环节。受刺激后机体产生内源性的触发物质；触发物质通过膜受体将信号转导到蛋白激酶；蛋白激酶作用于效应器，产生对抗缺血缺氧的保护作用。IPC 内源性触发物质主要有：

（1）腺苷：是心肌代谢产物，内源性扩血管剂，作用机制是与膜腺苷受体（主要是 A_1 受体）结合，通过 G 蛋白偶联激活磷脂酶 C，后者经过一系列顺序激活蛋白激酶 C（PKC）和胞膜钙通道，信号最终传递至效应器——线粒体的 K^+ - ATP 通道。腺苷受体拮抗剂可阻断 IPC 的形成。

（2）类阿片肽：近年来阿片肽在介导 IPC 中的作用逐渐得到重视。主要激活 G 蛋白，后者激活 PKC，PKC 又可激活线粒体的 ATP 敏感的钾通道。IPC 的保护作用如缓解心绞痛、减小梗死面积等在给予阿片类药物后即刻出现，并且在 24h 后再现。其缓解心绞痛作用不依赖于其镇痛效应。非特异性拮抗剂纳洛酮以及 δ 受体拮抗剂 7 - benzylidenaltrexone 可抑制 IPC。

（3）一氧化氮（NO）：IPC 的延迟效应与 NO 水平中度升高有关。NO 激活鸟苷酸环化酶使 cGMP 增多，后者激活磷酸二酯酶（PDE）使 cAMP 水平下降而产生一系列效应。单磷脂 A（MLA）诱发的心肌延迟性保护作用依赖于诱生型一氧化氮合成酶（iNOS），给予拮抗剂 S - methylisothiourea（3mg/kg）可消除 MLA 的作用，在 iNOS 基因敲除的动物，MLA 根本不能发挥心肌保护作用，因此 NO 被认为在 MLA 药物预适应中起到了枢纽作用。如果 NO 产生过多，导致氧自由基大量产生则可能介导细胞损伤作用。

（4）肾上腺素：一般认为在 IPC 的细胞外信号转导中肾上腺素的 A_1 和 A_3 受体与抑制性的 G 蛋白偶联，通过作用于腺苷酸环化酶（AC）产生心肌保护作用（A_1 和 A_3 受体在心室肌和血管平滑肌呈优势分布）。A_2 受体则与 G 蛋白偶联而产生扩血管作用（A_2 受体在血管平滑肌呈优势分布）。肾上腺素受体激动药诱导 IPC 的研究已经兴起，目前还处于初期阶段。

（5）血管紧张素转化酶（ACE）：ACE 抑制药通过减少缓激肽的降解可以增加其在局部的水平，从而增强缓激肽诱导的 IPC，这种作用出现在缺血 24h 后，表现为心肌梗死面积显著减少。

（6）降钙素基因相关肽（CGRP）：长时间的缺血再灌注后心肌可产生大量的肌酸激酶和肿瘤坏死因子 α（TNF - α），预给 CGRP 诱导 IPC 后心肌组织中的肌酸激酶和 TNF - α 的含量显著减少，心功能显著改善。另有报道 CGRP 在 IPC 时的升高与年龄相关，老龄患者相应的保护作用减弱。

（7）激肽：心脏有独立的激肽系统，在缺血期间释放激肽，具有保护心肌的作用。外源性激肽可模拟 IPC。其具体的信号转导途径可能通过 NO 通路介导心肌保护，其最重要的通路可能是通过 PKC 途径：激肽受体偶联 G 蛋白，后者激活磷脂酶 C（PLC）分解 PIP_2 为 IP_3 和 DG，前者使胞内钙离子增加，后者则激活了 PKC，产生生物学效应。

（8）热休克蛋白（HSPs）：在心肌缺血/再灌注和缺血预适应的延迟相 HSP72 都是心肌

自我保护系统中的重要一员。HSPs 的过度表达激活了 5′ – 外核苷酸酶，后者是合成腺苷的关键酶。因此 HSPs 的延迟性保护作用可能有赖于 5′ – 外核苷酸酶的作用，给予酶抑制剂 α，β – 亚甲基腺苷二磷酸可明显降低 IPC 的保护作用。

2. IPC 的效应器　触发物质通过胞内信号传导激活蛋白激酶系统，后者使得磷酸化过程激活。早年的研究以为 IPC 的最终效应器在胞膜的 ATP 敏感的 K^+ 通道（K^+ – ATP），通过胞外钾离子的内流使动作电位时程（APT）缩短，引起 Ca^{2+} 内流而产生作用。但最近几乎所有的目光都集中在线粒体的 K^+ – ATP 通道上。其结构上是属于内向整流 K^+ 通道家族和磺脲类药物受体。受体蛋白上有 2 个 ATP 结合位点，当组织缺氧，ATP 浓度降低至某一临界值时线粒体上的 K^+ – ATP 通道开放，钾离子内流，有助于重建线粒体内的电化学梯度，增强电子传递链和氧化磷酸化作用。二氮嗪是一类选择性的 K^+ – ATP 通道开放剂，对线粒体上的 K^+ – ATP 通道作用强大而对胞膜的 K^+ – ATP 通道作用微弱，可模拟 IPC，它的作用可被线粒体的 K^+ – ATP 通道阻断药格列本脲或 5 – OH – 癸酸盐（5 – HD）取消，而不能被胞膜的 K^+ – ATP 通道阻断药 HMR1883 阻断。

3. 药物性诱发 IPC　已见报道的诱发策略大致可分为 2 类，即药物性 IPC 和非药物性 IPC。药物性诱发主要有：

（1）作用于信号通路的药物：基于上述的机制，分别有作者提出了使用腺苷、阿片受体激动药、单磷脂 A、肾上腺素、血管紧张素转化酶抑制药（ACEI）、PKC 激动药等作为药物性 IPC 的诱导剂。还有人提出短暂的无钙灌流也可诱发出 IPC。实际上都是作用于不同的信号传导环节而发挥心肌保护作用。

（2）作用于效应器的药物：线粒体的 K^+ – ATP 通道开放剂目前备受关注。尼可地尔（nicorandil）作用于 ATP 敏感的 K^+ 通道，属于硝酸盐类药物，可提高缺血心肌心室壁的运动，具有明显的心肌保护效应。其主要的不良反应是头痛，以小剂量开始则可避免之。临床上在行经皮腔内冠脉成形术（PTCA）时静脉内给予尼可地尔可产生药物性 IPC 的作用，可以明显限制心肌梗死的面积。

（3）其他可模拟 IPC 的药物：硝酸甘油被报道预先应用于冠状血管成形术可以模拟 IPC，在硝酸甘油应用 24h 后可发挥类似多次短暂缺血所致的 IPC 作用，即延迟性保护效应。因此预防性使用硝酸盐是保护缺血性心肌的一条新途径。

（4）吸入麻醉药：体外循环冠状血管手术中，在心脏停搏前吸入 0.5% ~ 2.0% 的恩氟烷，然后在体外循环前、后分别评估心脏压力 – 面积曲线，协方差分析结果显示其心肌保护作用非常显著（P = 0.002）。有关异氟烷、七氟烷、地氟烷的类似报道也分别提示能够使心肌产生预适应效应。

4. 非药物性诱发 IPC

（1）多次反复的缺血再灌注：早在 1986 年就有人发现 4 次 5min 的左旋支缺血可提高对后续 40min 的心肌缺血的耐受。此法已经成为研究缺血预适应常用的经典实验诱导方法。

（2）短期重复运动：心绞痛患者在行走中出现心绞痛，但继续行走疼痛反而减轻，此现象被称为"预热"。临床上采用重复运动试验发现首次运动 10min 后第二次重复运动时心绞痛发生率明显降低，潜伏期延长，ST 段压低程度减小且持续时间缩短。短期锻炼可诱发心肌对抗缺血再灌注损伤的保护作用，这种作用不依赖于 HSP 的升高，但可见到相应的 MnSOD（含 Mn^{2+} 的超氧化物歧化酶）活性升高，提示脂质过氧化水平较低，因此锻炼相关性心肌保护可能部分依赖于内源性抗氧化的防御机制。

（3）远隔器官心肌预适应（Remote organ preconditioning of the myocardiom）：一过性的肾脏或肠缺血也可诱发心肌的IPC，这种远隔器官诱发的心肌缺血预适应又称为器官间缺血预适应。实际上由于心脏的缺血再灌注后导致远隔器官如大脑的损伤的发生频率也是很高的。有作者做了这样的研究：先阻断肠系膜上动脉30min，24h后持续阻断冠脉30min，再灌注180min，发现心肌梗死面积比假手术组（未行肠缺血术）显著减少（P<0.01）。此过程可能由诱生型NOS（iNOS）介导。这种预适应的重要临床意义在于：对于那些不同病因（严重创伤、血流动力异常、阻塞性疾患等）引起的肠缺血再灌注的患者，在随后可能发生的心肌缺血治疗中有一个更长的治疗时机，以挽救缺血的心肌。

通过对上述的有关IPC机制和诱发策略的分析，可以看出实际上有多种策略可供选择，有些方法在临床上已初见效果。尽管如此，对外源性诱发IPC的临床应用仍应持谨慎的欢迎态度。前期的机制研究是令人鼓舞的，展示的前景也是诱人的，但使用直接的外推法将实验室的结果应用于临床应予避免。对当前的研究成果进行实事求是的评价是很重要的，应避免对其寄予不切实际的期望，另外还应该通过改良的试验设计来开发这种功能强大的预适应现象的巨大潜力。

（倪　娟）

第二节　缺血性心脏病麻醉

缺血性心脏病指心肌相对或绝对缺血而引起的心脏病，其中约90%因冠状动脉粥样硬化引起；约10%为其他原因如冠状动脉痉挛、冠状静脉瘘、冠状动脉瘤、冠状动脉炎等引起。因冠状动脉粥样硬化及冠状动脉痉挛引起的缺血性心脏病，简称"冠心病"。我国40岁以上人群中的患病率为5%~10%。缺血性心脏病的临床表现类型包括心绞痛、心肌梗死、心源性猝死及充血性心力衰竭。

一、心脏代谢的特点

1. 心脏耗氧量　居全身各脏器之首，静息时可达7~9ml/（100g·min），因此在正常情况下，心肌从冠状动脉血流中的氧摄取量高达65%~75%，心肌氧储备量很低。当心肌氧耗量增加时，必须通过扩大冠状动脉管腔，增加冠状动脉血流量才能满足耗氧量增加的需求。

2. 冠状动脉的血流量　主要依赖于3个因素：冠状动脉管腔的大小、冠状动脉灌注压（体循环舒张压）的高低以及舒张期的时限。正常的冠状动脉具有一定的自主调节功能，当冠状动脉灌注压在60~180mmHg之间时，冠状动脉能够通过自主调节管腔的大小来维持正常的冠状动脉血流量。然而当冠状动脉灌注压低于60mmHg时，冠状动脉的管腔达到最大的舒张状态依然无法满足心肌的氧耗量，患者会出现心肌缺血的表现。但对于冠心病的患者，由于冠状动脉动脉粥样硬化斑块形成、管腔狭窄，冠状动脉失去了自主代偿的功能，冠状动脉狭窄50%~70%为中度狭窄，患者在运动状态下可能出现心肌供血不足的表现，而冠状动脉狭窄70%以上为重度狭窄，患者在静息状态下即可能出现心肌供血不足的表现。冠状动脉循环的另一特点是心脏收缩期由于心肌毛细血管受挤压，冠状动脉循环血流量反而减少，因此冠状动脉的灌注主要发生在心脏舒张期。当心率增快，心脏舒张期缩短时可能发生冠状动脉灌注不足和心肌缺血。

3. 冠状动脉氧供的因素 冠状动脉狭窄的程度，冠状动脉痉挛，斑块破裂血栓形成，心动过速导致心脏舒张期缩短，低氧血症导致冠状动脉含氧量下降，体循环舒张压降低导致冠状动脉灌注压不足，心肌肥厚导致心肌内毛细血管和心肌细胞的比例降低等。增加心肌耗氧的因素有：①心率加快；②心肌收缩力增强；③心室壁收缩期或舒张期张力增加。

二、术前评估

对于拟行冠状动脉搭桥手术的患者，除了术前常规脏器功能评估外，还需要通过详细的询问病史、细致的体格检查及实验室检查对患者的心脏情况进行充分的评估。

1. 评估冠状动脉粥样硬化的严重程度 特别要注意患者是否存在严重的左冠状动脉动脉主干病变或等位病变，是否存在左冠状动脉前降支近端或三支病变等高危因素。

2. 临床心功能评估 血管造影术或超声心动图等检查来评估左心室的收缩功能。临床心功能评估可按照纽约心脏病协会的心功能分级：Ⅰ级（体力活动不受限，一般活动无症状）；Ⅱ级（一般活动引起疲劳、心悸、呼吸困难或心绞痛；休息时感觉舒适）；Ⅲ级（轻活动即感心悸、呼吸困难、心绞痛，休息后缓解）；Ⅳ级（休息时也有症状或心绞痛）。成人正常左心室射血分数（left ventricular ejection fracture，LVEF）为 $60\% \pm 7\%$。一般认为 LVEF $<50\%$ 即为心功能下降。心肌梗死患者若无心力衰竭，LVEF 多在 $40\% \sim 50\%$；如果出现症状，LVEF 多在 $25\% \sim 40\%$；如果在休息时也有症状，LVEF 可能 $<25\%$。LVEF 可通过左心室导管心室造影获得，也可通过超声心动图、核素心脏显像获得。LVEF 正常或大于 50% 时，患者术后发生低心排综合征的危险度低，而 LVEF 在 $25\% \sim 50\%$ 之间的患者具有中等危险度，LVEF 低于 25% 的患者具有高危险度。

3. 评估患者是否存在急性冠状动脉综合征 明显的充血性心力衰竭、严重心律失常以及瓣膜疾病等严重影响围术期生存率的因素。存在上述并发症的患者，围术期发生心梗、恶性心律失常、心源性休克等风险很高。

影响手术效果的危险因素如下：①年龄大于 75 岁；②女性，冠状动脉细小，吻合困难，影响通畅率；③肥胖；④LVEF $<40\%$；⑤左冠状动脉主干狭窄 $>90\%$；⑥术前为不稳定性心绞痛，心力衰竭；⑦合并瓣膜病、颈动脉病、高血压、糖尿病、肾及肺疾病；⑧心肌梗死后 7d 内手术；⑨PTCA 后急症手术；⑩再次搭桥手术，或同期施行其他手术。

三、术前准备

1. 冠心病二级预防用药 包括降压药、降脂药、控制心率的 β 受体阻滞剂均口服至手术当日晨，小口水送服；抗血小板药物是否停药及是否使用抗凝治疗需根据患者冠状动脉病变的严重情况和外科医生的要求进行个体化决策；对于病情不稳定继续服用阿司匹林、氯吡格雷等抗血小板药物的患者，术前需备血小板以防因血小板功能不全导致术中止血困难。

2. 对于冠心病患者 特别是存在急性冠状动脉综合征的患者，术前应采取各种措施来缓解患者紧张焦虑的情绪，包括精神安慰和镇静镇痛药物的使用；但对于合并心力衰竭或肺部疾病的患者，术前使用镇痛镇静药物时需注意药物的用量，并加强监测。

3. 对于存在心力衰竭的患者 术前应采取强心利尿等治疗纠正心力衰竭症状。

4. 术前准备过程　需监测并纠正电解质紊乱等情况，尤其需避免低钾血症和低镁血症。

5. 营养状况较差的患者　需加强营养支持治疗，纠正低蛋白血症和贫血。

6. 对于高血压和糖尿病患者　需调整降压药和降糖药的用量，使术前血压血糖控制平稳。

同时麻醉医生应特别关注心电图上的或病史中的异常心律，例如房心颤动或其他室上性心动过速（可能导致血流动力学不稳定或增加栓塞性神经并发症的发生）、左束支传导阻滞、PR 间期延长（可能发展为更进一步的心脏传导阻滞）及完全性心脏阻滞（可能已经安置了起搏器）。应充分了解目前的抗心律失常治疗方法，麻醉前准备好相应的抗心律失常药物。

四、麻醉要点

1. 麻醉监测　标准的常规监测包括：有创动脉血压监测（通常采用桡动脉）、中心静脉压监测、五导联心电图监测、脉搏血氧饱和度监测、鼻温和肛温监测、术中动脉血气分析、ACT 监测等。麻醉深度监测包括 BIS 和 Narcotrend。对于存在肺动脉高压或右心室功能不全的患者可采用肺动脉导管监测，有条件的机构还可采用 TEE 和 PiCCO 等检查来监测术中的血流动力学指标，指导术中补液及血管活性药物的使用。同时 TEE 还能够早期发现心肌缺血的部位和范围，指导外科手术方案，评估心脏瓣膜功能。复杂的神经系统功能监测包括术中脑电图监测、多普勒脑血流图及脑氧监测等，但这些监测手段的使用与神经系统的改善并无直接相关性。

2. 麻醉方法及药物的选择　患者进入手术间后先建立心电图、脉搏氧饱和度、无创袖带血压监测，镇静吸氧，开放 1～2 条 14G 的外周静脉通道，并在局麻下建立桡动脉有创监测。对于存在左冠状动脉主干严重病变或心功能不全的患者，需在麻醉诱导前放置主动脉球囊反搏装置。

目前仍没有确切证据证实某一种麻醉药物明显优于其他药物。所以无论采用七氟醚、异氟醚还是以丙泊酚为基础的静脉麻醉，只要血流动力学控制平稳都能够取得满意的麻醉效果。传统的心血管手术主要依赖于大剂量阿片类药物的使用，但大剂量长效阿片类药物的使用使患者术后麻醉苏醒缓慢，拔管延迟，术后并发症和医疗费用明显增加。目前的临床实践已经证实，使用中小剂量阿片类药物能够达到和大剂量阿片类药物相同的血流动力学效果。

3. 术中注意事项　手术开始后外科医生先取大隐静脉，此过程手术疼痛刺激较小，因此麻醉深度不宜过深，否则容易导致严重的心动过缓和低血压。如果同时取乳内动脉，劈胸骨的疼痛刺激较强烈，需达到足够的镇痛和麻醉深度，以避免心动过速和高血压导致心肌缺血。外科医生取乳内动脉时应将手术床升高并稍向左侧倾斜以便于外科医生操作；同时采用小潮气量、高通气频率的方式以减少胸膜膨胀对术野的干扰。

4. 体外循环　体外循环前需要对患者进行肝素化，肝素的剂量通常为 3mg/kg，ACT 需大于 480s。同时要追加镇痛和肌松药，以弥补体外循环后药物分布容积增大及体外循环机器黏附造成的药物浓度降低。在主动脉插管前，采用 TEE 评估升主动脉或主动脉弓部有无钙化或游离粥样斑块，并确定它们的具体位置以指导插管的位置。主动脉插管时需适当降低血压，收缩压小于 110mmHg，对于动脉粥样硬化严重的患者收缩压甚至要降得更低。在动静脉插管期间，由于容量丢失、心脏受压等因素，患者极易发生严重低血压、恶性心律失常等并发症，麻醉医生应密切关注患者的血流动力学情况，随时提醒外科医生。体外循环开始后停止机械通气，采用静态膨肺的方法减少术后肺不张的发生率；定期检查颈静脉的压力，查看患者的颜面部有无水肿，及时发现由于颈静脉梗阻导致的颜面静脉回流障碍；体外循环期间可以采用单次推注苯二氮䓬类药物或持续泵注丙泊酚，定期追加阿片类药物和肌松药物来维持麻醉深度。体外循环期间由于药物分布容积扩大、体外循环机器管壁对药物的黏附作用、机体温度降低导致药物代谢减慢等各种因素的影响，麻醉药物的药代动力学无法按照常规方法进行计算，因此术中加强麻醉深度监测对于避免麻醉过浅和术中知晓极为重要。

5. 心脏复跳前的准备　复查动脉血气分析，确保酸碱平衡及电解质在正常范围内，血细胞比容大于20%；肛温恢复至35℃以上；压力换能器重新调零；各种监护仪工作正常；准备好可能用到的各种血管活性药物，比如硝酸甘油、肾上腺素、去甲肾上腺素、胺碘酮等。

6. 体外循环停机前注意事项　复温完全，肛温大于36℃；电解质在正常范围内，血红蛋白在9g/dl以上；TEE检查示心腔内没有大量的气泡；容量基本正常，在使用或者未使用血管活性药物的情况下，心肌收缩力基本良好；无论是起搏心律还是自主心律，要求没有恶性心律失常；血流动力学基本平稳的情况下可以考虑脱离体外循环。体外循环停机后，给予鱼精蛋白拮抗体内的残余肝素。鱼精蛋白和肝素之比为（0.8~1.0）:1，之后根据ACT的情况决定是否追加鱼精蛋白。

7. 体外循环后麻醉管理　需要避免容量过负荷，避免左心室室壁张力过高导致心肌氧耗量增加；维持冠状动脉灌注压，对于术前存在心功能不全的患者，可能需使用正性肌力药物及缩血管药物来维持血压，部分患者甚至需要主动脉内球囊反搏来维持冠状动脉灌注压；避免过度通气、麻醉过浅等因素导致的冠状动脉痉挛，尤其是对于搭动脉桥的患者需泵注硝酸甘油或钙通道拮抗剂类药物以防冠状动脉痉挛；输注机血时需适当补充鱼精蛋白，但要避免鱼精蛋白过量导致桥血管血栓形成。

8. 冠状动脉搭桥手术中外科和技术性缺血并发症
（1）移植物近端或远端吻合不佳。
（2）失误导致冠状动脉后壁切口而形成冠状动脉夹层。
（3）冠状动脉缝闭。
（4）静脉移植物长度不够使血管在心脏充盈时受到牵拉。
（5）静脉移植物过长导致静脉扭结。
（6）静脉移植物血栓形成。

缺血的其他原因包括：①冠状动脉气体栓塞或粥样斑块碎片栓塞；②冠状动脉痉挛；③肺过度充气导致的静脉移植物牵拉或乳内动脉血流阻塞。心脏停搏液的残留、室壁瘤或心包炎可能导致在没有真正缺血的情况下出现ST段抬高。

9. 心肌缺血监测　心电图仍然是监测心肌缺血的标准方法。心脏手术患者使用的监护仪应能够同时查看两个导联的心电图，通常是Ⅱ导联和V_5导联，能同时自动分析ST段者更优。但对于心肌缺血的监测，心电图改变的敏感性低于TEE监测到的局部室壁运动异常。因此，在血管重建手术中可以采用TEE来动态观察心腔半径的缩短和心室壁厚度的增加，用以评价局部心肌是否存在缺血的情况。与其他方法相比，TEE通常可以提供更好的信息，这对脱离体外循环后患者的评估具有十分重要的价值。

五、术后注意事项

1. 保证氧供

（1）维持血压和心脏收缩功能，必要时辅用小剂量血管活性药物。同时保证足够的血容量，使 CVP 维持在满意的水平。应用小剂量硝酸甘油，防止冠状动脉痉挛，扩张外周血管。

（2）维持血红蛋白浓度，桥血管通畅的患者维持 8g/dl 即可满足心肌氧摄取率、混合静脉血氧张力及冠状窦氧张力。但对于心功能不全、年龄＞65 岁或术后出现并发症导致机体氧耗量增加时，血红蛋白浓度应维持 10g/dl 或更高。

（3）维持血气及酸碱度正常，充分给氧。积极治疗酸中毒、糖尿病及呼吸功能不全。

2. 减少氧耗

（1）保持麻醉苏醒期平稳，避免术后过早减浅麻醉，应用镇静镇痛药以平稳过渡到苏醒期。

（2）预防高血压和心动过速，必要时使用 α 受体阻滞剂（压宁定）、β 受体阻滞剂（美托洛尔）、钙通道拮抗剂等药物。如果仍出现血压升高，试用小剂量硝普钠，但应注意术后患者对硝普钠较敏感，需慎重掌握剂量。控制心率，避免心动过速导致心肌缺血。

3. 早期发现心肌梗死　冠状动脉搭桥患者围术期心肌缺血的发生率为 36.9%～55%，其中 6.3%～6.9% 发生心肌梗死。临床上小范围的心肌梗死往往不易被发现；大范围心肌梗死则可引起低心排综合征或恶性心律失常，其中并发心源性休克者为 15%～20%，病死率高达 80%～90%；并发心力衰竭者为 20%～40%。早期发现心肌梗死具有重要性，其诊断依据有：①主诉心绞痛；不明原因的心率增快和血压下降；②心电图出现 ST 段及 T 波改变，或心肌梗死表现；③心肌肌钙蛋白（cTnI）、CK－MB、肌红蛋白（Myo）有重要的诊断价值。

4. 心律失常的防治　心律失常可加重血流动力学紊乱，使心肌氧耗量增加，氧供减少，易导致心肌及体循环灌注不足。因此术后及时纠正心律失常对于维持患者血流动力学平稳，减少术后并发症极为重要。当患者发生心律失常时，首先要去除心律失常的诱发因素，比如电解质紊乱、酸碱失衡、缺氧、二氧化碳蓄积、疼痛刺激、情绪紧张等。去除诱因后若心律失常仍持续存在，则根据患者心律失常的类型选用合适的抗心律失常药物。搭桥手术后器质性的心律失常通常为室性心律失常，可以选用胺碘酮治疗，先给予负荷剂量 150mg 在 10min 内缓慢注射，然后以 1mg/min 速度持续输注 6h，再以 0.5mg/min 的速度输注 18h 进行维持。

5. 术后镇痛　心脏手术后伤口疼痛不仅会增加患者的痛苦，更有可能引起机体一系列的病理生理改变。例如：①患者取强迫体位，不敢呼吸，肺通气量下降，导致低氧血症和 CO_2 蓄积；②患者不能有效咳嗽排痰，易诱发肺不张和肺炎；③患者焦虑、烦躁、睡眠不佳，可使体内儿茶酚胺、醛固酮、皮质醇、肾素－血管紧张素系统分泌增多，从而导致高血压、心动过速、心肌耗氧量增加，引起心肌缺血；④引起交感神经兴奋，使胃肠功能受到抑制，引发腹胀、恶心、尿潴留等。综上所述，对于冠状动脉搭桥手术后的患者施行有效的镇痛具有极重要意义。

（倪　娟）

第三节　瓣膜病麻醉

心脏瓣膜病是指由于炎症性、先天性、老年退行性、缺血性坏死或创伤等原因引起瓣膜的结构（如瓣叶、瓣环、腱索或乳头肌）或功能异常，从而导致瓣口狭窄和（或）关闭不全。心室或动脉根部严重扩张也可引起相应瓣膜的相对性关闭不全。

目前我国的心脏瓣膜疾病中以风湿性瓣膜病最为常见。在 20～40 岁的心脏瓣膜病患者中，约 70% 的患者为风湿性心脏病。成人风湿性心脏病中，1/3～1/2 病例可无明显风湿病史。风湿性瓣膜病以累及左心瓣膜为多见，其中单独二尖瓣病变约占 70%，二尖瓣合并主动脉瓣病变约占 25%，单独主动脉瓣病变占 2%～3%。

风湿性心脏病的发病率在逐年下降，而随着诊疗技术及外科技术的提高，感染性心内膜炎、白塞氏病、梅毒以及马方综合征等原因导致的瓣膜病变比例逐年增加。因此心脏瓣膜置换术仍然是心脏手术十分重要的一个部分。熟练掌握心脏瓣膜疾病的特点及其麻醉处理原则是心血管麻醉医生的基本技能之一。

一、瓣膜病分类

1. 二尖瓣狭窄　正常二尖瓣瓣口面积为 4～6cm²，瓣口长径为 3～3.5cm。二尖瓣狭窄几乎都是继发于风湿性心脏病。风湿性瓣膜病的病变进展过程较长，患者通常在风湿热后 10～20 年甚至更长时间后才出现症状。自然病程是一个缓慢的进行性衰退的过程，首先是劳力性呼吸困难，然后发展为静息性呼吸困难，夜间阵发性呼吸困难，同时可伴有疲劳、心悸、咯血，以及扩大的心房和增粗的肺动脉压迫喉返神经引起声嘶等。随着二尖瓣狭窄病程的延长，左心房逐渐淤血扩大，左心房壁纤维化及心房肌束排列紊乱，导致传导异常，可并发心房纤颤。心房颤动使左心室充盈进一步受限，患者的症状进一步加重；同时增大的心房内形成湍流，易导致血栓形成。血栓脱落可导致体循环栓塞的症状。

随着风湿性瓣膜病病程的进展，二尖瓣狭窄的严重程度可根据瓣口面积的大小分为轻度、中度和重度。①轻度二尖瓣狭窄：瓣口面积达到 1.5～2.5cm²，此时中度运动可引起呼吸困难，患者处于无症状的生理代偿期；②中度二尖瓣狭窄：瓣口面积达到 1.0～1.5cm²，轻中度的活动即可引起呼吸困难等症状。此时，由左心房收缩引起的心室充盈量占左心室总充盈量的 30%，因此房心颤动或其他原因（如甲亢、妊娠、贫血或发热等）引起的高心排血量状态均可引起严重的充血性心力衰竭。同时左心房压力逐渐升高，肺循环淤血，肺动脉收缩、肺动脉内膜增生、肺动脉中层肥厚，最终造成慢性肺动脉高压，右心功能不全；③重度二尖瓣狭窄：瓣口面积 < 1.0cm²，患者在静息状态下即可出现呼吸困难等症状。此时患者左心房压明显升高，休息状态下出现充血性心力衰竭的表现，同时心排量明显降低，可出现心源性休克。慢性肺动脉高压使右心室扩大，室间隔受压左移使左心室容积进一步减小；右心扩大可致三尖瓣相对关闭不全，出现三尖瓣反流，右心负荷进一步加重，进而出现右心功能不全，引起体循环淤血症状。

2. 二尖瓣关闭不全　二尖瓣关闭不全根据病程的长短可分为急性二尖瓣关闭不全和慢性二尖瓣关闭不全：①急性二尖瓣关闭不全的常见病因包括心肌缺血导致的乳头肌功能不全或腱索断裂，感染性心内膜炎导致的瓣膜损伤等。急性二尖瓣关闭不全患者由于病程进展较快，短时间内左心房压力明显升高可致肺淤血水肿；左心室容量超负荷使左心室舒张末压增高，代偿性交感兴奋使心率增快，外周阻力增加，这两者可增加心肌的氧耗量，加重心肌缺血；②慢性二尖瓣关闭不全的常见病因是风湿性心脏病，但风湿性二尖瓣关闭不全很少单独发生，通常合并有二尖瓣狭窄。风湿性二尖瓣关闭不全的发病也是一个缓慢而无症状的过程。患者在患病后的 20~40 年内可以很好地耐受该疾病，而没有临床不适主诉。但患者一旦出现明显的疲劳、呼吸困难或端坐呼吸等症状，则预示着疾病已进入晚期，未经诊治的患者可在 5 年内死亡。慢性二尖瓣关闭不全根据反流的程度和患者的症状又可分为轻度、中度和重度：①轻度二尖瓣关闭不全为无症状的生理性代偿状态。在这个阶段，随着病程的进展，左心室发生偏心性肥厚，左心室腔逐渐扩大。尽管左心室舒张末容积显著增加，但由于左心室扩大，左心室舒张末压基本维持在正常水平。左心室总每搏量的增加补偿了反流每搏量，因此前向每搏量也基本保持在正常水平。另外左心房体积增大，左心房内压接近正常水平，肺动脉压力也基本在正常范围内。但多数患者最终会出现心房颤动；②中度二尖瓣关闭不全为有症状的损害。持续增大的左心系统使二尖瓣瓣环进一步扩张而致反流量继续增大。此时左心室扩大和肥厚已无法代偿反流量导致的前向心排量减少，患者可出现疲劳、全身虚弱等心力衰竭症状。一旦反流分数超过 60%，患者将发生充血性心力衰竭。二尖瓣关闭不全患者 LVEF 通常较高，如果此类患者的 LVEF 值小于等于 50%，则提示患者存在明显的左心室收缩功能不全；③重度二尖瓣关闭不全为终末衰竭期。重度的二尖瓣反流可使左心房压明显升高，引起肺动脉高压，最终导致右心衰竭；持续而严重的前向心排血量损害可致心源性休克；左心室长期扩大、劳损致收缩功能不全，心肌纤维化，可引发心律失常，加重心源性休克。左心室功能持续恶化的患者，即使瓣膜手术后左心室功能也很难恢复。

3. 主动脉瓣狭窄　正常主动脉瓣口面积 3~4cm²。主动脉瓣狭窄的常见原因包括风湿性心脏病、先天二瓣畸形或老年退行性变等。风湿性主动脉狭窄患者通常伴有关闭不全，患者可出现心绞痛、晕厥、充血性心力衰竭、猝死等临床表现。主动脉瓣狭窄根据瓣口面积和患者的症状也可分为轻度、中度和重度：①轻度为无症状的生理代偿期。患者的左心室收缩压增加，可高达 300mmHg，从而使主动脉收缩压和每搏量保持相对正常。但由于左心室射血阻力增加，左心室后负荷加大，舒张期充盈量增加，心肌纤维伸展、肥大、增粗呈向心性肥厚。此期，左心室舒张末压增高提示左心室舒张功能下降，顺应性降低；②中度为有症状的损害。当瓣口面积达到 0.7~0.9cm² 时，可出现心脏扩大和心室肥厚，左心室舒张末容积和压力升高。但心室肥厚的同时，心肌毛细血管数量并不相应增加。左心室壁内小血管受到高室压及肥厚心肌纤维的挤压，血流量减少；左心室收缩压增高而舒张压降低，可影响冠状动脉供血，因此主动脉狭窄患者心肌氧耗量增加的同时，心肌的氧供却明显降低，严重患者可出现缺血性心肌损伤，进而导致左心室收缩功能受损，LVEF 下降。主动脉瓣狭窄患者左心室舒张末压明显升高，因此左心房收缩可提供高达 40% 的心室充盈量，患者出现房心颤动时可致左心室充盈不足，导致病情急剧恶化；③重度主动脉瓣狭窄为终末衰竭期。此时主动脉瓣指数降至 0.5cm²/m²，LVEF 进一步降低，左心室舒张末压进一步升高。当患者的左心房压超过 25~30mmHg 时，患者可出现肺水肿，充血性心力衰竭等症状。且患者通常会出现猝死。

4. 主动脉瓣关闭不全　主动脉瓣或主动脉根部病变均可引起主动脉瓣关闭不全。①急性主动脉瓣关闭不全可因感染性心内膜炎、主动脉根部夹层动脉瘤或外伤引起。突发的主动脉瓣关闭不全使左心室容量负荷急剧增大，左心室舒张末压升高；同时心室前向心排量减少，交感张力代偿性升高，产生心动过速和心肌收缩力增强，心肌氧耗量增加；患者舒张压降低，室壁张力增加，心肌氧供减少。因此，重症患者或合并基础冠状动脉病变的患者可能出现心肌缺血性损伤。前向心排量减少致心功能不全，液体潴留导致前负荷进一步增加，这种恶性循环可致左心室功能急剧恶化，需紧急手术治疗；②慢性主动脉瓣关闭不全 60% ~ 80% 由风湿病引起，风湿病可使瓣叶因炎症和肉芽形成而增厚、硬化、挛缩、变形；主动脉瓣叶关闭线上有细小疣状赘生物，瓣膜基底部粘连，因此此类主动脉瓣关闭不全患者通常合并主动脉瓣狭窄。其他病因有先天性主动脉瓣脱垂、主动脉根部病变扩张、梅毒、马方综合征、非特异性主动脉炎以及升主动脉粥样硬化等。慢性主动脉瓣关闭不全根据病情严重程度可分为轻度、中度和重度：①轻度为无症状的生理性代偿期。主动脉瓣反流可致左心室舒张和收缩容量负荷增加，容量负荷的增加伴随着左心室壁增厚和室腔扩大，但左心室舒张末压维持相对正常。反流分数小于每搏量 40% 的患者基本没有临床症状；②中度为有症状的损害。当主动脉瓣反流量超过每搏量的 60% 时，可出现持续的左心室扩大和肥厚，最终导致不可逆的左心室心肌组织损害。当患者出现左心室心肌组织不可逆损伤时可表现为左心室舒张末压升高。左心室舒张末压超过 20mmHg 时表明左心室功能不全。随后出现肺动脉压增高并伴有呼吸困难和充血性心力衰竭；③重度为终末衰竭期。随着病情的加重，左心室功能不全持续发展，最终变为不可逆。此期患者症状发展迅速，外科治疗效果差。由于严重的主动脉瓣反流，舒张压明显减低，引起舒张期冠状动脉灌注不足，患者可发生心绞痛。

5. 三尖瓣狭窄　三尖瓣狭窄多因风湿热所致，且多数与二尖瓣或主动脉瓣病变并存。表现为瓣叶边沿融合、腱索融合或缩短。其他还有先天性三尖瓣闭锁或下移 Ebstein 畸形。三尖瓣狭窄的病理生理特点为：①瓣口狭窄致右心房淤血、右心房扩大和房压增高。病变早期由于静脉系统容量大、阻力低，缓冲量大，右心房压在一段时间内无明显上升；但随着病情的加重，静脉压明显上升，可出现颈静脉怒张，肝大，甚至出现肝硬化、腹水和水肿等体循环淤血的症状；②由于右心室舒张期充盈量减少，肺循环血量及左心充盈量下降，可致心排出量下降而使体循环供血不足；③由于右心室搏出量减少，即使并存严重二尖瓣狭窄，也不致发生肺水肿。

6. 三尖瓣关闭不全　三尖瓣关闭不全多数属于功能性改变，常继发于左心病变和肺动脉高压引起的右心室肥大和三尖瓣环扩大，由于乳头肌、腱索与瓣叶之间的距离拉大而造成关闭不全；因风湿热引起者较少见。

7. 联合瓣膜病　侵犯两个或更多瓣膜的疾病，称为联合瓣膜病。常见的原因有风湿热或感染性心内膜炎，病变往往先从一个瓣膜开始，随后影响到其他瓣膜。例如风湿性二尖瓣狭窄时，因肺动脉高压而致肺动脉明显扩张时，可出现相对性肺动脉瓣关闭不全；也可因右心室扩张肥大而出现相对性三尖瓣关闭不全。此时肺动脉瓣或三尖瓣瓣膜本身并无器质病变，只是功能及血流动力学发生变化。又如主动脉瓣关闭不全时，由于射血增多可出现主动脉瓣相对性狭窄；由于大量血液反流可影响二尖瓣的自由开放而出现相对性二尖瓣狭窄；也可因大量血液反流导致左心室舒张期容量负荷增加，左心室扩张，二尖瓣环扩大，而出现二尖瓣相对性关闭不全。联合瓣膜病发生心功能不全的症状多属综合性，且往往有前一个瓣膜病的症状部分掩盖或减轻后一个瓣膜病临床症状的特点。

二、术前准备

1. 心理准备　无论瓣膜成形术或瓣膜置换术都是创伤较大的大手术；机械瓣置换术的患者还需要终身抗凝，影响患者的生活质量。因此，术前要对患者详细地讲述病情、风险以及麻醉相关的有创操作，使之了解麻醉当天可能发生的事情，有充分的心理准备；同时鼓励患者，使之建立信心，减少术前焦虑和紧张。

2. 术前治疗

（1）术前尽量加强营养支持治疗，改善患者的全身情况。心力衰竭或肺水肿患者应用强心利尿药，使循环维持在满意状态后再接受手术。

（2）术前重视呼吸道感染或局灶感染的积极防治，若存在活动性感染灶，手术应延期进行。

（3）长期使用利尿药者可能发生电解质紊乱，特别是低血钾，术前应予调整至接近正常水平。

（4）术前治疗药物可根据病情酌情使用，如洋地黄或正性肌力药及利尿药可用到手术前日，以控制心率、血压和改善心功能；降压药和 β 受体阻滞剂使用至手术日晨，小口水送服。但应注意，不同类型的瓣膜病有其各自的禁用药，如 β 受体阻滞剂能减慢心率，用于主动脉瓣或二尖瓣关闭不全患者，可能会增加反流量而加重左心负荷；主动脉瓣严重狭窄的患者使用 β 受体阻滞剂可能会出现心搏骤停。二尖瓣狭窄合并心房纤颤，要防止心率加快，不宜使用阿托品；主动脉瓣狭窄患者不宜使用降低前负荷（如硝酸甘油）及降低后负荷（钙通道阻滞剂）的药物以防心搏骤停；术前合并严重病窦综合征、窦性心动过缓或严重传导阻滞的患者，为预防麻醉期骤发心脏停搏，麻醉前应先经静脉安置临时心室起搏器；对重症心力衰竭或严重冠状动脉病变的患者，在施行抢救手术前应先安置主动脉内球囊反搏，并联合应用正性肌力药和血管扩张药，以改善心功能和维持血压。

三、麻醉要点

1. 麻醉诱导　瓣膜病患者通常都有明显的血流动力学改变和心功能受损，麻醉诱导必须缓慢而谨慎。麻醉诱导前连接心电图、脉搏血氧饱和度，并在局麻下建立桡动脉有创监测。诱导药的选择以不过度抑制循环、不加重血流动力学紊乱为前提：①对于病情轻到中度的患者可采用咪达唑仑、依托咪酯、芬太尼诱导；肌松剂可根据患者心率进行选择，心率不快者可用泮库溴铵，心率偏快者用阿曲库铵、哌库溴铵等；②对病情重、心功能Ⅲ～Ⅳ级患者，可采用依托咪酯、芬太尼进行诱导，给药时根据血流动力学情况缓慢加量。

2. 麻醉维持　可采用吸入麻醉，也可采用以静脉药物为主的静吸复合麻醉。对于心功能较差的患者，以芬太尼或舒芬太尼等阿片类药物为主，复合丙泊酚、异氟醚或七氟醚等麻醉药物。但麻醉过程中需加强麻醉深度监测，预防术中知晓。对于心功能较好的患者，可以吸入麻醉药为主，如合并窦房结功能低下者可加用氯胺酮。在体外循环前、中、后应及时追加静脉麻醉药以防麻醉过浅致术中知晓。静脉麻醉药可直接注入体外循环机或经中心静脉测压管注入。

（1）二尖瓣狭窄手术：体外循环前麻醉管理要点：①容量管理：一方面要保持足够的血容量，保证足够的左心前负荷，另一方面又要严控输入量及速度，以免左心房压继续升高导致急性肺水肿；此类患者体位改变对回心血量的影响十分明显，应缓慢改变体位；②心率管理：防止心动过速，否则舒张期缩短，左心室充盈进一步减少，可导致心排量明显下降；同时也要防止心动过缓，因为重度二尖瓣狭窄患者主要依靠心率适当加快来代偿每搏量的减少，若心动过缓，血压将严重下降；房心颤动伴心室率过快时，应选用洋地黄控制心率；③避免肺循环压力进一步升高；二尖瓣狭窄患者通常存在肺动脉高压，而低氧血症、酸中毒、高碳酸血症或使用氧化亚氮等因素可引起严重的肺血管收缩，进一步加重肺动脉高压，从而导致右心功能不全。右心心排量降低使左心房压降低，而室间隔左移左心室内压升高，因此左心室前负荷明显降低，从而引起体循环血压明显下降；④除非血压显著下降，一般不用正性肌力药，否则反而有害；有时为保证主动脉舒张压以维持冠状动脉血流，可适量应用血管加压药。

体外循环后麻醉管理要点：①人工瓣膜置换后，二尖瓣跨瓣压差降低，左心室充盈改善，但由于左心室长期处于容量减少状态，重症患者甚至存在失用性心肌萎缩，容量过负荷或心动过缓可致心室过度扩张，从而引起左心心力衰竭，甚至房室破裂；②在维持足够心排量的前提下尽量降低左心室舒张末压，适当使用强心药物增强心肌收缩力，维持适当的心率，减小左心室大小和室壁张力；③部分慢性房颤患者在体外循环后转复为窦性心律，应给予胺碘酮等抗心律失常药物或给予心房起搏以维持窦性心率。

（2）二尖瓣关闭不全手术：①适当的左心室前负荷对于保证足够的前向心排量非常重要，但容量超负荷可使左心房压升高，导致心力衰竭和肺水肿；②心率应维持在正常甚至较快的水平，否则容易引起左心室容量负荷增加，反流分数增加，前向心排量减少；③降低左心室后负荷有助于减少反流分数，因此术中要防止高血压，必要时可用扩血管药降低外周阻力；④可能需要用正性肌力药支持左心室功能。

（3）主动脉瓣狭窄手术：体外循环前的麻醉管理要点：①容量管理：左心室的心排量对于左心室前负荷十分依赖，适当的左心室前负荷对于维持正常每搏量而言十分重要，不恰当的使用硝酸甘油等扩血管药物可致回心血量骤降，从而引起心排量骤降，患者会出现严重的心肌缺血或脑缺血；但容量超负荷可使左心室舒张末容量和压力进一步升高，导致心力衰竭，也应该避免；②心率管理：最好维持在 70～80 次/分，心率过快或过慢患者都不能很好的耐受。但相对而言，稍慢的心率（50～60 次/分）较偏快的心率（>90 次/分）为好。因为主动脉瓣狭窄时，左心室射血分数对收缩期的长短十分依赖，心率过快时，左心室射血时间不足导致 CO 明显下降；室上性心动过速可使有效心房收缩丧失，左心室充盈受限，也可导致病情的急剧恶化；对心房退化或丧失窦性心律者应安置心房心室顺序起搏器；③体循环阻力：左心室射血的后负荷大部分来自于狭窄的瓣膜，因而基本是固定的，体循环压力下降对于减小左心室后负荷作用甚微。而冠状动脉灌注对体循环舒张压却十分依赖，加上主动脉瓣狭窄患者左心室肥厚，舒张末压升高，极易发生心内膜下缺血，因此术中应避免体循环压力下降。麻醉诱导时，要准备好去氧肾上腺素等 α 受体激动剂，积极纠正低血压以维持心肌灌注。

体外循环心肌保护及心脏复跳时的管理要点：①存在心肌肥厚的患者，体外循环期间心肌保护十分重要，要保证升主动脉阻断期间停搏液有效的灌注，必要时可采取顺灌＋逆灌相结合；②心脏复跳时容易出现顽固性室颤，因此复跳前要求复温完全，充分排气，维持电解质、酸碱平衡和冠状动脉灌注压，必要时使用利多卡因、胺碘酮等抗心律失常药物。如果经过上述处理仍无法恢复正常节律，可采用温血半钾停跳液进行温灌注一次后再行复跳。

（4）主动脉瓣关闭不全手术：①保证足够的左心室前负荷。主动脉瓣大量反流患者左心室心排量依赖于左心室前负荷，因此瓣膜置换前要避免使用静脉扩张药物；②对于主动脉瓣关闭不全的患者，保持较快的心率有助于增加前向心排量。心率增开时，由于反流分数降低，左心室舒张末容积和舒张末压降低，因此心内膜下血流反而能够得到改善。90 次/分的心率对于患者而言最为合适；③降低体循环阻力有助于降低反流量，改善心内膜下血供；④对于左心室明显扩张，甚至存在收缩功能不全的患者需给予 β 受体激动剂增强心肌收缩力。主动脉内球囊反搏在瓣膜置换前属于禁忌证。

四、术后注意事项

1. 二尖瓣狭窄 二尖瓣狭窄患者的左心室由于失用性萎缩，体外循环手术打击，术后早期收缩功能往往明显受损。因此，术后早期的管理依然是控制容量，避免左心室超负荷，同时维持适当的心率，避免心动过缓。如果患者存在明显的收缩功能不全，则加用正性肌力药物辅助度过恢复期。

2. 二尖瓣关闭不全 二尖瓣关闭不全的患者左心室容积扩大，因此术后需要有足够的血容量以保证心排量。但瓣膜置换后，左心室必须把每搏量全部泵入主动脉，失去了心房的缓冲作用，因此左心室的负荷增大。所以，体外循环后通常需要正性肌力药的支持，以增加左心室做功。房心颤动患者如果在体外循环后恢复窦性心率，则需要加用抗心律失常药物，快速房室顺序起搏，维持水电解质平衡，以维持窦性心律。

3. 主动脉瓣狭窄 术后早期，主动脉瓣梗阻消除，每搏量增加，肺毛细血管楔压和左心室舒张末压随即降低，但肥厚的心肌仍需要较高的前负荷来维持其正常的功能。若瓣膜置换成功，术后心肌功能一般能够迅速得到改善。

4. 主动脉瓣关闭不全 瓣膜反流得到纠正后，左心室舒张末容积和压力随即下降，但左心室肥厚和扩大依然存在，因此需要维持较高的前负荷以维持左心室的充盈。同时，术后早期左心室功能低下，可能需要正性肌力药的支持。

（倪　娟）

第四节　主动脉手术麻醉

主动脉手术对麻醉医生是最具挑战的手术。主动脉阻断以及大量失血使手术复杂化。非体外循环下，主动脉阻断使左心室后负荷急剧增加，并严重损害远端组织器官灌注，可引起严重高血压、心肌缺血、左心衰竭或主动脉瓣反流。脊髓和肾脏供血受到影响，可发生截瘫和肾衰竭。

主动脉疾病包括动脉粥样硬化、结缔组织退行性变（马方综合征）、感染（梅毒）、先天性疾病（先天性主动脉窦瘤）、外伤和炎性疾病（Takayasu 主动脉炎）等。而最常见的累及主动脉的疾病是降主动脉粥样硬化性动脉瘤。

夹层动脉瘤的自然病程十分凶险，如未能及时诊断和治疗，病死率极高。死亡原因通常是致命性的大出血、进行性心力衰竭、心肌梗死、脑卒中及肠坏死等。手术治疗是挽救生命、降低死亡率的主要方法。

一、术前准备和评估

开放性夹层动脉瘤修复术必须进行详尽的术前评估并制定周密的麻醉方案。患者通常合并多系统疾病，术前应对全身脏器进行评估，并与外科医生讨论手术范围和方式、血流动力学监测、脏器保护和通气策略等。

1. 循环系统　主动脉根部瘤和升主动脉瘤常导致主动脉瓣关闭不全，出现左心室肥厚、扩张，心肌缺血和心功能不全，应注意术中心肌保护和术后心功能维护。动脉粥样硬化引起的主动脉瘤，患者通常伴有冠心病。严重的冠状动脉病变应考虑首先解决心肌缺血的问题。病变累及无名动脉、左锁骨下或股动脉时，可出现左右或上下肢压力差增加，甚至无脉。

2. 呼吸系统　瘤体压迫左主支气管，导致气管移位变形，挤压肺组织，引起肺不张、肺部感染。急性或慢性夹层动脉瘤患者，可出现大量胸腔积液。术中操作也可导致不同程度的肺损伤。

3. 神经系统　任何神经系统功能恶化的征象都是外科立即干预的指征。头臂血管受累可导致脑供血不足，有些患者可能由于瘤壁血栓脱落而出现卒中的表现，术中脑保护极为重要。

4. 肾脏　患者一旦出现少尿，必须立即手术。病变累及双侧肾动脉时，可能导致肾功能不全或肾衰，术前肾功能不全是导致术后肾衰的危险因素。

5. 胃肠道　明确有无胃肠道缺血的表现。

6. 凝血功能　夹层范围较大时，夹层内血栓形成，消耗大量的血小板、凝血因子，可导致出血倾向、贫血。

7. 术前处理

（1）控制性降压：血压控制的理想范围是收缩压在 100～115mmHg，硝普钠、尼卡地平等均可用于控制性降压。

（2）控制心率。

（3）加强监护，建立快速输液的静脉通路，常规心电图、有创动脉血压监测、氧饱和度监测等。

（4）充分配血备血。

（5）镇静和镇痛，减轻患者痛苦，有助于降压，但应避免镇静过度，掩盖病情的变化。

二、麻醉要点

1. 麻醉监测

（1）循环监测：常规监测中心静脉压和有创动脉压，必要时需同时监测上下肢血压。左心功能不全（LVEF＜30%）、充血性心力衰竭或严重肾功能不全的患者可考虑使用肺动脉漂浮导管。TEE 有助于实时监测左心功能和心肌缺血，指导扩容，评估瓣膜功能、瘤体大小和范围。

（2）脊髓监测：应用体感诱发电位和运动诱发电位监测脊髓缺血，有利于术中确定对脊髓供血有重要作用的肋间动脉。同时还应通过脑脊液引流、局部低温或鞘内注射罂粟碱等保护脊髓。

（3）脑监测：监测大脑功能及脑氧代谢。如脑电图监测、经皮脑氧饱和度监测、体感诱发电位监测和经颅超声多普勒。

（4）温度监测：同时测量外周和中心温度，指导降温和复温。

（5）肾功能监测。

（6）常规监测尿量。

2. 麻醉处理基本原则　胸腹主动脉瘤手术的麻醉充满挑战，术中应与外科医生、体外循环师及 ICU 医生充分沟通、密切配合。不同主动脉部位的手术对麻醉的要求不同。

（1）升主动脉手术的麻醉处理

1）监测：由于病变和手术操作可能累及右锁骨下动脉，需行左桡动脉或股动脉插管监测血压。

2）降温与复温：升主动脉瘤手术多采用低温体外循环，如果累及主动脉弓则需深低温体循环。

3）升主动脉手术的常见并发症：气栓、粥样斑块栓塞及其他各种原因造成的脑功能损伤；心肌缺血或心梗；左心室功能不全或心力衰竭，呼吸功能衰竭；出血及凝血功能障碍。

（2）主动脉弓手术的麻醉处理

1）监测：如果无名动脉和左锁骨下动脉均被累及，则行股动脉插管监测血压，必要时检查主动脉根部压力做对照。

2）多数患者需要深低温停循环，应采用脑保护措施（如冰帽、脑电监测、脑保护药物等）。

3）主动脉弓手术最常见的并发症是中枢神经系统损伤。

（3）胸、降主动脉瘤的麻醉处理

1）监测：阻断近端主动脉时可能累及左锁骨下动脉，应监测右侧桡动脉血压，必要时同时监测阻断部位以下的血压。心功能欠佳者，可放置肺动脉漂浮导管。注意监测尿量。

2）单肺通气：为了便于外科手术术野的暴露，通常采用双腔气管插管单肺通气。由于瘤体通常压迫左主支气管，建议应用右侧双腔管。术后将双腔管换成单腔气管插管，以利于术后呼吸管理，减少气管及支气管损伤。

3）主动脉阻断：主动脉阻断和开放引起的病理生理变化极为复杂，与主动脉阻断的水平、左心室状态、主动脉周围侧支循环状况、血容量及其分布、交感神经系统的激活以及麻醉药物及技术等多种因素有关。主动脉阻断时，阻断上方血压升高，阻断下方血压下降。心脏后负荷升高，可能会导致急性左心衰和脑血管意外。高水平的主动脉阻断对心血管系统带来严重影响，并且造成其他组织器官的缺血及低灌注，并可导致肾衰竭、肝脏缺血及凝血异常、肠坏死以及截瘫等严重并发症。主要的处理措施包括减轻后负荷、维持正常的前负荷。主动脉阻断前准备硝普钠或硝酸甘油泵，并备好单次静脉注射的血管扩张药。阻断时维持阻断近端平均动脉压 90~100mmHg 左右。阻断后应常规监测血气和酸碱平衡。阻断时间尽可能短于 30min，以降低截瘫的发生率。采用部分体外循环的患者，可以通过调节泵流量控制近端高血压，同时保证远端足够的血流。

A. 主动脉开放：主动脉开放引起的血流动力学改变主要取决于阻断水平、阻断时间、血容量等。低血压是开放后最主要的循环改变，主要的代谢改变包括全身氧耗量、乳酸、前列腺素因子等增加，表现为代谢性酸中毒。因此在开放主动脉前应补足血容量、纠正酸中毒，暂时停用各种麻醉和血管扩张药，必要时给予血管收缩药。

B. 主动脉开放后：开放后明显的低血压时间较短，一般可以耐受。必要时应用升压药，但应避免瞬间高血压。如果出现严重的低血压，最简单的处理是手指夹闭主动脉、重新阻断，补充更多的血容量。但由于肝脏没有灌注，快速输入大量库血可导致枸橼酸毒性，抑制心肌。如果采用部分体外循环技术，可以通过体外循环快速输血调节容量。

C. 脊髓保护：动脉瘤特别是夹层动脉瘤患者病变可能累及供应脊髓的重要肋间动脉，导致脊髓血供的部分或完全丧失。低温、远端灌注、脑脊液引流及药物（如糖皮质激素、钙通道阻滞剂等）是预防缺血性损伤的保护方法。

D. 肾脏保护：肾衰竭的原因是阻断期间血流中断，引起肾脏缺血或栓塞，应用体外循环或分流或许有肾脏保护作用。保证足够灌注压力和血容量对肾脏保护至关重要；同时建议使用甘露醇、小剂量多巴胺等加强肾脏保护。

E. 凝血异常的处理：定期检测凝血酶原时间、促凝血酶原时间、纤维蛋白原和血小板计数，给予抗纤溶药物，按需输注红细胞悬液、新鲜冰冻血浆、血小板、纤维蛋白原或凝血因子。此外低温也是凝血功能异常的重要原因，应充分保温，促进凝血功能的恢复。

F. 降主动脉瘤常见并发症：心功能紊乱、肾衰竭、截瘫、呼吸衰竭、脑血管意外及多脏器衰竭等。其中心功能紊乱（心肌梗死、心律失常或低心排综合征）是降主动脉瘤手术后患者死亡的主要原因。

三、术后注意事项

术后密切监测尿量、心排量、末梢灌注情况、呼吸和凝血功能，术后最常见的并发症有心肌梗死、肾衰竭、肠道缺血或梗死、胰腺炎、DIC、呼吸功能不全和截瘫等。

（倪　娟）

第五节　缩窄性心包炎手术麻醉

正常心包由脏层和壁层纤维浆膜构成，两层浆膜之间的潜在腔隙称心包腔，内含 15～25ml 浆液。心包慢性炎性病变可致心包增厚、粘连、钙化，从而使心脏的舒张活动受限，回心血量减少，继而引起心输出量降低，全身循环功能障碍。

一、缩窄性心包炎特点

1. 病因　缩窄性心包炎通常是由于细菌感染、毒性代谢产物、心肌梗死等炎症性因素波及心包所致，也有个别患者是由外伤炎症所引发。其中细菌感染，尤其是结核菌感染是目前我国缩窄性心包炎的最主要病因。而随着结核病发病率的逐渐下降，其他非特异性病因如病毒感染、肿瘤、自身免疫性疾病、放射性心脏损伤、肾衰以及心脏手术术后并发症等导致的慢性缩窄性心包炎的比例则逐渐增多。

2. 病理改变　缩窄性心包炎的特点是慢性炎性渗出物机化、纤维组织形成；钙盐沉积形成斑块或条索状钙化；严重者甚至形成完整的骨性外壳，压迫心脏。缩窄的心包厚度一般为 0.5cm，重者可达 1.0～2.0cm。缩窄性心包炎病变较重或病程较长的患者心脏长期受压，可逐渐出现心外膜下萎缩，晚期可出现广泛性萎缩，心室壁明显变薄。慢性炎症还可直接侵犯心肌，导致局灶性心肌炎、心肌纤维化。

3. 病理生理特点

（1）缩窄的心包限制双侧心室的正常活动，右心室的舒张充盈受限，腔静脉回血受阻，静脉压升高。上下腔静脉入口处狭窄及房室环瘢痕狭窄者，静脉回流受限尤为明显。上腔静脉压力增高时，头、面、上肢等上半身血液淤滞、水肿，颈静脉和上臂静脉怒张；下腔静脉回流受阻时，下肢肿胀，腹腔脏器淤血肿大，并可出现大量的胸腹水。左心室舒张充盈受限时，引起肺循环淤血，肺循环压力升高，患者可出现呼吸困难等表现。

（2）缩窄性心包炎患者由于心脏舒张充盈功能受限，导致心脏每搏输出量下降，心输出量下降，血压下降。体力活动或严重缩窄时，主要靠交感神经反射性兴奋，心率增快进行代偿。当心率增快不足以代偿心输出量，或外源性因素抑制心率时，则可出现心源性休克。

（3）右心系统压力明显增高，平均右心房压≥10mmHg，严重患者甚至达到30mmHg以上。

4. 临床表现　因病因不同、发病急缓、心脏受压部位及程度等不同而不同。如结核性缩窄性心包炎往往起病缓慢，自觉症状包括劳力性呼吸困难、全身无力、腹胀、腹水、下肢水肿等呈进行性加重，同时伴低热、食欲缺乏、消瘦、贫血等结核病症状。体征呈慢性病容或恶病质；吸气时颈静脉怒张；腹部膨隆，肝脏肿大压痛，大量腹水者可出现移动性浊音；面部、下肢凹陷性水肿，皮肤粗糙；心音遥远但无杂音，心前区无搏动，脉搏细速，出现奇脉（即脉搏在吸气时明显减弱或消失，是心脏舒张受限的特征），血压偏低，脉压缩小，吸气期血压下降，静脉压升高。

5. 实验室检查　X线心脏大小多无异常，心影外形边缘平直，各弓不显，心包钙化（占15%~59%），上腔静脉扩张，肺淤血，可能存在胸腔积液。CT检查可了解心包增厚的程度。超声心动图为非特异性改变，可见心包增厚、心室壁活动受限、下腔静脉及肝静脉增宽等征象。心电图往往示T波平坦、电压低或倒置，QRS波低电压，可在多导联中出现；T波倒置提示心肌受累，倒置越深者心包剥脱手术越困难；常见窦性心动过速，也可见心房纤颤。

二、术前准备与评估

缩窄性心包炎患者通常全身情况较差，术前应加强全身支持治疗。

（1）营养支持治疗：如低盐高蛋白饮食，必要时输注白蛋白。

（2）利尿、补钾，纠正水电解质平衡失调：胸腹水经药物治疗效果不佳时，可在术前1~2d适量放胸水、腹水。

（3）对于心率过快的患者可使用小剂量洋地黄，使心率不超过120次/分。

（4）对于存在活动性结核感染的患者，首先需行抗结核治疗，最好经3~6个月治疗待体温及血沉恢复正常后再手术。若为化脓性心包炎，术前应抗感染治疗，以增强术后抗感染能力。

（5）准备呼吸循环辅助治疗设施，特别对病程长、心肌萎缩、估计术后容易发生心脏急性扩大、心力衰竭者，应备妥呼吸机及主动脉球囊反搏等设施。术中可能发生严重出血或心室纤颤，需准备抢救性体外循环设备。

（6）准备术中监测设备：包括无创动脉血压、心电图、脉搏血氧饱和度、呼气末CO_2等；必要时准备有创动脉血压、中心静脉压等监测。实验室检查包括血气分析、血常规、血浆蛋白、电解质等，对围术期应用利尿剂者尤其重要，有利于维持血钾水平、预防心律失常和恢复自主呼吸。记录尿量、检验尿液，了解血容量和肾功能。

三、麻醉要点

心包剥脱术宜选用气管内插管全身麻醉。缩窄性心包炎患者的循环代偿功能十分有限，因此麻醉诱导过程需选用对循环功能抑制较小的药物，且在有创血压和心电图监测下进行缓慢诱导，同时准备好去氧肾上腺素、肾上腺素、多巴胺等抢救药物。诱导药物可选用依托咪酯 $0.2 \sim 0.4mg/kg$ 或咪达唑仑 $0.05 \sim 0.1mg/kg$，加芬太尼 $10 \sim 20\mu g/kg$ 或舒芬太尼 $1 \sim 2\mu g/kg$，肌松药物可根据患者的心率情况进行选择。诱导过程中需避免心动过速或心动过缓，维持适当的心率对于维持心排血量具有十分重要的意义。

麻醉维持可以采用吸入麻醉，也可以采用静脉麻醉，但需避免麻醉深度过深，注意麻醉药物对循环的影响。麻醉过程中要严密监测有创动脉压、心率及中心静脉压的变化。有条件的情况下建议采用 PiCCO 或 TEE 监测，指导术中血管活性药物的使用及容量治疗。

容量管理方面需严格限制液体的入量。心包剥脱前补液原则是量出而入，维持血压；心包剥脱后则需进一步限制入量，以避免心包剥脱后腔静脉回心血量骤增而引起心脏扩大，甚至诱发急性心脏扩大、肺水肿、心力衰竭。对于术前准备不够充分，手术时仍存在明显水肿和呼吸困难的患者，或术中少尿无尿的患者，手术开始时可以给予大剂量利尿药。但在利尿过程中需监测血电解质水平，避免低钾血症。

外科操作对于缩窄性心包炎患者的血流动力学影响十分显著，且可能导致威胁患者生命的并发症。开胸后，胸骨牵开器应逐渐撑开，否则突然过度牵开可使心包受牵拉更加绷紧，心室充盈骤减，血压明显下降。心包剥脱过程中手术牵拉或电刀刺激可诱发心律失常，应立即暂停手术，给予利多卡因或胺碘酮治疗。游离下腔静脉入口处及心尖部时患者容易出现低血压，麻醉医生应密切观察低血压水平及持续时间，及时提醒外科医生，避免低血压诱发恶性心律失常。心包完全剥脱后，宜采取头高脚低位以减少回心血量。若右心表面心包剥除后，心室快速充盈、膨胀，伴心肌收缩力不足，出现急性低心排综合征时，应限制液体入量，给予利尿剂及小剂量正性肌力药增强心肌收缩力。同时密切注意可能出现的膈神经损伤、冠状动脉损伤和心肌破裂等手术并发症。

四、术后注意事项

缩窄性心包炎患者心脏长期受压，活动受限，心肌萎缩；而另一方面外周循环淤血水肿，全身总液体量增加；心包剥脱手术操作使室壁水肿，心功能不全进一步加重；故术后充血性心力衰竭是导致患者死亡的主要原因。因此，术后管理的要点是继续强心利尿，严格控制液体入量。严密监测中心静脉压以及体循环血管阻力、心排量、全心射血分数、全心舒张末容积等 PiCCO 参数，来指导血管活性药的使用及液体治疗，改善患者的预后。

（袁从虎）

第六节　先天性心脏病麻醉

先天性心脏病（以下简称先心病）是新生儿和儿童期的常见病，其发病率仅次于风湿性心脏病和冠心病。其确切的发病原因目前尚不清楚，可能与胚胎期发育异常、环境或遗传等因素有关。先心病的分类方法很多：①Shaffer 根据解剖病变和临床症状对先心病进行分类，分为：单纯交通型（在心房、心室、动脉或静脉间直接交通）、心脏瓣膜畸形型、血管异常型、心腔位置异常型、心律失常型等 10 个类型；②根据血流动力学特点和缺氧原因分类：心室压力超负荷；心房、心室容量超负荷；肺血流梗阻性低血氧；共同心腔性低血氧；体、肺循环隔离性低血氧等；③根据有无发绀分类：发绀型和非发绀型先心病。发绀型先心病是指心内血流存在右向左分流，或以右向左分流占优势；非发绀型先心病又可分为左向右分流型或心内无分流型，这种分类方法较为简单常用。在非发绀型先心病中，以左向右分流型中的室间隔缺损、动脉导管未闭和房间隔缺损最为常见；心内无分流型包括肺动脉狭窄、主动脉狭窄等。

一、非发绀型先心病麻醉

1. 病种介绍

（1）室间隔缺损：室间隔在胚胎期发育不全，形成异常交通，在心室水平产生左向右分流，它可单独存在，也可以是某种复杂心脏畸形的组成部分。室间隔缺损是最常见的先天性心脏病。室间隔缺损根据缺损的部位和面积又可分为：①室上嵴上缺损：位于右心室流出道，室上嵴上方和主、肺动脉瓣之下；②室上嵴下缺损：位于室间隔膜部，此型最多见，占 60%~70%；③隔瓣后缺损：位于右心室流入道，三尖瓣隔瓣后方，约占 20%；④肌部缺损：位于心尖部，为肌小梁缺损，收缩期室间隔心肌收缩使缺损变小，所以左向右分流量小；⑤共同心室：室间隔膜部及肌部均未发育，或为多个缺损，较少见。

室间隔缺损患者在病程早期左心室压力高于右心室，心内存在左向右分流，左心室做功增加，容积增大、室壁肥厚；由于肺循环血流量增多，肺小动脉收缩，继而发生肺小血管壁肌层肥厚，肺动脉压升高，因此随着病程的进展右心压力逐渐升高，分流量可逐渐减小；随着肺动脉压进一步升高，右心室压力等于甚至超过左心室压力时，心内出现双向分流，甚至右向左分流，即艾森曼格综合征，此期患者会出现发绀、低氧血症及代偿性红细胞增多。

（2）动脉导管未闭：动脉导管是胎儿期生理性血流通路，一般婴儿在出生后 10~15h，动脉导管即开始功能性闭合，出生后 2 个月至 1 岁，绝大多数都已经闭合。1 岁以后仍未闭塞者即为动脉导管未闭。动脉导管未闭根据解剖特点可分为 3 型：①管型：此型动脉导管长度在 1cm 以内，直径大小不同，但导管两端粗细一致；②窗型：此型动脉导管几乎没有长度，肺动脉与主动脉紧密相贴，它们之间的沟通有如瘘管或缺损，直径较大；③漏斗型：此型动脉导管的长度与管型相似，但其近主动脉处粗大，近肺动脉处狭小，呈漏斗型，有时甚至形成动脉瘤样。

动脉导管分流血量的多少取决于动脉导管的粗细、主肺动脉压差以及肺血管阻力的高低。病程早期，由于心脏收缩期或舒张期的压力始终高于肺动脉压力，因此血液始终是左向右分流，左心室做功增加，左心室容积增大、心肌肥厚。血液大量分流入肺循环，使肺动脉压增高，继而出现肺血管增厚，阻力增大，后负荷增加，使右心室扩张、肥厚；随病程的进一步发展，肺动脉压不断上升，当肺动脉压接近或超过主动脉压时即出现双向分流，或右向左分流，临床可出现发绀，其特征是左上肢发绀比右上肢明显，下半身发绀比上半身明显。

（3）房间隔缺损：可分原发孔型和继发孔型两类。原发孔型因房间隔未与心内膜垫融合，常伴有二尖瓣、三尖瓣异常；继发孔为单纯的房间隔缺损，缺损部位包括中央型、上腔型、下腔型等。

房间隔缺损的分流量取决于缺损面积大小、两心房之间的压力差及两心室充盈阻力。病程早期因左心房压力高于右心房，血液自左向右分流；心内分流使右心房、右心室容量增多，导致右心系统心腔扩大，左心系统容量减少，体循环灌注不足；同时分流使肺循环血流量增加，引起肺小血管痉挛，肺血管内膜逐渐增生，中层肥厚，管腔缩窄，肺循环阻力逐渐升高；右心房压力随着肺循环压力的上升而上升，当右心房压力超过左心房压力时可出现右向左分流，临床表现发绀。

（4）肺动脉狭窄：狭窄可发生于从瓣膜到肺动脉分支的各个部位，常见者为肺动脉瓣狭窄或漏斗部狭窄：①肺动脉瓣狭窄占50%～80%，表现瓣膜融合、瓣口狭小、瓣膜增厚；②漏斗部狭窄为纤维肌性局限性狭窄，或为四周肌层广泛肥厚呈管状狭窄；③狭窄导致右心室排血受阻，右心室内压增高，心肌肥厚。随着病程进展，心肌细胞肥大融合，肌小梁变粗并纤维化，心腔缩小，排血量减少，最后出现右心衰竭。

（5）主动脉缩窄：主动脉缩窄指发生于主动脉峡部的先天性狭窄，偶尔也可发生于左颈总动脉与左锁骨下动脉之间，或发生于胸、腹主动脉。①因缩窄以下的下半身缺血致侧支循环丰富，包括锁骨下动脉所属的上肋间动脉、肩胛动脉、乳内动脉支，以及降主动脉所属的肋间动脉、腹壁下动脉、椎前动脉等。因肋间动脉显著扩张可导致肋骨下缘受侵蚀；②主动脉缩窄以上的血量增多，血压上升；缩窄以下的血量减少，血压减低。可引发左心劳损肥厚，负荷加重，终致心力衰竭；③脑血管长期承受高压，可发展为动脉硬化，严重者可发生脑出血；④下半身缺血缺氧，可引发肾性高血压及肾功能障碍等。

2. 术前估计与准备

（1）术前访视：①麻醉医生要亲自访视患儿，并与患儿交谈，消除患儿对陌生人的恐惧心理；对于年龄较大的患儿还可向他讲述手术室的情况，告诉他进手术室后会碰到什么，需要他做什么，鼓励他与医生合作，以免患儿进入手术室时哭闹挣扎而加重缺氧；②对病情较重者应保持强心利尿药治疗，可维持到手术日；术前应用抗生素；对动脉导管未闭患儿应用前列腺素E，但应注意其血管扩张作用。

（2）合理禁食：禁食时间需随年龄而不同。出生后6个月以内的婴儿麻醉前4h禁奶，前2h禁水；出生后6个月至3岁小儿麻醉前6h禁食，前2h禁水；3岁以上小儿麻醉前8h禁食，前3h禁水。如果手术在下午进行，或危重患儿不能耐受禁食者，应给予静脉输液，以防脱水和低血糖，输液速度可为按4：2：1原则进行。

（3）术前用药：对于不合作的患儿，麻醉前用药需做到患儿进手术室时安静、无哭闹。术前用药根据患儿的年龄和病情进行个体化选择。小于6个月的患儿一般不用镇静药，仅用阿托品0.01mg/kg或东莨菪碱0.005～0.006mg/kg；6个月以后的小儿可用吗啡0.1～0.2mg/kg，口服咪达唑仑0.5mg/kg或氯胺酮5mg/kg（加阿托品），一般镇静效果较好。给予足量术前药后必须有护士严密观察，以防呼吸抑制或呼吸道梗阻时无及时有效的处理。危重患儿镇静药应减量或不用吗啡。

（4）麻醉设备的准备：准备小儿专用的各种设备。小儿直型和弯型喉镜、导丝、牙垫、气管导管及与之匹配的吸痰管；鼻咽、食管和直肠等细软的测温探头；小儿麻醉机、小儿面罩、螺纹管和呼吸囊；体表变温毯、血液加温器；小儿测压袖带、呼气末二氧化碳监护仪；24、22、20G套管穿刺针及细连接管，5F双腔或5.5F三腔小儿CVP穿刺包等。

3. 麻醉要点

（1）麻醉诱导：诱导方式需根据患儿年龄、病情、合作程度等因素进行恰当的选择。

1）肌内注射：不合作的患儿可采用氯胺酮（5~8mg/kg）加阿托品（0.02mg/kg）肌内注射使其入睡。

2）已经入睡或合作的患儿可采用吸入诱导：吸入诱导常采用氧化亚氮和七氟醚；非发绀型左向右分流的患儿，肺内血流增加，吸入挥发性麻醉药诱导快；患儿入睡后，放置血压袖带，监测血压；脉搏氧饱和度和心电图监测；开放静脉；静脉注射泮库溴铵或维库溴铵。经鼻或经口气管内插管，插管后，调节呼吸机，潮气量8~10ml/kg，呼吸频率14~20次/分，监测呼气末二氧化碳浓度和血气分析。需体外循环的患儿静脉注射芬太尼5~15μg/kg；完成动脉和中心静脉穿刺置管；对小患儿上腔静脉置管不应深达上腔静脉远端或右心房，以免影响体外循环上腔置管或腔静脉回流。

3）清醒合作的患儿可采用静脉诱导：操作方法是开放静脉后给予丙泊酚加肌松药进行诱导；但丙泊酚对于心肌的抑制作用较强，因此对于低心排的患儿，可采用咪达唑仑（0.01~0.03mg/kg）、氯胺酮或依托咪酯加上芬太尼（5~10μg/kg）和罗库溴铵（0.5mg/kg）进行诱导。

患儿入室后应注意保暖，维持体温正常。诱导期出现低血压可能会加重分流量，导致组织缺氧加重，此时可静脉注射氯化钙（10~15mg/kg）或去氧肾上腺素10~50μg纠正低血压。

（2）麻醉维持：麻醉维持方法的选择需根据患儿的全身状况、病情程度、诱导期反应、手术时间长短以及术后呼吸支持方式而定。

1）吸入麻醉维持：适用于非发绀型先心病，或病情较轻术后希望早期拔除气管导管的患儿。在强刺激操作前（如切皮、撑开胸骨、体外转流开始前）及时加深麻醉，或辅以镇痛肌松等静脉麻醉药。体外循环期间，如果体外循环机没有配备吸入药物给药设备，则麻醉会明显减浅，鼓泡式人工肺更加明显。因此体外循环期间需要加用咪达唑仑等麻醉药物维持合适的麻醉深度。如果出现血压上升，首先应考虑麻醉减浅，需及时适当加深麻醉。

2）静脉麻醉维持：以大剂量阿片类药物为主的静脉麻醉对心肌的抑制程度较轻，能够降低肺血管的反应性，从而提供稳定的血流动力学。但其缺点是术后麻醉恢复慢，通常需要延长呼吸机辅助呼吸的时间。

（3）容量管理：小儿年龄愈小，细胞外液所占的比例就愈大，肾功能发育也越不完善，容易发生脱水或水分过多。手术期间的液体管理需要细致准确，尽量做到量出而入。对于体重小于15kg的患儿，术中应采用微量泵输注进行补液。从临床指标上看除了要维持血流动力学稳定之外，尿量应维持在0.5~1ml/（kg·h）以上。但尿量并不能全面反映机体的容量情况，当液体冲击治疗或TEE等监测证实容量充分的情况下如果仍没有尿量，应考虑使用呋塞米或甘露醇进行利尿治疗。

1）体外循环前输液的种类通常取决于患儿的年龄：1岁以上，不合并严重肝功能异常，不存在严重营养不良的患儿即使正规地禁食禁水，手术期间通常也不会发生低血糖。因此1岁以上的患儿术中可只用乳酸林格液。1岁以下的患儿或存在术中低血糖危险因素的患儿，术中可根据生理需要量采用微量泵输注5%葡萄糖生理盐水注射液。对于第三间隙液和血液丢失，所有年龄的患儿均可输注乳酸林格液进行补充，必要时补充血浆或浓缩红细胞。患儿的造血功能并不完善，因此输血指征可以比成人更宽松。

2）输液速度：切开心包前，可根据动静脉压按 100ml/（kg·h）的速度进行输液。切开心包后直视心脏，根据心脏的收缩性和充盈程度指导静脉补液的速度和量。主动脉插管前，小婴儿要维持比较充足的容量，因为其在插管期间的相对失血量较多。主动脉插管后可由体外循环泵直接向主动脉进行输液以补充血容量的不足。

3）体外循环前后液体出入量的计算：体外循环前总入量 = 输液量 + 主动脉输血量 − 估计失血量 − 尿量；体外循环中的总入量 = 总预充量 − 尿量 − 滤液量 − 机器余血量 − 体外吸引器吸收的出血量；体外循环后总入量 = 输液 + 静脉输血量 − 尿量 − 估计出血量，此过程中注意观察渗血量以决定输血量。

4）拔除主动脉插管前经主动脉插管进行缓慢输血，补充血容量至循环基本稳定，避免主动脉插管拔除后出现剧烈血压波动。体外循环中液体总入量，小于 1 岁患儿为 60~80ml/kg，1~3 岁患儿为 40~60ml/kg，3~6 岁患儿为 30~40ml/kg。但对于不同先心病、不同严重程度的患儿而言，以上数据并非都完全适用，还需根据每位患儿的病理生理特点、心脏充盈情况、心肌收缩力、畸形矫正情况、麻醉和体外循环时间等因素进行适当的调整。

4. 不同病种的麻醉管理特点

（1）室间隔缺损：术前用药取决于心室的功能。心室功能正常的患儿术前可给予镇静药物使患儿进入手术室时处于睡眠状态，避免哭闹导致气道分泌物增多及循环功能受损；对于存在严重肺动脉高压的患儿，术前应减少或避免镇静药物的使用，因为药物引起的呼吸抑制可使肺动脉压进一步升高，从而导致右心衰竭或右向左分流，加重循环紊乱。

原有肺动脉高压、右心功能不全及需要切开心室进行修补的患儿，脱离体外循环时可能存在一定的困难，需要联合使用正性肌力药和血管扩张药。在脱离体外循环前需要想方设法降低肺循环阻力，维持最低的右心后负荷，包括维持足够的麻醉深度，适度的过度通气，纯氧吸入，避免酸中毒，使用硝酸甘油、NO、米力农等舒张肺血管的药物等。

心脏复跳后，房室传导阻滞时有发生。通常与手术操作引起传导系统周围组织水肿、缝合部位不当、不正确的缝合技术有关。一过性的房室传导阻滞可以使用阿托品、异丙肾上腺素进行纠正，必要时可使用临时起搏器。

右心衰竭可选用多巴酚丁胺、多巴胺、米力农等药物支持治疗，必要时可以放置右心辅助装置。

（2）房间隔缺损：尽管房间隔缺损为左向右分流，但麻醉手术过程中有很多操作可引起一过性的右向左分流，因此输液时需避免静脉气栓，以免导致体循环栓塞。

缺损修补后，心房水平的左向右分流得到纠正，中心静脉压水平和术前相比往往明显降低。此时输液不应过快，以免左心室容量负荷过重导致左心衰竭。

鱼精蛋白拮抗时避免快速静脉推注，否则容易导致严重的低血压。术后出现房性心律失常可采用维拉帕米或地高辛进行治疗。

（3）动脉导管未闭：患儿多数发育不良或合并肺部疾病，麻醉诱导期应充分给氧去氮，限制液体入量，避免缺氧。

有创动脉测压应选择右上肢和（或）下肢，以避免术前漏诊主动脉缩窄或错误操作导致左锁骨下动脉或降主动脉受压。

部分动脉导管结扎术无需体外循环，此类手术的麻醉维持可以选用七氟醚或异氟醚，辅助以控制性降压，以利于术后早期拔管。

常温结扎动脉导管时，可采用硝普钠或硝酸甘油进行控制性降压，平均动脉压可短暂控制在 $40 \sim 50mmHg$。实施控制性降压时需严密监测 ECG 和 SpO_2，避免体循环压力过低导致心肌缺血或右向左分流导致机体缺氧。

低流量体外循环经肺动脉缝合时，应警惕主动脉进气，采取头低脚高位以利于头部灌注和防止气栓。

（4）主动脉缩窄：对于合并左心衰竭的新生儿，输注前列腺素 E_1 可以维持远端血流和减少酸中毒。完成气管插管后，要过度通气，给予碳酸氢钠纠正酸中毒，并持续给予血管扩张药。

在右上肢和下肢分别建立有创动脉监测。阻断升主动脉时，阻断水平以上高血压可导致颅内压升高，阻断水平以下低血压可导致外周低灌注、酸中毒、脊髓缺血和肾缺血。阻断前应输注硝普钠等血管扩张药，适度控制高血压，并维持下部的侧支循环。升主动脉开放时，由于外周血管床突然开放，且酸性代谢物质进入体循环，容易发生低血压，因此开放前要停用血管扩张药，开放后根据血压情况加用缩血管药物。

5. 术后注意事项

（1）循环系统：首先要维持合适的血容量，在血容量充足的基础上再增加容量负荷很少能提高心输出量，反而会导致肝大、腹水等并发症；维持合适的心率，患儿尤其是新生儿心输出量的维持很大程度上依赖于心率的维持，因此术后应避免心率过慢。降低后负荷对于患儿而言十分重要，常用的硝普钠、硝酸甘油、前列腺素类药物都能够降低后负荷，增加心输出量。循环的监测指标有很多种，但对于患儿来说，最好的循环监测指标是医生的临床观察，良好的皮肤颜色、甲床充盈良好、强有力的脉搏、四肢末梢温暖等都是监测循环状况的良好指标。

（2）呼吸系统：首先要确保气管内插管的位置合适，固定牢靠，避免导管打褶、痰液堵塞、支气管插管或导管脱出。其次要保证足够的通气量，避免低氧血症导致机体脏器缺血缺氧，CO_2 蓄积导致肺动脉压力增高加重循环紊乱。

（3）肾脏：尽管术后血流动力学满意，但因抗利尿激素和醛固酮升高，在手术后前 12h，尿量通常会有所下降，约为 $0.5ml/（kg \cdot h）$，且对利尿剂反应较差。因此对于体外循环手术后或手术时间较长的非体外循环手术后的患儿，均应留置导尿管监测尿量。术后早期少尿的处理最重要的仍然是维持满意的血流动力学指标，维持足够的心输出量以确保肾脏的灌注；在血流动力学指标平稳且容量充分的情况下，如果患儿仍存在少尿可使用利尿剂。

（4）镇痛镇静：机械通气期间，镇静镇痛对于减少人机对抗、防止气管插管或其他导管脱出、减轻肺血管反应和肺动脉高压而言十分重要。通常可采用吗啡 $0.05 \sim 0.1mg/（kg \cdot h）$ 或芬太尼 $1\mu g/（kg \cdot h）$ 静脉输注。必要时可加用肌松药。拔管后镇痛镇静需要注意避免呼吸抑制，经鼻胃管或直肠内使用水合氯醛效果较好，同时对呼吸和循环的影响较小。

二、发绀型先心病麻醉

1. 心内膜垫缺损　又称房室通道缺损，由于房室瓣水平上下的间隔组织发育不全或缺如，同时伴有不同程度的房室瓣异常，使心腔相互交通。可分为部分型、过渡型和完全型三型。部分型心内膜垫缺损发生心力衰竭取决于左向右分流量和二尖瓣反流程度。过渡型的症状相对最轻。完全型心内膜垫缺损为非限制性，早期即可出现肺动脉高压或心力衰竭。患者通常合并 Down 综合征。

麻醉要点：

（1）体外循环前控制肺血流，限制吸入氧浓度和防止过度通气。避免肺血管阻力急剧升高引起的肺血流进一步增多。

（2）术中放置左心房测压管，指导容量管理和使用正性肌力药等血管活性药。

（3）大部分患儿脱离体外循环时会出现心室功能紊乱、肺血管阻力高和房室瓣反流的可能。应给予正性肌力药支持，并设法降低肺动脉压。房室传导出现问题时需要使用房室起搏器。

（4）体外循环后肺动脉高压的处理：吸入 100% 氧气，过度通气，使用大剂量阿片类药加深麻醉，吸入 NO。适当给予碳酸氢钠可以降低肺动脉压力。对于吸入 NO 无反应的肺动脉高压，可能对硫酸镁有效，初始剂量 20mg/（kg·h）。

2. 法洛四联症　法洛四联症在发绀型先心病中居首位。主要特点为肺动脉瓣狭窄、室间隔缺损、升主动脉骑跨和右心室肥厚。肺动脉瓣狭窄导致肺血流减少，而漏斗部痉挛可引起急性肺血减少，低氧的静脉血分流至体循环，表现缺氧发作。此类患者常合并房间隔缺损、动脉导管未闭、完全型心内膜垫缺损及多发室间隔缺损等畸形。可根据患者的具体情况行根治性手术或姑息性手术（体-肺动脉分流术）。手术可能引起的并发症包括室缺残余漏、房室传导阻滞、右心室流出道残余狭窄、灌注肺和低心排综合征。

麻醉要点：

（1）术前评估：了解缺氧发作的频率和程度，是否有心力衰竭的症状与体征。

（2）体外循环前：维持血管内有效容量，维持体循环阻力，降低肺循环阻力，预防缺氧发作。

（3）体外循环后：支持右心室功能，降低肺循环阻力。必要时使用正性肌力药（多巴胺、肾上腺素或米力农）。短暂房室传导紊乱时需安置临时起搏器。

3. 大动脉转位（TGA）　大动脉转位的主要特征是主动脉口和肺动脉口同左右心室的连接和（或）两根大动脉之间的位置关系异常。TGA 属复杂型先心病，在新生儿发绀型心血管畸形中，发病率和死亡率居首位。可分为两类：①完全型大动脉转位是指主动脉和肺动脉位置对调；②矫正型大动脉转位是指大动脉和心室同时发生转位，血流的基本生理功能正常。

完全型大动脉转位是指两个循环相互独立，如果两个循环之间没有交通，患儿将不能存活，两个循环间的交通可能存在于心房、心室或动脉水平。由于两大动脉和心室的互换，形成大循环和右心、小循环和左心分别循环的非生理状态。因此存活的前提条件是存在左向右和右向左的双向分流。缺氧的程度取决于有效分流量和血液混合的状态。

麻醉要点：

（1）所有动脉导管依赖型缺损的患者，术前应使用前列腺素 E_1 维持动脉导管的开放。

（2）麻醉诱导时应避免肺循环阻力的剧烈波动：术中避免使用对心脏功能抑制较强的药物。体外循环后避免高血压，收缩压维持在 50～75mmHg。尽量降低左心房压，来维持适当的心排血量。维持较快的心率，避免心动过缓。体外循环后需要正性肌力药和血管活性药支持。手术难度大，时间较长，创伤面大，渗血较多，需要输入血小板、凝血酶原复合物和血浆等。

（3）术后一般应维持 24h 机械通气：监测心肌缺血，出现心梗后应积极治疗（供氧、监测 ECG、硝酸甘油、降低后负荷并控制心律失常）。

4. 三尖瓣闭锁（tricuspid atresia，TA） 三尖瓣闭锁的特征为三尖瓣口闭锁、房间隔存在交通口，室间隔缺损及不同程度的右心室发育不良。30% 患者合并大动脉转位。

由于三尖瓣闭锁，导致右心房到右心室的血流受阻，因此体循环静脉血必须通过开放的卵圆孔或房间隔缺损进入左心房。肺循环血流依赖于室间隔缺损或动脉导管未闭的存在。体循环静脉血和肺静脉氧合血在左心房完全混合，造成不同程度的动脉氧饱和度下降。

麻醉要点：

（1）术前行胸部 X 线、超声和心导管检查。

（2）麻醉管理的关键是维持合适的血容量、降低肺血管阻力和左心房压，改善肺血流。

（3）保持呼吸道通畅，防止肺血管阻力增加，避免出现低血压。

（4）心功能受损患者，最好使用心肌抑制作用小且能维持体循环阻力的静脉药物诱导（阿片类药物或氯胺酮）。

（5）由于支气管肺动脉侧支循环的存在，在体外循环期间虽然阻断主动脉，血流仍可到达心肌，使心肌温度升高，从而影响低温心肌保护。对已有的心室功能紊乱和修复缺损，需要较长时间的体外循环，在脱离体外循环时，需要使用正性肌力药。

（6）术后维持合适的 CVP（12 ~ 15mmHg），并使左心房压尽可能低。Glenn 或双向 Glenn 手术常在非体外循环下进行，应通过股静脉和颈内静脉建立上下腔两条静脉通路。通过下腔静脉输液补血和给予多巴胺输注，同时监测上腔静脉压（术后肺动脉压）和下腔静脉压。术后应尽早停止正压通气，降低肺血流。

（7）术后可能会出现全身静脉压增高、房性心律失常、通过支气管肺动脉侧支残余左向右分流、房水平残余右向左分流，引起全身动脉血氧饱和度下降。

5. 永存动脉干 永存动脉干是指主动脉和肺动脉共干，同时给冠状动脉、肺动脉和体循环动脉供血。根据肺动脉在共干上的发出位置不同分为 4 型：Ⅰ型：动脉干部分分隔，肺动脉主干起源于动脉干的近端，居左侧与右侧的升主动脉处于同一平面，接受两侧心室的血液。此型常见，约占 48%。Ⅱ型：左、右肺动脉共同开口或相互靠近，起源于动脉干中部的后壁，约占 29%。Ⅲ型：左、右肺动脉分别起源于动脉干的两侧，约占 11%。Ⅳ型：肺动脉起源于胸段降主动脉或肺动脉缺失，肺动脉血供来自支气管动脉，约占 12%。新生儿初期，随着肺循环阻力的下降，肺血流逐渐增加，最后导致充血性心力衰竭。应尽早完成手术修复，否则会出现肺血管梗阻性病变。从共干根部离断肺动脉，修补共干；修补室间隔缺损；使用带瓣同种血管重建右心室 - 肺动脉通道术后可能会出现右心衰竭、瓣膜反流和左心衰竭、传导阻滞、残存室间隔缺损和左向右分流。

麻醉要点：

（1）体外循环前期，降低肺血流量，限制吸入氧浓度、维持正常动脉二氧化碳分压和合适的麻醉深度，存在心力衰竭时可使用正性肌力药支持。当平衡难以调整时，术者可通过暂时压迫肺动脉来限制肺血流，以改善体循环和冠状动脉灌注。

（2）脱离体外循环后，设法增加肺血流，使用纯氧吸入，适度过度通气，及时纠正酸中毒。使用正性肌力药增加心肌收缩力，使用血管扩张药降低肺动脉压。

（3）术后要预防肺循环压力增加或外通道梗阻而导致的右心衰竭。使用机械通气，维持较低的二氧化碳分压，以减低肺循环阻力。

6. 肺静脉畸形引流　肺静脉畸形引流是指肺静脉不与左心房相连通，而引入右心房或体静脉系统，通常伴有房间隔缺损，使右心房血流进左心房。肺静脉血引流到右心与体循环静脉血充分混合，通过合并的动脉导管或房间隔缺损进入体循环，引起发绀。右心房扩大、右心室容量超负荷和肺血流增加并存。肺动脉压增高而分流量明显减少，发绀加重。手术的目的是重建肺静脉引流，使肺静脉血引入左心房，并闭合房间隔。术后并发症包括肺静脉梗阻、肺血管反应性增高。

麻醉要点：

（1）术前维持正常的肺循环阻力，支持心室功能。避免过度通气，适当限制吸入氧浓度。

（2）术中麻醉维持通常以阿片类药物为主，脱离体外循环时需要采取降低肺循环阻力的措施（过度通气、纯氧通气、轻度碱血症），继续使用正性肌力药，以支持心脏功能，必要时给予血管扩张药（硝酸甘油、米力农），以降低肺动脉压。

（3）术后需要机械通气，减弱肺血管反应性。

7. 左心发育不良综合征　左心发育不良是指左心室发育不良、主动脉瓣口和（或）二尖瓣口狭窄或闭锁以及升主动脉发育不良，常合并心内膜弹力纤维增生，37%合并心外畸形。新生儿期即出现心力衰竭，若不治疗，6周内死亡。

由于二尖瓣、左心室和升主动脉发育不良或闭锁，在心房水平存在左向右分流。体循环血流完全依赖于通过动脉导管的右向左分流。冠状动脉血流通过发育不全的降主动脉逆行血流维持。如果动脉导管关闭或动脉导管保持开放但肺循环阻力下降时，体循环灌注会严重受限，导致代谢性酸中毒和器官功能紊乱，左心室做功超负荷可引起心力衰竭。手术治疗为唯一有效的方法。由于新生儿早期肺血管阻力较高，根治性纠治手术死亡率很高，故常施行分期手术。

麻醉要点：

（1）尽量避免或减少对心肌的抑制作用。

（2）维持肺循环和体循环之间的平衡，保证足够的氧合和体循环灌注。

（3）给予正性肌力药。

（4）术后早期维持适度过度通气，增加肺血流。

8. 右心室双出口　右心室双出口是指主动脉和肺动脉均起源于右心室，或一根大动脉和另一根大动脉的大部分起源于右心室，室间隔缺损为左心室的唯一出口。右心室双出口的血流动力学变化主要取决于室间隔缺损的位置和大小，以及是否合并肺动脉狭窄及其程度。

手术方案因病变类型、室间隔缺损大小、主动脉和肺动脉的关系、肺循环血流量以及是否伴有其他心脏畸形而异。此类新生儿未经治疗常早期死亡，出生后2个月内行根治术死亡率高达50%，因此常先行姑息性手术，如肺动脉环缩术或体肺动脉分流术，以延长生命。

麻醉要点：

根据右心室双出口的血流动力学变化及其临床表现，大致可分为肺动脉高压型和法洛四联症型。

（1）肺动脉高压型：麻醉应维持适当的麻醉深度，避免应激引起的肺循环阻力升高；畸形纠正前使用50%～60%氧浓度，停机后使用100%氧气过度通气，尽量避免使用氯胺酮等导致肺循环压力增高的药物，降低后负荷，改善右心室功能，停机前尽早使用血管扩张药，必要时使用多巴酚丁胺、多巴胺等正性肌力药。

（2）法洛四联症型：纠正酸中毒，补充容量，防止脱水和缺氧发作；降低肺循环阻力，增加肺血流，维持体循环阻力，防止低血压引起的右向左分流增加而进一步加重发绀。尽早使用正性肌力药以便顺利脱机。

9. 三尖瓣下移（Ebstein 畸形）　　三尖瓣下移畸形是指三尖瓣瓣叶下移至右心室腔，右心房扩大，右心室房化，右心室腔发育异常。可发生右心功能不全。常有卵圆孔未闭和房间隔缺损，可产生右向左分流。新生儿早期血流动力学不稳定，随着肺动脉阻力的降低，可有改善。血流动力学改变取决于三尖瓣关闭不全的程度、是否合并房间隔缺损以及缺损的大小和右心室的功能。

麻醉要点：

（1）术前准备：强心、利尿，纠正右心衰竭。存在凝血功能障碍时可用维生素 K 和凝血酶原复合物等治疗。

（2）麻醉诱导和维持：因血液在右心房内潴留，从而导致静脉给药起效延迟，应避免用药过量。避免一切可以引起肺循环阻力增高的因素。因患者右心室功能受损，必要时应在体外循环前后使用增强心肌收缩力的药物。静脉注射时能避免注入气泡或碎片，以免形成栓塞。因患者通常合并预激综合征，快速性室上性心律失常最常见。应及时纠正电解质异常，慎重使用 β 受体激动剂。

（3）术后仍应控制心力衰竭和心律失常，纠正电解质紊乱。

（康青乐）

参考文献

[1] 庄心良，曾因明 . 现代麻醉学 . 北京：人民卫生出版社，2003.

[2] 刘俊杰，赵俊 . 现代麻醉学 . 第二版 . 北京：人民卫生出版社，2010.

[3] 曾因明，姚尚龙，等 . 麻醉科特色治疗技术 . 上海：科学技术文献出版社，2003.

[4] 孙大金，杭燕南 . 实用临床麻醉学 . 北京：中国医药科技出版社，2011.

[5] 徐建国 . 手术后恶心呕吐的防治 . 临床麻醉学杂志，2006，7（22）：557－558.

[6] 庄心良，曾因明，陈伯銮 . 现代麻醉学 . 第三版 . 北京：人民卫生出版社，2014，7.

第九章 胸外科手术的麻醉

第一节 麻醉前肺功能评估及准备

胸外科患者多患有慢性肺疾患，主要可分为限制性肺疾病及阻塞性肺疾病。前者在急性发作时有肺水肿、误吸性肺炎及成人呼吸窘迫综合征（ARDS）；慢性疾病常见为肺纤维化导致肺动脉高压及肺心病，外科常次发于脊柱后凸、漏斗胸、膈肌异常或过度肥胖等。慢性阻塞性肺疾病（COPD）增加气道的气流阻力，增大胸腔及呼气时伴有哮鸣音。如急、慢性支气管炎、哮喘、肺气肿、肺淤血及肺梗死等。还有心脏疾病也常影响肺功能，如严重二尖瓣狭窄可导致肺动脉高压、肺纤维化，均可增加麻醉的危险。而胸、心手术本身也可损害肺功能，促使开胸侧或非开胸侧肺萎陷及水肿。特别在开胸侧，对肺的创伤及切除尚有功能的肺组织必然影响肺功能。再加上开胸手术切口疼痛，严重妨碍术后深呼吸及咳嗽，导致肺膨胀及排痰困难，更增加术后肺部并发症，导致肺萎陷及发展成肺炎。

一、常规临床体检

详细了解病史，如吸烟史，有无呼吸困难、端坐呼吸、有无口唇发绀或杵状指，有无运动（上楼等）后气短及大量咳痰等体征，有助于判断肺功能及是否需要治疗措施。X线片及计算机断层CT扫描、检查更可显示肺及胸内病变，还可判断气管狭窄程度及部位，有助于麻醉准备。

二、肺功能测定及动脉血气评估

肺切除术患者多常规在术前进行肺功能测定，实际动脉血气测定更有重要意义。

1. 肺活量测定　最常用的肺功能测定为测量肺活量（VC）。如果VC<80%正常值，应考虑有限制性肺疾病，如肺萎陷、肺炎或肺纤维化。如怀疑有阻塞性肺疾病时，应测定用力呼气量（FVC），又称时间肺活量，即最大吸气后用力在1、2、3秒钟测呼出气量，其中尤以第1秒用力呼气量（FEV_1）更有意义。正常人FVC与VC相等，当患者患有阻塞性肺疾病，如哮喘或支气管炎，用力呼气时，胸腔呈正压，气道易受动力性压迫而萎陷，且易为分泌物堵塞，所以FVC<VC，FEV_1显著下降。而限制性肺疾病不常并有气道梗阻，也可导致FVC降低；虽FEV_1可能下降，但FEV_1/FVC仍为正常（即>70%）。

2. 最大自主通气量　肺的动力功能可测量最大自主通气量（MVV），即患者尽快在12s内呼吸的容量乘以5表示每分钟最大的通气量，可显著显示气道阻力的变化。如此高通气率患者很难进行1min以上，甚至重症患者不能进行MVV测量，可用FEV_1/FVC×35≌MVV作参考，也有良好的相关性。除了气道梗阻影响MVV外，肺和胸壁的弹性、呼吸肌的力量及合作程度均可影响。健康男性MVV平均值为150～175L/min，最低限为80L/min或>80%

预计值。

3. 动脉血气分析 术前静止状态下的动脉血气分析对开胸手术患者很有参考价值。可显示气体交换障碍的严重程度，也可提示麻醉时应用单肺通气（One - lung ventilation）是否会出现缺氧危险，为术后缺氧处理提供有力的指标。但有些患者在静止状态下动脉血气张力正常或接近正常，当有轻度运动时即出现血氧饱和度下降。

在慢性肺疾病患者，由于动脉低氧张力常伴有高 CO_2 张力而能耐受。而外科患者高 CO_2 血症即预示呼吸衰竭，应给予高度关注。当 FEV_1 恶化到 $800 \sim 1\,000ml$ 时即有 CO_2 蓄积，常难以耐受即使很小肺组织的切除。动脉血氧饱和度也与肺的张缩与肺血流变化密切相关，肺血管阻力升高即出现动脉血氧饱和度下降。简单地评价气体交换及氧合的方法可按道尔登分压定律计算肺泡气氧分压，即各气体成分分压之和等于大气压。所以，吸入空气中氧分压（P_IO_2）等于海平面氧分压（PB）减水蒸气压（47mmHg）乘以吸入空气氧浓度（F_IO_2）：

$$P_IO_2 = （PB - 47mmHg）\times F_IO_2 = （760 - 47）\times 0.21 = 150mmHg$$

而肺泡气氧分压（PaO_2）即呼气末的氧分压为 PIO_2 减去动脉 CO_2 分压除以 0.8。

$$PaO_2 = （PIO_2 - PaCO_2）/0.8 = （150 - 40）/0.8 = 100mmHg$$

计算的 PaO_2 与测出的动脉血氧分压（PaO_2）之差称为肺泡—动脉氧分压梯度（$A - aDO_2$），当心排血量及 F_IO_2 改变时即可增加梯度，否则梯度增加也反映肺内分流及静脉血掺杂，如低氧血症患者 $A - aDO_2$。梯度不大常为药物过量引起低通气量所致，而 $A - aDO_2$ 梯度增大常为低通气量并有通气、灌注比例失常引起静脉血掺杂。

三、耐受全肺切除的标准

术前预计患者能否耐受全肺切除不但是胸外科医生非常重视，麻醉医生也必须正确判断，否则，全肺切除术后有可能因气体交换不足、肺动脉高压及致命性呼吸困难难以脱离呼吸机支持。因此，拟做全肺切除术的患者，术前肺功能测试至少应符合下列标准：①$FEV_1 > 2L$，$FEV_1/FVC > 50\%$；②$MVV > 80L/min$ 或 50% 预计值；③残气量/总肺量 < 50% 预计值及预计术后 $FEV_1 > 0.8L$。如上述标准不能符合，还应做分侧肺功能试验。如 FEV 过低，还应做创伤性检查，如肺动脉球囊阻塞测压等；④平均肺动脉压 < 35mmHg；⑤运动后 $PaO_2 > 45mmHg$，说明切除后余肺能适应心排血量。由于 FEV 及分侧肺功能试验的正确性令人失望，近年建议测定运动时最大氧摄取量（VO_{2max}），可较正确判断患者肺切除后是否发生并发症。如患者的 $VO_{2max} > 20ml/（kg \cdot min）$，则术后多不发生问题，如运动时 $VO_{2max} < 15ml/（kg \cdot min）$，术后多出现严重并发症。有些患者 FEV 值不适于手术，但运动时 VO_{2max} 较高，仍可耐受手术，说明运动试验更能反映气体交换、通气、组织氧合及心排血量状况。

四、术前改进肺功能的措施

术前评估患者肺功能的基本目的，不但为了做好麻醉设计，更要降低围手术期的肺并发症及病死率。不少肺功能不全患者进行妥善准备及治疗后可以在麻醉前恢复肺功能。而不经准备的患者的术后肺并发症率较曾经准备的患者高 2 倍以上。说明胸外科患者特别有肺慢性疾病的患者术前必须进行充分准备。通常在术前 $48 \sim 72h$ 即应开始治疗准备，同样治疗要持续到术后，处理方案如下。

1. 停止吸烟 停止吸烟可以减少气道分泌物及敏感性，改进黏膜纤毛运动，但需要 2 ~

4 周见效，6～8 周效应最佳。术前 24～48h 停止吸烟反增加气道分泌物及敏感性，但可以减少碳氧血红蛋白含量，有利于组织的氧利用。吸烟者术后肺部并发症发生率约为非吸烟者的 6 倍。

2. 治疗支气管痉挛　气道刺激常是胸外科反复出现气流受阻的原因。所以，在围手术期建立通畅的气道极为重要。β_2 拟交感性气雾剂主要治疗反复发作的支气管痉挛。如患者用 β_2 拟交感性气雾剂有心动过速，可采用四价抗胆碱能药异丙托溴铵（Ipratropium）较为有利。如加用茶碱，应考虑与 β 肾上腺能药及麻醉药并用时，特别在单次静脉注射时的交互作用及毒性反应。

3. 排痰、止痰处理　术前准备中排痰是很重要的措施。因为痰液可增加感染的机会及对气道的刺激。术前用抗生素对预防院内感染及治疗支气管炎很有帮助。如有急性呼吸道感染，则择期手术还应推迟 7～10d。

松动痰液的最佳方法为适当的湿化，包括全身输液及用热蒸汽雾化吸入。应用痰液稀释剂及口服祛痰剂的效应是可疑的，且可增加气道的应激性及其他副作用，如胃肠道刺激等。由于咳嗽无力，常需机械方法协助排痰至气道口端，便于咳出，如叩背及体位排痰等。

4. 增强患者信心　锻炼呼吸功能，术前说服患者主动锻炼呼吸功能，增强咳嗽、咳痰动作极为重要，往往应该在麻醉前访问中，教会患者如何锻炼呼吸功能，解释止痛、咳痰方法，增强患者信心，甚至比单纯用药及术后间断正压通气还有效。有条件的单位甚至为胸、心外科患者术前集中讲课，并发给一次性吹气瓶（稍有阻力的吹气装置），每天练习数次，可显著增强呼吸肌力及耐力。

（纪　维）

第二节　胸科手术麻醉的一般原则

一、麻醉药及麻醉深度的选择

由于胸外科手术复杂、麻醉及术中风险大，多需应用精密的电子监测仪及电凝、电刀、除颤器、电锯等，均应避免采用易燃、易爆麻醉药。近年多采用卤类吸入麻醉药。麻醉作用强，最低肺泡气有效浓度（MAC）低，可以并用高浓度氧。同时血气分配系数较低，麻醉诱导及苏醒较快，容易控制，尤其适于开胸手术。心脏功能极差的患者或心血管手术应用大剂量芬太尼或芬太尼类静脉麻醉不抑制心肌，最为有利，也可并用吸入麻醉或静脉注射镇静药咪达唑仑，以消除术中知晓及记忆。20 世纪 50 年代，一度认为胸、心手术的麻醉应过度通气、浅麻醉及用血管活性药维持血压。现已明确，过度通气导致低 CO_2 血症，使氧解离曲线左移及冠状血管痉挛。浅麻醉时术中有可能有潜在强烈的应激反应，不如应用足够深度麻醉有利。而应用血管活性药维持血压常不能增加心排血量及组织灌注，甚至还应用扩血管药降低后负荷，以增加心排血量。所以，临床麻醉多采用多种麻醉药进行复合麻醉，达到取长补短之效应。使患者舒适入眠、无痛、无知晓、无记忆，又要完全防止手术操作的强烈应激反应、维持心血管稳定、氧合充分及满足手术操作。麻醉者更要熟悉各种侵入性和非侵入性的生理监测参数的意义以及掌握正性变力药、血管活性药及抗心律失常药的运用。

二、气管支气管导管的选择

早年多用单侧支气管导管进行左侧支气管插管，1950 年开始应用卡仑（Carlens）双腔管，左全肺切除时还选用类似 Carlens 双腔管的怀特（White）双腔管，该导管分支管插入右主气管，且在分支管右上方附有套囊及开口正对右肺上叶支气管口。但仍常阻塞右上叶支气管口或右主支气管阻塞不严，出现漏气现象，所以，多数麻醉者在左全肺切除时也愿采用卡仑双腔管，只要在切断缝合左主支气管前把左分支管退至气管中，即可避免切伤或缝住分支导管。近年又有聚氯乙烯的 Robertshaw 双腔管，因无隆突钩便于置管，且壁薄内腔相对增大，便于送入吸痰管。但是导管较软又常需探条支持，因无隆突钩依靠，导管位置有时不易准确放置，可能插入过深，左、右开口均进入一侧（多为右侧）主支气管或插管过浅，仍留在气管内，必须根据物理检查或纤维支气管镜确定导管位置。

开胸手术导致通气障碍，必须应用人工通气，麻醉前应检查气管导管口径是否合适，特别是气道狭窄或受压时应对照 X 线片准备小一、二号导管，同时检查套囊是否漏气。插入支气管导管后应用纤支镜确定导管位置是否得当，变动体位后还应听诊检查，确保气道通畅。

三、防治低氧及高 CO_2 血症

由于肺门周围分布较多的交感神经分支，早年强调刺激肺门容易发生反射性胸膜肺休克，曾用普鲁卡因进行肺门及交感神经节"封闭"。现已明确反射性低血压甚至心跳骤停必须在缺氧、高 CO_2 血症基础上才易发生。近年来，麻醉者熟练掌握呼吸管理，很少出现所谓的"胸膜肺休克"。关键在于防止缺氧及高 CO_2 血症。单腔管双肺通气时，更应请手术助手协助用大盐水纱布及拉钩压缩开胸侧非切除肺叶，减少死腔量及肺血流，即减少静脉血掺杂。麻醉过程中还应保证套囊不漏气，保证足够的通气量。早年曾强调"过度通气"可增强麻醉效应及避免术终 CO_2 排出综合征。实际上过度通气导致低 CO_2 血症，抑制网状结构而增强麻醉效应必导致脑血管收缩，使脑血流减少及脑缺氧。同时也使冠状动脉痉挛，可能导致心肌缺血，现已弃用。麻醉中不发生高 CO_2 血症，术终也不会产生 CO_2 排出综合征。所以麻醉中通气量应维持在 8 ~10ml/kg 为宜。

缝合胸腔前应用 20 ~40cmH_2O 气道压（捏呼吸囊）测试支气管缝合是否漏气，继而加压膨胀萎陷肺叶，遇有局部小叶不易吹张时，应请术者协助按摩未吹张的肺小叶，以破坏肺表面张力，即可重新吹张。萎陷肺突然膨张，血流再通，也可能出现一过性血压下降。闭胸后，应逐渐加大压力将肺吹张，并通过水封瓶引流排出胸腔内空气，恢复胸腔负压 6 ~8cmH_2O，如术中有 CO_2 蓄积，闭胸后加压排气，就可能出现 CO_2 排出综合征，即血压下降、呼吸消失，所以，排气时应缓慢进行，血压下降可用麻黄碱提升。

四、单肺通气的应用

麻醉时应用单肺通气的安全性及成功率已显著提高，主要是因为支气管导管（双腔导管）有了很大的改进，又有纤维支气管镜协助及对单肺通气的生理改变有充分的认识。因此，临床支气管内麻醉已不仅用于湿肺、支气管胸膜瘘或大咯血患者，还经常用于食管、肺叶等手术，便于手术操作，减轻开胸侧肺损伤及防止两肺间的交叉感染。

1. 单肺通气和低氧性肺血管收缩　单肺通气，特别在侧卧位时更使通气/灌注比例（$\dot{V}/\dot{Q}$）失调，使非通气侧肺内产生分流（Q_s/Q_t），导致静脉血掺杂及低氧血症。幸亏临床上低氧血症常不严重，因为重力影响使靠床侧（即通气侧）肺血流增加及非靠床侧（即非通气侧）萎陷肺产生低氧性肺血管收缩（hypoxic pulmonary vasoconstriction，简写 HPV），增加肺血管阻力，减少该肺血流，并驱血至通气侧肺，缓解了 $\dot{V}/\dot{Q}$ 比例失调，减少肺内分流，从而也减轻低氧血症。临床研究证明，在单肺通气时，来自非通气侧肺的分流量仅占心排血量的 20%～25%，如无 HPV 作用，分流量可达 35%～45%。说明 HPV 也是机体对低氧肺产生的保护性自动调节机制，为机体内环境稳定起到重要作用。

值得注意的是，靠床侧通气有时不能完全靠重力及 HPV 的血流分布来代偿，出现较严重的低氧血症，如靠床侧肺受压较重（垫枕及固定肩、髂）、膈肌上升、长时间侧卧引起渗出增加等原因而降低肺容量。靠床侧肺部分还因分泌物排出困难或吸收性萎陷均可产生 $\dot{V}/\dot{Q}$ 失调，促进低氧血症，应引起麻醉者重视。又吸入麻醉药及扩血管药常抑制 HPV，而静脉麻醉药则无影响，也应引起注意。

2. 单肺通气时低氧血症的防治　单肺通气进行吸入麻醉时有 5%～25% 发生严重低氧血症，$PaO_2 < 70mmHg$，麻醉者应首先检查支气管导管位置是否正确，有否堵塞肺叶支气管开口等，然后根据单肺通气的病理生理改变尽量缩小 $\dot{V}/\dot{Q}$ 比例失调。具体措施如下：

（1）吸入高浓度氧：当手术期间单肺通气吸入 100% 氧，可显著提高动脉血氧分压，不会出现氧中毒或吸收性肺萎陷。同时靠床侧肺吸入高浓度氧可以扩张肺血管，接受更多的来自非通气侧肺血流，增加血氧合。

（2）单肺通气潮气量应为 10ml/kg：如小于 10ml/kg 易促使靠床侧肺萎陷，如大于 10ml/kg 可能增加靠床侧肺血管阻力及气道压，从而增加非通气侧肺血流（降低非通气侧肺 HPV）。

（3）呼吸频率应使 $PaCO_2$ 保持 35～40mmHg：通常较双肺通气时频率增加 20%。应避免低 CO_2 血症，因过度通气增加靠床侧肺血管阻力。低 CO_2 血症还抑制非通气肺的 HPV。以上处理多能避免低氧血症，也无需在开始时应用呼气终末正压通气（PEEP），徒增靠床侧肺血管阻力。

如单侧通气时低氧血症仍未纠正，则可采取下列措施：

（1）先向非通气侧（即非靠床侧）肺给以 5～10cmH$_2$O 持续正压气道压（CPAP）：当萎陷肺给以正压时，用较大潮气量才能使肺膨胀。如氧合仍不满意，则再采用 5～10cmH$_2$O PEEP 向通气侧肺通气。

（2）通气侧肺给 PEEP 通气，甚至正压可增至 10～15cmH$_2$O，同时非靠床侧肺保持 5～10cmH$_2$O CPAP 以减少肺分流量。当然，两肺分别应用 PEEP/CPAP 通气在临床上很少用，应用时应注意非靠床侧肺可以间断正压给氧。当全肺切除术时如能及早结扎非通气侧肺动脉，则可消除 $\dot{V}/\dot{Q}$ 的失调，直接消除来自非通气侧分流。

（纪　维）

第三节　各种开胸手术的麻醉要点

全身麻醉药均随剂量可不同程度抑制通气。如清醒状态自主呼吸量可随肺泡 CO_2 升高而增大，但全麻加深时，$PaCO_2$ 升高反降低其增加通气的反应，同样对低氧反应更不敏感。由于开胸手术麻醉时多采用控制呼吸，人为地调节通气量不成问题。关键在麻醉苏醒后的呼吸功能，如氟烷及恩氟烷在麻醉浓度时对高 CO_2 不增加通气的反应，但在苏醒期肺泡浓度降至 0.1MAC 时，所有卤类吸入麻醉药仍抑制缺氧而增加通气的反应。对通常需依赖驱动呼吸的肺疾患患者有特殊意义，应引起高度警惕。

一、食管手术的麻醉

食管外科最常见的为食管癌，另外有食管平滑肌瘤、食管裂孔疝、食管良性狭窄、胸内食管破裂及穿孔、食管呼吸道瘘等。

1. 麻醉前评估及准备

（1）食管肿瘤因梗阻使近侧端扩张并残留食物，容易感染及生长细菌，外加患者喉反射减弱，反流液可以导致误吸性肺炎及肺不张。即使长时间禁食，梗阻食管也不能完全排空，麻醉诱导时易发生误吸而导致感染引起肺炎。麻醉前应用粗管吸引食管内残食，可能减少误吸危险。

癌肿患者麻醉前应了解有否进行化疗和放疗。如应用博来霉素、多柔比星（Doxorubicin）有可能出现心肌病或低氧血症、间质性肺炎及 X 线片显示肺纤维化。术后有发生呼吸困难综合征（ARDS）的危险。70 岁以上患者均应准备高浓度氧吸入装置。放射治疗容易并发肺炎、心包炎、出血、脊髓炎及气管食管瘘。食管疾病患者多并有营养不良、低蛋白血症，甚至水、电解质平衡失调，均应在术前及术中尽量纠正。

（2）食管裂孔疝：易发生吸入性肺炎，应先予以抗生素、抗支气管痉挛药及理疗治疗，如雷尼替丁 50mg，静脉注射，每 6~8h 1 次。也可选用液体抗酸药枸橼酸钠口服与 H_2 受体阻滞药交替应用。注意避免用固体抗酸药，以免误吸造成更大危害。

（3）胸内食管破裂及穿孔因疼痛可出现低血压、冷汗、呼吸急促、发绀、气肿、气胸及液气胸。X 线胸片可显示皮下气肿、纵隔气肿、纵隔增宽、胸膜渗出及气腹。食管造影可确定穿孔部位。麻醉前即应给抗生素及补充液体，也需给氧及用正性变力药支持循环功能。如液气胸气、液过多，麻醉前应先做闭式引流以改进循环及呼吸功能。手术前应先用食管镜确定穿孔或破裂部位。如穿孔在食管上半段，准备右侧开胸；如在下半段，则准备左侧开胸。如患者极度衰弱不能耐受开胸者，可在颈部分离并做颈部食管造口术，剩余食管经腹切口分离及做胃造口术，以便喂食。所以，麻醉前必须根据病情及拟行术式进行麻醉准备。

2. 麻醉处理

（1）麻醉诱导时要防止反流、误吸，所以快速诱导插管时均应压迫环状软骨。如有食管呼吸道瘘，则在气管插管前尽量维持自主呼吸，避免用正压通气，以免气体经瘘管造成腹胀导致呼吸功能不全、低血压及心跳骤停。

（2）气管内导管选择：经左胸腹切口进行下段食管切除术无需用双腔管萎陷左肺，应用单腔气管导管及拉钩压迫左肺即可暴露满意的手术野。如经胸切口进行食管切除术，应用双腔管有利于同侧肺萎陷，便于手术。应用单腔气管导管时需请术者助手用盐水纱布及拉钩压迫同侧肺叶显露术野。

（3）麻醉中食管切除常把胃提至胸腔，所以，应慎用高浓度 N_2O，以免腹胀损害呼吸功能及干扰手术操作。

（4）如应用单肺通气，较肺叶切除更容易发生低氧血症。因为肺叶切除患者病肺血流已受限，单肺通气时通气/灌注之比的影响也较食管手术患者相对正常的肺要少，且结扎病肺肺动脉及肺叶切除更减少分流。所以，麻醉中必须密切观察脉搏血氧饱和度，避免低氧血症。

（5）如食管癌手术进行淋巴结广泛廓清术，则应严格控制输液，尽量参照中心静脉压及尿量输液，避免应用葡萄糖输液，适当补充胶体溶液。因为胸腔淋巴廓清后，丧失肺淋巴回流，更易发生肺水肿。

如并有食管呼吸道瘘，瘘管多与气管或左主支气管相通，所以，用双腔管时可先做右侧单肺通气。如发现胃膨胀或潮气量下降，说明有右侧主支气管瘘，应改用左侧单肺通气。如用单腔管进行双肺通气，应经鼻插入胃管引流，同时潮气量可不断丢失。瘘管缝合后尽快恢复自主呼吸，因正压通气常能损害缝合口。如无胃管引流，食管缝合口也易裂开。术后需人工通气支持时也可采用高频喷射通气，气道内压较小。

开胸进行食管穿孔或破裂修补术术后并发症很多，容易并发纵隔炎导致严重厌氧或 G^- 菌脓毒血症，所以，麻醉前即应开始用广谱抗生素。术终应保留气管导管，有利于吸痰及呼吸管理，也可防止喉返神经损伤后发生误吸。

二、纵隔肿块的麻醉要点

1. 肿块压迫气管及支气管的麻醉　麻醉诱导中由于肌肉松弛，气管或支气管失去外力支持，容易出现气道梗阻而发生窒息，一般气管插管常不能完全解除气道梗阻，甚至导管开口紧贴肿块、压迫管壁或未通过狭窄处。所以，麻醉前应查看 X 线片，测定狭窄处管径，X 线片常放大 20% 以准备导管，同时要估计狭窄处至切牙的长度，必须应用足够长度及硬度的导管，必要时采用带螺旋钢条的气管导管通过气管压迫部位才能解除梗阻。为了防止梗阻，不宜采用肌松药，清醒插管或表面麻醉加咪达唑仑、羟丁酸钠静脉注射，保持自主呼吸下进行气管插管较为安全。常常需要试插不同管径的导管才能成功。气道梗阻有时可变动体位而缓解，个别情况还需用金属直达喉镜才能解除，均应有所准备。术后仍可能因气管壁软化产生气管塌陷，出现气道梗阻需要重新插管，所以，术终拔管前先拔至声门下观察压迫部位气管（或支气管）有否塌陷，再决定拔管较为安全。由于解除梗阻，强烈吸气可能引起负压性肺水肿，应及时给以正压高氧通气等措施。

2. 肿块累及心血管的麻醉　上腔静脉（SVC）梗阻多见于支气管癌、恶性淋巴瘤，以及肺动脉置测压管后导致 SVC 栓塞，病情险恶。因外周静脉压急剧上升，上半身静脉怒张，包括胸壁静脉扩张、发绀及头、颈、臂水肿。由于气道内静脉怒张，出现呼吸困难、咳嗽及端坐呼吸。颅内静脉压增加引起神志改变。所以，麻醉后减少静脉回流可能出现低血压，气管插管容易产生气管内出血。纵隔肿瘤如压迫肺动脉，还可导致心排血量及肺灌注量降低，威胁生命。有时肿瘤包裹肺动脉，在麻醉诱导后出现严重发绀。因此，对严重气管梗阻不能缓解或发绀不能减轻时，应立即采用股动、静脉带氧合器的体外循环。麻醉前应有所准备。

严重 SVC 梗阻术前可先进行纵隔放射治疗以减轻症状，麻醉时应半坐位以减轻气道气肿，建议麻醉前先做桡动脉置管测压，中心静脉压应从股静脉置管，因为经 SVC 易发生穿孔导致出血的危险及测压有误。静脉输液应在下肢用粗针管置入。避免从上肢静脉输液给药。气管插管应高度小心，避免插管损伤气管内怒张的静脉导致出血。为了避免咳嗽，可应用雾化局麻药吸入代替环甲膜穿刺。麻醉过程中应竭力避免咳嗽、挣扎、仰卧甚至屈氏位等，以免加剧 SVC 梗阻的症状，必要时应给祥利尿药及地塞米松，可能有帮助。如 SVC 不能解除，可能产生呼吸衰竭。术中还应准备库存血以备严重出血时应用。

三、胸腺瘤手术的麻醉要点

1. 麻醉前评估及准备　纵隔前方肿瘤要警惕胸腺瘤，该症属自身免疫疾病，其内分泌作用导致神经－肌传导受阻，出现重症肌无力，同时对非去极化肌松药非常敏感。临床上，对重症肌无力的严重程度分类很困难，从轻度的眼睑下垂、复视、肌无力至中度的咽下困难，严重的可导致呼吸无力、咽下困难，还易发生误吸性肺炎。后者常有营养障碍，应查看血清蛋白、电解质及血红蛋白参数。

对重症肌无力患者，术前多进行抗胆碱酯酶药治疗，多有效应。也有应用直接兴奋终板的依酚氯铵（艾宙酚），迅速改进肌张力。极个别患者对抗胆碱酯酶药无效应，出现终板脱敏感性，可考虑应用糖皮质激素及硫唑嘌呤以抑制免疫机制。围手术期可应用甲泼尼龙。环磷酰胺（1～2mg/d）也很有效。但手术日早晨应停止抗胆碱酯酶药，麻醉前用药应避免抑制呼吸，口服地西泮及肌内注射阿托品即能满足麻醉要求。麻醉中如能准备神经－肌传导监测仪，更有助于指导肌松药用药剂量。

2. 麻醉处理要点　强力吸入麻醉药对重症肌无力患者常可避免应用肌松药，特别用恩氟烷和异氟烷、七氟烷肌松程度比氟烷强 2 倍。如肌松不够，也可加用肌松药。

琥珀胆碱为去极化肌松药，在重症肌无力患者也可应用，偶尔较早出现 II 型阻滞，ED_{50} 及 ED_{95} 比正常人分别要大 2.0 及 2.6 倍。快速诱导进行气管插管剂量至少需 1.5～2.0mg/kg。如术前用过抗胆碱酯酶药，不影响琥珀胆碱的肌松强度，但作用时间有所延长。重症肌无力对非去极化肌松药极敏感，需要剂量减少而作用时间延长，尽量选用短时效肌松药，如阿曲库铵、顺式阿曲库铵及维库溴铵。前者对此患者的 ED_{95} 仅为正常人的 1/5，但阻滞时间正常。维库溴铵对此类患者的消除半衰期（55min）比阿曲库铵（20min）长。前者的 ED_{95} 仅为常人的 40%～50%，作用时间也延长。非去极化肌松药再次用药仅需常人 1/10 量。尽量参照神经－肌传导监测仪参数给药，以免过量。术终应用抗胆碱酯酶药拮抗。患者应抬头坚持 5s，吸气负压峰值达 −24.7mmHg 即可维持自主呼吸。

重症患者术后，常需要长期人工通气者多为：①患重症肌无力 >6 年；②慢性呼吸道疾病史超过重症肌无力导致的呼吸障碍或衰竭；③术前 48h，每天吡啶斯的明的剂量 >750mg；④术前肺活量 <2.9L。为了减少术后人工通气，对上述重症患者，可以考虑术前应用除血浆法（plasmapheresis），即用血浆交换以减低血浆胆碱酯酶浓度。围手术期给甲泼尼龙 1g 及术前应用抗胆碱酯酶药直至手术日早晨停用。

由于抗胆碱酯酶药可增强吗啡的止痛效应，所以术后应用麻醉止痛药可减 1/3 剂量。

四、肺叶切除术的麻醉要点

1. 麻醉前病情评估及准备　肺手术的患者常见的为肺肿瘤，特别是肺癌患者日见增多，由于病肺功能常很少受损，术中进行单肺通气或全肺切除易增加静脉血掺杂或低氧血症。肺结核患者应查痰结核菌。慢性肺脓肿患者痰量极多，如每日在 1000ml 以上，应采用抗生素及位置排痰，麻醉前尽量控制痰量在最少量为宜，近年来因抗生素的进展，慢性肺脓肿已很少见。但支气管扩张症、肺囊肿及肺结核大咯血均在麻醉前或术中涌出大量脓痰、血液或分泌物，常称之"湿肺"，也是麻醉中棘手的问题。特别像支气管扩张症及肺囊肿，往往术前并不能完全咳出脓痰及囊液，而术中挤压病肺时也可涌出大量脓痰或囊液，容易淹没对侧健肺。所以麻醉前应查阅 X 线胸片，有否囊肿液面或扩张支气管积液。总之，湿肺患者及肺结核患者必须准备双腔管，年龄过小也应准备单侧支气管导管。

2. 麻醉处理要点　除了遵照开胸手术麻醉要点外，麻醉中要不断维持气道通畅。当体位变动时应及时调整。湿肺患者更应按无菌原则准备足够量的吸痰管，及时吸净脓痰，避免交叉感染。切支气管时可能流入血液，应及时吸出，否则凝成凝块易堵塞肺叶支气管。麻醉中应不断倾听螺纹管呼吸音，如有啰音，立即用吸痰管吸净痰液，务使气道通畅。有效的人工通气可保证开胸手术避免发生低氧、高 CO_2 血症。近年来全能麻醉机均配备良好的人工呼吸机，可保证控制呼吸有效进行。

3. 加强输血、输液管理　粘连较重的肺疾病如肺脓肿，或做胸膜肺切除术失血量很大，特别在一侧全肺切除时，输液应特别小心。因为一侧肺动脉结扎后，全肺血液流经健侧肺动脉，必然导致肺动脉高压，如输液过量、过快，可导致右房扩张及快速心动过速，易并发术后肺水肿。应密切观察中心静脉压及避免应用非晶体液如 5% 葡萄糖液，以减少渗出。

4. 术后止痛准备　由于开胸手术切口大，呼吸运动时疼痛剧烈，常影响咳嗽、咳痰，易产生肺部并发症，为了给术后止痛做准备，可在术终置连续硬膜外导管，间断注入局麻药或阿片类止痛药。也可在全麻前置硬膜外导管，与全麻复合应用硬膜外阻滞以减少全麻药用量。也可在闭胸前请术者用布比卡因阻滞肋间神经，或在插胸腔引流管时并行置入一硬膜外导管于胸腔内，以便注入布比卡因，暂时钳闭胸腔引流管 20min，起到胸膜止痛效应。这些均有助于术后止痛。

五、支气管胸膜瘘及脓胸手术的麻醉要点

支气管胸膜瘘多发生于肺癌术后或创伤后。如并有脓胸，则增加麻醉的困难，正压通气导致健侧肺污染、漏气、减少肺泡通气，导致低通气量及增加 $PaCO_2$，还可能发生张力性气胸。所以，麻醉前必须查看患者，如有脓胸，应先在局麻下利用水封瓶进行胸腔闭式引流，在坐位倚向患侧充分引流排脓，并用 X 线片复查引流效果。

麻醉处理：先要隔离患侧污染气道与健侧通气，理想措施为患者清醒状态下自主呼吸时，插入双腔导管。通常用神经安定类药镇痛或静脉滴注羟丁酸钠，配合局部表面麻醉，保持自主呼吸以完成双腔管插管。双腔管的支气管口端应选用瘘管对侧，双侧套囊充气后即可起到隔离作用。如有积脓，可自双腔管较大的气管口吸出积脓，同时健侧可通气。插管后进行吸入麻醉，尽量保持自主呼吸，避免可能发生的张力性气胸。同时继续开放闭式胸腔引流。如无积脓，且瘘管漏气不多时，也可用单腔导管。高频喷射通气虽然气道压较低，但气体交换仍不及间断正压通气为优。

六、肺大疱及气囊肿的麻醉要点

肺含气囊肿并发慢性阻塞性肺疾患，也有孤立发生而无肺病理改变。肺大疱是一个薄壁

的空泡，充满空气，多为破坏的肺泡组织形成，疱壁由脏层胸膜、结缔组织隔膜或受压的肺实质所组成。肺大疱多随年龄增大，可吹入空气，膨张后又能压迫开口，导致萎陷困难，有可能破裂并发气胸或感染。同时受压的肺组织血流灌注如常，而通气减少，导致静脉血掺杂增加。肺大疱患者手术指征为大疱急速增大导致不能呼吸或因大疱破裂反复出现气胸。即使肺组织正常也因大疱大面积压迫而损害肺功能。所以，麻醉前应充分评估肺功能。

肺大疱手术的麻醉危险在于：①大部分患者均有严重慢性阻塞性肺疾患，没有或很少有呼吸储备，全麻时应给高浓度氧吸入；②如大疱或囊肿与支气管相通，正压通气时可增大大疱或囊肿，说明部分潮气量进入大疱，增加肺泡死腔量，使肺泡通气不足；③N_2O 应该禁用，因为 N_2O 可使带气空间膨张，易使大疱更扩张；④开胸时，大疱膨胀不受限制，更多的潮气量进入开胸侧大疱，增加死腔量，需要大量增加每分通气量，直至手术切除大疱；⑤特别注意正压通气进入大疱，有可能使大疱破裂产生气胸。如未开胸，则妨碍静脉回血造成循环衰竭，需要准备一套胸腔闭式引流管。

麻醉处理决定于术式及病变是单侧还是双侧，以及呼吸功能损害程度。单侧开胸时，患者应在表面麻醉下清醒状态或全麻保持自主呼吸状态下插入双腔管，使病变肺叶与健肺隔离，便于健肺进行正压通气，防止病肺肺大疱破裂。如患者插入单腔管保持自主呼吸，应记住常常氧合不够。在诱导或维持时仍应用手法给以轻度正压通气，即用较小潮气量、<10cmH$_2$O 气道压及稍快的呼吸频率进行通气。当然，应用有限的正压通气，麻醉者应能及时诊断气胸，并可快速处理。胸部听诊对比双侧呼吸音很重要，一旦病侧呼吸音减弱或消失、气道压增加、唇色发绀及不因麻醉过深导致的低血压出现时，应立即置胸腔引流管。有时多个大疱只破裂一个造成局限性气胸，常使引流不畅。如大疱与支气管相通，则支气管胸膜皮肤瘘管常使正压通气困难。

双侧肺大疱进行全麻诱导前，应先请术者做好手术准备，甚至术野铺好消毒巾，再进行诱导。一旦病情出现急剧恶化，即可迅速正中劈开胸骨。为了避免常用的正压通气可能发生的气胸危险，也有应用高频通气完成双侧肺大疱切除。当然，如插入双腔管，每侧肺可应用不同的通气方式，当每侧大疱切除后，还可分别加压通气，检验缝合处有否漏气及有否同时存在另外的大疱。进行两侧肺大疱切除术，应用双腔管可分别进行单肺通气。先做较大的肺大疱及肺功能最差的那侧手术，有利于保持较好的肺功能维持气体交换。如无呼吸储备、单肺通气出现低氧血症无法纠正时，应先选用股动脉—股静脉体外循环辅助氧合，然而肝素化后常又带来渗血问题。理论上，在肺大疱切除后，留下大部分的肺组织较术前具有更大的功能，且可改进呼吸运动，增加氧分压，减低功能残气量及肺泡死腔量，但实际上，术后常需数天呼吸机辅助。所以，术终应把双腔管拔除更换单腔管。同时气道压仍应维持低值，避免吻合口破裂。

七、气管重建术的麻醉

气管重建的手术还是近四十多年开展起来的，主要归功于外科医生与麻醉医生紧密协作，克服气管重建手术时难以维持足够的通气这一难关，更多地保留健康肺组织及肺功能。

1. 麻醉前评估及准备 首先要了解呼吸困难的程度，特别要了解有否随体位变动而出现气道梗阻的现象，以便在全麻诱导时避免可能导致气道梗阻的体位。颈段气道梗阻可显示高、尖吸气及呼气声。

参照胸部 X 线正、侧和斜位片及 CT 等影像结果判断病变性质、气道梗阻部位、狭窄程度。麻醉前争取用纤维支气管镜确定狭窄部位及性质，以便准备合适的气管导管。

除了急性气道梗阻之外，术前应做肺功能检查，特别是 1s 用力呼气量（FEV_1），如呼气流量峰值与 FEV_1 之比等于或大于 10：1，即显示有气道梗阻。

有严重气道障碍者，术前应给以预防性处置，包括吸入高浓度氧治疗、湿化气道及局部雾化吸入肾上腺素或甾醇类，有助于防止气管壁水肿，减少梗阻加剧。如梗阻不缓解，仍需准备紧急气管插管。

2. 气管重建手术的麻醉　为了维持术中的通气，往往需要准备多条无菌气管导管及两台麻醉机。麻醉机应能供应高流量（10L/min）氧，便于诱导时用于纤维支气管镜，并需有长臂喷喉器或用注射器及细长针套上细塑料管，便于向气管内喷入局麻药。气管导管应准备 20～30F 各型号备用，适合气道的理想型号为 28F，相当于外直径 9mm 粗，有利于气管内吸痰及允许外科医生进行气管操作及缝合。还应准备无菌附螺纹管钢条的气管导管，便于在切断气管断端应用。另外，也应准备延长导管，以便插入支气管后续接延长管。所有导管均应附充气套囊，有利于正压通气。如准备高频喷射通气，应另备喷射用细导管或特别的气管袖状切除喷射导管。

3. 麻醉监测　除了血压外，应监测心电图、脉搏血氧饱和度及经食管测听呼吸音、心音，后者也有助于术者在术野鉴别食管。如应用桡动脉插管测压，应在左桡动脉置管，因无名动脉绕过气管，术中易受压，使右桡动脉测不到血压。呼期末 CO_2 测定也有很大意义。

4. 麻醉处理要点　气管重建手术的麻醉关键是诱导中解决气道梗阻，维持中要保证气管病变切除及重建过程中的适当氧合及排除 CO_2。

（1）麻醉诱导：诱导方法决定于气道梗阻程度，梗阻不明显也可常规用静脉快速诱导。如气道高度梗阻，应选用强效吸入麻醉药如恩氟烷、氟烷或异氟烷平顺地吸入诱导，并先用面罩高浓度氧吸入及排氮，尽量保持自主呼吸，多可维持足够的气体交换。也可静脉注入羟丁酸钠诱导，插管前先用局麻药喷喉及气管，使气管插管时从容不迫，选插合适导管，必要时还可用小儿纤维支气管镜协助，使气管导管插过狭窄口或肿瘤。同时应高度警惕，一旦肿瘤碎片脱落或出血时，需立即吸引或用气管镜及钳子钳出，也可减浅麻醉自行咳出。如颈部气管病变发生严重窒息时，也可先行气管造口，再行诱导较为安全。麻醉维持中应采用手法控制呼吸较为轻柔。

（2）上段气管重建术：上段气管重建术多取仰卧位，领口切口或加"T"形切口纵劈胸骨。如狭窄在声门下，一般气管插管无法使套囊过声门封闭气道，常需采用 20～28F 带套囊的细导管通过狭窄处才能密闭气道。中段气管狭窄，有时管径在 5mm 以下，可在气管镜协助下扩张狭窄处，但有出血及穿孔危险，应立即将套囊充气，以防血液流入肺内。也可用直径 4mm 的细硅胶管通过气管导管插过狭窄处，可收到良好的效果。如气管导管套囊可以通过声门，虽导管不能通过狭窄处，也常改善通气，可能与导管对气管的支撑和正压通气增加通气量有关。

如气管导管越过病变部位，则病变部位切除后，应将气管导管退至吻合口近端，套囊充气后，加压检验缝合口有否漏气。

如气管导管不能通过狭窄部位或需做袖状切除时，可请术者在狭窄远端气管缝两条支持线，再切断病变远端气管，迅速将无菌气管导管插入远端气管并充气，连接麻醉机维持通气。切除病变气管后，先对端缝合气管后壁后，即拔除手术野气管导管，同时将原来经口的气管导管深插，通过气管切口远端并使套囊充气，继续用麻醉机维持通气及吸入麻醉。待气管前壁缝合后，还应将气管导管退至缝合口近端，并将套囊充气再加压通气检验缝合口有否漏气，同时使头前屈。

（3）下段气管重建术：下段气管病变（见图9－1A），如能容纳气管导管，可应用双套囊支气管导管通过病变气管，插入左主支气管进行单肺通气（见图9－1B）。待病变部位切除缝合后，再将支气管导管退至气管缝合口近端并将套囊充气（见图9－1C），加压通气检验缝合口有否漏气。

如预计支气管导管不能通过狭窄处，也如上段气管重建术，插入双套囊支气管导管于气管狭窄处上方（见图9－2A），待切断气管病变远端，将另一无菌气管导管插入左主气管并将套囊充气（见图9－2B），连接麻醉机进行单肺通气。同样在切除病变后，对端缝合气管后壁（见图9－2C），然后拔除经术野插入的气管导管，再将原支气管内导管深插入左主支气管连接麻醉机，并分别将支气管及气管套囊充气（见图9－2D），并维持通气及吸入麻醉。待气管前壁缝合后，再将支气管导管退至气管缝合口近端，加压检验缝合口有否漏气。

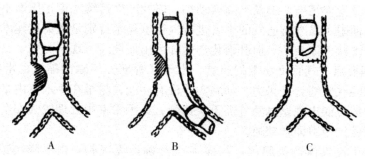

图9－1　支气管导管超越病变部位插入左主支气管

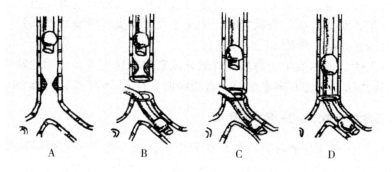

图9－2　另一气管导管经术野插入主支气管

5. 气管隆突切除术　隆突切除术后需要气管与左、右主支气管分别进行端端吻合及端侧吻合，如同气管重建术先插入支气管导管至气管内，待切断左主支气管并将无菌气管导管插入左主支气管远端（见图9－3B），连接麻醉机，开始左肺通气后，再行剥离及切除隆突病变并使右主支气与气管缝合，再将原经口支气管导管插入右支气管口（见图9－3C），再在气管壁造口与左主气管进行端侧缝合。最后将导管退至缝合口近端，加压检验有否漏气。

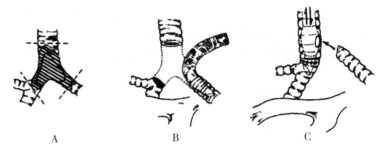

图9-3 隆突切除，左、右支气管分别与气管吻合

6. 高频通气的应用 气管重建手术时也有应用高频喷射通气（HFJV）代替上述气管插管间歇正压通气。可以用较细喷射导管，便于气管病变切除及缝合。缺点为有时不易使导管通过，呼气时可以溢出空气，导管易被血块堵塞或移位，易误吸血液，很难喷射高压。1975年开始成功应用高频正压通气（HFPPV）于气管重建术。可用较小的潮气量（50～250ml）、较快频率（50～150次/分）经较细导管喷射。所以不妨碍手术野，术中不阻断通气。持续气流很少受血液及尘埃污染。肺及纵隔摆动小，以及产生持续气道正压而不使肺萎陷。

对气道严重梗阻不易维持通气的患者进行气管重建术特别是隆突重建术，曾应用人工心肺机做体外循环维持气体交换。但肝素化产生肺内出血危险，现已弃用。

7. 术后处理要点 气管重建术的患者，由于气管部分切除而缩短，术终必须使患者保持头屈位，以减轻气管缝合处张力。如肺实质没有病变，尽早在手术室内平卧位下拔去气管导管，因为拔管后可能出现窒息意外需再次插管，在手术室中处理较为安全。早期拔管还可减轻套囊对气管壁的压迫而致缺血。

术后应用多个枕头保持头屈位，胸部X线片确诊无气胸。由于隆突或气管部分切除，分泌物排出功能障碍。需要很仔细地经鼻吸引分泌物及盲插管内吸痰，有时因痰量过多还使用纤维支气管镜吸痰，可能的并发症如气管缝合口穿孔、水肿及气道梗阻。

一旦通气不足，需要再次气管插管时，应用小儿纤维支气管镜协助插管，并应注意尽量用较小气道压及较短时间。争取不超过2～3d。

喉水肿很少发生，偶尔发生于高位气管缝合或有喉疾病史者。可用地塞米松及肾上腺素稀释后每4h喷雾预防。如已有喉水肿及声音嘶哑时，应每2h喷雾，持续24h。

八、气道肿瘤激光手术的麻醉

从1974年首次在支气管镜内应用CO_2激光以来，已成为气道肿瘤切除及其他病变治疗的有用工具。由于激光的作用非常强烈、复杂，在麻醉和术中可能存在危险，迫使麻醉者应熟悉激光的特性及防止危险的措施，保证患者安全。

1. 医用激光在气道手术中的应用 激光的英文名词为"laser"，即取 light amplificationby stimulated emission of radiation 各字首位字母组成，意为强化激发放射的光。即用能源（电）激发气体介质如氩、CO_2 等以光的形式发射能量，又经反复反射使发射的光具有激光的特性。并以激发的介质导出激光命名，如 CO_2 激光。

（1）激光的种类及性质：激光作用到组织的效应决定于波长（nm 或 10^{-9}m）及其功率密度（W/cm^2）。不同的气体介质发射不同的波长光。较长的波长被组织吸收较强，所以转化成热能可穿透较浅层组织。而较短的波长，光线散射，穿透组织较深。如 CO_2 激光发射长波长（10 600nm），可被所有组织吸收，可精确地切割病变组织，还可用来蒸发、凝固、焊接及烧灼组织。较少发生穿透及水肿。钕－钇－铝石榴石激光（Nd－YAG）波长较短（1064nm），接近红外线波长，可被深色组织吸收，穿透组织使肿瘤深部热坏死萎缩。

激光的功率密度（Power density）即指单位面积的能量，多以 W/cm^2 表示。医疗的激光吸收后导致发热而不是离子化。激光低流量（能量释放率）导致的发热使蛋白凝固、细胞内水蒸发及细胞融解。如 Nd－YAG 激光的低流量主要使蛋白凝固及大面积炭化。而 CO_2 激光的流量高，只在组织的边缘产生即时的细胞蒸发及炭化。

激光的吸光长度（extinction length，EL）即组织在此距离或深度内90%激光可以被吸收。如 CO_2 激光 EL 在绝大多数组织内或水内为0.03mm。而 Nd－YAG 激光的 EL 在水内为60mm，在软组织为1~3mm，因此，用 Nd－YAG 激光只能看到受累组织的表面变化，而位于下面形成的水肿、并发出血或管腔梗阻可能要推迟2d以上才发现。

（2）激光的选择及应用方法：Nd－YAG 激光的凝固及蒸发性能可用来破坏病变组织。Nd－YAG 激光与 CO_2 激光不同，可以经石英纤维光导。临床上可把激光导线通过硬支气管镜或纤维支气管镜的吸引通道进入气道。纤维支气管镜可在局麻下进入气道，也可在全麻气管插管后经气管导管进入气道。后者应警惕导管着火危险，如纤维支气管镜前端未超过气管导管远端开口，激光束瞄准偏差即可能使气管导管着火。由于 Nd－YAG 激光束看不见，可以用同轴可见光束瞄准照射部位。氦－氖激光为可见光，只输出低功率（1~2mW），可与 Nd－YAG 及 CO_2 激光并用。

CO_2 激光多用于切割病变组织，可直视下用于喉的口侧。用于小儿气道，很少发生穿孔及形成水肿。如病变在声门下，需要先行麻醉及插入硬支气管镜。

2. 气道内应用激光的适应证　激光可切除气道肿瘤及其他病变，是很有用的工具，如喉乳头状瘤、声门下狭窄及血管异常等。最常应用于鳞状细胞癌治疗，对转移癌也有效。激光对癌组织病变的破坏较正常组织容易。应用激光切割的标准大致为病变侵袭至支气管壁而不超过软骨，切除的长轴少于4cm。

喉或气管内反复发生的乳头状瘤用激光治疗最有效。气管造口后形成的肉芽肿或"蹼"也可用激光治疗。其他可用激光切除的有脂肪瘤、血管软骨瘤、神经鞘瘤、鳞状上皮变性、组织细胞纤维瘤及硬化性血管瘤等。

激光也可用于恶性肿瘤的姑息治疗，以减轻症状。如恶性肿瘤完全或部分阻塞气道，激光可轴性穿通或扩大气道口径，即改善通气及血气参数。而用化疗或放射治疗往往需数天或数周才使肿瘤缩小，减轻气道阻塞，且有中毒及剂量限制。当然，激光也有穿孔及出血危险。部分梗阻的肿瘤可以沿切线切除，成功率较高（85%），完全梗阻的肿瘤成功率仅为30%~50%。

3. 激光的"危险"及预防

（1）眼损伤：CO_2 激光有较小组织穿透性，可使角膜混浊。Nd－YAG 激光可通过角膜导致视网膜损伤。所以，应用激光时要妥善保护眼睛。用 CO_2 激光时可戴有色玻璃或塑料眼罩，隐形眼镜不足以保护眼睛。特殊波长如 Nd－YAG 激光需戴特殊的眼罩。即使戴眼罩，对向眼镜直射激光也不能得到保护。患者的眼睛也要用湿垫覆盖保护。

（2）着火及烧伤：激光直射或点着易燃物如气管导管均可造成烧伤。在手术室应设置非燃烧的保护屏并降低激光的反射烧伤。红橡胶气管导管及聚氯乙烯透明气管导管均可被

CO_2 及 Nd – YAG 激光点燃。所以，激光手术时应用气管内导管常需包以铝薄带，如用铜薄带或银薄带导热更快，又更柔软。也可用湿棉布带包裹，但太臃肿，如干燥后仍易着火。并发症为包带脱落误吸可阻塞气道。此外，金属薄带也可反射激光引起烧伤。由于气管导管的套囊不能包铝薄带，所以用生理盐水膨胀套囊，一旦烧着有助于灭火。气管导管禁用油性润滑剂。气管导管多数认为用红橡胶导管包铝薄带仍较透明聚氯乙烯导管包铝薄带安全。通气氧浓度应不大于50%，用氮或氩气稀释，勿用 N_2O 稀释，后者有助燃性能。一旦着火，应停止通气，必要时泼水及拔去着火导管。

（3）烟及烟灰（燃烧产物）损害：激光切割后释放的烟和烟灰可能有害，可诱变及发生感染性疾病。烟和烟灰可损伤术者视野及成为着火源。烟还导致支气管痉挛、肺泡水肿及肺萎陷，所以尽量把烟吸尽。

（4）激光作用在气道组织的并发症：可能并发气管壁穿孔、出血、气胸、纵隔气肿，常合并低氧血症。也可能因水肿导致气道梗阻。后者可用地塞米松或甲泼尼龙预防。气道激光手术的死亡多因低氧血症与穿孔所致。

4. 麻醉处理要点　激光治疗时要求手术野绝对稳定，以免激光光束偏离方向损伤健康组织。易出血的病例，用纤维支气管镜不能同时用吸引器吸引及激光凝固止血，应采用硬支气管镜为妥。直支气管镜或气管导管插管多用全身麻醉并用喉表面麻醉，也可清醒插管，全麻诱导也应保持自主呼吸，勿用快速诱导及肌松药，因肌张力消失可使部分气道梗阻转变为完全梗阻。麻醉方法常采用静吸复合麻醉，如羟丁酸钠、咪达唑仑或丙泊酚静脉注射复合吸入 N_2O 及恩氟烷、异氟烷或氟烷。常用直支气管镜可直视下行激光切割、吸引及回收碎片、烟灰，也减少着火的发生，但金属支气管镜也可能折射激光而间接损伤组织。同时切割下炭化组织在80%氧助燃下也可能着火。为了保证患者手术野安全，应用肌松药及控制呼吸以减少激光损伤。直支气管镜侧臂可连接麻醉机环路，可用高频喷射（F_1O_2 0.3～0.4）维持通气。同时用脉搏血氧饱和度仪监测，当有低氧血症（$SpO_2 < 91\%$）时，应暂停激光治疗，用手法控制呼吸囊行间断正压通气及吸入麻醉。如纤维支气管镜自吸引通道插入激光导线，则纤维支气管镜需先置于气管导管内，在静吸麻醉下需交替通气、吸入麻醉及激光切割。此法多有 CO_2 蓄积，一旦出血不易控制时，易发生梗阻窒息。

（纪　维）

第四节　胸部损伤急诊麻醉处理

一、急性创伤性血气胸

急性创伤性血气胸是指胸部外伤后所造成的胸膜腔积血、积气。胸部外伤血气胸的发作等占70%以上，血气胸可单独发生，也可以发生于合并其他类型的胸部外伤时，如穿透或闭合的胸壁损伤，肋骨骨折，纵隔伤，胸腹联合伤，胸部异物以及挫伤窒息，损伤性湿肺，爆震伤，所谓闭合胸伤三大综合征等均可合并血气胸。因此，对任何一个胸部外伤的伤员，都要检查有无血气胸。小量的血气胸可无明显症状。其中轻微者如单纯性小量闭合性气胸肺萎陷在20%～25%者，可观察待其自行吸收。大量出血或高压积气的严重血气胸是胸部伤死亡的主要原因之一，必须紧急处理。

麻醉处理：

（1）麻醉手术前积极抗休克：尽快开放2~3条粗大静脉通道，必要时行颈内静脉穿刺，输液注意先晶体后胶体，晶胶比例约2：1，在缺乏血液时使用血液代用品如代血浆、血定安，可提高胶体渗透压，稳定血液循环。

（2）改善呼吸困难：局麻下先做胸腔闭式引流减压，面罩吸氧，然后才能行麻醉诱导气管插管，辅助或控制呼吸，正压不宜过大以免加压呼吸增加伤侧胸内压及肺压缩。采用较低压力，较快频率的通气方式可以获得较好效果。

（3）麻醉诱导药物的选择及评价：诱导药物的选择要谨慎，用量要小，选择不当或用量浓度过高都将加重循环抑制，造成低血压甚至心跳骤停，宜选用对循环抑制轻的药物。γ-OH轻度兴奋循环，血压稍高，可改善心肌耐受缺氧的能力且不抑制呼吸，用药后潮气量稍增加，还可使咽喉反应迟钝，气管反射减弱，患者较易耐受留置的气管导管，不足是使心率减慢，对慢心率的患者不宜使用。芬太尼对心血管影响很轻，能预防或减轻气管插管导致的心血管不良反应，但对危重患者大剂量芬太尼仍可抑制心肌，应减少剂量。氯胺酮小剂量可兴奋循环系统，主要是兴奋交感中枢，使外周交感活性增强所致，而且镇痛作用强，但大剂量时仍可抑制心肌，对危重患者宜小心使用。依托咪酯对呼吸循环干扰小，是血气胸患者较理想的诱导药。咪唑安定诱导快，小剂量对循环功能几乎无影响，是较安全的全麻诱导药。异丙酚小剂量辅用芬太尼也是安全的诱导的方法。硫喷妥钠明显抑制心肌，扩张外周血管，加重休克，对血气胸患者不宜使用。去极化肌松药琥珀胆碱（1~2mg/kg）因肌颤使胸内压增加，且组胺释放作用对循环有影响，作为气管插管的诱导药并不理想。非去极化肌松药（阿库溴铵、维库溴铵、泮库溴铵）因对心血管抑制轻，为较为安全的抢救插管用肌松药。

（4）术中监测：血气胸患者病情较复杂，除常规血压、心电、脉氧、呼吸监测外，有条件还需监测CVP和$P_{ET}CO_2$，术中血气分析。

二、气管或主支气管断裂

气管和支气管断裂大多发生在胸部严重挤压伤，虽不多见，但易致呼吸和循环功能的严重紊乱，如何维持呼吸道通畅，确保有效通气量，改善缺O_2，防止CO_2潴留以及维持两肺膨胀是麻醉的关键。对此必须引起高度警惕。若准备不充分、处理不及时，可发生窒息、严重缺氧而迅速死亡。

麻醉处理：

（1）术前应查阅胸片，了解其破裂的部位及其程度、距隆突的距离，气管和支气管是否均有破裂，了解呼吸困难和肺压缩的程度。麻醉前行胸腔闭式引流。

（2）麻醉诱导尽量保留自主呼吸和充分完善表麻以免面罩加压给O_2后，肺压缩加重和纵隔移位引起严重后果。充分完善表麻，并给予少量异丙酚或咪唑安定，使患者镇静，咽喉反射减弱，分泌物减少。

（3）气管导管选择和呼吸管理：若气管断裂宜选择质软、口径小的导管，操作应轻柔，以免加重气管的损伤。剖胸后可在其远段插入钢丝螺纹管导管，以利于术者操作和防止导管打折，吸净分泌物，连接麻醉机或呼吸机行人工呼吸，待气管后壁吻合完毕拔除远段导管，将原来的气管导管送入吻合口下方。若仅支气管断裂，最好用双腔管，使病肺与健肺隔开，能避免分泌物以及血液流向健肺，维持呼吸道通畅。若缺氧较重，可在患侧支气管插入硅塑管接高频喷射呼吸机，进行高频喷射通气。

（4）手术医生和麻醉医生密切配合：麻醉医生需密切观察生命体征，尤其 SpO_2、$P_{ET}CO_2$，并注意手术野，防止气管过度牵拉、导管脱落、气管导管套囊破裂，及时反馈患者氧合情况。手术医生须预先告诉麻醉医生下一步的操作，若发现导管套囊破裂、气管导管漏气应告诉麻醉医生，开胸前把各种接头、消毒的气管导管、喷射导管和螺纹管准备好，以防止忙中出错。吻合完毕时，以 $50cmH_2O$ 行气道加压通气，无漏气后关胸。

（5）术后应保留气管导管，继续行人工呼吸支持。正压不宜过大，充分镇静，避免咳嗽和胸内压增高，以免吻合口漏气及影响气管吻合口的愈合。另外，要保持头颈屈曲体位和进行术后自控镇痛。

三、连枷胸

连枷胸是胸廓的完整机制受到破坏致胸壁反常运动，使双侧通气量减低，潮气量下降，动静脉血在肺内分流，形成严重低氧血症，是严重胸外伤的标志。连枷胸的治疗重点是浮动胸壁的固定与 ARDS 的防治，其死亡的主要原因是 ARDS。有大宗病例分析显示：机械正压通气固定浮动胸壁的效果差，手术固定浮动胸壁，可加速康复，减少并发症，较好的功能恢复，并可降低医疗费用。

麻醉处理：

（1）手术体位：脊柱骨折并截瘫采用后路减压，短节段椎弓根系统内固定，患者需要俯卧位接受手术数小时。因此要求体位尽量舒适，以保证呼吸通畅。

（2）引起呼吸抑制的麻醉药物的选用问题：许多麻醉药物均有一定程度的呼吸抑制作用，如芬太尼、哌替啶。

（3）术中气道的管理：局麻患者要注意颈部保持轻度过伸位，予以面罩给氧。全麻患者要注意呼吸道分泌物的处理，控制潮气量的大小，潮气量要偏正常值的下限，以防止过度膨胀的肺脏再度被断裂的肋骨刺伤。

（付珍红）

参考文献

［1］孙大金，杭燕南．实用临床麻醉学．北京：中国医药科技出版社，2011.

［2］徐建国．手术后恶心呕吐的防治．临床麻醉学杂志，2006，7（22）：557－558.

［3］庄心良，曾因明，陈伯銮．现代麻醉学．第三版．北京：人民卫生出版社，2014，7.

［4］李李，常业恬，等．临床麻醉常见问题与对策．北京：军事医学科学出版社．2009.

［5］彭婕娜．重症颅脑损伤伴急性肺水肿的麻醉处理．河北医学，2011，7：549.

第十章 腹部外科手术的麻醉

第一节 腹部疾病的病理生理

一、胃肠疾病的病理生理

胃肠道疾病主要包括胃肠道梗阻和穿孔，可引起严重的病理生理改变。幽门梗阻时反复呕吐不能进食，造成脱水和营养障碍，而且丢失大量胃酸，引起碱中毒。肠梗阻时由于呕吐及大量体液向肠腔渗出，造成细胞内、外液严重的水和电解质丧失，血容量减少及血液浓缩，而且由于肠壁通透性增加，肠腔内细菌容易进入门静脉及腹腔，造成泛发性腹膜炎，引起感染性休克和代谢性酸中毒。同样，胃肠道穿孔时胃肠内容物进入腹腔，化学性刺激和细菌性感染引起腹膜炎。另外，溃疡病穿透血管壁还可发生大出血、低血容量性休克。胃肠道疾病麻醉诱导过程中易发生呕吐或反流造成误吸，导致急性呼吸道梗阻、吸入性肺炎或肺不张等严重后果，应采取有效的预防措施。

二、胆道疾病的病理生理

胆道系统梗阻、感染或出血均需手术处理。胆道疾病往往引起机体的病理生理改变。胆总管或肝管梗阻，胆汁逆流入血，引起一系列中毒症状，表现为皮肤瘙痒、抑郁、疲倦、血压下降、心动过缓，甚至昏迷。胆汁淤积使肝脏弥漫性增大，功能损害，导致凝血功能障碍和低蛋白血症等。胆道梗阻若感染并发化脓性梗阻性胆管炎，易导致严重的感染性休克，胆总管切开减压后血压很快恢复。胆囊、胆道穿孔或损伤，胆汁进入腹腔造成化学性或感染性腹膜炎，大量体液（主要来自血浆）渗入腹腔，严重者可达全身血容量的30%，需大量输血、补液。胆道出血常由感染、肿瘤或损伤引起，病情复杂，既有大量失血，又并发黄疸或感染，而且止血困难。胆道有丰富的自主神经分布，牵拉胆囊或胆管可引起反射性冠状动脉痉挛，导致心肌缺血，甚至心脏停搏。胆道内压力增高或"T"形管冲洗时注射液体过快，可出现心律失常和血压下降，注射阿托品有减轻这种反射的作用。吗啡、芬太尼可引起胆总管括约肌和十二指肠乳头部痉挛，而促使胆道内压上升达 $30cmH_2O$ 或更高，持续 15 ~ 30min，且不能被阿托品解除，故麻醉前应禁用。胆道手术可促使纤溶酶活性增强，纤维蛋白溶解而发生异常出血。术中应观察出、凝血变化，遇有异常渗血，应及时检查纤维蛋白原、血小板，并给予抗纤溶药物或纤维蛋白原治疗。

三、门静脉高压症的病理生理

门静脉系统是腹腔脏器与肝脏毛细血管网之间的静脉系统。当门静脉压力高于 $25cmH_2O$ 时，可表现出一系列临床症状，统称门静脉高压症。门静脉高压症多伴有严重肝功能障碍。其主要病理生理改变为：①肝硬化及肝损害；②高动力型血流动力学改变：容量负荷及心脏负荷增加，动、静脉血氧分压差降低，肺内动静脉短路和门、体静脉间分流；③出、凝血功能改变：有出血倾向和凝血障碍，原因为纤维蛋白原缺乏、血小板减少、凝血酶原时间延长、第 V 因子缺乏、血浆纤溶蛋白活性增强；④低蛋白血症：腹水、电解质紊乱、钠和水潴留、低钾血症；⑤脾功能亢进；⑥氮质血症、少尿、稀释性低钠、代谢性酸中毒和肝肾综合征。

四、胰腺疾病的病理生理

胰头癌和十二指肠壶腹癌术前皆有严重梗阻性黄疸、体质衰弱、营养不良和肝功能障碍。而且手术创伤大、时间长、术野渗出较多及血浆和细胞外液丢失严重，容易导致循环血容量减少、血液浓缩。部分胰腺切除应给予阿托品抑制胰腺外分泌及抑肽酶抑制蛋白分解酶分泌。全胰腺切除还应根据血糖水平给予胰岛素。术中可用果糖、山梨醇或木糖醇补充能量，并监测血糖，使血糖维持在 $8.4 \sim 11.2mmol/L$，必要时给予胰岛素。急性坏死性胰腺炎引起呕吐、肠麻痹、胰腺出血和腹腔内大量渗出，造成严重的血容量不足。脂肪组织分解产生的脂肪酸与血中的钙离子皂化作用引起低钙血症，需要补充一定的钙剂。此外，脂肪组织分解还释放一种称为心肌抑制因子（MDF）的低分子肽类物质，抑制心肌收缩力，加重休克。由于腹膜炎限制膈肌运动，以及血浆蛋白丢失使血浆胶体渗透压降低而导致间质性肺水肿，呼吸功能减退，甚至出现急性呼吸窘迫综合征。肾功能障碍也是常见的合并症，可用甘露醇或呋塞米进行预防。胰岛素瘤是胰岛 B 细胞异常增生，产生过多的胰岛素而引起的一种疾病。其特点为反复发作的空腹期低血糖综合征，空腹血糖测定均在 2.8mmol/L 以下。该肿瘤84%为良性，恶性占16%。临床表现常有精神症状、饥饿、软弱无力、颜面苍白、出汗、心动过速及休克。摄入糖后可以缓解，但干扰术者对肿瘤切除的判断。

五、肝脏疾病的病理生理

肝脏是体内最重要的代谢器官，是各种药物、毒素代谢的场所。术前需要检查肝功能及凝血功能，并结合临床估计病情。肝功能严重障碍、血清白蛋白明显降低者，手术病死率极高。肝组织血液丰富，手术易出血，而且止血困难，常常需要阻断肝脏循环，常温下阻断不得超过 20min，低温麻醉可延长肝脏对缺氧的耐受时间。

六、腹腔镜气腹的病理生理

腹腔镜手术对机体内环境影响小、减轻创伤、降低手术并发症的发生率和死亡率，临床应用日益广泛。但是腹腔镜手术必须在气腹状态下实施，并需将患者置于特殊体位，导致机体病理生理改变。某些腹腔镜手术还可能造成不易发现的内脏损伤，以及失血量难以估计，使得麻醉处理更加复杂，麻醉风险增加。

1. 气腹对血流动力学的影响　腹腔镜手术中引起血流动力学变化的因素包括气腹、患者体位、麻醉、高 CO_2 血症、迷走神经张力增加和心律失常。腹腔镜手术首先需建立气腹，气腹可使心排血量降低10%～30%。气腹压力低于 10mmHg 时，可压迫腹腔脏器使静脉回流量先短暂增加，随着腹内压进一步升高，下腔静脉受压，静脉回流受阻，血液潴留于下肢，心排血量减少，每搏量和心脏指数明显降低。这种现象在头低位时不太明显，但头高位则出现明显的低血压。当气腹压力达15mmHg时，外周血管阻力增高，左室后负荷增加，致使心肌耗氧量增高，有发生心肌缺血、心肌梗死或充血性心力衰竭的潜在危险。另外，腹内压升高还可引起迷走神经反射，使心率减慢。因此，气腹压力不应超过20mmHg。还应注意的是向腹腔吹气时可引起心律失常，如房室分离、结性心率、心动过缓和心脏停搏，多发于开始吹气使腹膜快速张开时，这可能与刺激腹膜牵张感受器，兴奋迷走反射有关。

2. 气腹对呼吸功能的影响　CO_2气腹可使动脉血CO_2分压进行性升高，建立气腹后15～30min达到高峰并维持下去。CO_2吸收率30min内可达70ml/min，而30～75min达90ml/min。该吸收率受气腹压力的影响，当腹膜毛细血管受压其血流量减少时，则CO_2吸收量减少，但当气腹压下降、腹膜毛细血管重新开放时，CO_2吸收再度增加。由于腹腔充气使膈肌抬高，肺受压造成肺顺应性降低，气道压升高，通气功能下降，使体内CO_2排出减少。这样可以出现高CO_2血症、酸中毒、甚至低氧血症。经腹膜吸收的CO_2一部分经肺排出，而未能排出的CO_2潴留在骨骼肌和骨内等处，术后逐渐排出，则有持续高CO_2血症的危险。高CO_2刺激中枢神经系统，增加交感活性，引起心肌收缩力增加、心动过速和血压增高。另一方面，CO_2的直接作用又可扩张末梢小动脉，抑制心肌收缩力，诱发心律失常甚至心跳骤停。

3. 气腹对肾脏功能的影响　CO_2气腹可使尿量、肾血流减少，肾小球滤过率降至基础值的50%以下，明显低于开腹手术患者，可能引起肾脏功能损害。气腹终止后尿量即迅速增加。

七、腹部疾病的体液改变

腹部手术患者，尤其是急诊患者，术前常有严重的血容量丢失，除了禁食及不感蒸泄失水外，还有术前清洁洗肠、呕吐、腹泻、发热、腹腔内或肠腔内渗出及失血等。如肠梗阻时体液潴留在肠腔内可达几升；胆囊穿孔腹膜炎，体液渗出严重者可占全身血容量的30%；急性坏死型胰腺炎体液丢失更为惊人，发病后2h血浆损失达33.3%左右，6h后可达39%。另外，手术创伤及受侵袭的脏器表面水肿等也使大量功能性细胞外液进入第三间隙。腹部手术体液和血液的丢失常造成血容量显著减少。麻醉前应根据血红蛋白、血细胞比容、尿量、尿比重、血压、脉率、脉压、中心静脉压等指标进行评估，争取在麻醉前开始补充血容量和细胞外液，并纠正电解质及酸碱平衡紊乱，并做好大量输血的准备。如一经诊断有低血容量休克，应立即扩充血容量，尤其是失血性休克，更应快速输血、输液，同时必须尽快开始麻醉，绝不能片面强调抗休克而延误病情。

（刘铁军）

第二节　麻醉前准备

麻醉前病情评估对于腹部手术麻醉十分重要，包括患者的意识、血容量、是否存在贫血、水和电解质及酸碱平衡紊乱、低蛋白血症、严重黄疸等。腹部手术患者病情相差很大，急诊患者有时生命垂危，麻醉处理不亚于心脏手术，所以，麻醉前必须正确估计病情，尽量纠正电解质紊乱和低血容量。

梗阻性黄疸患者的黄疸指数如果超过80单位，手术极为危险。择期手术前应争取先经皮经肝胆管穿刺引流术（PTCD）或胆囊造瘘引流，使黄疸指数控制在80单位以下，再行彻底手术较为安全。

门静脉高压患者术前必须进行系统的治疗，包括休息，高糖、高蛋白及高维生素饮食，输少量新鲜血或人体白蛋白，以改善贫血和低蛋白血症，使血红蛋白达到80g/L以上，血浆总蛋白和白蛋白分别达到60g/L和30g/L以上。门静脉高压症患者必须进行肝功能和出、凝血时间及凝血酶原时间等与凝血功能有关的检查。肝功能严重障碍、重度低蛋白血症者，手术死亡率极高。术前应先改善全身状况，控制腹水，使血浆白蛋白提高至25~39g/L、血清胆红素降低在10~15mg/L以下、凝血酶原活动度高于40%~50%再行手术为宜。

急腹症手术麻醉的危险性、意外以及并发症的发生率均比择期手术高。饱胃、肠梗阻、消化道穿孔、出血或弥漫性腹膜炎患者，麻醉前必须进行有效的胃肠减压。治疗休克应重点针对脱水、血液浓缩或血容量不足进行纠正，以改善微循环和维持血压。术前要备足全血，以便于麻醉中进一步补足血容量。纠正电解质和酸碱失衡，血压维持在80mmHg以上，血细胞比容在0.30以上。大量出血患者应尽快手术，以免延误手术时机。

胆道疾病，尤其合并黄疸者，迷走神经极度兴奋，麻醉前必须给予足量阿托品以抑制其兴奋性，防止麻醉中迷走神经反射的发生。有胆绞痛者避免应用吗啡，以免使Oddi括约肌痉挛。精神紧张者可给咪达唑仑等镇静药物。

饱胃、上消化道出血及肠梗阻患者或未禁食患者，应先下胃管排出胃内液体及气体，可降低胃内压力，但不能排空固体食物。脱水、低血容量休克的患者应先开放静脉，输入平衡盐溶液、胶体或血液。对择期手术患者，经一夜禁食及不感蒸泄，至少需水500~1 200ml，如术前洗肠，更可丧失液体达数升，在麻醉前即应开始补充容量。低钾血症还可在1 000ml晶体液中加1~3g氯化钾滴入。

（刘铁军）

第三节　麻醉方法及麻醉处理

腹部手术具有病种多样化、病情轻重不一及并存疾病特点不同，对麻醉方法与麻醉药物的选择，需根据患者全身状况、重要脏器损害程度、手术部位和时间长短、麻醉设备条件以及麻醉医师技术的熟练程度做出综合考虑。

局部浸润麻醉适用于腹壁、疝、阑尾炎及输卵管结扎术等简单手术。

连续硬膜外阻滞麻醉、蛛网膜下隙阻滞麻醉和脊硬联合阻滞麻醉：适用于中下腹、盆腔手术的麻醉，但对上腹部手术，难以完全阻断自主神经的脊髓上行通路，可能产生牵拉反射，而且对患者的循环、呼吸等方面也会产生一定的影响。因此，必须备好急救设备，预防和及时发现循环、呼吸紊乱和药物毒性反应的发生。尤其是应用哌替啶或咪达唑仑等辅助药后嗜睡的患者，更应密切观察呼吸、循环等生命体征。蛛网膜下隙阻滞麻醉适用于2~3h以内的下腹部、盆腔等手术。高平面阻滞对患者生理扰乱较大，且持续时间有限，所以，上腹部手术麻醉多被连续硬膜外阻滞麻醉所替代。脊硬联合阻滞麻醉：适用于下腹部、盆腔等手术。此种麻醉方法综合了蛛网膜下隙阻滞和连续硬膜外阻滞的优点，起效快，麻醉效果确实、肌肉松弛良好，而且不受手术时间的限制，目前已广泛应用。新型蛛网膜下隙阻滞麻醉穿刺针如Sprotte和Whitacre针的针尖呈铅笔尖形，且带侧孔。此类穿刺针与传统的锐头穿刺针相比，穿刺时是钝性分开而不像后者是切断硬膜纤维，因此，蛛网膜下隙阻滞麻醉后头痛发生率减少（<1%）。

全身麻醉：全身麻醉在技术和设备条件充分满足的情况下，麻醉效果的满意率和可控性都优于硬膜外麻醉。全麻有利于术中呼吸、循环管理，满足比较复杂、侵袭范围大或长时间的手术，并能通过控制麻醉深度，维持患者循环和呼吸功能稳定，是目前普外科手术，尤其是中上腹部手术最常采用的麻醉方式。腹部手术患者并存冠心病、呼吸功能不全曾认为是全麻的禁忌证，适合连续硬膜外阻滞麻醉。事实上，高位硬膜外阻滞麻醉常限制呼吸肌运动，不利于通气，而且内脏牵拉反射不能完全受到抑制，尤其一旦出现低血压，使冠状动脉灌注不足，可诱发心绞痛。相比之下，全身麻醉可充分供氧，保证通气，改善冠脉血氧状况及维持呼吸功能。麻醉诱导及维持可选择对循环功能影响很小的药物，如依托咪酯、咪达唑仑、芬太尼、肌肉松弛药及较低浓度的吸入麻醉药，既保证患者安全，又使手术操作顺利。

全身麻醉联合连续硬膜外阻滞应激反应轻，血流动力学平稳，减少全麻用药，术后清醒快，而且苏醒期间有良好镇痛。术后还可实施患者硬膜外自控镇痛（PCEA）。胸段高位硬膜外阻滞还能改善冠脉血供，可使冠状动脉阻力下降20%~25%，血流量增加18%。一项Meta分析表明，胸段硬膜外阻滞能降低30%的病死率和33%的心肌梗死。因此，全身麻醉联合胸段高位硬膜外阻滞对于冠心病患者实施腹部手术也许是最佳选择。但是要注意掌握硬膜外用药浓度和用量，避免低血压。

（刘铁军）

第四节　胃肠道手术的麻醉

胃肠道手术为常见的手术类型，用于处理消化道病变。其特点为术前往往需要长时间的肠道准备，有些特殊患者（如炎性肠病、肠梗阻）禁食禁水的时间更长。因此在麻醉处理上需要充分考虑该特点。对于胃肠道急诊患者，由于往往存在肠梗阻，因此在插管时应该按照饱胃患者处理。

一、术前访视

胃肠道患者的术前访视除了需要了解一般情况外，还需要重点评估患者的循环状态以及代谢紊乱。

1. 循环状态　注意患者禁食禁水时间以及肠外营养时间，检查近期的血常规、肝肾功能检查结果，根据情况决定是否需要术前输血、输注白蛋白。对于并发肝脏疾病患者，还应该注意患者的凝血情况，必要时进行纠正治疗。对于存在脾抗状态的患者，还应该注意血小板计数，必要时输注血小板，同时术前准备足够的血小板。

2. 代谢紊乱　由于胃肠道引流，往往导致患者代谢紊乱，术前应该进行积极的纠正和优化。

3. 急诊手术患者　目前胃肠道急诊病人数量有增多的趋势，而且往往已经出现感染性休克症状。除一律按照饱胃患者处理外，还应该按照感染性休克的患者对待。

二、术中管理

对于胃肠道患者，采用全身麻醉和气管插管技术。对于某些短小手术（例如疝修补术），可以使用硬膜外技术。

对于择期手术患者，通常采用经口快诱技术。在插管之前，需要评估患者的饱胃状态，必要时放置胃管，在插管前进行吸引，减轻胃潴留程度。对于急诊胃肠道疾病患者，一律按照饱胃患者进行麻醉诱导。放置胃管、使用去极化肌松剂、避免加压通气，环状软骨压迫等。如果此时仍然发生误吸，可在插管后进行气管内吸引，用少量生理盐水进行气管内冲洗，术后返ICU加强治疗，以便减少误吸相关的并发症。但是总体来说，如果一旦发生误吸，患者的预后往往不良，因此对急诊胃肠道患者必须提高警惕。

麻醉的维持可以采用吸入和静脉麻醉，但是如果患者循环不稳定，首选吸入药。对于存在胃肠道梗阻的患者，不得使用 N_2O。

由于胃肠道手术的术野往往较大，因此造成的液体丢失也多于其他手术。在书中进行液体管理时，除了一般补液量，还应该计算患者胃肠道术野的丢失量，但是一切液体复苏都应该以循环状态进行指导，例如中心静脉压、尿量以及乳酸水平，不应该生搬计算公式。除了液体管理外，还应该定期进行血气检测，以评估电解质水平以及循环灌注状态，指导下一步治疗。

三、术后管理

危重患者、发生误吸的患者往往需要在ICU进行加强治疗，以便改善预后。

胃肠道患者的切口往往比较大，术后疼痛发生率高，因此建议对此类患者使用 PCA 镇痛。我科常用配方为吗啡，还可以选择舒芬太尼，具体剂量需要根据患者的一般情况来决定。不建议对这些患者使用 NSAIDs 药物，避免胃肠道溃疡、出血等副作用的发生。此类患者术后发生恶心、呕吐的概率较高，可嘱外科医师常规使用止吐药物。

四、常见胃肠道手术

1. 疝修补术　疝常见于老年患者以及既往腹部手术患者。常用麻醉方法为硬膜外麻醉，对于存在硬膜外操作禁忌的患者，可以使用全麻，此时首选喉罩通气。如果手术时间过长（病变复杂、外科医师技术不熟练等），气管内插管为安全的气道管理方式。如果选择全麻，在患者苏醒期应该避免呛咳的发生，以防止补片的膨出。

2. 阑尾切除术　阑尾切除术一般采用硬膜外技术，穿刺间隙选择 $T_{11\sim12}$，或者 $T_{12}\sim L_1$，阻滞平面应该达到 T_6 水平，以减轻探查过程中对内脏的牵拉所造成的疼痛。

3. 胆囊切除术　胆囊周围迷走神经分布密集，因此在胆囊周围操作时往往出现胆—心反射，引起心动过缓，严重者会引起血压下降，此时可以使用阿托品进行对抗。

4. 胃切除术　胃切除术包括胃的良、恶性病变。根治性胃癌切除术时间往往较长，因此液体的管理至关重要。除了一般的麻醉监测外，必要时需要建立有创监测（动脉监测、中心静脉监测）指导治疗，而且中心静脉还可以用于术后肠外营养以及化疗。

5. 炎性肠病　炎性肠病多见于年轻患者，这类患者往往长期使用激素或者免疫抑制剂，因此在术前访视时应该重点了解这些药物的副作用的程度。炎性肠病患者体重往往低于标准体重，如果使用丙泊酚维持麻醉时，TCI 技术可能无法达到预期的麻醉深度，此时建议使用吸入药物维持麻醉。同时由于此类患者白蛋白水平往往偏低，因此会对相关药物（肌松、镇痛药物）的代谢产生影响，在麻醉过程中应该引起重视。

6. 肠道肿瘤切除术　肠道肿瘤切除术多采用开腹方式，但是也有一部分外科医师采用腹腔镜下肿瘤切除术（如 Dixon 或者 Miles 术式）。如果采用腹腔镜，需要注意气腹对患者呼吸、循环功能的影响，警惕皮下气肿等并发症的发生。

（刘铁军）

第五节　肝胆胰手术麻醉

一、肝胆胰手术的麻醉特点

（1）肝胆胰具有重要的生理功能，参与人体营养物质的消化、吸收、代谢；合成血浆蛋白和凝血因子；清除有毒物质和致病微生物；参与机体免疫功能；分泌多种激素，调节消化系统和全身生理机能。肝胆胰疾病必然导致相应的生理功能紊乱及全身营养状态恶化。为保证手术麻醉的安全性，减少术后并发症，麻醉前应根据患者病理生理改变以及伴随疾病的不同，积极调整治疗，以改善全身状况，提高对手术和麻醉的耐受性。

（2）肝硬化食管胃底静脉曲张，可继发大出血。除表现呕血、便血外，胃肠道可潴留大量血液，失血量难以估计。麻醉前应根据血红蛋白浓度、血细胞比容、尿量、尿比重、血压、脉率、脉压、中心静脉压等指标评估体液状态，补充血容量和细胞外液量，并做好大量输血的准备。注意维持有效循环血量、保持血浆蛋白量、维护血液氧输送能力、补充凝血因子。此外，呕血还有被误吸的可能，一旦发生，可导致急性呼吸道梗阻、吸入性肺炎或肺不张等严重后果，麻醉时应采取有效的预防措施。

（3）严重腹胀、大量腹水、肝脏巨大肿瘤患者，当术中排出大量腹水，搬动和摘除巨大肿瘤时，腹内压骤然下降易发生血流动力学及呼吸的明显变化。麻醉医师应依据病情做好防治，并避免缺氧、二氧化碳蓄积和休克。

胆道疾病多伴有感染、梗阻性黄疸和肝损害。麻醉时应注意肝肾功能的维护、出凝血异常及自主神经功能紊乱的防治。

（4）腹腔内脏器官受交感神经和副交感神经双重支配，内脏牵拉反应与此类神经有密切关系。肝胆胰手术的椎管内麻醉要阻滞内脏神经交感神经支时，阻滞平面应达 $T_4 \sim L_1$，但迷走神经支不能被阻滞，牵拉内脏容易发生腹肌紧张、鼓肠、恶心、呕吐和膈肌抽动，不仅影响手术操作，且易导致血流动力学剧变。为消除内脏牵拉反应，可辅用内脏神经局麻药封闭或应用镇痛镇静药。良好的肌肉松弛也是腹部手术麻醉不可忽视的问题。

（5）肝胆胰的急诊手术，如急性胆囊炎、化脓性胆管炎、胆汁性腹膜炎及肝破裂等，病情危重，麻醉前往往无充裕时间进行综合性治疗。麻醉医师应尽可能在术前短时间内对病情做出全面估计和准备，选择适合于患者的麻醉方法和麻醉前用药，以保证患者生命安全和手术顺利进行。

二、麻醉药对肝功能的影响

(一)吸入麻醉药

吸入麻醉药可影响肝脏血流（包括肝动脉和门静脉血流），而静脉麻醉药和阿片类药对其影响较小。许多测量技术被用来评估肝脏和门静脉血流，最常使用的方法是血浆吲哚菁绿的清除率。大多数麻醉药可通过降低心排量而减少门静脉血流（portal blood flow，PBF），但是可增加肝动脉血流（hepatic arterial bloodflow，HABF），虽然这不足以使肝总血流量（total hepatic blood flow，THBF）恢复正常。大多数研究的一致性结论是所有吸入麻醉药均可降低平均动脉压（meanarterial pressure，MAP）和心输出量，其中氟烷和恩氟烷与异氟烷和七氟烷相比作用更明显，氟烷也降低肝脏氧输送和肝静脉血氧饱和度。吸入麻醉药还可通过降低心输出量、MAP 和肠系膜交感活性影响肝血管供给而不同程度地改变门静脉和肝动脉血管阻力。除了对血管的影响之外，在肝功能方面（如血清转氨酶水平），氟烷比异氟醚的影响大。

吸入麻醉药所致肝脏血流的改变部分是由自主调节机制介导以维持稳定的 THBF。这种生理适应过程称之为肝动脉缓冲反应（hepatic arterial bufferresponse，HABR），在严重低血容量、大型腹部手术或是重度失血时机体通过增加 HABF 代偿 PBF 的降低，从而维持肝总血流量的稳定。氟烷可干扰这一反应，而七氟烷及异氟烷则维持 HABR。七氟烷还可进一步抑制肝动脉收缩从而能更加有效地维持 HABR。七氟烷在维持 HABF、肝氧输送和氧输送/消耗比方面与异氟烷相当甚至优于异氟烷。此外，研究证实暴露于异氟烷或地氟烷后常规肝功能检查结果无明显变化。

与健康志愿者和手术患者的研究不同的是，有关麻醉药对严重肝脏疾病患者肝功能影响的研究很少。少数研究表明地氟烷和异氟烷不会改变成年慢性肝病手术患者的围术期肝功能检查结果，与氯胺酮和氟烷相比，异氟烷可更有效地维持肝硬化大鼠的肝脏血流。鉴于氟烷对肝脏血流和肝功能的不利影响，严重肝脏疾病患者应避免使用氟烷。由于目前可替代的吸入麻醉药种类繁多以及氟烷使用的整体减少，上述问题已经成为历史。鉴于氟烷潜在的肝毒性，许多专家认为无论是在健康人还是严重肝功能不全患者中使用氟烷都是不合理的。

惰性气体氙气于 1951 年首次被提出具有麻醉特性。氙气具有非易燃易爆、低毒性、无致畸性，且血气分配系数低于所有吸入麻醉药（仅为 0.115），诱导起效快，恢复迅速，被认为是一种理想的吸入麻醉药。氙气对左心室功能、全身血管阻力及全身血压均无明显影响。其人体血流动力学特征类似于丙泊酚。人体研究发现与异氟烷比较，氙气可较少引起低血压且对左心室功能无影响。同时动物研究表明与静脉麻醉药相比，氙气可增加脑灌注，且对其他局部器官灌注如肝脏灌注无影响，不改变 HABF、不影响心输出量，因此理论上对 THBF 无影响（不同于其他吸入麻醉药），且不影响肝功能检查结果。但是至今仍需更大规模的基于肝功能正常及异常患者的临床实验研究来证实氙气在急慢性肝疾病患者中的使用安全性，而此种研究目前还难以实现。

总之，吸入麻醉药对肝脏血流和肝功能的影响较为复杂，不仅与麻醉药自身特性有关，同时也受患者其他相关因素的影响，如肝功能不全的严重程度、高龄、手术应激和腹部手术操作。但是七氟烷、地氟烷和异氟烷稳定肝脏血流的作用始终强于氟烷和恩氟烷。有关新型吸入麻醉药对严重肝脏疾病患者肝脏血流的影响有待于大规模的前瞻性研究。

（二）静脉麻醉药

与吸入麻醉药相比，有关静脉麻醉药对肝功能影响的资料较少。早期研究表明依托咪酯和硫喷妥钠可通过增加肝动脉血管阻力、降低心输出量和血压来减少肝脏血流，氯胺酮即使在大剂量使用的情况下对肝脏血流的影响也很小。利用敏感放射标记微球技术检测动物器官血流，发现丙泊酚可增加肝动脉和门静脉循环而增加 THBF，表明丙泊酚具有显著的内脏血管舒张作用。在某些动物模型中，即使 MAP 降低 THBF 仍保持稳定，而另一些研究则发现MAP 升高而平均肝脏血流反而降低，这提示了丙泊酚的种属特异性。与氟烷相比，丙泊酚更有利于保持内脏和肝脏的氧输送平衡。有限的临床和实验资料显示，当动脉血压稳定时，静脉麻醉药对肝脏血流仅存在轻微影响并且对术后肝功能无明显损害。

（三）中枢神经阻滞剂

脊髓麻醉或硬膜外麻醉对肝脏血流和肝功能的影响并非一定由麻醉药物引起。早期人体研究显示，高位脊髓或硬膜外麻醉时肝脏血流降低，全身动脉血压也降低。其他动物研究发现高位硬膜外阻滞时 PBF 降低而 HABF 稳定，由此导致 THBF 降低。通过使用血管升压药物（如多巴胺或麻黄碱）来恢复 PBF 或是输液来维持正常动脉血压可逆转上述不利变化，并可维持肝脏血流的稳定。由此推断，低血压所致肝脏血流的降低继发于内脏血流的减少，因此导致 PBF 降低。

三、肝功能不全和肝胆管疾病对麻醉药药代动力学的影响

肝脏疾病时由于蛋白结合力的改变、人血白蛋白及其他药物结合蛋白水平的降低、腹水及全身水含量增加所致分布容积的改变，以及肝细胞功能异常所致代谢减弱，均可显著影响药物代谢及药代动力学。此外，镇静药和阿片类药物可增加严重肝病患者的此种影响，甚至诱发或加重肝性脑病。长期饮酒所致肝酶诱导作用的降低也可影响肝硬化患者使用药物的最终效果。

肝疾病对药物分布的影响不仅取决于药物的清除途径，同样也取决于肝功能不全的严重程度。肝脏药物清除率由诸多因素决定，包括：肝脏血流、肝酶活性及效力、血浆蛋白结合率、胆汁淤积所致肝肠循环和肠内药物代谢的改变，以及门体分流对部分药物的清除等。此外，肝脏疾病对药物清除的影响随肠内、肠外药物的不同而异。通常严重肝病会影响高摄取药物的代谢（如利多卡因和哌替啶），因为此时药物的清除主要依赖于肝脏血流或是门体分流。相反，低摄取药物如地西泮的代谢主要受蛋白结合力的影响，未结合药物得到清除；或是受肝脏内部清除力及代谢的影响，随肝细胞功能障碍的严重程度增加而降低。但是血浆蛋白降低导致游离药物比率的增加可减轻肝脏代谢水平的下降所致的影响，从而最终仅轻微改变药物的作用。另外游离药物比率的增加可使更多药物分布于组织间（并可潜在增加药物的分布容积），加上肝代谢水平的降低，可延长药物的半衰期。因此严重肝病患者的药代动力学十分复杂。

（一）阿片类药物

严重肝硬化患者吗啡代谢明显降低，导致其消除半衰期延长，口服吗啡的生物利用度增加，血浆蛋白结合率下降，镇静及呼吸抑制作用增强。虽然肝外代谢途径可能有助于肝硬化

患者吗啡的清除，但给药时间间隔仍需延长 1.5～2 倍，口服给药剂量需减少。同样哌替啶的清除率也降低 50%，半衰期延长一倍。此外，由于对去甲哌替啶清除率的下降，其蓄积作用可使严重肝脏疾病患者出现神经毒性反应。

芬太尼是一种高脂溶性的合成阿片类药物，因其快速再分布特性，单次静脉给药作用时间短暂。反复或持续给药可出现蓄积导致作用时间延长。由于芬太尼主要通过肝脏代谢，严重肝病患者的清除时间将延长。

舒芬太尼是一种作用更强的合成阿片类药物，同样主要在肝脏代谢且可与蛋白高度结合。虽然持续给药和蛋白结合率的降低对舒芬太尼的影响与芬太尼类似，肝硬化患者单次给药的药代动力学却无明显变化。

阿芬太尼是一种短效阿片类药物，其作用较芬太尼弱，同样主要经由肝脏代谢且蛋白结合率高。但是与芬太尼和舒芬太尼不同的是，阿芬太尼在肝硬化患者体内的半衰期几乎延长一倍，且体内游离比率更高，由此可延长作用时间、增强药物效果。

瑞芬太尼是一种具有酯链结构的合成阿片类药物，可被血液及组织中的酯酶快速水解，具有高清除率、快速清除的特点，其恢复时间几乎与使用剂量和给药持续时间无关，清除不受肝功能不全的影响。研究表明，严重肝病患者或是肝移植患者的瑞芬太尼清除亦不受影响。

（二）镇静催眠药

硫喷妥钠的肝脏摄取率低，因此在肝脏疾病患者体内的代谢和清除将受到显著影响。但是肝硬化患者硫喷妥钠的清除半衰期无明显改变，可能与其体内分布容积广泛有关，因此这些患者使用标准剂量硫喷妥钠的作用时间不会延长。相反，其他高脂溶性静脉麻醉药（包括美索比妥、氯胺酮、依托咪酯和丙泊酚等）经肝脏代谢，肝脏摄取率高，因此在严重肝病患者体内清除率将会降低。尽管具有上述药代动力学特性，但因分布容积的增加可延长半衰期并影响恢复时间，依托咪酯在肝硬化患者体内的清除率无改变。美索比妥和丙泊酚无论是单次给药或持续输注，在肝硬化人群的清除动力学特征类似于普通人群。但是肝硬化患者丙泊酚的间断性给药可使其平均临床恢复时间延长。终末期肝病患者对咪达唑仑的清除率下降导致其半衰期延长。鉴于蛋白结合率的降低以及游离比率的增加，可以预测严重肝病患者使用咪达唑仑可延长其作用持续时间并增强其镇静效果，尤其在大剂量使用或长期输注的情况下。类似的变化同样见于地西泮。

右旋美托咪定是一种具有镇静和镇痛作用的 α_2 肾上腺素能受体激动剂，主要经肝脏代谢，肾脏清除率低。通常与肝功能正常的患者相比，不同程度肝衰竭患者对右旋美托咪定的清除率降低、半衰期延长且脑电双频谱指数降低。因此严重肝功能不全患者使用右旋美托咪定应调整剂量。肾功能障碍患者使用右旋美托咪定后，虽然药代动力学无改变，但由于蛋白结合率的改变而导致镇静作用时间延长。肝功能不全患者同样会因蛋白结合率的改变而延长镇静作用时间。

总之，尽管肝硬化患者绝大多数静脉麻醉药的代谢均受到影响，其对镇静镇痛药物药代动力学的影响却很小。鉴于严重肝脏疾病患者使用地西泮后临床作用增强和持续时间延长，无论在手术室还是加强监护病房，出现药物蓄积、作用时间延长及肝性脑病发生的风险增加，故反复或长期使用时需十分谨慎。

（三）神经肌肉阻滞剂

有关肝硬化对肌松药药代动力学和药效动力学的研究较为广泛。甾类肌松剂维库溴铵主要经肝脏清除，肝硬化患者对其清除率降低，消除半衰期延长，肌松作用延长。酒精性肝病对维库溴铵的影响不明确，其清除率和消除半衰期无明显改变。罗库溴铵起效较维库溴铵快，经肝脏代谢和清除，肝功能不全可使其分布容积增加，消除半衰期和肌颤搐恢复时间延长，虽然首次给药后神经肌肉功能恢复不受肝脏疾病影响，但严重肝功能不全时首次大剂量或反复多次给药可显著延长罗库溴铵作用时间。

肝硬化患者药物分布容积增加，也同样使泮库溴铵消除半衰期延长。非器官依赖性代谢肌松剂如阿曲库铵（非特异性酯酶水解）和顺式阿曲库铵（Hofmann 清除）在终末期肝病患者的消除半衰期和临床作用时间与正常患者类似。阿曲库铵与顺式阿曲库铵的共同代谢产物 N－甲基罂粟碱主要经肝脏清除。尽管其在肝移植患者体内的浓度增加，临床相关的神经毒性反应并未见报道。唯一通过血浆胆碱酯酶清除的米库氯铵在肝硬化患者体内的代谢亦有改变。与肝功能正常患者相比，肝衰竭患者使用米库氯铵可致肌颤搐恢复时间显著延长，清除半衰期延长以及体内残留时间延长。上述变化与肝硬化患者体内血浆胆碱酯酶活性降低相关。胆碱酯酶活性的降低导致米库氯铵清除减少。严重肝病患者使用米库氯铵时需调整输注速度。与米库氯铵类似，严重肝病患者由于血浆胆碱酯酶水平下降，琥珀酰胆碱的作用时间也延长。

总之，肝硬化及其他严重肝病显著降低维库溴铵、罗库溴铵和米库氯铵的清除率，延长神经肌肉阻滞剂的作用时间，尤其是在反复使用或长期输注的情况下。阿曲库铵和顺式阿曲库铵的清除不依赖肝脏，因此在终末期肝脏疾病患者使用时无需调整剂量。

四、肝胆管术后并发症的危险因素

接受肝脏和非肝脏手术患者术后肝功能不全或肝衰竭的术前危险因素仍不明确，目前仍缺乏前瞻性研究，此类患者术后肝功能不全相关危险因素的评估主要考虑：①无症状的术前肝酶检查结果升高：此时应详细询问病史，仔细行体格检查，并进行重复和深入的实验室检查以进一步明确诊断；②急性肝炎、肝脂肪变性、慢性肝炎和肝硬化：目前公认急性肝炎（无论是病毒性、酒精性还是药物性）是择期手术后患者肝功能衰竭和死亡的危险因素，择期手术均应推迟至肝细胞功能不全缓解；慢性肝炎对麻醉和手术造成的风险程度主要取决于肝脏合成功能障碍的严重程度，若手术不可避免，围术期应谨慎处理，维持肝脏灌注，避免诱发肝衰竭和肝性脑病的危险因素。目前肝硬化仍被认为是接受非肝脏手术患者的主要危险因素，Child－Turcotte－Pugh（CTP）分级（见表 10－1）C 级是择期手术的禁忌证；③潜在诱发术后肝功能不全的手术类型：肝叶切除术是导致术前肝功能不全患者肝衰竭的公认的危险因素之一。大多数肝癌患者存在慢性肝炎或肝硬化引起的肝功能不全，由于这些患者肝脏储备能力的降低而不得不减少切除的肝组织，从而避免损伤活性肝组织及导致肝衰竭，后者是术后死亡的最常见原因。由于门静脉高压、凝血功能异常以及既往腹部手术造成的血管高度粘连等因素，接受肝癌肝叶切除术的肝硬化患者围术期出血较常见。此类患者术前行吲哚菁绿 15min 滞留实验或直接肝静脉压力梯度测定有助于判断预后。

表 10 - 1　改良的 Child - Pugh 评分

参数	改良的 Child - Pugh 评分 *		
	1	2	3
白蛋白（g/dl）	>3.5	1.8 3.5	<2.8
凝血酶原时间			
延长时间（s）	<4	4 6	>6
INR	<1.7	1.7 2.3	>2.3
胆红素（mg/dl）**	<2	2 3	>3
腹水	无	轻~中度	重度
脑病	无	I II 级	III IV 级

注：＊：A 级 =5、6 分；B 级 =7 ~9 分；C 级 =10 ~15 分。

＊＊：对于胆汁淤积疾病（如原发性胆汁性肝硬化），胆红素水平与肝功能受损程度不相称，需予以修正，修正值为：1 分 = 胆红素 <4mg/dl，2 分 = 胆红素 4 ~10mg/dl，3 分 = 胆红素 >10mg/dl。

五、肝胆胰手术的麻醉方法

1. 全身麻醉是最常用的方法　优点：良好的气道保护，可维持充分通气，麻醉诱导迅速，麻醉深度和持续时间可控。缺点：气道反射消失，诱导及苏醒期反流误吸的风险增加，血流动力学干扰大。

2. 区域麻醉技术，包括硬膜外麻醉、神经阻滞　优点：患者保持清醒可交流，保留气道反射，交感神经阻滞使肠道供血增加，肌松良好，减少全麻药物对肝脏的影响，在无低血压情况下对肝脏无明显影响，可通过保留硬膜外导管提供良好的术后镇痛。缺点：局麻药中毒的风险，需要患者的合作，阻滞失败可能需要改行全麻，出凝血异常或穿刺部位有感染者禁用，高平面胸段硬膜外阻滞可能影响肺功能。单纯腹腔神经丛阻滞不完全阻断上腹部感觉，患者常不能忍受牵拉内脏。

3. 全身麻醉复合硬膜外麻醉　全身麻醉复合硬膜外阻滞取其两者优点，优点：硬膜外的使用可以产生良好的镇痛肌松作用，减少全麻药用量，从而减轻了全麻药对肝脏的影响和心肌抑制作用，缩短苏醒时间，降低术后恶心发生率，减少术后呼吸系统并发症，改善术后早期肺功能，且便于术后镇痛，有利患者恢复。缺点：术中低血压时需与其他原因鉴别诊断，硬膜外穿刺给予试验量等延长了手术等待时间。

六、常见肝胆胰手术的麻醉

（一）肝硬化门脉高压症手术的麻醉

肝硬化后期有 5% ~10% 的患者要经历手术治疗。主要目的是预防和控制食管胃底曲张静脉破裂出血和肝移植。肝脏是体内最大的器官，有着极其复杂的生理生化功能，肝硬化患者肝功能障碍的病理生理变化是全身性和多方面的。因此麻醉前除需了解肝功能的损害程度并对肝储备功能充分评估和有针对性的术前准备外，还要了解肝功能障碍时麻醉药物体内过程的改变，以及麻醉药物和操作对肝功能的影响。

1. 门脉高压症主要病理生理特点　门静脉系统是腹腔脏器与肝脏毛细血管网之间的静

脉系统。当门静脉的压力因各种病因而高于18mmHg（25cmH$_2$O）时，可表现一系列临床症状，统称门脉高压症。其主要病理生理改变为：①肝硬化及肝损害；②高动力型血流动力学改变：容量负荷及心脏负荷增加，动静脉血氧分压差降低，肺内动静脉短路和门－肺静脉分流；③出凝血机能改变：有出血倾向和凝血障碍。原因为纤维蛋白原缺乏、血小板减少、凝血酶原时间延长、第V因子缺乏、血浆纤溶蛋白活性增强；④低蛋白血症：腹水、电解质紊乱、钠水潴留、低钾血症；⑤脾功能亢进；⑥氮质血症、少尿、稀释性低钠、代谢性酸中毒和肝肾综合征。

2. 术前肝功能评估　肝功能十分复杂，肝功能实验检查也比较多，但仍不能反映全部肝功能。目前认为血浆蛋白特别是白蛋白含量以及胆红素是比较敏感的指标，一般采取这两种实验，并结合临床表现，作为术前评估肝损害的程度指标。

3. 麻醉前准备　门脉高压症多有程度不同的肝损害。肝脏为三大代谢和多种药物代谢、解毒的器官，麻醉前应重点针对其主要病理生理改变，做好改善肝功能、出血倾向及全身状态的准备。

（1）增加肝糖原，修复肝功能，减少蛋白分解代谢：给予高糖、高热量、适量蛋白质及低脂肪饮食，必要时可静脉滴注葡萄糖胰岛素溶液。对无肝性脑病者可静脉滴注相当于0.18g蛋白／（kg·d）的合成氨基酸。脂肪应限制在50g/d以内。为改善肝细胞功能，还需用多种维生素，如每日复合维生素B，6～12片口服或4mg肌内注射；维生素B$_6$ 50～100mg；维生素B$_{12}$ 50～100μg；维生素C 3g静脉滴入。

（2）纠正凝血功能异常：有出血倾向者可给予维生素K等止血药，以纠正出凝血时间和凝血酶原时间。如系肝细胞合成第V因子功能低下所致，麻醉前应输新鲜血或血浆。

（3）腹水直接反映肝损害的严重程度，大量腹水还直接影响呼吸、循环和肾功能，应在纠正低蛋白血症的基础上，采用利尿、补钾措施，并限制入水量。有大量腹水的患者，麻醉前应少量多次放出腹水，并输注新鲜血或血浆，但禁忌一次大量放腹水（一般不超过3 000ml/次），以防发生休克或肝性脑病。

（4）纠正低蛋白血症：如总蛋白＜45g/L，白蛋白＜25g/L或白/球蛋白比例倒置，术前给予适量血浆或白蛋白。

（5）纠正水、电解质、酸碱平衡紊乱。

（6）抗生素治疗：术前1～2d应用，抑制肠道细菌，减少术后感染。

4. 麻醉选择与处理　主要原则是应用最小有效剂量，维持MAP，保护肝脏的自动调节能力，避免加重肝细胞损害。

（1）麻醉前用药：镇静镇痛药均在肝内代谢，门脉高压症时分解代谢延迟，可导致药效增强、作用时间延长，故应减量或避用。对个别情况差或肝性脑病前期的患者，可无需麻醉前用药或者仅给予阿托品或东莨菪碱即可。大量应用阿托品或东莨菪碱可使肝血流量减少，一般剂量时则无影响。

（2）术中管理：重点在于维持血流动力学稳定，维持良好的肝血流灌注以保持肝氧供/耗比正常，保护支持肝脏的代谢，避免低血压、低氧、低碳酸血症对肝脏的缺血性损害。对于肝胆系统疾病的患者，全麻行序贯快速诱导十分必要。因为肝硬化进展期患者腹水存在和腹内压增加以及胃肠运动减弱均使误吸危险增加。

经鼻或经口置入胃管对于食管静脉曲张患者必须小心地操作，以免引起曲张血管出血。

有的临床研究认为食管静脉曲张麻醉的患者下胃管后并未增加出血并发症，如果胃管对于胃内减压或经胃管给药确实必要，则应该是可行的。

（3）术中监测：包括动脉压、中心静脉压、肺动脉压、$SaPO_2$、尿量、血气分析等。维持良好通气，防止低氧血症，肝硬化患者存在不同程度动脉氧饱和度下降，主要由于肺内分流，腹水引起低位肺区通气血流比例失调。

动脉直接测压有利于肝功能不良患者血压监测和抽取血标本。建立中心静脉通路既可测定中心静脉压，又可用于给药。而肺动脉置入漂浮导管可考虑针对肝功能严重受损的患者，因其病理生理学类似脓毒血症状态，血管张力低下致体循环压力降低和高动力性循环。肺动脉置管有利于确定低血压原因，指导容量替代治疗和血管活性药物支持治疗。此外，肺动脉置管对于合并急性胆囊炎和急性胰腺炎的危重患者对呼衰和肾衰的处理也是有用的。而进行经食管超声心动图监测对于凝血功能异常和食管静脉曲张患者应列为禁忌。有创监测也有利于术后 ICU 监测和治疗（如治疗低血容量、脓毒症导致的呼衰、肾衰或肝肾综合征以及凝血病等）。

术中还应进行生化检查（包括血糖、血钙、血细胞比容、PT、PTT、血小板计数、纤维蛋白原、D－二聚体等），当长时间手术、大量失血或怀疑 DIC 时更为必要。体温监测和保温对于肝病患者也很重要，因为低温可损害凝血功能。

（4）术中输液及输血的管理：术中可输注晶体液、胶体液和血液制品。输注速度要根据尿量、中心静脉压及肺动脉楔压监测来调节。肝硬化患者可并发低血糖症，特别是酒精中毒性肝硬化者术中根据血糖变化输注葡萄糖液。此外肝功能不全患者对枸橼酸代谢能力下降，大量快速输血时易发生枸橼酸中毒，术中应监测钙离子浓度，适当补充氯化钙或葡萄糖酸钙。大量输血还会加重凝血功能的改变，需要加以监测。

5. 术后管理　加强生理功能监测，维持重要器官功能正常；预防感染；静脉营养；保肝治疗，防止术后肝功能衰竭。

（二）经颈静脉肝内门体分流术（TIPS）的麻醉

TIPS 是一种经皮建立肝内门脉循环和体循环连接的手术，常用于治疗终末期肝病。TIPS 可降低门静脉压，减少门脉高压引起的并发症，如静脉曲张破裂出血和顽固性腹水。通过肝内放置可扩张血管支架来实现 PBF 向肝静脉的分流。

虽然大多数患者仅需镇静就可完成 TIPS，但是由于手术时间延长，肝硬化患者腹水所致肺功能障碍和肝肺综合征引发低氧血症在镇静后潜在的呼吸抑制作用，以及误吸的可能，一些医生在择期手术患者倾向于选择全身麻醉。除了麻醉方式的选择外，术前补充足够的血容量也是必需的，特别是在伴有静脉曲张破裂出血的患者。此外接受 TIPS 手术的肝硬化患者常伴有严重凝血功能紊乱而需术前治疗。

TIPS 手术过程中可出现一些并发症，需要麻醉医师干预治疗。在血管穿刺过程中可出现气胸和颈静脉损伤。超声引导下的颈静脉穿刺可降低上述并发症的出现。此外心导管插入过程中可因机械性刺激诱发心律失常。在肝动脉穿刺时由于肝包膜的撕裂或肝外门静脉穿刺可引起大出血，麻醉医师要做好急性、危及生命大出血的急救准备。

（三）肝叶切除术的麻醉

肝叶切除患者的术前准备涉及手术风险评估，主要通过 CTP 分级或终末期肝病模型

（MELD）评分来进行。上消化道内镜检查、CT 扫描和（或）MRI 常用于发现食管静脉曲张。严重血小板减少或严重静脉曲张是围术期主要风险因素，因此只有在上述情况处理后方可行手术治疗。若患者存在明显贫血和凝血功能紊乱，术前也应纠正。有关麻醉药物和剂量的选择应当结合患者基础肝功能不全的程度以及肝叶切除所致术后可能存在的肝功能不全的程度来决定。

尽管目前公认术中存在大出血风险，且术中应当严密监测以及建立快速输血通道，但是在肝叶切除术中的整体液体管理仍存在争议。一些医疗中心认为在手术早期应当充分予以液体和血液制品，以增加血管容量，从而对突发性失血起缓冲作用，而其他医疗中心则支持在手术过程中维持较低中心静脉压以最大限度地减少肝固有静脉、肝总静脉以及其他腔静脉的血液丢失，上述血管常常是术中最易出血的部位。此外适度的头低脚高位可降低肝内静脉压，该体位可维持抑或增加心脏前负荷和心输出量，并可降低断裂肝静脉出现空气栓塞的风险。对于术前无肾功能障碍的患者，术中采用后种补液方法对术后肾功能并无明显影响。

尽管肝叶切除患者的术后管理与其他腹部手术患者的术后管理类似，但是仍需注意几个方面的问题。静脉液体中应当补充钠、钾磷酸盐，以避免严重的低磷酸血症并有助于肝脏再生。由于经肝脏代谢药物清除率的降低，术后镇痛药物和剂量的选择非常重要。

（四）胆囊、胆道疾病手术的麻醉

1. 麻醉前准备

（1）术前评估心、肺、肝、肾功能。对并存疾病特别是高血压、冠心病、肺部感染、肝功能损害、糖尿病等应给予全面的内科治疗。

（2）胆囊、胆道疾病多伴有感染，胆道梗阻多有阻塞性黄疸及肝功能损害，麻醉前都要给予消炎、利胆和保肝治疗，术中术后应加强肝肾功能维护，预防肝肾综合征的发生。阻塞性黄疸可导致胆盐、胆固醇代谢异常，维生素 K 吸收障碍，致使维生素 K 参与合成的凝血因子减少，发生出凝血异常，凝血酶原时间延长。麻醉前应给维生素 K 治疗，使凝血酶原时间恢复正常。

（3）阻塞性黄疸的患者，自主神经功能失调，表现为迷走神经张力增高，心动过缓，麻醉手术时更易发生心律失常和低血压，麻醉前应常规给予阿托品。

（4）胆囊、胆道疾病患者常有水、电解质、酸碱平衡紊乱、营养不良、贫血、低蛋白血症等继发性病理生理改变，麻醉前均应作全面纠正。

2. 开腹胆囊、胆道手术的麻醉选择及处理　可选择全身麻醉、硬膜外阻滞或全麻加硬膜外阻滞下进行。硬膜外阻滞可经胸$_{8-9}$或胸$_{9-10}$间隙穿刺，向头侧置管，阻滞平面控制在胸4～12。胆囊、胆道部位迷走神经分布密集，且有膈神经分支参与，在游离胆囊床、胆囊颈和探查胆总管时，可发生胆-心反射和迷走-迷走反射。患者不仅出现牵拉痛，而且可引起心率下降、反射性冠状动脉痉挛、心肌缺血导致心律失常、血压下降。应采取预防措施，如局部内脏神经阻滞，静脉应用哌替啶及阿托品或氟芬合剂等。吗啡、芬太尼可引起胆总管括约肌和十二指肠乳头部痉挛，而促使胆道内压升高，持续 15～30min，且不能被阿托品解除，故麻醉前应禁用。阿托品可使胆囊、胆总管括约肌松弛，麻醉前可使用。胆道手术可促使纤维蛋白溶酶活性增强，纤维蛋白溶解而发生异常出血。术中应观察出凝血变化，遇有异常渗血，应及时检查纤维蛋白原、血小板，并给予抗纤溶药物或［凝血］因子Ⅰ处理。

胆管结石分为原发性胆管结石和继发性胆管结石。原发性系指在胆管内形成的结石，主要为胆色素结石或混合性结石。继发性是指结石为胆囊结石排至胆总管者。主要为胆固醇结石。根据结石所在部位分为肝外胆管结石和肝内胆管结石。肝外胆管结石多位于胆总管下端，肝内可广泛分布于两叶肝内胆管。肝外胆管结石以手术为主。围术期抗生素治疗，纠正水、电解质及酸碱平衡紊乱，对黄疸和凝血机制障碍者加用维生素 K。

阻塞性黄疸常伴肝损害，全身麻醉应禁用对肝肾有损害的药物，如氟烷、甲氧氟烷、大剂量吗啡等。恩氟烷、异氟烷、七氟烷或地氟烷亦有一过性肝损害的报道。麻醉手术中因凝血因子合成障碍，毛细血管脆性增加，也促使术中渗血增多。但研究表明，不同麻醉方法对肝功能正常与异常患者凝血因子的影响，未见异常变化。

3. 腹腔镜手术的麻醉处理　随着腹腔镜技术的提高，腹腔镜下肝胆胰手术逐渐增多。特别是腹腔镜下胆囊切除术，由于术后疼痛轻、损伤小、恢复快，几乎可取代开腹胆囊切除术，但有 5% 患者因为炎症粘连解剖结构不清需改为开腹手术。

腹腔镜手术麻醉所遇到的主要问题是人工气腹和特殊体位对患者的生理功能的影响。二氧化碳气腹是目前腹腔镜手术人工气腹的常规方法。

（1）二氧化碳气腹对呼吸循环的影响

1）对呼吸的影响：主要包括呼吸动力学改变、肺循环功能影响以及二氧化碳吸收导致的呼吸性酸中毒等。

通气功能改变：人工气腹造成腹内压升高，引起膈肌上移，可减小胸肺顺应性和功能残气量，同时由于气道压力升高引起通气，血流分布异常。

$PaCO_2$ 上升：二氧化碳气腹使二氧化碳经过腹膜吸收及胸肺顺应性下降导致肺泡通气量下降均可引起 $PaCO_2$ 升高。$PaCO_2$ 升高引起酸中毒，对组织器官功能有一定影响，但人工气腹所致 $PaCO_2$ 升高一般可通过增加肺泡通气量消除。

2）对循环功能的影响：主要表现为心排血量下降、高血压、体循环和肺循环血管张力升高，其影响程度与气腹压力高低有关。

（2）术前评估：腹腔镜手术患者的术前评估主要是判断患者对人工气腹的耐受性。一般情况好的患者能够较好地耐受人工气腹和特殊体位变化，而危重患者对于由此而引起的呼吸和循环干扰的耐受能力则比较差。心脏病患者应考虑腹内压增高和体位要求对于血流动力学的影响，一般对缺血性心脏病的影响程度比对充血性或瓣膜性心脏病轻。相对禁忌证包括颅内高压、低血容量、脑室腹腔分流术后等。

（3）麻醉选择：腹腔镜胆囊手术选用气管内插管控制呼吸的全身麻醉最为安全。近年来，谨慎选用喉罩通气，特别是双管喉罩代替气管插管进行气道管理，使全麻苏醒期质量得到提高。麻醉诱导和维持原则与一般全身麻醉相同，可选用静脉、吸入或静吸复合麻醉药物维持麻醉。异丙酚因其快速苏醒，术后副作用较少，是静脉麻醉药的首选。异氟烷具有扩血管作用，可拮抗气腹引起的外周阻力升高，对腹腔镜胆囊切除术更为有利。应用肌松药控制通气，可改善二氧化碳气腹对呼吸功能的影响，降低 $PaCO_2$ 使其维持在正常范围。麻醉中应用阿片类镇痛药目前仍有争议。原因是阿片类药物可引起 Oddi 括约肌痉挛，继发胆总管内压升高。但是阿片类药物引起的 Oddi 括约肌痉挛发生率很低（<3%），而且这种作用可被纳洛酮拮抗，因此目前并没影响阿片类镇痛药物的应用。

（4）术中监测：术中监测主要包括动脉压、心率、心电图、SpO_2、呼气末 CO_2，对心血管功能不稳定者，术中可监测中心静脉压和肺动脉压。必要时行血气分析，及时发现生理功能紊乱，及时纠正。

（5）术后处理：腹腔镜手术对循环的干扰可持续至术后，因此术后应常规吸氧，加强循环功能监测。此类手术，术后恶心呕吐发生率较高，应积极预防和治疗。

4. 麻醉后注意事项

（1）术后应密切监测，持续鼻管吸氧，直至病情稳定。按时检查血红蛋白、血细胞比容及电解质、动脉血气分析，根据检查结果给予调整治疗。

（2）术后继续保肝、保肾治疗，预防肝肾综合征。

（3）对老年人、肥胖患者及并存气管、肺部疾病者，应防治肺部并发症。

（4）胆总管引流的患者，应计算每日胆汁引流量，注意水、电解质补充及酸碱平衡。

（5）危重患者和感染中毒性休克未脱离危险期者，麻醉后应送术后恢复室或 ICU 进行严密监护治疗，直至脱离危险期。

（五）胰岛素瘤手术的麻醉

胰岛素瘤是因胰腺 B 细胞瘤或增生造成的胰岛素分泌过多，引起以低血糖症为主的一系列临床症状，一般胰岛素瘤体积较小，多为单发无功能性，胰岛素瘤也可能是多发性内分泌腺瘤病（MEN）的一部分。

1. 病理生理 胰岛素瘤以良性腺瘤最为常见，其次为增生，癌和胰岛母细胞瘤少见，位于胰腺外的异位胰岛素瘤发生率不到胰岛素瘤的 1%，多见于胃、肝门、十二指肠、胆总管、肠系膜和大网膜等部位。胰岛素瘤也可能是 MEN－1 型的一部分，后者除胰岛素瘤外，尚可伴有垂体肿瘤、甲状旁腺肿瘤或增生。胰岛素瘤的胰岛素分泌不受低血糖抑制。

2. 临床特点 中年男性多见，可有家族史，病情呈进行性加重。其临床表现为低血糖症状（如头晕、眼花、心悸、出汗），此类患者神经精神异常极为常见，甚至出现麻痹性痴呆、中风、昏迷。禁食、运动、劳累、精神刺激等可促进其发作。临床上多有 Whipple 三联征：即空腹发病，发病时血糖低于 2.2mmol/L，静脉注射葡萄糖立即见效。空腹血糖常常低于 2.8mmol/L。

3. 麻醉前准备 对于术前明确诊断的患者，术前准备主要目的是预防低血糖的发生，可采取下列措施：

（1）内科治疗包括少量多餐和夜间加餐，以减少低血糖症的发生。也可选择二氮嗪、苯妥英钠、生长抑素、糖皮质激素治疗。

（2）术前可用二氮嗪准备，剂量为每日 200～600mg，术中可继续使用二氮嗪以减少低血糖发生的可能性。

（3）术前禁食期间，根据患者平时低血糖发作情况，必要时补充葡萄糖，以免发生严重低血糖。但应在手术 2～3h 前补充葡萄糖，用量不宜过大，以免影响术中血糖检测结果。

（4）急性低血糖的处理同前，快速补充葡萄糖以控制或缓解低血糖症状。低血糖发作时，轻者可口服适量的葡萄糖水，重者需静脉输注 50% 葡萄糖液 40～100ml，必要时可重复，直至症状得到缓解。

4. 手术麻醉特点 手术切除是胰岛素瘤的根治方法。胰腺位于上腹深部，加之胰岛素瘤较小不易寻找，麻醉方式应能满足手术切除及探查等操作的需要，维持适当的麻醉深度和良好肌松程度。全麻及硬膜外阻滞麻醉均可用于此类患者。肿瘤定位困难或异位肿瘤需行开腹探查者以选择全麻为宜。应选择对血糖影响小的药物，并且在全麻期间注意鉴别低血糖昏迷。对于精神紧张、肥胖、肿瘤多发或定位不明确的患者全麻更为合适。硬膜外阻滞麻醉可满足手术要求，对血糖影响小，保持患者清醒可评价其神志改变，但硬膜外阻滞必须充分，否则可因手术刺激引起反射性血压下降、恶心呕吐，同时应控制麻醉平面，以免造成呼吸抑制、血压下降。

5. 术中血糖监测和管理　胰岛素瘤切除术中应监测血糖变化，其目的是及时发现处理肿瘤时的低血糖和肿瘤切除后的高血糖，以及判断肿瘤是否完全切除。

（1）一般认为肿瘤切除后血糖升高至术前 2 倍或切除后 1h 内上升至 5.6mmol/L，即可认为完全切除。

（2）肿瘤切除后 1h 内血糖无明显升高者，应怀疑有残留肿瘤组织存在，应进一步探查切除残留的肿瘤组织。

（3）术中应避免外源性葡萄糖引起的血糖波动，以免不能准确反映肿瘤切除与否。

（4）为防止低血糖的发生，术中应间断测定血糖水平，根据测定结果输注少量葡萄糖，应维持血糖在 3.3mmol/L 以上，肿瘤切除后如出现高血糖，可使用小量胰岛素控制。

（5）保持足够的通气量，维持正常的 PaO_2 和 $PaCO_2$，避免过度通气出现继发性脑血流减少，减轻因低血糖造成的脑组织缺氧性损害。

（六）急性坏死性胰腺炎手术的麻醉

循环呼吸功能稳定者，可选用连续硬膜外阻滞。已发生休克经综合治疗无效者，应选择全身麻醉。麻醉中应针对病理生理特点进行处理：①因呕吐、肠麻痹、出血、体液外渗往往并存严重血容量不足，水、电解质紊乱，应加以纠正；②胰腺酶可将脂肪分解成脂肪酸，与血中钙离子起皂化作用，因此患者可发生低钙血症，需加以治疗；③胰腺在缺血、缺氧情况下可分泌心肌抑制因子（如低分子肽类物质），抑制心肌收缩力，甚至发生循环衰竭，应注意防治；④胰腺炎继发腹膜炎，致使大量蛋白液渗入腹腔，不仅影响膈肌活动，且使血浆渗透压降低、容易诱发肺间质水肿，呼吸功能减退，甚至发生急性呼吸窘迫综合征（ARDS）。麻醉中应在血流动力学指标监测下，输入血浆代用品、血浆和全血以恢复有效循环血量，纠正电解质紊乱及低钙血症，同时给予激素和抗生素治疗。此外，应注意呼吸管理，维护肝功能，防治 ARDS 和肾功能不全。

（刘铁军）

第六节　嗜铬细胞瘤手术的麻醉

一、概述

嗜铬细胞瘤（pheochromocytoma）起源于嗜铬细胞（chromaffin cell）。胚胎早期交感神经元细胞起源于神经嵴和神经管，是交感神经母细胞和嗜铬母细胞的共同前体，多数嗜铬母细胞移行至胚胎肾上腺皮质内，形成胚胎肾上腺髓质。另一部分嗜铬母细胞随交感神经母细胞移行至椎旁或主动脉前交感神经节，形成肾上腺外嗜铬细胞。出生后肾上腺髓质嗜铬细胞发育成熟的同时，肾上腺外的嗜铬细胞退化并逐渐消失。所以在胚胎时期分布多处的嗜铬细胞，到成熟期只有肾上腺髓质细胞还能保留下来。在某种特殊情况下，这些同源的神经外胚层细胞可以发生相应的肿瘤。因此绝大部分嗜铬细胞瘤发生于肾上腺髓质。肾上腺外的嗜铬细胞瘤可发生于自颈动脉体至盆腔的任何部位，但主要见于脊柱旁交感神经节（以纵隔后为主）和腹主动脉干分叉处的主动脉旁器（Zuckerkandl organ），如颈动脉体、腹主动脉旁的交感神经节，以及胸腔、膀胱旁等部位。这些肾上腺外的嗜铬细胞瘤称为"嗜铬的副神经节瘤"或异位的嗜铬细胞瘤。

嗜铬细胞瘤90%以上为良性肿瘤，肿瘤切面呈棕黄色，血管丰富，肿瘤细胞可被铬盐染色，因此称为嗜铬细胞瘤。据统计，80%~90%嗜铬细胞瘤发生于肾上腺髓质嗜铬质细胞，其中90%左右为单侧单个病变。多发肿瘤，包括发生于双侧肾上腺者，约占10%。起源肾上腺以外的嗜铬细胞瘤约占10%；国内此项统计结果稍高一些。恶性嗜铬细胞瘤约占5%~10%，可造成淋巴结、肝、骨、肺等转移。

嗜铬细胞瘤发病率的调查资料较少，据国外统计资料，嗜铬细胞瘤在高血压患者中的发病率最低为0.4%，最高为2%。尸检发现率为0.094%~0.25%。国内资料近年报道的发病例数也在急剧增加，但尚缺乏大组病例的流行病学调查统计，估计我国的发病率不会低于国外。随着高血压患者接受嗜铬细胞瘤特殊检测人数的增加，发病率将会较以往有所增加。

嗜铬细胞瘤能自主分泌儿茶酚胺，患者的所有病理生理基础，均与肿瘤的这一分泌功能有直接的关系。高血压为其突出的重要表现，由于过高的儿茶酚胺的分泌，使血管长期处于收缩状态，血压虽高，但血容量常严重不足。近年来，由于术前准备的不断改进，术中监测日益完备，及有效的控制血压药物和高效的麻醉方法，该手术和麻醉的死亡率已大大降低，约1%~5%，甚至有多个零死亡报道。

二、临床表现

嗜铬细胞瘤可见于任何年龄，但多见于青壮年。高发年龄为20~50岁，患者性别间无明显差别。临床症状多变，可产生各种不同的症状，最常见的是高血压、头痛、心悸、出汗，但同时具备上述全部症状者并不多见。

（一）心血管系统表现

1. 高血压　为本病最主要的症状，有阵发性和持续性二型，持续型亦可有阵发性加剧。

（1）阵发性高血压型：为本病所具有的特征性表现。由于大量的儿茶酚胺间歇地进入血液循环，使血管收缩，末梢阻力增加，心率加快，心排出量增加，导致血压阵发性急骤升高，收缩压可达26.6kPa（200mmHg）以上，舒张压也明显升高，可达17~24kPa（130~180mmHg）（以释放去甲肾上腺素为主者更高一些）。发作时可伴有心悸、气短、胸部压抑、剧烈头痛、面色苍白、大量出汗、恶心、呕吐、视力模糊、焦虑、恐惧感等，严重者可并发急性左心衰竭或脑血管意外。发作缓解后患者极度疲劳、衰弱，可出现面部等皮肤潮红、全身发热、流涎、瞳孔缩小等迷走神经兴奋症状，并可有尿量增多。发作可由体位突然改变、情绪激动、剧烈运动、咳嗽及大小便等活动引发。发作频率及持续时间个体差异较大，并不与肿瘤的大小呈正相关。

（2）持续性高血压型：有的患者可表现为持续性高血压。据报道，约90%的儿童患者表现为持续性高血压，成人也有50%左右表现为持续性高血压。如果持续性高血压伴有阵发性加剧或由阵发性演变而来，则易于想到肾上腺髓质腺瘤的可能性，否则不易诊断，可多年被误诊为原发性高血压。对持续性高血压患者有以下表现者，要考虑肾上腺髓质腺瘤的可能性：畏热、多汗、低热、心悸、心动过速、心律失常、头痛、烦躁、焦虑、逐渐消瘦、站立时发生低血压，或血压波动大，可骤然降低。如上述情况见于儿童和青年人，则更要想到本病的可能性。

2. 低血压、休克　少数患者可出现发作性低血压、休克等发现，这可能与肿瘤坏死，瘤内出血，使儿茶酚胺释放骤停，或发生严重心脏意外等有关。出现这种情况预后常较恶劣。

3. 心脏表现　由于儿茶酚胺对心肌的直接毒性作用，出现局灶性心肌坏死，病理特点为心肌收缩带坏死，临床特点类似心肌梗死，这种改变与交感神经过度兴奋及再灌注所引起的损害相类似，病变与过多的 Ca^{2+} 进入细胞内有关，故不宜使用洋地黄治疗，过多的 Ca^{2+} 进入心肌可诱发心室纤颤，导致突然死亡。1958 年 Szakas 将嗜铬细胞瘤引起的心肌病变称为儿茶酚胺心肌病，部分患者也可以表现为扩张性充血性心肌病。心肌本身也可发生嗜铬细胞瘤。

（二）代谢紊乱

1. 基础代谢增高　儿茶酚胺促进垂体 TSH 及 ACTH 的分泌增加，使甲状腺素及肾上腺皮质激素的分泌增加，导致基础代谢增高，但血清甲状腺激素及甲状腺摄碘率皆为正常。代谢亢进可引起发热。

2. 糖代谢紊乱　儿茶酚胺刺激胰岛 α - 受体，使胰岛素分泌下降，作用于肝脏 α、β 受体及肌肉的 β 受体，使糖异生及糖原分解增加，周围组织利用糖减少，因而血糖升高或糖耐量下降及糖尿。

3. 脂代谢紊乱　脂肪分解加速、血游离脂肪酸增高，加之基础代谢率增高、血糖升高，可引起消瘦。

4. 电解质代谢紊乱　少数患者可出现低钾血症，可能与儿茶酚胺促使 K^+ 进入细胞内及促进肾素、醛固酮分泌有关。

（三）其他表现

1. 消化系统　儿茶酚胺可松弛胃肠平滑肌，使胃肠蠕动减弱，故可引起便秘，有时甚为顽固。胃肠小动脉的严重收缩痉挛，可使胃肠黏膜缺血，长期作用可使胃肠壁内血管发生增殖性及闭塞性动脉内膜炎，可造成肠坏死、出血、穿孔等症状。本病患者胆石症发生率较高，与儿茶酚胺使胆囊收缩减弱，Oddi 括约肌张力增强，引起胆汁潴留有关。少数患者（约 5%）在左或右侧中上腹部可触及肿块，个别肿块可很大，扪及时应注意有可能诱发高血压症群。嗜铬细胞癌亦可转移到肝，引起肝肿大。

2. 泌尿系统　病程久，病情重者可发生肾功能减退。膀胱内肾上腺髓质腺瘤患者排尿时常引起高血压发作。

3. 其他　儿童常因胫骨远端循环障碍感到踝关节痛，下肢动脉强烈收缩则可引起间歇性跛行。有些患者性交时突然高血压发作。神经系统常表现为脑出血、脑栓塞的症状，也可出现精神症状，如恐惧、极度焦虑等，高血压发作时，患者有濒死的恐惧感。

三、麻醉前准备与评估

大多数嗜铬细胞瘤围术期的危险来源于肿瘤切除中产生的高血压危象和肿瘤切除后的低血压、休克。嗜铬细胞瘤可分泌大量的儿茶酚胺类物质，如肾上腺素、去甲肾上腺素和多巴胺等，致使患者外周微循环血管床长期处于收缩状态，血容量减少，引起高血压。患者精神受刺激、剧烈运动或肿瘤被挤压，血儿茶酚胺类物质剧增，可产生严重的高血压危象，并发心衰、肺水肿、脑出血等。手术切除肿瘤后，血中儿茶酚胺物质骤减，微循环血管床突然扩张，有效循环容量严重不足，而发生难治性低血压。

（一）麻醉前准备

α-肾上腺素受体阻滞剂的应用是麻醉前准备最重要和基本的内容。

1. 控制血压　最常用药物为酚苄明（phenoxybenzamine），是长效的 α_1 受体阻滞剂，对 α_1 受体的作用比对 α_2 受体的作用强 100 倍，控制血压效果好，口服用药十分方便，从 10mg/8h 开始，根据血压情况逐渐加量，一般要用到 20～40mg/8h 方能奏效，少数患者需用到 80mg/8h。酚苄明的非选择性 α 受体抑制作用可使 β 受体失去拮抗，诱发心律失常，或在肿瘤切除术后使血管床扩张，引起长时间低血压，所以酚苄明用量不宜过大，用药时间也不宜过长，一般用药 2 周左右即可考虑手术。哌唑嗪能选择性抑制 α_1 受体，作用缓和，对心律影响小，但该药属突触后抑制，对肿瘤探查术中引起的血压骤升控制不满意，首次 1mg/d，常用 2～3mg/d，最多可用至 6～8mg/d。酚妥拉明为短效 α_1 受体阻滞剂并直接扩张血管，是突发高血压危象的最有效拮抗药，单次静脉注射 1～5mg 即可见效。

对于单用 α 受体阻滞剂效果不理想的患者，可加用钙通道阻滞剂，如硝苯地平（心痛定）、维拉帕米（异博定）、硝苯苄胺啶等。有些嗜铬细胞瘤患者在高儿茶酚胺和低血容量的刺激下可发生高肾素血症，嗜铬细胞瘤亦可异常分泌肾素，这将使血管紧张素Ⅱ的生成增加。有些嗜铬细胞瘤患者由于受体下降调节，其高血压不是儿茶酚胺引起，而是血管紧张素Ⅱ所致，此时用 α 受体阻滞剂可能不发生作用，应用甲巯丙脯酸或苯丁醋脯酸方可使血压下降并避免阵发性发作。

2. 纠正心律失常　有心动过速或心律失常的嗜铬细胞瘤患者，在使用 α 受体阻滞剂后仍然存在上述情况时，宜加用 β 受体阻滞剂，如阿替洛尔（氨酰心安）、美托洛尔（美多心安）和艾司洛尔，它们抗心律失常的作用强，不引起心衰和哮喘，故明显优于以往常用的普萘洛尔（心得安），近年已逐渐取代了其地位。艾司洛尔由于其超短效的特点成为术前、术中高血压危象时心动过速或心律失常的首选。美托洛尔和阿替洛尔常用于术前准备。

3. 补充容量　扩容是一项十分重要的措施。嗜铬细胞瘤的患者外周血管强烈收缩，血容量绝对不足。一旦切除肿瘤，儿茶酚胺急剧减少，血管床开放，可造成严重循环容量不足。术前在控制血压的情况下，预充一定的血容量，再辅以术中扩容，这不但可使术中血压平稳，而且可防止术中因血容量不足而大量快速扩容可能发生的心衰、肺水肿等并发症。

4. 改善一般情况　如纠正电解质紊乱、调整血糖及术前心理准备工作。

5. 儿茶酚胺心肌病的治疗　高浓度儿茶酚胺对心肌损害所造成的儿茶酚胺心肌病应引起高度重视，临床可表现为严重的心律失常、心力衰竭、心肌梗死，死亡率极高，但这种心肌病在使用 α 受体阻滞剂及护心治疗后通常可以逆转。此类患者术前至少应准备半年以上，等心肌损害恢复至较好状态后，再接受手术治疗。充分有效的术前 α-肾上腺素受体阻滞剂应用，可阻断儿茶酚胺的外周血管收缩效应，降低血压，使微循环血管床扩张，提前补充血容量，是提高嗜铬细胞瘤手术安全性，降低死亡率最为关键的因素之一。

（二）麻醉前评估

对嗜铬细胞瘤手术的麻醉前评估，最重要的就是评估术前扩血管、扩容治疗是否有效和充分。常用的临床判断标准包括：血压下降并稳定于正常水平，无阵发性血压升高、心悸、多汗等现象，体重增加，轻度鼻塞，四肢末梢发凉感消失或感温暖，甲床由苍白转为红润，红细胞压积下降 <45%，近年有文献报道采用指端微循环图像分析技术，显微镜下观察微动脉形态，计算机测算微动脉管襻数、管径值和管襻长度，提高了对微循环状态的客观判断能力，认为指端微循环图像分析可作为判断术前扩容程度的客观量化参考标准。

四、麻醉管理

嗜铬细胞瘤手术的麻醉方法选择和处理，对于手术顺利进行有较大的影响，处理不当常可影响手术的施行和患者的安全。

（一）麻醉前用药

术前为了保持患者精神情绪稳定，可给予戊巴比妥钠或安定类药物，术前晚口服或手术日晨肌肉注射，麻醉前可给予吗啡、哌替啶、氟哌啶或异丙嗪，阿托品可引起心率增快，以选用东莨菪碱为宜。

（二）麻醉方法

自 1926 年 Mayo 首先在乙醚麻醉下完成了嗜铬细胞瘤切除以来，各种麻醉方法均有满意报道。麻醉选择以不刺激交感神经系统，不增加心肌对儿茶酚胺敏感性为基本原则。气管插管全身麻醉为最常选用的麻醉方法。

1. 全身麻醉 适用于各种年龄特别是小儿、精神紧张容易引起发作的患者，可以避免或减轻手术探查或切除肿瘤前后由于血压剧烈波动，对患者引起强烈的不良反应。如发生呼吸、循环功能障碍，也便于处理。诱导插管需力求平稳，保证足够的麻醉深度，配合咽喉部和气管局麻，必要时插管前使用小剂量艾司洛尔，以充分抑制插管反应。

甲氧氟烷、安氟烷、异氟烷、七氟烷不诱发儿茶酚胺增加，心律失常的发生率甚低。对于肾功能不好的患者不宜用甲氧氟烷。氧化亚氮对交感神经 – 肾上腺系统无兴奋作用，但麻醉作用较弱，一般应与其他吸入或静脉全麻药配合应用。氟烷增加心肌对儿茶酚胺的敏感性，容易发生心律失常。地氟烷当浓度达 1.0~1.5MAC 时可显著兴奋交感神经导致高血压和心动过速，但也有文献报道，对术前经过充分准备，且地氟烷浓度不超过 1MAC 时仍可安全使用。故对未进行充分术前准备患者不宜使用地氟烷，对有良好准备者控制浓度不超过 1MAC 仍可慎用。

肌松药常用维库溴铵、阿曲库铵、罗库溴铵等，加拉碘铵酚能增快心率，筒箭毒碱有释放组胺作用，潘库溴铵有轻度儿茶酚胺释放作用宜慎用。琥珀胆碱本身能增加儿茶酚胺释放，肌颤时腹压增加可能挤压体积较大肿瘤，刺激瘤体导致儿茶酚胺释放，故应慎用，或提前使用小量非去极化肌松药。

其他常用药物如异丙酚、安定、咪达唑仑、芬太尼、瑞芬太尼、舒芬太尼等均可常规使用。

2. 椎管内麻醉 单纯使用椎管内麻醉完成嗜铬细胞瘤手术近年已不被推荐，但有文献报道使用椎管内麻醉复合气管插管全麻，也取得了较好的效果，但需注意穿刺时体位变动可能对体积较大肿瘤的挤压和患者精神紧张可能导致的不良后果。

（三）术中管理

嗜铬细胞瘤患者在手术麻醉期间的主要变化或危险是急剧的血流动力学改变，血压急升骤降和心律失常，这些血流动力学变化无论术前如何进行充分的治疗在多数患者都很难避免发生，其中大约有1/4到1/3的患者出现严重的术中事件如持续高血压、心律失常等。对合并症较多、老年患者应引起高度重视，及时处理术中各种病情变化，防止发生严重意外。

1. 手术室内麻醉前准备　开放两条快速静脉通道（含中心静脉），除常规监测心电图、脉搏氧饱和度、呼末CO_2分压、体温外，需要进行有创动脉压、中心静脉压，必要时放置肺动脉漂浮导管，全面有效监测血流动力学变化。准备床旁血气分析、血糖检测。常规准备血管活性药物，包括酚妥拉明（推荐使用方法：浓度1mg/ml，单次1~5mg。下同）、艾司洛尔［浓度5mg/ml，单次0.5~1mg/kg，持续输注50~200μg/（kg·min）］、硝普钠［持续输注0.5~1.5μg/（kg·min）］、去甲肾上腺素［单次0.1~0.2μg/kg，持续输注0.05~1μg/（kg·min）］、肾上腺素［单次0.1~0.2μg/kg，持续输注0.05~1μg/（kg·min）］，必要时准备利多卡因、胺碘酮等抗心律失常药物，手术室内应备有可正常使用的除颤器。

2. 容量治疗　术前有效的扩容治疗并不能完全满足术中需求，在肿瘤全部静脉被切断前恰当的预扩容可使手术后半程循环保持稳定，或仅需要小剂量、短时间血管活性药物支持。可选择平衡液、胶体溶液，由于扩容和手术失血可导致血色素下降，必要时需及时输血。动态观察CVP、尿量和手术情况可有效指导容量治疗。一般情况下除补充禁食、禁水、肠道准备的丢失、生理需要量、第三间隙转移、出血量等以外，用于扩容的量大约要达到患者血容量的20%~30%（500~1 500ml左右，根据患者具体情况需要灵活调整，有些患者需要量可能更大），在肿瘤静脉全部切断前均匀输入。必须注意，术中肿瘤切除前常出现高血压发作或高血压危象，绝不能因为血压高而施行欠缺补充方案，在调控血压的同时必须补足血容量。

3. 循环状况调控　尽可能好的循环调控绝不仅仅是药物的正确使用，麻醉与外科医生的密切协作起着非常重要的作用。外科医生在重要的手术操作前提前、及时提醒麻醉医生，如挤压瘤体、夹闭全部静脉、或出血量大等，麻醉医生术前充分了解病情，密切观察手术进程，随时与外科医生保持沟通，结合患者监护情况变化，及时使用血管活性药物，尽量避免循环剧烈波动，保证手术安全。

（1）高血压危象：高血压危象是在高血压的基础上，周围小动脉发生暂时性强烈收缩，导致血压急剧升高的结果。收缩压升高可达200mmHg以上，严重时舒张压也显著增高，可达140mmHg以上。高血压危象的处理原则是既能使血压迅速下降到安全水平，以预防进行性或不可逆性靶器官损害，又不能使血压下降过快或过度，否则会引起局部或全身灌注不足。

可见于以下情况：①麻醉诱导期：术前用药不适当，导致诱导前精神紧张恐惧，麻醉实施过程中的不良刺激：如静脉穿刺、硬膜外穿刺、气管内插管、体位变动等；②手术期：多与术者操作有关。如分离、牵拉、挤压肿瘤及与肿瘤相关组织时；③当患者合并有严重缺氧或二氧化碳蓄积。围术期发生高血压发作或危象最常见的原因是外科医生探查、分离肿瘤时对瘤体的挤压，当出现与之同步的血压迅速上升，不能长时间等待观察，当超过原血压水平的20%时，即应立即开始降压。根据情况采用酚妥拉明1~5mg静脉注射，硝普钠微量泵输入，先从0.5~1.5μg/（kg·min）的剂量开始，根据血压高低再随时调整，获得满意效果为止。其他药物如硝酸甘油、乌拉地尔、拉贝洛尔、前列腺素 E 等也可应用。

在肿瘤切除后有可能持续高血压，可能由于：①体内多发性肿瘤未切除干净；②肿瘤恶性变有转移灶；③长期高血压造成肾血管病变产生肾性高血压；④肾上腺髓质增生。需要根据病情继续治疗。

（2）心律失常：通常在发生高血压时合并有心率增快，首先要排除儿茶酚胺的作用及其他各种增加心肌应激性的不利因素，同时应除外麻醉过浅、缺氧及二氧化碳蓄积等带来的影响，应先使用降压药降低血压，然后再根据情况考虑使用 β 受体阻滞药降低心率，短效的 β 受体阻滞药艾司洛尔因其起效快、作用时间短、相对安全性高而常用。血压剧烈波动可能引发严重心律失常，如室性心动过速或频繁室性早搏，应马上对症采取有效措施控制，否则后果严重，常成为死亡原因之一。可静脉慢注利多卡因，胺碘酮，并立即准备好除颤器。

（3）低血压：当肿瘤与周围组织和血管全部离断后，血中儿茶酚胺的浓度随肿瘤切除迅速降低，常出现低血压甚至休克，是肿瘤切除后严重并发症，可致死。随着对嗜铬细胞瘤病理生理的深入认识，人们非常重视对这类患者的术前准备，如使用 α、β 受体阻滞药可改善患者血管床的条件，增加儿茶酚胺分泌降低后的耐受性。术中有意识地预防性扩容同样可以降低血管扩张后的低血压发生率与程度。大多数患者经过这种处理，发生严重低血压的概率明显减少。

手术中外科医生应当提醒麻醉医生，可稍提前 30 秒钟左右停止一切降压措施，并密切观察血压、心率、CVP 变化，给以充分补充液体，必要时立即静脉注入去甲肾上腺素 $0.1 \sim 0.2 \mu g/kg$，继以微量泵持续输注 $0.05 \sim 1 \mu g/$（kg·min），肾上腺素亦可选择使用。根据血压水平调整速度，可延续到术后的一段时期。

五、术后处理

嗜铬细胞瘤患者在术后仍可能发生复杂的病情变化，出现各种严重症状，如高血压、心律失常、心功能不全、代谢异常等。因此，在术后仍应密切观察血流动力学的变化，如血压、心律、心率、中心静脉压等，有创监测均应保留到 ICU 或病房监护室。

1. 肾上腺危象　对双侧肾上腺嗜铬细胞瘤摘除术后，肾上腺皮质可能有不同程度的缺血，损伤导致肾上腺功能不足而发生肾上腺皮质危象。可给予氢化可的松 $100 \sim 200mg$ 静滴，术后改用强的松，持续一周左右。

2. 低血糖　嗜铬细胞瘤由于分泌大量儿茶酚胺可引起糖原分解，并抑制胰岛 β 细胞分泌胰岛素导致血糖升高。肿瘤切除后，原来受抑制的胰岛素大量释放，可引起低血糖。严重者可发生低血糖性休克，多发生在术后数小时内。如患者清醒，临床上可见到患者大汗、心慌、低血压等，如患者仍处于全麻恢复期，则主观症状较少，多表现为循环抑制，且对一般处理反应迟钝，一经输入含糖溶液，症状立即改善。对这类患者围术期管理中，凡疑有低血糖发生时应立即行快速血糖测定。对已确定合并有糖尿病的嗜铬细胞瘤患者，必须使用胰岛素时，在围术期的用量应减半，并同时加强血糖监测。

六、特殊嗜铬细胞瘤

目前典型的嗜铬细胞瘤诊断和处理上基本没有困难。但是一些特殊类型嗜铬细胞瘤症状不典型，表现复杂，常常多器官发病，涉及普外、儿科、妇科、皮肤科等相关科室，容易延误诊治，致残率和致死率较高。国外报道嗜铬细胞瘤是一种"10%"肿瘤，认为约10%的嗜铬细胞瘤是恶性的，约10%是双侧性的，约10%是肾上腺外的，约10%发病于儿童，约10%是家族性的，约10%为复发性的，约10%和多发内分泌肿瘤有关，约10%于卒中后发现，还有约10%的嗜铬细胞瘤和其他疾病伴发，这些疾病包括Von Hippel - Lindan病、神经纤维瘤病等。对这些特殊嗜铬细胞瘤认识不足，处理失当可造成严重后果。

（一）静止型嗜铬细胞瘤

静止型嗜铬细胞瘤分为两种表现形式：①隐匿功能性嗜铬细胞瘤；②无功能性嗜铬细胞瘤。隐匿功能性嗜铬细胞瘤是指平时未表现出高血压等征象，但在严重外伤、感染、手术等应激条件下血压可急骤上升的嗜铬细胞瘤。无功能性嗜铬细胞瘤则是指围术期均无血压波动的类型。由于在术前很难预测无高血压史的嗜铬细胞瘤者在手术等应激状态下是否会出现急骤血压升高，所以将其总称为"静止型嗜铬细胞瘤"。

现代影像技术的广泛应用，对无典型高血压表现，儿茶酚胺及尿香草扁桃酸（VMA）均正常的无症状嗜铬细胞瘤，其发生率在迅速增加。无症状不等于无功能。近年来肾上腺偶发瘤的发现率逐年提高，其中静止型嗜铬细胞瘤的发生率约为1.5%～23%。近年来对性质不明确的肾上腺肿瘤、怀疑嗜铬细胞瘤的患者，无论有无高血压表现，均主张术前、术中按嗜铬细胞瘤常规准备，以减少手术危险性。

（二）肾上腺外嗜铬细胞瘤

对于有儿茶酚胺症的表现的患者，如果肾上腺区域没有发现占位病变，应该考虑到肾上腺外嗜铬细胞瘤的可能。发病率以往报道为10%，近几年有上升的趋势，目前认为肾上腺外嗜铬细胞瘤占全部嗜铬细胞瘤发病的18%～24%。肾上腺外嗜铬细胞瘤约占成人的15%，占儿童嗜铬细胞瘤的30%。肾上腺外嗜铬细胞瘤常常是多发性的，发病率为15%～24%。肾上腺外嗜铬细胞瘤的复发和转移率相对较高。

85%的肾上腺外嗜铬细胞瘤发生在膈肌以下部位：上段腹主动脉旁约占46%，下段腹主动脉旁29%，膀胱10%，胸腔10%，头颈部3%，盆腔2%。一些不常见的部位有嗜铬细胞瘤的报道，如远端输尿管、前列腺、输精管、骶尾部、肛门、肾包囊、子宫阔韧带、卵巢、阴道壁，外耳道等。

肾上腺外嗜铬细胞瘤的临床表现复杂，常见有：①阵发性症状发作（血压突然升高、心悸、头痛、出汗和面色苍白）；②高血压（不稳定性、进行性加重）；③肾上腺或腹中部实质性肿块。

位于肠系膜下动脉和主动脉分叉处之间的主动脉旁嗜铬体又称为Zuckerkandl器。Zuckerkandl体内的嗜铬细胞瘤常表现为低血压、低血容量、心悸和心动过速。Zuckerkandl体内的嗜铬细胞瘤还有一个特点，即大量摄入饮食，用力排便或触诊腹部时可使上述临床表现更为明显。有的还可以引起胃肠道出血。

腹膜后嗜铬细胞瘤临床表现通常为腹部或背部疼痛，且常可在腹部触及实质性肿块。

膀胱嗜铬细胞瘤，大约占整个膀胱肿瘤的0.31%，占嗜铬细胞瘤的1.56%。大多数膀胱肿瘤为单发性的，主要发生在膀胱穹隆、膀胱三角区及膀胱右侧壁。无痛性肉眼血尿及排尿时头痛、头晕、血压升高等"肿瘤激惹征"是本病的常见症状。其症状可由膀胱充盈、按压腹部、排便或性交而诱发。当嗜铬细胞瘤位于膀胱三角及颈部时，可出现尿频、尿急及排尿困难诸症状。在直肠指检时有时还可触及肿块。

发生在肾门区域内的肾上腺外嗜铬细胞瘤还可引起肾动脉狭窄，大多数患者在切除嗜铬细胞瘤后肾动脉狭窄的症状即可解除。输尿管走行区域的嗜铬细胞瘤可以引起上尿路梗阻，引起肾功能不良。

支气管嗜铬细胞瘤可表现为哮喘和干咳，纤维支气管镜检查可以确诊。

有时嗜铬细胞瘤自发破裂出血，容易和急腹症混淆。肝区嗜铬细胞瘤也有被误诊为肝癌的报道。肠系膜嗜铬细胞瘤可以有肠梗阻的表现。

这类患者术前容易误诊、漏诊，在进行其他手术时出现难以解释的急剧血压升高或剧烈波动，应想到是否有嗜铬细胞瘤的存在。如果可能应停止手术，待诊断、术前准备充分后再进行，如不行，应立即进行按嗜铬细胞瘤麻醉方案进行循环调控、容量治疗，严密监测患者病情，防止发生严重意外。

（三）多发性内分泌肿瘤

多发性内分泌肿瘤（multiple endocrine neoplasia，MEN）也称为多发性内分泌腺瘤病，是指在两个以上内分泌腺发生肿瘤或增生，出现多种内分泌功能障碍，有明显的家族遗传性。一般分为 3 型，MEN－Ⅰ型（wermer 综合征）包括甲状旁腺、胰岛、垂体、肾上腺皮质和甲状腺功能亢进。MEN－Ⅱa 或 MEN－Ⅱ（sipple 综合征）包括嗜铬细胞瘤（可能为双侧和肾上腺外分布）、甲状腺髓样癌和甲状旁腺增生。MEN－Ⅱb 或 MEN－Ⅲ型，包括甲状腺髓样癌、嗜铬细胞瘤和神经瘤等。

含嗜铬细胞瘤的后两种亚型可家族性发病，也可散在性发病；所累及的内分泌腺体可先后发病，亦可同时发病，临床表现复杂。但有以下特点：①临床表现虽因组合的肿瘤不同而异，但常以某一突出症状就诊，其中以甲状腺肿块居多；②甲状腺髓样癌的发生率约 80% 以上，发病年龄早，多为双侧多病灶发病，恶性程度高、转移早，常伴有异位 ACTH 综合征等症状；③肾上腺嗜铬细胞瘤的发生率为 50% ~ 80%，其发病年龄相对较晚，发病前常有肾上腺髓质增生开始，双侧多病灶发病约占患者的 50%。肾上腺外嗜铬细胞瘤较少见。恶性嗜铬细胞瘤也少见，但是局部复发的倾向较高；④甲状旁腺增生常为双侧多病灶发病，有泌尿系统结石、骨质疏松等临床表现；⑤MEN－Ⅱb 除 MEN－Ⅱa 上述特点外，尚具有特有的类马方征面容和体型，舌黏膜下或睑结膜多发性神经瘤。上述特点，可与单纯甲状腺髓样癌，嗜铬细胞瘤及黏膜下神经瘤相鉴别。

MEN－Ⅱ的治疗主要是切除甲状腺髓样癌和嗜铬细胞瘤。在切除甲状腺髓样癌前，应查明有无嗜铬细胞瘤。若两者同时存在，先行嗜铬细胞瘤切除，2 周后再行甲状腺切除。即使嗜铬细胞瘤无症状，也应该先处理嗜铬细胞瘤。嗜铬细胞瘤多为双侧发病，对切除双侧肾上腺者应充分作好预防发生肾上腺危象的准备，必要时可留少量正常肾上腺组织。

（四）妊娠期嗜铬细胞瘤

妊娠期嗜铬细胞瘤是嗜铬细胞瘤中较严重的一种状况，可严重危及母婴的生命安全。据统计患该病时母亲确诊前死亡率可达 48%，胎儿可达 54%，而即使确诊后，并采取一定措施母亲死亡率仍为 17%，胎儿死亡率仍可高达 50%。临床症状主要是由于嗜铬细胞瘤存在或子宫随妊娠逐渐增大压迫邻近部位肿瘤所致，表现为儿茶酚胺增多症候群。但有些患者预先无明显症状，而在分娩或产后突然出现血压增高或休克。如果患者有不稳定的高血压或体位性高血压，充血性心力衰竭，心律失常，应该考虑嗜铬细胞瘤的诊断。

对该病的处理，原则上妊娠 3 个月以内，最好先采取人工流产，再处理原发病灶。妊娠前半期争取手术切除，后半期用药物控制病情，等待足月分娩，一般不提倡阴道分娩，因其可诱发致命的高血压发作，以剖宫产为最佳。条件许可时还可一并手术摘除肿瘤。有腹腔镜手术成功摘除嗜铬细胞瘤的报道。术前、术中及术后必须严密监护，合理用 α 及 β 阻滞剂，用量不宜过大，血压过低，对胎儿有害。对足月分娩患者，症状缓解，应跟踪追查，以防再次妊娠，再次发作。

（五）其他

1. 儿童嗜铬细胞瘤　嗜铬细胞瘤在小儿比较少见，临床症状与成人有不同，头痛，恶心，呕吐，体重减轻，视觉困难较成人常见。多尿，惊厥等在成人少见，而在儿童的发生率可达 25%。90% 的患者高血压呈持续性，常伴心脏损害。和成人相比，儿童家族性嗜铬细胞瘤和双侧嗜铬细胞瘤的发病率较高，分别为 28% 和 20%，恶性嗜铬细胞瘤的发生率为 8.3% ~ 13.1%。手术切除是主要的治疗手段。术前治疗可采用 α 及 β 受体阻滞剂，必要时可采用 α - 甲基酪氨酸。

2. 恶性嗜铬细胞瘤　大约占嗜铬细胞瘤的 10%，一般文献报道为 13% ~ 26%。肾上腺外的嗜铬细胞瘤中，恶性发生率明显高于肾上腺内者。恶性嗜铬细胞瘤无论从组织学上还是临床表现上均难与良性嗜铬细胞瘤区分，其主要特点是易向周围侵犯，易复发和转移。临床诊断的可靠标准是复发和转移病灶的出现。围术期处理没有特殊性。

（刘铁军）

第七节　皮质醇增多症手术的麻醉

一、概述

皮质醇增多症是肾上腺皮质分泌过量的糖皮质激素所致的疾病症候群。1932 年库欣（Cushing）收集文献中的 10 例病例，结合自己观察的 2 例，对其临床特点作了系统描述，故又称库欣综合征（Cushing syndrome）。根据病因不同，分为库欣病（垂体分泌 ACTH 过多），库欣综合征（肾上腺分泌糖皮质激素过多）和异位 ACTH 综合征（垂体以外癌瘤产生 ACTH）。在分泌过多的皮质激素中，主要是皮质醇，故称为皮质醇增多症。垂体肿瘤及垂体以外癌瘤手术的麻醉不在本节讨论中。

来源于肾上腺病变的患者手术治疗效果好。肾上腺皮质增生主要为垂体性双侧肾上腺皮质增生，约占皮质醇增多症的 2/3，可伴有或不伴有垂体肿瘤。肾上腺皮质肿瘤约占 1/4，多为良性，属腺瘤性质，一般为单侧单发的。癌肿较少见。肿瘤的生长和分泌肾上腺皮质激素是自主性的，不受 ACTH 的控制。由于肿瘤分泌了大量的皮质激素，反馈抑制了垂体的分泌功能，使血浆 ACTH 浓度降低，从而使非肿瘤部分的正常肾上腺皮质明显萎缩。

二、临床表现

本病的临床表现是由于皮质醇过多而引起糖、蛋白质、脂肪、电解质代谢紊乱和多种脏器功能障碍所致。以女性为多见，部分病例在妊娠后发病。男女发病率比约 1：2 左右。发病年龄多在 15～40 岁，但最小者可仅 7 岁，最大者 62 岁。成人比儿童多见，儿童患者多为癌肿。如有女性男性化或男性女性化则常提示有癌肿可能。肾上腺皮质增生和腺瘤病例的进展较慢，往往在症状出现后 2～3 年才就诊，而癌肿的发展则快而严重。

1. 肥胖　呈向心性。主要集中在头颈和躯干部。呈满月脸，红润多脂，水牛背，颈部粗短，腹部隆起如妊娠。四肢因肌萎缩反显得细嫩。患者因肌肉萎缩而感易疲乏，是与正常肥胖的不同点。

2. 多血质和紫纹　皮肤萎缩菲薄，皮下毛细血管壁变薄而颜面发红，呈多血质。毛细血管脆性增加，轻微损伤易生瘀斑，尤其易发生于上臂、手背和大腿内侧等处。在腹部、腰、腋窝、股、腘窝等处可出现紫纹，其发生率达 3/4。紫纹一般较宽，颜色长期不变。不仅在脂肪多的部位出现，也可发生在股内侧、腘部。

3. 疲倦、衰弱、腰背痛　这往往是肌萎缩、骨质疏松的结果，以脊柱、盆骨、肋骨处尤为明显。严重者可发生病理骨折。骨质疏松引起尿钙排出增加，有时可并发肾结石。

4. 高血压　较常见。是与皮质醇促进血管紧张素原的形成和盐皮质激素引起水、钠潴留有关。

5. 毛发增多，脱发和痤疮　无论男女均常有多毛现象，在女性尤为引人注目，甚至出现胡须。但常伴脱发，这可能与皮肤萎缩有关。痤疮可发生在面部、胸部、臀部和背部。

6. 性功能障碍　患者常有性欲减退。男性出现阳痿，女性则有闭经、月经紊乱或减少。

7. 糖尿病　多数为隐性糖尿病，表现为空腹血糖升高和糖耐量试验呈糖尿病曲线，占本病的 60%～90%。少数病例出现临床糖尿病症状和糖尿，称类固醇性糖尿病。患者对胰岛素治疗往往有拮抗作用。

8. 电解质代谢和酸碱平衡紊乱　表现为血钠增高，血钾降低。严重者发生低钾、低氯性碱中毒。患者可因钠潴留而有水肿。

9. 对感染抵抗力减弱　患者易患化脓性细菌、真菌和某些病毒感染。且一旦发生，往往不易局限而易于扩散至全身，常形成严重的败血症和毒血症。伤口感染不易愈合。发热等机体防御反应被抑制，往往造成漏诊误诊，后果严重。躯干部的痤疮和体癣如在所选切口部位，则影响手术进行。

10. 其他症状　如水肿，肝功能损害，消化道溃疡加重或出血，精神失常等表现。

三、麻醉前准备

皮质醇增多症的患者由于代谢和电解质紊乱，对于手术耐受性差，而肾上腺的切除又可使功能亢进突然转为功能不足，机体很难适应这种变化，给麻醉管理带来困难。因此需在术前作一些准备。

1. 纠正代谢紊乱，治疗并发症　最常见的是低血钾，除加重患者的肌软瘫外，还可引起心律失常。应适当补充钾，必要时可用安体舒通。血糖增高或已有糖尿病者应作相应的处理，如饮食控制或口服药物等，必要时可用胰岛素来治疗。但应注意肾上腺切除后的低血糖，需严密监测血糖的浓度。一些病情严重者，呈现体内负氮平衡，常表现有严重的肌无力、骨质疏松，可考虑给予丙酸睾酮或苯丙酸诺龙以促进体内蛋白质的合成。合并有高血压者应给予降压药，控制血压在相对正常、稳定的水平。有感染者应积极治疗。

2. 皮质激素的补充　此类患者原来体内有高浓度的皮质醇，一旦切除肿瘤或增生的腺体全切或大部全切除后，体内糖皮质激素水平骤降，如不及时补充，则可以发生肾上腺皮质功能低下或危象。因此，术前、术中、术后应补充肾上腺皮质激素。可于手术前一日给醋酸可的松100mg肌肉注射，术中常给予氢化可的松100mg静脉滴注。

四、麻醉管理

由于皮质醇增多症患者对手术麻醉的应激能力低，耐受性差，因此对麻醉药物（包括肌松药等）用量较正常患者相对要小。虽有肥胖，但不能按每公斤体重常规剂量用药。麻醉前用药一般仅及正常人的1/2～1/3即可，病情非常严重者可以不用术前药。

1. 麻醉方法　麻醉方法的选择没有特殊要求，不论采用全身麻醉或硬膜外麻醉均可完成肾上腺皮质醇增多症患者的手术。目前常用于全身麻醉中的静脉麻醉药、吸入麻醉药、肌松弛药均无绝对禁忌，但有些药物会对肾上腺皮质功能有一定影响。氟烷与甲氧氟烷对肾上腺皮质功能有抑制作用，以氟烷最强，甲氧氟烷次之，安氟烷、异氟烷、七氟烷对其基本没有影响。静脉麻醉药中除依托咪酯在长期使用时对肾上腺皮质功能产生抑制作用外，其他如硫喷妥钠、咪达唑仑、地西泮、丙泊酚等影响均较小。总之，麻醉期短时间地使用这些药物不会引起肾上腺皮质功能的明显变化。

全麻时需注意皮质醇增多症患者面颊肥胖、颈部短粗，可能发生插管困难，导致局部损伤，如牙齿脱落、口咽部软组织挫伤血肿等；并因氧储备能力低，容易发生缺氧；诱导期易发生呕吐、误吸等严重呼吸系统并发症；麻醉恢复期拔管时因肥胖和肌力减弱，易出现呼吸道梗阻、缺氧，即使按正常手法托起下颌，也很难维持呼吸道通畅，需准备并及时置入口咽导管或鼻咽导管来维持正常通气；在有条件的医院，全麻后的皮质醇增多症患者应转运至恢复室，待其完全恢复才可返回病房。

根据临床经验硬膜外麻醉也可以满足手术要求。优点是方法较全身麻醉简单，减少不良反应，麻醉并发症少，对肾上腺皮质功能影响也较全身麻醉要小，患者恢复较快。但需要注意的是，要充分考虑到因患者肥胖造成的穿刺困难，尽量避免穿刺过程中对组织、尤其是对神经组织的损伤；麻醉过程中应调整适当的麻醉平面，过低不能满足手术需要，过高则影响呼吸功能，尤其在特殊的侧卧腰切口位，会加重对呼吸的抑制，同时这类患者因肥胖本身造成的氧储备降低，往往会因此引发严重不良后果，手术中应常规经面罩给氧；术中为减轻患者的不适感而给予镇静药物时，切忌过量，以免导致严重呼吸抑制；对于肾上腺位置较高的患者，在分离腺体过程中有可能损伤胸膜发生气胸，这将给麻醉管理带来很大困难，在胸膜修补前，需用面罩加压给氧或采取其他辅助呼吸方式，以确保解除呼吸困难。另外，对合并有精神症状的患者、硬膜外穿刺部位有感染的患者、合并有明显心血管疾患及呼吸功能明显低下的患者均不宜采用硬膜外麻醉。采用硬膜外麻醉复合浅全麻是一种较好的方式。

2. 围术期管理　此类患者呼吸储备功能及代偿功能差，对缺氧耐受性差，再加体位的影响（侧卧头低足低位），手术时胸膜破裂发生气胸，全麻过深或硬膜外阻滞平面过高等，均可进一步影响患者的呼吸功能，麻醉中应严密观察患者通气状态，维持呼吸道通畅，确保呼吸功能处于正常状态。

无论使用何种麻醉方法，此类患者对失血的耐受性差，即使出血量不多，也常见血压下降，甚至休克。对此，除正确判断并及时补充血容量外，还应考虑肾上腺皮质功能不全的可能性，如有原因不明的低血压、休克、心动过缓、紫绀、高热等，对一般的抗休克治疗如输液、使用升压药等效果不佳时，应考虑经静脉给予氢化可的松 100 ~ 300mg，术后每8h经肌肉注射醋酸可的松 50 ~ 100mg，逐日减少，根据病情可持续1 ~ 2周或更长时间。

皮质醇增多症患者皮肤菲薄，皮下毛细血管壁变薄，呈多血质，有出血倾向；晚期有骨质疏松，可发生病理性骨折，麻醉手术过程中应保护好皮肤和固定好肢体。此类患者抗感染能力差，应用肾上腺皮质激素后，炎症反应可被抑制，应加抗感染处理。

（刘铁军）

第八节　腹部创伤手术的麻醉

腹部创伤不管在和平年代还是战争年代都常见，发病率为 0.4% ~ 2.0%，居创伤外科的第三位。死亡率6.5% ~ 8.8%，死亡率与受伤至早期救治的时间、致伤原因、有无内脏损伤、内脏和血管损伤的部位、全身多发伤以及急救和治疗技术等因素有关。可分为闭合性和开放性两大类。腹部实质性脏器损伤以肝、脾破裂居多。

一、肝破裂的诊断和治疗

肝的解剖部位较隐藏，受到胸廓的保护，可是在腹内脏器损伤中，肝损伤的发生率最高。致伤原因包括：①开放性或穿透性损伤，常见为刀刺伤或枪伤等。②闭合性钝性损伤，常见为车祸、摔伤和直接打击伤等。肝损伤的并发症和死亡率与肝损伤的严重程度密切相关。目前国际上采用的肝损伤分级是美国创伤外科协会肝外伤分级法：Ⅰ级：血肿位于包膜下，不继续扩大，< 10% 的肝表面积；裂伤：包膜撕裂不出血，肝实质破裂，深度浅于1cm。Ⅱ级：血肿位于包膜下，不继续扩大，血肿占表面积的 10% ~ 15%，肝实质内血肿不继续扩大，直径 <2cm；裂伤：肝实质裂伤深度浅于 1 ~ 3cm。长度 <10cm。Ⅲ级：血肿位于包膜下，>50% 的肝表面积或继续扩大，包膜下血肿破裂并有活动性出血，肝实质内血肿直径 >2cm；裂伤：肝实质裂伤深度大于 3cm。Ⅳ级：中心血肿破裂；肝实质破坏不超过肝叶的 25% ~ 75%。Ⅴ级：肝实质破坏不超过肝叶的 75%；血管损伤：肝静脉附近损伤（肝后下腔静脉，大的肝静脉）。Ⅵ级：血管一肝撕脱。以上分级如为多发性肝损伤，其损伤程度则增加一级。

肝破裂的诊断依据：①临床表现：常见的症状为下胸或上腹部疼痛、恶心、呕吐等；体征有不同程度的出血性休克表现，如精神紧张、倦怠、烦躁不安、面色苍白、脉率加快、血压下降等；右下胸和上腹部压痛、腹膜刺激症状及肠鸣音减弱或消失；大量血腹时可查出腹部移动性浊音；闭合性损伤者可有右下胸或上腹部软组织挫伤或肋骨骨折体征；开放性损伤者可在上述部位发现刀口或子弹入口或出口；②实验室检查：肝损伤数小时后才出现红细胞计数下降和反应性白细胞计数增高；更有意义的是血红蛋白值和红细胞计数的动态变化，可提示有活动性出血；③诊断性腹腔穿刺是目前最常用的诊断方法，准确率达 70% ~ 90%；④超声检查：近年来，一般认为腹部超声检查是诊断肝损伤的首选方法，不仅能发现肝包膜的连续性消失，而且可以了解腹腔内积血量，有报道超声检查发现肝损伤的敏感度为 80%，特异性为 98%，正确性为 97%，因此认为可以代替 CT 和诊断性腹腔灌洗而成为首选诊断方法；⑤对病情稳定而诊断困难者可做 CT 检查。

肝损伤的治疗：对于血流动力学稳定的肝损伤患者多采用非手术治疗。入院时有低血压的肝损伤患者应立即行手术治疗，手术指征为：①经晶体液复苏和与肝损伤有关的输血量达2个单元以后，血流动力学仍不能保持稳定者；②在72小时内，因肝活动性出血需要输血超过4个单元才能维持血流动力学稳定者；③合并其他腹内脏器损伤者。

二、脾破裂的诊断和治疗

脾脏是腹腔内的一个实质性脏器，其位置深，受下胸壁、肋骨、腹壁和膈肌的保护。由于脾脏质地脆弱，受外力作用后很容易破裂，在闭合性腹部外伤中，脾脏居腹内脏损伤之首位。按脾脏损伤的原因可分为：①外伤性（闭合性或开放性）脾破裂，包括立即脾破裂、延迟性脾破裂和隐匿性脾破裂；②自发性脾破裂；③医源性脾破裂；④新生儿脾破裂。目前国际上采用的脾损伤分级是1994年美国创伤外科协会（AAST）制定的脾损伤分级标准：Ⅰ级：血肿位于包膜下，非扩展性，<10%的脾表面积；裂伤：包膜撕裂不出血，脾实质破裂深度浅于2cm。Ⅱ级：血肿位于包膜下，非扩展性，血肿占表面积的10%～50%，脾实质内血肿不继续扩大，直径<5cm；裂伤：包膜撕裂、活动出血；脾实质裂伤深度1～3cm但未累及主要血管。Ⅲ级：血肿位于包膜下，>50%的脾表面积或继续扩大，包膜下血肿破裂并有活动性出血，脾实质内血肿直径>5cm或扩展性；裂伤：脾实质裂伤深度大于3cm或脾小梁血管损伤，但未伤及脾门血管；Ⅳ级：脾实质内血肿破裂伴活动性出血；伤及脾段或脾门血管，脾脏无血供区>25%；Ⅴ级：完全脾破碎，脾门血管损伤，脾脏失去血供。

脾破裂的诊断依据：①临床表现：有邻近脾脏的腹部外伤史，腹痛，以左上腹痛为主且70%～80%的患者有左肩部牵涉性疼痛（Kebr征）和（或）失血性休克。血腹较多时可有移动性浊音，但因脾周有血凝块的存在，左侧卧位时，右侧腰区呈鼓音，右侧卧位时除右侧腰区呈浊音外，左腰区的浊音较固定即所谓的Balance征。②实验室检查：血红蛋白值和红细胞计数的进行性下降可提示有活动性出血。③超声检查：B超具有分辨率高，简便迅速，易于动态观察的特点，可作为外伤性脾破裂诊断和观察的首选方法。④CT检查：CT对急性脾损伤诊断的敏感性和特异性均较高，准确率可达95%以上。

脾损伤的治疗原则：近年来非手术治疗脾损伤的报道越来越多，尤其是儿童非手术治愈的比例高达70%。但必须严把其适应证：①入院时血流动力学稳定，或仅伴有轻度的失血性休克，经补液或少量输血（400～800ml）可使血压迅速得以改善且维持稳定；②不合并腹内其他脏器损伤；③脾损伤程度AAST分级Ⅰ～Ⅲ级；④具备中转手术和重症监护的条件；⑤不伴有影响腹部损伤严重程度评估的腹外伤。

三、腹部创伤患者的麻醉特点

腹部创伤以腹内实质性脏器肝、脾破裂多见。需要手术治疗的出血量多在2 000ml以上，均有不同程度的出血性休克。所以此类患者的麻醉特点可概括为以下几个方面：

1. 对麻醉的耐受性差　椎管内麻醉可引起明显的血流动力学的改变，安全性明显低于全身麻醉。全身麻醉的药物对机体各系统，尤其是心血管和呼吸系统具有一定的抑制作用，因此对伴有失血性休克的肝脾损伤的患者来说，合理选用全身麻醉药及掌握麻醉药用量非常重要。

2. 难以配合麻醉　局部麻醉、神经阻滞麻醉和椎管内麻醉的实施都需要患者的配合。

腹部创伤的患者往往疼痛难忍，如合并有循环障碍，多有烦躁不安甚至意识障碍，难以配合麻醉。

3. 难以避免呕吐误吸　疼痛、恐惧、休克和药物等多种因素都可使胃的排空延迟，进食与受伤间隔的时间短者，胃内容物存留更明显。麻醉前须明确伤者最后进食与受伤的间隔时间，因为伤后24小时内都存在呕吐误吸的危险。因此，对于这类患者都应该按饱胃处理。

4. 常伴有不同程度的脱水、酸中毒　失血量多的患者均伴有等渗性脱水，长时间的低血压严重影响机体通过有氧代谢获得能量，使无氧代谢途径加强，酸性代谢产物增多，同时肾脏对代谢废物的排泄和再生 HCO_3^- 的功能受损，必然会出现代谢性酸中毒。

5. 低体温　术中输入大量的库存血和液体，大面积的手术野长时间暴露于外增加体热的蒸发，腹腔冲洗等多种因素使得低体温的发生率增加。一旦低体温没有及时的纠正，就会出现凝血功能障碍、酸中毒加重、麻醉药物代谢障碍、苏醒延迟、影响心血管药物的效果、严重的心律失常等不良后果。

四、麻醉处理原则

（1）术前应给予适当的镇痛、镇静药，但须注意所用药以不使血压下降、不抑制呼吸为前提。对于休克状态的患者可待诱导前经静脉小剂量用药。

（2）采取尽可能的措施避免胃内容物反流和误吸：①术前可靠有效的胃肠减压；②H_2-受体拮抗剂如西咪替丁的应用，有减少胃液分泌、降低胃液酸度、减轻吸入性肺炎严重程度的功效；③采用快诱导气管插管技术，以保证在尽可能短的时间内控制气道：在保证呼吸道通畅的前提下，选用起效快、不增加胃内压的药物以尽量缩短诱导时间，同时助手指压环状软骨（Selliek 手法）的方法有减少胃内容物反流和误吸的作用；④术前疑为困难气道的，采用表面麻醉下清醒气管插管是避免误吸最安全的方法；⑤苏醒期须待患者保护性反射恢复，完全清醒后拔管。

（3）休克的患者对疼痛反应以较迟钝，只需维持浅麻醉结合肌松药就可完成手术。腹腔探查是应激最强的阶段，可用起效快、作用时间短的丙泊酚加深麻醉。

（4）循环管理是肝脾破裂失血性休克患者术中处理的重中之重。对于低血容量休克来说，补充血容量是抗休克的根本措施。补液的原则是"需多少，补多少"和"缺什么，补什么"。补液量往往要多于估计的失液量，因为休克患者除向体外丢失液体外，还有血管容量的扩大，微循环中血液淤积以及失液于"第三间隙"等等。具体措施有：①液体复苏：理想的复苏液体应能够提供快速的容量扩张，以供给组织灌注，预防或延迟低血容量休克的发生，能维持缺氧细胞的代谢需要同时不诱发剧烈的免疫反应。近年来有人主张在急救时，可以先输入7.5%的高渗氯化钠溶液（2~4ml/kg，不超过6ml/kg）。输入高渗氯化钠溶液可以早期提高血液渗透压，减轻细胞水肿、组织水肿和脑水肿，高渗利尿，使失于第三间隙的液体返回血液中恢复血容量，升高血压；改善微循环，高渗状态可使肿胀的血管内皮细胞收缩，毛细血管内径恢复正常，舒通微循环，逆转失血性休克的关键环节，减轻心脏的前后负荷，改善组织灌流；有改善心功能，增加心肌正性收缩力，增快心率，大幅度提高动脉压的作用；还有调节免疫功能而减少由于免疫活性物质释放对组织器官的损伤而改善预后。其他常用的液体有林格氏液、平衡盐液、右旋糖酐、血浆、全血、白蛋白、以及血浆代用品等。在输液的时机上也要注意：活动性出血止住前以输平衡液为主，出血止住后再输全血以节省血源。腹压很高的患者在切开腹膜时可出现血压骤降的意外，应缓慢减压并做好快速输血的准备。②慎用血管活性药和正变力性药物：创伤性失血性休克时体内有大量的儿茶酚胺释放，如再用血管收缩药必然会增加心脏后负荷，减少脏器血流灌注。但如果血压已低到危险水平，且难以一时用输液纠正，则应及时给予血管活性药。对于严重休克晚期伴有原发性或继发性心功能不全或低心排者可选用多巴胺或多巴酚丁胺，但慎用洋地黄制剂；降低外周阻力和改善微循环可选用低分子右旋糖酐、苄胺唑啉或苯苄胺。如果出现有高排低阻型的感染性休克可考虑应用血管收缩药，但应严密监测循环功能的情况下进行。③皮质激素的应用：在创伤应激时肾上腺皮质系统活动增强，肾上腺皮质激素分泌增加。但是由于血浆中结合型皮质醇增加，而起作用的游离的皮质醇相对不足，同时创伤应激状态下细胞膜皮质激素受体受损，使其功效减弱。因而使用大剂量外源性皮质激素能起补偿作用。一般主张早期、大剂量、短程应用。④抗生素的应用：创伤应激状态下全身免疫功能下降、缺血缺氧性肠黏膜屏障作用破坏所致肠源性感染或微生物移位可能是导致难逆性休克或 MODS 重要机制之一。因而主张对严重创伤性失血性休克患者需要应用广谱抗生素，尤其对肠道细菌感染的还要联合应用抗厌氧菌感染的抗生素。

（刘铁军）

参考文献

[1] 刘铁军，蒲国华，程爱斌，等. 目标导向液体治疗在老年膀胱癌根治术的临床研究. 安徽医科大学学报，2016，51（4）：569-573.

[2] 高晓增，闫晓燕，刘铁军，等. 七氟醚复合麻醉与异丙酚复合麻醉下妇科腹腔镜手术患者脑氧饱和度的比较. 中华麻醉学杂志，2016，36（1）：71-74.

[3] 刘铁军，董晓柳，张树波. 急性高容量血液稀释对老年肺癌根治术患者术后认知功能和血浆 S100β 的影响. 医学研究生学报，2015，28（6）：608-612.

[4] 李宝永，武建华，刘铁军. FloTrac/Vigileo 监测 CO_2 气腹压对腹腔镜手术患者血流动力学的影响. 中国老年学杂志，2015（6）：1569-1571.

[5] 刘会臣，刘铁军. 反式曲马多对映体的药代动力学立体选择性. 药学学报，2000，35（1）：40-43.

[6] 张亚军，宋建祥，袁从虎. OPCAB 术后发生精神障碍的相关因素. 中华胸心血管外科杂志，2014，30（6）：370-371.

[7] 吉林，袁从虎，陈佩军，等. 20 例非体外循环下冠状动脉搭桥术的麻醉处理. 苏州大学学报：医学版，2007，27（4）：646-647.

[8] 袁从虎，吉林，张亚军. 改良超滤联合常规超滤用于重症心脏瓣膜病患者瓣膜置换术的效果. 中华麻醉学杂志，2012，32（6）：661-664.

第十一章 泌尿外科手术的麻醉

第一节 泌尿外科手术麻醉生理与特点

特殊年龄段患者需要接受肾脏和泌尿生殖系统手术的机会多一些。老年人除了生理性的老龄化改变以外，常伴发心血管和呼吸系统疾病。询问病史、体格检查和适当的实验室检查对于评估伴发疾病是很必要的。对于小儿泌尿疾病患者，应该仔细询问病史来排除其他的非泌尿系统先天性损害。

一、泌尿生殖系统的疼痛传导途径和脊髓投射节段

泌尿系统手术主要涉及肾脏、肾上腺、输尿管、膀胱、前列腺、尿道、阴茎、阴囊、睾丸和精索。由于它们的感觉神经支配主要是胸腰段和骶部脊髓（见表11-1），这样的结构非常适合实施区域麻醉。

表11-1 泌尿生殖系统的疼痛传导途径和脊髓投射节段

器官	交感神经脊髓节段	副交感神经	疼痛传导脊髓水平
肾	$T_8 \sim L_1$	CNX（迷走神经）	$T_{10} \sim L_1$
输尿管	$T_{10} \sim L_2$	$S_{2 \sim 4}$	$T_{10} \sim L_2$
膀胱	$T_{11} \sim L_2$	$S_{2 \sim 4}$	$T_{11} \sim L_2$（顶部），$S_{2 \sim 4}$（颈部）
前列腺	$T_{11} \sim L_2$	$S_{2 \sim 4}$	$T_{11} \sim L_2$，$S_{2 \sim 4}$
阴茎	L_1 和 L_2	$S_{2 \sim 4}$	$S_{2 \sim 4}$
阴囊	NS	NS	$S_{2 \sim 4}$
睾丸	$T_{10} \sim L_2$	NS	$T_{10} \sim L_1$

注：NS表示无明显的伤害感受器功能。

二、肾脏血流和肾功能评估

肾脏接受15%~25%的心输出量，或者说每分钟1~1.25L的血液通过肾动脉，这取决于机体的状况。大部分血液由肾皮质接受，仅5%心输出量流经肾髓质，这导致肾乳头对于缺血非常敏感。肾脏血流通过各种能够控制血管平滑肌活动和改变血管阻力的机制来调节。运动时肾血管交感神经张力增加使肾血流分流给运动中的骨骼肌，同样的，在机体休息状态下肾血管松弛。手术引起的交感刺激会增加血管阻力，减少肾血流，而麻醉药可能会通过减少心输出量来减少肾血流。

引起肾入球小动脉血管舒张和收缩的内在机制自动调节肾脏血流。当平均动脉压降至60mmHg以下时，平均动脉压的下降将减少肾的血流并最终影响肾小球滤过率（glomerular filtration rate，GFR）。因为有内在机制的自主调节，持续的60mmHg以上的低平均动脉压虽

影响肾血流，但不影响 GFR。在正常或去神经支配肾脏，当平均动脉压维持在 60 ~ 160mmHg 时，都能维持肾的自主调节。

泌尿外科患者常合并肾功能不全，术前进行充分的肾功能评估对围术期肾脏保护意义重大。常用的实验室检查包括：①肾功能及电解质：尿素氮、肌酐、钠、钾、氯、二氧化碳、尿酸钙磷；②尿常规；③肾小球滤过率、肌酐清除率、核素肾血流图；④影像学检查：肾脏 CT、肾脏、输尿管和膀胱的 CT 扫描、肾血管造影等。

三、药物对肾功能不全患者的影响

肾衰竭会严重影响吗啡和哌替啶的临床作用。但是对于芬太尼类药物则影响不大。

所有吸入麻醉药部分被生物转化，代谢的非挥发性产物几乎完全通过肾脏消除。但是，吸入麻醉药对中枢神经系统作用的消退依赖肺排泄，所以肾功能受损并不会改变对这些麻醉药的反应。轻度或中度肾功能不全患者应选择对其无害的麻醉药，依据这样的观点，所有现代强效吸入麻醉药都是合适的。七氟烷稳定性差，钠石灰可以导致其分解，并在肝脏进行生物转化。已有报道，血浆无机氟化物浓度在长时间吸入七氟烷后接近肾脏毒性水平（50μmol/L）。但是，在人类还没有发现七氟烷损害肾脏功能的证据。

尿毒症患者使用大剂量麻醉剂和镇静剂麻醉时，有关这些药物的分布没有报道。这些药物在排泄以前被大量代谢，所以，当复合 30% ~ 50% 氧化亚氮时，他们的作用没有明显延长。苯二氮䓬类药物，尤其是地西泮，其半衰期长，所以在有些病例会产生蓄积。在尿毒症患者，由于有效的吸入麻醉药相对于静脉药物来说更容易逆转，因此全麻诱导时吸入麻醉药更具有优势。

琥珀酰胆碱可能引起血清钾离子水平快速而短暂地升高。创伤、烧伤或神经功能损伤患者，最高可达 5 ~ 7mmol/L，这可能是由于肌膜去神经性化后对于琥珀酰胆碱和乙酰胆碱的超敏感的结果，这可能会引起心血管系统崩溃。在尿毒症高钾血症患者，血清钾的进一步升高是非常危险的，因此，除非患者在术前 24h 已经接受透析治疗，否则不推荐使用琥珀酰胆碱。如果患者最近进行了透析或者血清钾正常，使用琥珀酰胆碱据报道是安全的。非去极化肌松药的药物分布已经得到深入研究。肾衰竭通过降低药物的消除或者肾脏对其代谢或降低其代谢酶活性来影响非去极化肌松药的药理学作用，例如美维库铵。因此，肾衰竭患者的肌松药作用时间可能延长。然而，顺式阿曲库铵是阿曲库铵的单顺式异构体，器官非依赖性机制（霍夫曼消除）占整个顺式阿曲库铵消除的 77%。因为肾脏排泄只占顺式阿曲库铵消除的 16%，所以肾衰竭对其作用时间的影响很小。

四、泌尿外科手术的麻醉特点

多数泌尿外科手术的患者为老年患者，因此在进行泌尿外科手术麻醉时应考虑到老年人的生理特点。

1. 心血管系统
（1）动脉粥样硬化导致收缩期高血压，脉压增大。
（2）心室肥厚伴有心室顺应性降低，导致每搏量下降。
（3）最快心率的降低导致心排血量减少。
（4）瓣膜的纤维钙化。

（5）自主神经系统功能减低导致对容量、体位、麻醉深度的变化难以调节，对椎管内阻滞时血流动力学改变的敏感性增加，对肾上腺素能激动药和拮抗药的反应降低。

2. 呼吸系统　肺弹性减低，导致肺不张和通气，血流比失调；残气量增加，肺活量和用力呼气-秒率下降；肺泡无效腔量和解剖无效腔量增加。

3. 中枢神经系统　进行性神经元缺失和神经递质活性的减低导致对麻醉药需要量减少。

4. 泌尿系统　肾血流量和肾小球滤过率下降；保钠和浓缩尿液的能力下降。

5. 肝脏系统　肝血流量减少，经肝药物消除能力降低。

6. 老年患者的麻醉特点

（1）硬脊膜外麻醉可导致药液向头侧的过度扩散。

（2）睾丸相关手术要求感觉阻滞平面到 T_9，上尿路手术需到 T_6 平面，下尿路手术需到 T_{10} 平面。

（3）肝、肾功能的减退、蛋白结合力的改变和分布容积的改变，导致所有静脉麻醉药需要量减少。神经肌肉阻滞药的剂量，在整个成人期相似。

（4）吸入麻醉药的 MAC 和年龄成反比。

（孙　飞）

第二节　肾脏手术麻醉及并发症

一、肾创伤手术麻醉

（一）肾创伤的分类

肾创伤（Renal trauma）目前多以 Sargent 分类与美国创伤外科协会分级为诊断标准。Sargent 将肾创伤分为四类：Ⅰ类伤，肾挫伤；Ⅱ类伤，不涉及集合系统的轻微裂伤；Ⅲ类伤，伴有或不伴有尿外渗的深度裂伤及碎裂伤；Ⅳ类伤，涉及肾蒂的损伤。美国创伤外科协会将肾创伤分为五度：Ⅰ度，肾挫伤；Ⅱ度，肾小裂伤；Ⅲ度，肾大裂伤，累及肾髓质，但并未入集合系统；Ⅳ度，肾全层裂伤伴肾盂、肾盏撕裂，肾碎裂、横断及贯通伤；Ⅴ度，肾动脉和静脉主干破裂或肾碎裂及横断同时伴有肾门区肾段动静脉断裂、肾盂撕裂；另外还可以按受伤机制分为以下三种类型：①开放性创伤：多见于刀刺伤，子弹穿透伤，多合并有胸、腹及其他器官创伤；②闭合性创伤，包括直接暴力，上腹部或肾区受到外力的撞击或挤压，如交通事故，打击伤，高空坠落后双足或臀部着地，爆炸冲击波。会伤及肾实质、肾盂以及肾血管破裂，出现肾包膜下、肾周围及肾旁出血；③医源性肾创伤，手术时意外撕裂或经皮肾镜术，体外冲击波碎石术有引起肾创伤的可能。

（二）肾创伤的诊断及检查

1. 外伤史　详尽的外伤史对肾创伤的诊断很有价值，如受伤原因，事故性质，受伤着力部位，伤后排尿情况，有无血尿，昏迷，恶心及呕吐，呼吸困难，休克等。

2. 临床表现

（1）血尿：血尿为肾创伤最常见的症状，约94.3%~98%的肾创伤患者有肉眼血尿或镜下血尿。

（2）疼痛及肿块：多数患者就诊时有肾区或上腹部疼痛，可放射到同侧背部或下腹部。肾区可触及肿块。

（3）休克：休克是肾严重创伤及合并有多脏器创伤并危及生命的临床表现。表现为低血容量休克。开放性肾创伤休克发生率高达85%。

（4）合并伤：无论是开放性还是闭合性肾创伤，还可能同时有肝、结肠、肺、胸膜、胃、小肠、脾及大血管损伤。临床表现更严重，病情危重，须及时手术、麻醉进行抢救。

3. 实验室检查及影像学检查

（1）尿常规检查：可能表现镜下血尿、肉眼血尿。

（2）血常规检查：动态观察血红蛋白，如果血红蛋白及红细胞压积持续下降说明存在活动性出血，白细胞计数增高，提示合并感染或其他部位有感染灶存在。

（3）血清碱性磷酸酶：在肾创伤后8小时升高有助于诊断。

（4）超声作为闭合性肾创伤的检查方法有助于诊断。CT及MRI诊断肾创伤的敏感度高，可确定肾创伤的程度、范围及肾实质裂伤、肾周血肿的诊断。X线片可见肾轮廓增大或局部肿大，伤侧膈肌升高。

（三）肾创伤的治疗

（1）非手术治疗：排除了肾蒂伤，肾粉碎伤需紧急手术处理外，轻度的肾挫伤，裂伤的患者，无其他脏器合并伤的可入院观察行保守治疗，卧床休息，观察血压、脉搏、呼吸、体温，动态观察血、尿常规。补充容量、保持足够尿量，应用抗生素预防感染等治疗。

（2）手术治疗：对于开放性肾创伤，合并有其他脏器创伤，伴有休克的患者应急症手术进行抢救。闭合性肾创伤一旦确定较严重肾挫伤也须尽早手术探查。手术包括肾修补、肾动脉栓塞、肾部分切除或肾全切除，手术切口可以经腰切口或经腹切口。

二、肾创伤手术的麻醉处理

（一）术前评估及准备

手术前熟悉病史，对创伤患者行头部、胸部、腹部、脊柱及四肢检查。并对呼吸功能、循环功能、肝肾功能、神经系统功能等做相应评估。根据ASA评估分级及创伤严重程度分级评估对麻醉的耐受性。麻醉前观察患者的神智、精神状态、血压、心率、呼吸状态注意患者有无烦躁不安、疼痛、出汗、血尿、恶心呕吐等症状。常规行心电图、血常规、尿常规，凝血功能等检查，按急诊手术患者处理。肾创伤后腹膜后肾周血肿会突发破裂危及生命，如救治不当，死亡率很高，术前做好创伤急救准备工作。

（二）麻醉前用药

严重肾创伤患者，病情变化快，常伴有失血性休克，或合并有其他脏器创伤。因此，术前慎用或禁用镇静，镇痛药物，以免造成呼吸抑制。

（三）麻醉中监测

包括心电图、心率、无创血压、脉搏血氧饱和度、呼气末二氧化碳分压、尿量及体温。危重患者行中心静脉导管置入监测中心静脉压，有创动脉压监测。必要时置入肺动脉漂浮导管，监测心排血量（CO），每搏量（SV），心脏指数（CI），肺毛细血管楔压（CWCP），混合静脉血氧饱和度（SVO_2）指导目标治疗达到较好氧供（DO_2）。

（四）麻醉方法选择

对于病情较轻的行肾创伤探查术的患者可选择硬膜外麻醉。对于严重肾创伤，合并有其他脏器创伤，伴有失血性休克的患者或急诊探查性质手术患者应选择气管插管全身麻醉。硬膜外麻醉在创伤手术患者实施容易引起明显血流动力学改变，安全性明显低于全身麻醉。肾创伤伴有休克的患者对全身麻醉药耐药性差，因此合理的选择全身麻醉药及剂量非常重要。

（五）麻醉中药物选择

1. 麻醉中常用的依赖肾脏清除的药物（表 11 – 2）

表 11 – 2 麻醉中常用依赖肾脏清除的药物

依 赖	部分依赖
地高辛, 正性肌力药	静脉麻醉药——巴比妥类
氨基糖苷类, 万古霉素,	肌松药——泮库溴铵
头孢菌素, 青霉素	抗胆碱药——阿托品, 胃长宁
	胆碱酯酶抑制剂——新斯的明, 依酚氯胺
	其他——米力农, 肼苯达嗪

2. 静脉全麻药　依托咪酯对循环影响轻可作为循环不稳定时麻醉诱导及维持，但休克及低血压患者慎用。丙泊酚有较强的循环功能抑制作用，它通过直接抑制心肌收缩力和扩张外周血管双重作用引起血压下降，因此对有效循环血量不足的患者及老年人用量要减少。丙泊酚用于肾衰竭患者与正常人的总清除率相似，在肾切除的患者中，其清除率也不受明显影响，因此丙泊酚对肾功能影响不大。硫喷妥钠对循环影响较大，不主张用于休克患者，肾功能不全时应慎用。

3. 麻醉性镇痛药　吗啡主要在肝脏代谢为无活性的葡萄糖苷酸经肾排泄，肾功能不全患者应用镇痛剂量吗啡时，时效不会延长。瑞芬太尼、舒芬太尼、阿芬太尼及芬太尼镇痛作用强，对血流动力学影响轻，是创伤休克患者首选的麻醉药，芬太尼也在肝脏代谢，仅仅7%以原形排泄。瑞芬太尼和舒芬太尼的药代动力学和药效动力学在肾功能不全患者与正常人之间无显著差异，瑞芬太尼长时间用于严重肾功能不全的患者也是安全的。

4. 吸入麻醉　氧化亚氮、异氟烷、七氟烷和地氟烷无肝肾毒性可安全用于肾脏手术麻醉。Higuchi 报道七氟烷在 > 5MAC 的浓度下维持 1h 也不增加血浆肌酐的含量。Morio 等研究低剂量七氟烷（0.4% ~ 3.0%）和异氟烷（0.2% ~ 1.5%）麻醉后测出的复合物 A（compound A）平均值 11.2ppm ± 7.2ppm，含量极微，即使用于术前有肾功能不全的患者也影响不大，尿素氮和肌酐值术前和术后无差异。地氟烷稳定性强，用于肾衰竭患者是安全的。

5. 肌肉松弛药　箭毒类药物基本上从肾脏排泄，因此肾脏手术麻醉不宜选用。琥珀胆碱及阿曲库铵在体内削除不依赖肝脏和肾脏，可以安全用于肝、肾手术的患者，但在创伤患者使用琥珀胆碱可致一过性的血钾升高，诱发心律失常应慎用。大约30%的维库溴铵由肾排泄，研究发现肾功能不全患者使用该药后神经肌肉阻滞作用时间长于肾功能正常者。泮库溴铵和哌库溴铵也主要由肾脏排泄，因此用于肾功能不良患者时效会延长。胆碱酯酶拮抗剂新斯的明约50%，溴吡斯的明和依酚氯胺约70%在肾脏排泄，致使肾功能不全患者用此药后排泄会延长。

（六）肾创伤手术的麻醉处理

创伤患者多为饱胃，如何防止呕吐误吸是麻醉诱导中必须重视的问题。疼痛、恐惧、休克均可使胃排空时间延长，麻醉前应行胃肠减压，准备吸引装置。全麻气管插管最好采用清醒状态下气管内表面麻醉下插管，如果做快速诱导插管，应采取措施预防反流误吸，如压迫环状软骨。

麻醉应维持在合适水平，以减轻应激反应，降低肾素－血管紧张素－醛固酮系统的反应，增加肾脏灌注，保护肾功能。注意术中电解质，酸碱平衡的调节，补充血容量，用血管活性药物稳定血流动力学，提高组织氧供，降低氧耗，长时间低血压和手术时间过长都可导致肾血流量减少而影响肾脏灌注，保持良好的循环功能是保护肾功能的先决条件。肾功能不仅受麻醉药物、手术创伤、低血压、低血容量等因素的影响，还受到合并症如高血压、糖尿病等影响，麻醉中应综合考虑给以相应治疗。

肾创伤伴有低容量性休克患者，应在有创血流动力学监测下指导治疗，如CVP，有创动脉压，利用Swan－Gan导管监测肺毛细血管楔压、心排血量等，及时补充血容量，包括血液、胶体液，乳酸林格液体。琥珀明胶、羟乙基淀粉（6% 130/0.4或200/0.5），都可安全用于扩容，而不影响肾脏功能。在扩容同时可使用血管活性药物，如多巴胺、多巴酚丁胺、肾上腺素、去甲肾上腺素、苯肾上腺素等维持较好灌注压。维持CVP在 $8 \sim 12 cmH_2O$，平均动脉压在60mmHg以上，混合静脉血氧饱和度大于70%，心脏指数大于4.5L/（min·m^2），组织氧供指数大于600ml（min·m^2）小剂量多巴胺 $1.0 \sim 10 \mu g$/（kg·min）可激动多巴胺受体产生作用，扩张肾血管、肠系膜血管、冠状动脉血管及脑血管，增加心肌收缩力，提高心排血量和肾脏血流，如果多巴胺对提高血压效果不佳时可用肾上腺素或去甲肾上腺素，呋塞米可增加肾血流量，增加肾脏氧供有利于保护缺血后肾功能损害。

肾创伤手术麻醉中应保持呼吸道畅通，保证足够的通气量，避免缺氧和二氧化碳蓄积，重视动脉血气监测。创伤休克患者术中防止体温过低，注意术中保温。严重创伤患者的呼吸循环功能障碍，肝肾功能继发受损，即使使用较少的麻醉药物，也会使术后苏醒明显延迟，因此应加强术后患者的监护治疗。

三、肾脏肿瘤手术的麻醉

肾肿瘤（tumor of kidney）是泌尿系统常见的肿瘤之一，肾肿瘤的发病率与死亡率在全身肿瘤中占2%左右，在我国泌尿外科恶性肿瘤中膀胱肿瘤最常见，肾癌占第二位，肾脏肿瘤多采取手术治疗。肾脏肿瘤可能会并有其他一些合并症，麻醉实施及管理上更有一些特点。

（一）肾肿瘤的发病原因

肾肿瘤发病的原因与吸烟，肥胖，职业，高血压，输血史，糖尿病，放射，药物，饮酒，饮食，家族史等可能有关。吸烟使肾癌的危险增加3%～2倍，肥胖与肾癌发病也有相关性。焦炭工人，石油工人及印刷工人因接触有害化学物质有增加肾癌发病的危险性。

（二）肾肿瘤的分类及治疗

1. 肾恶性肿瘤

（1）肾癌

1）肾癌的临床表现及诊断：肾癌又称肾细胞癌，肾癌经血液和淋巴转移至肺，脑，骨，肝脏等，也可直接扩散到肾静脉，下腔静脉形成癌栓。临床表现有：血尿、疼痛、肿块、以及发热，夜间盗汗，消瘦，红细胞沉降率增快，肾功能异常。肾肿瘤压迫肾血管，肾素分泌过多会引起高血压，肺转移引起咯血，骨转移可继发引起病理性骨折，脊椎转移引起神经病变等。诊断依靠上述临床表现，以及超声，泌尿系 X 线平片，CT 及 MRI，选择性肾动脉数字减影进行诊断。

2）肾癌治疗：根治性肾切除是肾癌的基本治疗方法。肾动脉造影常用于手术困难或较大的肾癌，在术前造影和进行肾动脉栓塞可以减少术中出血。肾癌有肾静脉或/和下腔静脉癌栓的，术前必须了解静脉内癌栓情况决定手术方式。手术切口采用经腰切口，或经腹腔手术，胸腹联合切口。近年来开展了经后腹膜腹腔镜下行肾癌根治的新方法，对患者创伤小，恢复快。

（2）肾母细胞瘤：它是小儿泌尿系统中最常见的恶性肿瘤，临床症状有腹部肿块，腹痛，发热，高血压及红细胞增多症，晚期出现消瘦，恶心呕吐，贫血症状。早期可经腹行肾切除术。

2. 肾良性肿瘤

（1）肾囊肿：肾囊肿内容物为清亮浆液性液体而不是尿液，肾囊肿一般肾功能正常。如果肾囊肿对肾组织压迫并破坏严重时可出现肾功能改变。肾囊肿压迫肾盏，肾盂，输尿管可引起尿路梗阻，如果肾囊肿增大对肾脏功能有影响可采用手术或经皮腔镜微创手术治疗。

（2）肾血管平滑肌脂肪瘤：又称错构瘤，可通过超声，CT 鉴别诊断，较大的肾血管平滑肌脂肪瘤可突然破裂，出现急腹痛，腹腔内大出血，伴有休克症状，须急诊手术切除或介入性肾动脉栓塞。

（3）其他：肾良性肿瘤有肾皮质腺瘤，肾嗜酸细胞瘤，肾血管瘤等，应考虑保留肾组织手术，或部分肾切除等。

（三）肾肿瘤手术的麻醉处理

1. 术前评估　术前常规对肾肿瘤患者进行评估，对患者呼吸功能，循环功能，肝功能，肾功能进行相应检查。注意肾肿瘤患者术前有无合并冠心病，高血压，糖尿病，贫血，低蛋白血症，有无咯血，血尿，呼吸系统疾患等情况。常规检查心电图，胸部 X 线片，尿常规，血常规，肝、肾功能，凝血功能等。

2. 麻醉前准备及用药　肾肿瘤手术多为择期手术或限期手术，术前有合并症的应做相应内科治疗，如纠正贫血，控制高血压，纠正低蛋白血症，控制血糖等，术前应用利尿剂，钾制剂的患者应注意纠正电解质紊乱，酸碱失衡。术前适当应用镇静，安定类药物，或麻醉性镇痛药可减轻患者的焦虑及紧张情绪。麻醉前酌情给予抗胆碱药以减少麻醉中腺体分泌。肾脏手术前应用抗胆碱药最好选用东莨菪碱，因为东莨菪碱在肾排泄之前几乎完全被代谢，而静脉注射阿托品大致 50% 是以原形从肾排泄。长期服用血管紧张素转换酶抑制剂（ACEI）的患者会增加术后肾功能不全的危险性。

3. 麻醉方法选择　肾脏肿瘤手术的麻醉根据手术切口可选用硬膜外麻醉，气管内插管全身麻醉或全麻联合硬膜外麻醉。硬膜外麻醉宜选择胸$_{10\sim11}$椎间隙穿刺，向头端置管注药，局部麻醉选择 1.5% ~2% 利多卡因或 0.75% ~1% 罗哌卡因，或以上两种药联合应用。使神经阻滞范围达到胸$_5$~腰$_2$，会产生良好的麻醉效果。利多卡因与罗哌卡因都是酰胺类药物，主要在肝脏代谢，仅有少量以原形经肾排泄，有研究证实注射利多卡因或丁哌卡因后，经肾脏以原形排泄的比例分别是 10% 和 16%，因此可安全用于肾功能不全患者的麻醉；为提高椎管内麻醉的满意和减轻术中牵拉反应，术中辅助镇静，镇痛药物，如咪达唑仑 2mg 静注，咪达唑仑 5mg 肌注；芬太尼 0.05~0.01mg 静注，或辅助丙泊酚泵注。硬膜外麻醉不仅满足手术要求，而且交感神经阻滞后，肾血管扩张，肾血流增加，在维持较好的血压下有利于肾功能保护。术后还可采用留置硬膜外导管进行患者自控镇痛（PCEA）。非甾体抗炎镇痛药（NSAIDS）如双氯芬酸钠不减少肾血流量，不降低肾小球滤过率，可用于肾脏手术后疼痛治疗，但也有学者执不同观点。

肾癌合并有肾静脉癌栓或上腔静脉癌栓患者，肾上腺手术，老年患者，并存严重心肺疾患，糖尿病患者，凝血功能不良患者宜选择气管插管全身麻醉，或联合硬膜外麻醉。Brodner 推荐在大的泌尿外科手术中全麻并用硬膜外麻醉可降低应激反应，减少儿茶酚胺分泌，改善胃肠功能，促进患者恢复。全身麻醉药物选择可参考肾创伤手术患者麻醉用药。近年来腹腔镜肾上腺和肾肿瘤微创手术的开展，在腹腔镜下阻断肾蒂出血减少，效果好，但这种手术也须在全麻下完成。

4. 麻醉中监测　麻醉中常规监测心电图，心率，无创血压，脉搏血氧饱和度，呼气末二氧化碳分压，尿量。实施麻醉时应建立通畅的静脉通路，置入中心静脉导管，监测中心静脉压指导输液量和速度很有必要，有创动脉血压在肾肿瘤手术中应当建立，可及时观察术中血压的瞬时变化，有条件的可做动脉血气监测。

肾癌手术时可能会发生癌栓脱落造成肺动脉栓塞导致严重并发症，因此注意心电监测和呼吸功能监测，维持血流动力学稳定。

5. 麻醉中处理　肾肿瘤手术多采用特殊体位，如侧卧位，侧卧肾垫起位，患者在硬膜外麻醉下采取这种体位多感不舒适，且这种体位对呼吸，循环也有一定影响。因此，硬膜外麻醉时应用辅助药更要注意患者呼吸幅度，频率，血氧饱和度及血压变化。

全身麻醉选用对肾功能，循环功能影响较小的全麻药，术中避免低血压，低血容量。通过已建立的中心静脉导管监测中心静脉压来调整输液量和输液速度，调整好麻醉机呼吸参数维持较好的血氧饱和度和适宜的呼气末二氧化碳分压。

慢性肾功能不全的患者术后肾衰竭发生率高达 10% ~15%，因此术中避免低血压和低血容量、保证肾脏血液灌注，术前尿素氮、血肌酐升高预示术后发生肾功能不全可能。肾肿瘤患者，在术中易发生大出血危险，因此，术前应准备好库血，当术中失血量大时注意补充容量和血压维持。

6. 肾癌并发静脉癌栓手术的麻醉　对于肾癌发生肾静脉和下腔静脉癌栓甚至累及右心房者，手术范围大，术中出血较多，手术和麻醉有较大难度和危险性。Novick 等提出在全身麻醉，体外循环转流下采用深低温停循环取出腔静脉和右心房癌栓。这种手术采取胸正中和腹部正中切口，全身麻醉后肝素化，当 ACT >450 秒，行主动脉插管，右房插管，采用膜式氧合器，用平衡液或胶体预充，建立体外循环，动脉流量维持 50~80ml/（kg·min），血液降温，阻断升主动脉后灌注冷停跳液使心脏停搏保护心肌。转流中行血液稀释，HCT 维持在 20% ~ 25%，当肛温降到 18 ~ 20℃ 时，降低动脉灌注流量到 10 ~ 20ml/（kg·min），直到停止转流。深低温下停循环时间可维持在 45 ~ 60min，在此期间行肾及癌栓切除手术，肿瘤及癌栓切除后恢复体外循环转流并复温，心脏复跳后维持较好的动脉血压，血气，电解质及酸碱平衡的基础上停止体外循环转流，用鱼精蛋白中和肝素。这种方法对肾癌合并有腔静脉或右房癌栓的患者会取得良好的手术效果。但由于手术时间长，肝素化后术野渗血多，术中输血较多，体外循环转流对机体的影响，以及深低温停循环对中枢神经系统的影响，仍存在不利因素。

7. 肾肿瘤手术麻醉中输血问题　肿瘤患者往往由于慢性消耗，失血性贫血，低蛋白血症，以及肾癌根治术术中失血较多，需要在手术中输入大量异体血，因此肿瘤手术患者术前备血很重要。但前瞻性研究表明输入同种异体血会抑制机体免疫功能，使肿瘤患者术后肿瘤复发率高，生存期缩短。因此，对肿瘤手术患者应提倡自身输血，自身输血就是将手术患者的自身血液预先采集，或术中失血回收后再回输，而减少异体血的输入，减少输血反应，病毒和感染性疾病的传播，减轻免疫功能抑制。常用的自身输血有：①术前三天或术日采集自身血液，在术中需要时再输入；②术前稀释性自身输血法，麻醉后采集患者自身血，同时补充晶体或胶体维持较好循环容量，术中或术后回输自身血；③术中用血液回收机回收术野自身血，这种回收系统可将血液中 55% ~ 76% 的肿瘤细胞滤除，再回输患者，这种自身输血方法对良性肿瘤患者无疑是有利的。目前对于恶性肿瘤手术不主张术中自体血回输。

四、常见并发症的防治

1. 气胸　肾脏手术在解剖过程中可发生胸膜损伤而导致气胸，应密切观察患者呼吸状况，如患者有呼吸困难，气道压增加，肺顺应性降低，血氧饱和度下降及血流动力学改变，考虑有气胸发生可能，应尽早做胸膜修补或闭式胸腔引流。

2. 低血容量休克　严重肾创伤，发生低血容量休克时对肾功能会造成一定的损害，但当补充血容量，循环功能稳定后，肾血流也会得到一定改善。因此在发生低血容量休克时，应及时积极进行容量复苏，合理应用正性肌力药物，维持有效循环血量，增加氧供和组织灌注。在失血性休克复苏治疗中目前认为在出血未被有效控制情况下，大容量液体复苏和提升血压可以导致继续出血，血液稀释和体温下降，进而造成微循环障碍，氧输送不足，凝血功能障碍，会增加死亡的风险。因而提出低度干预的复苏策略模式，即在出血未被有效控制的情况下，用尽可能少的液体输注将血压维持在能够勉强保持组织灌注的较低水平，来避免因快速和大量液体复苏引发的问题。但血压仍具有休克复苏效果的可信性，在复苏过程中出现少尿或无尿，则提示补液不足，血压过低，肾灌注不良，需要在治疗中注意。

3. 肾功能不全及肾衰竭　术中或术后肾衰竭是麻醉和手术的严重并发症，高危因素为严重多器官创伤，包括肾严重创伤，大手术，持续低血压，输血错误引起溶血反应等。创伤性休克可造成肾缺血，缺氧影响肾功能，严重肾缺血将使近端和远端肾小球上皮细胞变性坏死，肾小球缺血，滤过率下降，严重创伤后肾小管可能被血红蛋白和肌红蛋白阻塞，肾小管上皮坏死，导致急性肾衰竭。急性肾衰竭的病理过程中，氧供/需平衡很重要，保持稳定血流动力学，可保证肾脏的灌注和氧供，扩血管药及利尿药呋塞米也会增加肾血流，增加氧供，减少肾脏氧耗，对保护肾功能有益。

维拉帕米可调节肾脏微循环，抑制肾脏入球小动脉的收缩，使肾脏小动脉，静脉扩张，预防血栓形成，能防止肾脏缺血再损伤。

乌司他丁能明显减轻肾小管上皮细胞的变性和死亡，能保护低灌注压引起的肾脏缺血性损害，防止术后发生肾衰竭。并能促进全身血液循环，改善血液黏滞度，清除自由基及内毒素作用，有利于创伤及术后机体器官功能的恢复。

4. 多器官功能障碍综合征　肾创伤如果合并多脏器的创伤，由于伤情复杂，内环境紊乱严重及免疫功能明显抑制，容易发生多器官功能障碍综合征（MODS）甚至多器官功能衰竭（MOF），死亡率高。因此近 20 年来，损伤控制外科（damage control surgery，DCS）作为严重创伤和多发伤治疗的新策略，即初期简化手术，重症监护室复苏治疗和再手术实施。这种治疗打破了对严重创伤患者在危重时实施过大打击的复杂手术所造成的恶性循环，可避免在严重创伤治疗中致死的三联症体温不升，凝血障碍和酸中毒，它们互为因果，恶性循环。因为在患者危重时长时间经历复杂的外科手术及麻醉会进一步引起失血，体内热量丢失，中心体温降低，血红蛋白氧解离曲线左移，氧释放减少，氧供减少，导致体内乳酸堆积加重酸中毒，发生全身炎症反应综合征和免疫系统受损。DCS 理念更符合多发性创伤患者的病理生理变化，把创伤对患者的损害降到最低程度，在实施创伤控制外科策略时腹膜间隙综合征是一严重的致死性并发症，发生原因与腹膜内继续出血，腹膜后血肿扩大，腹膜和腹膜间隙水肿及腹腔填塞物有关，麻醉医生在实施创伤危重患者麻醉中应有这一理念，提高抢救成功率。

（孙　飞）

第三节　尿石症手术麻醉及并发症

尿石症又称为尿路结石（urolithiasis），包括肾结石、输尿管结石、膀胱结石和尿道结石，是泌尿外科常见疾病之一。近 20 年来，尿路结石的治疗发生了很大变化，除了开放手术治疗外，90% 左右的尿路结石应用微创手术碎石取石或无创的碎石技术，使麻醉的实施及管理上有许多特点，熟悉尿路结石的病理生理以及微创取石及碎石的方法，选择适宜的麻醉方法，保证患者在治疗中舒适、无痛、安全。

一、尿石症的病理生理

尿石症可分为肾脏和输尿管的上尿路结石，及膀胱和尿道的下尿路结石。尿石症不应仅仅看成是尿盐在尿路沉淀形成结石，而应当作全身疾病的一种局部表现。尿石症在其形成的病因、发生的部位、年龄及性别，结石的成分，对泌尿系统及机体的影响，手术方法，治疗及预后都有差别。

随着生物化学的发展，细胞生物学和分子生物学的进展，对尿石症的病因、发病机制有了深入的认识，如遗传因素的影响，机体以及细胞对结石成分生成、代谢、吸收和转输等机制的研究，预防措施正在加强。对尿石症的治疗，除了传统的手术治疗，目前多采用体外冲击波碎石，经皮肾镜及各种内镜取石或碎石的微创手术，都已积累了丰富的经验。这些新的治疗手段促进了麻醉学的发展，使尿石症患者在麻醉下的手术更安全、舒适。

（一）尿路结石的病因

目前认为尿石症生成与人类种族遗传、自然环境、气候、饮食习惯、营养、代谢异常等因素有关，以上因素导致尿液成分的变化，而形成尿路结石。

1. 遗传因素　Goodman 等认为草酸钙结石是一种多基因的遗传性疾病，许多统计表明尿石症患者中 13% ~46% 有家族史，近亲结婚者发生率更高。形成尿酸结石的痛风症和黄嘌呤尿结石也属于遗传疾病。

2. 自然环境的影响　流行病学调查在热带和亚热带、气候湿热和干燥的地方结石发病率较高。中国南部的省份结石病发病率高于中部和北部。高温气候使人体水分过多蒸发，尿液浓缩，促进结石盐沉淀，使尿内结石盐析出而形成结石。大量饮水使尿液稀释，尿量增加可防止结石形成。

3. 营养与尿石症的关系　尿石症与食物组成及营养状况有密切关系，在贫困地区膀胱结石多见，在营养水准高的人群上尿路结石发病较高，高动物蛋白的摄取可导致尿液中钙尿酸含量增加，高动物蛋白摄入增加了机体的酸负荷，使尿液 pH 下降，有利于尿酸沉淀，也使钙排泄增加，导致草酸钙的形成。而枸橼酸盐减少是促进尿石形成的重要原因。尿钙和尿酸是尿结石形成的物质基础。蔗糖食入过多，导致尿钙排泄增加可使尿结石高发。谷类、蔬菜、纤维食物摄入可降低肾结石的发病率。

4. 代谢和转输异常　结石与新陈代谢有关，如胱氨酸结石，含钙结石，尿酸结石和黄嘌呤结石等是由机体代谢产物形成。维生素 B_6 和维生素 B_1 在生成草酸上有重要作用，当有足够的维生素 B_6 和维生素 B_1 时大部分乙醛酸可转化为甘氨酸而大大减少草酸的生成，从而降低草酸钙的生成。机体内钙和磷的代谢，尿酸的代谢，枸橼酸的代谢和转输等都与尿石症形成有关。甲状旁腺代谢紊乱也与结石形成有关。

5. 泌尿系统自身原因

（1）泌尿系统梗阻：如肾盂积水、肾盂输尿管积水、输尿管畸形、前列腺增生、尿道狭窄梗阻使尿液潴留诱发结石形成。

（2）感染：泌尿系统感染后细菌及坏死组织可诱发结石形成。

（3）其他原因：如长期卧床患者，甲状旁腺功能亢进患者，痛风患者等易发生结石。

（二）尿路结石的病理生理

尿路结石位于肾盂颈部梗阻，引起肾积水，并发感染影响肾功能，并使肾实质萎缩功能受损。梗阻严重可导致肾衰竭、尿毒症。多数输尿管结石是肾结石排出过程中停留在输尿管，输尿管在肾盂输尿管连接处、输尿管跨过髂血管处及输尿管膀胱壁处有三个狭窄处，结石沿输尿管下移时，常停留或嵌顿于这三个生理狭窄处，但以输尿管下 1/3 处最常见。尿路结石可引起泌尿系统损伤、梗阻、感染等。尿路梗阻及肾小管阻塞使肾小球囊内压升高，导致肾小球有效滤过压降低，炎症以及损伤都可破坏肾小球滤过膜的完整性而导致通透性增加，引起血尿和蛋白尿。肾小管梗阻后缺血，并发感染引起肾小管上皮细胞变性坏死使肾小管重吸收、分泌和排泄功能障碍、肾浓缩功能降低而多尿，尿中出现蛋白质、红细胞、白细胞、管型等，血浆肌酐与血浆尿素氮也有所改变，使钠、钾、镁、钙、磷排泄异常，临床上有些患者表现为低钠血症、低钾血症、高钾血症、低蛋白血症、肾性贫血、下肢浮肿、代谢性酸中毒。肾实质病变也可引起肾性高血压，肾功能不全，凝血机制障碍导致出血。

二、肾结石手术的麻醉

（一）肾结石的临床表现、诊断及治疗

1. **临床表现**　肾结石（renal calculi）和输尿管结石（ureteral caculi）又称上尿路结石，主要的临床表现为血尿和疼痛，其程度与结石部位，结石大小，有无感染，尿路梗阻有关。肾结石可引起肾区疼痛和肾区叩击痛，活动后出现上腹部或腰部钝痛。输尿管结石可引起肾绞痛，发作时表现为剧烈疼痛，疼痛可在腹部、上腹部或中下腹部，也可以放射至同侧腹股沟，同时伴有恶心、呕吐。肾结石患者大多数有肉眼血尿。如果结石并发肾盂肾炎、肾积脓或肾周脓肿时，患者可有发热，寒战等症状。

2. **肾结石的诊断**　结合病史、疼痛部位、疼痛性质、有无血尿进行诊断，实验室检查血尿阳性。B超、泌尿系X线、CT、放射性核素肾显像以及内镜检查有助明确诊断。发生肾绞痛时须与外科急腹症如异位妊娠、卵巢囊肿蒂扭转、急性胆囊炎鉴别诊断。

3. **治疗**

（1）药物治疗：包括碱化尿液，口服别嘌呤醇、枸橼酸钾、碳酸氢钠以及改变饮食结构有治疗作用。在药物治疗中须大量饮水利尿并控制感染。中草药金钱草、车前子有助于排石。

（2）微创手术：经皮肾镜取石或碎石术，经输尿管镜取石或碎石术，体外冲击波碎石术。

（3）手术治疗：传统的开放性尿路结石手术包括：肾实质切开取石，肾盂切开取石，肾部分切除，肾切除，输尿管切开取石。本节主要介绍肾结石手术的麻醉。

（二）术前准备和术前用药

1. **术前准备**　术前常规检查心电图，血常规，尿常规，肝、肾功能，胸部X线，凝血功能，电解质及酸碱平衡变化，尿素氮及血肌酐等。全面了解病史，根据全身各器官功能状态评定ASA分级，重点了解肾功能及肾结石对泌尿系统及全身影响。对于合并有心脏病、高血压、糖尿病、甲状旁腺机能亢进、肾性贫血、低蛋白血症患者，应给以相关积极治疗以提高麻醉安全性。泌尿系感染患者术前应用抗生素控制感染。由于肾结石手术多在硬膜外麻醉下完成，采用侧卧位手术，术前应注意患者有无呼吸道感染、肺部疾病，保持良好的呼吸功能。

2. **术前用药**　术前酌情应用镇静，安定类药物使患者安静，消除对手术、麻醉的恐惧、焦虑和紧张心理，取得很好配合。麻醉性镇痛药可用于手术前有明显疼痛症状的患者，抗胆碱药以选择东莨菪碱为宜。

（三）肾结石手术的麻醉与管理

1. **麻醉方法选择**　传统的肾结石手术体位一般采用侧卧位，患侧在上，选择经腰切口。麻醉方法根据手术部位及方法，患者的全身状况，麻醉医师的经验或习惯及麻醉设备条件来选择。多数肾结石手术可在硬膜外麻醉下完成，且术后尚可进行患者自控硬膜外镇痛。硬膜外麻醉的效果确切不仅能满足手术的要求，而且交感神经阻滞后，肾血管扩张，血流增加，氧供增加，有利于保护肾功能。硬膜外麻醉可选择胸$_{10\sim11}$椎间隙穿刺，向头端置管注药。局麻药可选择1.5%～2%利多卡因或0.75%～1%罗哌卡因，使阻滞平面达胸$_6$～

腰$_2$，有较满意的麻醉效果。对于老年人、小儿，合并有严重心肺疾病的患者，手术难度较大的患者宜选择气管内插管全身麻醉，或全身麻醉联合硬膜外麻醉，全身麻醉用药参照肾肿瘤手术麻醉。

2. 麻醉中监测　麻醉中应常规监测心电图、无创血压、心率、脉搏血氧饱和度、呼气末二氧化碳分压、中心静脉压和尿量。

3. 麻醉管理及注意事项　肾结石手术多采用侧卧位，侧卧位时腰部垫高，对呼吸有一定的影响，使下侧肺的肺功能残气量减少，由于重力的影响肺血流也较多的分布于下侧肺，可造成肺通气/血流比值失调。故硬膜外麻醉中必须仔细观察患者呼吸变化，并做好对呼吸急救准备，保证侧卧位时呼吸道通畅。为使椎管内麻醉满意，并减轻手术牵拉反应可使用镇痛、镇静药物，如芬太尼、丙泊酚、咪达唑仑等。实施全身麻醉时选用对肾功能、循环功能影响较小的药物。在麻醉前应建立通畅的静脉通路包括中心静脉导管置入，以保证术中输液和在术中发生大出血时快速补充血容量。围术期肾功能的保护，关键在于维持较好的肾灌注，避免发生低血压，在低血压时及时补充血容量，同时可用麻黄素、多巴胺等提升血压，保证肾脏的灌注。

（四）并发症防治

（1）术中寒战，椎管内麻醉影响中心体温调控而降低寒战的阈值，故椎管内麻醉应注意防治寒战，减少机体氧耗，α-肾上腺能受体激动剂可乐定可明显降低硬膜外麻醉下的寒战，曲马朵能有效抑制术中寒战。另外，对输入液体加热和保温也是有效预防寒战的方法。

（2）侧卧位下进行肾脏手术会损伤胸膜，造成气胸，麻醉中应观察患者呼吸状况，发生气胸时应早做胸膜修补或闭式胸腔引流。

三、经皮肾镜取石或碎石的麻醉

（一）经皮肾镜取石及碎石术

经皮肾镜取石术（percutaneous nephrolithotripsy，PCNL）采用微创肾镜或输尿管镜先建立皮肤到肾集合管系统的手术通道，俯卧位下选择在第12肋上缘或下缘腋后线区域在B超引导下进行经皮肾穿刺，见尿液后置入导丝，用经皮肾扩张管通过导引钢丝，逐级扩张至F16留置扩张鞘，经鞘置入肾镜或输尿管镜来观察肾盂、肾盏、输尿管上段的结石。常规在经皮肾穿刺前应在膀胱镜下经输尿管内置入输尿管导管。在B超监视下采用超声碎石、弹道碎石或激光碎石设备进行碎石。

1. 超声碎石（ultrasound litholapaxy）　是指频率在10~20kHz间的机械振动波，每次碎石间隔0~15s。原理为以电压效应制成换能器，将电能转换成机械能，通过一个金属管即超声电极传递至电极远端的振动探头上，振动探头使结石发生高频共振而碎石。超声碎石由超声发生器、换能装置、碎石探头和负压吸引泵组成，超声碎石效能较低。

2. 弹道碎石（the swiss lithoclast）　是将压缩空气产生的能量驱动碎石机手柄内的弹丸，以12kHz频率击打和手柄相连的金属杆的底部，通过金属杆的机械运动冲击结石，是较理想的腔内碎石方法。探头直径0.8~2.0mm，输出能量80~100mj，是超声碎石能量的50倍。

3. 激光碎石（laser litholapaxy）　是利用结石表面和激光头之间形成的气态等离子区膨

胀产生的声学冲击波而碎石。目前用的钬（Ho：YAG）激光是利用氪闪烁光源激活嵌在钇–铝–石榴石晶体上的稀有元素钬而产生的脉冲式激光，激光2 140nm，组织穿透度＜0.5mm，脉冲发射时间0.25ms，钬激光功率为20~100W，能粉碎各种结石。由于钬激光可能会造成眼睛损伤，因此操作医生需戴防护眼罩。

（二）经皮肾镜取石的体位

经皮肾镜取石术多采用俯卧位，这种体位可使术者有一个好的操作空间，易选择合适的穿刺部位，但俯卧位时由于身体重力压迫胸腔导致肺功能残气量及肺活量下降，同时因腹垫的影响，使下腔静脉及髂静脉受压，回心血量减少，前负荷降低，可引起循环功能的紊乱，尤其是对肥胖患者及肺功能障碍患者影响更大。

对于肥胖、心肺功能障碍，脊柱后凸患者可选择侧卧位，由于腰桥升起后使患者头侧和臀部向下降，腰部向上凸，导致肋骨和髂嵴间距改变，有利于手术操作，出现并发症时能及时行开放手术。

采取平卧位，体位舒适，对患者血流动力学及呼吸功能影响小，有利于高危手术患者在麻醉中观察和处理。但此体位在经皮肾穿刺时结肠损伤的概率增大。

（三）经皮肾镜取石麻醉

1. 麻醉前准备　麻醉前做好患者心理及体位指导工作，并了解患者心肺功能、凝血功能、肝肾功能，电解质平衡状况。对合并有糖尿病、高血压、心律失常、贫血者术前给予相应治疗。常规心电图、血常规、尿常规、凝血功能检查。

2. 麻醉方法选择　经皮肾镜的取石术多采用二期手术。第一期的经皮肾造瘘术可在放射科或手术室进行，采用局部浸润麻醉或硬膜外麻醉；第二期的取石、碎石术在造瘘后几天进行，可采用硬膜外麻醉或气管插管全身麻醉。

（1）硬膜外麻醉：选择胸10~11椎间隙穿刺，向头置管注药，应用1.5%~2%的利多卡因或0.5%~0.75%的罗哌卡因，使脊神经阻滞范围在胸5~腰2，术中常规吸氧，为使麻醉满意可辅助咪达唑仑或芬太尼等镇静、镇痛类药物。也可选择腰2~3及胸10~11椎间隙两点穿刺置管双管给药，先给2%的利多卡因3~5ml试验量，出现阻滞平面后再给0.5%~0.75%的罗哌卡因，但要掌握局麻药剂量，防止麻醉平面过宽。也可选择胸10~11硬膜外穿刺置管，然后选用针内针法行$L_{3~4}$蛛网膜下腔阻滞，使麻醉平面上界达胸7~8，下界达骶5，如果手术时间长可从硬膜外导管给药，这种方法镇痛、肌松好。

（2）气管内插管全身麻醉：适宜于老年人、小孩、合并心肺疾病、凝血功能异常的患者以及双侧行经皮肾镜取石或碎石的患者。全身麻醉用药参照肾肿瘤手术麻醉。

（3）经尿道黏膜浸润麻醉：目前常用1%~2%丁卡因或2%~40%利多卡因。这种麻醉方法可以完成输尿管下段结石气压弹道碎石术。采用尿道黏膜浸润麻醉结合经皮肾穿刺点的局部麻醉也可以完成B超引导的微创经皮肾镜取石术。在行局麻时穿刺点的局部浸润麻醉要充分并达到肾包膜，但须掌握局麻药的浓度及剂量。在局部麻醉下患者会有不同程度的疼痛，感到不舒适，术中需用镇痛药。

3. 麻醉中管理　麻醉中监测包括：心电图、无创血压、SpO_2、$P_{ET}CO_2$、心率等，并准备好麻醉机，气管插管用具，急救药品。

经皮肾镜取石或碎石术实施过程中患者应先于截石位经尿道行输尿管镜下置入输尿管导

管，然后改为俯卧位或侧卧位进行手术。术中体位变化、俯卧位或侧卧位时垫物放置不合适，除了患者感到不舒适外，也会引起呼吸循环功能的变化。因此要仔细观察患者呼吸及血压变化，注意治疗中灌注液的用量，如果灌注液吸收过多，应给以速尿5~20mg。术中使用的灌注液应加温至37℃，因为麻醉及低体温可能引起寒战导致氧耗增加，诱发心、肺并发症。寒战时可用地塞米松、曲马朵等药物治疗。在行蛛网膜下腔阻滞麻醉时控制麻醉平面不要过宽。

4. 并发症及防治

（1）肾损伤、肋间血管损伤、肾门处血管损伤可引起术中出血，应严密观察，及时补充容量。

（2）胸膜腔损伤，胸膜腔损伤与经皮肾穿刺有关，可造成气胸、血胸，表现为呼吸困难，可放置胸腔闭式引流。

（3）稀释性低血钠血症，由于治疗中灌注液大量吸收，可造成稀释性低血钠血症（血钠<120mmol/L），引起中枢神经系统症状，表现为头痛、头晕、意识障碍、恶心等，进一步发展为昏睡、昏迷。因此术中注意灌注液的入量和出量，限制液体入量，监测血电解质变化，并给以利尿剂等治疗。

（4）渡边道哉报道行肾镜取石的合并症除出血、气胸外还会出现发热、感染、败血症和心跳骤停，建议在俯卧位手术最好选择气管插管全身麻醉，有利于出现意外时能及时复苏治疗。

（5）结肠损伤，经皮肾镜通道建立过程中会损伤结肠，出现腹胀、腹膜感染等征象，需手术探查治疗。

四、体外冲击波碎石的麻醉

（一）体外冲击波碎石的原理

体外冲击波碎石（extrocorporpeal shock wave lithotripsy ESWL）是通过 X 线或 B 超对结石进行定位，利用高能冲击波聚焦后作用于结石，使结石裂解，是目前泌尿结石首选的治疗方法。1980 年由法国 Munich 开始用于临床。目前第一代碎石机还在很多研究所使用，由于在治疗中患者身体需要部分浸没于水中，在碎石中多采用全麻或硬膜外麻醉，又因水浴及水浴温度影响而产生明显的心血管和呼吸系统的改变。因此，第二、三代碎石机通过改进问世，有许多优点，首先是没有水槽，避免了患者侵入水中引起的问题，另外冲击波聚焦后，引起的疼痛较轻，更安全，患者在治疗中更舒适。

（二）体外冲击波碎石的适应证及禁忌证

1. 适应证　适用于肾、输尿管上段结石。输尿管下段结石的治疗仍选用输尿管镜。

2. 禁忌证　禁忌证包括：①全身性出血性疾病、心力衰竭、严重心律失常、妊娠、腹部安置心脏起搏器患者；②极度肥胖患者结石定位困难，并且这些患者还常伴有高血压，缺血性心脏病，糖尿病。ESWL 治疗产生的不良反应的风险大；③急性尿路感染不宜碎石，否则易发生炎症扩散甚至导致败血症；④结石远端尿路梗阻；⑤合并有腹主动脉瘤或肾动脉瘤患者不宜行 ESWL，在碎石时可能导致瘤体破裂。

（三）体外冲击波碎石的麻醉

1. 术前准备　术前一天服缓泻剂，清洁肠道以减少肠内积气及粪便。治疗当日禁食，治疗前让患者了解碎石的方法，麻醉方法及体位的摆放。解除恐惧心理，争取主动配合。ESWL 前掌握泌尿系统的病情，通过腹部平片、B 超、尿路造影全面了解结石部位、大小、数量等，做好相关检查，如心电图，肾功能，凝血功能，血常规，尿常规，血小板计数，以及全身情况。

2. 体外冲击波碎石的体位 碎石治疗时的体位有仰卧位和俯卧位两种。仰卧位时背部靠板可略竖起，下肢稍屈曲，并略向左或右倾斜，这种体位姿势使输尿管中、下段结石特别是位于骶髂骨前方的结石碎石难度增加。因此目前对输尿管中、下段的结石碎石采用俯卧位。由于碎石机改进、治疗床代替了体位架，水囊代替了水槽使患者侵入水中的部位减少，并发症也随之减少，患者在碎石中更舒适。

3. 碎石术中监测 在碎石术中应监测心电图、心率、血压、脉搏血氧饱和度。观察患者在治疗中循环、呼吸功能变化。

4. 麻醉方法 在第一代水浴型的碎石机下碎石的患者常采用气管插管全身麻醉或硬膜外麻醉，患者浸入水中有较明显的心血管和呼吸系统功能改变，引起中心静脉压升高和肺动脉压升高，当患者在水浴中浸没到锁骨位置时引起呼吸功能改变，功能残气量和肺活量下降，肺血流量增加，发生通气/血液比例失调和缺氧。水浴的温度也明显影响患者的体温。有统计表明在碎石术中全麻、硬膜外麻醉、蛛网膜下腔麻醉中低血压的发生率分别为 13%、18% 和 27%。

在新一代碎石机用于临床治疗后，因为能量低、聚焦、引起疼痛较轻，更加安全有效。因此丙泊酚、芬太尼、瑞芬太尼及咪达唑仑，清醒镇静麻醉及肋间神经阻滞联合局麻药乳膏表面麻醉为优先选择的麻醉方法。小孩的碎石术麻醉以选择气管插管麻醉或喉罩下全身麻醉，便于呼吸管理。Joo 在 ESWL 术中应用瑞芬太尼 $10\mu g/ml$ 及瑞芬太尼 $10\mu g/ml$ 并用丙泊酚 $5mg/ml$ 分二组实施患者自控镇静（patient - controlled sedation，PCS）都能达到满意效果，术后 70min 患者就可回家。Coloma 在 ESWL 术中做了全麻与监测下麻醉管理（monitored anesthesia care，MAC）二组比较，MAC 组用丙泊酚 $50 \sim 100\mu g/$（$kg \cdot min$），瑞芬太尼 $0.05\mu g/$（$kg \cdot min$）；而全麻组用丙泊酚、瑞芬太尼诱导后放置喉罩控制呼吸，麻醉维持用七氟醚（2% ~4%）和氧化亚氮，二组均使镇静评分（observer's assessment of alertness/sedation，OAA/S）维持在 2 ~3 分钟。结果两组患者术后恢复快，但认为七氟醚组清醒程度优于 MAC 组。阿芬太尼静脉靶控输注在 ESWL 的应用也达到了很好镇痛效果。丙泊酚和短效的阿片类药物应用使 MAC 及靶控技术在体外冲击波碎石术的麻醉更加优越。

针刺麻醉在 ESWL 的镇痛作用是有效的，可选用合谷、足三里、足临泣等穴位，用针麻仪刺激，调节频率及强度。也可以在穴位注射 1% 利多卡因 2 ~4ml，针刺麻醉安全，简便，镇痛效果好，术中循环、呼吸功能稳定。针刺镇痛机理为，刺激中枢神经系统产生类内啡肽物质，使感觉中枢对疼痛刺激性降低，提高周围神经末梢对疼痛刺激的痛阈。

5. 并发症的防治

（1）血尿：体外冲击波碎石治疗后患者会出现血尿。一般卧床休息，给予止血治疗。

（2）肾血肿是 ESWL 后较严重的并发症，出血性疾病患者行 ESWL 治疗后肾血肿发生率较无出血性疾病高出 20% ~40%，因此应掌握治疗适应证。

（3）碎石过程中碎石波可诱发心律失常，Simon 报道发生率为 10% ~14%。早期碎石机使人体侵入水中过多易引起血流动力学及呼吸改变，使血压下降，现改为水囊或小水盆，对循环呼吸影响较小，心律失常已少见。

（孙　飞）

第四节　泌尿外科腹腔镜手术的麻醉

腹腔镜泌尿外科手术是一项新的微创外科技术。随着手术方式的不断改进及腔镜技术的日益完善，腹腔镜手术在泌尿外科的应用发展十分迅速。目前，泌尿外科大部分手术均可应用腹腔镜来完成。主要有两大类，一是毁损性手术，二是脏器功能重建手术。毁损性手术包括肾上腺肿瘤切除、无广泛粘连的无功能肾切除、乳糜尿肾蒂淋巴管结扎以及肾癌根治术等。脏器功能重建手术主要指肾盂成形术、根治性前列腺切除术及尿道重建术和根治性膀胱切除术及肠道新膀胱术等。

一、手术适应证

泌尿外科腹腔镜手术适应证的选择有两个层面的含义。首先，应严格遵循外科手术治疗的原则。腹腔镜手术是为了使患者在得到有效治疗的同时减少创伤，对于有明确手术禁忌或不适合腹腔镜手术的患者，不能为了手术或开展新技术而忽视手术适应证的选择。腹腔镜手术有其优势，但也有其局限性，目前尚不能完全替代开放手术。其次，随着科学和手术技术的发展，腹腔镜手术适应证在逐步拓展，而禁忌证在逐渐缩小。对于不同医生来说适应证也是相对的。一直以来，过度肥胖、腹部手术史、感染性疾病伴广泛而严重的器官和组织粘连，以及解剖层次紊乱等复杂情况是腹腔镜手术的禁忌或相对禁忌。近年来，国内外诸多学者相继报道成功挑战这些禁区，如肾上腺手术后腹腔镜二次手术切除肾上腺；肾盂成形术失败而行腹腔镜二次成形，均达到理想效果。

目前临床上该技术被用于隐睾的诊断及功能评价、睾丸固定术、精索静脉曲张切除术、膀胱悬吊术、盆腔淋巴结清扫术、肾切除术、肾输尿管切除术、肾上腺切除术、经皮肾盂或输尿管结石取出术、根治性前列腺切除术和膀胱切除术等。

二、泌尿外科腹腔镜手术麻醉的特点

泌尿系统的腹腔镜手术与其他系统的腹腔镜手术有一些区别。因为泌尿生殖系统的许多器官位于腹膜后（如盆腔淋巴结、膀胱、输尿管、肾上腺和肾脏等），在这些器官的腹腔镜手术中常常需要采取腹膜后间隙充气。充入的 CO_2 面临的是巨大的腹膜后间隙和腹膜后间隙与胸腔及皮下组织的交通结构。这些患者经常发生皮下气肿，并可能一直扩散到头和颈部。大多数严重病例，黏膜下 CO_2 导致的纵隔气肿可压迫上呼吸道，危及生命。已有研究表明，CO_2 在腹膜外间隙的吸收率要高于其在腹膜腔内的吸收率。Mulet 等人发现，在经腹膜外间隙的腹腔镜盆腔淋巴结清扫术中，CO_2 清除率增加76%，而在腹膜内的腹腔镜盆腔检查和胆囊切除术中，CO_2 清除率则分别增加15%和25%。有回顾性研究显示，在肾脏和盆腔器官的腹腔镜手术中，采取经腹膜外间隙入路时，CO_2 的清除率增加高达135%，而采取腹膜内入路时，CO_2 清除率仅增加61%。因此，在经腹膜外间隙的腹腔镜手术中，麻醉医师应密切监测和调整患者的通气，以维持正常的血 CO_2 浓度。

麻醉处理原则应是确保患者术中的安全与舒适。硬膜外阻滞麻醉，虽简便、经济，但腹

腔镜下行泌尿外科手术（如肾和肾上腺切除），需要较广的麻醉阻滞平面（$T_5 \sim L_2$），对呼吸和循环的影响较明显，并增加心律失常的发生率。人工气腹后，膈肌运动受限，存在通气换气不足。同时膈神经受牵张，肩部可出现胀痛感，而影响患者情绪，严重者影响手术操作。某些泌尿外科的腹腔镜手术，如腹腔镜下的膀胱切除术和肾切除术等，耗时较长，CO_2吸收量增加，可影响机体的生理机能。而采用气管内插管全身麻醉可以完全克服硬膜外阻滞麻醉带来的不适和不安全因素。

对于泌尿外科的另外一些腔镜下手术的麻醉，如经皮肾取石、膀胱输尿管取石及激光前列腺切除术等，可采用低浓度罗哌卡因持续硬膜外麻醉。

三、泌尿外科腹腔镜手术麻醉并发症

McDougall 等人报道，在猪的模型，即使循环血量和心输出量正常，长时间增加腹腔内压（≥15mmHg）也可导致尿量显著减少。其机制可能与气腹过程中肾皮质血流减少和肾静脉回流受阻有关。这种少尿是一过性的，并不会导致术后持续性肾功能异常。有回顾性研究发现，在最初接受腹腔镜肾切除术的10例患者中，术后有2例患者发生了一过性充血性心力衰竭。研究者认为，这种心衰是术中出现少尿后人为过度扩容所导致的。腹腔镜术中出现的少尿还可能与应激状态下某些激素（如 ADH）的分泌变化有关。因为术中一旦出现少尿往往会采取扩容治疗，因此对麻醉医师来说必须清楚在腹腔镜手术中出现的一过性少尿并不一定意味着血管内血容量的丢失。

另外，水中毒、气栓及低温所致严重心律失常等罕见并发症应引起高度重视。

（孙　飞）

参考文献

[1] 吴安石，岳云主译. 成人围手术期麻醉学. 北京：人民卫生出版社，2007.
[2] 邓小明，姚尚龙，于布为，黄宇光. 现代麻醉学. 北京：人民卫生出版社，2014.
[3] 黄宇光. 北京协和医院麻醉科诊疗常规. 北京：人民卫生出版社，2012.
[4] 盛卓人，王俊科，等. 实用临床麻醉学. 第四版. 北京：科学出版社，2010.
[5] 郭曲练. 普外科及泌尿外科手术麻醉. 北京：人民卫生出版社，2011.
[6] 杭燕南，当代麻醉学. 第二版，上海：上海兴界图书出版社，2011.
[7] 曾因明，邓小明. 麻醉学新进展. 北京：人民卫生出版社，2006.

第十二章 骨科手术麻醉

第一节 术前评估与准备

越来越多的老年人患有"老年性"骨关节炎，这意味着伴随多种并发症的老年患者将越来越多地接受更多的骨科手术，骨质疏松患者松质（结构）骨不成比例地减少，因而存在发生应力性骨折的风险。尽管理论上所有的骨骼都存在这种风险，但是胸段与腰段脊椎、股骨近端、肱骨近端和腕部发生骨折的风险最大，也常见胸段与腰段脊柱压缩性骨折，需要手术治疗。但围术期死亡的主要危险因素是高龄，最常见的并发症为心脏并发症。

一、心血管系统评估

美国心脏学院/美国心脏协会（ACC/AHA）指南中推荐指出应根据临床风险预测、心功能储备能力和手术类型对心脏风险增高的患者进行术前心脏检查。ACC/AHA 将骨科手术列到中危手术类别内，因为大多数情况下这类手术为心脏中危患者。老年患者骨科手术后围术期心脏并发症的发生率和死亡率增加。风险增加的可能原因包括：①许多老年患者伴有多种内科并发症；②老年患者器官功能储备有限；③一些骨科手术可能引发全身炎症反应综合征；④一些骨科手术可能引起显著的失血和体液转移；⑤骨科手术后疼痛是一个主要的问题。上述所有因素均能触发应激反应，导致心动过速、高血压、需氧量增加和心肌缺血。

由于骨科手术后患者心脏并发症的发病率显著增高，并且骨科疾病的限制使这些患者功能状态难以得到评估，因此这些患者需要做术前心脏检查。

二、呼吸系统与气道评估

年龄增长引起的呼吸系统改变可能使老年患者更易发生术后肺部并发症。这些改变包括进行性动脉血氧分压下降、闭合容量增加，以及年龄每增加 10 岁第 1 秒用力呼气量下降约 10%，这在老年关节炎患者更为严重。长时间髋关节骨折的老年患者肺泡氧分压（PAO_2）明显低于同龄的其他手术患者。这些患者的低氧可能反映年龄所引起的上述呼吸系统变化，可能来源于卧床引起的肺不张、积坠性肺炎，充血性心力衰竭导致的肺淤血、肺实变。

脊柱手术中，胸椎侧凸可引起胸腔狭小，从而引起胸壁顺应性下降和限制性肺疾病。Cobb 角大于 65°通常可引起肺容量显著下降。尽管运动耐量是反映脊柱弯曲程度对呼吸功能影响的一项重要指标，但是术前还应进行正规的肺功能检测。肺活量低于正常值的 40%，预计术后需要通气支持。动脉血气分析的主要异常为低氧血症，它是由于肺泡过度通气造成通气/血流比失调所致。慢性低氧血症可引起肺血管阻力升高，严重可导致肺源性心脏病。需行超声心动图检查以排除肺动脉高压和右心室肥大。肺动脉高压患者的心电图可出现右室肥大和右房增大的表现。

　　类风湿关节炎和强直性脊柱炎患者还经常存在困难气道的风险。在手术前应注意是否存在颈椎稳定性异常或颈椎活动受限等问题。成年类风湿性关节炎易造成寰枢关节不稳定，当类风湿病侵及 C_2 齿突外的滑膜囊时可累及韧带，导致寰枢关节半脱位。麻醉过程中需防止颈椎屈曲并保持颈椎的稳定性。强直性脊柱炎好发于男性，主要为骨连接处韧带骨化，进行性骨化常累及中轴骨的关节软骨和椎间隙，后期发展至强直。由于此类患者常存在脊柱骨折和颈椎不稳定的风险，术中合理摆放手术和插管时的体位保护尤为重要。采用表面麻醉下纤支镜气管插管，并在清醒状态下安放患者体位可有效防止并发症。预计气管插管困难的骨科患者类型（见表 12-1）。

表 12-1　预计气管插管困难的骨科患者类型

诊断	困难原因
强直性脊柱炎	颈椎融合
青少年类风湿性关节炎	项椎强直
	下颚发育不全
成人类风湿性关节炎	多发畸形
	颈椎强直和不稳定
脊柱融合术后	颈椎强直和伸展受限
先天性颈椎畸形	
骨骺发育不全	
侏儒症（软骨发育不全）	活动受限
颈椎骨折	有四肢瘫痪的风险

三、神经系统评估

　　除了心肺并发症以外，意识模糊或谵妄是老年患者骨科手术后第三大最常见的并发症，因此术前应注重神经系统检查与评估，包括患者是否存在脑梗史、颈动脉粥样硬化斑块、椎动脉狭窄程度的判断。谵妄可导致住院时间延长、功能恢复不良，可发展成痴呆并导致死亡率升高。术后谵妄的主要危险因素包括高龄、酗酒、术前痴呆或认知功能损害、精神药物治疗以及伴有多种内科并发症。围术期可能诱发谵妄的因素包括低氧血症、低血压、高血容量、电解质紊乱、感染、睡眠剥夺、疼痛以及使用苯二氮䓬类药物和抗胆碱能药物。降低术后谵妄发生率的策略包括：早期判别危险因素以及易感人群和患病患者、保护定向功能、早期活动、充分镇痛、保持正常睡眠周期，以及避免使用精神治疗性药物。

四、骨科手术患者血栓栓塞风险评估

　　血栓栓塞性并发症仍是决定骨科手术后患者并发症发生率与死亡率的主要因素之一。全髋关节置换术（THA）、全膝关节置换术（TKA）以及髋部与骨盆骨折手术患者静脉血栓性栓塞的发生率最高，包括深静脉血栓（DVT）和肺栓塞（PE）。有症状的 PE 患者的死亡风险比单纯 DVT 患者高 18 倍。急性 DVT 和 PE 存活者的短期并发症包括住院时间延长、与 DVT 和 PE 治疗有关的出血性并发症、DVT 局部扩大及发生新的栓塞。远期并发症包括血栓后综合征、肺动脉高压和复发性 DVT。手术后发生 PE 的危险因素包括高龄、肥胖、既往有

PE 和 DVT 病史、癌症及长期卧床患者。

由于静脉血栓由纤维蛋白多聚体组成，因此 DVT 的预防和治疗应使用抗凝药物。DVT 和 PE 初始治疗推荐使用低分子量肝素（LMWH），其作用优于普通肝素（静脉或皮下给药）。应用 LMWHs 不需要监测凝血功能。虽然术前开始 DVT 预防性治疗可能更有效，但是手术出血的风险也增加。术后 6h 开始使用 LMWH 对预防 DVT 有效，也不增加出血；术后 24h 再延迟性使用 LMWH 则效果下降。尽管抗凝的理想疗程尚不明确，但是对于常规骨科手术患者和非高危患者，LMWH 的疗程应持续至少 10h。对于有 DVT 证据或较高危的患者，则应将预防性疗程延长至 28~35d。华法林通常用于 DVT 的长期治疗，治疗期间应将国际标准化比率（INR）维持在 2.5。在美国，LMWH（依诺肝素）用法为每 12h 给予 30mg；而在欧洲为每日给予 40mg。美国胸科医师学会指南不推荐单独使用阿司匹林来预防 THA、TKA 和髋骨骨折手术后的 DVT。但是新近研究认为，使用阿司匹林、充气加压和早期活动是 THA 和 TKA 术后预防 DVT 发生的有效措施。

围术期抗凝剂的使用对区域麻醉的应用有重要的影响，特别是椎管内麻醉时有导致硬膜外血肿的风险。美国区域麻醉学会已发表和更新了关于使用抗凝剂与区域麻醉的会议共识性推荐意见。全量抗凝剂的使用是区域麻醉的禁忌证。使用 LMWH 的情况下硬膜外血肿的风险显著增加，因此制订了以下推荐建议：①使用常规剂量 LMWH 后与施行椎管内阻滞的间隔时间之间应为 12h；②使用较大剂量 LMWH（依诺肝素 1mg/kg，每 12h 一次）的患者，应将区域麻醉阻滞时间推迟至 24h 后；③拔除硬膜外导管应在最后一次使用 LMWH 后至少 8~12h 或在下次使用 LMWH 前 1~2h 进行。阿司匹林和 NSAIDs 似乎并不会增加椎管内麻醉后硬膜外血肿的风险。美国区域麻醉学会还推荐对于使用华法林的患者，在实施椎管内麻醉前应检测凝血酶原时间和 INR；如果 INR 大于 1.5，则不应拔除硬膜外导管。

（刘霄尧）

第二节　骨科手术面临的特殊问题

一、脂肪栓塞综合征

脂肪栓塞是骨骼创伤和股骨骨髓腔内器械操作后出现的并发症。脂肪栓塞综合征（fat embolism syndrome，FES）是机体对体循环中脂肪的生理性反应。脂肪栓塞和 FES 并非同义词。在几乎所有骨盆或股骨骨折的患者中都能检测出脂肪栓塞，但是 FES 的发病率低于 1%，一旦发生则死亡率很高，高达 10%~20%。FES 的临床表现包括呼吸系统、神经系统、血液系统和皮肤方面的症状与体征，表现为呼吸困难、烦躁、瘀斑三联征。其发病可呈渐发型，在 12~72h 内逐渐出现；也可呈暴发型，导致急性呼吸窘迫和心搏骤停。Gurd 和 Wilson 在 1974 年提出了用于诊断 FES 的主要和次要标准，诊断 FES 至少需要符合任何一条主要标准和四条次要标准，同时有脂肪巨球蛋白血症的证据。瘀点性皮疹是 FES 的特征性体征，皮疹通常出现在结膜、口腔黏膜以及颈部与腋窝的皮肤褶皱处。全麻时 FES 的临床征象包括呼气末二氧化碳（$ETCO_2$）降低、动脉血氧饱和度下降、肺动脉压增高等，心电图可能出现缺血性 ST 段改变及右心负荷过重。

FES 的病理生理机制尚不明了，但是可能与下述两个过程有关：脂肪与"骨髓残片"

的栓塞，两者能机械性堵塞远端器官的毛细血管；诱发全身性炎症反应。大多数情况下，THA 期间的栓塞性事件在临床上并无危险，但是一些患者仍可进展到 FES。这种炎症反应包括炎症细胞的浸润、细胞因子的释放，在肺部造成肺内皮细胞损害并诱发急性呼吸窘迫综合征。

　　FES 的治疗以支持治疗为主，包括早期复苏并使病情稳定，以最大程度地降低低氧血症（提高吸氧浓度和持续正压通气等）、治疗低血压和降低远端器官灌注，减少所带来的应激反应。濒临发展为 FES 的危险患者应监测脉搏氧饱和度，在患者发展为呼吸衰竭前应进行气管插管和机械通气。尽管 10% 的 FES 患者可能需要机械通气，但是其中大多数患者的症状在 3~7d 内逐渐缓解。人们对皮质类固醇激素用于治疗 FES 进行了广泛的研究，许多研究认为有益，但是也有一些相悖的结果。

二、骨水泥反应

　　置入水泥型股骨假体时，骨水泥填充所引发的血压急剧下降可直接导致心搏骤停甚至猝死，而该并发症不发生于无须骨水泥填充的假体植入，因此该血压波动与骨水泥有直接相关性。骨水泥固定股骨假体可并发"骨水泥植入综合征"，表现为术中出现低血压、低氧血症、心搏骤停以及术后 FES。其机制可能是：①股骨髓腔内加压时骨髓碎片进入循环造成栓塞；②循环中甲基丙烯酸甲酯单体的毒性作用；③股骨髓腔钻孔扩大时细胞因子释放促使微栓子形成及肺血管收缩。犬静脉注射骨水泥单体可引起体循环低血压，但是无心肌抑制作用。最可能的解释是骨髓内碎片栓塞作用，因为应用经食管超声在右心能发现这种碎片，且有报道在置入股骨假体后心脏超声发现巨大栓子，因此认为血压骤降是由栓塞而非甲基丙烯酸甲酯单体的毒性作用所致。股骨扩髓腔、置入含骨水泥的材料以及髋关节复位时超声下均可见栓子，大栓子在右室流出道处形成阻塞，可引起右心衰竭和低血压心搏骤停，小栓子通过右心到达肺静脉，形成肺栓塞，造成肺动脉压增高。

　　这种并发症的危险因素包括施行翻修手术、植入长干股骨假体、病理性骨折后行 THA、原有肺动脉高压以及骨水泥用量大。这些患者应行动脉和中心静脉置管监测。低血压事件应该使用肾上腺素（4~50μg）来治疗。低氧血症可自股骨水泥假体置入即刻一直持续至术后第 5 天，主要的处理为吸氧、脉搏氧饱和度监测、适当镇痛、维持适量的液体负荷及利尿。通过高压脉搏动性冲洗股骨髓腔、假体植入前股骨钻侧孔减压能减轻一些血流动力学影响。

三、手术体位

　　骨科手术中患者的体位复杂多样，术中体位摆放不当会造成术中或术后出现各种问题。当手术部位高于心脏位置时可能发生空气栓塞，如坐位行颈椎或肩部手术、侧卧位行全髋关节置换术或俯卧位行腰椎手术等。虽然空气栓塞并不多见，但上述手术过程中如果出现顽固性循环障碍则应警惕空气栓塞的风险。

　　麻醉过程中可能发生关节牵拉和体位摆放不当，以致术后肩背部和四肢出现一系列非特异性的不适。对于患有风湿性关节炎、骨质疏松、成骨不全或肌挛缩症的患者，在摆放体位时尤其应谨慎，以防骨和韧带受损。类风湿患者术中体位十分重要，要竭力防止颈部过度屈曲，骨突出部位易于受压，可造成组织缺血甚至坏死，但也与手术时间较长或术中采用控制性降压相关。全麻状态下安置患者体位尤其应该小心，可因过度活动引起术后神经麻痹性角膜炎、关节脱位或过度牵拉肌肉损伤等并发症。而俯卧位极易造成各种损失，还可通过各种机制导致失明。肢体摆放不当可引起不同程度的肢体牵拉损伤或压迫性神经麻痹。

四、止血带的问题

四肢手术使用止血带能使术野保持清晰，极大地方便手术操作。但止血带本身存在一些潜在问题，包括血流动力学改变、止血带疼痛、代谢改变、动脉血栓栓塞，甚至肺栓塞。

止血带充气 8min 内线粒体氧分压降至 0，继而出现无氧代谢。半小时到一小时后，细胞内迅速出现酸中毒，低氧和酸中毒导致肌红蛋白、细胞内酶和钾离子释放，组织细胞水肿。长时间充气（超过 2h）将会导致一过性肌肉功能障碍，并可引起永久性周围神经损伤甚至横纹肌溶解。随着时间的延长，肢体热量逐渐丧失并接近室温。止血带松开后出现肢体再灌注，大量代谢产物被冲洗出来，下肢止血带放气后 90s 内，机体的核心温度降低 0.7℃，30 ~ 60s 内静脉血氧饱和度下降 20%，$ETCO_2$、血清乳酸和钾离子水平通常会增加。

止血带充气时间过长（超过 2h）或充气压力过大，可损伤外周神经。止血带充气 30min，神经传导停止，临床上需要每 90 ~ 120min 放松一次止血带，以防止术后出现神经功能障碍，或可使止血带压力低于 250mmHg，同时体循环收缩压维持于 90 ~ 100mmHg，以保持止血带压力与收缩压之间 150mmHg 左右的压差，足以维持驱血后肢体所需。

止血带充气后血流动力学表现出中心静脉压和动脉压轻度增高，放气后则出现中心静脉压和动脉压降低。但止血带充气后 45 ~ 60min，全麻患者还会产生全身性的高血压，但该现象的机制尚不清楚，可能肌肉或神经内细胞缺血达到一定临界值，通过加深麻醉降压通常不能奏效，需要血管活性药降压。但止血带松解 10 ~ 15min 后再充气可纠正这种高血压。

在椎管内麻醉下，下肢止血带充气 1h 后远端肢体可出现边界模糊的疼痛或烧灼感，并且止血带疼痛会随着使用时间的延长而逐渐加重，静脉给予麻醉性镇痛药通常效果也不佳，但止血带松解 10 ~ 15min 后再充气可使疼痛缓解，并可纠正疼痛伴随的高血压，估计与细胞内酸中毒的纠正有关。

五、术中失血与血液保护

骨科手术常常伴随大量失血，手术中综合运用几种血液保护措施可减少异体血输注，包括术前采集自体血、控制性降压、术前使用红细胞生成素或血液稀释等技术。当出血量预计超过 1L 时，可在手术中使用血液回收技术。

有关全髋关节置换术中和术后的大量研究表明，控制性降压和区域麻醉能减少失血 30% ~ 50%，平均动脉压降至 50mmHg 与降至 60mmHg 相比，虽总失血量并无显著差异，但能更有效减少术中血液丢失。老年患者（平均 72 岁）能耐受这种程度的低血压，而不出现认知功能、心脏和肾脏并发症。除了减少术中出血，控制性低血压麻醉通过减少股骨髓腔出血，可能促进水泥假体与骨的固定。控制性低血压麻醉已常用于青少年特发性脊柱侧凸矫正术中，以减少术中失血，但是在老年患者必须慎用。年轻健康患者可很好地耐受 50 ~ 60mmHg 的平均动脉压，而成年心血管疾病患者则需要较高的平均动脉压。此外，脊柱畸形矫正术中脊髓血流量可能对低灌注压非常敏感。通过有创监测、尿量 0.5 ~ 1ml/（kg·h）、定期血气分析寻找代谢性酸中毒的证据等方法能评估末梢器官灌注是否足够。另外，中心静脉血氧饱和度分析可作为评价患者氧利用的一项指标。

六、区域麻醉与全身麻醉的选择

区域麻醉技术很适用于许多骨科手术。区域麻醉是否优于全身麻醉的争论已持续几十年而仍无定论。但是，区域麻醉可以减少某些手术患者围术期重要并发症，如深静脉血栓形成（DVT）、肺栓塞、失血、呼吸系统并发症和死亡。另外，骨科手术后疼痛处理是一个重要问题，而采用区域麻醉镇痛技术进行术后疼痛处理的镇痛效果更佳。使用长效局麻药或留置导管行外周神经阻滞可达到完善的麻醉和术后镇痛效果。区域麻醉可提供超前镇痛。另外，骨科手术后的严重急性疼痛能发展成为慢性疼痛综合征，而积极的围术期镇痛可减少其发生。

如前所述，骨科手术患者常存在困难气道问题。骨科手术患者采用区域麻醉技术的另一优点是可能会减少术中失血量。1966 年以来，17 项有关 THA 手术患者的随机试验结果显示，与进行同样手术的全身麻醉相比，区域麻醉可减少出血量。硬膜外麻醉可降低静脉压（手术切口部位测得），这是决定手术出血量的重要因素。

（刘霄尧）

第三节 骨科手术患者的围术期管理

一、下肢手术

1. 髋关节骨折 多数行髋关节手术的患者都年老体衰，除外个别股骨和骨盆骨折的患者是年轻患者，高龄患者尤其常见于髋关节骨折者，大于 60 岁的老人发生率为 1：50。这种骨折后并发症发生率和病死率显著增高。初次住院死亡率为 10%，1 年病死率为 25% ~ 30%。该类患者围术期并发症发生率高与许多因素有关，包括心脏情况、肺部情况、DVT 和谵妄。术后常见意识模糊和谵妄，据报道老年患者髋部骨折修复术后的发生率为 50%，其与病死率增加有关。在许多患者中，脱水和电解质紊乱可诱发这种谵妄。一项研究显示，低钠血症的发生率为 4%，其与院内病死率增加 7 倍有关。

这些患者入院时常存在疼痛，处于严重应激状态，并可能表现出心肌缺血的症状和体征。尽管必须进行术前准备，但是延迟手术可能加重上述问题，并增加并发症的发生率。早期手术（12h 内）可降低疼痛评分、缩短住院时间并减少围术期并发症。然而，与延迟手术相比，早期手术并不能提高患者的总体生存率。但是对病情稳定的髋部骨折患者而言，治疗目标仍应是早期手术，结合早期恢复活动、康复锻炼以及积极的医护处理。

髋部骨折的患者常存在脱水和贫血，因为骨折部位能积存大量渗出的血液。由于脱水患者血容量减少，其血细胞比容数值往往正常。麻醉和手术前应将血管内血容量恢复至正常。髋关节骨折的失血量与骨折部位有关，转子下、转子间骨折 > 股骨颈基底骨折 > 经股骨颈骨折、头下骨折，因为关节囊发挥了类似止血带的作用，限制了出血。

THA 可以采用前路或侧路两种入路。麻醉医师必须注意这种体位下由于通气/血流失调可能影响氧合作用，尤其是肥胖和严重关节炎患者。另外，为防止下侧腋动脉和臂丛神经的过度压迫，必须在上胸部的下方放置保护垫或卷。

支配髋关节的神经有闭孔神经、臀上神经和臀下神经。THA 的区域麻醉最好方法是腰麻或硬膜外麻醉。尽管大多数研究提示，与全身麻醉相比，区域麻醉可降低术后并发症，尤其是 DVT、PE 以及肺部并发症，但是仍存在一些争议。当术后抗凝需要拔除硬膜外导管时，可采用腰椎旁神经阻滞进行术后镇痛。有关全髋关节置换术中和术后的大量研究表明，控制性降压和区域麻醉能减少失血 30% ~50%，除了减少术中出血，控制性低血压麻醉通过减少股骨髓腔出血，可能促进水泥假体与骨的固定。

数项研究报道，与全身麻醉相比，髋部骨折患者采用区域麻醉可改善预后。髋部骨折手术患者因 PE 而死亡的风险最高。一项股骨颈骨折修复手术患者的荟萃分析结果表明，全身麻醉患者 DVT 的发病率较区域麻醉患者几乎高 4 倍。采用 0.5% 等比重丁哌卡因的腰麻可为完成手术提供稳定的麻醉效果和足够的阻滞时间。由于大部分患者术后需要积极的抗凝治疗，因此通常不采用硬膜外麻醉和术后镇痛。术中使用静脉镇静时必须保证患者能维持足够的氧合。

2. 骨盆骨折　骨盆骨折通常是由躯干下部经受的严重创伤所引起，常伴有胸部（21%）、头部（16%）及肝脏与脾脏（8%）的损伤。骨盆骨折患者受伤 3 个月内的病死率接近 14%。骨盆骨折还能导致致命性腹膜后出血。低血压和腹围增加是实施急诊探查手术的指针。膀胱和尿道损伤也常与骨盆骨折有关；放置 Foley 尿管前通常应明确泌尿系统情况。由于患者发生 DVT 和 PE 的风险高，因此术前许多患者需要放置临时性下腔静脉滤网。

多数报道提示，骨盆骨折固定手术最好在受伤的第一个星期内进行，但是相关性损伤常常推迟该手术。医源性坐骨神经损伤是最常见的手术并发症（约18%），因此许多创伤外科医师提倡在术中进行神经肌肉监测。大多数情况下，这些患者需要行动脉和中心静脉导管监测，并留置大口径静脉导管以便处理突发性术中出血。

3. 膝关节手术　随着人口的老龄化，膝关节置换术变得越来越常见。髋关节和膝关节成形术后主要不良事件的发生率为 6.4%；如前所述，最重要的危险因素是高龄。TKA 术后最常见并发症为心脏事件、肺栓塞、肺炎和呼吸衰竭以及感染。

支配膝关节的神经包括胫神经、腓总神经、闭孔神经后支和股神经。尽管在 TKA 患者能安全地实施全身麻醉，但是一项前瞻性病例对照研究发现全身麻醉和气管内插管是 TKA 术后非手术相关并发症的一项主要危险因素。区域麻醉中的椎管内麻醉（腰麻或硬膜外麻醉）或联合股神经与坐骨神经阻滞也适用于该手术。但是膝关节外翻畸形患者采用坐骨神经阻滞可能有特殊的问题，因为手术医师希望能尽早发现坐骨神经和腓神经麻痹。

TKA 术后疼痛严重，而数项研究显示采用区域镇痛处理这种疼痛可减少并发症，并改善预后。人们已应用单次注射法行股神经阻滞联合静脉和硬膜外患者自控镇痛来处理手术后疼痛，并能促进患者功能性恢复。当使用 LMWH 预防 DVT 时，则术后不能继续使用患者自控硬膜外镇痛，可用股神经置管持续阻滞的方法来代替。

TKA 术中在大腿部常规使用充气止血带，充气时间过长（大于 120min），缺血和机械损伤的共同作用可造成神经损伤。腓神经麻痹作为一种 TKA 公认的并发症（发生率在0.3% ~10%），可能是由加压性缺血和手术牵拉联合作用所致，当需长时间充气加压时，止血带放气 30min 可能减轻神经缺血。

4. 足部与踝部手术　坐骨神经和股神经联合阻滞的区域麻醉能满足膝关节以下不需要使用大腿止血带的所有手术的需要。股神经支配小腿内侧至内踝的区域；而膝关节以下的其他区域，包括足部，则由腓总神经和胫神经支配，后两者都是坐骨神经的分支。通常在腘窝水平进行坐骨神经阻滞，以确保阻滞胫神经与腓总神经。坐骨神经可借助神经刺激针引起足内翻作为运动反应或者通过超声定位来确定。当手术操作还涉及小腿内侧区域时，在紧贴膝下方小腿内侧能阻滞股神经（隐神经）。研究表明，通过单次术前注射或连续导管输注行腘窝坐骨神经阻滞也可减轻足部与踝部手术后的疼痛，并可减少麻醉性镇痛药的需求量。

足部完全麻醉通常需要阻滞 5 支终末神经：①支配足底感觉功能的胫后神经；②支配内踝的隐神经；③支配第 1、2 趾之间区域的腓深神经；④支配足背及第 2～5 趾的隐浅神经；⑤支配足外侧面和第 5 趾外侧的腓肠神经。在跗骨水平以 0.75% 的丁哌卡因行踝部阻滞，镇痛时间较长且效果较好。

二、上肢手术

通过在不同位点阻滞臂丛神经，直到阻滞臂丛神经束支分支的外周神经，能成功地实施从肩部到手的上肢手术。

目前有多种方法用于确定臂丛阻滞的最佳位置，包括寻找异感、运动神经刺激、超声引导定位以及血管周围浸润。采用长效局部麻醉药或连续导管输注技术实施上肢区域麻醉也能提供术后镇痛。

肌间沟阻滞相关的主要急性并发症和副作用有呼吸抑制、血管内注射所致的惊厥和心搏骤停、气胸、硬膜外麻醉和蛛网膜下腔麻醉、霍纳综合征、声音嘶哑以及吞咽困难。所有行肌间沟阻滞的患者都伴有同侧膈神经阻滞，可导致半侧膈肌的轻度麻痹。由于单侧膈肌轻度麻痹可使肺功能下降25%，因此严重呼吸系统疾病患者在无机械通气的情况下可能不能耐受肌间沟阻滞。有过对侧肺切除术病史或需行双侧手术的患者都是肌间沟阻滞的禁忌证。超声引导下锁骨上臂丛神经阻滞能提供有效的肩部麻醉，而无同侧膈神经轻度麻痹。

对于肘部至手部的手术，常采用经锁骨下入路或腋路阻滞臂丛。锁骨下臂丛神经阻滞可能是肘部手术的最佳方法。

三、脊柱手术

脊柱手术较为复杂，麻醉处理包含多个要点，如患者术前存在限制性通气功能障碍、颈部活动受限或不稳定，术中涉及体位摆放问题、术中出入量大、术中神经功能监测及术后镇痛等问题。

伴有气道异常的患者应注意气管插管时颈部的保护，并根据气道评估结果选用适合的插管工具。谨慎放置患者的体位是脊柱手术中麻醉医师和外科医师共同的重要职责。在麻醉诱导和气管插管后，患者转为侧卧位，应注意保持颈部的中立位。俯卧位时将患者头部转向一侧，但不应超出正常头部的活动范围，或将面部垫在软垫上，面部朝下。应注意避免角膜擦伤或压迫球状体引起视网膜缺血，鼻、耳、前额、颏部、女性胸部或男性生殖器等部位的压迫性坏死。

脊柱畸形矫正术通常伴随着大量失血。研究提示多种因素可影响失血量，包括手术技术、手术时间、融合椎体数量、麻醉药物、平均动脉压、血小板异常、稀释性凝血功能障碍和原发性纤维蛋白溶解。已应用数项技术来减少失血和控制异体输血，包括通过适当体位来降低腹内压、外科止血、控制性低血压麻醉、自体血回输、术中等容血液稀释、应用促进止血的药物、术前自体血液预存。

术后神经功能缺损是复杂性脊柱重建术最令人担心的并发症之一。术中唤醒的方法可用于确定脊髓功能的完整性。术中唤醒仅限于测试下肢大致的运动功能，且受麻醉药和患者认知功能完整性的影响，但应预防俯卧位患者活动时气管导管的意外脱出、深吸气时出现空气栓塞以及剧烈动作导致手术器械移位等并发症。多模式术中监测已经成为复杂性脊柱重建术的标准监测。这些监测包括体感诱发电位（somatosensory evoked potential，SSEP）、运动诱发电位（motor evoked potential，MEP）和肌电图监测。肌电图用于监测椎弓根螺钉安置和神经减压时可能出现神经根损伤。SSEP 用于评估脊髓后部—感觉部分。MEP 用于评估脊髓前部—运动部分的完整性。建议在 MEP 监测期间使用一个软牙垫以防止舌咬伤和牙齿损伤。

　　许多生理因素可削弱 SSEP 和 MEP 检测信号，包括低血压、低体温、低碳酸血症、低氧血症、贫血和麻醉药物。强效吸入麻醉剂呈剂量依赖性地降低信号振幅，并延长潜伏期。如果应用挥发性麻醉剂作为麻醉药，其浓度应保持在最低肺泡有效浓度的一半左右并在整个手术过程中保持不变，氧化亚氮可引起信号振幅降低，因此吸入麻醉对术中监测有一些影响。全凭静脉麻醉可成功用于 SSEP 和 MEP 监测，阿片类麻醉药物、咪达唑仑和氯胺酮对 MEPs 影响最小，丙泊酚可抑制 MEPs，然而氯胺酮可减轻丙泊酚的这种抑制作用，MEP 监测期间不能使用肌松剂。

　　多节段脊柱应用器械融合术后的患者会感到十分疼痛。早期对此类患者多采用阿片类药物进行镇痛，但是由于阿片类药物的副作用较多，现已推荐与其他药物联合使用的多模式镇痛。对于腰椎融合术患者，可在切口以上平面置入硬膜外导管，用于输注局麻药与阿片类药物的患者自控硬膜外镇痛。对于涉及更多脊柱平面的手术，已经证实术中鞘内注射吗啡能够提供可靠的术后镇痛效果。然而，NSAIDs 对脊柱融合可能有不良的影响。对阿片类药物耐受的患者，亚麻醉剂量的氯胺酮可减轻后路脊柱融合术后患者的疼痛。

（刘霄尧）

第四节　麻醉和手术的要求

一、骨科麻醉的特点

（一）骨科手术可见任何年龄

小儿常见先天性疾病。随着生活质量的不断提高，骨关节病、骨折的老年人越来越多，且年龄也越来越大，合并心肺疾患的病人要做好术前准备。

（二）体位

骨科手术常需要俯卧位时，胸廓受压可造成通气障碍，腹压升高致静脉回流受阻、迫使静脉血逆流到脊椎静脉丛、导致硬膜外静脉充血、加重术中出血，增大了止血难度。因此俯卧位时，应取锁骨和髂骨作为支点，尽量使胸廓与手术台保持空隙，妥善保护眼球及生殖器。全麻宜用扶助呼吸、控制呼吸时压力不宜过大，以免增加胸腔内压影响静脉回心血量而引起低血压。关节突起部还可能压迫外周神经引起神经麻痹应加预防。全麻下变动体位时，要注意气管导管有无滑脱、变位或扭曲。更要注意血流动力学变化、防止心跳骤停意外。

（三）警惕脂肪栓塞及肺栓塞

骨科手术麻醉期间，应特别注意脂肪栓塞、肺栓塞等可能发生的严重并发症。长管状骨骨折和严重创伤的病人中脂肪栓塞的发生率为 1%～5%，骨盆粉碎性骨折者的发生率可高达 5%~10%，但小儿少见。脂肪栓塞可发生在骨折 12 小时以后及术中，也可在术后数天发生。主要临床表现为呼吸和中枢神经功能障碍，如呼吸困难、急促。多数病人会出现原因不明的低氧血症、意识不清、神志障碍直至昏迷。主要病理改变是毛细血管内皮细胞破坏使毛细血管渗透性增加，脂肪从骨髓释放后侵及肺和脑血管，使血浆中游离脂肪酸增加。游离脂肪酸以对肺泡 Ⅱ 型细胞有毒性作用，释放血管活性物质如组胺、5-羟色胺，使肺毛细血管内膜破坏，肺间质水肿出血导致低氧血症。缺氧和脑水肿可出现中枢神经系统症状。严重创伤或长骨骨折后的病人出现原因不明的低氧血症、心动过速、发烧应考虑到脂肪栓塞的可能。治疗主要是防治低氧血症、保持循环功能稳定。呼吸机辅助呼吸、高压氧疗法、维持体液及离子平衡对其起着重要作用。

肺栓塞主要发生在全关节置换术后、发生率高达 3.5%。血栓主要来自下肢深静脉，多于术后发生，偶有麻醉期间发生。下肢骨折后因活动受限致静脉血郁滞，深静脉炎及创伤后的应激反应引起血液高凝状态，易形成静脉血栓。临床表现为剧烈胸痛、咳嗽、发烧。有的表现为血压和心率的突然改变，甚至突然死亡。动脉血气检查常有低氧血症，进而出现低 CO_2 血症，心电图表现为右心扩大、房颤心律。治疗主要是气管内插管扶助呼吸、氧疗法，应用正性肌力药改善心功能。

（四）控制出血

骨手术创面渗血较多，且又不易止血，失血量可达数千毫升以上，时间愈长出血愈多，如椎体切除术失血量可在 5 000~6 000ml，脊索瘤手术失血量最多可达 10 000ml 左右，因此术前对此应有充分的准备，准备充足的血源。

四肢手术时常使用止血带以求得术野无血，目前常用气囊充气止血带，上肢止血带应放在中上 1/3 处，充气时间不应超过 1 小时；下肢止血带应放在尽量靠近腹股沟部位，充气时间不应超过 1.5 小时，若持续超过 2 小时可引起神经麻痹，因此上肢每 1 小时，下肢每 1.5 小时应松开止血带 10~15 分钟，需要时可再充气，以免引起神经并发症。另外，驱血时血压上升，而松开止血带时由于驱血肢体血管床突然扩大及无氧代谢产物经静脉回流到心脏，抑制心肌收缩可出现血压下降，称"止血带休克"。此时应立即抬高肢体，静注缩血管药，待血压平稳后再缓慢松开止血带。还应注意缺血缺氧后再灌注诱发血栓素 A_2（thromboxane A_2，TXA_2）释放对肺的损害。

脊柱手术为减少出血可行控制性低血压，对于那些出血量极大，而非恶性肿瘤的手术，可利用红细胞回收器进行自体血回收，经处理后将洗涤红细胞输回。

手术过程中，至少开放二条以上的静脉通路，术中连续监测动脉血压、中心静脉压和尿量以指导输血输液。

二、麻醉选择

选择麻醉方法应根据手术部位、体位、时间长短、病人的状态、麻醉医师的技术水平、设备条件及外科医师或病人的特殊要求等，选择最熟练、最可靠的麻醉方法。

（1）脊柱手术常取俯卧位、侧卧位及头低位，腰椎间盘摘除术，腰椎管狭窄减压术可用硬膜外麻醉。颈椎、胸椎手术都是在全麻下进行，颈椎骨折或脱位病人在意识清醒状态下、由于颈部肌肉痉挛强直的支持，病情比较稳定，一旦全麻诱导使意识消失或使用肌松药失去颈部肌肉支持或移动体位，或使头后仰皆可因颈椎变位压迫脊髓而损伤延髓引起呼吸肌麻痹，甚至突然死亡。因此，宜采用局部黏膜表面麻醉、严禁头后仰情况下清醒气管插管。插管途径可经鼻或经口盲探插管，气管插管困难时，纤维喉镜可以发挥独特的作用。颈椎关节强直者气管插管方法也可参照上述方法，但可用镇静药使意识消失，以减少病人的紧张和痛苦，同时应注意舌后坠可使气道梗阻。有些手术因呼吸管理困难，如俯卧位手术、呼吸道异常等也应在气管内全麻下进行。减少术中出血，可行控制性降压或血液稀释。

（2）上肢手术常选用臂丛神经阻滞，下肢选用连续硬膜外麻醉或蛛网膜下腔阻滞，药物往往选用0.5%丁哌卡因或0.75%罗哌卡因。仅少数肩关节等手术或小儿不能配合者选用全身麻醉，其中髋关节置换术的病人多数合并类风湿性关节炎、髋关节强直或肌骨头坏死等疾病，因长期卧床，营养极差。老年人多有脊柱骨质增生和韧带钙化，硬膜外穿刺困难时可改用全身麻醉。闭合性复位手术，如关节脱臼或长管状骨闭合性骨折常做手法复位，有时在X线下进行，手术时间短暂，但要求无痛和良好的肌松。成人可用异丙酚2mg/kg复合芬太尼50μg缓慢静脉注射，既能使病人意识消失，又能保持自主呼吸，但要严防注射速度过快而引起呼吸抑制或停止，一旦出现应立即面罩加压供氧。术前应按全麻准备。肩关节复位也可用肌间沟法臂丛麻醉。小儿可用氯胺酮4～10mg/kg肌注或2mg/kg静脉注入，使病儿意识消失又具止痛作用，术前应按全麻准备、术中注意保持气道通畅。开放性整复手术一般只需中度的肌松即可，上肢整复时对肌肉松弛的要求不及下肢整复时严格、骨髓炎及其他骨科手术时则很少需肌肉松弛。

（3）脊髓损伤或压迫致截瘫或神经干损伤引起肌肉麻痹者，全麻诱导应禁用琥珀胆碱，以免引起高血钾症而造成心律失常，甚至心跳骤停死亡。经测定麻痹侧静脉血中钾离子浓度明显高于正常侧。另外，废用性肌肉萎缩的病人用琥珀胆碱时血清钾上升虽不如前者明显，但还是选用非去极化肌松药为佳。

（刘霄尧）

第五节　骨科几种特殊手术的麻醉

一、颈椎手术的麻醉

颈椎间盘突出症常见于中年人，以神经根型最常见，其次为脊髓型。手术分前路、后路两种，以前路为主，当前路手术尚不足以解压时需加作后路手术。

颈前路手术的主要麻醉方法为颈神经浅丛麻醉，常用0.375%的丁哌卡因或罗哌卡因，且后者安全性大。术前应进行气管、食管推移训练。高位颈前路手术常选用气管内全身麻醉、仰卧甲状腺体位，插管时切勿使颈部向后方过伸，以防引起脊髓过伸性损伤。为方便术野，手术时需将气管、食管等拉向对侧，反复牵拉易引起气管黏膜、喉头水肿，等拔管后出现即时的或迟发的呼吸困难，此时因椎间植骨颈部制动而插管困难，严重者可危及生命。因此，可暂缓拔管，待度过喉水肿的高峰期后再拔管以确保安全。术中要注意监测血压、中心静脉压及尿量，及时补充血容量。

二、脊柱侧弯畸形手术的麻醉

脊柱畸形的矫形术是利用矫正杠撑开矫正侧弯。脊柱畸形病人因脊柱变形使胸廓、肺发育活动受限、胸肺顺应性降低，大部分病人表现为限制性通气功能障碍，也可有混合性通气功能障碍，麻醉及术中注意如下：

（一）术中脊髓功能的监测和麻醉

该手术治疗中最严重的并发症为截瘫，原因可是手术直接损伤或过度牵张脊髓。为了尽早发现手术对脊髓的损害，应对脊髓功能进行监测，主要有两种方法即躯体感觉皮质诱发电位（somatosensor cortical evoked potential 简称 SCEP）和唤醒试验。前者要求特殊的设备技术且影响因素较多，如低血压、低体温、麻醉药等。后者简便易行常用于临床，但它只是对脊髓前索的运动功能提供参考，而不能测试脊髓后索的感觉功能，并不适用一有严重心理问题或精神迟缓的患者，最理想的监测技术是对运动皮质的电磁刺激法。

手术多采用俯卧位，切口长、范围广、手术时间长，气管内全麻常用。必须保证术中清醒试验顺利进行，麻醉不宜太深，一般认为氧化亚氮—氧—麻醉性镇痛药，中短效肌松药复合麻醉较适用，尽量少用吸入麻醉药。亦可用浅全身麻醉配合硬膜外麻醉，可以减少全麻药物的用量，保证病人不痛，病人安静。

（二）控制性低血压的应用

脊柱畸形矫正手术切口长，取髂骨融合剥离脊椎可达 10 个椎体以上，创伤大而出血多，为减少出血可行控制性低血压，在保证补足容量的情况下可将平均动脉压控制在 8kPa 左右，值得注意的是，有人从 SCEP 观察到脊髓功能对动脉血压变化非常敏感，在脊柱畸形矫正同时存在低血压能加重局部缺血，影响神经功能。因此降压应在脊柱侧弯矫正前停止，使血压维持至术前水平或稍高，以防脊髓缺血。

（三）呼吸功能的维持

脊柱畸形可使胸廓、肺发育、活动受限，胸肺顺应性降低，加之俯卧位，垫枕等因素使通气功能进一步恶化，所以术中应保证通气量充足、避免发生缺氧及二氧化碳蓄积，更为重要的是在手术结束后还要注意保持足够的通气量，防止因残余麻醉药物的影响使通气功能降低。

三、椎体切除术的麻醉

因肿瘤、骨折或退行性变使椎管容积变小，造成脊髓或马尾神经受压，出现程度不同的神经功能障碍等症状，严重者可出现截瘫，手术治疗需要切除椎体。手术常取侧卧头高位或俯卧位，对呼吸、循环影响很大。经胸行椎体切除，选用气管内全麻，术中注意心肺功能，手术创伤甚大、失血很多，切除椎体时为减少失血而结扎切断部位的动静脉，但不能完全控制椎体松质骨出血，尤其是椎管前静脉丛及切除椎体后壁时静脉窦破口的出血更难以控制，这时可行控制性降压减少出血，同时使用血液回收机，补足血容量。胸段椎体切除也可通过胸腔镜完成手术，此时要求双腔气管插管，术中单肺通气。另外要注意切除椎体时发生的神经反射，如窦神经等，有时会引起严重的低血压甚至心跳骤停，应提高警惕。

四、全髋关节置换术的麻醉

主要对象为老年人、术前常合并高血压、冠心病、肺心病、慢支等老年性疾患，机体代谢功能欠佳，对于手术及各种麻醉的耐受性均明显降低，全麻则因老年人肺功能不全，术前合并肺气肿、慢性支气管炎等，术后长期卧床易发生呼吸系统及血栓等并发症，故硬膜外麻醉列为首选。以腰$_{2\sim3}$或腰$_{3\sim4}$间隙穿刺，在老年人局麻药要小剂量分次注射。对无法进行硬膜外穿刺并且肺功能差的病人选择全麻。术中应严格控制麻醉平面，及早扩容。术中使用骨水泥对血流动力学影响甚大，可出现严重的低血压甚至心跳骤停，所在应注意以下几点：①将骨水泥充分混匀，凝成"面团"时置入以减少单体或其他附加成分的吸收；②髓腔应扩大到假体能用手加压插入、避免猛力捶击；③置入骨水泥前要补足血容量，必要时可在中心静脉压和心功能监测下超量补充；④填入骨水泥前吸入高浓度氧，以提高吸入气的氧分压；⑤维持麻醉平稳，要保持循环、呼吸系统相对稳定。该手术失血量很大，尤其当修整髋臼、扩大髓腔时出血速度较快、失血量较大，应注意及时给予补充。

五、股骨颈骨折的麻醉

多发生在老年人，手术治疗复位内固定有利于早期活动，避免了因长期卧床而引起的并发症，如肺部感染，血栓形成等。硬膜外麻醉可改善下肢血流，阻断因创伤引起的应激反应而改善血液高凝状态，从而减少深静脉血栓的发生率。老年人各项生理功能均减退，心血管和呼吸的储备功能降低，全麻后易发生低氧血症，肺部的并发症也多，故不为首选。术中将阻滞平面控制在T_{10}以下，保持通气充足，避免低氧血症。由于创伤引起的应激反应可使血液的流变性改变引起高凝状态，所以必要时应监测血细胞比容，进行适当的血液稀释、降低血液黏稠度，防止形成血栓。

六、关节镜手术的麻醉

关节镜手术需无痛和良好的肌松，这样便于下肢内收、外展、屈曲等位置变换，腰段连续硬膜外麻醉联合腰麻（腰$_{2\sim3}$）能充分阻滞腰骶神经、肌肉松弛使关节腔开大，利于窥测关节病变和手术操作。

（刘霄尧）

第六节　骨科不同种类微创手术麻醉后处理

一、肩部和四肢微创骨科手术后的麻醉处理

如果是短小的微创手术或局麻处理，一般麻醉后无须特殊处理。

如果采用椎管内麻醉，那么当局麻药的作用消除后，一般除了术后头痛、尿潴留、腰痛、背痛等，应该没有什么特殊情况。若有出现，对症处理完全可以解决。在术后管理过程中对于患者的一些主观感受，如下肢的酸麻或一些穿刺有关的不适应给予恰当的关心。

由于全球的老龄化趋势，接受微创手术的患者越来越老而且多病，术后须特别重视患者的安全和舒适方面的因素，如始终存在对禁食、术后的恶心和呕吐等的顾虑。安全和舒适与术后良好的镇痛治疗一样重要。术中采用或主要采用部位麻醉的优势在术后可更好地体现出来。因为镇痛作用是由局麻药提供的。骨科的四肢及肩部的微创手术采用部位麻醉尤其是PNB，其优势比其他临床手术的更大。

1946 年 Ansbro 阐述了连续神经阻滞的技术，以进行臂神经丛的术后镇痛，但只是到了

20 世纪年代中期，由于局麻药和适当导管材料的发展才导致导管技术在各种外周神经阻滞的应用增加。

临床上已经确立的导管技术是那些在脊髓近旁进行的操作。PNB 导管与其相比，居于相当次要的地位。一项由 Lehmann 指导的、基于导管运用的术后镇痛调查发现：腰、胸硬膜外导管和蛛网膜下腔导管的使用率是 85%，神经丛导管的是 11.5%，其他一些操作像肋间、胸膜间导管和股神经导管在所有的病例中的使用率只有 3.5%。

使患者、术者和麻醉医师高度地接受区域麻醉操作的先决条件是理想的无痛穿刺、定位神经耗时少、成功率高、PNB 提供良好的手术条件（运动阻滞）、长效的术后镇痛、副作用低、并发症罕见且易于控制。

术后如果有可供使用的 PNB 导管，那么麻醉者、术者与康复医师一起，可以为患者制定出完全可被其接受的术后锻炼方案。

如果采用以 1% 利多卡因为主的复合用药（复合罗哌卡因）方案，一般术毕 3～4 小时患者可以控制其肢体。麻醉着和康复医师会诊后，结合术者的意见，即可调整局麻药给药速度和剂量，在无痛情况下增加患者的安全和舒适度。

准确放置外周神经阻滞的导管的操作同单次法操作，只是需从导引器留置 PNB 导管。所有的方法中，导管装有一个连接器和一个滤菌器，用绷带条固定，并覆以消毒纱布。在接上过滤器之前，应予回抽，以排除导管置入血管的可能。

术后镇痛，可常规使用 0.2% 罗哌卡因，给予方式通常是连续地输注（4～16ml/h）。也可顿挫性推注（0.2% 罗哌卡因 10～20ml），间隔时间约为 6～8 小时。决定使用某种剂量取决于该骨科中心的技术要求。局麻药连续输注的好处在于减轻了麻醉人员工作量、普通病区内的护理人员可以独立地在医嘱范围内调节剂量。0.2% 罗哌卡因引起的运动神经阻滞少见。

PNB 导管的禁忌证则为：穿刺部位感染；潜在的菌血症，全身感染；患者拒绝。并发症则为导管脱出；穿刺部位的伤口感染；导管断裂、打结或套成环（罕见）；毒性反应（罕见）。

大多数的 PNB 导管在手术过程中留置。术后，患者首先在苏醒室内接受监护。可根据以下 7 个方面：意识的清醒程度、身体的活动度、血流动力学的稳定度、氧合情况、术后疼痛的控制度、恶心呕吐的出现情况和呼吸系统的稳定度进行综合测评（0～2 分级评分），如果患者得分至少在 12 分以上，没有一项的得分为零分，他（她）可以直接离开手术室，回到普通病房。

直到患者要转到普通病区时，才使用局麻药来达到镇痛所需阻滞程度。

应当给每个接受导管治疗的患者都建立一份病案。病案中包括患者个人资料；导管的类型；定位神经成功时针需要穿入的深度和导管放置的日期。应该将每一位带着镇痛导管离开苏醒室的患者资料输入已建立好的导管资料数据库，做到能够在任何时刻查看所有镇痛导管患者的当前明细记录。

最好每天进行 2～3 次的疼痛查房，用视觉模拟评分检查镇痛效果，看看患者的满意度，是否需要继续疼痛治疗，检查一下麻醉区域的运动和感觉反应及有无出现副作用。每天对置管部位进行触诊检查，每两天在更换敷料时检查穿刺部位，以期早期发现炎性并发症。

穿刺部位出现任何一种感染征象或停药后患者也无痛感，予以撤除导管。导管法镇痛的好处：术中阻滞的延续；有效的术后镇痛，也适合锻炼治疗；和阿片镇痛相比，没有呼吸抑制、恶心、警觉保留、镇痛的质量更佳；和脊麻/硬膜外镇痛相比，没有排尿问题、没有脊麻后头痛、没有麻药弥散平面高所致的心血管反应；患者可以活动。其缺点是：和传统的疼痛治疗相比，仪器和药物方面的费用大；取决于手术治疗团队的组成，病区内可能需要添加额外的人员。

二、脊柱微创手术后麻醉处理

（一）麻醉后拔管

术后一般即可按照拔管指征将气管插管常规拔出。但当术后有气道水肿的危险并有再次插管的可能时，可适当延迟拔管时间，如 12 ~ 24 小时。

患者有肺部疾患同时伴有肺功能低下者，术毕有辅助呼吸可能。此类患者拔管时除了须保证生命体征稳定外，希望肺活量超过 10ml/kg，吸入力量超过 $20cmH_2O$。

（二）术后麻醉苏醒室（PACU）阶段

麻醉医师应对患者术中脊髓损伤的可能高度警惕，而患者的反应程度的大小与术中脊髓损伤的危险成反比。麻醉医师应掌握好患者的 PACU 逗留指征，如果患者需直接送 ICU，不应进入 PACU。离开 PACU 的患者需能够自行呼唤别人的帮助，能够控制自己的肢体，生命体征稳定且正常，体温正常，且疼痛得到有效控制。患者再转运到 ICU 或普通病房前，麻醉者应再次对患者进行评估，以便及早发现问题。

（三）术后的疼痛治疗

程度适当的术后镇痛可帮助患者早期活动，积极配合治疗并降低并发症。

理想的术后镇痛为维持最低有效浓度（MEC）即保持患者有足够镇痛作用的药物浓度，以使患者舒适。静脉 PCA 技术目前已较为成熟，也拥有丰富的临床使用经验。静脉 PCA 一般有电子泵和机械镇痛泵两种。麻醉者可根据患者的病情和术中情况予以设计和不同配伍，往往设定一个基础给药量和在锁定时间范围内自我给药次数或背景输注剂量，以保证治疗浓度的按照患者自己的需要而维持相对稳定。

胸段、腰段的手术患者经椎管内给予镇痛药成功率较高。通过椎管内途径给药也有许多不同的方法。大家可参考有关疼痛治疗学的相关章节。

我们认为虽然椎管内途径有许多优点，但是毕竟是一次有创的操作。患者已经接受了一次微创的骨科操作，情感上可能不再愿意接受椎管内操作。虽然脊柱手术可以做到一定程度的微创，但毕竟也可以有一系列的相关问题。虽然为了提高脊柱手术后硬膜外镇痛管理的安全性，镇痛间隙可以高于手术切口头端 1 ~ 2 个椎体，但手术操作可能会破坏正常的椎旁间隙，所给药液可以渗漏入其他的结构中而造成不良反应或效果不佳。

由于硬膜外操作又是在手术切口附近进行，也是在脊柱走向上进行的操作，术后如果出现什么问题可能鉴别困难，又容易被术者推诿责任，所以静脉 PCA 应该是一种比较稳妥的选择。

（四）麻醉后随访

坚持术后 24 小时内对患者再次评估，通常可以发现许多意想不到的情况，及时地记录麻醉并发症和继发症状，对于提高麻醉质量有莫大的帮助。

三、术中相关意外情况的典型病例

骨科微创外科手术麻醉中，危险和意外情况时有发生，为了保证手术患者的生命安全，应及时掌握术中患者生命体征的各项信息，正确诊断和处理术中出现的险情。以下介绍骨科微创外科手术麻醉中相关意外情况和危险性的典型病例。

病例：女性，61 岁，体重 58kg，身高 159cm。胸背部疼痛伴跛行 1 个月入院，诊断 T_6 陈旧性压缩性骨折，神经根受压，ASA Ⅱ 级，拟在全麻胸腔镜下行 T_6 椎体成形术。常规术前准备，术前 30 分钟，肌肉注射苯巴比妥钠 0.1g、阿托品 0.5mg。以咪达唑仑 2mg，依托咪酯 10mg，芬太尼 0.25mg，罗库溴铵 50mg 快速诱导，经口明视顺利插入 37F 左侧 Robert-shaw 双腔气管导管，以麻醉机行机械通气，患者右侧卧位单肺通气时显示左右肺分隔良好。术中 CO_2 人工气胸，压力维持在 16 ~ 18cmH$_2$O 水平，调整呼吸参数使 $P_{ET}CO_2$ 维持在 38 ~ 40mmHg 范围。胸腔镜明视下穿刺器置入 T_6 椎体，注入骨水泥 7ml，5 分钟后，患者面色潮红，血压 60/40mmHg，心率 148 次/min，SaO_2 90%，气道峰值压力升高，立即分次给予麻黄碱 30mg，多巴胺 15mg，血压缓慢上升到 75/43mmHg，心率 66 ~ 70 次/min。随之患者颜面潮红加重，眼睑水肿，手臂及前胸出现大片荨麻疹，诊断为骨水泥一过敏性休克。立即改行双肺通气，并同时分次静脉注射肾上腺素 200μg、地塞米松 20mg、异丙嗪 25mg，10% 葡萄糖酸钙 10ml、碳酸氢钠 250ml、输注万汶及平衡液各 500ml，继续抗过敏、抗休克等综合治疗，调节肺通气相关参数，患者生命体征逐渐恢复正常。休克期间送检血气的结果为 pH7.1、PaO_2 57mmHg、$PaCO_2$ 57mmHg。2 小时后患者清醒送 PACU 继续观察治疗，潮气量和肌张力完全恢复后，拔除气管导管，4 小时后安返病房，1 周后患者出院。

病例分析：患者胸背部疼痛跛行加剧 1 个月，T_6 压缩性骨折，已出现极为明显的神经根受压症状，有行椎体成形术的指征。在术中双腔支气管插管单肺通气，CO_2 人工气胸后 $P_{ET}CO_2$ 维持在正常范围。在胸腔镜下穿刺器置入 T_6 椎体注入骨水泥时，出现骨水泥一过敏性休克。通过此病例提醒临床医师在椎体成形术注入骨水泥时须密切注意血压和心电图的变化应注意：

（1）填充骨黏合剂前收缩压需维持在 90mmHg 以上，必要时用升压药。

（2）避免低血容量。

（3）严密观察患者。

（4）吸入纯氧。

（5）为预防血压突然下降，可静脉缓慢滴注多巴胺，维持血压平稳，出现心动过缓时，分次静注阿托品。

（6）要注意异常情况的出现（如过敏性休克、肺栓塞），应当积极采取相应的措施，改进微创外科技术，同时加强监测，以减少意外情况及并发症的发生。

（刘霄尧）

第七节　四肢骨折和关节脱臼复位与麻醉

一、四肢创伤特点

四肢创伤包括开放性损伤和闭合性损伤。累及组织结构包括骨、关节、神经、血管、肌肉、肌腱及其他软组织。骨折和关节脱位是常见的创伤，关节脱位和开放性损伤均需紧急复位、手术处理。闭合性损伤除非合并重要血管神经损伤，一般可视患者全身情况决定处理时机。但近年来人们认为四肢长骨骨折主张尽早手术内固定，可避免患者长期卧床牵引，减轻伤后疼痛，为后期功能康复创造条件，也有利于减少严重并发症，降低病死率，但早期急症手术无疑增加了麻醉医生对患者的处理难度。

单纯四肢创伤手术范围多较局限，但若伤及血管、神经，修复手术要求精细，尤其是断肢再植手术需时较长，对麻醉也有特殊要求。四肢创伤常合并有胸腹内脏及颅脑等多器官损伤，手术处理宜分轻重缓急，先处理致命伤，待患者生命体征相对稳定以后，再择机处理四肢损伤，若病情允许，也可同期处理四肢损伤。

如前所述，低血容量、饱胃也是四肢创伤患者常见的问题，应该根据具体情况采取相应措施处理。

患者受伤前可能患有各种影响手术麻醉的内科疾病，伤情紧急常使麻醉医生没有足够时间充分了解患者情况，也没有充分时间来调整患者全身情况。有资料表明，急性创伤患者36%未能及时补充血容量，20%患者诊断有疏漏，13%对伤情处理不及时，10%气道处理不当。提高对急性创伤患者的处理水平，需要有效的急症组织，正确及时的急诊处理（包括合理的院前处置），麻醉医师也应学会快速评价处理创伤患者的特殊问题。

二、麻醉前准备与麻醉选择

（一）麻醉前评估和麻醉前准备

麻醉前应对患者一般情况行简要评估，包括如下几个方面。

（1）既往病史：详细了解患者病史，尤其应了解既往有无明显心血管、呼吸系统及与麻醉相关的其他疾病，如有合并病症应问清治疗情况，如糖尿病患者胰岛素使用情况，冠心患者发作时对药物治疗的反应情况，高血压患者抗高血压药物使用情况，近期有无呼吸道感染等。问清曾否接受过麻醉及麻醉中有无异常情况等。

（2）进食情况：急症手术应了解末次进食时间、进食内容、伤后有否呕吐。对饱胃患者尽量选择神经阻滞或椎管内麻醉，术中慎用镇静药。手术必须在全麻下进行时，应选择气管内麻醉，可在充分表面麻醉下清醒插管，也可在压迫环状软骨同时快速诱导气管插管，避免胃内容物反流误吸。术后应清醒后再拔除气管导管。

（3）合并损伤：检查是否合并有其他部位损伤，尤其注意有无气道梗阻，有无气胸、血胸和腹腔脏器损伤。如需同时手术应综合考虑手术需要决定适宜麻醉方法。

（4）失血量：尽可能准确评估失血量。对开放伤口或骨折周围血肿大量失血，机体处于低血容量状态者应在麻醉前初步纠正。红细胞压积和血红蛋白含量可大致提示失血纠正情况，血压改善、心率减慢、皮肤颜色和毛细血管充盈时间是失血纠正满意的可靠临床指标。大量失血需快速输血补液患者应留置中心静脉导管监测中心静脉压，用以指导输血输液治疗。

（5）实验室检查：必要的实验室检查和心电图、X线检查有助于综合了解患者全身情况，对决定麻醉方法和麻醉中处理也有一定参考和指导作用。

（6）术前准备：向患者适当解释手术麻醉过程，提醒患者手术前后注意事项，如臂丛神经阻滞后患者可有短时肢体无力等。解除紧张患者的精神焦虑，必要时给予适量苯巴比妥、安定等镇静药物。

（7）监测：术中常规监测心电图、脉搏氧饱和度、无创动脉血压，全麻患者监测呼末二氧化碳浓度。危重患者最好动脉穿刺置管连续监测动脉血压变化以便及时发现血压变化并可间断采集血样进行血气分析。麻醉开始前建立可靠的静脉通路，用以输血补液并为药物治疗提供给药途径，必要时应该建立两条以上静脉通路。

（二）麻醉选择

1. 上肢手术　多数能在臂丛神经阻滞下完成。肘部以下手术选用腋入法，上臂或肩部手术选用锁骨上法或肌间沟法。臂丛神经阻滞是上肢手术最常用的麻醉方法。

神经阻滞麻醉可提供满意的镇痛、肌松和制动作用，同时对呼吸循环影响很少，术后可保持一定时间镇痛作用，伴发的缩血管神经麻痹还可增进肢体血液循环，尤其适用于断肢再植和血管修复手术，缺点是局麻药用量较大，药物误入血管内时可产生严重局麻药中毒反应。阻滞成功率受术者操作熟练程度影响较大，要求术者熟练掌握相关神经解剖和支配区域及阻滞方法，穿刺操作有出现气胸和血管神经损伤的可能。单次注射时麻醉作用时间受药物性能的限制。

2. 下肢及腰椎手术

（1）腰麻：腰麻后头痛可通过应用细针穿刺或使用改良的笔尖式测孔穿刺针，由于减轻或避免了硬膜被针尖切割损伤，腰麻术后头痛发生率明显减少。

（2）连续硬膜外阻滞：虽然起效时间慢，但是时间可控性强，是长时间手术的合适麻醉方式。

（3）腰硬联合麻醉（combined spinal – epidural anesthesia，CSEA）：CSEA 综合了腰麻起效快、用药量小、药物不良反应少和硬膜外麻醉时间可控性强的优点，是长时间手术麻醉方式的理想选择。

3. 全身麻醉　对于手术时间长，手术复杂及创伤大，或破坏性手术，宜在全麻下实施。一般情况下，以下情况选择全身麻醉：①儿童或不合作患者。②术前存在严重低血容量状态，或有败血症及凝血功能障碍患者。③不适宜局麻或严重创伤强迫体位难以完成椎管内麻醉或神经阻滞操作患者。④合并其他部位损伤需同时手术或估计术中难以保持气通通畅患者。⑤长时间、操作复杂手术。

全身麻醉中是否需要气管插管决定于手术时患者的体位、术中能否维持满意的气道控制、是否需要应用肌松剂及手术时间。一般小儿短小手术不需肌松者，可不实施气管插管在静脉或吸入麻醉下完成手术。也有些短时间操作如闭合性骨折复位可在吸入麻醉下完成，优点是苏醒迅速，可提供一定程度肌松，但不宜常规应用，且应由有经验的麻醉医生实施。对于手术体位为仰卧，术中不变动体位的手术，也可以置入喉罩通气道实施全身麻醉，也是比较理想的选择。对重度软组织挤压伤患者行快诱导气管插管时，由于可能存在高血钾状态，应用琥珀胆碱有诱发心跳骤停的危险。

4. 静脉内局部麻醉　静脉内局部麻醉适用于肘部以下短小手术，可提供满意的手和前臂无痛、肌松。优点是操作简单，麻醉作用消失快适用于门诊手术，在肌腱缝合或松解术中，手术医生还可随时观察肌腱活动和手指动作情况，保证手术效果。缺点是止血带加压时间过长后患者有不适感觉，局部感染患者有使感染扩散危险，较大组织裂伤患者注药后由于部分药物可经伤口流失影响麻醉效果。

主要并发症是全身局麻药毒性反应，常因方法不当或袖带漏气导致。正确操作时也可有少量患者出现轻度中毒症状，可能由于快速注药产生较高的静脉压力和阻断前驱血不充分导致局麻药通过止血带渗漏至体循环内，肘前静脉注药时较易发生。手术结束放松加压袖带后部分患者可出现耳鸣、口唇麻木等轻微局麻药全身反应，无须特殊处理，术前应用安定有一定预防作用。局麻药中不可加用肾上腺素，避免出现缺血副作用。

本法应用中阻断时间过长患者多有不适感觉，推荐用于 1h 内短小手术。下肢简单手术偶尔也可应用。

三、四肢骨折和关节复位术的麻醉管理

（一）神经阻滞的注意事项

1. 局麻药　局麻药毒性反应肌痉挛的发生率在臂丛神经阻滞腋路 1‰ ~ 2.8‰，肌间沟和锁骨上入路 7‰ ~ 8‰，因而使用局麻药后应注意监测，一旦发现毒性反应征象出现，即刻对症处理。使用高浓度局麻药容易发生毒性反应，所以神经阻滞时尽量避免使用高浓度局麻药。

某些局麻药可通过改变药液浓度而产生感觉和运动神经分离阻滞，如丁哌卡因在硬膜外阻滞时应用 0.125% ~ 0.25% 浓度阻滞交感神经而较少阻滞感觉神经，0.25% ~ 0.5% 浓度产生最大感觉阻滞而运动神经阻滞欠佳，0.75% 浓度则产生完善的运动阻滞。麻醉作用恢复时同样先运动后感觉。运动和感觉恢复的时间差利多卡因约需 5min，丁哌卡因约 20min，临床可根据需要选用适宜的局麻药浓度。应注意，阻滞部位不同局麻药作用时效也不同，如丁哌卡因周围神经阻滞时效可达 10h 以上，但用于腰部硬膜外阻滞时效仅约 2h。

2. 缩血管药　肾上腺素与局麻药混合应用可延长后者作用时间，同时因减慢药物吸收速度，降低注药后血药峰值浓度，还可减轻药物的全身反应。加入 1 : 20 万肾上腺素可使利多卡因臂丛神经阻滞时的峰值血药浓度下降 30%，但对丁哌卡因效果甚微，因此丁哌卡因麻醉可不加肾上腺素。加入肾上腺素还有助于早期发现局麻药误入血管内。1 : 20 万肾上腺素注入静脉后 1min 内可使心率加快 30% 以上，神经阻滞注药期间如发现患者突然心率加快，应高度警惕血管内注射。指（趾）根阻滞时不能用血管收缩药。

3. 异感　所有神经阻滞均会遇有异感，但对异感的体验描述各不相同，有刺痛感觉，有放射性过电感，少数可能以痒为主要表现。发生异感提示麻醉医生注射针已接近、接触或刺入神经，后者临床常有温热感觉。有人认为出现异感即提示神经损伤已经发生，但异感可为麻醉医生提供神经阻滞的可信性定位指标，临床实践中一般掌握异感可以寻找，但反复刺激或加重异感不可取。注射前应向患者讲清楚异感表现，嘱其感知后立即告知医生，以便将针保持在引出异感部位，回吸试验无气、无血即可缓慢注入局麻药，注药期间严重疼痛提示神经内注药，应退针少许避免神经损伤。

（二）手术过程中注意事项

（1）镇静药：总的应用原则是适量。作为术前药或麻醉前静注适量镇静药有助于缓解患者紧张情绪，减轻局麻药中毒反应，但应以使患者不丧失合作能力为度。目前尚没有任何药物可以完全预防局麻药的全身毒性反应。镇静药使用过量使患者在意识消失状态下进行神经阻滞操作增加神经损伤的危险，麻醉医生也因不能及时得知患者有否异感而造成判断困

难。待确认麻醉效果完善，手术开始后可适量应用镇静镇痛药物令紧张患者进入浅睡状态，有助于术中血流动力学稳定。但应面罩吸氧，保持患者气道通畅和有效通气量，术中应监测脉搏血氧饱和度。

（2）补充血容量：对于开放性损伤的患者，术前的失血量难以估计，对其他闭合性损伤术前的体液不足及术中失血量应该准确判断，及时补充容量，纠正麻醉期间易发生的低血压。

（3）在预计松开止血带之前，应该提前适当加快补液速度，以适应止血带突然松开引起的暂时性血容量不足。

（4）紧密关注手术进程，在涉及长骨骨髓操作、使用骨水泥等过程中要严密监测患者生命体征，警惕、预防、及时发现并处理患者所发生的改变，尤其要注意肺栓塞、脂肪栓塞等严重并发症。

（三）股骨颈骨折内固定术的麻醉

1. 特点

（1）多发生于老年人，60 岁以上者约占 80%。

（2）因创伤引起的血肿、局部水肿及入量不足，是导致术前低血容量的主要原因。

（3）对创伤的应激反应可引起血液流变学的改变，血液多呈高凝状态。

2. 注意事项

（1）多主张在连续硬膜外阻滞或腰硬联合麻醉下手术，镇痛好，失血量少，并减少术后深静脉血栓的发生率。全麻术后发生低氧血症及肺部并发症者较多。

（2）对术前的体液不足及术中失血量的估计较困难，麻醉期间易发生低血压，应及时补充容量。必要时监测 CVP、HCT 及尿量，指导术中液体治疗措施。

（3）术前血液高凝状态是引起血栓形成和肺栓塞的重要原因，术中应行适当血液稀释，避免过多输入全血。

（刘霄尧）

第八节 脊柱创伤患者的麻醉

一、脊柱创伤及其继发疾病

脊柱创伤大多由于运动、交通、工伤事故引起，可以分为单纯椎骨骨折、关节脱位以及骨折、关节脱位合并脊髓损伤两大类，脊髓损伤是由脊柱骨折、关节脱位、血肿等导致的，一旦脊柱创伤合并脊髓损伤，后果极其危险，可能导致截瘫甚至死亡，因而及时救治脊髓损伤患者对改善患者预后相当关键。

（一）脊髓损伤的临床表现

各种原因造成脊髓直接或间接性损伤，产生一系列的症状，但其临床表现早期与晚期有所不同。脊髓横贯损伤后，在损伤平面以下的运动、感觉、反射及括约肌和自主神经功能受到损害。脊髓完全性损伤或表现为脊髓休克，或表现为完全性痉挛性四肢瘫或截瘫，前者为急性发生，后者为逐渐发展起来形成的。也可表现为脊髓的不完全性横贯性损伤。

1. 感觉障碍 损伤平面以下的痛觉、温度觉、触觉及本体觉消失。

2. 运动障碍 脊髓休克期，脊髓损伤节段以下表现为软瘫，反射消失。休克期过后若是脊髓横断伤则出现上运动神经元性瘫痪，肌张力增高，腱反射亢进，出现髌阵挛、踝阵挛及病理反射。

3. 括约肌功能障碍 脊髓休克期表现为尿潴留，系膀胱逼尿肌麻痹形成无张力性膀胱所致。休克期过后，若脊髓损伤在骶髓平面以上，可形成自主反射膀胱，残余尿少于 100 毫升，但不能随意排尿。若脊髓损伤平面在脊髓圆锥部骶髓或骶神经根损伤，则出现尿失禁，膀胱的排空需通过增加腹压（腹部用手挤压）或留置导尿管来排空尿液，大便也同样可出现便秘和失禁。

4. 不完全性脊髓损伤 损伤平面远侧脊髓运动或感觉仍有部分保存时称之为不完全性脊髓损伤。临床上有以下几型：

（1）脊髓前部损伤：表现为损伤平面以下的自主运动和痛温觉消失。由于脊髓后柱无损伤，患者的触觉、位置觉、振动觉、运动觉和深压觉完好。

（2）脊髓中央性损伤：在颈髓损伤时多见。表现上肢运动丧失，但下肢运动功能存在或上肢运动功能丧失明显比下肢严重。损伤平面的腱反射消失而损伤平面以下的腱反射亢进。

（3）脊髓半侧损伤综合征（Brown – Sequard Syndrome）：表现损伤平面以下的对侧痛温觉消失，同侧的运动功能、位置觉、运动觉和两点辨觉丧失。

（4）脊髓后部损伤：表现损伤平面以下的深感觉、位置觉丧失，而痛温觉和运动功能完全正常。多见于椎板骨折患者。

5. 脊髓不同节段损伤的特点

（1）上颈段脊髓损伤（C_{1-4}）：此段脊髓上端与延髓相连，故损伤后部分患者可合并有延髓甚至脑干损伤的临床表现。上颈段脊髓损伤时，常有颈枕部疼痛，颈部运动受限。C_{1-2}损伤时患者大多立即死亡，C_{2-4}节段内有膈神经中枢，伤后多出现膈肌和其他呼吸肌麻痹，患者表现为进行性呼吸困难，损伤平面以下四肢上运动神经元性不完全瘫痪。

（2）下颈段脊髓损伤（C_{5-8}）：此段损伤多引起肋间神经麻痹，膈肌麻痹，四肢瘫痪，双上肢为弛缓性瘫痪，双下肢为痉挛性瘫痪，损伤平面以下感觉丧失，$C_8 \sim T_1$损伤可出现尺神经麻痹的爪形手和交感神经节受损的 Horner 征。

（3）胸段脊髓损伤：常有根性疼痛，病变水平以下各种感觉减退或丧失，大小便出现障碍，运动障碍表现为双下肢上运动神经元性瘫痪，T_6以上损伤可出现呼吸困难。脊髓休克期中可出现交感神经阻滞综合征，即血管张力丧失，脉搏徐缓下降，体温随外界的温度而变化，脊髓休克期过后可出现总体反射。

（4）腰骶段脊髓损伤（$L_1 \sim S_2$）：按其临床表现分为腰髓、圆锥和马尾损伤三部分。T_{10}以下椎体损伤致脊髓损伤时，表现为双下肢弛缓性瘫痪，提睾反射、膝腱反射消失，腹壁反射存在，Babinski 征阳性；圆锥损伤不引起下肢运动麻痹，下肢无肌萎缩，肌张力及腱反射无改变，肛门反射减低或丧失，肛周包括外阴部呈马鞍型感觉障碍，出现无张力性神经元性膀胱，常伴有性功能障碍如阳痿，直肠括约肌松弛及臀肌萎缩；L_2以下椎体骨折或脱位，损及马尾神经，多为不完全性，表现为下腰部、大腿、小腿及会阴部的自发性疼痛，两侧常不对称，双下肢肌力弱，常伴有肌萎缩，跟腱反射消失，膝腱反射减弱，括约肌和性功能障碍及营养障碍常不明显。

（二）脊髓损伤后常见伴发疾病

1. 通气功能障碍　颈胸段脊髓损伤后，会导致肺功能不同程度受累，患者表现为呼吸困难，肺泡通气功能障碍。$C_{2\sim4}$ 节段内有膈神经中枢，伤后多出现膈肌和其他呼吸肌麻痹，膈肌几乎完全丧失功能，吸气时仅靠胸锁乳突肌、斜角肌和斜方肌等辅助吸气肌做功，患者表现为进行性呼吸困难，可出现反常呼吸，通气量严重不足，必须机械通气方能维持生命。$C_{5\sim6}$ 以下颈胸段脊髓损伤后，膈神经虽然未受累或者部分受损，但支配肋间肌的神经可能受损，影响通气功能，通气量有所降低，患者可能没有二氧化碳蓄积，但是大多数已经存在低氧血症，应严密监测呼吸功能，予以吸氧，必要时机械通气。

2. 肺水肿　肺水肿多发于脊髓损伤的急性期，由于肺毛细血管渗透性改变引起，是脊髓损伤后主要死亡原因之一。高位脊髓损伤患者颈胸段交感神经麻痹，副交感神经相对兴奋，即所谓的脊休克。在救治过程中的对策是适当的补充血容量并且使用 α - 受体激动剂，以使患者的血压维持在可以维持重要脏器灌注需要的水平。而脊髓损伤后尤其是全横断损伤后心脏功能受损，肺毛细血管楔压增高，救治过程中外周血管收缩，液体转入中央循环，进一步增加了肺动脉压，使肺毛细血管渗透性增加，引起肺水肿。

3. 肺栓塞　深静脉血栓形成在急性脊髓损伤患者中发生率很高，据报道其发生率为 3%，弛缓性瘫痪、颈髓损伤以及肥胖者发生深静脉血栓形成以及肺栓塞的危险性相对更大。急性脊髓损伤后下肢肌肉的瘫痪及外周静脉的扩张使下肢静脉回流量明显减少，再加上凝血因子的异常改变和血管内膜的损伤等因素，均可导致深静脉血栓形成。实际上脊髓损伤后深静脉血栓形成患者仅有少数表现出相应的临床症状与体征，但却有可能由此所引起的肺栓塞常可导致猝死。

4. 泌尿系统感染、肾衰竭　脊髓损伤后，膀胱尿道功能障碍伴同发生并随之而产生一系列泌尿系统并发症，脊髓损伤患者中 85% 伤后出现高张力、高反射的痉挛性膀胱。患者膀胱容量减少，残余尿量增加，出现膀胱贮尿及排尿双重功能障碍，最终可因泌尿系统感染、梗阻、肾积水、尿毒症和慢性肾衰竭，导致死亡。因此急诊麻醉前应当了解患者肾功能情况，避免使用损伤肾功能药物。

二、脊柱创伤手术麻醉管理

（一）术前评估和麻醉前准备

脊柱创伤患者病情复杂多变，麻醉科医师应该对患者伤情迅速做出判断，及时采取正确的急救措施和麻醉方案。

1. 一般情况　通过检查患者神志、面色、呼吸、血压、脉搏、体位、姿势、排便情况、血迹和呕吐物等情况，初步了解患者全身状况和损伤部位。

2. 快速评估患者呼吸循环状态　检查呼吸道是否通畅，如果存在问题，应该立即设法处理，在最短时间内令患者的呼吸道畅通，必要时紧急气管插管，机械通气。快速了解患者循环状态，判断是否存在代偿期休克或者休克失代偿，如果存在这类状态，立即实施液体复苏，及时输血。

3. 麻醉前用药慎用镇静镇痛剂　由于脊柱损伤患者如果存在脊髓损伤病情，呼吸功能可能已经受到影响，术前镇静镇痛后风险性增加，尽量避免。

（二）麻醉选择

脊柱损伤骨折复位减压手术一般在俯卧位下实施，同时由于可能存在呼吸功能受累，所以手术时极易影响患者呼吸功能，手术适宜在全身麻醉下实施。

（三）麻醉处理

1. 麻醉诱导　非颈部损伤患者，可采用快速诱导气管插管，颈部损伤患者应该根据患者颈椎稳定情况决定采取何种气管插管方法，如果损伤轻微颈部活动不会损伤颈髓，估计患者插管条件良好，非可疑困难气道，可以采用快速诱导插管；否则应当实施清醒气管插管，或者纤维支气管镜引导气管插管，必要时气管切开插管。由于采用俯卧位手术，最好选用钢丝螺纹气管导管，并且必须将气管导管固定确实，术中管理好气道，防治因体位改变使气管导管脱出。如果患者处于休克代偿期或者失代偿期，使用麻醉药物剂量应当相应减小，对于截瘫患者应尽量避免使用琥珀酰胆碱，以防使患者血钾急剧升高出现意外。

2. 呼吸功能支持　术中控制呼吸参数设置合理，$EtCO_2$ 维持在 $30 \sim 40mmHg$ 范围，可以适当降低颅内、椎管内压，同时使患者处于微酸状态，有利于组织氧供。

3. 循环支持　脊柱创伤后休克代偿期或者失代偿期患者的处理是抢救脊柱创伤患者的基础，只有维持患者循环稳定，进一步抢救措施才能得以继续开展。对于脊休克患者，在适当补液的基础上应用适量 α – 受体激动剂，对于失血性休克，应当补充血容量，输血补液尽快纠正血容量不足。输血补液过程中应该监测心脏功能（CVP、PCWP 等），预防循环容量负荷迅速增加导致心衰或者肺水肿。

4. 体位　脊柱手术有时会采用俯卧位，这时就要注意选用钢丝螺纹气管导管，并且要固定确实，预防导管脱出、打折等不良事件。胸腹垫的位置应当放置合理，当心体位原因影响呼吸循环和静脉回流，使静脉压增加，甚至增加出血量。此外，要注意预防眼、耳等部位压迫损伤及其他部位挤压伤。

5. 手术结束以后再次评价呼吸循环功能，通气功能恢复不良的患者应当继续接受机械通气治疗。

（刘霄尧）

参考文献

[1] 李李，常业恬，等. 临床麻醉常见问题与对策. 北京：军事医学科学出版社. 2009.

[2] 彭婕娜. 重症颅脑损伤伴急性肺水肿的麻醉处理. 河北医学，2011，7：549.

[3] 王士雷，曹云飞. 麻醉危象急救和并发症治疗. 北京：人民军医出版社，2006：27 – 43.

［4］ 庄心良，曾因明，陈伯銮. 现代麻醉学. 第3版. 北京：人民卫生出版社，2004：961－976.

［5］ 杭燕南，庄心良，蒋豪，徐惠芳. 当代麻醉学. 上海：上海科学技术出版社，2012，8：277－289.

［6］ 薛富善. 麻醉科特色治疗技术. 北京：科学技术文献出版社，2003，10：32－38.

第十三章　妇产科手术的麻醉

妇产科麻醉包括妇科麻醉和产科麻醉。妇科手术操作位置比较深，器官固定，因此需要良好的肌松。产科麻醉分为与生育有关和无关的麻醉与管理。两者均是在母体各器官功能业已发生巨大改变的基础上进行，且每一措施不仅对母体而且对胎儿、新生儿均构成一定的影响；故麻醉者除应熟悉麻醉专业知识有较深入的了解，旨在满足手术要求的同时，为保证和提高母儿生命质量提供保障。

第一节　妇科手术麻醉

一、妇科手术麻醉的特点与要求

（1）妇科手术以盆腔内的器官为主，主要经腹腔为手术径路，而且手术部位深，视野小，要求有足够的肌松。

（2）妇科手术有些患者除患有妇科疾病外，常合并冠心病、高血压、糖尿病等多种疾病，或继发贫血、低蛋白血症，术前应予治疗和纠正。

（3）子宫癌、卵巢癌等需行根治手术，常需时间很长，出血多，应作好准备。

二、妇科手术的麻醉选择

妇科手术主要经腹部和阴道两种路径。麻醉选择应根据病情及手术方式加以考虑。主要以椎管内麻醉较为适宜，目前常采用连续硬膜外 – 腰麻联合阻滞的方法（CSEA），具有麻醉效果出现快、满意肌松、损伤小的优点，且可连续给药。常选腰 2～3 间隙穿刺，硬膜外置管向上，麻醉阻滞平面向上可到胸 6，向下可到骶 5。若施行子宫癌、卵巢癌根治手术，需要更广的范围，可采用硬膜外复合全麻的方法，可以减少全麻药的用量，术后还可硬膜外镇痛（PCEA）。门诊手术以人工流产为主，目前无痛人工流产已普及，会阴消毒时开始芬太尼 1μg/kg 和异丙酚 2mg/kg 静注，患者可以在十分舒适的睡梦中完成手术，术后无任何不适反应。

（李海中）

第二节　产科手术麻醉

一、围产期孕产妇的解剖生理

（一）神经系统及内分泌

随妊娠月份的增加，中枢神经系统的不稳定性增强。尤其是初产妇，进入分娩过程，因产痛的影响，使其处于高度紧张和不协调状态。

第一产程时，由于宫颈与子宫下段的逐渐扩张和宫缩的刺激，通过感觉神经伴随着交感神经，经过胸$_{10}$~腰$_1$后根进入脊髓而产生疼痛。第二产程时的疼痛，则由于子宫收缩和低位产道扩张，通过阴部神经骶$_{2~4}$后根传入脊髓所致。应用硬膜外或骶管阻滞或脊麻均可消除或减少第一、第二产程的疼痛。

（二）循环系统

从妊娠 10 周左右开始，孕妇循环血量逐渐上升，心脏因膈肌高位而使其向右左移位，叩诊或 X 线检查时，可误以为心脏扩张。由于孕激素的作用，孕产妇的血管阻力降低，心率增快 12% ~ 15%，每搏量增加，心输出量明显增加。妊娠晚期可增加 30% ~ 50%；进入围产期后心输出量可稍回降，于分娩开始再次出现心输出量增加。在妊娠 28 周和分娩过程中血流动力学亢进可达高峰。倘再有额外增加心脏负荷的因素出现，则有可能导致心功能不全。对因麻醉管理不善所增加的心脏负荷，应予以注意。

妊娠后半期，上半身静脉压略有下降，但下半身却有上升，较非孕时可高出 0.98 ~ 1.96kPa，与妊娠子宫压迫盆壁静脉有关。约有 90% 的孕产妇于平卧时，下腔静脉受到程度不等的压迫，以致可能完全受阻，足月孕妇中约有 10% 在产程内呈现有明显的仰卧低血压综合征：即表现有程度不同的低血压、心动过速、晕厥。这种改变可因麻醉后腹肌及子宫附属韧带的松弛导致妊娠子宫失去支撑而愈加明显。只要及时改变体位，解除下腔静脉压迫，在一般情况下血压即可回升。手术时可将手术床向左倾斜 15° ~ 30°，可预防这种情况的发生。

妊娠末期子宫的血流量由非孕期 50ml/min 增至 500 ~ 1 000ml，其中 20% 供给子宫肌层。当母体血压低时，可影响胎儿的氧供，出现胎儿宫内窒息。预防和治疗的方法为麻醉前应长开放上肢静脉，给予预防性输液 500 ~ 1 000ml，椎管内麻醉时要控制麻醉平面及范围，常规吸氧，当血压下降低于 13.3kPa，要加快输液，并静注麻黄碱 10 ~ 15mg。

（三）血液系统

孕产妇血浆容量较非孕时增加 40% ~ 50%，但红细胞仅增加 20% 左右，故全血容量仅增加 25% ~ 40%，红细胞比容降低至 35% 左右，血红蛋白降至 110 ~ 120g/L。红细胞减至 3×10^{12}/L。虽然有生理性稀释性贫血，但孕产妇并不缺氧这乃由心输出量增加所代偿。由于纤维蛋白原增加 40%，凝血因子的活性明显增加及血小板轻度增加使血液呈高凝状态，而成为围产期易发生 DIC 的基础条件。白细胞也略增加，当分娩时可达 15×10^9/L 左右，此时嗜酸细胞减少，其减少的幅度与 17 - 酮类固醇的增加呈负相关，妊娠 40 周时，17 - 酮类固醇可增加至 3.467 ~ 4.403mol/L（非孕时 0.451 ± 0.208mol/L），如产后发生休克并有嗜酸细胞增加时，则应按肾上腺皮质功能不全处理。

孕产妇的细胞外液明显增加，常导致水肿发生，多与①人血白蛋白减少 7%，血浆胶体渗透压降低（约 20%）；②下半身静脉与淋巴回流受阻；③醛固酮增加所致的钠与水潴留等因素有关。如出现有效循环容量不足时，万勿因有水肿之存在而不及时补充含钠液，从而延迟低血容量或休克的纠正与治疗。

（四）呼吸系统

妊娠期为保证胎儿生长发育的需要，母体代谢水平明显增加，耗氧量可增加 20%。但由于呼吸频率增加（约 15%）和潮气量增加（40%），致肺泡通气量增加 70%，使供氧量远远超过需氧量的增加。过度通气可使 $PaCO_2$ 下降 1.33kPa，PaO_2 升高 1.33kPa，[HCO_3^-] 下降 4mmol/L，但血 pH 值无改变。

随着妊娠子宫的增大并移出盆腔，腹压逐渐增大终使膈肌膨升 4cm 左右，肋骨因此可呈水平，肋骨角或由 68°开大至 103°，胸围可增加 5 ~ 7cm。肺顺应性虽无改变，但胸廓顺应性减少 45%，从而使肺 - 胸顺应性下降。虽然肺活量和肺吸气量基本与非孕时相似，但补呼吸量和残气量各减少 20%，因此使功能残气量也减少 20%。后者意味着氧储量减少，再加氧耗增加，使孕产妇对乏氧耐力明显减低。这一变化，倘与超体重的孕产妇或（和）脊柱畸形、吸烟、肺炎病变等并存时，则可出现气道闭合而发生低氧血症。残气量和功能残气量的下降还意味着在分娩时，吸入麻醉药在肺内较少被稀释，能加速血/气分配系数较高的麻醉药，诸如氟烷、甲氧氟烷、乙醚等的诱导过程，其 MAC 较正常减少 24% ~ 40%。但对血/气分配系数较低的麻醉药，如氧化亚氮的诱导速度影响较少。

分娩进行时因疼痛可增加原来就存在的过度通气，有时可达非妊娠时的 300%，致母体发生明显的低 CO_2 血症（$PaCO_2 \leqslant 2.7kPa$）和碱血症。此明显的呼碱，可在阵痛间歇期产生通气不足，再加氧离曲线左移，可造成低氧血症，危及胎儿。给予硬膜外或其他方法镇痛，可明显减轻母体的过度通气和氧耗。

分娩结束后，随着产妇血中孕激素水平的逐渐下降，$PaCO_2$ 也随之上升。产后两周左右通气量恢复至非孕状态。

（五）消化系统

孕产妇由于孕激素的增加导致胃肠活动减弱，分泌减少，食管下段肌肉松弛，但胃酸度却有所增加，排空时间延长，特别在截石位或（和）头低位时更加明显，此时胃内压可增加 1.1 ~ 1.4kPa。在全麻诱导或（和）应用肌松药时因环咽肌松弛，防御性反射受抑制，而易于发生反流和误吸，全麻诱导，为防止反流，插管时可向脊柱方向压迫环状软骨同时避免过高的正压通气。

（六）脊柱

腰椎代偿性前曲，在子宫收缩时，脑脊液可向头侧逆流。硬脊膜外腔和蛛网膜下腔均变窄，在腹压增加及阵缩的子宫影响下，脊麻时极易向胸段扩散，故脊麻时用药量宜减少 30% ~ 50%，注入量减为 2.2ml。另外椎管内静脉丛呈怒张状态，在硬膜外阻滞时穿刺针及导管较易误入血管，而增加了硬膜外腔出血或（和）局麻药毒性反应发生的机会，注药前一定要回抽无血。

二、麻醉药对孕产妇及胎儿的影响

麻醉药（含吸入性麻醉气体）主要以简单扩散方式透过胎盘作用于胎儿，另一种是通过药物对产妇呼吸和循环中枢的抑制作用，使产妇发生缺氧、低血压或高碳酸血症而危及胎儿。

（一）通过胎盘扩散的影响因素

1. 子宫 - 胎盘血液灌注量　①药物通过胎盘的量与血流量呈正相关。生理范围内母体动脉压越高，胎盘血液灌注量越多。若血压低于 13.3kPa 时，则胎盘血流量将明显减少；

②子宫肌张力增加时，灌注量减少；③腔静脉压力高时，可直接导致子宫静脉压升高，随之绒毛间隙灌注量减少；④母体缺 O_2 和 $PaCO_2$ 异常增加或降至 2.1~2.4kPa 以下时，母体儿茶酚胺水平增加，使血管阻力增加时，胎盘血液灌注量可减少。

2. 药物的因素 ①脂溶性。药物的脂溶性越高，越能迅速通过胎盘；离子化程度越低，透过胎盘的速度越快。②分子量。若分子量 < 300 以下的药，不受血，胎盘屏障的限制可迅速过胎盘至胎儿。分子量 > 500~1 000 者，则透过胎盘困难；③与蛋白结合能力。麻药作用时间，透过胎盘作用于胎儿的能力与其和蛋白质结合能力相关。与蛋白质结合愈多，透过胎盘的量愈少，作用时间愈长；④母体血药浓度。与母体单位时间内应用药的总剂量有关。用量愈大，母体血药浓度愈高，透过胎盘的量也愈多；⑤添加肾上腺素。椎管内给药添加肾上腺素血药峰值降低。

（二）孕产妇常用的药物及其对母儿的影响

1. 吸入麻醉药 吸入麻醉药进入母体并透过胎盘进入胎儿体内的速度，决定其对胎儿产生的抑制。临床常用的 0.75% 异氟醚、1% 安氟醚、0.5% 氟烷作为氧化亚氮的辅助药物使用。浅麻醉时对子宫收缩力、收缩频率和最大张力均无明显抑制，氧化亚氮麻醉具有安全，不影响产程，作用迅速，对胎儿抑制轻，可改善子宫血流，不引起子宫出血等优点。

2. 静脉麻醉药

（1）硫喷妥钠：多用于诱导。该药脂溶性高，极易通过胎盘。诱导量在 ≤4mg/kg 时，对 Apgar 评分无影响，新生儿神经行为也无改变，但剂量 > 8mg/kg 对新生儿可产生明显抑制。

（2）氯胺酮：静脉注射后 60~90s 即可通过胎盘，对胎儿影响与用药量有关。母体使用 1mg/kg 时很少发生胎儿窘迫，大于 2mg/kg 时胎儿抑制的发生率增高，同时可抑制子宫收缩力。为缓解分娩疼痛，可每次使用 10~15mg，历 30 秒即产生止痛有效果并维持 4 分钟，重复使用时（30 分钟内）总量勿超过 100mg。应用氯胺酮娩出的新生儿其 Apgar 评分可增加，但新生儿易激动、不安，并可持续至生后 1 小时。孕产妇倘没有使用术前药，则可出现幻觉或谵妄。对产妇咽喉反射具有抑制作用，应注意胃内容的反流及误吸。

（3）异丙酚：是一种新的起效快、维持时间短的静脉麻醉药。该药脂溶性高，极易通过胎盘，用量超过 2.5mg/kg，输注过快可抑制新生儿呼吸，并且易出现产妇低血压，故因慎重。

3. 麻醉性镇痛药 产科常将麻醉性镇痛药用于减轻分娩疼痛和麻醉时辅助用药。应用时要注意这类药物对母儿的副作用，对孕产妇的影响主要表现是呼吸抑制、恶心、呕吐、胃排空延迟、体位性低血压和在分娩潜伏期抑制产程进展等。对胎儿、新生儿的影响主要是呼吸抑制，呼吸性酸中毒和新生儿神经行为的改变。应用时，应随时准备新生儿复杂或氧疗，必要时可用纳洛酮拮抗。

（1）哌替啶：为临床常用于分娩镇痛和麻醉时辅助用药，能很快通过胎盘。孕产妇肌注 1mg/kg 有促进宫缩增加宫缩频率及强度的作用，可缩短第一产程，母体静注 90 秒后，胎儿脐血中即可检出，6 分钟后母儿血药浓度即可平衡，用药后新生儿 Apgar 评分中的呼吸评分可降低。对新生儿神经行为的影响与产妇用药至胎儿娩出时间间隔和用药量呈相关。一般在胎儿娩出前 1h 肌注 50~100mg，对胎儿影响较轻，若娩出前 2~3h 肌注则对新生儿的呼吸出现明显的抑制。若出现因麻醉性镇痛药引起新生儿呼吸抑制时，可通过脐静脉给予40~

$100\mu g$ 纳洛酮对抗。

（2）芬太尼：该药极易通过胎盘，对胎儿同样有呼吸抑制作用。多用在全麻诱导时，孕产妇用药 $0.1\mu g/kg$ 的对胎儿、新生儿影响较轻，随剂量的增加新生儿 Apgar 评分中呼吸评分数可降低。第二产程用 $0.1mg$ 硬膜外注射可收到良好的镇痛效果。

（3）舒芬太尼：药效较芬太尼强 $5\sim10$ 倍，全身或椎管内给药用于分娩镇痛。

（4）吗啡：因其对母儿呼吸抑制主要用于椎管内给药分娩镇痛而不（少）用于产科分娩。

4. 安定类药

（1）安定：产科多用其治疗先兆子痫，子痫或用作全麻诱导药，常用量 $0.2mg/kg$，总量不宜超过 $30mg$，静注后 4 分钟内母儿体内血药浓度即可平衡，对子宫收缩无影响，不延长产程。对新生儿 Apgar 评分中肌张力评分的影响以及对神经行为的影响与用药量呈正相关，若在产程中使用超过 $30mg$ 可表现为新生儿嗜睡、吸吮力减弱，对周围反应能力低下及低体温、低血压等。

（2）咪达唑仑：其药效为安定的 $1.5\sim2$ 倍，肌注后 30 分钟血药浓度达峰值，虽可透过胎盘，但透过量小于安定；母体内消除半衰期为 $2\sim3$ 小时仅为安定的 1/10，故对新生儿影响也小于安定，用量 $0.6mg/kg$ 时可使氟烷 MAC 降低 30%，多用于剖宫产全麻诱导。

5. 肌松药　肌松药多为高分子量，低脂溶性，在生理 pH 值时为高度解离，所以均难以通过胎盘。一般情况下只要应用通常剂量，通过胎盘不足 10%，对胎儿当无抑制，肌松药不松弛子宫平滑肌。内倒转、先兆子宫破裂等情况下，为降低子宫肌张力肌松药无效。使用肌松药的指征为：气管插管、剖宫产术及阴道分娩、子痫的止抽和局麻药毒性反应全身抽搐的治疗等。琥珀胆碱还可导致母体血压增高和胃内压增高，易发生反流和误吸，应予以注意。琥珀胆碱是产科首选肌松药。泮库溴铵能阻断迷走神经引起心动过速。维库溴铵和阿曲库铵由于作用时间短，副作用少，临床应用日益广泛。临床剂量筒箭毒碱 $0.2mg/kg$，泮库溴铵、维库溴铵 $0.05mg/kg$，阿曲库铵 $0.5mg/kg$，对新生儿无不良影响。

6. 局麻药　局麻药均可透过胎盘作用于胎儿，并影响新生儿的肌张力，使其略有下降。

目前产科多使用酰胺类局麻药中的利多卡因和丁哌卡因，两者在母体血中与蛋白结合率分别是 63% 和 92%，胎盘透过率分别是 40% 和 21%，故利多卡因作为时效短，丁哌卡因作为时效长的局麻药被广泛应用于产科麻醉。

孕产妇使用局麻药应掌握低浓度、小剂量和慢速度，并酌情添加肾上腺素（1：20万单位）的原则。孕产妇应用丁哌卡因其心肌毒性增强，可能与妊娠期间黄体酮增加有关，故应用于硬膜外腔阻滞最高浓度不能超过 0.5%。

7. 血管活性药　子宫胎盘循环是以 α-受体调节为主，所以如果全用 α-受体兴奋药，将会减少其血液灌流量，故孕产妇发生低血压时，使用麻黄碱最优，静注 $5\sim15mg$ 麻黄碱可明显提升血压并可反复使用。亦可用苯福林，初量 $20\sim40\mu g$，可追加用量至 $100\mu g$。根据最近研究上述二种药物对健康胎儿无不良影响。

8. 颠茄类　东莨菪碱有使孕产妇产生健忘和镇静的作用，但不镇痛，在分娩痛的诱发下可并发兴奋不安甚或出现谵妄，故产科少（或不）用。应用后也可透过胎盘使胎儿心率增加。

9. 其他有关用药

（1）硫酸镁：镁离子具有①扩张血管使血压下降；②减少运动神经末梢因神经冲动而释放乙酰胆碱的总量；③过量的镁离子还可以减少运动神经终板对乙酰胆碱的敏感性；④增加脑与子宫血注解量和氧耗量；⑤减弱宫缩力；⑥降低血钙的作用等，故多用于治疗妊娠高血压综合征、降压、止抽。非孕时血镁浓度 $0.75 \sim 1.0$mmol/L，治疗量的孕产妇的血药浓度接近 $2 \sim 3$mmol/L，此时腱反射减弱，血药浓度 $> 3 \sim 3.5$mmol/L，则可能发生呼吸麻痹，7.5mmol/L 时可出现心跳停止。常用量为 $1 \sim 2$g 肌注。

应用硫酸镁的孕产妇，倘需使用肌松药时宜减量。椎管内麻醉时发生低血压的概率也较多。并应注意防治呼吸功能不全。对胎儿的影响主要表现为高镁血症，使 Apgar 评分中，肌张力评分下降，反射迟钝，四肢瘫软，无力甚或呼吸麻痹。

（2）催产素：催产素能直接兴奋子宫平滑肌，加强其收缩力。小剂量（<2.5U）能增加妊娠末期子宫节律性收缩。大剂量（$\geqslant 5.0 \sim 10.0$U）可使子宫平滑肌产生强直性收缩而压迫肌纤维内的血管，达到止血的功效，皮下、肌注或静脉给药均可。静注 3 分钟起效，20 分钟达高峰。静注速度过快有发生血管扩张、低血压、心动过速或心律失常的可能。对胎儿的影响则视子宫胎盘血流灌注量减少程度而定。倘伴有低血压、低血容量则可导致胎儿窘迫。

（3）西咪替丁：用于降低胃酸和减少分泌，对胎儿无影响。因肌注至少需要 1 小时才能起效，故不适用于急产者。

（李海中）

第三节　围产期孕产妇麻醉

一、剖宫产术的麻醉

（一）硬膜外麻醉

是产科应用最广泛的麻醉方法，阻滞平面最好保持在 $T_6 \sim S_4$，偏低则术中镇痛不全或（和）牵拉反应的发生率高，穿刺点可选 $L_{2,3}$ 间隙。

局麻药中添加 1：20 万肾上腺素，对母儿均无不良影响。硬膜外麻醉的应用除应遵守前已叙及管理要点外，尤应注意的是局麻药需用量宜比非孕时为少；局麻药毒性反应发生概率较大且可危及母儿；母体低血压会增加胎儿窘迫和新生儿窒息的发生率。麻醉准备和管理：应全面了解有关麻醉史、妊娠史、用药史及对胎儿所产生的影响。了解产妇的思想状态对麻醉手术的要求。还要了解孕产妇现存的主要问题及急需处理的问题，并采取相应措施予以处置。检体时要特别注意心、肺、肝、肾、神经、水盐代谢以及脊柱等情况，输补液体情况、尿量等，倘有出血应查明原因及对治疗的反应。麻醉时应取右侧垫高 15°～30°体位或采用机械手将妊娠子宫推移，给以氧疗，经上肢采用 18 号粗针开放静脉。选硬膜外阻滞时可在麻醉至胎儿娩出时间间隔（IDI）内输注 500～1 000ml 平衡液或血浆代用品。一般情况下可不输葡萄糖。麻醉与手术期应随时准备对母儿进行复苏。

（二）全麻

全麻的适应证有：①急产；②需要子宫肌松弛诸如内倒转、肩位牵出、子宫复位、高位产钳；③先兆子宫破裂；④前置胎盘失血或（和）休克；⑤精神病；⑥严重贫血或凝血机制障碍；⑦椎管内麻醉禁忌诸如脊柱畸形、穿刺部位有感染灶等；⑧心肌缺血疾病；⑨孕产妇要求。

全麻相对禁忌证有产妇饮食或妊高征患者全身高度浮肿、小颌症、张口困难等。

全麻实施要点：①产妇于诱导前 60 分钟口服制酸药或静注阿托品 0.5mg；②待术者完成开刀前的准备，可以即刻切皮时，开始麻醉。著者采用方法是硫喷妥钠 ≤4mg/kg，琥珀胆碱 1～2mg/kg 完成气管插管，行控制呼吸的同时开刀手术并静注氯胺酮 ≤1mg/kg 与阿曲库铵 0.4mg/kg，调整呼吸参数保证 $PaCO_2$ 在 5.32～6.00kPa 间，胎儿娩出后吸安氟醚或异氟醚至术终；③在手术结束前 5～10min 应停用麻醉药，用高流量氧"冲洗"肺泡加速产妇苏醒。④为防止全麻后呕吐、反流和误吸，除术前禁食外麻醉前常规肌注阿托品 0.5mg，格隆溴铵 0.2mg 以增强食管括约肌张力。⑤麻醉时应取右侧垫高 15°～30°体位或采用机械手将妊娠子宫推移，给以氧疗，经上肢采用 18 号粗针开放静脉。选硬膜外阻滞时可在麻醉至胎儿娩出时间间隔（IDI）内输注 500～1000ml 平衡液或血浆代用品。一般情况下可不输葡萄糖。麻醉与手术期应随时准备对新生儿进行复苏。

（三）硬膜外联合蛛网膜下腔神经阻滞（CSEA）

单纯蛛网膜下腔神经阻滞过去常用于急症剖宫产术，低血压发生率高于硬膜外，并且术后头痛较多。近年来采用 CSEA，具有麻醉平面出现快，阻滞完善，并且因为腰麻针为 25G 的细穿刺针（过去为 7G），头痛发病率已明显降低。

二、分娩镇痛

分娩痛是分娩时"应激状态"的主因。镇痛分娩是解除或缓解这种"应激"的主要手段。镇痛后，有利于产妇解除精神紧张和因交感神经兴奋所致的儿茶酚胺增加，心负荷加重、耗氧量增加，过度通气导致的母儿酸碱失衡等，并可缩短产程有利于母儿内环境稳定。

可供选用的分娩镇痛方法较多，依各自的经验可以选用氧化亚氮吸入法；麻醉性镇痛药的口服或（和）注射法；硬膜外腔小剂量用药法等。采用氧化亚氮吸入，宜防止发生乏氧。采用镇痛药如哌替啶宜严格掌握剂量和用药开始至胎儿娩出时间间隔（DDI）。产妇用药 1mg/kg，仅有 50% 左右的满意镇痛效果。肌注 DDI 宜 >4 小时，静注 DDI 宜 ≤1 小时；否则新生儿抑制率会增大。需用纳洛酮拮抗。

硬膜外联合蛛网膜下腔神经阻滞小剂量用药是目前应用较多的方法。应用时机可始于分娩的潜伏期或活跃期。临床多在宫口开大至 2～4cm 时，腰麻用药为丁哌卡因 2.5mg + 芬太尼 2.5μg 共 2ml 注入蛛网膜下腔，依照产妇疼痛情况硬膜外单次给予 0.125% 丁哌卡因 6～7ml，其中每 ml 含芬太尼 1μg，除了产妇已行抗凝血治疗或（和）有血凝障碍；有硬膜外或骶管阻滞禁忌（穿刺部位有感染灶、脊柱有病变或畸形、低血容量、低血压、休克等）等外，均可选用。应用时可采用 1 点（$L_{2,3}$）穿刺，也可单纯硬膜外穿刺置管，单次给药或连续法给药，也可用产妇自控镇痛法（PCA）给药。哌替啶 50～100mg、0.25%～0.5% 丁哌卡因 8～15ml、1%～2% 利多卡因 8～15ml、芬太尼 50～100μg、舒芬太尼 5～15μg、阿芬太尼 30μg/kg 等均可单独或两种药伍用。目前应用较多的方法是芬太尼 50μg 或舒芬太尼 5μg + 0.125% 丁哌卡因 10ml，一次入硬膜外腔。维持可用芬太尼 1～2μg/kg 或舒芬太尼 0.1～0.2μg/kg + 0.125% 丁哌卡因按 10ml/h，连续滴注，目前罗哌卡因以其毒性小，只阻滞感觉神经的优点应用于产科。镇痛期宜对母儿进行必要的监测（血压、脉搏血氧等）。对母体的低血压或（和）仰卧低血压综合征，应及时防治。

三、妊娠合并症患者的麻醉

（一）妊娠高血压综合征

妊娠高血压综合征是妊娠期间严重威胁母子安全的疾病之一。其临床特征为妊娠 24 周后出现水肿、蛋白尿、高血压，严重时可出现抽搐、昏迷。可并发心衰、肾衰、胎盘早剥或导致播散性血管内凝血。在麻醉中应注意：①在手术前可能已大量使用硫酸镁、安定类药、酚噻嗪类药麻醉性镇痛药、β-阻滞药等；②麻醉时孕产妇的各重要器官功能多已处于代偿或失代偿状态并因此而危及胎儿、新生儿；③多行急诊手术等特点。

手术结束妊娠时，硬膜外麻醉可列首选，要加强管理确保循环功能相对稳定。全麻适用于子痫患者处于抽搐状态时。患者可作用肼屈嗪、硝酸甘油、硝普钠等行控制性降压。倘已使用硫酸镁、肌松药的量可酌减。除应注意一般管理原则外，防治低血压和乏氧最为重要。娩出之新生儿，均系高危儿须复苏概率大，送至 ICU 监测治疗。

（二）前置胎盘或胎盘早剥

首选全麻。尤其是凝血酶原时间和凝血活酶时间均≥正常对照 2 倍，血小板 $< 10 \times 10^9/L$，出血时间 >10 分钟，纤维蛋白原 <2g/L 和出现纤维蛋白的降解物时，尤应选用全麻。倘无上述指征，又无低血压、低血容量，时间又允许时可选用硬膜外麻醉。

（三）妊娠合并心脏病

要了解心脏病的病史，诊断及治疗效果，以及麻醉时的心功能状态，注意心脏用药及其与麻醉用药的相互作用。如使用大量 β-阻滞药如普萘洛尔用量 240mg/天在采用硬膜外麻醉时可发生严重低血压。静注催产素可引起的血压下降和肌注麦角新碱致血压升高对心脏和胎儿、新生儿均可产生明显的影响。麻醉时可选择硬膜外阻滞，因交感神经阻滞后血管扩张，回心血量减少，可减轻肺循环淤血，防止充血性心力衰竭。在麻醉管理应注意：①严格控制麻醉平面，勿使血压大幅度下降；②局麻药内不加肾上腺素；③给产妇吸氧；④监测中心静脉压；⑤准备好心肺复苏的用具和药品。若出现心率超过 120 次/分，呼吸次数超过 24 次/分，中心静脉压升高，表示心衰即将来临，应积极治疗。

（四）妊娠合并糖尿病

孕产妇糖尿病酮性酸中毒，胎盘功能不全对胎儿的影响是本病麻醉中需注意的主要问题。硬膜外麻醉不仅可以消除疼痛，减少内源性儿茶酚胺的分泌，有利于维持胎盘的血流灌注量而且还可以改善母体与胎儿的酸碱状态。

胎儿娩出前母体血糖值应控制在正常水平，倘母体血糖 >7.21mmol/L，则新生儿发生反应性低血糖率可增加至 40% 以上。

（董　威）

第四节　新生儿麻醉药理学

医生给予任何年龄的患者药物时，都希望可以取得预期的效果。不幸的是，其他非预期的结果也会出现，即所给药物对患者的治疗效果不明显或者无效，更有甚者会产生毒性反应。现代临床药理学的目标是除去这个过程中的推测，并建立给药剂量与药效反应之间的联系。为了实现这个目标，临床医生需要掌握药物吸收、分布和排泄的原理，以及这些过程是如何同药物效应和作用时间相联系的知识经验。此外，他们需要对用于新生儿的麻醉药物的历史、化学和物理特性、生理学效应、体内处置过程、作用机制及治疗应用有一个全面的了解。

对决定体内药物浓度因素的理解，对于合理用药和达到预期的血浆药物浓度，是至关重要的。药动学描述了药物在体内处置过程的研究。它包括药物分子在体内的吸收、分布、代谢和排泄。药效学主要研究药物在体内的作用。它定义了效应部位药物浓度与生理学反应之间的关系。药动学和药效学之间的关系提供了对用于治疗患者的药物起效时的剂量 – 反应曲线、作用强度和持续时间等的理解。

一、药物分布

有多少药物可以到达受体部位取决于蛋白结合程度、组织容量、组织溶解系数以及血流量。解剖学和发育成熟的变化会导致新生儿对各种不同药物产生独特的反应，这些变化包括身体组成、水分布、新陈代谢、蛋白结合以及健康和疾病时的器官功能。在血液中，阿片类药物（如芬太尼、吗啡）、酰胺类局部麻醉药（例如布比卡因、利多卡因），以及肌松药（如泮库溴铵、罗库溴铵）与白蛋白及其他血浆蛋白（例如 α_1 – 酸糖蛋白）结合。未结合的或者"游离的"药物可以穿过生物膜与受体结合，并启动药理学效应。新生儿期白蛋白和 α_1 – 酸糖蛋白的浓度均低于一生中的其他时期。另外，这些蛋白上的结合位点数目更少，而且结合位点的亲和力也更低。因此，更大比例有活性或者游离的药物可进入脑、心脏及其他脏器。此外，隔离靶受体和血液的生物膜（例如血 – 脑屏障）在出生时并不成熟，故可导致脂溶性小的激动剂，例如吗啡，达到脑部的量更大一些。Way 等证明了在血药浓度相同时，年幼大鼠脑中的吗啡浓度比年长大鼠高 2 ~ 4 倍。另一方面，与蛋白结合的减少也会导致很多药物具有更大的表观分布容积。相对较大的表观分布容积具有降低胃肠外给药时的血浆浓度的作用，这也部分解释了为何有些药物必须大剂量给药（mg/kg 级别）才能获得治疗效果。

身体组成随着年龄增长而改变。新生儿体重 80% 由水组成（表 13 – 1）。在极低出生体重早产儿中（ <1 000g），机体总水量估计可达体重的 100%。机体总水量的增多主要发生在细胞外液间隙，大部分是组织间液，这也解释了在新生儿中大多数胃肠外给药具有较大的表观分布容积。在新生儿中，组织间液构成了体重的 40%，在成人这个数值降到 10% ~ 15%。

表 13 – 1　不同年龄身体组成的参考值

机体组成	早产儿（<2.5kg）	足月儿（>2.5kg）	成人
机体总水量（%体重）	90 ~ 100	70 ~ 85	60
细胞外液（%体重）	40 ~ 60	40	20
细胞内液（%体重）	40	40	40
血容量（ml/kg）	90 ~ 105	80 ~ 95	50 ~ 65
肌肉含量（%体重）	15	20	50
脂肪（%体重）	3	10	15 ~ 30

　　血流量决定了有多少药物可以到达靶受体。在成人，大部分心排血量的灌注于血管丰富的器官，如脑、肾以及肠。因为婴儿的大脑几乎接受心排血量的30%，而在成人大约只有15%，所以对于前者，给予任何亲脂性药物或者吸入麻醉药后，均能达到很高的脑内浓度。婴儿非常小的肌肉和脂肪团块较少摄取和蓄积药物，因而不会降低血药浓度。此外，与成人血液相比，强效吸入麻醉剂在新生儿血液中溶解较少。这使得所给药物比预期更快地达到较高的浓度（如氟烷、七氟烷）。最后，围生期对子宫外生活的适应导致新生儿循环系统发生快速变化。这个过程可以被先天性心脏病或者任何增加肺血管阻力使之超过体循环血管阻力的情况所抑制，比如缺氧、高碳酸血症以及酸碱平衡问题。当心血管功能异常时，药物的摄取、分布、代谢和排泄过程将受到很大影响。

二、生物转化和消除

　　给药后，药物的处置取决于分布和消除。终末消除半衰期（$t_{1/2}$）直接与分布容积（V_d）成正比而与机体总清除率（Cl）成反比，其关系遵循以下公式：

$$t_{1/2} = 0.693 \times (V_d / Cl) \qquad (1)$$

　　因此，$t_{1/2}$的延长是由于药物分布容积的增加或者清除率的下降所致。

　　在再分布之后，药效终止的最重要过程是生物转化、代谢和排泄。很多麻醉药物（比如阿片类药物、肌松药、催眠药）均在排泄之前在肝脏进行生物转化。很多此类反应均在肝脏被微粒体混合功能氧化酶系统所催化，这个过程需要细胞色素 P450 系统，还原型烟酰胺腺嘌呤二核苷酸磷酸（NADPH，还原型辅酶 Ⅱ）以及氧。细胞色素 P450 系统在出生时非常不成熟，直到出生后 1～2 个月才能达到成人水平，故出生后数天到数周内，部分药物清除率或消除将延长，肝脏将药物前体转变为其活性形式（如可待因变为吗啡）的能力也存在缺陷，这种肝酶系统的不成熟解释了上述问题。另一方面，细胞色素 P450 系统可被多种药物（如苯巴比妥）以及底物所诱导，而不管胎龄长短，这种酶系统都是成熟的。因此，是从出生时而非妊娠期开始计算的年龄，决定了早产儿或者足月儿如何代谢各种药物。Greeley 等证明了舒芬太尼在 2～3 周的婴儿比小于 1 周的新生儿可更快被代谢和排泄。急性疾病或腹部手术后会出现肝血流异常或减少，可导致药物消除进一步延长。某些可升高腹内压的特殊情况（如腹壁缺损的缝合，诸如脐膨出或腹裂畸形的修复）会通过仍然开放的静脉导管分流肝脏血液而进一步减少肝血流量。最后，相比年长儿及成人，所有新生儿的药物排泄均降低，因为肾小球和肾小管主动分泌和被动重吸收的功能在新生儿都是降低的。

（董　威）

第五节　麻醉药物的选择

一、吸入麻醉药

　　在等效剂量下，所有的强效吸入麻醉药（例如氟烷、七氟烷、地氟烷和异氟烷）均可能导致需要急诊手术的新生儿出现不可接受的低血压。全身麻醉诱导期间出现心血管虚脱的风险在新生儿要明显大于年长儿及成人。血压的大幅度降低是由于麻醉剂的摄取和分布、麻醉剂需要量，麻醉剂固有特性以及新生儿心肌对麻醉剂敏感性的差异所导致。吸入浓度相同时，新生儿脑及心脏内氟烷（或者其他任何一种强效挥发性吸入麻醉剂）的绝对浓度比成人高，并且以更快的速率达到这一浓度。如果吸入麻醉剂的吸入浓度保持不变，新生儿肺泡呼气末浓度与吸入浓度的比值（FA/FD 明显高于成人，这是由于通气量及对麻醉剂摄取的差异。按照每千克体重计算，婴儿的分钟通气量是年长儿和成人的 3～4 倍，但是具有同等的功能残气量（以 ml/kg 计算）（表 13－2）。因为肺的时间常数相比成人有明显下降（婴儿 0.19min，成人 0.73min），所以吸入麻醉剂可以很快地洗入（和洗出）。控制呼吸会进一步加剧这种现象。

表 13－2 不同年龄的肺功能参数

呼吸参数	新生儿（mg/kg）	成人（mg/kg）
潮气量	7	7
呼吸频率	30～40	10～15
VD/VT	0.3	0.3
功能性残气量	20～30	20～30
肺活量	50～70	50～70
肺泡通气量∶功能残气量	5∶1	1.5∶1

强效挥发性吸入麻醉剂的摄取在新生儿也是非常迅速的。因为血管丰富的器官质量很小，经由这些组织对吸入麻醉剂的摄取非常迅速，组织浓度迅速饱和。与成人相比，回流至肺部的静脉血的麻醉剂分压更高，这会进一步降低 FA/FI，并增加肺泡中强效吸入麻醉剂的剂量。这令更高浓度的吸入麻醉剂被血液吸收并运送到主要器官。呼气末气体监测有助于预防意外的药物过量。最后，左向右和右向左两种分流都可见于婴幼儿。左向右分流对麻醉剂的摄取影响轻微或者没有影响。右向左分流会减慢动脉内吸入麻醉药浓度上升的速率。

氟烷或者异氟烷的最低肺泡有效浓度（MAC）在新生儿要明显低于 1～6 个月的婴儿。而早产婴幼儿的 MAC 又低于足月婴幼儿。因此，某些与吸入麻醉药有关的低血压也许是由于麻醉药过量所致。然而，对所有的吸入麻醉剂，即使在"真正的"MAC 浓度，新生儿心率和血压仍分别降低 12% 和 30%。这可以通过在麻醉诱导前预先静脉注射抗胆碱能药物例如阿托品来部分缓解。新生儿对阿托品的需要量高于成人（分别为 0.03～0.05mg/kg 和 0.01～0.02mg/kg）。另外，小于 0.1～0.15mg 的阿托品静脉注射可能导致反常的心动过缓。

与吸入麻醉剂相关的血压过低的另一个原因与新生儿心肌的固有特性有关。新生儿的心肌顺应性较年长儿和成人差。新生儿的每搏量固定，只能通过增加心率来提高心排血量。新生儿的心肌收缩肌群少，收缩的速度也慢。因此，对吸入麻醉剂相关的负性变力和变时效应的耐受都很差。而且压力感受器的反射也被这些药物减弱或消除。支持血压和心排血量所必需的反射性心动过速也不存在。

二、芬太尼（类）

芬太尼以及与其结构密切相关的同一类药物舒芬太尼、阿芬太尼和瑞芬太尼都是高度亲脂的药物，能快速穿透各种膜，包括血－脑屏障。静脉注射后，芬太尼被机体组织广泛摄取后快速自血浆消除。在血浆中，芬太尼类药物与 α_1－酸糖蛋白高度结合，后者在新生儿体内是减少的。游离的未结合部分的舒芬太尼在新生儿和小于 1 岁的婴儿体内（分别为

19.5% ±2.7% 和 11.5% ±3.2%）明显高于年长儿和成人（分别为 8.1% ±1.4% 和 7.8% ± 1.5%），这与血液中 α_1 酸糖蛋白的水平相关。

芬太尼的药动学在新生儿、儿童和成人是不同的。3~12 个月婴幼儿的芬太尼机体总清除率高于 1 岁以上的儿童和成人 [分别为 18.1 ±1.4ml/（kg·min），11.5 ±4.2ml/（kg·min）和 10.0 ±1.7ml/（kg·min）]，而消除半衰期较长（分别为 233 ±137min，244 ±79min 和 129 ±42min）。芬太尼自血液的消除半衰期的延长有非常重要的临床意义。为了维持镇痛而反复给予追加剂量的芬太尼会导致芬太尼的蓄积，从而导致呼吸抑制。非常大的剂量（0.05~0.10mg/kg）会诱发长时间的呼吸抑制，因为血浆芬太尼浓度不会降至阈值以下，而只有降到这个药物分布期的阈值浓度才能恢复自主呼吸。

Robinson 和 Gregory 报道了第一例以应用芬太尼为主（30~50μg/kg）的新生儿动脉导管结扎手术。他们通过心率和血压的反应来判断合适的麻醉深度，这些研究者证明了联合应用芬太尼、氧气和泮库溴铵可以提供对血流动力学影响最小的麻醉。在新生儿与给予芬太尼（或者舒芬太尼）有关的血流动力学稳定性也被其他多位研究者所证实。在所有研究报道中，只要配伍使用迷走神经阻断药物（泮库溴铵或者阿托品），低血压和心动过缓都很罕见。此外，在新生儿中，给药剂量范围介于 30~3 000μg/kg 时，芬太尼对心率、血压、心排血量或者重要器官（如脑和胃肠道）的局部血流量不会有显著影响。另一方面，当合用其他麻醉药（如笑气、巴比妥类或者苯二氮䓬类）时，"芬太尼"麻醉的安全性可能会被降低。

Yaster 扩展了 Robinson 和 Gregory 的观察。Yaster 作了一项针对早产儿和小于 7 天的足月儿的前瞻性研究，这些患儿需要接受胸部、腹部和泌尿生殖系统的多种急诊手术。在他的研究中，应用芬太尼的剂量为 10~12.5μg/kg，血流动力学的改变轻微并可提供至少 75 分钟可靠的麻醉。有几个原因造成这些研究中对于芬太尼需要量的差异。Robinson 和 Gregory 的研究对象是施行胸部手术的出生 1 天至 6 周的早产儿。Yaster 的患者更小（大多出生不到 24 小时）。在生命的最初几天，对镇痛的需求是降低的。这也许是对分娩或者对胎儿和新生儿窘迫的反应，导致内源性阿片类物质的释放所致。在生命的最初几天，血脑屏障尚未发育成熟，这允许更多的芬太尼到达中枢神经系统中的 μ 阿片受体。然而，这对于低脂溶性的激动剂，如吗啡更为重要。新生儿中游离的未结合芬太尼比例的增高，可以令更多药物进入大脑。此外，或许是由于细胞色素 P450 系统活性的增加及静脉导管闭合引起的肝血流量增加，在生命的最初数周，芬太尼的清除率显著增加。因此，年长新生儿中芬太尼代谢的增加可造成他们对麻醉剂（芬太尼）需要量的增加。最后，在 Yaster 的研究中，许多患者都是施行腹部手术和（或）具有严重的腹部疾患，如坏死型小肠结肠炎。在上述情况下，尤其是当腹内压增加时，芬太尼清除率以及镇痛剂需要量可能会明显减低。腹内压升高（>15~20mmHg）可以显著减少肝脏和脾脏的血流量，并且已经被证明发生于关闭腹壁缺损如脐膨出或腹裂畸形之后。这种肝血流量的减少，降低了芬太尼的生物转化，因而降低了对麻醉剂的需求量。因此，芬太尼的用量取决于新生儿出生后的年龄、即将实施的手术类型以及患者的"风险"因素，如酸中毒、缺氧和循环的稳定性。

在新生儿中应用芬太尼可能导致需要术后气管插管和机械通气，这与患儿的医疗及手术情况无关。所有阿片类药物均会引起新生儿较深的呼吸抑制。许多研究提示，μ 阿片受体激动剂导致的呼吸抑制和镇痛涉及不同的受体亚型。这些受体的数量以与年龄相关的模式改变，并且能被纳洛酮阻滞。Pasternak 等研究显示，出生 14 天的大鼠对吗啡镇痛的敏感性高出刚出生 2 天的大鼠 40 倍。然而，吗啡对出生 2 天大鼠的呼吸频率的抑制程度大大超过 14 天的大鼠。因此，新生儿可能对通常给予的阿片类药物的呼吸抑制作用特别敏感，可能是受体与年龄相关的现象。

对早拔管和最小残留呼吸抑制的需求，使得瑞芬太尼在新生儿麻醉中的应用增加。瑞芬太尼主要被血浆酯酶代谢。瑞芬太尼的药动学特点有：分布容积小、清除快并且与其他静脉麻醉药相比变异性低。此药起效快（血液与效应室的平衡半衰期 = 1.3 分钟），时 – 量相关半衰期短（3 ~ 5 分钟）。后一特性源于被非特异性组织和血浆酯酶共同的水解代谢作用。实际上几乎所有（99.8%）给予的瑞芬太尼在 $t_{1/2}\alpha$（0.9 分钟）和 $t_{1/2}\beta$（6.3 分钟）内消除。瑞芬太尼的药动学提示，在开始输注 10 分钟内，瑞芬太尼就会达到稳态。因此，改变瑞芬太尼的输注速度会引起药效的快速变化。瑞芬太尼的快速代谢和其较小的分布容积意味着瑞芬太尼不会蓄积。不管给药时间多长，停药后药效迅速终止。最后，瑞芬太尼的主要代谢产物几乎没有生物活性，即使在肾病患者中应用依然安全。

三、肌松药

出生时，神经肌肉系统结构和功能发育尚不完善。与年长儿和成人相比，新生儿的神经肌肉储备少。以 20Hz 的频率给予刺激，很多新生儿会发生强直衰减，而早产儿会产生强直后衰竭。在更高频率的刺激（50Hz），所有新生儿均会产生强直后衰竭。4 个成串刺激的比例和强直后易化的大小均随年龄而增长。基于上述这些发现以及临床标准，提示新生儿比其他年长患者对非去极化肌松药更"敏感"。

一些研究者已经证明了小儿对 D – 筒箭毒碱的敏感性，即使补偿了新生儿增加的细胞外液间隙和表观分布容积，这种敏感性仍然很高。然而，与成人相比，单次剂量的箭毒作用时间在新生儿并不延长，因为在新生儿中，50% 神经肌肉被阻滞的稳态血浆浓度仅为成人的 1/3。这也意味着随后追加的箭毒将会导致肌松时间延长。

在合适的剂量，所有的非去极化肌松药均可使新生儿达到有效的肌松效果。因此，对药物的选择更多基于这些药物的其他特性。因为泮库溴铵有强效的迷走神经阻断作用，它仍然是新生儿最常用的药物之一。与成人不同，心动过速常常是希望得到的副作用，因为新生儿对很多刺激有心动过缓的反应，包括缺氧、插管、应用氟烷和芬太尼。因为新生儿的心排血量是心率依赖性的，所以心动过缓有发生意外事件的潜在危险。有时候，由于终末器官疾病（肝脏或肾脏）可能会干扰药物消除，或者肌松持续时间或起效时间不适于所实施的手术，也会选用其他肌松药（如阿曲库铵和美维库铵）。

有趣的是，虽然血浆胆碱酯酶水平在出生后是降低的，但新生儿对琥珀酰胆碱相对抵抗。需要静脉注射 1 ~ 2mg/kg 的剂量，而不是 0.5mg/kg，才能达到完全的肌松。静脉注射琥珀酰胆碱可以产生多种心律失常，包括窦性心动过缓、窦性停搏、结性节律和室性异位心律。有数个新生儿静脉注射琥珀酰胆碱后，在无上呼吸道梗阻的情况下，出现了肺水肿和肺出血。其他熟知的应用琥珀酰胆碱的并发症包括恶性高热、高钾血症、肌红蛋白血症以及眼压（和可能颅内压）增加。由于这些影响，越来越多的儿科麻醉医生不提倡琥珀酰胆碱的常规使用。尽管如此，琥珀酰胆碱仍然是现有起效最快的神经肌肉阻滞药之一。虽然存在与使用琥珀酰胆碱相关的一些问题，但是当需要对"饱胃"采取预防措施或者发生喉痉挛时，没有可以替代琥珀酰胆碱的药物。因此，我们的经验是"常备少用"。

四、氯胺酮、全身麻醉药、镇静药与脑发育

氯胺酮可导致心动过速、高血压、相对的血流动力学稳定性、痛觉消失以及一种改变了的"分离的"意识水平。它可以同时增加体循环和肺血管阻力，通常用于先天性心脏病、心血管功能不稳定或同时兼具二者的新生儿。它是一种 N－甲基－D－天冬氨酸（NMDA）受体的拮抗剂。Ikonomidou、Olney 及其同事在一系列的主要出版物中指出，在幼鼠中，即使很短时间暴露于 NMDA 拮抗剂，例如氯胺酮，也会导致在易受损的发育年龄发生神经凋亡性退行性变。他们又把研究扩展到 γ－氨基丁酸（GABA）激动剂，例如挥发性麻醉药及苯二氮䓬类。如果这个结论适用于人类新生儿（这个"如果"非常重要），其影响是巨大的。尽管其他人对这些发现有争论，我们仍被置于如此的困境："我们现在常规用于新生儿麻醉的这些药物以及其他药物是否安全？"同样必须面临的另一个选择是"实施手术时不给予镇痛和麻醉对发育中的大脑会造成什么后果？"

五、局部麻醉药

局部麻醉药通过阻滞动作电位在轴突的启动和传播而发挥作用。目前所有的局部麻醉药都是通过阻滞开放的、电压门控的钠通道的钠内流而奏效，局部麻醉药分两类：酰胺类和酯类。酰胺类的利多卡因、布比卡因和罗哌卡因都是在肝脏中经细胞色素 P450（CYP－相关的）同工酶代谢。在新生儿期，这些代谢途径的功能显著降低。因此，这些药物的清除率明显下降。如果伴有血浆蛋白减少和游离的药物较多，则出现严重毒性反应的潜在风险很高。另一方面，酯类局部麻醉药被血浆酯酶代谢。尽管这些酶在新生儿期的数量和功能也都有所下降，但是酯类局部麻醉药的清除率下降程度要明显小于酰胺类。

六、监测

病情危重的新生儿实施急诊手术时，在麻醉和手术期间对监测的要求与病情危重的成人一样多，甚至更多。因为允许的误差幅度更小，而且危险发生的速度更快。不幸的是，我们常常采取折中的措施，因为监测幼小患儿是项技术难题，而且一旦在手术台上摆好体位、铺单完毕，视诊、触诊以及听诊常很困难，甚至有些监测是无法做的。对细节一丝不苟的关注是绝对必要的。需要强调的是，没有任何仪器可以取代一位警觉的麻醉医师，他可以评估、解释和分析患者的病情。

一种最简单也是最有效的对新生儿麻醉的监测是心前区或者食管部位的听诊。听诊法可以提供有关患者病情的每搏心跳和每次呼吸的连续信息。例如，儿童心血管功能恶化的首要迹象是心音的改变，从清晰且贴近发展为低沉且遥远。呼吸音消失可提示呼吸机管路断开或者插管过深至支气管，这些迹象远早于机器报警。尽管这很重要，但是这项技术含量低且便宜的监测手段正在被一些麻醉医生们丢弃，他们更青睐那些醒目且昂贵的监测。

脉搏血氧饱和度监测仪的重要性仅次于心前区听诊器。这种无创的、可连续监测血氧饱和度的监测手段改善了麻醉监测，不仅应该用于手术室，还应在转运患者出、入手术室的过程中使用。在新生儿，血氧饱和度仪的探头首选放置于右手、耳垂或者颊黏膜。应用过程中维持氧饱和度在 90%～95%（PaO_2 50～70mmHg）之间。更高的氧饱和度可能会与早产儿视

网膜病（ROP）有关。因为心内分流的缘故，很多麻醉医师使用两个脉搏氧饱和度仪，一个放在右手，另一个放在下肢，分别测量动脉导管前和动脉导管后的血流。导管前动脉氧饱和度反映了冠状动脉和脑部的氧饱和度，即脑部氧合情况，这可能是影响眼睛并造成 ROP 的原因。然而，我们应该积极保护眼睛，我们绝不能仅为了新生儿的脑保护而过度供氧！

下一个重要的监测是血压。新生儿，尤其是体重低于 1.5kg 的早产儿，正常的收缩压可能仅 40mmHg。对血压的测量和控制成为艰巨的工作。这就是为什么很多儿科麻醉医生在为新生儿手术麻醉时，更喜欢以芬太尼为基础的麻醉药，而少用吸入麻醉药。在绝大多数的病例中，通过合适尺寸的血压袖带和常用的无创自动血压监测仪，就可以获得适当的血压监测。有时候，一个多普勒超声换能器或者一个放置合理的氧饱和度探头可以协助血压测量。然而，为了安全的管理麻醉，大多数大手术是进行连续有创动脉内血压监测的适应证。动脉内置管选择桡动脉较好，可以通过经皮穿刺或经外科切开完成置管。一般来讲颞动脉禁忌作为置管部位，因为推测由于血块或组织碎屑栓塞所致的严重脑损伤，与此部位置管有关。可供选择的其他置管部位包括足背动脉、胫后动脉和脐动脉。动脉置管能进行连续监测，并提供频繁取血样进行血气分析、血细胞比容和血糖测定的途径。它也是判断患者血容量状态的非常敏感的指标。冲洗这些导管时，需要注意细节和技巧。我们建议在抽取血样后，使用高压力、低容量的管路，用 0.5～1ml 的盐溶液冲洗导管，以尽量减小脑循环栓塞的风险。

临床判断新生儿的血容量是非常困难的。在腹部手术中（如坏死性小肠结肠炎），第三间隙液体丢失可达到 100～200ml/kg。监护仪或记录器上显示的动脉波形是早期血容量丢失的最佳征象之一（图 13-1）。可以看到动脉波形的改变（曲线下面积的下降）或者波形的呼吸性变异的发展。正压通气时，静脉回流减少导致动脉波形随每次呼吸明显降低或漂移。血容量减少时会出现这种典型的动脉波形降低。

在成人，最常用的对血容量的监测是中心静脉或肺动脉置管。历史上，在新生儿应用中心静脉压监测一直被认为不仅是技术上的难题，而且其对容量状态并不敏感。在 20 世纪 60 年代开展的换血疗法实验中证明，高达占估计血容量 20% 的失血量与经脐静脉导管测得的中心静脉压之间几乎没有相关性。这些实验并未在颈内或者颈外静脉置入中心静脉导管并以现代设备进行压力换能的条件下被重复。我们的经验是，中心静脉压非常有用，尤其是在大量失血或者丢失第三间隙液体、休克或者腹腔内压升高时。因为这些都是大口径的导管，安全地置入血管树中，通常是颈内静脉，它们可以提供一条可靠的给予液体和血管活性药物的通路。

评估新生儿容量状态的重要手段之一是对尿量（或者尿量不足）的测量。应用一根 5F 的饲管（不是前端有球囊的 Foley 导管）可以很容易地完成膀胱导尿管插入术。导管用胶布固定于皮肤，并通过低容量管路连接标准的尿量计。可接受的最少尿量范围是 0.5～1.0ml/（kg·h）。在非常小的孩子，这么少的尿量可能需要数小时的时间才能从手术台的位置流到尿量计中。而且，引流管常常放置在手术单下面，麻醉医生通常不容易够到，很难分辨和分离扭结在一起的管子。由于这些因素，手术中对尿量测量的价值不够重视。

因为新生儿麻醉几乎总是应用控制性机械通气，所以有必要采用二氧化碳分析仪进行呼吸监测。尽管经由小的无套囊的气管内导管测量呼气末二氧化碳浓度存在很多技术问题，这仍然是一种"监护的标准"，而且是安全实施麻醉的强制性监测项目。

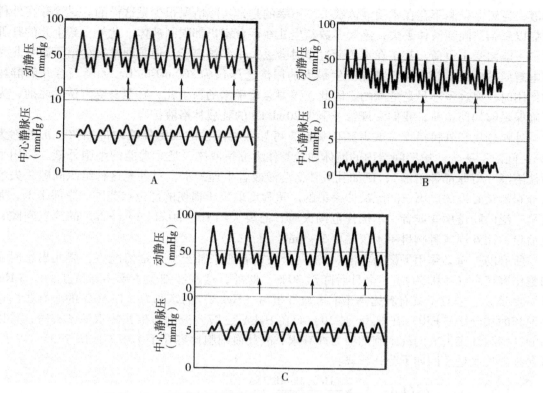

图 13 – 1　血容量不足可同时在动脉和中心静脉波形上有所反映

随着正压通气（箭头），静脉回心血量减少，造成奇脉及中心静脉压下降。随着液体复苏，这些波形恢复正常

最后，但也很重要的是体温监测。所有新生儿在转运过程中或在手术室里出现低体温的风险极高。为了降低这种风险，我们常规将小儿包裹在塑料袋里，应用暖风加热垫，并升高手术室的环境温度，给静脉输液加温以及使用温暖湿润的吸入气体。体温的监测常规使用一个直肠或鼻咽的温度探头。我们尽量维持核心体温于 36℃，以避免低体温的后果，包括通气不足甚至呼吸暂停、相对的麻醉剂过量（低温时 MAC 值降低）、代谢性酸中毒、去甲肾上腺素分泌以及氧需增加。为了维持正常核心体温的氧需增加，以及去甲肾上腺素分泌增加，均可能导致肺部及外周血管收缩、右向左分流、无氧代谢、酸中毒和氧耗量增加，所有这些情况都可能加剧先前存在的心肺功能不全。

七、液体

术中的静脉液体治疗为小儿提供了维持生理需要的水、电解质和葡萄糖，补充了术前缺少的液体以及手术进行中的"第三间隙"和血液丢失。维持液的需要量基于如下假定：每消耗 100cal 需要 100ml 水。新生儿的能量（和液体）需求是，在未麻醉的状态，每 24 小时需要 100cal（ml）或者大约 4ml/（kg·h）。尽管全身麻醉时基本热量需求明显降低，我们仍然持续给予维持液，通常按照 4ml/（kg·h）的比例给予 5%～10%（50～100mg/ml）的葡萄糖。

因为多数需要急诊手术的新生儿都在新生儿重症监护病房里，并且在术前一直接受静脉补液，逻辑上推测不存在术前液体缺失。不幸的是，实际情况很少是这样的。尽管存在外科急症以及第三间隙液体丢失，绝大多数新生儿在保育室仍都限制液体。此外，新生儿的肾脏大多不能耐受水负荷，甚至在水负荷过多时会丢失很多钠离子，但是通常很少给予新生儿含有电解质的溶液。新生儿肾脏能产生最大的尿渗透压仅为 800mOsm/L。无疑当合并麻醉药物作用时，血容量不足是危险的。因此，需要急诊手术的新生儿，在全身麻醉诱导之前，为了确保足够的前负荷，我们常规给予至少 20ml/kg 的乳酸林格液扩容。

外科创伤和外科操作，或者肠道炎症，可导致功能性的细胞外液内部潴留，常被称为"第三间隙"丢失。第三间隙内的液体和盐类作为潴留液体，是无功能的细胞外液。使用平衡盐溶液（等张晶体溶液），例如乳酸林格溶液或者生理盐水，对补充这种组织间隙丢失的水分和盐是必需的。第三间隙液体丢失的严重程度取决于损伤的部位和范围。腹部手术，尤其是广泛的肠道病变或者手术操作范围大时，需要大约 10~20ml/（kg·h）的第三间隙补充治疗，而外周或者胸科手术仅需要 3~5ml/（kg·h）。

所有的失血必须用平衡盐溶液、5% 白蛋白或者血来补充。正常情况下，婴儿出生时血细胞比容很高（>0.50），3 个月后降至 30%。此外，这些红细胞主要由血红蛋白 F（HgbF）制造，它们对于氧有着远高于成人血红蛋白（HgbA）的亲和力。使 50% 的血红蛋白达到饱和的氧分压（P50）在 HgbF 是 19，而在 HgbA 是 27。因为新生儿的铁储备有限，且以新的红细胞补充丢失的红细胞的能力亦有限，故其血细胞比容在手术中不应降至 35% 以下。可允许的失血量按照如下公式计算：

$$[\text{体重（kg）}] \times (\text{EBV}^*) \times \frac{(\text{Hct}_{开始} - 0.35)}{\text{Hct}_{平均}^{**}}$$

$$\text{Hct}_{平均} = (\text{Hct}_{开始} + 0.35) \tag{2}$$

此处 EBV = 估计血容量（表 10-1），而 $\text{Hct}_{平均}$ = （Hct 平均 +0.35）/2。

理想状况是，血液由新鲜全血补充，因为它除了红细胞，还包含血小板和凝血因子。不幸的是，不管在任何时候，很少有新鲜全血可供使用。浓缩红细胞最常用来代替新鲜全血。这种血液制品特有 60%~70% 的血细胞比容、高浓度钾以及极少量或几乎没有凝血因子 V 和 Ⅷ。大量失血以及大量输血（估计血容量的 2~3 倍）常常造成继发性凝血功能障碍和高钾血症。

这种失血常由血液稀释或消耗性血小板减少所致。可按照下面公式计算输注血小板的量：

$$\text{血小板增加/mm}^3 = \frac{30\,000 \times (\text{输注单位数})}{\text{EBV（L）}} \tag{3}$$

很少需要新鲜冰冻血浆，仅在适当的适应证下才给予。所有的血液制品包括新鲜冰冻血浆，都可能受到病毒的污染。新生儿应被看做是免疫缺陷的宿主。因此，应考虑在输血前对可能含有白细胞的血液制品进行照射，因为有产生移植物抗宿主的反应。最后，所有的库存血（尤其是陈旧血）中都含有大量的钾。在给新生儿大量输血后，会出现危及生命的高钾血症，这可以通过输入洗涤红细胞来预防。

八、气道

充分理解婴幼儿、儿童和成人在解剖学上的差异，成功地对在正常和有先天异常的儿童进行气道管理至关重要（图 13-2）。小于 6 个月的婴儿只能通过鼻腔进行呼吸。解剖学

（如鼻后孔闭锁）、物理的（例如鼻胃管）或者感染性的鼻咽部梗阻均会很快导致呼吸窘迫和（或）呼吸衰竭。当处理上呼吸道梗阻时，鼻咽部丰富和脆弱的淋巴组织也阻碍了这个年龄组患者常规鼻咽通气道的放置。

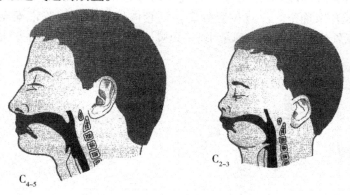

图 13 - 2　成人和婴儿气道比较的解剖学

小于 2 岁的儿童，其舌头与下颌骨相比相对较大，使喉部暴露困难。在麻醉诱导后患者意识丧失时，引起上呼吸道梗阻最常见的就是舌头。喉的暴露比较困难是因为新生儿的喉头靠前而且位置更高。喉头在婴儿位于第二至第三颈椎，而在成人则位于第四至五颈椎。声带的外观也不同。婴儿声带的 40% 是韧带，60% 是杓状软骨。在成人，这个比例是相反的。

婴儿的会厌是希腊字母 Ω 形状的、松软并以 45°角进入咽壁。暴露喉部需要使用合适形状的直型喉镜片（0 号或者 1 号的 Miller 镜片）直接挑起会厌。相反，成人的会厌是坚硬的、平坦的且平行于气管壁。将喉镜片置于会厌沟间接显露喉部（图 13 - 3）。

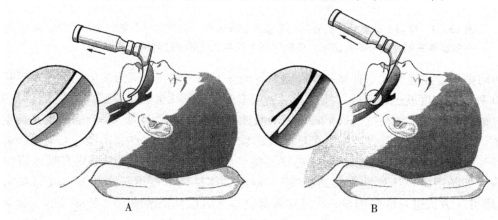

图 13 - 3　喉镜片

A. 弯曲型（Maclntosh）仅插入会厌沟；B. 直型（Miller）插入会厌下方或会厌沟

最后，气管与成人不同。小于 10 岁的儿童气管最狭窄的部位是环状软骨环。一般选择直径 2.5 ~ 3.5min、无套囊的气管导管用于新生儿，以避免损伤此结构下方的黏膜。此外，婴儿的气管全长只有 4 ~ 5cm。这使得即使是经验丰富的操作者，无意中发生支气管内插管的可能性也极大。为了降低这种风险，我们应用"1 - 2 - 3…7 - 8 - 9"规则来协助确认气管内插管的位置。"1 - 2 - 3"指的是患者的体重，以千克计算，而"7 - 8 - 9"指的是气管内插管在患者嘴唇处的刻度位置，以厘米计。因此，一个1kg体重的婴儿气管内导管的末端固定于嘴唇处的刻度应为7cm。正确的气管内导管位置可通过听诊确认（谨慎适当的主气管插管后的呼吸音回响），触诊胸骨切迹内的气管内导管末端，视诊声带水平的远端标志线，以及拍摄胸部X线片来确定。一旦位置确定，气管内导管必须用胶带安全固定，固定方法要将导管脱出或意外拔管的可能降到最小。"鱼嘴"技术是我们首选的方法（图13-4）。

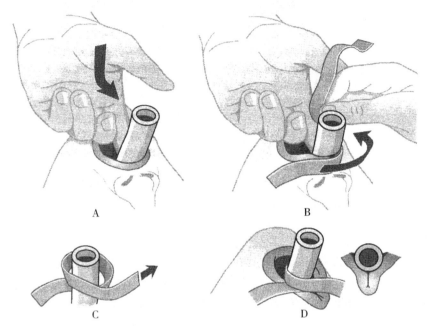

图13-4 使用1/2英寸宽的胶带，气管内套管可用"鱼嘴技术"被安全的固定。从一侧颧骨开始，胶带被拉回来，环绕气管内导管，然后被拉到另一侧颧骨

如何把导管插进气管一直有争议。因为解剖学上的考虑，也因为新生儿在停止呼吸后仅15~20秒氧饱和度就迅速下降，所以，过去很多麻醉医师认为新生儿"清醒"插管更安全。然而，最近的证据已经在抗衡这个观点，清醒插管可能造成脆弱的、早产的新生儿发生心室内出血。而且，清醒插管在技术上更难完成，且常常导致声带损伤、出血、心动过缓以及继发于屏气所致的氧饱和度下降。对于需要预防"饱胃"的新生儿，即那些有吸入胃内容物的风险（如肠梗阻、坏死性小肠结肠炎），但经过体格检查气道正常的新生儿，我们首选"快速序贯"方式进行麻醉诱导。在液体容量复苏（乳酸林格溶液10~40ml/kg）、预氧合以及预先给予阿托品（0.15mg）之后，应用轻柔的环状软骨加压可以闭合食管。如果环状软骨压力过大，则喉的位置可能会被扭曲或者气管本身也会闭合。在血流动力学稳定的患者，快速序贯的静脉诱导可由推注如下药物完成：硫喷妥钠4~7mg/kg，丙泊酚2~3mg/kg，氯胺酮2~4mg/kg；或者芬太尼12.5μg/kg（注意：这个剂量的芬太尼可能会导致胸壁僵直！），随后立即给予琥珀酰胆碱2mg/kg或罗库溴铵0.9~1.2mg/kg。无需预防饱胃状态的新生儿仅占少数（如脊髓脊膜突出症或膀胱外翻），对这些患者的麻醉诱导可经面罩给予吸入麻醉药或者经静脉诱导，无需环状软骨加压。

（尚艳伟）

参考文献

［1］ 张晓磊，李恒平，胡咏兵．两种不同温控方法射频热凝术治疗三叉神经痛的临床观察．中国疼痛医学杂志，2013，（5）：307 - 308.

［2］ 张晓磊．枕神经电刺激治疗头痛的应用进展．中国疼痛医学杂志，2013，（5）：297 - 299.

［3］ 李海中．低浓度左旋布比卡因用于颈丛阻滞的临床观察．现代预防医学，2007，34（14）：2785 - 2785.

［4］ 贾廷印．腹腔镜联合纤维胆道镜胆总管切开取石方法探讨．山东医药，2006，46（9）：53 - 53.

［5］ 贾廷印．三镜联合治疗肝外胆管结石 113 例临床分析．山东医药，2006，46（5）：72 - 72.

［6］ 李海中．丁卡因山莨菪碱凝胶在婴幼儿腹部小手术中的应用．郑州大学学报：医学版，2005，40（5）：932 - 933.

临床麻醉与疼痛医学

（下）

刘铁军等◎主编

吉林科学技术出版社

第十四章　小儿患者的麻醉

第十四章　小儿患者的麻醉

第一节　与麻醉有关的小儿生理解剖特点

小儿处于一个不断发育成长的移行过程，其解剖生理在不断地向成人方向发展、转变，新生儿、婴幼儿解剖生理特点最为突出，其他年龄段则介于新生儿与成人之间，年龄越大越接近成人。

（一）呼吸系统

胎儿一旦娩出，其呼吸器官必须在 1~2 分钟内接替胎盘功能，以保证组织的正常氧供，为此需排出肺内液体。经阴道分娩时产道压力达到 70cmH₂O，胎儿肺内液体 2/3 已被挤出，其余液体将在 24 小时之内经肺内淋巴系统吸收。剖宫产时缺少这一挤压过程，肺内液体吸收时间延长，因而常有短时间的呼吸功能不足。出生时由于缺氧、CO₂ 蓄积以及寒冷、钳夹脐带等刺激，第一次吸气肺泡张开，需要较大的压力（40~80cmH₂O）。呼吸数次后产生的功能残气量（FRC，正常 35~60ml）可以减少随后呼吸道开放所需压力。肺表面活性物质在维持功能残气量方面有重要作用，肺表面活性物质不足，如早产儿，则容易发生急性呼吸窘迫综合征（ARDS）。虽然在妊娠 16 周，终末支气管已发育完成，但大部分肺泡是生后形成的，最初几年肺泡数迅速增加，约在 4~6 岁达到成人水平，而肺功能的发育完成则需 15~18 岁。婴儿肺弹性回缩压低，由于胸壁骨架部分未发育成熟，顺应性高，随年龄增长可逐步下降，15~18 岁肺功能完全成熟时降至最低，弹性回缩力增加，使二者达到最佳平衡。由于小呼吸道通畅的维持部分地取决于肺的弹性回缩，故婴幼儿小气道疾患较多。

小儿肺泡通气量与 FRC 之比为 5：1，而成人为 3：2，亦即肺内氧储备少，但耗氧量高，新生儿耗氧量 [6~8ml/（kg·min）] 较成人 [3ml/（kg·min）] 高 2~3 倍，特别在 1~2 岁时最高，故对缺氧的耐受能力远不如成人，一旦供氧减少，将迅速出现低氧血症。由于 FRC 少，吸入麻醉诱导及苏醒均较快。婴幼儿呼吸调节功能与成人相似，对 CO₂ 反应正常，但新生儿 PaCO₂ 常保持在较低水平（35mmHg），此点可能与对代谢性酸血症的代偿有关。新生儿生后 1~2 周，对缺氧的反应是双相的，继短暂的呼吸增强之后，迅速转为抑制，且抑制 CO₂ 使呼吸增强的反应，常出现呼吸节律紊乱，进而呼吸停止（respiratory arrest）。新生儿血红蛋白（Hb）约 180~200g/L，出生时胎儿 Hb（fetal hemoglobin，HbF）占 75%~84%，3~6 个月逐步减少至正常水平，因 HbF 与 O₂ 亲和力强，2，3 - DPG 含量少，故氧离解曲线左移，半饱和氧分压（P₅₀）约 19mmHg，向组织释 O₂ 量较少。

P₅₀ 于出生后迅速增加，4~6 个月时达成人水平（27.0mmHg），6~8 个月 2，3 - DPG 则保持在较高水平，以代偿因红细胞生成素少所致的 Hb 偏低（小儿生理性贫血），保证 8 个月~18 岁期间血液向组织的释氧量不变。P₅₀ 为 27mmHg 的成人 Hb100g/L 相当于 P₅₀ 为

30mmHg 的婴儿 Hb82g/L 和 P_{50} 为 24.4mmHg 新生儿 Hb136g/L 的释氧量，而拟手术的新生儿为满足氧运输需要，Hb 最少需 100~120g/L。

术中动脉血氧分压（PaO_2）必须维持在正常范围。应用脉搏血氧计监测 SpO_2，可以随时发现动脉血氧的变化。但由于 Hb 的氧亲和力、P_{50} 随年龄而变化，如新生儿亲和力高，生后 3~6 个月迅速下降，所以，SpO_2 与 PO_2 关系也因年龄而异。小儿麻醉中保证不发生低氧血症和组织缺氧是完全必要的，但据最近报道，新生儿尤其是早产儿一般不宜吸入高浓度氧，氧供可以满足代谢需要即可，超需吸入即使是低浓度的氧，在新生儿期也会引起氧中毒。过量的氧通过氧化应激（oxydantstress）可以破坏膜、蛋白、DNA，对一些发育中的器官造成严重的病理改变，如早产儿视网膜病（premature newborn retinopathy）、支气管肺发育不良、儿童癌症等。因此，术中、术后以及新生儿复苏时首先是改善通气，使肺泡得到充分扩张，如 SpO_2 仍达不到需要水平，可在吸入空气中添加适当比例的氧，维持 SpO_2 在85%~88%到94%~95%之间即可。只有严重缺氧、发绀不能改善时才吸入纯氧。

（二）心血管系统

新生儿出生后由于卵圆孔和动脉导管闭合，循环走行由平行转为序列，心室做功明显增加，尤以左室最为明显，约增加到 2.5 倍，6 周后开始逐渐达到正常水平。所以，生后短时间内左心处于超负荷状态，即使正常新生儿也面临着心衰的威胁，先天性心脏病患儿在此期间麻醉手术死亡率高。新生儿和早产儿心肌收缩力均较成人低，主要由于心肌肌原纤维排列顺序杂乱，数目少 50%，可收缩体积明显小，导致心室顺应性低下，使心脏舒张期容积和心每搏量均少，心排血量（CO）的增加主要靠心跳次数的增加。小儿麻醉中心率波动范围大，虽然对心率增快耐受较好，但仍有一定限度，过快将使心肌氧耗增加，甚而导致心衰。反之，心动过缓将会直接导致 CO 降低，在婴幼儿，心率 < 100~120 次/分即属心动过缓，表明心肌受抑制。小儿心脏每搏量少，动脉口径相对较大，管壁柔软，故年龄越小，动脉压越低。按年龄计算血压公式：年龄 ×2 + 80 = 收缩压．此值的1/3~2/3 为舒张压。

由延髓血管运动中枢和心脏抑制兴奋神经单位形成的调节血压和心率的反射弧，虽在新生儿出生后已初具功能，但其代偿常不充分，如咽喉反射引起的呼吸停止、心率减慢，持续时间稍久，即可因中枢缺氧而不能启动呼吸，甚而导致心跳停止（cardiac arrest），突然死亡。所有各种吸入麻醉药及静脉麻醉药对心血管均有抑制作用，且所需浓度较中枢抑制浓度为小，容易出现血压下降。出生时的血容量个体差异较大，例如，延迟夹脐带可使之增加25%，与此相反，在宫内，胎儿缺氧，常导致血管收缩，故窒息的新生儿多有血容量不足。由于出生时交感神经尚未发育成熟，使其血容量对动脉压的影响非常突出，故在临床上新生儿血压是反映其血容量的良好指标。出生后的低氧血症可使肺动脉阻力增加，有使动脉导管和卵圆孔重新开放，恢复胎儿型循环的危险。

（三）肾脏发育及功能

足月儿出生后肾小球滤过率（GFR）迅速增加，而早产儿 GFR 低且增速缓慢，可能与血管阻力高，滤过面积小和超滤压低等有关。由于 GFR、肾血流（RBF）低，对水的排除能力受限，出生时由于肾小管发育不成熟而皮质肾单位袢长，排钠较多，而肾小管钠再吸收能力差，尿钠排泄率高，胎龄越小越明显。出生后钠排泄率迅速下降，成熟儿生后约 3 天降至 1% 以下，如胎龄不足 37 周的早产儿，同期继续维持在 3%~9% 高值。远位肾小管再吸收率低，可能与对醛固酮反应差以及心钠素（ANP）高等有关。为此，应适量补钠，但若输钠过多，又可招致高钠血症和浮肿。新生儿尿排钾少，此点与近位小管 $Na^+ - K^+ - ATP$ 酶活性低，远位肾小管对醛固酮反应差有关。因此，患病新生儿与未成熟儿出生后，由于酸中毒、低血压、肾灌注少等原因，易致钾潴留。新生儿尿浓缩功能差，尿渗透浓度最高仅 $700mOsm/（kg \cdot H_2O）$，未成熟儿更低，而成人可高达 $1\,200mOsm/（kg \cdot H_2O）$。其机制与肾髓质解剖学上发育不成熟，渗透压差小，集合管对醛固酮（ADH）反应差，前列腺素对尿浓缩的抑制有关。新生儿肾调节酸碱平衡能力较差，由于近位小管对 HCO_3^- 再吸收差，细胞外液多，导致 HCO_3^- 浓度相对较低，有机酸排泄少，而伴随发育及蛋白异化所产生的有机酸较多，以及骨代谢产生 H^+ 等原因，容易发生酸中毒。

（四）神经系统

出生时脑被数片颅骨包围，前囟通常在出生后 20 个月闭合，闭合前阶段前囟张力对判断脱水及颅内压有重要参考价值。新生儿脑与成人比较相对较大，新生儿脑重约占体重的 1/10，而成人占 1/50。生后增长迅速，6 个月时脑重量增长 1 倍，1 岁时增长 2 倍。小儿脑氧代谢率（$CMRO_2$）高，儿童平均需氧 $5.2ml/（min \cdot 100g）$，明显高于成人［$3.5ml/（min \cdot 100g）$］，任何原因所致的氧供不足，均易造成脑缺氧。成人脑血流量为 $50 \sim 60ml/（min \cdot 100g）$，早产儿及新生儿约为 $40ml/（min \cdot 100g）$，而年长儿可达 $100ml（min \cdot 100g）$。小儿脑血流的自动调节范围也低于成人，麻醉中脑血流量易受血压剧烈波动的影响，早产儿和足月新生儿在急性窘迫时，其脑部自动调节机制会进一步受到损害，脑血流量可随动脉压变化而变化，导致脑室内或周围出血。小儿出生时神经细胞只有正常的 1/4，1 岁时皮质及脑干接近发育完全。而髓鞘的形成及树突的完善过程要持续到 3 岁，所以，婴儿常具有各种原始反射。与中枢神经不同，自主神经发育相对较好，出生时支配心血管的副交感神经功能发育已经完成，而交感神经则需到生后 $4 \sim 6$ 个月。维持血压和心率的压力反射及延髓血管运动中枢（加压和减压）在出生时已具有功能，但未成熟，麻醉状态下易受抑制。由于传导通路的发育尚未完善及缺乏神经肌肉协调动作的训练，神经系统功能不够稳定，调节功能也较差，如呼吸、肌肉运动及体温调节等。新生儿出生时，血 - 脑屏障未发育成熟，再加上脑血流量丰富，许多药物在婴儿脑内浓度较成人高，如硫喷妥钠即容易通过血 - 脑屏障产生中枢抑制。脊髓末端出生时相当于椎管内第 3 腰椎水平，1 岁以后才位于第 1 腰椎水平。

（五）体温调节（thermoregulation）

体温的产生是机体产生热和向环境散热之间平衡的结果，在低于体温的环境中，机体通过消耗氧和能量来保持正常体温。新生儿容易受周围环境影响，成人调节下限为环境温度 $0℃$，而新生儿为 $22℃$。其原因是体格小，产热不足，体表面积相对大，体表面积与体重之比是成人的 $3 \sim 5$ 倍，单位体积的散热量约为成人的 4 倍，再加上传导快，散热容易，早产儿更明显。较大儿童能借寒战反应产生热量，而新生儿的产热全靠褐色脂肪（brown fat）的氧化，足月新生儿褐色脂肪占体重的 5%，而早产儿只占 1%，所以，正常新生儿应置于与皮肤温差 $2 \sim 4℃$ 的环境，在该温度下，代谢速度最慢，温度调节仅靠蒸发即中性环境温度（neutral therml environment）。安静状态下腹部皮肤温度 $36℃$，环境温度 $32 \sim 34℃$，婴儿氧耗最少。体温越低，所需环境温度越高。通常在寒冷环境下，由于环境和皮肤温度差大，必然导致氧耗增加，若环境温度持续过低，极易造成低体温（hypothermia）。体温下降到35℃以下时，除对中枢及心血管的直接抑制外，还可因外周血管收缩，影响组织氧供，导致细胞缺氧，发生代谢性酸中毒，硬肿症，呼吸抑制，甚而由于增加肺动脉阻力导致恢复胎儿循环，加重低氧血症的危害。全身麻醉可使体温中枢调节阈值增加，尤其是低温阈值下降及末梢血管扩张，散热增加，体温下降。低体温对静脉及吸入麻醉药的药动学及药效学均有影响，可使吸入麻醉药MAC降低，组织可溶性增加，非去极化肌松药用量减少，作用时间延长，所以，小婴儿手术中保温极为重要。6个月以上小儿代谢旺盛，若手术室环境温度偏高，再加上覆盖敷料，体温容易升高而引发高热。

（六）药理学的影响

小儿出生后早期因身体组成、蛋白结合、体温、心排血量的分配、心脏功能的发育程度、血－脑屏障的成熟情况、肝和肾的大小与功能，以及有无先天畸形等诸多因素，均影响其药代学和药动学。新生儿总含水量高，且随年龄增加而减少，而肌肉、脂肪则随年龄增加而增加，因而新生儿水溶性药物分布容积大，通常需要给予更大的首剂方能达到预期的血药浓度（如琥珀胆碱），而需要依赖脂肪再分布消除的药物药效将延长（如硫喷妥钠），在肌肉中再分布的药物药效也将延长（如芬太尼）。由于肝脏功能未发育完善，一些通过肝脏代谢为无活性产物的麻醉用药代谢较慢，作用时间较长。药物代谢大部分经两个途径：第Ⅰ相或降解反应（氧化、还原及水解），第Ⅱ相或合成反应（结合）。Ⅰ相反应大部分在肝微粒体酶进行，新生儿体内与药物代谢有关的酶系统发育不全，氧化药物的能力最差，而水解药物的能力与成人相仿。新生儿药物蛋白结合率低（白蛋白较少，α_1酸性糖蛋白生成不足）而影响药物的血药浓度，以及由于血气分配系数、肺泡通气以及心脏排血分布的差异，影响吸入麻醉药的摄取和分布。由于各脏器系统的迅速发育，使麻醉及有关药物的摄取、分布、蛋白结合、代谢、排出在不断变化，从而导致小儿不同年龄段对麻醉药物等效剂量、起效时间、吸收、排出时间均有所不同，婴幼儿阶段以前最为明显。总体而言，早产儿（prenatal）、新生儿大多数药物清除半衰期延长，2～10岁儿童缩短，进入成年再度延长。此外，婴儿如患有脓毒症、充血性心衰、腹内压增加、营养不良和机械通气，均会影响其药代学及药效学，使个体差异更为明显。

（刘　涛）

第二节　麻醉前检查、评估及准备

（一）麻醉前检查评估（preanesthetic assesment）

1. 术前访视　麻醉前详细了解病情，对麻醉手术中可能出现的风险进行评估预测，并做好防治准备，是保护患儿平顺渡过围手术期的重要保证。小儿麻醉中所谓"意外"的多发，常常与术前评估的疏漏有关。

（1）病史：除了了解手术、疾病等有关病史外，还应从家长或患儿处询问并存病史、过敏史及住院后治疗经过，曾否用过与麻醉有关的药物。对曾经施行过麻醉手术者，应了解当时麻醉情况及手术中、后有无异常经过及曾经采取的治疗措施。

（2）体格检查："小儿"不能抽象理解，应有"定量"概念。入院后体重、身高测定应列为常规。应注意年龄与发育状况及是否与正常值相符。肥胖儿童应计算其体重指数（BMI），目前超重儿较多，注意判断其程度是否已达病理性肥胖（BMI > 30 ~ 35）。检查手术病变以外，重点放在呼吸、心血管状况及合作程度上，包括上呼吸道有无畸形、病变，听诊心、肺，测量血压、脉搏有无异常及代偿情况。较复杂的并存疾病应请相关科会诊共同评估。

（3）实验室影像及其他辅助检查结果：应熟悉小儿不同年龄各种实验室检查的正常值和影像学检查结果的意义，以判断有无异常。手术前应常规检查 Hb 及 HCT，小儿各年龄组间 Hb、HCT 正常值差异较大，必须参照正常值，确定患儿术中 Hb、HCT 的目标值，作为输血的依据。

（4）手术：应了解手术部位、体位、手术方式、主要操作步骤及其对麻醉管理的要求。

2. 并存病（preanestheticco morbites）　一般较成人为少，以下几种并存病较为常见。

（1）上呼吸道感染（infection of upper respiratory tract）：上呼吸道感染使小儿呼吸道敏感，麻醉时容易发生喉痉挛、支气管痉挛及低氧血症，术后有可能病情加重，尤其在长时间大手术和气管内麻醉之后。手术时机尚无统一的标准，通常对急性上呼吸道感染，有发热、咳嗽、脓性鼻涕的患儿，应考虑推迟手术。体温不超过38℃的微热，无其他症状且手术较小者可以进行麻醉。术后呼吸系统并发症发生或加重的可能性增加，应得到家属的理解。尽可能选择用静脉麻醉或呼吸道刺激性小的吸入麻醉药，并准备好应对并发症的防治措施，如肌松药、气管插管、吸氧等。

（2）哮喘：有哮喘并应用支气管扩张药治疗病史者，术前应用支气管扩张药给予充分控制，插管前充分表面麻醉，术中选用有支气管扩张作用的麻醉剂如氯胺酮或（和）七氟烷吸入辅以机械通气，多数可以平稳渡过手术期。术后必须加强监测，发作时给予支气管扩张药雾化吸入，必要时给予呼吸支持。

（3）先天性心脏病：对并存先天性心脏病的患儿，首先要确定手术疾病与先天性心脏病哪一个是威胁生命或影响生活质量的主要问题。原则上对主要问题要优先解决。确定现手术疾病需要先进行治疗之后，要明确先天性心脏病的诊断，评估心脏功能及代偿情况。术前准备及术中管理原则同先天性心脏病手术，注意保护心功能，并做好应对心脏突发事件的准备，术后应加强监测及治疗。

（4）贫血：贫血的诊断必须对应各年龄的正常值。出生后 3 ~ 6 个月 Hb 可降至 90 ~ 100g/L，此为生理性贫血。SvO_2 也是贫血的敏感指标，< 30mmHg 表明红细胞生成素增高，红细胞生成不足。诊断为贫血的患儿，择期手术，术前应尽量予以纠正，以增加对术中出血的耐力。对肾衰所致慢性贫血的年长患儿，由于 2，3 - DPG 的增加，释氧增加，对贫血耐受较好，但术中 Hb 也不宜低于 60g/L。切记在 Hb 低于 50g/L 时，即使缺氧也不会出现发绀。

（5）胃饱满：小儿食管短，括约肌发育不成熟，屏障作用差，咽喉反射不健全，在麻醉状态下容易发生反流和误吸（regurgitation and aspiration）。择期手术饱食者，应在进食6小时后手术。急诊手术由于各种原因胃饱满者，首先考虑在非全身麻醉下手术，必须立即在全麻下手术者，处理的基本原则是尽量排空消化道内容和保护好呼吸道。急腹症胃内容潴留，饱食或少量进食（奶）后，应下粗胃管，尽可能吸净胃内容后再进行麻醉。对胃内容潴留量大，腹内压高，用胃管难以吸除者，可用粗胃管或气管插管经鼻插入食管，抽吸后保留导管，以随时引流或（和）吸引胃内容，再进行麻醉。诱导行快速插管时，取头高位，面罩通气压力适当减小，并由助手压迫环状软骨，避免过多气体进入胃内使胃内压增加和防止胃内容反流。依笔者经验，在充分表面麻醉下行清醒气管内插管后进行麻醉，较为稳妥，尤其在重症婴幼儿。应用脊椎及硬膜外麻醉或区域阻滞麻醉时，如辅用较大剂量的镇静药，仍有发生反流误吸的可能，不可放松观察和管理。

3. 麻醉及手术风险（anethsetic risk&operative risk） 小儿年龄越小，发育成熟度越低，小儿特点越突出，风险也越大。麻醉是双刃剑，但以正面保护作用为主，体现在解除恐惧不安、疼痛，抑制创伤应激反应，抑制伤害性感受（noception）和麻醉药本身的保护作用等方面。负面作用与成人相比，则相对较大，安全界窄，与发育未成熟有关。呼吸系统问题最为多发，麻醉深浅把握困难，代偿机制不健全，病情变化快，突发不良事件多，麻醉管理是否到位与术中经过及预后有重要关系，"有小手术无小麻醉"这一论点，在小儿麻醉体现得最为突出。手术创伤是围手术期不能回避的风险源头，小儿各种应激反应均已存在，只是代偿能力和自身修复能力远不如成人。长时间大手术围手术期风险明显增加，如失血、失液相对较多，而代偿能力却绝对较小，监测比较困难，容量补充在量、速度、成分方面难以准确掌握。手术造成的器官功能紊乱，如开腹手术时间长、创伤大会导致体液丢失量大，间质水肿，低体温及其一系列后果等，均增加围手术期风险。至于继发于创伤、缺血、感染等的全身炎症反应综合征（SIRS）及器官功能损害，在小儿围手术期同样发生，对患儿不利影响的严重程度可能超过成人。

（二）麻醉前准备

1. 麻醉前禁食（preoperative fasting） 小儿麻醉前既要保持胃排空，又要尽可能缩短禁食、禁水时间，所以，必须取得患儿双亲的理解与合作，在规定时限内按时禁食与禁水。因小儿代谢旺盛，体液丧失较快，禁食、禁水时间稍长，容易造成脱水和代谢性酸中毒，如新生儿禁食12小时就相当于成人禁食24小时。婴幼儿禁水时间允许缩短到2~3小时。禁食、禁水前尽量按时喂牛奶或糖水，以免脱水。万一手术延迟，应补充饮水或静脉输液。事实上，由于麻醉开始时间，尤其是第二台手术，常难以准确预定，在实际执行方面常遇到困难，有待与手术科室共同商讨改进。

2. 麻醉前用药（premedication） 基本目的与成人类似。由于小儿心理发育不成熟，0~6个月尚不知恐惧，麻醉前不需镇静。6个月~6岁因怕与父母分开，以及对手术室环境的生疏、恐惧，而导致哭闹挣扎，麻醉前必须给予镇静或催眠。学龄以后虽能理解和沟通，但大部仍心存恐惧和不安，应耐心解释麻醉过程、手术室环境和可能存在的不适或疼痛（如注射），亲切交流，以获得患儿的信任，必要时仍需给予镇静、催眠。使家长安心常是消除儿童恐惧和焦虑的另一重要途径，应予重视。家长陪伴进行麻醉诱导，可减少患儿的焦虑和不安，有利于小儿的心理保护，但也给麻醉工作带来不便，国内尚未见推广应用的经验报道。对术前剧痛的小儿，应给予适当剂量的镇痛药，包括吗啡类药物如哌替啶肌内注射。关于镇静药物的选择，苯二氮䓬类药物非常适合于麻醉前给药。地西泮毒性小、口服吸收完全而迅速，至今广为应用。但由于起效较慢及肌内注射给药的吸收不稳定，正在逐渐被咪达唑仑（DMC）所替代。DMC可经口服、肌内注射或静脉注射用于诱导，是比较理想的手术前用药，但不能用于新生儿。巴比妥类药除经直肠给药（硫喷妥钠、戊巴比妥、美索比妥）外已很少使用。吩噻嗪类药物如氯丙嗪＋异丙嗪肌内注射具有镇静、强化麻醉、减轻气道不良反射的作用，并能对抗氯胺酮及羟丁酸钠等药物的不良反应。但作用时间偏长，往往苏醒延迟，且咽喉反射的恢复较意识恢复为晚，术后容易发生反流、误吸。用神经安定药氟哌利多代替氯丙嗪，其镇静作用、抗呕吐作用作为麻醉前给药非常有利，且只需很小剂量，这一性能在眼科手术尤其需要。可乐定也可用于小儿术前给药。

抗胆碱能药物中以阿托品最为常用。其目的主要是为了减轻迷走神经反射及保持呼吸道干燥。需避免术中心跳增快的患儿，可用东莨菪碱或长托宁。关于给药途径，习惯上多采取肌内注射的方法，其优点是剂量准确，效果稳定（地西泮除外），但患儿常因扎针而引起恐惧、哭闹。现在提倡采用口服、直肠灌注、鼻腔点滴等非注射途径，而肌内注射是最后的选择。如氯胺酮口服，美索比妥 20～25mg/kg 或硫喷妥钠 20～25mg/kg 直肠灌注，咪达唑仑 0.5～1.0mg/kg 口服，多数患儿可进入睡眠状态而直接开始诱导。非注射给药的缺点是无标准配方，药液需自行配制，给药还需小儿配合，给药过程中还会有药物的损失，导致很难确定准确的剂量和起效时间。最近有学者研制三种药物混合液配方，每毫升含氯胺酮 25mg、咪达唑仑 2.5mg、阿托品 0.15mg，再加调味剂制成口服混合液，小儿比较容易接受，用量 0.2ml/kg，临床试用效果比较满意，可供进一步研制参考。

3. 麻醉选择　由于小儿不能合作，以全麻应用最为普遍，骶管阻滞、神经干阻滞的应用也日趋增加，但多辅以全身或镇静麻醉。由于麻醉药种类众多，即使同一方法，也有多种作用相近又有不同特点的药物可供选择。尤其是复合麻醉的推广应用，麻醉药物的选择空间更大，目前尚无统一的最佳配伍模式，通常根据病情、个人经验和其他条件决定。

（刘　涛）

第三节　小儿的呼吸道管理

一、上呼吸道有关解剖的特点

婴儿头大、颈短、舌体肥大、咽腔狭窄、声门裂高，会厌短呈"V"形，位于声门中间，气管插管暴露声门比较困难。新生儿气管软骨非常柔软，早产儿尤其突出，头过度前屈即可导致软骨塌陷窒息。颈部肌肉较软弱，不能支持头部重量，婴儿仰卧位时，下颌明显内收，正常呼吸时舌肌及其他上呼吸道肌肉与膈肌同步收缩，上呼吸道内径扩大，麻醉状态下颏舌肌受抑制，易引起舌后坠，肩下垫以薄枕使肩部抬高，多可改善。提下颌时，婴儿无牙齿支持，舌体又大，咽部易为舌所阻，遇此情况，将下颌放松，略张开嘴或放牙垫或插入通气道，可使气道通畅。婴幼儿主要靠鼻呼吸，麻醉时不应压迫鼻部，麻醉前如有鼻塞现象，应清理鼻腔，或用 3% 麻黄碱溶液滴鼻。婴幼儿喉头组织脆弱、疏松，血管及淋巴管较丰富，喉头呈漏斗状，最狭部位在声门裂下方，环状软骨水平，由于内径较小，如水肿 1mm，在婴幼儿就可造成较严重的呼吸道梗阻。所以，插管时必须注意导管内、外径的选择。婴幼儿肩窄、胸小、腹部膨隆致使膈肌上升，肋骨排列几近水平，且未与胸骨固定，所以，呼吸时胸廓运动幅度很小，主要靠腹式呼吸，致肺活量较小，当需要增加通气时，只能靠增加呼吸频率来代偿。因此，呼吸做功增加，而膈肌和肋间肌的 I 型肌纤维比例小，在 2 岁以后才达成人水平，容易引起呼吸肌疲劳（fatigue of respiratory muscle），甚者可导致呼吸衰竭。长时间麻醉时均应给予扶助或控制呼吸，以减少呼吸肌做功和克服因麻醉装置增加的负担。术者术中操作尽量不压胸、腹部，以减少呼吸肌负担。

二、小儿气管插管术的特点

小儿咽腔及总气管内径狭窄，容易发生梗阻，且因全身麻醉的广泛应用，适用气管内插管的病例较多。年龄越小，病情越重，加强呼吸管理的必要性越大，插管的适应证也就越多。

1. 器材准备　小儿因年龄、体格大小不同，所用器材的规格与类型也较成人繁杂，必须选择适当，包括面罩、呼吸囊、口咽导气管、喉镜片、气管内导管、接头以及吸痰管等，均应准备与患儿身高、年龄相适应的规格、型号。因小儿发育及个体差异较大，至少应准备相邻号导管3支供选用。新生儿、小婴儿还应准备同号导管2支，以备发生管腔堵塞时更换用。

2. 插管方法　途径与成人相同，但视野小且舌根容易向两侧滑动。经口明视插管时选用规格合适的喉镜片，右手稍推患儿前额，头稍后仰（此点与成人不同），使口张开，推开下唇，左手持喉镜沿右口角近垂直方向置入镜片，轻柔地将舌体推向左侧，使喉镜片移至正中，2岁以下小儿用直镜片比较容易压住舌根，将会厌挑起，看清声门，轻轻插入。新生儿、早产儿或危重婴儿也可在充分表面麻醉下清醒插管，由助手双手固定头部在合适位置，用直镜片，窥喉时操作者以小指下按并固定喉节。如遇有先天性气管狭窄，表现为导管通过声门后不能前进，此时切不可贸然用暴力前插，可改用喉罩（laryngeal mask）或推迟手术。通过影像学或气管镜检查确定狭窄部位及性质，再根据手术需要决定呼吸道管理策略。如狭窄部位靠近总气管远端，可将导管插到管口紧对狭窄部上端进行麻醉。术前已诊断有气管狭窄者，处理原则相同。对于小儿困难呼吸道的处理，由于小儿不耐受缺氧，必须在具备保证插管过程中不发生严重缺氧条件下进行。插管困难主要见于颌面部先天畸形、小颌症（Pierre - Robin综合征和Treacher - Collins综合征），缺少适用的设备是难点之一。对术前已诊断者，应准备好导管插不进时的第二和第三套备用方案，底线是遇有导管插不进而又出现明显缺氧的危急场面，保证随时能恢复自主呼吸和纠正缺氧。无插管成功的把握和保证条件下不得用肌松药。如适用喉罩，可能比较容易。若必须气管插管，可根据个人经验试插，用喉罩引导，逆行插管等方法解决。目前已有可用于内径2.5～3.0mm的气管导管的细光棒或纤维支气管镜做引导，可惜尚未能普遍应用。对诱导中临时发现插管困难，应立即停止操作，面罩供氧，请示上级医师，共谋对策。可视喉镜的问世，使大儿童的插管成功率获得改善，希望不久会研制出适用于婴幼儿的镜片。对于因急性会厌炎（Acute epiglottitis）、咽后壁脓肿等引起呼吸困难的患儿，则应尽量保持患儿安静，吸入无刺激性的麻醉气体，在患儿呼吸道梗阻不加重的条件下加深麻醉后行气管内插管。危急情况下导管不能插入，喉罩、通气道均未能使呼吸改善，且患儿缺氧进行性加重时，为挽救生命，可直接用环甲膜穿刺造口器置管或用气管造口器行气管造口置管。用粗穿刺针经环甲膜穿刺，吹入氧气，虽不能完全解决问题，但操作容易，可缓解缺氧，争取寻求救助的时间。气管切开应慎用，因小儿拔管后容易发生气管狭窄。

3. 导管选择及定位　关键问题有深、浅、粗、细四个方面。插入深度：小儿主气管短，新生儿声门至隆突的距离仅4cm，通常以导管前端超过胸骨上缘（主气管中段）为宜。导管前端粗黑色标记线平声门为最适插管深度，插管后再常规听诊对比两侧呼吸音，确认与插管前相同即可，导管所标距尖端距离的刻度，是重要参照依据。①插入过深：导管前端如触及隆突，有类似喘鸣样杂音，呼气道不畅；或进入一侧支气管，与成人同样易入右支气管，造成严重通气不足，均应立即缓缓退出至听到清晰呼吸音处再稍退（不超 2cm）即可；②插入过浅：易致导管脱出和由于导管在口外部分的移动，使管口斜面与气管壁紧密接触，出现呼吸道梗阻，有怀疑时，观察管壁的刻度可立即判明。参考公式：插管深度（cm）= 12 + 年龄/2。管径：导管内、外径在管壁均有标明。①内径偏细：增加呼吸阻力和呼吸肌做功，根据伯肃叶定律，半径减至原有的 1/2，阻力增加 16 倍，自主呼吸时用指腹堵管口、控制呼吸时加压（ < 30cmH_2O）呼吸囊，导管周围即出现明显的漏气，导管内径选择的参考公式：导管内径（mm）=（16 + 年龄）/4，应用带套囊的小儿气管导管时，切不可因无须担心漏气而忽视导管内径；②导管过粗：是术后并发喉水肿的主要原因，插管时可感到通过声门裂较紧，试提插导管有紧涩感，试堵管口或呼吸囊加压 30 ~ 40cmH_2O，导管周围无漏气，即属过粗。不论偏细、偏粗，一旦判明，必须立即更换合适的导管。小儿导管内径细，所以，吸痰管应稍细于导管半径，如偏粗，吸引时间稍长，容易造成缺氧，吸力过强，还可能造成肺萎陷。导管的插入深、浅，管径粗、细确认合适后，用两条胶布交叉牢固固定，以避免滑脱。

（三）小儿喉罩的应用

喉罩是小儿麻醉中新开发的一种保持呼吸道通畅的工具，小儿上呼吸道狭窄似乎更适合应用喉罩以保持其通畅，临床应用日益增加。

1. 适应证　①替代口咽通气道；②替代气管导管，如日间手术、镇静及其他短小手术麻醉时；③困难气道的维持或引导气管插管；④主气管狭窄，正常气管导管不能通过。

2. 禁忌证　①胃饱满，反流、误吸危险大；②咽喉部存在感染或其他病变，如肿瘤、脓肿、血肿等；③必须持续正压通气的手术，胸－肺顺应性小，通气压力需大于 25cmH_2O 和开胸手术；④呼吸道出血；⑤扁桃体异常肥大；⑥有潜在的呼吸道梗阻，如气管受压、气管软化；⑦术中需频繁变换头部位置。

3. 喉罩置入法　小儿基本上都在全身麻醉下实施。插入方法很多。①标准（正中）置入法：全麻至眼睑反射消失，嚼肌松弛，咽反射抑制（也可辅用表面麻醉），头轻度后仰，插前完全抽瘪气囊，罩口朝向下颌，沿口腔中线向下插入，贴咽后壁下插直至不能推进，气囊注气；②逆转法：先将喉罩口朝向硬腭置入至咽喉部后，旋转 180°（喉罩口对向喉头），再继续往下插直至不能推进；③部分充气侧入法：插前气囊按半量充气，按正中法插入至气囊全部进入口内，向外旋转 45°，罩口向舌，将舌推向一侧，用拇、示指持喉罩管深插至受阻，然后向回旋转 45°转回到中线，套囊充气，固定在右口角。接麻醉机验证喉罩位置，通气顺畅，无漏气，置入成功。据 Kundra 报道，此法用于 4 个月 ~ 6 岁小儿，从位置正确、咽部损伤率和耗用时间三方面比较均优于正中法；④喉镜直视下（用或不用探条引导；充气或不充气）置入法：如非困难呼吸道，均易顺利成功。喉罩置入最佳位置是喉罩进入咽腔，罩的下端进入食管上口，罩的上端紧贴会厌腹面的底部，罩内的通气口正对声门。罩套囊充气后，即在喉头部形成封闭圈，保证通气效果， < 10 岁的患儿置入喉罩的平均深度 = 10cm + 0.3 × 年龄（岁）。置入喉罩后正压通气，观察胸廓起伏，听诊两侧呼吸音，听诊颈前区是否有漏气音，纤维光导喉镜检查可看到会厌和声门。关于气囊充气量，根据最近一份对不同厂家小儿喉罩气囊充气量的研究指出，不同品牌、型号喉罩标明的最大气囊容量，按

全量充气时囊内压均过高，达 $120cmH_2O$ 以上。过高的气囊内压可造成咽喉部疼痛、吞咽困难等并发症。因此，临床应试注用最小充气量达到密封呼吸道和消化道即可，实际只需最大量的 1/3 ~ 2/3 已完全可以达到要求，以减少并发症的发生。若能监测气囊内压（ < $40cmH_2O$ ）最为合适。

4. 小儿口咽通气道 其应用概率远较成人为多，小儿咽腔狭窄，侧壁无骨性支撑，麻醉后咽肌松弛，容易塌陷造成梗阻，常需通气道维持。最近又在喉罩基础上研制出新型的喉围通气道（perilaryngeal airway）和咽导管（pharyngeal tube），用以维持呼吸道通畅。前者由远端带多个裂隙样开口的柔软尖端通气，近侧靠套囊固定导管位置，置入方法与喉罩类似。后者是会厌上通气装置，带两个气囊，前端为卵圆形开口，远侧气囊封闭气道远端，以防误吸，近侧气囊封闭通气部上方口咽部，插入方法与喉罩相同。

（刘 涛）

第四节 全身麻醉及并发症

（一）吸入麻醉（inhalation anesthesia）

1. 小儿与成人吸入麻醉药药理的不同点

（1）血气分配系数：新生儿血气分配系数低于成人，因而诱导及苏醒皆快。常用吸入麻醉药新生儿的分配系数见表 14 - 1。

表14 -1 新生儿吸入麻醉药分配系数与成人比较

	氟烷	恩氟烷	异氟烷	七氟烷	地氟烷
新生儿	2.14	1.79	1.19	0.59	0.51
成人	2.3	1.9	1.4	0.72	0.62

（2）肺泡最低有效浓度（minimum alveolar concentration，MAC）：MAC 因年龄而改变，不同年龄小儿 MAC 见表 14 - 2。

表14 -2 不同年龄小儿吸入麻醉药的 MAC

	氟烷	恩氟烷	异氟烷	七氟烷	地氟烷
新生儿	0.87	–	1.6	3.3	9.16
16 个月	1.2	2.4	1.87	3.2	9.42
612 个月	0.97		1.8	2.5	9.92
35 岁	0.91	2.0	1.6	2.5	8.62
成人	0.75	1.68	1.15	2.05	6.0

一般新生儿、早产儿的 MAC 随月龄增加而增大，1 ~ 6 个月最高，新生儿恩氟烷 MAC 较 1 ~ 6 个月婴儿小 25%，异氟烷、氟烷小 15%。此后，随年龄增长 MAC 逐渐下降，每 10 岁约下降 6%。

小儿心血管容易受麻醉药抑制，应用等量麻醉药浓度，新生儿低血压发生率为 1 ~ 6 个月婴儿的 2 倍多，而应用等效浓度氟烷（1MAC）其心率减慢及血压下降程度相同，地氟烷情况相似。各类麻醉药随吸入浓度（麻醉深度）之增加，均对小儿心血管及呼吸有相应程度的抑制作用，但大于成人，对新生儿、早产儿的影响可能更为严重。小儿吸入全麻诱导及苏醒的快，其原因与下列因素有关：①肺泡通气量与功能残气量的比值较大；②小儿心排血量大部分分布到血管丰富的组织，包括脑、肾、内脏及内分泌腺等；③小儿血/气分配系数较成人低。基于上述原因，新生儿达到与成人相等的脑内麻醉药水平所需时间仅为成人的1/4。

2. 吸入全身麻醉的方法

（1）诱导

1）面罩吸入诱导：由于七氟烷的无刺激性香味，明显增加了其在吸入诱导中的应用。吸入8%七氟烷的患儿可在1分钟左右迅速入睡，小于6个月的婴儿MAC小，且循环容易遭受抑制，没特殊需要不必追求此高速度，加入50%～70% N_2O适当减低七氟烷浓度，至嚼肌松弛窥喉表麻后插管，肌松药的应用可根据需要。对已进入基础麻醉状态的小儿，亦可直接吸入刺激性较小的麻醉剂诱导。婴幼儿诱导后应妥善固定和保护四肢。

2）静脉诱导：等效剂量的各种短效静脉麻醉药和肌松药皆可用于诱导，加用芬太尼类（如芬太尼2μg/kg）可减轻插管应激反应。此类药物种类繁多，尚无固定的最佳组合方案，应根据具体情况酌定。一般入室后先开放静脉，缓慢静脉注射诱导药（如丙泊酚、硫喷妥钠或氯胺酮等），入睡后注入琥珀胆碱，或其他插管剂量的非去极化肌松药，选择合适的面罩给氧去氮后插管。如无合适的麻醉机，婴儿可用供氧管直接连接婴儿面罩，将氧流量调到4L/min左右，间断紧扣在小儿口鼻上以进行通气、供氧和去氮。面罩正压吸氧时要注意保持呼吸道通畅，尤其是无牙小儿。婴幼儿也可用羟丁酸钠稀释至12.5%浓度后缓慢静脉注射，全量（100～125mg/kg）5分钟左右注完，过3～5分钟进入深睡后，咽喉反射抑制，再以2%利多卡因溶液表面麻醉后，不用肌松药直接插管。

3）肌内注射诱导：对不能合作的患儿，难以用通常方法诱导时，可在臀肌注射氯胺酮5～8mg/kg，入睡后接用其他麻醉药诱导插管及维持。

（2）维持：小儿常用的麻醉装置有"T"形管法和紧闭法。Mapleson环路系统及其改良型均属半开放法，麻醉气体浪费较大，环境污染较严重，操作管理也无特殊优点，国内少有应用。Bain环路虽曾一度试用，并未得到推广，各种环路系统产品市场也少有供应。近来新型小儿与成人通用的麻醉机，潮气量最小可调至20～30ml。配有多种呼吸参数及呼吸功能监测装置，可自动补偿通气系统因各种因素造成的死腔，使实际通气量与设置潮气量基本一致，适用于成人及各年龄小儿的紧闭法麻醉（closed circuit anesthesia），正在推广。随科技的进步，新机型会不断出现，但一切改进都是根据临床的需要。设计更加精确，使设定值与实际值更加接近，功能更全面，不仅附有监测部分，且监测指标可以随意扩展，使用更安全、方便，但不能代替管理者的决策。

1）"T"形管法：构造简单，在气源输出导管远端接一内径合适的"T"形管，纵臂一端接气管导管，一端开放，横臂接气源，需扶助或控制呼吸时，横臂与气源间加一小气囊（通常用乳胶手套可代替），属开放法，适用于婴幼儿手术。新生儿及小婴儿不必加气囊，自主呼吸时，吸入空气和氧的混合气体，做扶助或控制呼吸时，可以用拇指腹轻按呼出端口，根据听诊呼吸音（略强于正常呼吸音）及目测胸廓运动幅度，决定按管口时间及氧流量（通常3～4L/min），控制呼吸时呼吸次数20～30次/分。2～3岁以上需扶助或控制呼吸时，可在横臂加呼吸囊，但需双手同步操作，吸气时左拇指按呼出端口，右手握挤气囊，呼气时双手同时松开，供氧流量以加压时能维持气囊充盈为度，婴幼儿约需 3~5L/min。控制呼吸次数稍少于正常呼吸次数，可参照不同年龄正常呼吸次数（表 14-3）。

表 14-3 不同年龄小儿呼吸次数

年龄	0~24 小时	1~7 天	8~30 天	3~12 个月	1~3 岁	3~5 岁	8~12 岁	12~16 岁
呼吸（次/分）	40~50	30~50	30~50	25~35	25~35	25~30	20~25	16~25

缺点是需两手同时操作（加囊"T"形管），且麻醉药浪费较多，空气污染较重，操作不当易致通气不足或过度和肺损伤。在暂无新型麻醉机的基层医院，对 6 岁以内小儿，尤其婴幼儿，即使较大手术，因可做扶助及控制呼吸，在 SpO_2 监测下麻醉，仍不失为一种可供选择的方法。

2）循环紧闭法：新型小儿和成人通用的紧闭法麻醉机，控制呼吸操作方便，有空-氧混合器，F_1O_2 可随意调控，性能稳定，节省麻醉气体，减少环境污染，调控性好，备有定容、定压两种通气模式，可以根据需要选择和随时转换应用。配有多种呼吸参数及气体监测系统，可以实时监测呼吸情况。①定容法：设置潮气量 7~10ml/kg，呼吸次数可略少于正常，婴儿、新生儿在 20~30 次/分之间。开机后在保持气道压≤20cmH$_2$O 的前提下，通过调整使 $P_{ET}CO_2$ 保持在 35~40mmHg，$P_{ET}CO_2$ <35mmHg 表明通气过度，应减少呼吸次数；$P_{ET}CO_2$ >45mmHg，表明通气不足，应增加呼吸次数。如气道压明显低于 20cmH$_2$O，且呼吸次数已在正常范围，则应增加潮气量；②定压法：设置气道压≤20cmH$_2$O，呼吸次数参照正常值，开机后根据 $P_{ET}CO_2$ 判断，通气过度，减少呼吸次数，通气不足，增加呼吸次数，直至 $P_{ET}CO_2$ 稳定在 40mmHg 左右。由于小儿氧耗大，分钟通气量远大于成人，据笔者观察，成人约 100ml/kg，而婴幼儿可达到 150~200ml/kg。笔者所在单位对体重 3.0kg 的新生儿，应用这两种方式均顺利完成麻醉，初步体会定压法似比较容易调控。尽管国外在阻力、死腔等问题上还存在异议，但国内某家医院已应用 10 余年，均顺利完成麻醉，现已常规使用。但毕竟价格昂贵，暂未购置时，在能监测 $P_{ET}CO_2$ 和气道压的条件下，将成人麻醉机更换成小儿风箱和细螺纹管，以减少膨胀死腔影响，细心管理仍可替代使用。根据笔者所在单位以往的经验，在 10kg 以上小儿，均曾安全使用。吸气阻力靠机械或手法控制或扶助呼吸克服，呼出阻力（PEEP）在 3.0cmH$_2$O 以下，对小儿无明显不利影响。一般只能用定容法，呼吸参数设定、调整的原则及方法同上，只是机器显示各值不够精确，误差较大，$P_{ET}CO_2$ 与气道峰压的监测与调整是最关键的环节。尤其是手法操作更需要细心和经验，努力保持压力均衡和节律规整。由于患儿个体间差异，术中必须根据 $P_{ET}CO_2$ 值调整呼吸参数。Gadgwell 报告的死腔补偿公式，如不是固定使用一台麻醉机，因各台机间死腔差异明显，实际应用困难。

（3）麻醉用药：可用一种或数种吸入药复合吸入或吸入与静脉麻醉药复合。

（二）静脉麻醉（intravenous anesthesia）及静脉复合麻醉

由于小儿药代动力学的进展和新短效药物如丙泊酚和瑞芬太尼进入临床，使小儿全麻包括婴儿和儿童静脉麻醉已跨入一个全新阶段。新生儿和婴儿的分布容积大，清除率低，在生后早期各种药物受体的密度、血-脑屏障的通透性都未发育成熟，不同年龄间药效学有很大的差异，但都可以安全、有效地应用于婴儿和儿童。由于这些新药的开发，可以根据患儿需要在大范围内进行药物的选择和复合应用，明显地提高了麻醉效果和安全水平。

1. 硫喷妥钠麻醉　新生儿脑组织血流供应相对较高，脑摄取量远超过成人。一项研究报告，新生儿诱导 ED_{50} 为（3.4 ± 0.2）mg/kg，< 6 个月为（6.3 ± 0.7）mg/kg，新生儿诱导量少的另一原因是因为血浆中与蛋白结合率低，游离部分较多，为成人的 $1.5 \sim 2.0$ 倍，故对硫喷妥钠特别敏感。1 个月后逐渐增加，但小儿清除较慢，不宜持续静脉滴入。其主要用于全麻诱导、基础麻醉（肌内注射或直肠灌注）、局麻药中毒（local anesthetic intoxication）和破伤风患儿的抗痉挛治疗以及单次剂量作用时间内能完成的小手术和处置。新生儿和婴幼儿用 1% ～ 1.25%，较大儿童用 2% ～ 2.5% 溶液静脉缓慢注射 4 ～ 6mg/kg（新生儿 3 ～ 5mg/kg），可使患儿在短时间内意识消失，进行预定的操作。注射过快可引起明显的呼吸抑制和血压下降。

2. 氯胺酮麻醉（ketamine anesthesia）　由于其强效的镇痛和麻醉作用，成为小儿最常用的静脉麻醉药之一，也常用于手术室外的麻醉。可静脉注射、肌内注射和口服，后两种方法多用于手术前给药，术后幻觉、噩梦等副作用较少见。由于药代学的差别，等效剂量因年龄而异，按 mg/kg 计算，控制体动剂量不同，小于 6 个月婴儿为 6 岁儿童的 4 倍。适用于小儿诱导、各种短小的体表手术及诊断性检查，可与其他麻醉药复合应用于创伤刺激较强手术的麻醉维持，麻醉前需用抗胆碱能药物抑制呼吸道分泌。年长儿伍用苯二氮䓬类药物，以减少麻醉后的噩梦、幻觉等精神症状。精神分裂症、血压高、颅内高压的患儿禁用。静脉注射首次量 1 ～ 2mg/kg，30 ～ 90 秒显效，维持 5 ～ 10 分钟后可追加 1 ～ 1.5mg/kg。哭闹的患儿可肌内注射 5 ～ 8mg/kg，3 ～ 5 分钟入睡，维持 10 ～ 20 分钟，镇痛效果可维持 20 ～ 40 分钟。追加时经静脉通路，剂量为 1 ～ 1.5mg/kg。用药后血压上升，心率增快。有时出现与手术刺激无关的无意识的体动，肌张力增强。剂量偏大或注药速度快时可出现呼吸抑制，要做好吸氧和辅助通气的准备。单独应用氯胺酮，苏醒时常有精神异常兴奋现象，如哭闹、躁动、呕吐等，可给予适量镇静剂。随着对氯胺酮药理学研究的深入，最近发现其对成人有抗痛觉敏化和抗前炎性因子作用 anti - proinflam - matory effect，在小儿是否存在还有待证实，其对人脑组织发育的促凋亡性质也尚需确定，大剂量应用于小儿的安全性有待进一步研究，所以不建议长时间持续滴注使用。

3. 羟丁酸钠（γ - OH）麻醉［sodiumhydroxybutyrate（γ - OH）anesthesia］　γ - OH 是 GABA 的中间代谢物，主要作用于大脑皮质的灰质、海马回和边缘系统。抑制经中枢和末梢突触的冲动传导，而无镇痛作用，是一种催眠性全麻药。通过血 - 脑屏障较慢，起效较慢，静脉注射 20 ～ 30 分钟后达作用高峰，作用持续 60 ～ 90 分钟。对脑血流量无影响，不增加颅内压。静脉注射后常出现心率减慢，收缩压轻度升高，脉压变大，心排血量无变化或略有增加。呼吸频率略减慢，潮气量增大，每分钟通气量略有增加。对肝、肾功能无影响。适用于婴幼儿和稍大儿童全麻的诱导和维持，尤其在危重患儿以及心脏手术患儿，优点比较突出。癫痫、惊厥患儿禁忌；心动过缓、低血钾症、房室传导阻滞者应慎用。诱导剂量 100 ～ 125mg/kg，缓慢静脉注射后 5 ～ 10 分钟左右意识消失，下颌松弛，咽喉反射抑制，咽喉、气管黏膜表面麻醉后，进行气管内插管，年长儿常需复合其他麻醉药和（或）肌松药。麻醉后血压稍增高，心率减慢。首次用药后 1 小时左右，根据需要可补充首次剂量的 1/2 维持麻醉。本药无镇痛作用，常与氯胺酮复合应用。由于能抑制呼吸道反射，且维持时间较长，又常用于气管异物的取出。副作用是诱导和苏醒期可出现锥体外系症状，表现为四肢肌肉不自主的颤动，随麻醉加深或其他复合药的作用可自行消退；还可促使钾离子进入细胞内，血钾稍有降低，但在正常范围，一般不需处理。

4. 依托咪酯（乙咪酯）麻醉 依托咪酯主要加强 GABA 对中枢神经的抑制作用。作用方式与对呼吸的影响与巴比妥类相似，能降低呼吸频率和潮气量。依托咪酯主要被肝脏和血浆中的酯酶水解，分布半衰期（2.6±1.3）分钟，消除半衰期略小于成人。静脉注射后约 30 秒，患者即可意识消失，一分钟时脑内浓度最高。在临床剂量范围内（0.1~0.4mg/kg）7~14 分钟自然苏醒。依托咪酯无镇痛作用，可降低脑血流及代谢率，并与剂量相关。该药对心血管系统的影响很小，适合于心脏病及危重患儿的全麻诱导。其副作用为抑制肾上腺皮质醇的合成，不论是长时间持续滴注或单次注射，均可产生。小儿诱导剂量（0.3mg/kg）即可明显抑制手术应激引起的皮质醇增加。单次给药抑制作用短暂，但在儿童静脉滴注输入后，可持续数小时之久，故不建议持续滴注。

5. 丙泊酚麻醉（propofol anesthesia） 根据国内、外药代动力学和药效学方面的研究，尽管结果并不完全一致，但与成人比较，小儿丙泊酚的分布容积较大（小儿 0.52L/kg，成人 0.27L/kg）、中央室较大和清除率较高，这一认识结论是一致的，没有理论依据提示应该限制丙泊酚用于 3 岁以下小儿。由于丙泊酚诱导起效快，苏醒迅速，且功能恢复完善，术后恶心、呕吐发生率低等特点和越来越受瞩目的对机体的保护作用，包括抗氧化作用，保护脑血流自身调节功能，麻醉中婴儿体温随环境温度下降时氧耗并不增加以及能降低颅内压、眼内压和 $CMRO_2$，对脑可能产生的保护效应，胸壁顺应性增加等，使其在小儿全麻诱导、镇静麻醉、手术室外麻醉、复合麻醉和 PICU 镇静中的应用日益增加。按体重计算小儿丙泊酚的诱导剂量较大，但存在个体差异，一般 10~15 岁的儿童 1.5~2.0mg/kg，3~9 岁的儿童 2.5mg/kg，而 3 岁以下者则需 3~3.5mg/kg。由于小儿静脉注射后蓄积现象不明显，可反复静脉注射或静脉持续滴注用药，维持期的输注速率也较成人高，小儿年龄越小，按体重计算所需丙泊酚的剂量越大。适用于小儿麻醉诱导、镇静麻醉及复合麻醉中的辅助用药。诱导剂量 2~3mg/kg（<2 岁小儿诱导用量可超过 3mg），缓慢静脉注射（>30~60 秒）2~3 分钟左右加用肌松药，可顺利进行气管插管。注药快时血压下降，心率减慢，停药后多能自行恢复，必要时静脉注射麻黄碱。持续静脉滴注用于镇静麻醉、手术室外麻醉和复合麻醉，有两种给药方式：①静脉滴注或用输液泵持续静脉注射，大儿童诱导后，先以 10mg/（kg·h）的速度输入，10 分钟后减为 8mg/（kg·h），然后根据各项临床指标调整输注速度，逐步减至 6mg/（kg·h）左右。婴儿剂量可适当增加，参照 15~13~11~10~9mg/（kg·h）原则递减至预期浓度。一般认为，用丙泊酚后意识恢复时的血药浓度为 1μg/ml，术中应维持大于该浓度，调整输注速度时应以血药浓度 2.5~3μg/ml 为目标。如果与其他麻醉药合用或出现循环抑制时，应减少丙泊酚剂量，手术后 ICU 镇静用量应 ≤3mg/（kg·h）；②靶控输注时，输入患儿的年龄、性别和体重，即可输入相应靶浓度的丙泊酚。丙泊酚的副作用除与注射速度有关的呼吸，循环抑制外，与小儿关系密切的是注射痛，静脉越细越明显，可以用利多卡因 0.1mg/kg 给药前静脉注射，或与丙泊酚混合后静脉注射，都可以缓解注射痛。还应引起注意的是，静脉滴注速度 >4~5mg/（kg·h）持续 48 小时以上，有可能发生罕见的致死性丙泊酚输注综合征。据现有报道，此征小儿多于成人，高脂血症是主要病理生理改变，心力衰竭是最终死因，乳酸酸中毒是早期临床征象。急性感染和呼吸道感染者禁用。

6. 咪达唑仑麻醉 在小儿，除静脉注射外，肌内注射、口服及直肠给药都有研究报道。后三种途径给药后，血浆浓度达峰值时间分别为 15、30 和 53 分钟，其清除和生物利用率分别为 10.4、50.8 和 33.4ml／（kg·min）及 87%、18% 和 27%。用于儿童静脉诱导剂量高达 0.6mg/kg。其作用尚不及硫喷妥钠，故常复合其他麻醉药进行诱导。多用于辅助麻醉和手术前用药及手术后镇静。

7. 芬太尼类麻醉　主要作为镇痛和抗应激药用于复合麻醉，除作用时间与强度有所不同外，其药理作用类似。①芬太尼作为全麻药或辅助药可安全用于婴儿和儿童。复合其他麻醉药用于小儿诱导插管，由于不明显抑制循环而用于小儿心脏直视手术，20~50μg/kg（最大 100μg/kg）即可为新生儿和婴儿心脏手术提供全身麻醉。但容易发生心动过缓（对成人有利），使婴儿心搏量减少，可应用使心跳增快的迷走神经解药（vagolytic）如阿托品进行拮抗。呼吸抑制作用较强；②瑞芬太尼为超短效阿片类药，消除半衰期仅为芬太尼的 1/6，在婴儿有最大的分布容积和最快的清除率，但消除半衰期各年龄组相同（3.4~5.7 分钟），研究提示，新生儿和小儿瑞芬太尼的药代动力学特征与成人相仿，对早产儿、足月儿都是一种良好的复合麻醉成分，手术后恶心、呕吐少见。经静脉途径给药，负荷量 1μg/kg，继以 0.25~1μg／（kg·min）的速率输注，在静脉注射或输注的速度大于 0.5μg／（kg·min）时，可能发生低血压和心动过缓，当同时应用吸入麻醉药时，推荐输注瑞芬太尼的开始速度为 0.25μg／（kg·min），停药后痛觉迅速恢复，应在停药前开始术后镇痛。

8. 全凭静脉复合麻醉　即针对催眠、镇痛、肌肉松弛及减轻应激反应等四方面的基本要求，根据各麻醉药的主要药理作用选用几种静脉麻醉药和辅助药复合应用，进行全身麻醉。基本上是催眠与镇痛药的伍用，根据需要加用肌松药，充分发挥各药的优势作用，用最小有效剂量，合理利用药物相互之间的正面作用，剔除配伍禁忌，以达到能充分满足临床需要的全身麻醉。用肌松药者，呼吸管理同吸入麻醉。根据近年对应激反应的研究发现，芬太尼类除强效镇痛外还兼有较强的抗应激作用，尤其是短效的瑞芬太尼和短效且对机体有保护作用的丙泊酚在复合麻醉中的应用，备受青睐。药物的具体组合配伍多种多样，应根据病情需要、个人经验和条件选定。列举几种常用复合方式。

（1）氯胺酮与羟丁酸钠复合麻醉：是一种传统的常用复合方式。广泛用于小儿较小手术。麻醉前应给抗胆碱药和苯二氮䓬类药。麻醉诱导一般采用单次静脉注射氯胺酮 2mg/kg，可根据患儿情况酌情增减，缓慢推注 1~2 分钟后患儿入睡。应密切观察呼吸，注意保持呼吸道通畅，然后静脉注射羟丁酸钠 50~100mg/kg 作为背景催眠，还能加强并延长氯胺酮的作用。手术切皮时再追加氯胺酮 1mg/kg。以后每隔 30~60 分钟或麻醉转浅时再静脉注射 1mg/kg，直至术毕。氯胺酮容易蓄积，不适于长时间手术。

（2）神经安定镇痛麻醉：主要用于小儿局麻、神经阻滞和椎管内阻滞时的催眠镇静。氟哌利多与芬太尼按 50∶1 混合，称为氟芬合剂，一单元内含氟哌利多 5mg 和芬太尼 0.1mg。用量一般按 0.05 单元/kg 分 2~3 次静脉注射。氟芬合剂催眠作用较弱，要达到全身麻醉，常需加用其他麻醉药。

（3）丙泊酚与多种镇痛性药物伍用，进行全凭静脉麻醉（total intravenous anesthesia）。此时，丙泊酚的主要作用为催眠和增强镇痛。例如，①与芬太尼类复合：先给芬太尼 2μg/kg，再静脉注射诱导量的丙泊酚。意识消失后可配合肌松药行气管内插管。维持时每 30 分钟追加芬太尼 0.5μg/kg 一次。丙泊酚的最适剂量因年龄而有所不同，大儿童为 6~10mg／（kg·h），婴幼儿、新生儿 9~15mg／（kg·h），伍用芬太尼加氧化亚氮时，丙泊酚可分别降至 4~6mg／（kg·h）和 9mg／（kg·h）以下，与更短效的阿芬太尼、瑞芬太尼等伍用行复合麻醉时，可控性更好；②丙泊酚和氯胺酮静脉麻醉。氯胺酮的诱导量 $1 \sim 2mg/kg$，维持 $0.5 \sim 1mg/$（$kg \cdot h$），根据麻醉时的体征调整各自的输注速度，如血压下降时宜减慢丙泊酚，增加氯胺酮的输注剂量等。虽然由于靶控等先进技术进入临床，使全凭静脉麻醉跨上一个新的台阶，但由于小儿个体间差异，群体间差异包括健康儿和患儿间，不同疾病患儿间，同病种病情轻重患儿间的差异以及手术刺激强度的变化等，使麻醉深度仍需随时进行调整，静脉麻醉药的速度调整则远不及吸入药。所以，静吸复合成为现代最普遍应用的全身麻醉方法，也是小儿常用的麻醉方法。切记任何麻醉方法都不能以肌松药代替麻醉药来加深麻醉。

（三）肌肉松弛药在小儿的应用

在婴幼儿时期，神经肌肉接头发育未成熟，物理的、生化的变化都在发生，肌肉收缩性在变化，肌肉量在身体中的比例也在增加，因而，神经肌肉接头对肌松药的敏感性也随之在不断变化。此外，由于小儿体液分布特点中细胞外液比例较大，且随年龄增长变化，而肌松药是水溶性的，致使其表观分布容积、再分布、清除和代谢速度都在变化，影响作用部位的药物浓度，从而影响肌松药的药效（ED_{50}、ED_{95}）和阻滞时间。在生后早期，由于体内分布容积较大，临床上需要更大的负荷量才能达到预期的血药浓度。但由于神经系统的发育，肌松药受体和乙酰胆碱的释放逐渐增加，对肌松药的敏感性也在逐渐增加。反映在 ED_{95} 的变化上，应用于成人的肌松药基本都可用于小儿，基于上述特点，不同年龄，剂量有所不同。

琥珀胆碱是目前临床唯一应用的去极化肌松药。由于潜在的肌病，FDA 曾经提出警告，"小儿应用琥珀胆碱限于紧急插管或立即维持下呼吸道安全所必需"及其存在恶性高热的潜在危险，人们不能不有所顾忌，再加上短效非去极化新肌松药的不断出现，使其临床应用有所减少，但由于其速效、短效的优点，至今仍在应用。琥珀胆碱为水溶性，婴儿和儿童所需剂量较成人为大，通常 $2mg/kg$ 静脉注射。在建立静脉通路前，紧急需要插管时，亦可肌内注射，起效时间需 $3 \sim 4$ 分钟，剂量需增至 $3 \sim 4mg/kg$。最常见的副作用是房室结性或窦性心动过缓，也有心跳骤停的报道，为此，术前药中须给阿托品。

（四）全身麻醉深度的判断

近年来，对麻醉深度监测方法的研究取得了很多进展。如利用食管下段收缩性、额肌肌电图、心率变异性、诱发电位、脑电图能量谱分析、双频谱分析等，基本都是反映大脑皮质和脑干受抑制程度，难以于手术中在各种伤害性刺激存在的条件下可靠地反映临床麻醉深度。且目前多用于研究，尚不能适应小儿临床麻醉的要求。小儿麻醉的深浅变化快，反映麻醉深浅的临床征象较难把握。传统的乙醚分期征象，原本对小儿就不典型，对于新的吸入麻醉药及静脉麻醉更不适用，再加上不同年龄小儿其表现还有差异，特别是多种静脉和吸入麻醉药的复合应用，更增加了判断的难度。临床麻醉需要的是能达到催眠、镇痛、顺行遗忘、抑制应激反应和发挥麻醉药的保护作用而又使血流动力学稳定，不发生知晓的麻醉深度的客观指标。迄今尚没有一种仪器能满足上述要求。主要还是靠临床征象（包括意识、呼吸、循环、眼征、吞咽、肌肉张力、对刺激的反应等）及药物浓度或（和）给药速度、剂量 $[mg/$（$kg \cdot min$）]进行综合判断。即使评价较高的双频谱仪，因小儿脑发育成熟度与年龄相关，且在不断发育，用于术中监测的意义远不如成人。从临床实际需要看，判断麻醉绝对深度的意义不太重要，深度对刺激强度而言是相对的，需要根据刺激强弱来随时调整，目标是在意识消失和充分镇痛的基础上减轻或抑制创伤或其他损伤刺激的感受和反应，且对正常生理活动的抑制最小，深度的下限是生理功能指标绝不能低于允许的生理范围。

1. 自主呼吸不插管麻醉　多为短小手术或镇静麻醉。主要根据给药速度、剂量，若眼睑反射消失，手指肌松弛（随意被动伸开），表明已达相当深度。呼吸抑制（频率减慢、幅度减小）、SpO_2 下降，表明麻醉偏深或给药偏快，手术刺激时体动，表明麻醉过浅。

2. 自主呼吸插管麻醉　多为中、小手术或需控制保护呼吸道的手术，如五官科手术。适宜深度的基本指标为能耐受气管导管。同时参照给药速度、剂量，呼吸抑制，手术刺激体动，除反射性（如眼心反射）原因外，一般血压、心率变化在生理范围内且波动较小。

3. 插管麻醉扶助呼吸　用于各部位长时间大或较大手术。因有自主呼吸存在，耐受导管仍属重要指标之一，除给药速度、剂量，手术刺激体动之外，泪腺分泌增加，血压、心率变化也有重要参考价值。非心脏原因的心率过快，往往是应激反应过强，麻醉偏浅。

4. 机械通气控制呼吸　用于各部位长时间大或较大手术。由于肌松剂的应用，耐受导管已无指标意义，给药速度、剂量，特别是复合应用数种药物的综合效应和血压、心率已成为最主要的指标。泪腺分泌增加仍有意义。所以，对吸入药的 MAC 值，静脉麻醉药的作用强度、等效剂量、单次量、输注速度、每小时剂量等，均应熟记。小儿心血管容易受抑制，且发生在脑中枢抑制之前，所以，血压已成为判断麻醉深浅的重要指标，这也是强调测量血压的理由之一。麻醉诱导和维持当中出现心跳过缓和血压下降，首先应想到麻醉"过"深，不论是否还有其他原因，一旦发现，均应立即停止或减浅麻醉。若属其他原因所致，在判明原因并得到解决或明显改善后，再重新加深麻醉。但更不能使之过浅，尤其在应用肌松药后呛咳、体动等反应都不能出现，为追求术后苏醒快，以肌松药解决麻醉偏浅，使伤害性感受得不到抑制，应激反应增强，甚而患儿知晓，不仅影响术中经过，增加患儿痛苦，还可影响术后恢复。总之，对小儿麻醉深度的判断主要有赖于施麻醉者的全面细心观察和经验积累，客观的监测手段有待进一步研究和探索。

（五）全麻苏醒期处理

苏醒期是小儿术后高危期，小儿全麻尽管苏醒较快，但在苏醒过程中呼吸道问题远较成人多发，发生率达 4%～5%。小儿围手术期心跳骤停近 50% 是由于苏醒期的呼吸问题。

1. 停止给麻醉药和肌松药的时间　应根据预计手术时间选择作用时间相适应的药物，术中注意观察手术的进度，决定停药时间。目前临床常用麻醉药多为短效，苏醒延迟已明显减少，如停药过早，麻醉太浅，小儿吞咽频繁，容易发生拔管前呕吐及拔管后喉痉挛，且影响手术后期处理，如敷料包扎，石膏固定等。苏醒不充分者，需在手术室或苏醒室观察，观察的时间还有赖于施行麻醉者判断。对小儿苏醒的评估，即使有些征象表明小儿已"清醒"，但并不说明小儿已恢复到正常生理状态。许多生理反射并未恢复正常，何况这些功能本来就未发育成熟，呼吸道梗阻随时都可能发生。

2. 拔管时机　拔管的必需条件是自主呼吸平稳时，呼吸空气 ≥5 分钟，SpO_2 稳定在 95% 以上。拔管后能在自己维持呼吸道通畅的条件下呼吸空气，观察 5 分钟左右 SpO_2 无下降，表明呼吸功能已恢复到可维持正常生理需要的通气和换气，方可送回。已留置胃管和疑有胃内容或大量气体潴留者，拔管前应用胃管吸净胃内容，以避免发生反流误吸和腹胀。拔管时机可有两种选择：①清醒拔管，即患儿已清醒或基本清醒，上呼吸道反射恢复的条件下拔管，临床多用。优点是拔管后可立即送回病房，节省在手术室停留时间。拔管前 2～3 分钟静脉注射利多卡因 1.0～1.5mg/kg，可以减轻呼吸道反应；② "深" 麻拔管，是指自主呼吸恢复，已达拔管条件，但在意识未恢复状态下拔管。在有些手术需保证拔管前、后呼吸平稳及无躁动不安时采用，继续吸入麻醉药至拔管前，在患儿安稳状态下拔管，但拔管后必须观察到清醒，由于七氟烷或地氟烷等苏醒快，停药后清醒也很迅速。最好避免在 "深" 麻向清醒过渡期间拔管，此时呼吸道反应活跃，容易发生喉痉挛、呛咳、屏气、缺氧、呕吐、误吸，尤其在敏感呼吸道患儿。困难呼吸道和口腔颌面部手术，拔管后难以保持呼吸道通畅的患儿，应待完全清醒后拔管，必要时带导管送回 PICU 病房或特护病房。羟丁酸钠静脉麻醉时，作用时间长，容易发生苏醒延迟，应予注意。危重症手术，心脏手术或手术后病情危重不能脱离呼吸机者，应在机械通气下送回 PICU 病房。

3. 全身状态综合评估　手术结束后小儿循环功能一般变化较小。但小儿全血量少对术中出血量的影响仍必须审慎估计，"小" 量出血也可造成休克。对有心血管或（和）其他重要并存病的长时间、大手术、危重病、急诊手术等，应注意全面评估，对有器官功能受累、血压不稳定或需血管收缩药维持者，应送 PICU 病房进行呼吸、循环监测及治疗，无 PICU 病房则应给予特护。术后仍需继续输液及输入药物的患儿，手术结束后及运送途中既要保持输液通路通畅，更要避免速度过快和过量，以免发生超负荷肺水肿和药物过量。

4. 苏醒期谵妄、躁动　原因比较复杂，诸如麻醉前焦虑、恐惧，诱导不平稳，维持麻醉应用七氟烷、地氟烷或氯胺酮，低氧血症，瑞芬太尼停药后痛觉的迅速恢复和导尿管的刺激等均可引发，对小儿内环境稳定和术后恢复有诸多不利影响，应给予适量的镇痛、镇静药如芬太尼 1μg/kg，曲马多 1～2mg/kg，或在有效镇痛的基础上给予丙泊酚 0.5mg/kg 或咪达唑仑 0.2mg/kg 等，尽快使之安静。同时认真查明有无低氧血症、低血容量、低血糖等情况，并根据指征给予相应处理。术前给可乐定、芬太尼有一定预防作用。

5. 恶心、呕吐　可给予氟哌利多 20～75μg/kg，或恩丹西酮 0.05～0.1mg/kg 等防治。

（六）并发症

1. 呼吸系统并发症　呼吸系统并发症是小儿麻醉最常见的并发症，主要由于呼吸抑制、呼吸道梗阻及氧供应不足所致，可发生于术中及术后，处理原则包括清除呼吸道分泌物，进行辅助呼吸以及增加氧供。

小儿呼吸易受药物抑制，术前用药过量或对术前药有高敏反应即可引起呼吸抑制。应用肌松药后必须加强呼吸管理及监测，术后呼吸抑制可因全麻过深或（和）肌松药残余作用引起，应针对原因进行积极处理。

呼吸道梗阻在小儿麻醉很常见，舌后坠及分泌物过多是上呼吸道阻塞的常见病因。小儿即使施行气管内麻醉，仍有呼吸道梗阻的潜在危险，因气管导管可能被扭曲或导管管腔被稠厚分泌物阻塞。小儿气管插管后喉梗阻发生时间多在气管拔管后 2 小时以内，也可在拔管后即刻出现吸气性凹陷，严重的有典型的三凹征和氧饱和度下降。喉镜检查可见喉部充血，黏膜水肿，以杓状软骨部位最明显，处理包括①镇静、吸氧；②静脉注射地塞米松 2～5mg；③局部喷雾麻黄碱及地塞米松（喷雾液配方麻黄碱 30mg、地塞米松 5mg 加 0.9% 氯化钠液至 20ml），病情常可好转并逐渐消退。喉痉挛是小儿麻醉期间常见并发症，多因浅麻醉下局部刺激所致，经吸氧或加深麻醉而缓解，严重喉痉挛需行面罩加压氧辅助呼吸，如无效，应及时用肌松药静脉注射后进行气管插管。胃内容物误吸、支气管痉挛是下呼吸道阻塞的常见原因。支气管痉挛时有哮鸣音，气管导管常很通畅，但吹张肺脏时阻力很大，此时可试用阿托品、氨茶碱或地塞米松静脉注射，支气管痉挛可望获得改善，如仍未改善，可应用琥珀胆碱静脉注射。

拔除气管导管有时可产生拔管性喉痉挛，故拔管前应清除咽喉部分泌物，以减少刺激。拔管后可让病儿自主呼吸，不宜用强烈的加压呼吸，否则反而引起喉痉挛。严重喉痉挛可引起缺氧，如加压给氧无效，需用琥珀胆碱静脉注射后再作气管插管给氧，故小儿拔管时应准备好再行气管插管的准备。

2. 循环系统并发症　小儿麻醉期间，心率、心律及血流动力学改变较呼吸系统少见。正常婴儿应用阿托品后心率可增快至180次每分，一般情况下并无不良后果。麻醉期间心率减慢可因低氧血症、迷走神经刺激或心肌抑制所致。心动过缓在小儿麻醉期间往往提示有危险性因素存在。婴幼儿主要依靠心率维持心排血量，当心率减慢时，心排血量亦随之下降。术前阿托品剂量不足，氟烷麻醉时可引起明显心动过缓，静注琥珀胆碱也可引起心动过缓。心脏手术中心率减慢也可能因房室传导阻滞引起，可用异丙肾上腺素静脉持续输注或安装心脏起搏器治疗。小儿对缺氧、失血等代偿能力差，若未及时治疗，可导致心搏骤停。心搏骤停是麻醉期间最严重的并发症，麻醉期间心电图监测可早期发现各种心律失常，并及时诊断心搏骤停。发现心搏骤停时应立即停止麻醉，进行胸外按压，静脉注射肾上腺素，非气管插管全身内麻醉者应立即行气管插管，并用纯氧作过度通气。小儿胸壁弹性较好，胸外按压效果较好，这与成人有所不同。

3. 神经系统并发症　虽然，近年来麻醉监测技术和麻醉医师素质都有了长足的发展和提高，但是，与麻醉相关的损伤，小儿术后神经功能障碍亦时有报道。小儿术后中枢神经系统的并发症主要是由于围术期缺氧所致的。患儿一旦发生脑缺氧、昏迷或抽搐，必须及时用低温、脱水的方法治疗，并充分供氧，有抽搐时可应用地西泮或硫喷妥钠治疗，如治疗不及时，即使患儿清醒，也可造成智能低下、痴呆等后遗症。麻醉期间发生惊厥常因局麻药中毒或高热所致。恩氟烷及氯胺酮麻醉时可发生肌震颤，减浅麻醉后很快消失，通常无后遗症。小儿术后发现的周围神经损伤常因术中体位不当所致，如上肢过度外展可造成臂丛神经损伤，腓总神经也可因体位压迫而损伤，围术期应注意加强对患儿的保护。

（纪　维）

第五节　区域麻醉

局麻、区域阻滞、硬膜外及蛛网膜下隙阻滞等区域麻醉在小儿的应用与成人不同，一般是在全身麻醉下施行的。以往认为小儿不能合作，不是应用的对象。最近认识到，其不仅仅是解除疼痛，改善麻醉效果，更重要的是减少全身麻醉的负面作用，减轻创伤刺激的上传，从而减轻神经内分泌反应，既可使手术经过更平顺，还可用于术后镇痛，缩短住院时间，所以，其在小儿的应用已逐步得到认可。

（一）小儿局麻药药理特点

局麻药的选择不仅考虑起效时间和作用持续时间，更要考虑其安全性。小儿特别是新生儿在神经发育过程中面临直接神经毒性作用的最大危险，因此，要尽量避免高浓度局麻药的使用。酯类局麻药如丁卡因，由血浆中胆碱酯酶代谢，与年龄关系很小，故仍应用于新生儿、婴儿脊麻。酰胺类在肝脏代谢，在血液中首先与蛋白结合，其中左旋布比卡因和罗哌卡因 90% 以上与 α_1 – 酸性糖蛋白（高亲和力）和蛋白（高容量相对低亲和力）结合，故血药浓度较低。酰胺类的利多卡因与蛋白结合少，代谢产物抑制与其降解有关的内生酶，消除半衰期长，分布容积大，给药后血浆中游离部分占 30% ~ 40%，（而左旋布比卡因和罗哌卡因只有 4% ~ 7%），血浆浓度高。当血浆浓度在 2 ~ 4μg/ml 时有抗惊厥作用，10μg/ml 时则可致惊厥，脐带血浓度 2.5μg/ml 即可抑制 Apgar 评分，说明利多卡因对小儿毒性较大，现已基本不用于婴幼儿的硬膜外及蛛网膜下隙阻滞。

（二）麻醉方法

1. 硬膜外阻滞（epidural block）　小儿硬膜外阻滞对心血管的影响与成人不同，麻醉后交感神经阻滞所引起的低血压仅见于 10 岁以上较大儿童，可能与小儿血液主要集中于中心循环，下肢血容量较成人相对少，对血容量不足主要靠心脏代偿，以及小儿外周血管阻力低而稳定，血管扩张对血流动力学影响较小，交感神经发育未成熟等有关。如麻醉前已有低血容量，阻滞后仍可发生低血压。随骶管阻滞的推广，硬膜外阻滞在婴幼儿的应用已明显减少，多用于较大儿童。小儿皮肤至硬膜外隙的距离较短，黄韧带较薄，负压又不明显，判断进入硬膜外隙的突破感和气泡压缩试验均不如成人明显，所以需由有经验的医师穿刺。硬膜外隙注空气试验有引起空气栓塞的可能，故判断注射阻力以注射生理盐水为好。小儿硬脊膜外隙神经干细，鞘膜薄，麻醉作用较成人出现快。常用药物 0.25% 布比卡因或 0.2% 罗哌卡因溶液胸段 0.3ml/kg（最大 12ml），腰段 0.5ml/kg（最大 15ml）。利多卡因在婴幼儿允许剂量范围内有时难以达到满意的麻醉效果，已少使用，在大儿童的应用可参照成人。

2. 骶管阻滞（caudal block）　小儿硬脊膜末端距骶尾韧带 2 ~ 3cm，相当于第 2 骶椎水平，骶管穿刺比较安全易行。小儿骶管腔容积小，从骶管穿刺给药，麻醉药可向腰胸部硬脊膜外隙扩散。婴幼儿按 1ml/kg 经骶管给药，麻醉平面可达 $T_{4~6}$，所以，新生儿及婴幼儿经骶管阻滞完全可以满足腹部及下肢手术要求，术后还可用于镇痛，因此，骶管阻滞与浅全身麻醉的复合应用日益增加。小儿骶管穿刺时，骶尾韧带感觉比较明显，自尾骨尖向上摸到骶裂孔后用普通针头或套管针（便于留置术后镇痛用）在骶裂孔的正中央凹陷处与额状面呈45°角进针，通过骶尾韧带有"突破"感后，气泡压缩试验阻力消失，反复抽吸无血液及脊脑液回流，即可连接装有相应剂量局麻药的注射器注药，先给试验剂量，以防误入血管或平面异常。常用药液为布比卡因 0.25%、左旋布比卡因 0.25%、罗哌卡因 0.2%，利多卡因 1% 与布比卡因或罗哌卡因的等量混合液，剂量 0.5 ~ 1.0ml/kg，根据手术需要达到的麻醉平面决定，为延长作用时间，可添加阿片类药。术后镇痛可减低浓度并添加阿片类或其他镇痛药。麻醉失败的主要原因是骶裂孔定位有误或局麻药容量不足。如果意外误入血管未被察觉，常用量的麻醉药注入也可引起局麻药的中毒。复合全麻时，中毒的神经症状常被掩盖，因此，心脏改变成为首先被发现的征象（QT 延长、心律不齐、心跳停止）。

3. 蛛网膜下隙阻滞（脊麻）[subarachnoid（spinal）block]　适用于腹部以下部位手术。早产儿、有支气管炎病史、呼吸暂停史或需要呼吸支持的婴儿，全麻后容易发生呼吸暂停和心血管功能不稳定，本法可减少这些并发症。穿刺点选择以 $L_{3~4}$ 或 $L_{4~5}$ 间隙最为安全。在基础麻醉下或小婴儿侧卧位穿刺时，头勿过度前屈，以免影响呼吸道通畅。麻醉药、浓度和容积，各家报告不完全一致，下述剂量可供参考。如 1% 丁卡因，0.5mg/kg 加等量 10% 葡萄糖溶液作用时间至少维持 90 分钟；或按体重给等比重或高比重布比卡因 0.5 ~ 0.6mg/kg；体重大于 5kg 者，因 CSF 减少，药量应减少，5 ~ 15kg 者，高比重布比卡因 0.4mg/kg，

15kg 以上者，0.3mg/kg。左旋布比卡因毒性小，剂量与布比卡因相同。8 岁以下小儿头痛少见。

4. 神经干阻滞（nerve trunk block） 小儿 2 岁以前神经髓鞘尚未发育完成，髓鞘是酯类特性而局麻药是脂溶性的，所以，髓鞘的发育程度对局麻药的药效学有明显影响。解剖学上髓鞘疏松包绕神经，小儿年龄越小，注入的药液越容易沿神经走行弥散。由于在全身麻醉下穿刺，最好在神经刺激器或超声引导下操作。既能提高成功率，还可避免神经损伤。局麻药可用布比卡因、左旋布比卡因、罗哌卡因，单次注射 0.2% ~ 0.25% 低浓度用于婴幼儿及 <5 岁儿童，0.375% ~ 0.5% 浓度可用于 >5 ~ 8 岁以上儿童，药液应加 1：200 000 肾上腺素，以降低药物血浆浓度。1% ~ 2% 利多卡因溶液在总剂量不超 5 ~ 7mg/kg 的条件下也可应用。臂丛阻滞应用最多，常用穿刺径路有腋路法和肌间沟法。坐骨神经、股神经、椎旁阻滞等，均值得推广应用。

5. 恩纳软膏（eutectic mixture of local arresthetic，EMLA） 唯一的皮肤表面麻醉剂，含 2.5% 剩多卡因和 2.5% 丙胺卡因，可透皮吸收。软膏涂在皮肤表面，60 分钟左右起效，只用于小儿，可使经皮穿刺无痛。皮肤外伤和炎症部位禁用。

（三）局麻药的毒性反应

基于小儿血浆蛋白低，局麻药代谢慢，剂量相对较大，血药达峰浓度较快，脑、心分配量较多，容易发生中毒，症状也较严重。直接原因有两个。①局麻药误注入血管内：给药前应反复回抽和硬膜外阻滞试验剂量是必需的；②局麻药过量或浓度过高：神经干阻滞时容易发生，麻醉前应计算准确浓度和剂量，全量注完如效果不满意，应改换麻醉方法，不可增加用量。处理：包括维持通气，充分供氧，无呼吸者面罩加压吸氧；惊厥、抽搐时给咪达唑仑或硫喷妥钠控制；心跳过缓给阿托品，血压低应用血管活性药；心跳停止者，立即应用肾上腺素及规范的复苏措施。其他并发症少见。

（纪　维）

第六节　小儿围手术期镇痛

近年来疼痛治疗发展迅速，但小儿围手术期镇痛（perioperative pain management）却因种种原因未得到充分的发展。即使新生儿或危重患儿，对未解除或未充分解除的疼痛也非常敏感。以往认为，小儿对疼痛的经历既无反应，又无记忆，这不符合实际。事实上，妊娠 24 周时所有传导和感知疼痛的传导通路均已出现，并具有功能。在新生儿的研究证明，对疼痛伤害部位不给予阻滞时，脊髓后角传导通路出现叠加放大效应，对后来的刺激会更加敏感。新生儿行包皮环切术不施麻醉，引起的疼痛可较长地影响婴儿行为的发育。新生儿、婴幼儿及儿童在大手术后与成人一样可引起严重的代谢内分泌和循环的应激反应，如不给予适当的镇痛，将明显影响术后恢复过程，甚而发生危及生命的并发症。临床上常低估了小儿疼痛的影响，而过高估计了止痛药的危险和副作用，由于对镇痛药成瘾的惧怕而不愿提倡使用，事实上，应用镇痛剂量的药物即使是阿片类药物也是很难成瘾的。小于 3 岁的小儿不能用恰当的语言表达疼痛的部位、性质和程度，呼吸快速、浅表，心率增快，血压升高，婴儿还可能出现心动过缓以及哭泣、叫喊、躁动等，均属疼痛的临床表现。也有的小儿因怕注射而不敢说疼，表情忧郁痛苦，都应询问有无疼痛而给予适当的镇痛。围手术期小儿的一切疼痛，尤其手术后的疼痛与不适，都应给予镇痛治疗，并尽可能避免采用注射途径。一般镇痛药都可用于小儿，只因不同年龄药代学的差异，剂量有所差别。镇痛药的药理学参照有关章节。轻、中度疼痛可用非阿片类镇痛药，急性重度疼痛可用阿片类镇痛药。

（一）常用镇痛药

1. 非阿片类镇痛药　包括退热、止痛药和非甾体抗炎药，是小儿最常用的止痛药，其他非甾体抗炎药布洛芬、萘普生（naproxen）、双氯酚酸（declofenac）、酮咯酸（ketorolac）、环氧化酶2（COX‐2）抑制剂罗非昔布（rofecoxib）、塞来昔布（cerecoxib）等，均可用于小儿的轻、中度疼痛。若镇痛作用不足，可与阿片类药物伍用。此类药物品种很多，新品种不断出现，可参照有关研究资料及说明书选用。曲马多也是一种安全有效的镇痛药，与阿片类相比副作用较小，是较好的替代药。推荐剂量是 1～2mg/kg，每 6 小时口服一次。最大剂量少于 8mg/（kg·d）。

2. 阿片类镇痛药　适用于急性剧痛和手术后疼痛。常用药物有吗啡、哌替啶、芬太尼、可待因等。在新生儿及小婴儿，由于血‐脑屏障未发育成熟，吗啡代谢清除较慢，且在血内与蛋白结合较少，故容易发生呼吸抑制等副作用，应慎用。哌替啶由于其代谢产物去甲哌替啶有致癫痫倾向，故不宜多次使用。可待因用于较轻的疼痛或与非阿片类药物伍用。

（二）常用的镇痛方法

除口服镇痛药外，围手术期常用方法如下。

1. 吗啡连续静脉滴注　吗啡连续静脉滴注能提供恒定的镇痛效果，且很少出现不良反应。7 岁以上小儿亦可应用自控镇痛（PCA）获得更适合于患儿要求的镇痛效果。

2. 硬膜外阻滞　最适用于硬膜外或骶管阻滞下做胸、腹及下肢、会阴手术后止痛。在手术结束后给一次长效局麻药如罗哌卡因、布比卡因，即可维持 6～8 小时无痛，如加吗啡类维持时间更长。可避免感染和管理上的困难。超过有效时间可再口服其他类止痛药。亦可应用连续滴注，较大儿童还可自控给药。局麻药可加入以阿片类为主的其他镇痛药，以提高镇痛效果，减少各药浓度及剂量。

周围神经阻滞：可在手术中、后建议由手术医师实施，或由麻醉医师在手术后穿刺给药。可单独或与全身用药联合应用，并发症少见。如腹股沟疝术后的髂腹下和髂腹股沟神经阻滞，下肢手术的股神经阻滞，上肢手术后的臂丛阻滞，唇裂修补术后的双眶下神经阻滞等。

（纪　维）

第七节　小儿麻醉术中监测

小儿麻醉过程中病情变化快，对重要生理指标的监测十分重要，SpO_2、ECG、$P_{ET}CO_2$ 监测已普遍应用，但不能舍弃传统的听诊器和血压计，它们临床麻醉中仍具有不可替代的作用。

1. 听诊　心前区（特殊体位时也可在后背部）或食管内固定一听诊器，听诊器头的位置以能同时听到呼吸音和心音为适宜，可随时听取呼吸有无杂音、痰鸣、减弱或梗阻，以及心音的强弱，对新生儿及婴幼儿更为重要。

2. 皮肤、黏膜的色泽　有无青紫或苍白，可立刻直观发现重大病情变化。

3. 无创血压　应常规进行监测，袖带宽度应相当于小儿上臂长度的 2/3，通常 3 岁以前约为 2.5cm，3～7 岁为 5cm，7～10 岁为 10cm，11 岁以上为 12.5cm。小儿袖带宽度必须合适。过宽易使血压值偏低，反之偏高。对新生儿、小婴儿不可省略。电子血压计在血压波动大时测定数值常不准确或不及时，此时宜用听诊或手触脉测法测量收缩压。

4. 心电图　小儿手术中心血管突发事件多见，重大手术 ECG 监测应列为常规，以便及时发现问题及处置。如条件限制，至少在并存心脏病、心律失常及危重患儿给予监测。

5. 体温　手术中体温容易变化，除极短小手术外，在婴幼儿应属常规监测项目，可选用普通温度计或电子温度计测腋窝温（体表温）、鼻咽温（代表脑）、食管温（代表心脏）或直肠温（代表腹腔内脏）。用以指导调整环境温度和保温措施以及评估体内组织器官温度及其氧合代谢情况。

6. 尿量　创伤大、时间长、出血多、输血和输液量大的手术应测定每小时尿量，以维持 0.5～2.0ml/（kg·h）为合适。生后 1 周以内新生儿尿量变化大，不宜作为估计血容量是否充足的指标。

7. 脉搏血氧饱和度　属常规监测项目，小儿容易缺氧，且变化快。连续监测 SpO_2 更为重要。在小儿，由于 SpO_2、PaO_2 与氧供（释氧量）关系在发育过程中不断变化，故应注意不同年龄 SpO_2、PaO_2 与 P_{50} 和氧供的对应关系。

8. 呼气末 CO_2 分压　由于新生儿、小婴儿机械死腔与潮气量的比值大，呼吸频率快，新鲜气流量大等因素，虽使用适用于小儿的监测仪，在通常采样部位取气样，误差仍然偏大，应使用可插入气管导管深部的特制细导管采样，或用长穿刺针从导管侧壁插入至导管深部取样。但由于小儿呼吸快，采样量大，仍有可能使 $P_{ET}CO_2$ 与 $PaCO_2$ 的相关性受到影响，必要时须查血气（$PaCO_2$）进行对照。这方面有待研究改进。

9. 中心静脉压　用于心脏手术和创伤大、出血多以及危重患儿的手术。经颈内或锁骨下静脉置管，可作为估计血容量及右心功能的指标。作为快速输液、输血的通路，在小儿其作用更为重要。

10. 直接有创动脉血压　由于小儿间接测压误差较大，直接测压的应用日益增加。桡动脉穿刺最为常用，亦可用足背动脉。通过换能器与监测仪连接，还可显示动脉搏动图形，亦可直接连接弹簧血压表测定。动脉置管还便于抽取血样进行血气分析及生物化学检验。在心脏手术患儿已列为常规，其他危重症、大手术患儿可酌情采用。

11. 经皮氧分压（$PtCO_2$）　近来有报告用一个探头置于耳垂部可以同时监测 SpO_2 和 $P_{ET}CO_2$ 的监测仪，其测定结果与血气和手指 SpO_2 测定的结果在统计学上无有意义的差别。

12. 血气　目前血气分析仪可以同时检测 PaO_2、$PaCO_2$、$SmvO_2$、Hb、HCT、乳酸盐、电解质及酸碱等多项指标，可以反映术中呼吸、氧供、血液稀释、组织灌注、电解质及酸碱平衡等方面的情况。

13. 血糖　小婴儿、新生儿容易发生低血糖，高、低血糖的不良影响应引起重视。血糖监测可及时发现高、低血糖，据以调整糖的输入量。

14. 其他　如肺动脉压、肺楔压、心搏量、食管超声、肌松、pHi 等，均可根据需要和条件选用。

（纪　维）

第八节　麻醉中常见的并发症和突发不良事件及处理

一、呼吸系统

围手术期并发症和突发不良事件发生最多。

1. 插管副损伤　①损伤出血：小儿咽喉腔狭窄，黏膜脆弱，窥喉时容易造成损伤甚而形成血肿，尤其在插管困难的患儿，术后表现为咽喉痛，一般数日后可自然恢复；②环杓关节半脱位：表现为声音嘶哑，通常需数周或更长时间恢复；③声门下或声带水肿：主要与气管导管过粗有关，表现为拔管后有喉鸣音或呼吸困难。喉水肿重在预防，近年来有学者注意导管外径的选择，小儿插管数千例，无一例喉水肿发生。拔管后发现喉鸣音或呼吸不畅，必须在吸氧的同时进行严密观察，如属轻度喉痉挛，可迅速缓解，当喉痉挛和（或）通气不足进行性加重，高度怀疑喉水肿时，应立即重新插入较细导管，需要时静脉注射琥珀胆碱，以确保插管顺利和观察喉部情况，留置数日待水肿消退后拔管。

2. 呼吸道梗阻及拔管后缺氧　小儿容易因呼吸道梗阻而导致缺氧和 CO_2 蓄积（carbondioxide retention）。

由于上呼吸道狭窄，咽腔四壁均为软组织，缺少骨性支撑，麻醉或被动镇静后，支撑肌肉主要是颏舌肌松弛，压迫会厌，覆盖声门上口是造成呼吸道梗阻的主要原因；黏膜下垂，使咽腔进一步变窄，也是一个不容忽视的因素。因梗阻程度及原因不同，临床表现不同，口咽部不完全梗阻，通常表现为鼾声、痰鸣音；喉痉挛为喉鸣音；完全梗阻即窒息，表现为有呼吸动作而无通气气流；主气管分泌物为痰鸣音，尤以呼气后段明显；支气管痉挛为哮鸣音。达通气不足程度者除杂音外，有呼吸困难、三凹现象和缺氧、发绀等表现。在围手术期随时都可发生，但以拔管后在脱离麻醉医师监管的情况下风险最大，在麻醉残余作用尚存条件下，即使平卧，小儿头部已有前屈（平抱时更明显），在咽腔原已狭窄的基础上，肥厚的舌根后坠即可造成或加重呼吸道梗阻，甚而堵塞喉上口或诱发重度喉痉挛而导致窒息，梗阻的突然解除还可引发负压性肺水肿［negative pressurelung edema（reexpantion）］。小婴儿、新生儿不耐受缺氧，可迅速由呼吸道机械性梗阻转为中枢性抑制，无呼吸，心跳停止。近来，通过脉搏血氧的监测发现吸痰拔管前后及送回病房途中，常出现不同程度的缺氧，年龄越小，发生概率越大，程度越重，甚者可造成呼吸、循环停止。严重缺氧的发生还与下列小儿特点有关：①在全身麻醉作用下，呼气尚未结束即有小气道闭合，原已较少的功能残气量（FRC）在麻醉中进一步减少，闭合容积＞FRC，肺内分流增加，严重削弱了对缺氧的代偿能力；②麻醉药、肌松药的残留所致中枢或（和）末梢性呼吸抑制，通气量减少，氧供不足，应用术后镇痛的小儿更应注意；③氧耗大、氧储少，不耐受缺氧，年龄越小越突出；④环境温度低，低体温或寒战时氧耗大量增加，氧供稍有不足可迅速导致缺氧；⑤呼吸肌容易疲劳。在此基础上，任何原因造成的呼吸道不畅，任何程度的通气和氧供减少，累积起来均可造成严重的缺氧，当然，更容易由严重梗阻或窒息的突然发生而导致，从而造成呼吸、心跳突然停止。预防：①严格掌握拔管时机和离开手术室的标准；②确保拔管后呼吸道通畅，运送途中应用听诊器连续监听呼吸，到病床后卧于呼吸道通畅的体位，并向家属讲解清楚完全清醒前保持正确体位的重要性和缺氧的监测指标，然后离开。处理：①有自主呼吸者，平卧仰头提起下颌，面罩（加压）吸氧，一般皆可缓解，舌后坠舌根刺激引起的喉痉挛，提下颌后，痉挛自行解除；②分泌物过多所致者，及时吸除，重点是气管内部分。上述处理无效，应静脉注射琥珀胆碱，立即气管内插管；③无自主呼吸者行人工呼吸，心跳停止者按心肺复苏规范进行复苏。

有呼吸道感染或敏感呼吸道患儿，麻醉中容易发生支气管痉挛，在气管内插管条件下，适当加深吸入麻醉，辅以静脉注射氨茶碱、激素等，一般都不至发展到严重缺氧。肿物对气管的压迫，麻醉前靠患儿自身调节还可勉强维持通气，麻醉后由于肌肉松弛失去支撑，可突然加重压迫，直至窒息。为预防此种情况的发生，凡麻醉前有呼吸道压迫症状者，原则上采用清醒插管，在麻醉过程中发生，应立即深插气管内导管超过狭窄部位。还有如导管扭折，由于导管质量的改进已不多见，在特殊体位需颈部大幅度前屈者，可选用金属螺旋丝乳胶导管。此外，插管麻醉中导管进入一侧支气管，呼吸面积减少，肺不张，分流增加，机械通气时通气参数调节不合适等，均可造成缺氧与 CO_2 蓄积。机械通气高浓度氧吸入时，可无缺氧而只有 CO_2 蓄积，特别是在腔镜手术，由于 CO_2 大量吸收，均应针对原因予以纠正。其常发生在较小手术而易被忽视，甚而造成严重后果。

3. 低 CO_2 血症　麻醉中低 CO_2 血症主要因机械通气时通气过度引起。除脑部手术降颅压的特殊需要外，应维持 $P_{ET}CO_2$ 在 40mmHg 左右。$PaCO_2$ 过低，可致氧离曲线左移，低血钾及脑供血减少，增加右心负荷和对肺的损伤等，引起内环境紊乱。发现后应及时在 $P_{ET}CO_2$ 监测下或根据 $PaCO_2$ 调节通气参数，使之恢复到正常范围。

4. 气胸及纵隔气肿　由于胸部、颈部、上腹及肾脏手术，中心静脉穿刺或臂丛阻滞时刺伤胸膜，气管插管损伤等均可造成。小量气胸或气肿，在机械通气条件下可能无明显临床表现，大量气胸则可导致大片的肺萎陷、低氧血症（hypoxemia）等险情。因此，对胸膜、肺、气管损伤可疑的病例，术中应随时观察呼吸情况，术终还需检查双肺呼吸音，如有一侧呼吸音明显减弱或消失，证明有气胸存在，则应经第 2 肋间抽出气体，同时吹张肺。如麻醉手术中任何原因伤及肺或气管，在应用正压通气时，则可能发生张力性气胸，表现为吸气阻力突然增加，一侧胸壁隆起，由于胸腔内压过高，心脏大血管及纵隔移位，心排血量减少，而出现严重低血压、缺氧、发绀等。处理：立即经患侧第 2 肋间抽出气体，如破损处不能自行闭合，置胸腔引流管。

5. 负压性肺水肿　在短期呼吸道严重或完全梗阻解除之后立即发生的肺水肿，称为负压性或阻塞后肺水肿。各年龄段小儿均可能发生，其确切机制尚不完全清楚，可能与下列因素有关。①缺氧，肺泡膜通透性增加；②用力吸气时胸腔和肺泡内负压增加，肺毛细血管内外静水压差增加，致血管向肺泡内液体转移增加；③缺氧引起的交感神经兴奋；④再灌注损伤等。及时采取吸氧、正压通气、适当利尿，如非心脏原因，可在较短时间内恢复。

二、循环系统

1. 出血性休克　预计术中可能有大出血和创伤大、时间长的手术，术前必须开放通畅的输液通路，以确保及时输液、输血，经颈内或锁骨下静脉插管，既能确保输液、输血通路通畅，还可监测 CVP。对失血性休克，应用代血浆、等渗电解质液或（和）库血补充血容量，恢复血流动力学指标。依据 Hb、HCT 决定输血量，直至休克恢复。外伤或大出血的急诊患儿，应立即开放静脉通路按上述原则补充血容量。

2. 心脏与大血管受压 多见于纵隔巨大肿瘤患儿，其主要表现为血压突然下降，心律失常。发生于麻醉后变换体位时，应立即恢复原体位，发生于术中，应请术者提起肿物解除压迫，血压恢复平稳保持不再压迫后再行手术。若压迫上腔静脉，可出现颈静脉怒张、颜面发绀、眼球突出等现象，即上腔静脉压迫综合征，处理同上。

3. 心跳过缓 出血、休克、缺氧、低体温、麻醉过深、内脏牵拉反射、药物作用等，均可造成心跳过缓，甚者心跳骤停。发现后除停止麻醉、吸氧外，应针对原因予以处理。与迷走神经反射有关者，可静脉注射阿托品 0.01~0.02mg/kg。

4. 血压剧降 除上述 1~3 各项原因外，还有麻醉过深、内脏牵拉反应、腹腔压力骤减使血管扩张造成的血容量相对不足和过敏或类过敏休克等。发现后，应立即停止麻醉，查明原因，对症处理。血容量不足者快速补充容量，因血管扩张相对不足者在补充容量的同时可静脉注射麻黄碱 0.5mg/kg；过敏或类过敏休克者，静脉注射肾上腺素 0.01mg/kg；椎管内阻滞引起的血压剧降较少见，处理同成人。

三、体温异常

6 个月以下婴儿，尤其是早产儿、新生儿，术中容易发生低体温，直接关系到患儿预后。运送途中必须用保温箱，手术室温度最好提高到 27℃ 以上，同时还应采取有效的保温措施如棉垫包裹四肢、热水袋等和提高手术台上小环境的温度。6 个月以上小儿术中体温容易升高，可能与环境温度高、小儿产热多以及无菌巾覆盖影响散热等有关。对术前高热或术中体温超过 38℃ 者，应及时采取物理降温或输入冷却的液体等降温措施，以防发生高热惊厥。

对恶性高热，国内报道很少。紧急处理包括停止现行麻醉，纯氧通气，静脉注射丹曲林（dantroline）3mg/kg。注射后数分钟内如无好转，继续注射 1mg/kg，总量以 10mg/kg 为限，予以降温，纠正高血钾和酸中毒，维持尿量 2ml/（kg·min）等。

四、呕吐、反流和误吸

小儿食管短，括约肌薄弱，屏障作用较差，麻醉后屏障压进一步下降，偶有个别家长的不理解，术前禁食空胃有时得不到保证，故而容易发生呕吐、胃内容反流，导致误吸。通常在全身麻醉诱导期或苏醒期全麻转浅时继频繁吞咽之后发生呕吐，或在麻醉手术后运送途中变换体位时也可能发生。为此，拔管前应下胃管吸净胃内容，然后拔管。误吸处理：一旦发现口腔、咽部有呕吐或反流物，立即清除干净，疑有误吸，立即气管插管吸除误吸物，关键是吸净，如胃内仍有残留物，一并吸净。误吸物为块状固体或脱落的乳齿等，应通过气管镜取出，如为半流体物进入小支气管难以吸净时，大儿童可考虑用生理盐水冲洗支气管，术后应用抗生素预防肺内感染。

（纪 维）

第九节 小儿术中输液、输血及大量输血并发症

一、小儿水、电解质代谢 (water - electrolyte metabolism)

足月新生儿水分占体重的80%，而到12个月降至体重的70%，其主要变化在于与体液代谢关系最密切的细胞外液，从出生占体重的40%降至12个月时的25%。婴幼儿每天体液交换约占细胞外液量的1/2，而成人仅1/7~1/5。输液不足容易发生脱水、休克，输液过量又可导致心力衰竭及肺水肿，所以，恰当的术中输液 (intraoperative fluid transfusion) 对保证术中安全非常重要。小儿输液的正常生理需要量可以按体重计算，但各年龄组差异较大。一般按4-2-1法则 (表14-4) 补给。新生儿与成人相比，按体重计算，水所占比例大，未成熟儿胎龄越小，此种倾向越明显。随胎儿发育，脂肪组织增加，水所占比例逐渐减小。生后细胞外液的减少，主要是通过间质液的不感蒸泄 (经气道占30%~40%，由于表皮角质层发育未成熟，皮肤血流量多，经皮占60%~70%) 和经尿排出。成熟新生儿约减少5%~10%，未成熟儿因胎龄而有所不同，胎龄24周左右者通常减少20%以上，此减少为生理性，约5~7天恢复到正常水平，因此，出生后7日内补液应适当减少，不宜人为地干扰此生理过程。5~7天以后，则可参照4-2-1法则。足月儿生后第一天需液体量20~40ml/ (kg·d)，此后每天增加20ml/ (kg·d)。至于早产儿的需要量，变化较大，主要取决于生理和 (或) 病理变化情况。

表14-4 小儿液体生理需要量的4-2-1法则

体重 (kg)	液体量 [ml/ (kg·h)]
0~10	4 *
10~20	40+2 * *
>20	60+1 * * *

足月新生儿及健康儿童需钠1~3mmol/ (kg·d)，早产儿可达5mmol/ (kg·d) 或更多，胎龄≤30周，体重<1 200g，生后3日内，尽管摄入钠高达7mmol/ (kg·d)，钠仍呈负平衡，其原因是排钠多。钠的调节能力取决于胎龄，胎龄越小，发生低钠血症的危险越大。避免多尿、多排钠也是生后数日内限制液体的理由之一。水的正常生理需要量最合理的计算方法是根据热量消耗计算，小儿体重0~10kg需100kcal/ (kg·d) [4kcal/ (kg·h)]，10~20kg需在原有100kcal基础上在10~20kg之间再加50kcal/ (kg·d) [2kcal/ (kg·h)]，20kg以上，每千克体重需再加20kcal/ (kg·d) [1kcal/ (kg·h)]。机体每利用1kcal产水0.2ml，消耗水1.2ml，结果每千卡净缺水1.0ml，广泛应用的4-2-1法则即由此而来。上述维持液体量是为补偿不感蒸泄、尿及粪便排出，电解质需要维持为钠3mmol/100ml和钾2mmol/100ml。术中输糖原则与成人不同，高血糖对脑的不利影响已有共识。但小儿糖代谢与成人有明显差异，葡萄糖在脑代谢速度从新生儿期起逐渐增加，6个月达最高6.8mg葡萄糖 (min/100g)，然后递减到成人水平5.5mg葡萄糖 (min/100g)。而且与成人不同，新生儿脑能代谢酮体和游离脂肪酸及乳酸盐产生ATP。所以，与成人相比，高血糖对新生儿影响很小，而低血糖的不利影响较大，且因低血糖严重程度而有所不同，包括激发抗炎反

应，抑制脑血流自身调节功能（使脑血流增加可达300%），还可造成离子、酸碱平衡紊乱。所以，6岁以下小儿尤其是早产儿、新生儿及婴幼儿，术中均应补给葡萄糖。

二、术中输液

术中除维持液外，还应补充术前欠缺和术中体外丢失和体内转移量。

1. 术前欠缺　患儿术前禁食、禁水，来手术室之前已有液体欠缺，理论上按每小时需液量×禁食小时数即为患儿术前欠缺量，但夜间睡眠时代谢减少，实际欠缺量低于此量。其中1/2在第一小时输入，余1/2分两次在第2和第3小时给予。对术前有脱水（细胞外液欠缺）和血容量不足的患儿，脱水是细胞外液不足的外在表现，可以作为容量补充的参考，根据脱水程度估计容量欠缺并给予适当补充。小儿组织弹性差，黏膜干燥约脱水5%，囟门凹陷和少尿约脱水10%，眼窝塌陷、有血压低、心跳快等休克表现时脱水已达15%，脱水纠正所需液量可按体液量乘以脱水程度（%）估算。根据病情及脱水严重程度，完全纠正可能需数小时或数日，术中输液应以恢复血管内容量为主要目标。

2. 术中补充　①正常生理需要；②体外丢失：包括创面渗出、不感蒸泄和体外引流等；③体内转移：由于手术创伤，使部分细胞外液转移到组织间成为非功能性细胞外液，致血管内容量减少，但对应补充的量和液体种类一直存在争议。据最新报道，转移量除手术创伤外与输液有重要关系。毛细血管内皮表面附有一层腊梅糖（glycocalyx，电镜下可见），与内皮细胞共同构成毛细血管通透性的双重屏障，后者起主要作用，若遭破坏，则晶、胶体均易通过，组织间液增加，影响细胞气体和物质交换，而更重要的是可引起血小板集聚，白细胞粘连，从而诱发全身炎症反应。其破坏原因有二：①手术创伤和炎症因子等；②高血容量（hypervolemia）引起的房钠肽（atrial natriureticpeptide）增加。术前预充输液，较大的术中维持液量，以大量晶体液代替输血等均属高血容量的原因。围手术期输液应以维持血管内容量为基本目标，晶、胶体的选择及输入均应力求适宜。实际上，术中输液时主要须依据目测丢失和血压、脉搏、尿量、中心静脉压以及HCT、Hb、血糖、电解质等监测结果决定。应当特别注意的是，小儿术中输液量虽按体重计算（ml/kg）略大于成人，但绝对量小，且代偿安全范围很窄，故术中应使用微量输液器或输液泵，精确掌握输液量。因输液过快超量而导致肺水肿的教训绝非罕见。

3. 液体种类　①等渗电解质液：如乳酸钠林格液、生理盐水等为最佳选择，可以防止低钠血症。根据笔者观察，小儿术中全程给等渗电解质液，血Na^+、Ca^{2+}均无变化，血K^+虽呈下降趋势，但在正常范围。对术前低K^+或尿多患儿应注意K^+的监测和补充；②代血浆；③含糖液：6岁以下小儿大手术术中应输含有低浓度葡萄糖（如含1%葡萄糖的乳酸钠林格液）的电解质液，婴儿及新生儿则属必需。速度及量可参照血糖检测结果。术中及抗休克不输用单纯葡萄糖液。

4. 输液通路　一般手术可利用末梢静脉，但对输血输液量大的大手术，则宜选用颈内或锁骨下静脉，兼做中心静脉压监测。

三、术中输血（intraoperative bloodtransfusion）

1. 小儿正常血容量和允许最大失血量　小儿全血量绝对值小，体重10kg的2岁小儿其全血量仅约为800ml，最大容许失血量约10%~20%（80~160ml），数量很小，必须认真估算。对所失血量可以用 3 倍的乳酸钠林格液，或等量白蛋白补充。失血的容许限度最终是以出血后经补充液体血容量正常时的 Hb 或 HCT 为指标，即血液稀释后，通过心排血量增加，血流加速，组织灌注增加等代偿，仍可保持组织氧供不减的最低 Hb 或 HCT 值。大于 3 个月的婴儿为 Hb≥80g/L，小于 2 个月者不低于 95～100g/L。呼吸系统或心血系统有病变者，氧合及心排血量增加受限，允许 HCT 值须适当提高。为此，大手术中必须随时检测 Hb、HCT，以决定是否需要输血。

根据允许 HCT 可计算出允许最大失血量，其计算公式为：

允许最大失血量 = 体重（kg）× 血容量（ml/kg）×（HCTo － HCT1）÷HCTm

HCTo：术前 HCT；HCT1：术中拟稀释达到的 HCT；HCTm：（HCTo + HCT1）÷2。

上述允许 HCT 是血液稀释允许的最下限，应在术前计算出。婴幼儿输血量并不大，计算允许最大失血量的主要目的是为了重视观察、估算术中失血量，以便掌握输血的时机和估计血液稀释程度及组织氧供情况。手术结束前应将 HCT 和 Hb 提高到生理水平，对术前有低蛋白血症或术中创面渗出过多者，应酌情补充血浆或白蛋白，以利术后恢复。对术中出血多，已输入较大量的血液和液体情况下，虽然可用称量法计算出血量，确定进一步的输血方案，但计算误差较大，其结果仅能供参考，实际仍以根据 HCT 或（和）Hb 的检测值确定最为可信。所需输血量根据拟达到的 HCT（Hb）值可按下述公式计算，通常术中以 HCT0.25～0.30，Hb70～90g/L 为下限，术终时应矫正到 HCT0.30～0.35 或 Hb100g/L 以上。新生儿 HCT 不应低于 0.35～0.40。

所需输血量 = 体重（kg）× 血容量（ml/kg）×（HCTp － HCTa）/HCTb

HCTp：拟达到的血细胞比值；HCTa：术中实测 HCT 值；HCTb：输入血的 HCT，全血按 0.40、浓缩红细胞按 0.70 计算。

以体重 10kg 小儿为例，术中实测 HCT 值 0.25，希望提高到 0.35，所需输血量计算如下（按全血量每 80ml/kg 计算）：输血量 = 10 × 80 ×（0.35 － 0.25）÷0.4 = 200（ml）全血，即需输全血约 200ml，或浓缩红细胞 115ml。式中 HCT 值亦可用 Hb 值代入计算。参照以上计算方法，可进行粗略估算，每增加 HCT0.01，约需浓缩红细胞 1.5ml/kg 或全血2.5ml/kg，如以 Hb 为指标，每增加 Hb1g，约需浓缩红细胞 4ml/kg 或全血 6ml/kg。

2. 大量输血　小儿大量输血的定义尚未确定，通常在小儿输血总量超过全血量或在 30 分钟内输血量超过患儿全血量的 1/3 左右即应注意输血可引起的并发症。为预防体温过低，库存血应适当加温，备有专用的加温器最为合适。新生儿肝功能未发育成熟，再加上易并发低体温，枸橼酸代谢能力差，应注意 Ca^{2+} 的补充，原则上输全血速度超过 2ml/（kg·min）时，每 100ml 血给葡萄糖酸钙 100mg。

3. 成分输血　新鲜冰冻血浆（FFP）可用于纠正凝血因子缺乏。凝血因子必须达到正常水平的 25% 以上才能产生止血作用。需要量的计算方法如下：

正常小儿 HCT 平均为 0.43，血浆总量 ml/kg = 70ml/kg ×（1 － 0.43）=40ml/kg。假设 FFP 中含有 100% 凝血因子，40ml 需加 FFP 约 10ml，20kg 小儿则需约 200ml。其他原则与成人相同。

4. 输血并发症（详细见本节）。

四、大量输血并发症

大量输血系指紧急输血量达患者血容量的 1.5 倍以上，即成人在 5 000～6 000ml，或在

1 小时内输血量相当于患者血容量一半以上。由于大量输血多应用于严重创伤、手术或其他疾病引起的大量失血，也应用于新生儿溶血病的换血处理，病情均极其复杂和危重，所以，对并发症及预后很难确切评价。本文所提的并发症主要从大量输血本身所引起，以便及时给以防治处理。

1. 凝血功能障碍

（1）引起凝血功能障碍的因素

1）稀释性血小板减少（diluted thrombo – cytopenia）：血小板数从库存 3 小时后即开始减少，48 小时后几乎接近消失。所以，当机体失血过多而大量输入陈旧库血时，即起到稀释体循环中血小板的作用，相对地减少血小板数，导致出血倾向。临床上成人输陈旧库血 9 000ml，即可能发生出血倾向；输入 12 500ml 即有半数病例出现出血倾向；超过 15 000ml，几乎全部发生出血倾向。同样，当大量输血后测血小板计数在 $100 \times 10^9/L$ 以上，几乎不出现出血倾向，少于 $100 \times 10^9/L$ 时个别病例开始有出血倾向；少于 $75 \times 10^9/L$，则有半数以上病例出现出血倾向；少于 $50 \times 10^9/L$，则全部出现出血倾向；血块收缩不良、出血时间延长及凝血酶原消耗减少，这说明大量输陈旧库血引起的凝血障碍，多因血小板数急性减少所致。

2）稀释性血浆第 V 和第Ⅷ因子缺乏：血液储存 21 天后，纤维蛋白原、凝血酶原、第Ⅸ及第 X 因子均能保持正常，唯有第 V 及第Ⅷ因子很不稳定，常下降至正常的 20% ~ 50%。但术中为了止血的目的，第 V 因子只要正常的 5% ~ 25%、第Ⅷ因子只要正常的 30% 即能满足要求。所以，临床上接受大量库血引起出血倾向的患者，很少由于单纯缺乏第 V 及Ⅷ因子所致，即使给予新鲜冰冻血浆（含第 V 及第Ⅷ因子），纠正延长的凝血酶原时间及部分凝血酶时间（反映了除血小板外的所有凝血因子），仍有少数患者出血倾向并不改善，直至输入新鲜血液提升血小板后才止血。

3）弥散性血管内凝血（disseminated intravascular coagulation，简称 DIC）：接受大量输血的患者常伴有严重创伤及低血容量休克，可能并发 DIC。但其发生原因极为复杂，很难归咎于大量输血，所以必须根据化验结果确诊。好在临床上 DIC 极为少见。往往大量失血是由于肝、脾组织或血管撕裂所引起。常见的大血管血栓也非原发于 DIC，DIC 的高病死率多因为原发疾病或严重创伤并发感染所致。

（2）凝血功能障碍的诊断及治疗：大量输血后发生出血倾向时，首先应除外溶血反应及细菌污染血反应，然后根据化验分析凝血因子、血小板计数及纤维蛋白原降解产物等进行鉴别诊断。

稀释性凝血障碍时主要补充血小板，最好在陈旧库血输入超过 5 000 ~ 7 500ml 时即应改输 24 小时以内新鲜血液，多能防止出血倾向。也可输浓缩血小板，成人输一个单元约可提升血小板数 $10 \times 10^9/L$ 左右。

原发性纤维蛋白溶解应静脉注射 6 – 氨基己酸（EACA）、对羧基苄胺（PAMBA）或补充纤维蛋白原。体外循环后如纤维蛋白原丢失过多，也可补充上述两药，但 6 小时后多不宜再用。

如确诊为 DIC，仍应积极治疗原发病因，维持正常血容量，然后再纠正凝血障碍。切勿盲目"过度"止血疗法，加重弥散性血管内凝血，术中应用肝素抗凝疗法，至今仍有争议。

2. 大量输血的生化及代谢变化

（1）枸橼酸中毒：枸橼酸中毒并不是枸橼酸本身引起中毒，而是枸橼酸与钙结合，出现低血钙症体征，如低血压、脉压变窄、左室舒张末期压及中心静脉压升高以及心电图出现QT 间期延长。实际上，如循环血容量能够维持正常，很少出现心血管的改变，除非 ACD 血输入速度达 150ml/（70kg·min）或成人每 5 分钟输入 500ml。因为人体对枸橼酸的耐力很大，枸橼酸入血后迅速被肝脏和肌肉所代谢，少量分布至细胞外液，还有 20% 从尿中排出，使血中枸橼酸浓度迅速下降，同时人体还能动员体内储存的钙以补充血钙的不足。如正常成人 4 分钟内注入枸橼酸 6g，相当于输 ACD 血 2 000ml，即可出现抽搐，QT 间期延长，意识不清，但输完后很快恢复。所以，成人每小时输入 5 000ml 库血，当在安全范围。新生儿换血时，每小时常接受枸橼酸 600mg（相当于血液 200ml），血浆枸橼酸浓度可升至 1 000mg/L，无疑可出现中毒征象。静脉注射 10% 葡萄糖酸钙溶液 2 ~ 3ml，即可使之好转。

容易发生枸橼酸中毒或低血钙症者多与下列因素有关：①肝功能障碍，降低对枸橼酸的代谢；②血清钾升高强化枸橼酸中毒；③血液 pH 下降可抑制肾脏排泄枸橼酸；④脊椎及硬膜外麻醉阻滞心交感神经或用 β 受体阻滞药，可降低对枸橼酸的耐力；⑤低温（28℃ 左右）可降低枸橼酸代谢 30% ~ 40%，巴比妥类药过量及休克也降低其代谢。

大量输 ACD 血通常并不引起低血钙症，所以，对每输 500 毫升 ACD 血常规给葡萄糖酸钙 1g 的做法争议较大。目前比较一致的意见为大量输 ACD 血后出现心肌抑制、低血压或心电图有低血钙症表现时才给钙剂。当然，新生儿换血或快速输 ACD 血 100ml/min 以上，应同时补充钙剂。钙剂的选择在临床上以葡萄糖酸钙较为缓和，但在休克及肝功能障碍的患者，应用氯化钙，可直接起作用。由于葡萄糖酸钙的克分子量为 448g，氯化钙为 111g，而每一分子各含一个钙离子，所以，钙离子量在葡萄糖酸钙中占 9%，而在氯化钙中却占37%，故应用葡萄糖酸钙时的剂量应为氯化钙剂量的 4 倍。

（2）高钾血症：库血保存 3 周后，血清钾含量可达 35mmol/L，所以，大量输库血有可能发生高钾血症。但实际上很少发生高钾血症。有的研究观察到大量输血后 78% 的患者血清钾含量正常，高钾血症仅 12%，而低钾血症也有 10%，这是因为机体对钾的代谢能力很强，当库血输入体内后，血浆钾可迅速返回红细胞内，如患者有代谢性或呼吸性碱中毒，更可促进血清钾下降。促进高钾血症的因素主要有：①低血容量休克或肝血流低下时肝糖原分解，钾离子从肝细胞释出，烧伤及截瘫均易使血清钾升高；②酸中毒时易使血清钾上升，如细胞外液的 pH 下降 0.1，可使血清钾升高 0.4 ~ 1.2mmol/L；③枸橼酸中毒与高钾血症可互为因果，彼此强化；④低温时钾离子逐渐自细胞内溢出，并增加对钾的敏感度。

血清钾升高到 8mmol/L 时，心电图出现 QRS 波群变宽，T 波增高呈尖峰状，同时血压下降。急需用钙剂、钠盐及胰岛素 - 葡萄糖溶液治疗。

（3）酸碱平衡失调：新鲜血液加 ACD 保养液后，pH 即降到 7.0 ~ 7.2，库存 10 ~ 14天，pH 进一步下降至 6.77，主要由于葡萄糖分解和红细胞代谢产生乳酸及丙酮酸所致。同时 PCO_2 也可增至 132 ~ 150mmHg，所以，大量输血的患者可能发生严重酸中毒。以往常规每输血 2 500ml 就应静脉补充碳酸氢钠 44.6mmol/L。实际上大量输血后不一定引起酸中毒，还可能发生代谢性碱血症。主要因为机体对酸碱平衡失调有较强的代偿能力，库血中的枸橼酸及乳酸可被血液缓冲系统中和成枸橼酸钠、乳酸钠、水和二氧化碳。枸橼酸钠经三羧循环后的代谢产物是碳酸氢钠，可继续中和酸中毒。如通气良好，过多的二氧化碳可自肺呼出代偿，以致出现碱血症。所以，碳酸氢钠不宜常规应用。尤其大量碳酸氢钠（1 ~ 10mmol/L）还能干扰凝血机制，如延长凝血酶原时间及凝血时间，碱血症还使氧解离曲线左移。因此，应用碳酸氢钠应根据血气分析结果或用于有明确酸中毒体征者。当患者处于低血容量休克或有肝功能障碍及低温时，大量输血容易发生酸中毒，每输血 500ml 可补充碳酸氢钠 10mmol，同时应做血气分析监测。

（4）红细胞：2，3－二磷酸甘油酸酯（2，3－DPG）减少 库血红细胞内 DPG 随库存时间的延长而逐日减少，增加了血红蛋白对氧的亲和力，使血红蛋白氧解离曲线左移。保存 6～10 天红细胞内的 DPG 只有正常的 25%，保存 21 天几乎消失。临床上大量输血后血红蛋白对氧的亲和力增加，即血红蛋白的半饱和氧分压（P_{50}）下降，同时 DPG 也减少，氧运输能力下降，使组织的氧分压仅为正常的 40%～60%，导致乳酸血症。如用 CPD 保养液可保存较高的 DPG 量。大量输血时如配合血浆代用品进行血液稀释，有助于降低血红蛋白对氧的亲和力。

3. 物理因素的影响

（1）输寒冷库血的影响：大量输寒冷库血容易使体温下降，尤其在婴儿或全麻患者，体温调节功能低下，更易使体温下降，甚至降至 28℃ 以下，容易造成心功能紊乱，出现血压下降或心室颤动。低温还使氧解离曲线左移，促进低血钙症及酸中毒，并对钾离子的敏感性增加，容易引起心律失常。低温还可增加红细胞变形，影响正常凝血功能，所以，大量输血时应采用输血管道通过 40℃ 以下水浴缸内加温，以减少冷血对心脏及低温引起的并发症。值得注意的是，加温切勿过度，以免引起溶血，尤其是应用微波器及红外线加温，更应注意温度。

（2）血液微聚集物对肺的影响：ACD 血保存 2～5 天以上即开始有血小板聚集物，但较大的纤维蛋白原－白细胞－血小板聚集物多在 10 天后才形成，直径为 10～200μm，大部分可通过常用的输血滤网（网孔直径约 170μm）。曾经认为大量输库血后引起成人呼吸困难综合征（ARDS）是由于血液微聚集物（microag gregate）在肺内阻塞血管的结果，所以，应用超微孔（直径 40μm）输血滤网可以防止微聚集物进入血液。但近年来临床及实验研究表明，应用超微孔输血滤网并未改进肺的气体交换，也未能减少 ARDS 的并发率。同时，用超微孔滤网输入库存 5～9 天的血液也不需增加滤过的压力，说明血液内聚集物并不增多，因而也不需应用超微孔滤网。即使输入 10 天以上血液，如果超微孔滤网阻碍快速输血影响急救时，也应改用普通滤网。另外，超微孔滤网或聚酯纤维滤网虽可清除库血中 95% 以上的微聚集物，但也使新鲜血液的血小板清除不少，所以，输新鲜血液时必须改用普通滤网较妥。

（纪 维）

第十节 小儿神经外科麻醉管理的特点

小儿的年龄范围自出生至 12 岁。年龄在 1 月以内者称新生儿，1 月～1 岁称婴儿，2～3 岁称幼儿，4～12 岁为儿童。小儿处于一个不断发育成长的移行过程，其解剖生理也在不断变化。年龄越小，小儿特点越突出，与成人的差别越大，以后随年龄增长，不断地向成人方向转化。新生儿为小儿的极端代表，其他各年龄阶段的特点，则介于新生儿与成人之间。因此，不能把小儿看成是成人的缩影。从事小儿神经外科麻醉的麻醉医师，必须熟悉小儿神经外科疾患的特点，以及小儿解剖、生理、药理特点，从而使小儿安全渡过麻醉和手术，并在术后顺利恢复。

一、小儿神经外科疾患的特点

（一）发生率

小儿颅内肿瘤发病率较高，仅次于白血病，居小儿肿瘤的第二位，人群发病率约在 2 ~ 5/10 万人口/年。15 岁以下的脑瘤占全身各类肿瘤的 40% ~ 50%，这远远高于成人脑瘤的发病率。北京天坛医院早年（1955—1989）统计小儿颅内肿瘤 2 000 例，占同期全年龄组颅内肿瘤总发病率的 15.1%。近 20 年来，发病率有逐年轻度增加的趋势。

（二）病变特点

成人脑瘤 70% ~ 75% 在小脑幕上，而小儿颅内肿瘤幕下占多数，约为 50% ~ 60%。幕上肿瘤多在第三脑室前部、后部、鞍区及大脑半球；幕下肿瘤多在第四脑室、小脑蚓部及小脑半球。此外脑干胶质瘤 90% 发生在小儿。神经系统的先天性疾患较成人多见，多发生于新生儿及婴幼儿，如脑脊膜膨出，狭颅症等。

小儿脑肿瘤的组织学类型的多样性超过成人，成人较为多见的脑膜瘤、垂体瘤及神经鞘瘤在小儿相对少见，占明显优势的为星形细胞瘤、髓母细胞瘤、室管膜细胞瘤和颅咽管瘤等。

小儿颅内肿瘤多发生在中线及后颅窝，这与其多来源于胚胎残余组织有关。由于后颅窝有脑干等重要结构，且又是脑脊液循环的必经之路，加之后颅窝空间狭小，容积代偿能力有限，因而绝大多数儿童后颅窝肿瘤早期即合并有梗阻性脑积水，易引起急性颅内高压甚至脑疝。另一方面，因小儿颅缝愈合不紧，颅内肿瘤造成颅压高可通过颅缝裂开来代偿，所以常常可见头颅增大，肿瘤常常体积十分巨大才引起明显颅内压增高的症状，故与成人脑瘤的表现有不少差异。

（三）小儿脑瘤误诊率高

在到神经外科就诊之前有各种误诊的占小儿脑瘤总数的 28.4%。主要是由于小儿病史不确切，表达能力差，检查不合作者多，故阳性体征不易发现且常被误诊，如肢体力弱被误诊为小儿麻痹，呕吐被误诊为胃肠道疾患或神经性呕吐等。一旦确诊，病情已进入晚期。又因肿瘤多在中线部位，局限性体征出现较少，这些都增加了早期诊断的困难。

因此，患儿明显消瘦、脱水及电解质紊乱，全身状况衰竭，呼吸及循环干扰重，如果不恰当的麻醉前用药，麻醉操作和处理，均可加速患儿的死亡。

（四）小儿颅脑外伤的特点

小儿颅脑外伤的发生率虽低于成人，但脑组织对创伤的反应却较成人剧烈。由于硬膜下血肿多见，且往往伴有脑组织挫裂伤，临床上又缺乏典型的症状，因此，一旦发生脑疝，则进展迅速，预后不佳。

二、小儿神经外科麻醉的围术期管理

（一）呼吸的管理

1. 小儿呼吸系统的解剖和生理特点

（1）婴幼儿头大、颈短、舌大、咽喉狭窄、声门裂高，气管插管相对困难；呼吸道口径狭小，声门周围组织较疏松，易受到刺激或因输液过多而发生喉水肿；气管插管后倘若固定不良，导管容易脱出，扭曲和摩擦喉头造成损伤，水肿。

（2）婴幼儿肩窄、胸小、腹部膨隆致使膈肌上升，呼吸时胸廓运动幅度很小，主要靠腹式呼吸，致肺活量较小，当需要增加通气时，只能靠增加呼吸频率来代偿，因此呼吸做功增加，容易引起呼吸肌疲劳，甚至导致呼吸衰竭。婴儿麻醉时如有条件均应给予辅助呼吸，以减少呼吸肌做功和克服因麻醉装置增加的负担。

（3）新生儿气管软骨非常柔软，头过度前屈即可导致窒息。

（4）婴幼儿呼吸中枢尚未发育成熟，许多麻醉药物或缺氧均可使中枢产生抑制，导致呼吸节律紊乱甚至呼吸停止。

（5）小儿基础代谢率高，耗氧量较高，而潮气量、每分通气量和功能残气量均相对较小，短暂的呼吸暂停和屏气均有可能发生缺氧。

（6）6 岁以前的小儿，气道最狭窄处在环状软骨处，鼻孔大小约与环状软骨口径相等，气管导管如能通过鼻孔，一般均能进入气管，插管前可以此来估计气管导管的型号，一般不需用带套囊的气管导管。但 6 岁以后儿童，喉头最狭窄部位在声门，而声门并不呈圆形，为防止漏气，应该用带套囊的导管。

2. 呼吸道的管理

（1）小儿面罩给氧时，应选择合适的面罩以减少死腔，婴儿舌较大，牙齿未发育或有乳牙松动，特别是有腺样体肥大的小儿，面罩扣紧可引起呼吸道梗阻，应先放入合适的口咽通气道，麻醉前检查好松动的乳牙并做相应处置。

（2）患有脑干及后颅窝病变及枕颈畸形的小儿，插管时禁忌头部后仰，以避免间接或直接压迫呼吸循环中枢，发生呼吸循环骤停。应在枕部放一软垫。一般用弯喉镜可以插管，如有困难应改用直喉镜，插管时不能对牙齿加压。

（3）插管最合适的导管是在正压呼吸时导管周围有轻度漏气。

（4）麻醉中应注意导管扭曲、脱出及分泌物堵塞，必要时应吸除导管内的分泌物或间断给予抗胆碱药。

（5）手术后拔除气管导管时应掌握适当的时机，避免在剧烈呛咳或挣扎状态下拔管，以免发生喉痉挛、呼吸暂停等并发症，导致颅内压增高和颅内出血，严重时还可能威胁生命。拔管时既要通气良好，气道保护性反射恢复以防止反流误吸，又要防止反射过于活跃。

（6）近年来由于 $P_{ET}CO_2$ 监测的普遍采用，小儿应用循环紧闭法麻醉逐渐得到推广，但麻醉机部件要适当改进，要求麻醉机的呼出阻力小，潮气量准确，衔接管无效腔要小，改用 15mm 的细螺纹管和 750 ~ 800ml 容量的储气囊，麻醉呼吸器内的风箱改用小儿风箱，同时麻醉期间进行控制呼吸，可以代偿呼吸阻力及无效腔的增加。实践已证明小儿应用成人麻醉机进行循环紧闭麻醉是完全可行的，具有操作方便，节省麻醉药，减少污染等优点。

呼吸参数的设置：潮气量 = 7 ~ 10ml/kg；呼吸频率参照小儿正常呼吸频率（6 岁以下 15 ~ 30 次/min）；气道峰压 <20cmH_2O；调节呼吸比在 1：1 ~ 1.5，要提供足够的吸气时间保证气体的交换；将 $P_{ET}CO_2$ 调整至 30 ~ 40mmHg（术中可维持轻度的过度通气）。

（7）神经外科手术中的重要步骤时可采用过度通气：利用 CO_2 能自由地通过血脑屏障直接扩张脑血管的作用。当 $PaCO_2$ 降低时，可使正常脑组织的血管收缩，脑血流量减少，降低颅内压，而病变区血流量得以改善，所谓颅内窃血逆转现象，这是神经外科应用过度通气的机制。吸入麻醉时采用轻度的过度通气，还可抵消吸入麻醉药扩张脑血管的作用。过度通气虽然可降低颅内压，但无明显颅内高压时不必预防性应用。一般情况下，术中维持正常通气或轻度的过度通气，$P_{ET}CO_2$ 不应低于 30mmHg，防止发生脑血流过度减少，发生脑缺血损伤。

（二）体液的管理

小儿水代谢比成人快，不能耐受脱水，手术前禁食及手术创伤均有液体丧失，必须及时补充。小儿输液的安全界限较小，很易引起输液过量或输液不足，二者均可引起严重后果：输液不足会导致低血压和脑血流减少，脑和其他器官面临缺血损害，而脑含水量仅减少很小；输液过量易引起心功能衰竭，肺水肿及加重脑水肿。因此，术中应严密观察动、静脉压及尿量，随时调整输液量，准确估计出血量并及时输血。

1. 小儿神经外科手术液体管理的原则　小儿神经外科手术麻醉中的液体管理，必须从血脑屏障的角度去考虑。①水可以自由通过血脑屏障，因此血管内输水会增加脑含水量和升高 ICP。等渗葡萄糖液代谢后可留下水分，在神经外科手术中应尽量避免使用。②多数离子包括钠离子一般都不能透过血-脑屏障，脑含水量的主要决定因素是血清总渗透压（在血清总渗透压中胶体渗透压仅占一小部分，约为 1mosm/L）。维持高于正常的渗透压，能降低脑含水量，输入大量低渗晶体液会增加脑水含量。③大分子物质很难通过血脑屏障，例如白蛋白对脑含水量的影响很小。④一旦血脑屏障受到损害（例如缺氧、脑外伤或肿瘤等），则电解质和大分子物质可进入脑组织，结果是胶体液和晶体液都对脑水肿和 ICP 产生影响。

因此，液体管理的原则是：在维持正常血容量的前提下，形成一个适当的高渗状态，防止脑水肿和颅内压升高，提供脑松弛以便于手术操作。

2. 术中输液的计算　应包括4方面：①术前缺失量。②术中维持量。③麻醉引起的失液量。④术中失血量。在神经外科手术麻醉中，第三间隙（由于手术所致的组织水肿）可以忽略不计。

（1）术前缺失量 = 禁食时间 × 每小时维持需要量。如小儿进手术室前已有静脉输液，可不补充。小儿每小时维持需要量可根据体重按照 4 - 2 - 1 原则计算：第 1 个 10kg：4ml/kg/h；第 2 个 10kg：2ml/kg/h；第 3 个 10kg 以后：1ml/kg/h。举例：8kg：8 × 4 = 32ml/h；15kg：10 × 4 + 5 × 2 = 50ml/h；27kg：10 × 4 + 10 × 2 + 7 × 1 = 67ml/h。此缺失量最好由手术的最初 3 小时补给，第 1 小时补给 1/2，第 2、3 小时各补充 1/4。补液种类为平衡液。

（2）术中维持量：算法同术前缺失量。

（3）麻醉引起的失液量：是由麻醉引起的血管扩张所致，应在麻醉前或同时按 5～7ml/kg 输入，补液种类为平衡液。

（4）术中失血量：小儿耗氧大，心输出量较高，对失血耐受差。新生儿的血氧携带量接近最大值，贮备较少。根据 DO_2（氧运输）= CaO_2（动脉血氧含量）× CO（心输出量）= SaO_2（饱和度）× 1.39 × Hb（血红蛋白），当大量出血时会很快引起缺氧。因此，术中应精确估计出血量，及时输血。术前必须作深静脉穿刺置管以备输血时用。

麻醉前应估计血容量，按体重计算，新生儿血容量 85ml/kg；小儿 70ml/kg；肥胖小儿 65ml/kg。一般来说，当手术失血 <10% 血容量时，可不输血而仅输平衡液；当失血 >14% 血容量时，应输红细胞混悬液，同时补充平衡液；当失血 10%～14% 血容量时，应根据患儿情况决定是否输注血液制品。对于术前有贫血的患儿，应放宽输血指征。有条件时应随时监测血红蛋白和红细胞压积，以指导输血方案。失血量较少，不需输血时，补充平衡液量与失血量之比应为 3：1，胶体与失血量之比为 1：1。例如：失血 1ml 应补充 0.5ml 浓缩红细胞＋1.5ml 平衡液，或 0.5ml 浓缩红细胞＋0.5ml 胶体液，或 3ml 平衡液，或 1ml 胶体液。

输入新鲜冰冻血浆的指征目前较统一，认为凝血因子大幅度减少，活动性微血管出血和凝血酶原及部分凝血活酶时间等于或大于正常值 1.5 倍时，可使用新鲜冰冻血浆。

（5）术中的输液量还应根据患儿的具体情况调整，例如：术前禁食以前的脱水情况；发热使维持需要量增加；术中应用脱水剂或发生尿崩而丢失大量尿液，这些情况下，都应酌情增加液量。

（6）术前有严重的水、电解质紊乱的小儿，应暂缓手术，尽量在术前纠正。如果是急诊手术，则不要强求在短短几个小时的手术中，通过输液来完全纠正，否则会产生不良后果。

（7）维持正常的血糖水平对小儿十分重要。小儿神经外科麻醉期间，葡萄糖的输入主要在于防治低血糖，除此之外，均应使用非糖液。对于衰弱患儿，新生儿以及小于 3 个月的婴儿，麻醉期间需适当输入含糖液。输入葡萄糖前应作血糖测定，以指导补糖方案。

（三）体温

小儿的体表面积/体重为成人的 2 倍，小儿尤其是新生儿体温调节中枢发育尚未成熟，中枢神经系统缺乏应激性，不能发动血管舒缩和寒战机理，外环境很容易影响体温的升降。因此，要求手术时，手术室的温度要适合患儿的体温，各种操作要注意保暖。

由于 20% 的心排血量经过头部，几个小时的手术过程中头部完全暴露，这使热量的损失非常高，小儿神经外科手术中热量的丢失有 30% 是从头部损失的。由于 3 个月以下的婴儿，依赖其储藏的棕色脂肪，通常不发生寒战，只能通过褐色脂肪以化学方式产生热量。又由于全身麻醉过程中，全身血管扩张，而体表面积相对较大，容易散热，故体温易下降。

低体温时易加深全身麻醉，引起呼吸循环抑制，同时麻醉苏醒延迟，导致小儿窒息、缺氧、代酸，术后肺部并发症增加，新生儿易并发硬肿症。故麻醉时应采取保温措施（保温毯、棉垫包绕四肢），将静脉输血输液适当加温，术者注意保持头皮温度及冲洗液的温度。

由于小儿体温中枢发育不完善，麻醉期间体温也有升高的倾向，特别以婴幼儿为多，其诱因有术前发热、脱水、环境温度升高，应用抗胆碱能药、手术单覆盖过多以及呼吸道阻塞等。对已有脑室穿刺引流的患儿，也易出现高热（无菌性脑膜炎）。体温升高，使新陈代谢及氧耗量相应增高，术中易缺氧，体温过高时还可发生惊厥。因此，对于有发热者，应适当进行物理降温，并避免使用较大剂量的抗胆碱能药物。

在小儿神经外科手术的开颅期，常有体温降低，而随着手术时间的延长，体温逐渐有升高的趋势，有时体温会高达 38℃ 以上，需要及时降温，发生这种情况的原因不明，可能和手术操作和出血刺激脑室以及下丘脑体温调节中枢不稳定有关。因此，术中应加强体温监测，随时观察体温的变化，适时采取保温或降温的措施。

（四）患儿体位

患儿的体位依神经外科手术的操作而定。应特别注意对眼睛的保护，避免压迫眼球，可在眼睛上加盖眼保护膜，避免角膜干燥和消毒液对眼睛的损害。对于易受损的上肢、下肢和面部，应加以垫衬。侧卧位手术时应注意避免对耳朵的压迫。

要妥善地固定气管内导管，以防止脱管。密切注意由于头位的改变引起气管导管的扭曲和移位。应反复核对管的位置，随时纠正。

如有颈部过度屈曲位（为了更好地暴露术野），应注意保持颈部和胸骨至少二指宽的距离，以防止静脉回流不畅引起颅内压升高，以及由于气管导管、牙垫和体温探头的压迫，使术后发生口咽部水肿，引起上呼吸道梗阻。

（五）术中监测

小儿麻醉期间情况变化快，应严密监测。

1. **术中常规监测** 血压及心率、心电图、脉搏 – 氧饱和度（SpO_2）、$P_{ET}CO_2$、体温、潮气量、分钟通气量、气道内压和尿量。

2. 估计手术时间较长，出血较多时，最好监测直接动脉压，不仅可避免无创血压袖带对肢体的压迫，还可观察到血压的实时变化，并且可通过动脉置管随时采血作血气分析和血糖监测。

3. **心前区放听诊器** 可听诊心率、心律及呼吸音。有条件时还应监测胸肺顺应性、呼吸道阻力、肌肉松弛程度、吸入及呼出麻醉药浓度以及血气分析。

4. **正常尿量为 $1 \sim 2ml / （kg \cdot h）$** 小儿每小时尿量 $> 20ml$，婴儿 $> 10ml$，提示肾功能正常。

5. 应根据生命体征、循环系变化等多种临床征象，配合应用客观指标来判断麻醉深浅。只要面色红润，循环功能好，心音强，血压、脉搏良好，尿量满意，病儿可称安全。反之，应寻找原因，针对原因作相应的处理。

三、小儿神经外科手术常用的麻醉方法

（一）麻醉前评估和术前用药

1. **麻醉前评估** 麻醉医师术前必须对患儿进行访视，与患儿建立感情，并取得患儿和家长的信任。应对麻醉操作进行解释，减少其恐惧心理。

（1）询问病史：应注意了解小儿的颅内压、呼吸、循环及全身情况。患儿的病史可体现出逐渐升高的颅内压，喂养困难，呕吐，昏睡，甚至昏迷，影响呼吸和循环中枢。病变累及后组颅神经时气道保护性反射消失，有吞咽困难，饮水发呛，易发生误吸和肺部感染。应了解有无尿崩症，术前使用脱水药和抗癫痫药的情况。长期服用抗癫痫药的患儿应注意有无出血倾向。

（2）体格检查：注意牙齿情况，扁桃体有无肿大，心肺功能情况以及有无发热、贫血、脱水等情况。脱水程度可从皮肤张力、囟门、眼球、神志、血压等体征来估计（见表14 – 5）。应注意患儿体重，并与预计体重（年龄（岁）×2 + 8kg）比较，从而了解患儿的营养发育情况。

表 14 – 5 脱水程度估计

体征	脱水程度（占体重%）
皮肤张力低、舌唇黏膜干燥	5
前囟凹陷、心动过速、少尿	10
眼球凹陷、低血压	15
昏迷	20

（3）术前化验资料：了解有无低血糖、贫血、凝血障碍和水、电解质或酸碱平衡紊乱等。此外，还应阅读神经影像学资料，了解病变大小、手术创伤程度以及可能的出血量。

凡体温38℃（中枢性发热除外）以上，血红蛋白80g/L以下，上呼吸道感染，严重心肺功能不全，严重水、电解质紊乱等，除急诊外，择期手术均应延期，待病情改善后再行手术。

2. 术前禁食　小儿禁食时间超过12小时可发生低血糖并有代谢性酸中毒倾向，故小儿禁食时间以不超过8h为宜。麻醉前禁食禁饮时间，如表14-6所示。

表14-6　小儿术前禁食时间（h）

	固体食物、牛奶	糖水、果汁
6个月以下	4	2
6~36个月	6	3
>36个月	8	3

3. 麻醉前用药　麻醉前用药目的是产生术前镇静，抑制呼吸道黏膜分泌，阻断迷走神经反射以及减少全麻药需要量。神经外科手术病人使用术前药应慎重，特别是已有颅内压增高的病人对中枢神经抑制药往往特别敏感，因此一般不宜给吗啡、哌替啶等药物，以免产生呼吸抑制，导致CO_2蓄积，增高颅内压。氯胺酮增加脑血流及脑氧耗，增、高颅内压，神经外科麻醉时应慎用。

小于6个月的婴儿，通常可短时间离开家长，麻醉前用药仅给抗胆碱能药物即可。

6个月以上的婴儿较依恋家长，需要麻醉前用药。只要能成功地与父母分离和静脉穿刺，同时有良好的抗焦虑作用，镇静程度较低也可。颅内病变婴幼儿对麻醉药物的反应可能与正常婴儿不同，给药后易发生呼吸和循环抑制，对此应有所警惕。因此，在给药过程中，应加强对呼吸循环功能的监测以确保安全。

口服给药是目前小儿麻醉前用药的趋势。患儿在人入室前本就紧张恐惧，若此时再予肌肉注射会加重这一心理因素，加剧入室时的烦躁不合作，口服给药避免了这一不良刺激。给药时加适量糖浆或含糖饮料（约3~5ml），使小儿乐于接受。最常用药物为咪达唑仑0.25~0.5mg/kg（总量不超过20mg），用药后10~15分钟即产生镇静作用，20~30分钟作用达峰值，可达到安静地与父母分离，充分镇静和诱导平顺的目的。

开放静脉后，可静脉注射阿托品0.01mg/kg，以减少呼吸道分泌物和阻断迷走神经反射。小儿基础心率较快，为避免给予阿托品后心率更快，加重心脏负担，可以用长托宁0.02mg/kg替代阿托品。长托宁（戊乙奎醚）是新型抗胆碱能药物，选择性作用于M_1和M_3受体，对心脏和突触前膜的M_2受体作用不明显，可有效避免心率过快，并且作用时间长，其半衰期是阿托品的2.5倍。目前，在小儿麻醉前用药中，已逐渐取代阿托品成为术前抗胆碱能药物的首选。

麻醉前还应常规给予地塞米松0.2mg/kg，可以预防喉水肿和脑水肿，使"脑松弛"，便于手术操作，还可以预防输血反应。对于术前有垂体功能低下的患儿，可以增强其应激性。

对某些较大儿童或急诊手术，术前用药可以采用静脉注射途径，常用咪达唑仑0.05mg/kg+阿托品0.01mg/kg或长托宁0.02mg/kg静脉注射，可达到镇静效果。

（二）小儿神经外科麻醉的管理

小儿新陈代谢率高，氧耗量也高，缺氧耐受性较差，成人氧耗量3ml/（kg·min），小儿 6ml/（kg·min），故小儿神经外科手术多在气管插管全身麻醉下进行，麻醉中必须保证呼吸道畅通和机械通气，以避免缺氧。

小儿神经外科手术麻醉的要求：诱导迅速平稳、无呛咳或屏气、气管插管反应小；术中通气良好、静脉压无增高、$P_{ET}CO_2$ 控制满意、脑松弛、术野出血少；术毕清醒快，无麻醉药残留作用。

1. 麻醉诱导

（1）常用药物：芬太尼 2 ~ 3μg/kg 或舒芬太尼 0.2 ~ 0.3μg/kg + 非去极化型肌松药（如维库溴铵 0.1mg/kg、罗库溴铵 0.6 ~ 0.9mg/kg 等） + 异丙酚 2.5 ~ 3mg/kg。为避免肌颤和增加颅内压，一般不用去极化型肌松药。

（2）给药时应注意推药的速度，气管插管时动作要轻柔，争取一次成功，避免循环剧烈波动。如血流动力学变化明显，可以适当给予血管活性药物，如艾司洛尔，尼卡地平等。

（3）吸入诱导：七氟烷吸入诱导不仅快速平稳，安全性高，而且可在吸入诱导的同时开放静脉通路，对小儿的心理影响优于静脉诱导，并且由于全身血管扩张，静脉穿刺时对血管的损伤小。由于所有吸入麻醉药都会增加 CBF，麻醉医师应尽早控制通气，保持轻度的过度通气，抵消 CBF 的增加。为便于气管插管，应在开放静脉通路后给予非去极化肌松药。实施时应注意在面罩旁放置废气负压排除管道，以避免废气对手术室的污染。

2. 麻醉维持

（1）常采用静吸复合全麻：静脉持续泵注异丙酚 3 ~ 6mg/（kg·h）或（和）瑞芬太尼 0.1μg（kg·h），配合吸入异氟烷、七氟烷或地氟烷，按需酌情追加镇痛药及肌松药。这些吸入麻醉药效能好，便于调控，又有降低脑代谢率和脑保护作用，但应避免吸入浓度过高，否则易引起脑血管扩张，颅内压升高，适当控制吸入浓度，维持轻度的过度通气，可以抵消吸入麻醉药扩张脑血管的作用。

可在开颅期和颅内操作期以吸入维持为主，从关颅期开始，即逐渐减少吸入麻醉药，主要以异丙酚或（和）瑞芬太尼维持，尽量在手术结束时，吸入药已彻底排出，使小儿术后苏醒迅速平稳。

（2）也可采用全凭静脉维持，常在相对短小的手术中使用。静脉持续泵注异丙酚 6 ~ 10mg/（kg·h），按需酌情追加镇痛药及肌松药。或异丙酚 6 ~ 10mg/（kg·h） + 瑞芬太尼 0.1 ~ 0.2μg/（kg·min），间断静注或持续泵注肌松药。

（3）对于较大的小儿，估计手术创伤小且时间不超过 1 小时（如分流管拔除术），可以局麻为主，保留自主呼吸，以异丙酚 4 ~ 6mg/（kg·h）维持镇静，间断给予小量镇痛药。术中应持续吸氧，严密监测，防止发生呼吸道梗阻和呼吸抑制。

3. 麻醉期管理注意事项

（1）麻醉诱导和维持应力求平顺，避免呛咳、屏气和高血压等增加颅内压和颅内出血的因素。颅内操作期由于手术刺激较小，可适当减浅麻醉，但应维持足够的肌松，避免发生呛咳，全凭静脉麻醉时尤其要注意；在手术后包扎头部时由于气管导管移动，也易引起严重呛咳和屏气，为避免这种情况发生，可在包扎后再停用麻醉药物，或在包扎前单次静注异丙酚 0.5 ~ 1mg/kg 来预防。

（2）术中应提供脑松弛：调整体位以利于静脉回流；使用地塞米松；维持肌松和麻醉深度适当；轻度过度通气使 $PaCO_2$ 维持在 30 ~ 35mmHg；必要时可给予甘露醇 1 ~ 2g/kg

静点。

（3）若在切除颅内肿瘤的过程中，突发心律失常和（或）直接动脉压的变化，可能与手术操作相关，应及时通知术者，暂停操作，以免造成脑干不可逆性损害。心率及血压的变化在排除缺氧、CO_2 蓄积及血容量不足等因素外，常见的原因为牵拉脑干引起，如果停止牵拉即可复原，一般不需用药处理。

（4）长效麻醉性镇痛药和肌松药应在手术结束前 1~2 小时停止使用，以利于术毕尽快清醒和防止通气不足。

（5）不同年龄范围小儿的神经肌肉功能不同，婴儿对非去极化肌松药比较敏感，所需药量较小；1 岁以上的小儿需较大剂量药物。应用抗癫痫药物（如苯妥英钠、卡马西平）的患儿对非去极化肌松药可能代谢快，应酌情加大用药剂量或调整用药频率。

（6）小儿基础代谢高，细胞外液比例大，效应器官的反应迟钝，常需应用较大剂量的药物，易于出现用药过量及毒性反应。麻醉时应考虑麻醉药的吸收和排泄，从而控制用药剂量。

（三）小儿神经外科麻醉的术后管理

小儿术中并发症的发生率与成人相同，而术后并发症是成人的 2 倍（13/10 000 ：5.9/10 000），成人多为循环问题，小儿多为呼吸问题。新生儿最易发生危险，小于 4 岁的儿童心动过缓的发生率较年长儿高。在年龄较小的小儿，特别是新生儿和婴幼儿麻醉后管理尤为重要，由于小儿呼吸道细小，易阻塞，术后保持呼吸道通畅，给予充分氧气摄入是减轻脑水肿和防止继发性脑损害，以及顺利渡过围手术期的关键。

1. 麻醉后呼吸系统的管理

（1）手术后需要保留气管导管的情况见于：①脑干实质及邻近区域手术，估计术后有呼吸功能障碍者；②术前即有后组颅神经损伤，表现为吞咽困难或（和）呛咳反射明显减弱者；③颈段和上胸段脊髓手术后呼吸肌麻痹或咳嗽无力者；④严重颅脑外伤伴有脑脊液鼻漏或（和）口鼻出血者；⑤经蝶窦垂体瘤或经口斜坡手术后压迫止血或渗血较多，而患儿没有完全清醒者；⑥其他原因的呼吸功能不良术后需要呼吸机支持者。

（2）手术后拔除气管导管的时机：一般是在麻醉状态下拔管。如果拔管期间发生剧烈呛咳、屏气，甚至喉痉挛、呼吸暂停等并发症，容易导致颅内压增高和颅内出血，严重时还可能威胁生命。因此应把握好拔管的时机，既要通气良好，气道保护性反射恢复以防止反流误吸，又要防止反射过于活跃。

手术结束后，应在麻醉作用尚未消失时仔细清除呼吸道及口咽部分泌物。待呼吸恢复，并且带管脱氧 3min 血氧饱和度能维持 98% 以上后，一旦气道保护性反射开始恢复则立即拔除气管导管。

（3）苏醒期呼吸系统的管理：苏醒期由于全麻药、麻醉性镇痛药以及肌松药的残余作用，可引起呼吸抑制而导致通气不足。因此苏醒期应常规吸氧。

拔管后待呼吸道通畅，通气良好，吸空气后 SpO_2 不低于 98%，呼之有反应，能进行有意识的肢体活动或语言交流后方可送回病房或 ICU。自手术室向外转送的途中应将患儿头转向一侧，转送途中应吸氧，并作 SpO_2 监测。

（4）麻醉后呼吸系统并发症的防治：小儿神经外科手术后的呼吸功能障碍的主要原因有：气道保护性反射异常、中枢性呼吸抑制、中枢性呼吸肌无力、气道机械性梗阻和麻醉药物残余作用等。

气道保护性反射（咳嗽反射和吞咽反射）依赖于三叉、面、舌咽、迷走和舌下神经的功能正常，脑干实质及邻近区域手术，有可能损伤这些颅神经或（和）呼吸中枢，引起气道保护性反射异常和中枢性呼吸抑制。颈段和上胸段脊髓手术后可能出现呼吸肌麻痹或无力。这些都有可能导致反流误吸、通气不足和缺氧。对于这类小儿，术前应充分估计，术后应保留气管导管，必要时呼吸机支持。

舌后坠及分泌物过多是术后上呼吸道阻塞的常见原因。因此，应仔细清除咽喉部分泌物。使用适当型号的口（鼻）咽通气道，或将头偏向一侧，托起下颌，可以缓解舌后坠引起的呼吸道梗阻。有时术中长时间颈部过度屈曲位，由于静脉回流不畅，以及气管导管、牙垫和体温探头的压迫，使舌和口咽部明显水肿，引起上呼吸道梗阻。为防止术后口咽部水肿，应注意保持颏部和胸骨至少二指宽的距离。

喉痉挛是小儿麻醉拔管期间常见的并发症，多因浅麻醉下局部刺激（机械性或分泌物）所致，经吸氧或加深麻醉可缓解，严重喉痉挛需行面罩加压给氧辅助呼吸，如果无效，应及时用肌松药后进行气管插管给氧。吸入麻醉后发生喉痉挛的较多，这可能与吸入麻醉药排出不彻底，拔管时处于麻醉的兴奋期有关。因此，我们主张在手术的关颅期以静脉麻醉维持为主，以避免拔管刺激引起的喉痉挛。

除中枢性呼吸抑制外，术后呼吸抑制也可因全麻过深或（和）肌松药残余作用引起，应针对原因进行处理。

2. 麻醉后循环系统的管理　由于中枢神经系统功能不稳定，疼痛，应激反应，可能的低氧血症或（和）高碳酸血症等原因，在麻醉苏醒期常发生血压升高，心率增快，这不但增加心脏的负担，而且有可能引起颅内出血，应当针对原因及时防治，必要时可以给予艾司洛尔、尼卡地平等。

麻醉后循环抑制多见于体质衰弱，血容量不足，术中大量输血输液和体温过低的患儿。表现为低血压、心率减慢或增快、末梢灌注不良。上胸段脊髓手术后，若相应的交感神经受到损伤，迷走神经的兴奋性相对增强，可能会出现心动过缓、心律不齐、甚至心脏传导阻滞。

要鉴别血容量不足和充血性心衰。应在不加重脑水肿的前提下尽量维持血容量正常，纠正低血压，适当输血输液。如有充血性心衰，应给予强心、利尿等治疗。对于由于低温而引起的末梢灌注不良，应给予复温。

3. 麻醉后意识水平的判断　全麻后应尽早让患儿清醒，这有助于神经外科医师尽早判断有无神经功能损害，颅内血肿或脑水肿。如果术中有止血困难，凝血障碍，术后意识恢复而再度恶化，或出现颅内占位体征，应尽快进行头部 CT 检查，以确诊颅内血肿的发生。局灶性脑水肿或脑缺血若无导致高颅压，一般不至于明显地影响神志，但中脑本身手术的直接损伤，可导致术后昏迷不醒。清醒延迟的原因还有麻醉药物的残余作用，低氧血症和高碳酸血症，体温异常，循环衰竭，血糖异常，水、电解质紊乱等。鉴别苏醒延迟的原因，对于正确选择治疗有着非常重要的意义。

4. 其他系统的管理　术后要注意体温变化，新生儿手术后要保温，应将新生儿置于暖箱内观察及护理，幼儿及儿童要防止体温升高。

全麻后恶心呕吐仍时有发生，苏醒期应严密观察。手术结束前可以给予抗呕吐药预防。

术后躁动多与疼痛有关，应及时进行术后镇痛。

（四）小儿神经外科术后镇痛

大量资料表明，即使新生儿也能感知疼痛，早产儿就能记录到大脑皮质对疼痛刺激的反应，所以小儿术后镇痛是很有必要的。良好的术后镇痛对小儿术后恢复有重要意义。

麻醉性镇痛药镇痛作用强，但副反应较多，其呼吸抑制作用曾限制了它在神经外科术后镇痛的应用。目前在成人神经外科病人应用的经验较多，在小儿应用的经验较少，还需进一步探索。

小儿神经外科手术后疼痛及止痛的特点：

（1）脑本身的手术创伤很少产生疼痛：术后疼痛多由脑以外的组织损伤（如神经、硬脑膜、骨膜、头皮等）引起。由于头部的神经分布不一，不同开颅部位术后疼痛的程度不一。通常椎管和后颅窝手术后疼痛较额顶部手术后疼痛明显。所以，手术部位不同，所需要的镇痛药剂量也有所不同。

（2）小儿神经外科手术后疼痛的治疗，不能影响神志、呼吸以及引起呕吐，导致颅内压升高或引起颅内出血。

（3）术前有脑疝昏迷或术后苏醒延迟者，脑干实质及邻近区域手术者以及术后需保留气管导管者，不用术后镇痛。

（4）6个月以下的婴儿用麻醉性镇痛药作用时间长，副反应可能增多，应慎用或不用。6个月以上的小儿可以应用麻醉性镇痛药作术后镇痛。

（5）对于术中主要用瑞芬太尼镇痛的小儿，由于瑞芬太尼代谢迅速，术后应及早进行镇痛治疗，防止小儿躁动，维持围术期的平稳。

（6）对于术后镇痛的小儿，应严密观察呼吸循环功能，以确保安全。

目前临床上最简便而安全有效的用药方法即患者自控镇痛（PCA），在成人已广泛使用，近年来也成了小儿和青少年术后镇痛的重要方法。4～6岁的小儿需要家长或护理人员的鼓励才能操作按钮。对那些年龄更小或没有能力使用这一设备的小儿，则由家长参与操作。为加强镇痛药效，往往需先期注入负荷剂量，使患者迅速达到镇痛。为了避免负荷剂量的镇痛药影响小儿的呼吸，往往不给负荷剂量。

恶心、呕吐是麻醉性镇痛药物的常见并发症，芬太尼用于小儿术后镇痛时，恶心、呕吐的发生率可达15%，舒芬太尼诱发恶心呕吐的发生率较低且程度较轻。

为了防止恶心、呕吐，在镇痛药中常加用抗呕吐药。氟哌利多属丁酰苯类药，具有很强的镇静镇吐作用，但其对中枢多巴胺的拮抗作用，可产生锥体外系症状，表现为多汗，肌强直，眼球上翻等，为患儿和家属所不能接受，并且影响术后神经功能的判断，因此，一般不用氟哌利多。

恩丹司琼和格雷司琼是高选择性5－HT$_3$受体拮抗药，与氟哌利多相比，其副作用明显减少。预防术后呕吐方面优于氟哌利多。

具体用药方法为：静脉持续输注芬太尼2～5μg/（kg·d）或舒芬太尼0.25～0.5μg/（kg·d）+格雷司琼50μg/（kg·d）或恩丹司琼100μg/（kg·d）。

（纪　维）

第十一节　小儿胸外科手术的麻醉处理

一、气管食管瘘和食管闭锁

先天性食管闭锁和气管食管瘘是严重的新生儿期消化道畸形，二者常合并出现。根据胚胎解剖发育的特点，一般分为五个类型（Gross 和 Ladd）（图 14 – 1）。

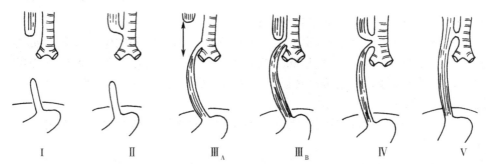

图 14 – 1　先天性食管闭锁及气管食管瘘

第 I 型：食管上、下两段互不相接，各成盲端而闭锁。两段之间的距离长短不等，与气管不通，即无气管食管瘘，下端盲端多仍在膈上，胃内无气体。此型约占 3% ~9.5% 。

第 II 型：食管上段有瘘管与气管相通，食管下端呈盲端。两段距离较远，胃内无气体。约占 0.5% ~1% 。

第 III 型：食管上段为盲管，下段有瘘管与气管相通，多在气管分叉处或以上相通，胃内有气体，食管两段的距离约 1 ~3cm，如距离超过 2cm（III A），在这种情况下，食管一期吻合术就相当困难；另一些病例两段的距离只有 1cm 左右，甚至互相紧贴着（III B），此型为最多，约占 85% ~90% 。

第 IV 型：食管上下段分别与气管相通，胃内有气体。此型食管上段盲端内的分泌物以及口腔的分泌物或胃液，均可流入气管，发生吸入性肺炎。此型约占 0.7% ~1% 。

第 V 型：无食管闭锁，但有瘘管与气管相通，为单纯的气管食管瘘，可呈 "H" 或 "N" 型。胃内亦有气体，亦可并发吸入性肺炎。此型约占 3.6% ~4.2% 。

食管闭锁、气管食管瘘其病情之所以严重，死亡率较高可以从病理生理方面来解释。以第 III 型为例，由于存在着食管下段与气管之间的瘘管，呼吸道与消化道之间存在着一个交通，由于空气经气管食管瘘进入胃内，胃内压增高，结果高酸度的胃分泌物反流进入气管，使肺实质发生一种严重的化学刺激性肺炎。吸入性肺炎也是一种危险因素，由于食管上段盲袋内容量仅几毫升，婴儿不能吞咽所分泌的黏稠的唾液反流到气管，引起严重肺炎。晚期就诊的病儿，唾液丢失，且不能经口进食，则呈现脱水及酸中毒。

此外约 20% ~25% 的患儿合并心血管畸形，约 25% 合并需紧急手术的其他消化道畸形。另 25% ~30% 的患儿是早产儿，其中体重 2 000g 以下者占 15% ~20% 。

1. 麻醉前检查要点

（1）注意畸形类型，于胸部 X 线片上测量瘘管至隆突的距离；

（2）肺内感染及呼吸功能受累的严重程度；

（3）发育较差、体重少于 1 800g、并发肺炎的患儿死亡率高达 15%～60%；

（4）有无合并心血管及其他消化道畸形。

2. 麻醉前准备　将患儿置于半卧位，每 15 分钟用软导管吸引食管盲袋及口咽部分泌物一次，以减少误吸。根据脱水情况适当补充液体及葡萄糖 6 应用抗生素，治疗肺炎，争取术前治愈。

3. 麻醉要点　选用气管内全身麻醉。术中应监测呼吸音、HR、SpO_2、$P_{ET}CO_2$、ECG、BP、体温。清醒插管最为安全，小儿反应强时亦可用静脉或吸入诱导。并用肌松药时，应视病人情况谨慎用面罩以较低正压通气，以免通过瘘管使胃胀气或（和）加重误吸。气管导管前端必须越过瘘管，插至支气管或隆突上方，然后将导管稍退出至双肺呼吸音均等。如胃部听到通气声，再将导管缓进送至声音消失。万一导管进入远端瘘管（双肺听不到呼吸音，同时出现胃胀），应将导管退出重插。已行胃造瘘者，可将胃瘘管置于水面下，加压通气时如有大量气泡涌出，表明有大量气体通过瘘管进入胃内。重新调整导管位置至合适为止，然后将导管妥善固定。吸入七氟烷或异氟烷维持麻醉，可间断静脉注入小剂量的芬太尼。新生儿气管较软，术者牵拉可使之扭折而造成呼吸道梗阻。必须提高警惕，及时提醒术者勿过度牵拉。保持自主呼吸，适当辅助通气，同时注意观察是否发生胃膨胀，如有发生，可保留自主呼吸，并小心地、小幅度地辅助呼吸直至开胸。开胸后尽量结扎瘘管，给予肌松药，并完全控制呼吸。

4. 术后处理　手术结束如患儿自主呼吸恢复满意，清醒后可拔管。但气管软化或瘘孔部管壁缺损者可发生气管塌陷，应留置导管至 24～48 小时后试验拔管。如塌陷仍未恢复，应重新插管留置 3～7 天。肺内感染严重、呼吸功能未恢复正常者，应保留导管送入 ICU 病房，继续吸氧或辅助呼吸。

二、先天性肺叶气肿

先天性肺叶气肿，又称为先天性大泡性肺气肿，其病因是由于支气管软骨发育障碍或缺损，病肺弹力纤维缺如，或是发育不良失去弹性。支气管由于缺乏软骨和弹力纤维，造成支气管黏膜下垂形成活瓣，病肺吸气后不能完全排出，肺内气体残留容量逐渐增加，肺叶过度充气扩张，结果远端肺泡腔不断扩大。在高压的情况下导致肺泡间隔破坏、互相融合形成大泡。

本病以新生儿和婴幼儿为多，多数在出生后 4 个月内发病。偶见儿童，及年长儿出现大泡性肺气肿应考虑后天因素，经常伴有肺炎，慢性气管炎及肺气肿因素。主要症状是咳嗽、发热、呼吸困难，哭闹时出现发绀现象。病情迅速进展，可出现喘息，持续性发绀，很快出现呼吸窘迫而危及患儿的生命。检查见患侧胸廓饱满，呼吸运动受限，有时可见怒张的静脉网。气管向健侧移位，心尖波动亦向健侧移位，患侧肋间隙增宽，叩之鼓音。呼吸音明显减弱，有哮鸣及湿性啰音。X 线影像检查见受累肺过度膨胀，透过度增强，其透光区有一定的肺纹理，周围有萎陷肺组织，纵隔移位。合并先天性心脏病的发生率可高达 37%。手术治疗行肺叶切除术。

1. 麻醉前准备　术前进行全面的检查，以排除其他异常情况，如先天性心脏病等。患儿置于半卧位，吸氧。评价患儿脱水程度，因为呼吸窘迫会增加非显性失水量。插入胃管，连续抽吸胃内容物，防止胃扩张进一步损害通气功能。如果呼吸窘迫程度严重，需抽取动脉血进行血气分析，及时纠正酸碱失衡。

2. 麻醉处理要点　七氟烷吸入诱导或静脉麻醉诱导，插入气管导管。吸入异氟烷或七氟烷维持麻醉，术中不用笑气。开胸前保留自主呼吸或小幅度的辅助通气，防止通气压力过高造成气肿肺叶进一步膨胀造成张力性气胸，也可选择健侧肺行支气管插管。年长儿童应用双腔气管插管，或患侧支气管阻塞器，隔离患侧肺，防止患侧肺的血液、脓液流入健侧肺。开胸后给予非去极化肌松药，实施控制通气。维持低浓度的吸入麻醉，一旦完成肺叶切除，可加用笑气。

开胸后行单肺通气时，多数不致引起明显的气体交换障碍。遇有下列情况，容易发生低氧血症和（或）高碳酸症：①健肺亦存在畸形或病变，术前肺功能已有减退；②代谢异常增加（败血症、高热）；③CO减低，氧运输不足；④代偿功能（如HPV等）受抑制。应根据监测指标调整呼吸参数，最大限度地合理利用健肺进行通气。通气不足时，如气道压已达 $30cmH_2O$ 则需减少潮气量，增加呼吸次数；若气道压不高，则增加潮气量。一通气适宜的标准是：维持 $PaCO_2$ 在 45mmHg 以下，气道压不超过 $20\sim30cmH_2O$，SpO_2 维持在 95% 以上。经反复调整呼吸参数仍不能维持在正常范围者，则只能在间断双肺通气下进行手术。

术毕待咳嗽反射恢复，患儿清醒，听双肺呼吸音清晰，且自主呼吸时其潮气量及其他均在正常范围，吸引呼吸道内分泌物后拔除气管插管。婴儿拔管后应置入暖箱中。

三、肺切除术

肺手术指征包括肺脓肿、支气管扩张症、肺囊肿、支气管源性囊肿、诊断性活检、肺动静脉畸形、隔离肺、肺部肿瘤和慢性肺部感染等。

1. 麻醉前检查要点　术前仔细评估患儿，询问病史，进行体格检查并且了解实验室检查结果。术前尽可能详细地评价肺功能，分析血气结果，确保患儿处于术前的最佳状态。对年长儿应解释术前呼吸锻炼的意义以及术后可能需要继续呼吸治疗，使其做好心理准备。

2. 麻醉前准备　注意肺部感染情况，使用抗生素控制感染，减少咯痰量。使用麻醉前镇静药时，对肺功能受损的患儿要减少用量，避免发生呼吸抑制。

3. 麻醉处理要点　采用全身麻醉。建立确切的静脉通路，麻醉诱导可静脉注射丙泊酚和维库溴铵，然后插入合适的气管导管。除常规监测心电图、脉搏氧饱和度、血压外，还要监测呼气末二氧化碳，动脉穿刺置管用于连续监测动脉血压和采动脉血行血气分析。估计出血量较大的手术，还应中心静脉置管用于监测中心静脉压、快速输血输液和给药。插入食管或直肠温度探头监测中心体温。

对分泌物和痰量较多的患儿、支气管扩张反复咯血的患儿应插入双腔气管导管或支气管阻塞器，防止血液、脓液流入健侧肺。麻醉维持可吸入七氟烷或异氟烷，充分供氧，维持氧饱和度在95%以上。静脉注射非去极化肌松药后控制通气，维持 $PaCO_2$ 在 $35\sim40mmHg$。摆好手术体位后再次听诊确认导管位置。术中定期及时气管导管内吸引。

单肺通气期间提高吸入氧浓度，维持使脉搏血氧饱和度在95%以上。开胸手术过程中要间歇性张肺。手术后待患儿完全清醒、反应恢复、自主呼吸满意后才能拔除气管导管。必要时，保留气管插管，送 ICU 继续人工通气。

4. 术后处理　术后给予镇痛治疗，胸部硬膜外应用丁哌卡因和芬太尼效果较理想，最长可以持续 72 小时。也可以行肋间神经阻滞复合静脉注射阿片类药或患儿自控镇痛。术后定期动脉血气分析评估通气是否满意。床边拍摄胸片判断是否存在气胸或肺不张。按时复查血常规，根据 Hb 和 Hct 决定是否需要输血。确认胸腔引流连接正确，引流通畅。

四、纵隔肿瘤

原发性纵隔肿瘤和囊肿来源各异，小儿纵隔原发瘤恶性率较高，可达 20% 以上。上纵隔以气管分叉为界分为前纵隔和后纵隔。下纵隔分为 3 个部分，心包、心脏、气管分叉所在部位为中纵隔，其前方与胸骨之间为前下纵隔，其后方和胸椎之间为后下纵隔。纵隔内器官和组织繁多，有心脏、心包、大血管、主气管、食管、还有丰富的神经、淋巴和结缔组织。因胚胎发育过程中发生异常，形成囊肿或肿瘤等就成为小儿纵隔原发性肿瘤的主要病因。因此有先天性和后天性、实质性和囊性，良性和恶性之分。小儿各种纵隔肿瘤的发病率国内文献报告不一，根据一项小儿纵隔肿瘤 134 例统计分析报告，占首位的是神经源性肿瘤，其他依次是胸腺源性肿瘤，畸胎类肿瘤和囊肿、淋巴血管瘤，肠原性囊肿、支气管囊肿、心包囊肿。

1. 麻醉前检查要点　术前了解气道和心血管可能存在的问题。呼吸伴有哮鸣音和（或）自觉呼吸不畅者，表明气管有轻度受压。必须采取半坐位或特殊体位方能维持呼吸或因呼吸困难不能入睡者，表明气管严重受压。头颈及上肢静脉充血，颜面及颈部皮肤呈暗红色或颈部水肿变粗者，表明有上腔静脉受压。术前 CT 检查和肺功能检查明确气道受侵犯的程度、心脏和大血管受肿瘤压迫的程度。肺功能检查呼出气流速减少 >50% 时提示气道梗阻。

2. 麻醉前准备　纵隔巨大肿瘤有呼吸困难或端坐呼吸的患儿，必要时术前连续使用类固醇激素 24～48 小时可以缩小肿瘤的体积，减轻气道梗阻和心脏受压。有气道梗阻危险的患儿，术前不用镇静药物。怀疑患儿存在气道问题时，术前要准备好各种规格的气管导管、喉镜片，以及支气管镜。

3. 麻醉处理要点　已明确气管受压的患儿，应行清醒插管，确保呼吸通畅后再施行麻醉。麻醉维持吸入 N_2O、七氟烷或异氟烷维持，最好保留自主呼吸。

对上腔静脉受压的患儿，诱导时须防止呛咳、激动，否则可使充血、水肿加重，甚至颅内压（ICP）升高。心脏受压及纵隔移位引起心律失常、奇脉及低血压者，麻醉后变换体位或手术操作可加重循环功能紊乱。术前采取被迫体位者（如半坐位或侧卧位），尽量在该体位下插管（或适当改变头位）。麻醉后变换体位如引起循环、呼吸明显改变或压迫症状加重者，应立即恢复原体位，并与外科医师协商在原体位下手术。

术中体位变化及手术操作，可使肿物对心脏及大血管的压迫突然加重。压迫上腔静脉可引起上腔流脉回流受阻，出现颈面部血管怒张、口唇及甲床发绀、眼球突出；压迫心脏可引起 BP 突然下降、心律失常等，均应及时请术者解除压迫或牵拉。

术前气管明显受压者，建议术者尽可能探查受压迫部位，确定有无气管软化。必要时将气管导管退至受压迫部位以上，观察有无气管壁塌陷，以便决定术后是否需留置导管。无气管受压者，术毕呼吸及咳嗽反射恢复满意，患儿清醒即可拔除导管。有气管受压或可疑气管软化者，应试验拔管。先将导管缓慢退至压迫部位以上，观察数分钟如出现压迫症状应立即将导管重新插至原位。因气管软化决定留置气管导管者，最好改用经鼻插管，一般需留管 3～7天，长者可达 2 周。改换经鼻插管时可稍加深麻醉，经鼻将导管送至声门附近，在喉镜明视下将经口导管拔出，立即将鼻导管插入并送至足够深度，固定好后送回病房。

4. 术后处理　术后适当的镇痛治疗。注意呼吸监测，鼻导管吸氧。复查血常规，根据 Hb 和 Hct 决定是否需要输血。床边拍摄胸片，判断患儿是否存在气胸。

5. 注意事项　①麻醉诱导过程中和拔管后可能发生急性气道梗阻；②肺门肿块可能会压迫心脏，使心室充盈受限，引起急性低血压；③术中可能发生大出血，必须维持较粗的静脉通路，随时快速输血；④胸腺瘤可能合并重症肌无力。

五、重症肌无力

青少年重症肌无力为自身免疫性肌无力，通常在儿童期和青春期出现症状。可以表现全身症状，也可以局限于眼肌。一容易疲劳，四肢无力和上睑下垂是其特点。反复神经刺激后肌肉复合动作电位减少，注射抗胆碱酯酶药物后肌力改善。先天性肌无力综合征为多种神经肌肉传导缺陷导致的疾病，在婴儿期或儿童期出现症状。诊断该病必须依靠一系列检查，否则容易与自身免疫性肌无力相混淆。可能伴随有甲状腺功能亢进。有胸腺增生的重症肌无力患儿，胸腺切除后症状可明显减轻。患儿出现严重的全身重症肌无力症状，且对其他治疗无效，即使没有胸腺瘤，也可考虑进行胸腺切除术。

1. 麻醉前准备　此类患儿术前均需使用抗胆碱酯酶药物治疗。抗胆碱酯酶药物嗅吡斯的明可以改善症状，但可能使气道分泌物增加。血浆置换疗法或静脉注射免疫球蛋白可暂时改善症状。部分患儿对糖皮质激素和硫唑嘌呤有效。麻醉前避免强效的镇静药，禁用麻醉性镇痛药。

2. 麻醉处理要点　采用静吸复合麻醉，麻醉诱导吸入七氟烷或复合静脉注射小剂量的丙泊酚 2.5mg/kg。吸入麻醉达到一定深度后，喉表面喷雾局部麻醉药，进行气管插管。患儿对于肌松药反应异常，麻醉维持通常不使用肌松药，吸入全身麻醉药就可提供满意的肌松作用。必要时可用小剂量的非去极化肌松药，但术后患儿肌松恢复不良易与肌无力混淆，或加重肌无力的症状。术中行控制通气。术后保留气管导管直至患儿完全清醒和自主呼吸恢复良好。术后数天内可发生肌无力危象或抗胆碱酯酶药物过量引起的胆碱能危象，可能导致肌张力突然恶化。最好送至 ICU 继续辅助呼吸。术后疼痛可限制患儿通气和咳嗽，可采用区域镇痛，如硬膜外镇痛。应用麻醉性镇痛药要非常谨慎。

六、胸廓矫形术

小儿需要手术治疗的胸廓畸形有漏斗胸、鸡胸、胸骨裂等。其中漏斗胸较常见，发病率为 0.1% ~ 0.3%，常以胸骨为中心胸壁下陷。由于胸腔前后径明显变窄，使心肺受压，心脏左移，肺活量和功能残气量均下降。常用的术式有胸骨翻转术和胸骨上举法手术。

1. 术前准备　注意了解患儿的活动能力、心肺功能受累的情况，如有肺内感染应给抗生素治疗。辅助检查包括肺功能检查、动脉血气分析、心电图等，必要时应做心脏超声检查有心脏结构变异如二尖瓣脱垂。

2. 麻醉要点　麻醉方法以气管内全麻为主，术中行控制通气。监测体温、血压、脉搏、心音、呼吸音、气道压、SpO_2、ECG 等。较大的儿童可采用全麻复合硬膜外麻醉，以便术后应用硬膜外镇痛。

3. 注意事项　术中可能发生气胸，潮气量小可能出现肺不张，失血量多为轻、中度。

术后并发症有连枷胸、肺不张等。

七、脓胸纤维板剥脱术

因急性胸膜炎就诊过迟，或未能及时治疗，逐渐转入慢性期。有的因早期引流不畅，细菌毒力强，难以控制，形成了慢性脓胸。少数是因病情复杂，伴有严重的肺炎、肺脓肿、支气管胸膜瘘等不易治愈。在慢性化脓性胸膜炎，胸膜内纤维组织增生，形成广泛粘连及局限性脓腔。脓腔虽经引流，由于脓腔壁坚厚，脓腔不能缩小，感染也不能控制。脏层胸膜肥厚，上面覆盖一层纤维组织板，使肺脏不能膨胀，影响呼吸功能。壁层胸膜同样增厚，使肋间隙变窄，胸廓塌陷，脊柱侧凸和后凸。患儿为慢性病容、消瘦、贫血及低蛋白血症，严重时有下肢水肿。并有低热、无力、食欲缺乏等慢性中毒症状。咳嗽一般为干咳，伴有支气管胸膜瘘时，则有剧咳及大量痰液咳出。因呼吸功能减低，可引起气急及杵状指。

对于病程较久，脏层胸膜已显著增厚，肺脏不能扩张，则需做纤维板剥脱术，使肺膨胀，以恢复正常呼吸功能。该手术创面较广泛，出血较多，必须做好输血准备。胸廓成形术给患儿造成严重畸形，损害肺功能，不宜采用。

1. 麻醉前检查 注意有无贫血、低蛋白血症、血容量不足、低热等慢性中毒症状。呼吸、循环受累程度和有无支气管胸膜瘘及瘘的大小。

2. 麻醉要点 选用静脉或吸入麻醉诱导，亦可辅用肌松药插管。并发支气管胸膜疾者，面罩加压给氧时供气量应适当加大。维持用药及装置无特殊要求，通常采用双肺通气。根据手术剥离纤维板的进展情况，随时将肺适当吹张，以利于术者操作和预防复张性肺水肿。有支气管胸膜瘘或剥离过程中脏层胸膜破损者，可有不同程度漏气，适当加大氧流量，可不致影响控制呼吸的实施。遇有血液或脓液进入呼吸道，应及时吸出。由于剥离面广且有炎症而导致出血量较多，应及时输血，防治休克。病程短，剥离后肺迅速膨胀者，有发生复张性肺水肿之可能。坚持合适的控制呼吸，使肺逐渐膨胀，预防缺氧。

八、胸腔镜手术

胸腔镜手术已逐渐推广到婴儿和新生儿，应用于胸部疾病的诊断和治疗，如肺活检、纵隔肿块评估、自发性气胸的治疗，以及用于动脉导管结扎术等。手术采用肋间隙进路，到达胸膜腔，人为地制造气胸，为外科操作提供良好的视野。

1. 麻醉方法 婴儿和新生儿选用吸入麻醉诱导，年长儿童选择静脉诱导。维持采用静吸复合全麻。全身麻醉诱导后需要采用单肺通气技术。体位改变后再次确认单肺通气的效果。术中吸入低浓度异氟烷或七氟烷，但不用笑气，可复合用丙泊酚、芬太尼等静脉麻醉药。除常规监测外，还应监测呼气末二氧化碳，动脉置管监测动脉血压和行血气分析。手术完成后恢复双肺通气，胀肺，确定胸腔引流管通畅。待患儿完全清醒、反应恢复、自主呼吸满意后拔除气管导管。

2. 注意事项

（1）胸腔内充 CO_2 气体，有助于手术操作。应注意采用低流量（1L/min）和低压（4～6mmHg）注入。

（2）应当注意第三或第四肋间隙进路可能导致肝或脾损伤，因为手术侧膈肌会向头侧移位。建立人工气胸过程中前负荷和后负荷的改变会影响心血管功能。

（3）注入 CO_2 过程中，气体可能进入破损的血管引起气体栓塞。临床表现取决于栓塞的气体容量、注气的速率和患儿心血管功能。术中应加强监测，包括经食管超声心动图和心前区多普勒超声检查。气体栓塞的治疗：①立即停止注气，解除人工气胸；②置头低位，左侧卧位，使气体移至右心室顶部，减轻气体栓塞程度和恢复心血管功能；③留置中心静脉置管者，可将导管送入右心室，经中心静脉导管抽出气体。④维持循环功能稳定，补液增加前负荷，给予正性肌力药物增强心肌收缩力。

（纪　维）

第十二节　小儿耳鼻喉科常见手术的麻醉

一、耳部手术麻醉

（一）鼓膜切开置管术

鼓膜切开置管术用于治疗中耳炎、中耳渗出或慢性上呼吸道感染综合征的小儿，手术时间一般 5～10 分钟，通常门诊即可完成。

N_2O、氧气、氟烷/七氟烷面罩吸入不仅可获得足够的麻醉深度，而且能迅速苏醒。一般不需要气管插管，但是要准备好喉镜和气管导管以防意外。也可以在局部麻醉和适量镇静剂下手术，在注射局麻药前，静脉注射适量的丙泊酚可以提供轻度镇静，必要时也可加用咪达唑仑（0.02～0.04mg/kg）。

这类病人常有上呼吸道感染的症状，因此，要同时考虑上呼吸道感染病情的严重性和手术的紧急性（如急性中耳炎）。如患儿体温正常，胸片上没有异常表现，可进行手术。

术前口服对乙酰氨基酚或对乙酰氨基酚可待因可以镇痛，如果术中使用混有 4% 利多卡因的滴耳剂，术前则不需口服镇痛药。

（二）乳突根治术和鼓室成形术

乳突根治术常用于慢性乳突炎患儿，鼓室成形术常用于鼓膜穿孔或中耳畸形的病人。手术时间通常 1～3 小时，如乳突根治术和鼓室成形术同期进行则时间更久。此类手术需全麻，行气管插管控制呼吸，一般采用静吸复合麻醉。儿童可用咪达唑仑或丙泊酚、肌松药、麻醉性镇痛药诱导，婴幼儿可面罩吸入氧气、N_2O、七氟烷诱导。麻醉管理应注意以下四个方面：

（1）鼓室成形术中容易发生鼓膜凸出和鼓膜移植物移位。在放置筋膜移植物过程中及之后，避免用 N_2O，因为 N_2O 会增加密闭腔隙中的压力，使移植物移位。咽鼓管不通的病人，吸入 N_2O 还会使鼓膜穿孔和出血。

（2）中耳手术经常涉及面神经周围的分离，为防止术后面神经麻痹，术中需检查面神经的刺激征和对伤害刺激的运动反应。对使用肌松剂的患者，应监测肌松效果并至少仍存有 10%～20% 的肌反应。

（3）中耳的显微手术要求术野无血，即使少量出血也可使解剖结构模糊不清。头部抬高 15° 可以增加静脉回流减少出血。使用挥发性麻醉药，辅用麻醉性镇痛药，必要时表面使用肾上腺素，均能提供令人满意的手术野。一般不用控制性降压来减少出血。

（4）平稳拔管很重要。尽量避免咳嗽，可预注利多卡因及在较深麻醉状态下拔管。术后给予镇痛药、止吐药。

二、鼻咽部手术的麻醉

（一）鼻息肉

鼻息肉常见于有胰纤维性囊肿病的小儿，可引起完全性鼻阻塞。胰纤维性囊肿病是一种外分泌腺的全身性疾病，可以导致胰腺功能不全、肝硬化，以及由于气管支气管分泌物黏度增加导致慢性阻塞性呼吸功能不全，可能伴维生素缺乏，在术前要予以纠正（肌注维生素 K_1）。

术前避免使用阿托品，只在需要时手术中使用。由于通气/血流比例异常，吸入麻醉药诱导延迟，因此最好用静脉诱导。术中使用的药物，应该能使病人迅速苏醒、且无镇静药或肌松药的残余作用，以便得到病人的早期合作，进行有效的咳嗽和呼吸运动疗法。应该保证良好的静脉补液，麻醉气体应湿化，插管后及拔管前要吸尽气管支气管内分泌物。

（二）功能性内窥镜鼻窦手术

功能性内窥镜鼻窦手术（Functional Endoscopic Sinus Surgery, FESS）已经成为治疗慢性鼻窦炎最重要的手术，FESS 可以精确地去除病变组织和解除梗阻，使鼻窦开口扩大，恢复鼻窦的正常生理功能。适应证主要有：①窦口鼻道复合体阻塞：如筛泡肥大、中鼻道黏膜肥厚、息肉样变、中鼻甲息肉样变等；②慢性鼻窦炎，包括保守治疗无效的单组或多组鼻窦炎；③鼻息肉；④鼻咽纤维血管瘤；⑤脑脊液漏等。

FESS 均需在全麻下实施，术前用药物收缩鼻腔黏膜，麻醉可采用静脉诱导，吸入维持。术中患儿躁动将可能造成内镜进入颅内、失明和颈内动脉的损伤。

鼻腔黏膜血管丰富，易导致大量的出血，不仅影响操作，还可能危及生命。术前开放静脉通路，动脉穿刺置管连续监测直接动脉压，有条件时进行中心静脉压、尿量、血气分析监测。局部使用血管收缩剂、头高位 15°~20° 和控制性降压可以减少出血，术中放置咽喉填塞物可以减少血液进入声门。

血管收缩剂的最大剂量为 1 : 200 000 肾上腺素 10μg/kg。如果发生高血压，可加深麻醉或用血管舒张药，注意不要使用 β-受体阻滞剂或钙通道阻滞剂。

拔管时患儿口咽部残存的血液可能引起患儿咳嗽或者喉痉挛，应特别注意软腭后方积聚的血液，拔管后该部位的血凝块可能会脱落进入声门导致完全性气道阻塞，应在完全吸尽残血待清醒后拔除气管导管，确保经口呼吸通畅。

（三）扁桃体切除和腺样体刮除术

扁桃体切除术和腺样体刮除术可能是耳鼻喉科最常见的手术。手术适应证主要是扁桃体反复或慢性感染、扁桃体窝脓肿、扁桃体和腺样体增生所致的上呼吸道阻塞。通常施行全身麻醉防止患儿术中挣扎、咳嗽和用力，术后应迅速恢复患儿的意识和保护性气道反射。

阻塞性睡眠呼吸暂停综合征（obstructive sleep apnea syndrome, OSAS）是以睡眠时出现上呼吸道塌陷、阻塞而引起严重打鼾甚至呼吸暂停为特征的证候群。呼吸暂停的定义为：通气停止幼儿和儿童 10 秒以上，孕后年龄（post conceptual age, CPA）小于 52 周的婴儿 15 秒以上。通气停止由听诊确定或氧饱和度 <92%。睡眠性呼吸暂停的类型包括中枢型（缺乏

通气气流，呼吸运动弱）；阻塞型（缺乏通气气流，上气道梗阻，肋骨和腹肌的反常运动）；混合型（中枢神经系统和梗阻问题均存在）。OSAS 诊断依靠临床评估（打鼾病史和无休息的睡眠）、夜间脉搏氧饱和度测定或多功能睡眠记录仪（Polysomnogram，PSG）。对睡眠的观测所作出的定量结果可以表述如下：每小时睡眠中发生呼吸暂停或呼吸不足的次数称为呼吸暂停低通气指数（apnea hypopnea index，AHI），可用来区分 OSAS 的严重程度：AHI 1 ~ 5、6 ~ 10、>10 分别表示儿童轻度、中度、重度 OSAS。

OSAS 的体征是：无时无刻的嗜睡（包括日间嗜睡）；扁桃体肥大导致咽腔狭小引起通气障碍；语言交流障碍；矮小（快动眼睡眠期受打扰会使生长激素释放减少）。由于长期慢性缺氧，OSAS 可引起严重心血管、肺和中枢神经系统的功能不全，肺源性心脏病患儿肺血管收缩引起肺循环阻力增加导致心排血量下降。解除扁桃体/腺样体的阻塞能够逆转大多数这些问题，并且还能够预防其他的一些问题，如肺动脉高压和肺源性心脏病。

睡眠呼吸暂停发病机制归因于解剖学和生理学两种因素。儿童常见的病因为扁桃体和（或）腺样体肥大。肿大的扁桃体阻吸气时阻塞上呼吸道导致呼吸困难，睡眠时发生气道梗阻和呼吸暂停。66% 的患者存在肥胖症，颈部的脂肪浸润限制下颌的正常运动，导致睡眠时舌下坠。鼻咽气道的解剖学畸形（例如腭裂修复、小下颌、Pierre – Robin 综合征）也导致易感个体气道阻塞。近半数伴有梗阻性睡眠呼吸暂停综合征的患者被发现存在神经学功能障碍，中枢神经系统疾病影响控制上呼吸道肌肉系统的脑干区域，当负吸气压的塌陷力量超过咽部肌肉收缩的膨胀力量时，导致口咽部的阻塞，导致阻塞性的呼吸暂停。

阻塞性睡眠呼吸暂停综合征患儿通常伴随的表现有低氧血症、高碳酸血症和清醒时部分气道梗阻。治疗的目的是缓解气道梗阻和增加咽部的横断层面区域。因为扁桃体肿大通常是引起上气道梗阻的常见原因，最为常见的治疗措施是腺样体扁桃体切除术，66% 的患儿扁桃体切除术后有效缓解睡眠呼吸暂停综合征。

OSAS 围手术期的呼吸系统问题包括：插管失败，拔管后气道梗阻以及使用镇静药、阿片类镇痛药后出现呼吸停止。

在全麻诱导期间，所有未治疗的患儿都会表现出部分或全部上呼吸道梗阻，在意识消失后置入口咽通气道可以解除梗阻。合并气道解剖畸形患儿可能存在气管插管困难。

行扁桃体切除术和（或）腺样体切除术的 OSAS 的患儿发生术后上呼吸道梗阻的高危因素，包括 <2 岁的患儿、颜面异常、发育停滞、张力减退、病态性肥胖、上气道创伤史、肺源性心脏病、多睡眠图显示呼吸性窘迫指数（RDI）>40 或最低氧饱和度 <70% 或悬雍垂腭咽成形术（UPPP）后的患儿，建议术后第一晚监测脉搏氧饱和度。如果这些患儿术后发生上气道梗阻可以考虑使用经鼻持续气道正压通气（continuous positive airway pressure，CPAP）或双水平气道正压（bilevel positive airway pressure，BiPAP）。

相对于正常儿童，大多数 OSAS 患儿可能有通气量减少和 CO_2 潴留。围手术期对于这些易感的患儿要慎用那些已知可引起通气量降低的药物：镇静安眠药、抗焦虑药和麻醉药。幼儿或术前氧饱和度 <85% 的患儿应减少吗啡用量，因为可能会由于中枢阿片类受体的增量调节而再次出现低氧血症。扁桃体切除术和（或）腺样体切除术后静脉给予氯胺酮 0.5mg/kg 与 0.1mg/kg 的吗啡的镇痛效果类似。

1. 术前准备　慢性咽痛患儿常服用水杨酸类药物，应在术前一周停用，如近期服用且出血时间延长，手术最好推迟至血小板功能正常，否则易造成术中、术后出血。

有显著气道梗阻的患儿，最好不用术前镇静剂，阿托品应在术前或诱导前给药。

2. 麻醉管理

（1）婴幼儿可用 N_2O、氧气、七氟烷诱导，儿童可静脉快速诱导。使用挥发性吸入麻醉药、瑞芬太尼和短效肌松药通常可以达到满意的麻醉效果。

（2）选择带套囊气管导管插管并固定于口唇中部，插管后仔细听诊双肺，避免插入一侧支气管。上开口器时应注意气管导管是否移位或受压，并适当加深麻醉抑制这一强刺激下的机体应激反应。

（3）吸入或静脉复合维持麻醉，术中给予中短效肌松剂。阿片类药可以减少麻醉剂的用量并提供术后镇痛。

（4）术中应使用晶体液充分补液 [3～5ml/（kg·h）]，因为扁桃体切除术中的出血量难以估计。

3. 术后处理

（1）手术结束时，仔细检查咽喉部，防止残留的出血导致喉痉挛。尽量避免用吸引管盲目地经口或经鼻吸引，因为刺激扁桃体窝或鼻咽部创面会引起新鲜出血。在患儿清醒且保护性气道反射恢复后拔管。麻醉恢复期应保持侧卧头略低位，以便于血液和分泌物排出口腔而不是反流进入声门内。

（2）扁桃体切除术后呕吐很常见，可在手术结束前预防性给抗呕吐药物，但是应用止吐药物（如昂丹司琼）时要注意，可能会掩盖出血。

（3）有阻塞性睡眠呼吸暂停病史的病人必须清醒后才能拔管，镇静药或气道梗阻很容易诱发呼吸暂停，在恢复室应密切观察有无呼吸功能抑制。

（4）对烦躁的小儿要慎用麻醉镇痛药，尤其是有气道不畅的迹象时。烦躁有时候是梗阻引起缺氧的症状，麻醉药的使用可导致呼吸暂停。禁忌使用水杨酸镇痛，因为会诱发出血。对乙酰氨基酚（泰诺 10～20mg/kg 口服）或泰诺复合可待因常可提供足够的镇痛，尤其是已给麻醉镇痛药或丁哌卡因浸润麻醉的患儿。

（四）扁桃体切除术后出血再手术

扁桃体切除术后出血发生在术后 6 个小时内，持续渗血比急性出血多见。因血液被吞咽或血凝块积滞在口咽部，故出血量常被低估。明显的活动性出血必须在麻醉下缝合或填塞出血部位。

1. 术前准备

（1）胃内有积血，诱导时可能发生反流误吸，插入大号胃管行胃肠降压。

（2）因大部分出血被咽下，仅看到很少的出血，可能对低血容量估计不足。补足丢失的血容量，纠正贫血，恢复正常的循环指标，一般先用晶体液补充，然后根据血细胞比积考虑是否输血。

（3）检查凝血功能：术前服用水杨酸类制剂导致的术后出血，可考虑输入血小板以利止血。

（4）不给术前用药。

2. 麻醉管理

（1）静脉麻醉药加阿托品推注及琥珀胆碱快速诱导气管插管，同时压迫环状软骨。

（2）麻醉诱导时由助手吸尽口咽部的血液，并确认丢失的血容量已补足。

（3）麻醉维持同扁桃体切除手术（见前）。

3. 术后管理

（1）病人完全清醒、咳嗽和吞咽反射恢复完全后拔管。

（2）警惕再出血的可能性，检查血色素水平以确定是否需输血。

（3）适当镇痛（不用阿司匹林），如果是纱布压迫止血，还要注意：过度镇静可能导致气道完全梗阻；烦躁可能提示缺氧而不是镇静不够。

三、喉、气管、食管手术的麻醉

（一）喉乳头状瘤切除术

本病由病毒引起，菜花状的乳头状瘤可引起严重通气障碍。人们试过各种治疗方法，包括冷冻、超声和免疫疗法，目前比较推崇的是激光切除。小儿常于2~4岁时发病，以后反复再发反复切除，青少年时期可自愈。日益加重的声音嘶哑和呼吸困难是再次手术的指征，喉镜检查前无法确定肿瘤的生长程度，有时肿瘤甚至会堵塞整个声门，手术时必须注意。术后给予雾化。

肿瘤生长在声门或气道的任何部位，且多部位生长。声带及声门上肿瘤使气道梗阻，给气道重建带来困难；根部在气管内的带蒂的肿瘤，诱导时面罩加压给氧，瘤体受蒂的牵引堵塞气管，造成严重窒息。多次手术可造成咽喉局部解剖不清，加上瘤体的遮挡，常难以窥视声门，气管插管难度极大。小儿术前检查较困难，难以对肿瘤范围，特别是气管内情况做出准确评估。婴幼儿难以清醒气管插管，镇静、睡眠又可加重气道梗阻，诱导处理很棘手。术前多存在明显呼吸困难，家长通常不接受气管切开，且气管切开有引起乳头瘤沿气管、支气管树播散的倾向。

1. 术前准备

（1）术前评估

1）呼吸道梗阻的程度？

2）通气方式，睡眠状态中有无呼吸道梗阻？鼾声？呼吸暂停？

3）咽喉镜检查的结果，气管插管是否可行？

4）气道附近有无损伤？是否存在可能威胁生命的气道梗阻？

（2）术前行 CT 和电子喉镜或纤维喉镜检查有助于了解肿瘤侵犯的范围。

（3）适度的镇静药对患儿有利，但要注意防止对呼吸的抑制及对呼吸道的影响，有气道梗阻者避免使用。

（4）准备不同尺寸的喉镜片、气管导管备用，并备纤维喉镜或支气管镜。

2. 术中管理

（1）诱导前应用阿托品以减少腺体分泌、减少心动过缓和减少喉部操作对自主神经的强烈刺激引起的心律失常。

（2）如果患者无气道梗阻，吸入或静脉麻醉均可应用。

（3）对气道梗阻患者应采用慢诱导，用氟烷或七氟烷保持自主呼吸下缓慢诱导，在给肌肉松弛药前必须先证明手控呼吸是有效的。

（4）对上呼吸道完全梗阻的患者应采用清醒插管，在气道保证之后再行麻醉诱导。

（5）不主张经口或经鼻盲插管，以防止损伤肿瘤致呼吸道完全梗阻。

（6）如遇插管困难，患儿因缺氧而发绀，应立即面罩加压通气，同时助手用双手挤压患儿胸壁辅助通气，此法多可缓解缺氧。严重缺氧不缓解者，应紧急气管切开。

（7）由于小儿喉腔组织疏松，淋巴管和血管丰富，术中极易造成组织水肿和出血，静脉给地塞米松 $0.5 \sim 1mg/kg$ 预防。

3. 术后处理　病人完全清醒、咳嗽和吞咽反射恢复完全后拔管。术后呕吐很常见，可在手术结束前预防性给抗呕吐药物。

（二）气管切开术

气管切开适用于上呼吸道梗阻的病人或者其他需要作较长时间的气管吸引和机械通气呼吸支持的病人。如作紧急气管切开而病人缺氧严重，最好先将气道阻塞缓解或稳定后，再行切开操作。例如，用粗针头（14 号或至少 16 号针头）在环甲膜穿刺。

局麻下行气管切开虽然安全，但是患儿通常不能合作。全麻时患儿合作不会躁动，能尽快改善患儿全身情况及缺氧。术前不给镇静剂或麻醉性止痛药，入手术室后予面罩吸氧，开放静脉后给予阿托品，予吸入麻醉诱导，静脉给予利多卡因以减少自主呼吸时的喉反射，确保有效通气的前提下给肌松药。吸入麻醉诱导需预防吸入药物浓度过大，使患儿不能耐受，出现屏气、挣扎，加重缺氧症状；静脉麻醉对呼吸抑制明显，不易控制麻醉深度，在气管插管困难情况下（如急性喉炎）易加重缺氧，一般不使用。

气管切开的早期主要并发症是套管位置不正确，置入套管后必须检查呼气末二氧化碳浓度，双肺呼吸音和氧饱和度。

（三）食管镜

小儿的食管镜常用于取食管异物和食道狭窄扩张。

术前应仔细查看胸片，确定是食管扩张还是异物存留以及异物的位置，患儿无窒息可禁食以等待胃排空。

通常选择全身麻醉行气管内插管，术中最好应用肌松药并维持合适的麻醉深度以防因为操作中咳嗽或其他任何的活动导致食管穿孔。咽部的异物易滑向喉或气道，患儿要较深的镇静，入睡后进行诱导，避免兴奋、咳嗽。一旦开放静脉，先给阿托品，七氟烷吸入麻醉或琥珀胆碱辅助气管插管，辅助或控制呼吸，操作要轻柔，避免压迫环状软骨，以免激惹上气道或使异物移位。食管镜检中，环状软骨处的黏膜可能因前方有气管导管后方有硬的食管镜，两者的压迫造成损伤，应该用小 1 或 2 号的气管导管，减轻声门下水肿。患儿应预防性使用皮质激素，并在恢复室密切观察术后声嘶的症状。

术后观察病人直到完全清醒。警惕食管穿孔，尤其是手术不顺利的病人，穿孔的征象包括：心动过速、发热、气胸的体征及 X 片显示气胸或纵隔气肿。如咽喉部用利多卡因喷雾则术后禁食 2 小时。

四、内窥镜检查术的麻醉

支气管镜检查术包括呼吸道异物取出、呼吸疾病的诊断、吸引分泌物、肺膨胀不全的治疗等。

呼吸道异物多发生于 1 ~ 5 岁儿童，异物进入气管后，刺激气管黏膜引起剧烈呛咳。因异物大小不同，停留在呼吸道不同部位而产生不同症状，严重者可以出现呼吸困难。异物较大，嵌顿于喉头时可以立即窒息；而小的异物嵌顿于喉头时会出现吸气性呼吸困难、喉鸣、声音嘶哑、失声；异物停留在气管内随呼吸移动刺激气道可引起剧烈咳嗽；支气管异物时患儿咳嗽、呼吸困难的症状较轻，约95%异物位于右主支气管。

呼吸道异物操作与麻醉通气共用一气道，且取异物操作要求开放气道。如何选择安全的麻醉方法，维持良好的通气功能是气道异物取出术麻醉处理的关键。因此气管异物取出术麻醉有较高的风险性。

1. 术前评估与准备

（1）术前评估应重点了解气道梗阻的位置和程度及气体交换情况。胸片有利于确定异物位置及一些继发性的病变，如肺膨胀不全、气肿、肺炎。

（2）术前要求禁食6小时，禁水2小时。无法确定气道是否通畅时，不给大剂量的镇静药。静脉注射阿托品以减少呼吸道分泌和减轻迷走神经紧张性。

2. 麻醉管理

（1）由于气管异物患儿术前有不同程度的缺氧，麻醉前须经面罩吸纯氧或加压辅助呼吸，提高吸入氧浓度和通气量，使患儿术前缺氧得到纠正，为进一步实施麻醉、手术提供安全基础。除非病人已有呼吸功能不全，否则推荐保留自主呼吸。

（2）吸入麻醉诱导用 N_2O、氧气、七氟烷/氟烷，如果X线胸片提示肺气肿，应避免使用 N_2O，因 N_2O 引起患肺膨胀，或者静脉使用丙泊酚 3mg/kg，利多卡因 1mg/kg 诱导。

（3）麻醉深度足够时，移开面罩置入喉镜，用利多卡因（最大剂量 5mg/kg）喷雾咽喉部、气管和支气管。完善的表面麻醉不仅可以消除反射，使手术操作时病人更易于平稳，还可减少麻醉药物应用量，利于患儿尽快清醒。面罩吸氧到利多卡因起效（2~3分钟）后进行支气管镜检查。

（4）通过支气管镜的侧孔吸入氧气（5L/min），保留自主呼吸。气管镜置入后气道变窄，气道阻力增大，无效腔量也增大，患儿的自主呼吸难以维持氧供。在术前充分吸氧的情况下，患儿可耐受在 3~4 分钟之内取出异物，当患儿出现呼吸抑制时，可用手堵住气管镜的窥视孔进行辅助呼吸。

（5）监测心电图、观察胸廓抬动或用听诊器监测呼吸情况，连续监测氧饱和度。浅麻醉，低通气，缺氧及迷走神经的紧张性增加可引起心律失常，包括结性节律、室性早搏、室性心动过速。可用手控过度通气，充分供氧及加深麻醉来治疗。

3. 术后处理　禁食2小时（利多卡因喷雾后），密切观察病人是否有喘鸣、呼吸窘迫或声门下水肿的隐性体征，吸入湿化氧气和雾化消旋肾上腺素常能改善呼吸道梗阻的体征。

（宋少楠）

参考文献

［1］ 徐启明，等．临床麻醉学．第2版．北京：人民卫生出版社，2005.

［2］ 庄心良，曾因明．现代麻醉学．北京：人民卫生出版社，2003.

［3］ 刘俊杰，赵俊，现代麻醉学．第二版．北京：人民卫生出版社，2010.

［4］ 曾因明，姚尚龙，等．麻醉科特色治疗技术．上海：科学技术文献出版社，2003.

［5］ 孙大金，杭燕南．实用临床麻醉学．北京：中国医药科技出版社，2011.

第十五章 整形外科手术麻醉

整形美容外科是现代医学的重要组成部分，也是世界发展之潮流。做整形外科手术的麻醉需要了解受术者的心理特点：他们对外形的心理期望值较高，因为他们中大部分人接受的是锦上添花的手术，要求只许成功不能失败，所以对麻醉质量也有更高要求。术前访视患者时要注意他们的心情多具有易变性，对手术方案设计犹豫不定。要求过高或要求一次解决多种问题等。

整形外科患者以身体健康的中青年居多，小儿甚至新生儿及老年人也有。小儿的特点先天性畸形多，多种畸形并存，分多期手术。以唇腭裂为例，先心病的发生率高达3%～7%。老年人以恶性肿瘤为主，合并多器官退化，对他们要特别关注。整形外科患者性别上以女性为主，她们是乳房美容手术的主体。

整形美容手术多以表皮和骨骼组织的中小手术为主，深部位手术较少。麻醉的宗旨是为手术创造良好的条件，让患者在手术时痛觉消失。理想的麻醉应该是适当的肌肉松弛和安全、无痛。在临床中，根据麻醉的方法、药物等，将麻醉分为全麻、局部麻醉和椎管内麻醉。麻醉选择的原则：①必须满足手术的需要；②必须手术安全；③必须考虑患者的意愿。

局部麻醉是指应用药物作用于周围神经而使身体局部区域无痛，包括局部浸润麻醉、表面麻醉、区域阻滞麻醉等。局部麻醉是整形外科应用最广泛的麻醉方法，它具有简单易行、安全性高、并发症少、对受术者生理机能影响小等特点。局部麻醉时，受术者始终保持清醒状态，并能及时将自身感受反馈术者。整形外科全麻时，术者也常辅用局部麻醉，可减少全麻药用量，并有助于术后止痛（麻药浓度原则：切口：0.25%利多卡因；创面：0.5%利多卡因；阻滞：1%利多卡因；局麻手术加5%碳酸氢钠；全麻手术，不加5%碳酸氢钠。局麻手术利多卡因总量第1小时不超过400mg；第2小时追加利多卡因200mg；第3小时追加利多卡因100mg。整台手术不能超过700mg利多卡因，如果是全麻手术利多卡因量可稍加大）。

另外还有局麻＋强化麻醉、椎管内麻醉、全身麻醉（气管插管、喉罩）。协和医院整形手术以全麻和局麻为主。总的来说对麻醉的要求是需要维持长时间的浅而平稳的麻醉，确保术中肢体制动，术后保证包扎固定过程患者无躁动、无呛咳。要保证患者绝对安全。警惕超女王贝整容死亡的类似事件发生。

第一节 烧伤手术的麻醉

（一）病种简介

烧伤在日常生活和工作中是很常见的损伤，可由热水、火焰、电流、化学物品等引起。小面积烧伤，麻醉处理无特殊性，大面积烧伤是一种严重的外伤，除局部组织遭受严重的破坏以外，身体可能受到强烈的刺激，内脏功能发生显著的改变。严重烧伤患者在整个治疗过程中病情变化复杂，而且往往需行多次手术，如早期反复切痂植皮，后期需要整形，给麻醉带来一定困难。因此麻醉医生必须全面熟悉病情变化发展，熟悉手术特点，才能较正确地进行麻醉前准备、麻醉选择和麻醉处理，提高麻醉安全，减少麻醉意外的发生。

烧伤分期：

（1）体液渗出期：此期主要是血容量不足导致的组织灌注不良、缺氧、心肌功能降低和（或）急性肾衰竭。如有吸入性损伤，缺氧更为严重，甚至发生肺水肿。这一时期的治疗措施着重在补充血容量、纠正水和电解质紊乱、防治肾功不全、镇痛和保暖等。局部处理主要是伤面清创，必要时气管切开、焦痂切开减压或筋膜切开减压或早期坏死组织切除。此期最长持续到烧伤后 72 小时。

（2）感染期：体液回收创面细菌可随之进入体内。患者在身体抵抗力低的情况下可以发生败血症。此期不仅要控制感染，还要保护患者的体力和抗病能力，消灭创面。手术包括焦痂切除、自体或异体取皮移植及其他坏死组织切除。手术虽不复杂但需多次进行，有时仅隔 1～2 天。

（3）创面修复期：主要是残余创面和肉芽创面植皮手术。创面感染越轻者修复越快。由于机体抵抗力低下，败血症仍将发生，因此消灭创面是减少感染的重要措施。

（4）康复期：手术目的是整形，恢复肢体功能及容貌。

（二）术前准备

正确的麻醉前准备是减少麻醉并发症、防止麻醉意外的重要环节。麻醉的危险性和患者的生理体质状态的基本关系不变，因此应积极进行术前准备。

1. 循环系统

（1）既往病史：有无心脏病、高血压、贫血及低蛋白血症。

（2）生命体征：这是对循环代偿功能最简便的观察。但大面积烧伤的患者因肢体肿胀不宜观察，只要肾功能正常可以将尿量作为观察指标。

（3）心电监测。

（4）血容量监测：血容量是保持内环境稳定的最基本、最重要的条件，临床经验证明严重烧伤麻醉中所出现的并发症绝大多数与血容量不足有关。血容量不足是引起低血压的主要原因，麻醉前应详细了解补液情况。

2. 呼吸功能　严重烧伤患者的呼吸功能都有不同程度的减退，从而导致各个阶段皆可出现缺氧。因此术前要对呼吸功能的状态有所了解，有助于麻醉的选择和处理。

（1）伤前有无肺部疾患，对伤后呼吸代偿功能影响极大。烧伤有无合并吸入性肺损伤亦有影响。

（2）观察呼吸运动、呼吸频率及节律，肺部听诊，了解呼吸道的通畅程度。

（3）了解呼吸机应用的情况及呼吸参数，阅读胸片及血气报告。

术中针对导致缺氧的原因加以分析和处理。例如术前有低血容量、贫血者，术中应尽可能多输血和血浆；颈部或口咽部肿胀时往往影响通气，应根据患者情况给予吸氧、置入口、鼻咽通气道，或行气管插管、气管切开，进行辅助或控制呼吸。合并呼吸道烧伤者，气管内分泌物增多，声带水肿、支气管痉挛、气管黏膜坏死脱落等可造成呼吸道梗阻，应加强吸引，保证呼吸道通畅，给氧充分。对于非吸入性损伤，头面部显著水肿，估计气管插管有一定困难的患者，应行气管切开。患者的鼻黏膜水肿，失去了过滤、湿化等保护功能。所以，实际上正确的手术操作和护理，可以减少或避免气管切开的并发症，相反，由于气管切开后减少了解剖无效腔、降低气道阻力、利于分泌物吸引，使患者的通气功能改善，保证了气道通畅，能量消耗降低，麻醉安全性大大提高。

3. 其他脏器功能　肾功能不全或肾衰竭者，应注意有无高血钾、肺水肿；肝功能不全对麻醉用药选择和用量关系密切。

（三）麻醉要点

1. 静脉通道的建立　广泛性烧伤由于浅表静脉损伤，常无法进行静脉穿刺。然而烧伤患者切痂手术失血量较大，要求在短时间内大量补充血容量，因此术前常需行静脉切开，为保持通道畅通应妥善固定穿刺针。大面积切痂手术创面暴露大，渗血多，止血困难，尚需加压输液，才能及时补充血容量。

2. 监测困难　烧伤面积越大，病情越重，麻醉中应该有很多监测指标，但在大面积烧伤患者却不能得到。甚至于血压、脉搏测量都无法进行。由于抗生素的应用进展及监测条件与技术的改进，有条件应积极进行有创动脉血压监测。麻醉中常以尿量、心率改变作为判断循环状况的参考，一般情况下，每小时尿量 > 0.5ml/kg 则表示组织的血流灌注满意。但是在麻醉中常应用影响周围血管阻力的药物，应用该类药物时，尿量每小时应保持在 1ml/kg 以上。可利用 Doppler 超声血流图寻找动脉静脉进行穿刺，对穿刺困难者有一定价值。一般在麻醉后，患者的心率大多数增快，而在麻醉前心率已经较快的患者，有时反见下降。麻醉中心率加快主要原因为麻醉较浅或血容量不足。因此凡在麻醉中心率增快而又能排除浅麻醉的因素者，必须仔细估计出血量和纠正低血容量。

3. 手术麻醉次数多，时间长　严重烧伤患者的病程长，在整个治疗过程中需经受多次手术和麻醉，烧伤面积越大所需手术次数越多，多次麻醉则需考虑患者的耐受性、耐药性、变态反应性和患者是否愿意接受多次麻醉等问题。除烧伤引起的直接损伤外，各种并发症使患者体质衰弱，代偿能力下降，极易出现麻醉意外。一般来说，麻醉危险性和麻醉中或麻醉后并发症的发生率与麻醉时间成正比。麻醉时间越长，麻醉剂的代谢和分布的改变越大。脂溶性的麻醉剂在反复静滴后容易造成蓄积、过量，长时间麻醉使体液酸化，也明显影响药物的代谢。所以，危重患者在麻醉前必需对手术范围和手术时间有所估计，并充分注意麻醉选择和麻醉药的应用方法，力求缩短手术和麻醉时间。术中还需加强麻醉观察，及时判断患者对麻醉手术的耐受能力，尽早发现病情的变化趋向，以便及时采取预防和治疗措施。此外，给药时需酌情减少剂量，降低药物浓度，特别是静脉内输注药物时必须缓慢递增。

4. 术中体位改变　大面积烧伤患者的植皮手术，多需在不同部位进行，因此手术过程往往要改变体位。麻醉中体位的突然改变常常是导致麻醉并发症的重要原因之一。虽然烧伤患者在麻醉中都以轴向180°转身（仰卧位－俯卧位），对循环动力的影响比较小，不过仍是一个不容忽视的问题，特别是对体质极为衰弱的病例更需提高警惕，为防止体位改变造成的并发症，尤其是循环系统并发症，应注意以下几点。

（1）避免深麻醉以防抑制心脏和削弱其保护性反射，使血容量尽可能接近正常。

（2）变换体位前注意把静脉通路、监护仪导线理顺，防止脱落。变换体位的动作应力求迅速又轻柔。

（3）密切观察患者的生命体征，翻身之前尽可能将血压和心率维持在比较稳定的状态。俯卧位时支撑物不能压迫腹部以防影响呼吸，俯卧位更换为仰卧位时，应观察有无喉头水肿及舌后坠，如果估计手术时间很长者，尤其是通气功能较差者应选用气管内麻醉，便于术中呼吸管理，以改善通气功能和减少术后肺部并发症。

5. 避免深麻醉 烧伤患者的切痂、取皮等手术，麻醉一般不需太深，也无需肌肉松弛，尽量做到清醒迅速。但这些手术的浅表刺激却很大，镇痛要求较高，绝大部分可采用自主呼吸下的静脉全身麻醉。目的之一就是为了避免气管内插管的诱导和麻醉维持中的深麻醉。

6. 应用抗生素的影响 每个烧伤患者的治疗过程中都需应用许多抗生素，大部分在手术中仍需按时静滴抗生素，麻醉医生需警惕某些抗生素对神经肌肉接头的阻滞作用。凡属氨基苷类抗生素都可抑制乙酰胆碱酯酶释放和稳定终板电位，从而影响神经肌肉接头的正常功能。如同时应用肌肉松弛剂，则这种抑制作用更为明显。一旦出现呼吸抑制，除给予辅助呼吸或控制呼吸外，尚可用钙剂拮抗。可选用氯化钙 0.25g 静注，可获得一定的效果。

7. 体温的变化 大面积烧伤患者由于皮肤功能的丧失，体温受环境温度的影响较明显。加之麻醉后血管扩张，体温大量散发以及术中术后输入大量库存血均可使体温下降，小儿患者更加明显。体温过低易导致心律失常，所以，术中一定要注意保温，尤其当大量输血时需把血液温热不致太冷。

8. 常用麻醉方法

（1）部位麻醉

1）局部浸润：多用于小面积取皮和植皮，病情危重者也可用作为全麻的辅助。通常加肾上腺素以减少出血，但对高血压者应注意血压的变化。

2）神经阻滞和椎管内麻醉：上肢手术除非存在禁忌，原则上都可采用臂丛神经阻滞麻醉。中小面积和单纯肢体烧伤的切痂植皮以及晚期整形手术，选用各种神经阻滞和椎管内麻醉，效果最确切。不过，椎管内麻醉常因背部穿刺点或其附近的皮肤已经烧伤或感染而不适用。

（2）静脉全麻：对烧伤手术有一定优点，如诱导平稳、对呼吸道无刺激，方法简单，药物选择有较大余地。但也有缺点，静脉麻醉药物个体差异大，有不同程度的呼吸抑制，特别是剂量较大、注药过快或浓度过高时尤为明显。

1）靶控输注异丙酚复合芬太尼全麻：异丙酚镇静及催眠作用迅速、平稳且恢复快，体内无蓄积，毒性小，但几乎无镇痛作用。剂量偏大或注射过快易抑制呼吸和循环系统。异丙酚使心肌收缩力、前负荷及外周阻力都有不同程度下降，引起血压下降、脉率减缓。缺点：两者对呼吸均有抑制作用，与注药速度、剂量呈正相关，采用靶控输注给药，能保持稳定的血药浓度，对呼吸影响小，易于调节麻醉深度，麻醉过程平稳。鉴于烧伤的特点，大多数患者有吸入性损伤，而且常常需要气管切开，全凭静脉麻醉是首选，注意吸痰。

2）氯胺酮麻醉：氯胺酮是一种非巴比妥类速效静脉麻醉药，具有明显的镇痛作用，可使动脉压升高，心率加快，心输出量增加，对循环功能不全的患者很适用。但对有高血压、冠状动脉供血不足者应用要谨慎。氯胺酮不使咽喉部保护性反射消失，因此易于保持呼吸道通畅，对呼吸抑制轻微，不增加气道阻力，潮气量和呼吸频率均无明显改变，适用于头面部和呼吸道烧伤患者，但如剂量增加或速度过快，则有不同程度的呼吸抑制，可致呼吸停止。应给氧或用面罩辅助呼吸，另外，氯胺酮增加呼吸道分泌物，术前应用阿托品，手术后患者多有幻觉、谵妄，癫痫病史者可诱发癫痫发作。时间短者，2mg/kg 静推，维持时间 20～30 分钟。肌注，4～8mg/kg，镇痛 20～40 分钟。手术时间长，可重复给药，反复多次给药延长苏醒时间。为克服单独应用的不良反应，可复合应用咪达唑仑、异丙酚或依托咪酯，可使氯胺酮作用时间延长，副作用减轻，但应注意呼吸抑制。通常使用氯胺酮静脉推注维持麻醉，而且多次手术后患者对氯胺酮产生明显的耐药性。另外术中出血可引起循环中药物丢失，氯胺酮用量常常很大。

（3）吸入麻醉：由于异氟醚、七氟醚等广泛应用于临床，使吸入麻醉在烧伤尤其是晚期整形麻醉中应用越来越多。

（4）静吸复合全麻：采用静脉麻醉药诱导插管，然后吸入七氟醚等维持麻醉，此法是目前国内普遍采用的麻醉方法。

9. 常见烧伤手术的麻醉

（1）早期清创：大面积烧伤后应在休克控制后进行早期清创，麻醉要求是镇痛不加重休克。一般简单清创多不需麻醉，对不合作者可用全麻。小儿可用氯胺酮肌注基础麻醉。

（2）早期切痂：切痂的手术时机依烧伤程度而定。轻度或中度可在伤后立即进行；重度需在 48 小时休克控制以后，不过因休克导致的生理功能紊乱并未完全恢复，尤其是一次切痂面积过大，超过 20% 面积时，较易发生意外，麻醉处理应谨慎。多以静脉全麻或静吸复合全麻为主。

（3）肉芽创面游离植皮术：多在烧伤后期，主要为取皮、刮除肉芽组织和游离植皮。麻醉可用氯胺酮麻醉或静吸复合全麻。

（4）烧伤后期整形患者的麻醉：患者对疼痛较敏感，所以镇痛要完善。麻醉的重点是颜面和颈部手术过程中一定要保持呼吸道通畅。

（刘　涛）

第二节　颌面部巨大神经纤维瘤手术的麻醉

（一）病种简介

神经纤维瘤病是一种源于神经鞘细胞分化异常而导致的多系统损害的常染色体显性遗传病。主要临床症状有皮肤和皮下神经纤维瘤、牛奶咖啡斑和雀斑、虹膜错构瘤以及视神经胶质瘤、骨发育异常和智力障碍，还有部分合并中枢神经系统肿瘤以及其他恶性肿瘤。

（二）术前准备

颌面部巨大神经纤维瘤手术时间长，出血量大，可达数千毫升。术前需充分备血。外周留置粗套管针，以备补液输血。需监测有创动脉压力、中心静脉压力，观察尿量。

（三）麻醉特点

全麻注意保护好气管导管。拴好牙线，并贴布胶布，贴小透明塑料膜。眼睛不涂眼膏，贴小透明塑料膜。气管导管套囊用胶布固定在气管导管上并用碘酒棉棒消毒，螺纹管套无菌保护套。在消毒时麻醉医生一直手提螺纹管至无菌保护套套好。术中注意保温，体位保护。麻醉中可采用控制性降压。应用自体血回收 cell - saver 可减少异体血输入。降温可增加患者对出血的耐受性。术毕严格掌握拔管指征，只有在患者意识清醒、保护性气道反射完善后方可拔管，并准备好吸引器，随时吸出口腔内分泌物，防止误吸和窒息，防止上呼吸道梗阻。

（四）术后注意事项

如果患者生命体征不平稳，建议回 ICU。出血量大注意凝血功能异常和肾功能异常的发生。

（付珍红）

第三节 唇腭裂修复术的麻醉

（一）病种简介

唇腭裂是口腔颌面部最常见的先天性畸形。唇腭裂患儿常合并颅颌面畸形或先天性心脏病。患儿的生理特点有慢性鼻溢液，这是由于喂食后反流入鼻咽的缘故，有时很难将其与呼吸道感染的症状区分开。唇腭裂患儿早产发生率较高。早产儿全麻后出现呼吸暂停和心动过缓等并发症的发生率明显高于足月儿，多发生在术中或术后 12 小时之内。唇腭裂患儿常有喂食困难，致营养不良。婴儿 2~3 个月时会出现生理性贫血，所以唇裂手术时机在出生后 3~6 个月为宜，体重达 5kg 以上，血红蛋白达 100g/L 以上。腭裂及隐性腭裂宜于 1 岁左右施行，营养状况良好者，有条件时可尽早手术。

（二）术前准备

术前访视了解患儿是否合并其他畸形，评估有无困难气道。困难气道的最常见原因是下颌发育不良。评估患儿的营养状况和血红蛋白水平。询问患儿术前有无上呼吸道感染。一般认为小儿上呼吸道感染 2~4 周内呼吸道的应激性均高，至少应在感染症状消失 1 个月后再安排手术。小儿术前禁食禁饮时间不宜过长。我们认为儿童清淡固体食物禁食时间为 6 小时，脂肪类固体食物应为 8 小时，术前禁食母乳时间为 3 小时，术前禁食牛奶与配方奶时间为 4 小时，术前禁饮时间为 2 小时。

（三）麻醉要点

小儿如不能领入手术室的，需要肌注氯胺酮 5mg/kg + 阿托品 0.01mg/kg（不稀释，混合抽入一支注射器内，为求药量最少注射痛苦小）。小儿如能领入手术室的，可行静脉诱导或七氟醚吸入诱导。术中以异丙酚静脉泵入或七氟醚吸入维持麻醉。小儿气管插管诱导前经静脉注射 0.01mg/kg 阿托品能有效预防心动过缓。气管导管可选带套囊的导管固定于中线位置并用胶布固定于两颊旁。经鼻插管或经口插管的选择，以腭畸形修复为主的，经鼻插管方便术者操作；以鼻唇畸形修复为主的，要经口插管导管需带套囊，有效密封口腔和气道。最好以纱条填塞口咽腔，防止口内分泌物及血液流入气道。术中注意失血量，及时补充血容量。手术体位：双肩下垫软枕，头颈略后仰，以保持气道通畅。可以以定压模式施行机械通气，严密监测潮气量、呼气末二氧化碳和血氧饱和度。手术时患儿头部被手术医生占据，头的位置因手术操作而变动。麻醉医生应严密观察，及时发现导管的扭曲、打折、滑脱及接口脱开等异常情况。术毕待患儿清醒出现规律呼吸，保护性气道反射恢复，及有目的性体动，吸净口腔分泌物再拔管。拔管时做好再插管的准备。

（四）术后注意事项

腭裂手术后尽可能减少口咽部吸痰，也尽量不放口咽通气道，以免损伤手术修复部位。

· 361 ·

术后镇痛只在患儿清醒拔管后，气道保护性反射和通气功能恢复良好后才给予。

（付珍红）

第四节　头颈颌面部显微外科手术麻醉

（一）病种简介

显微外科手术是在手术显微镜和手术放大镜下完成普通肉眼无法实施的手术和操作，其中以小血管吻合技术为基础的局部皮瓣游离移植，在头颈颌面部的手术中应用最为广泛。如面瘫畸形矫正术，带蒂筋膜瓣切取移植术。通常在全麻下完成。手术时间可长达 8 小时。

（二）术前准备

术前访视评估患者的全身情况，谈话签字，询问是否使用镇痛泵。

（三）麻醉要点

可以采用静脉或吸入维持麻醉，静脉分次追加芬太尼或舒芬太尼。术中使用节约用血技术，等容性血液稀释，控制性降压。控制性降压应在切除病灶时施行，而在主要手术步骤完成后应迅速恢复血压到正常水平。因为微血管吻合完成后，应适当升高血压以保持游离皮瓣有足够的灌注压。注意观察气管导管的位置和深度、有无打褶。保护好眼睛。注意患者保温。麻醉恢复要求迅速平稳，无呛咳。在患者完全清醒，呼吸道通畅后拔管。拔管过程中注意保护新移植的皮瓣。

（四）术后注意事项

术后回恢复室观察。如出现低体温，可用暖风机恢复体温。术后可以使用镇痛泵。

（付珍红）

第五节　乳房整形手术的麻醉

（一）病种简介

随着生活水平的改善和审美观念的提高，越来越多的女性开始关注乳房的形态。目前乳房整形手术的主要适应证为乳房肥大异常、小乳症异常、乳房萎缩或下垂及乳头和乳晕异常。

乳房重量 >250g 或体积 >250ml 者为乳房过大异常。乳房肥大异常的整形美容手术有两种，即巨乳缩小术（旨在矫正增生过多的乳腺组织和脂肪组织）和乳房肥大缩小成形术（旨在矫正下垂和发生移位的乳头、乳晕和皮肤组织等）。

乳房先天发育不良者可行隆乳术。自身脂肪组织填充隆乳是抽取患者自身腹部或大腿皮下组织游离移植，但手术复杂，需显微外科技术和设备，推广和应用受到了限制。目前常见的术式为硅胶假体隆乳，具有组织相容性好，排异反应小，手感好，切口隐蔽，组织损伤小等优点。

（二）术前准备

接受乳房整形美容手术的患者多为中青年女性，应注意过敏史、月经情况和有无并存疾病，如甲亢、心脏病等。女性月经期、哺乳期、妊娠期和上呼吸道急性感染期应视为手术禁忌。术前常需对患者立位时双侧乳房的位置形态及预期手术效果进行精确定位。行双侧巨乳缩小术时，若预期切除的乳房组织过多，术前需备血。

术前谈话时，应注意该类患者对手术预期效果的强烈期望，对麻醉及手术的要求常较高，难以接受手术及麻醉意外的后果。应了解患者的具体要求，并详细交待围术期可能出现的各种意外及并发症，取得一致意见后应在麻醉术前协议书中有所体现，签字确认。

（三）麻醉要点

理论上局部浸润麻醉、胸部硬膜外麻醉和全身麻醉均可用于乳房整形美容手术的麻醉。但多数接受该类手术的患者对麻醉和手术存在恐惧心理，并预期接受更舒适的医疗服务，常常要求全身麻醉。全麻静脉诱导，气管内插管，全凭静脉麻醉维持或静吸复合麻醉维持。术中常采取仰卧位，双上肢外展，上半身略抬高以观察乳房自然下垂形态。

由于乳房整形美容手术为体表手术，且外科医师在术中可能复合局部麻醉，因此在维持全身循环状态稳定时，全身麻醉常处于较浅水平，应警惕患者发生术中知晓。除常规麻醉监测项目外，可考虑术中进行麻醉深度监测。

（四）术后注意事项

该类手术的患者多为年轻女性，是术后恶心呕吐的高危人群。术中及术后应警惕恶心呕吐，甚至误吸的发生。术后患者常需胸部加压包扎，可能增加术后低氧血症发生的几率。注意监测。另外应鼓励患者术后早期下床活动。

（付珍红）

参考文献

[1] 吴安石，岳云主译．成人围手术期麻醉学．北京：人民卫生出版社，2007.
[2] 邓小明，姚尚龙，于布为，黄宇光．现代麻醉学．北京：人民卫生出版社，2014.
[3] 黄宇光．北京协和医院麻醉科诊疗常规．北京：人民卫生出版社，2012.
[4] 盛卓人，王俊科，等．实用临床麻醉学．第四版．北京：科学出版社，2010.
[5] 郭曲练．普外科及泌尿外科手术麻醉．北京：人民卫生出版社，2011.

第十六章　器官移植手术的麻醉

器官移植是将整个保持活力的器官移植到自体或其他个体的某一部位，临床上常见有心、肺、肾、肝、胰等移植。器官移植手术需多学科紧密合作，给麻醉工作带来了巨大挑战。我国器官移植术的发展始于1958年进行的肝、肾移植的动物实验，1977年开始临床肝移植。目前我国器官移植与组织移植已经进入平稳发展阶段。

第一节　肾移植术的麻醉

当患者患有终末期肾脏疾病时，肾移植比血液透析更能提高患者的生存率和生活质量。肾移植后，患者的5年生存率为70%，而那些接受透析的患者5年生存率仅为30%。接受肾移植成功后，患者并存的与终末期肾病相关的各种疾病，如心肌病变等，可以部分好转或全部治愈。在肾移植过程中，麻醉管理十分复杂，将会面临各种各样的问题，例如患者严重的贫血、高血压、代谢性酸中毒、充血性心力衰竭、高钾血症、低钠血症、循环衰竭等。而且目前我们所面对的是再次肾移植和老龄患者肾移植，这些患者的病情更加复杂，更增加了围手术期麻醉管理的难度。

（一）肾移植的适应证和禁忌证

肾移植是最常见的器官移植，各种原因导致的终末期肾功能衰竭，包括糖尿病性肾小球病、高血压性肾小球硬化、肾小球肾炎、肾盂肾炎、Alport综合征、多囊肾等，都可以进行肾移植。

肾移植的绝对禁忌证有心、肺、肝的严重病变，如顽固性心力衰竭、呼吸功能衰竭、凝血功能异常及肝功能不全、结节性动脉周围炎、弥漫性血管炎等全身性疾病引发的肾病变、全身感染及活动性结核以及恶性肿瘤。

（二）术前评估及准备

（1）供肾者的准备：供肾者均为健康人，麻醉前应根据临床资料对全身情况做出判定，在前一天晚静脉输入平衡液或生理盐水1 000ml。笔者所在医院一般选择全身麻醉。除常规血流动力学监测外，可进行中心静脉压监测，以指导术中扩容（多用晶体）。阻断供肾血管前注入呋塞米（速尿）20mg。手术结束时一般拔除气管导管。

（2）受肾者的准备：由于肾功能损害的病人对中枢神经系统抑制药敏感性增强，所以术前用药需慎重，剂量应适当减少。因胃肠排空减慢及胃内容物增加，应选用抗酸药、抗胆碱能药物（如东莨菪碱）和止吐药。纠正尿毒症和水、电解质及酸碱平衡的紊乱，一般术前进行一次血液透析治疗，使尿毒症、高钾血症得到改善。另外，对于心血管功能的评估至关重要，有半数透析患者死于心力衰竭，肾移植术后的首要死因也是心血管并发症。因此，在移植前后应纠正心血管危险因素，除了询问病史及一些物理检查外，患者应接受心电图、超声心动图以及肺功能的检查，控制高血压，减轻心脏前、后负荷；纠正贫血、感染及控制血糖，排除患其他肿瘤的可能。对患者精神状态的稳定性进行评估，应注意受体肥胖使手术并发症的危险增加，可影响移植器官的功能，增加切口感染的机会。因为此类患者骨营养不良而易于发生骨折，所以，安置手术体位时应注意。

（三）麻醉选择

肾移植手术的麻醉除满足手术需要外，还要考虑麻醉药物和麻醉方法对肾脏的影响，即是否经肾脏排出；是否影响血流动力学和肾脏循环；是否抑制呼吸，均能直接或间接损伤肾脏功能。

肾移植的麻醉视患者具体情况而定，可选择全身麻醉或连续硬膜外麻醉，全身麻醉适合所有肾移植患者，特别是术前应用肝素有凝血功能异常或血小板功能障碍的患者，麻醉诱导和维持药应以不经肾排出和不加重肾功能损害为原则。全身麻醉诱导：诱导药物剂量适当减少，给药速度减慢，以免发生低血压；静脉麻醉药咪达唑仑、依托咪酯和丙泊酚都可用于麻醉诱导；可采用静吸复合和静脉复合麻醉进行麻醉维持，如吸入异氟烷、七氟烷，静脉输注丙泊酚；麻醉性镇痛药因其代谢产物具有一定的药理活性而作用时间延长，故应适当减量和慎重使用。阿片类可选用芬太尼、舒芬太尼及瑞芬太尼，瑞芬太尼在患者体内不易蓄积，更适合肾病患者的麻醉维持。对于肾功能显著损害的患者，肌肉松弛药应首选阿曲库铵或顺式阿曲库铵，罗库溴铵也可应用。维库溴铵和泮库溴铵等药效将延长。高血钾时不宜使用琥珀胆碱。麻醉诱导后放置二腔或三腔中心静脉管监测中心静脉压以及注药，桡动脉置管测定直接动脉压及间断采集动脉血气，同时应留置导尿。

区域阻滞麻醉：只要没有凝血机理异常，无呼吸系统并发症，循环功能稳定，可选择连续硬膜外麻醉，硬膜外麻醉时只要不引起低血压，便不会加重肾功能损伤；阻滞平面适宜可改善肾血流量，使尿量增加。以 $T_{11,12}$ 或 $L_{1,2}$ 间隙为穿刺点向上置管，也可选用两点穿刺。局麻药中不加肾上腺素，以免吸收而诱发肾血流减少。阻滞平面不应超过 T_5。在硬膜外麻醉时，正常肾脏能够耐受的低血压极限为平均动脉压 8kPa，时限不超过 30min。故合并肾功能损害时，血压范围应适当提高。当术中发生低血压时，首选麻黄碱。但术中一旦血流动力学波动大或平面过高影响呼吸时，患者会有不舒适感，偶有烦躁。术中渗血较多者应警惕术后硬膜外血肿的发生。

（四）术中管理

（1）血流动力学监测与管理：除常规无创血流动力学监测指标外，需进行有创动脉压和中心静脉压监测。经典的血流动力学目标是收缩压大于 12kPa，平均动脉压大于 8kPa。肾移植围手术期血压调控十分重要。移植肾缺乏神经支配以及丧失血流自主调控功能，这意味着如果患者血压过高，可直接冲击移植肾的内皮组织，但如果血压过低，则会导致肾脏灌注不足，从而加重缺血性损伤。维持肾移植过程中及移植后的血压稳定对于保证移植肾血流，促进功能恢复，提高术后移植物存活率和降低患者死亡率都具有关键性作用。

血管活性药物的选择：在肾移植术中，当动脉开放时，常常会因为血容量相对不足、酸中毒、离子紊乱等造成血压降低，如果不能及时纠正，往往会导致移植肾灌注不良，加重肾脏缺血性损伤，危及移植肾的存活和功能恢复。所以，选择适当的血管活性物质调控血压十分重要。一般选择多巴胺类药物。在肾移植手术中低剂量多巴胺 $1\sim3\mu g/$（kg·min）静脉滴注，可增加肾血流和扩张肾血管，尽管其具体作用还存在争论，常被认为具有保护性作用。非诺多泮是选择性多巴胺 1（DA1）受体激动剂，也具有弱的 α_2 肾上腺素能受体拮抗剂作用，在富含 DA1 受体的血管中可使血管扩张，在应用适当剂量时可使肾脏血流增加而且不会影响血压。此外，非诺多泮还具有利尿剂作用，这可能是由于直接作用在近曲小管的 DA1 受体所导致的。其他儿茶酚胺类血管收缩药，尤其是 α 肾上腺素能激动药，将会干扰移植肾的再灌注过程，应用应十分谨慎。应用低浓度肾上腺素或去甲肾上腺素，可在增加全身动脉压的同时降低肾脏总血流量，但肾小球滤过率可保持不变。但应用高浓度肾上腺素或去甲肾上腺素时，特别是静脉应用，可导致肾血流量和肾小球滤过率明显降低。在器官移植供体中应用去氨基加压素（desmopressin）和血管加压素（vasopressors）仍具有很大争议。术中如果出现血压过高，可加深麻醉或给予短效降压药物（如乌拉地尔、硝酸甘油等）来控制血压。

（2）呼吸管理：气道压力不要过高，以免影响回心血量而引起尿少；同时也要防止过度通气造成低碳酸血症，引起氧离曲线左移而加重肾低氧。

（3）维持电解质和酸碱平衡：纠正低钠血症，以避免加重酸中毒或低渗性休克或低渗性昏迷；防治高钾血症或低血钾；防治高钙血症；纠正酸中毒。

（4）术中液体管理：围手术期适当的输血和输液是肾功能保护的关键。根据中心静脉压监测指导术中扩容治疗。术前进行血液透析治疗的患者，应注意血容量不足的问题，需要迅速恢复血容量时，通常推荐应用人工胶体和复方电解质溶液。治疗低血容量的同时应避免高血容量；肾移植患者在术前常有贫血，但患者在手术室里很少需要输血，血红蛋白维持在 80g/L 以上即可。输血时应输新鲜血，大量库血会引发高钾血症。

（5）利尿药的应用：肾动脉吻合开放后开始用利尿药，少尿时应谨慎使用甘露醇和呋塞米。甘露醇属渗透性利尿剂，在尿液排出之前会使循环容量过多，心功能不好的患者应注意输注速度和量，避免发生心力衰竭和肺水肿。通常给予呋塞米（0.4mg/kg），可降低肾血管阻力，减轻肾小管阻塞和肾间质水肿，提高肾小球滤过率；无效时可加倍。移植肾在尿浓缩以及对钠的重吸收方面常有缺陷，因此要注意电解质的变化。

（6）其他：糖尿病患者术中控制血糖可明显改善预后，血糖维持在 4.4～6.1mmol/L 较好。小儿的肾移植成功率较成人稍低，年龄越小越易发生移植肾血管血栓形成。对一些小儿来说，手术中还要考虑到移植器官的大小是否合适，而且术中要将成人供体的肾脏置于腹膜后。在关腹时应注意吸气时气道峰压，如压力增加，应给予处理。

（五）术后恢复

全身麻醉的患者一旦手术结束，移植肾功能良好，术中血流动力学稳定，自主呼吸恢复良好，即可拔出气管导管。如果需要拮抗肌松药时，新斯的明 50% 通过肾脏排泄，故对肾功能损害的患者来说，其作用时间延长，阿托品的剂量应相对加大，必要时追加 1 次剂量。高血压是术后的常见问题，可因液体超负荷而加重，可给予利尿药和短效抗高血压药进行治疗。如果患者的呼吸、循环状态不稳定，可送入 ICU 病房治疗，必要时术后可能需要透析治疗。此外，要避免使用肾毒性药物。

（孙 飞）

第二节　肝移植术的麻醉

（一）肝移植的适应证与禁忌证

（1）成人肝移植的适应证：肝移植是肝功衰竭唯一的治疗途径。其适应证包括非胆汁淤积性肝病（丙型肝炎、慢性乙型肝炎和酒精性肝病）、遗传代谢性肝病、暴发性肝功能衰竭和无肝外转移的恶性肿瘤。但后二者目前还有争议，也是不常见的适应证。最常见的还是终末期肝硬化。小儿肝移植的适应证包括胆汁淤积性肝硬化、暴发性肝功能衰竭、先天性代谢性肝病、慢性活动性肝炎肝硬化、肝肿瘤、Budd - Chiari综合征等。

（2）肝移植的禁忌证：肝外恶性肿瘤，肝门部胆管癌，人免疫缺陷病毒感染，进行性心、肺疾患，包括慢性阻塞性肺病或肺纤维化，酒精或其他药物成瘾，未控制的脓毒血症。对于自发性细菌性腹膜炎的患者，在药物治疗 2 ~ 5d 后可以考虑行移植术。

（二）术前评估及准备

（1）中枢神经系统：慢性肝衰竭很少出现脑水肿，但慢性肝性脑病的出现已经表示有病理生理改变。

（2）心血管系统：大多数患者表现为高血流动力学状态，表现为心排血量增加和微动脉扩张，由于肝移植标准的扩大和受者年龄上限的放宽，术前应例行评估缺血性心脏病，多巴酚丁胺负荷超声心动图（DES）可用于术前病人的风险分级，DES 还能诊断肺动脉高压和瓣膜性心脏疾病。对于有诱发缺血可能的患者，要进行冠状动脉造影来确定、鉴别病变的性质。有严重冠心病的患者一般不适合肝移植手术。

（3）呼吸系统：与肝病相关的肺部并发症包括限制性肺疾病、肺内分流、通气/血流比例失调和肺动脉高压。限制性肺疾病由腹水和（或）胸腔积液导致，常在液体引流后得到改善。无腹水或肺内疾病时出现的低氧血症被认为与肝肺综合征有关，主要是由于分流、通气/血流比例失调和（或）弥散障碍所致，如果严重的肝肺综合征经吸氧不能纠正时，移植的风险就会加大。肺动脉高压也增加了患者围手术期的风险，有研究认为，平均肺动脉压在 6.7kPa 以上是肝移植手术的绝对禁忌证。术前应用药物如前列腺素 E_1 将降低肺动脉压。

（4）肾脏：术前鉴别患者是否有肾功能不全而需进行肝、肾联合移植非常重要。由于术前患者酸碱失衡和血管内容量不足，可能导致轻度进展性肾病的恶化，应该对上述诱因进行治疗，诊断时需排除原发性肾病、蛋白尿、低血容量、血流动力学紊乱引起的肾灌注不足。

（5）消化系统：食管静脉曲张、门静脉高压和腹水是终末期肝病最常见的表现。此外，胃排空延迟及药物代谢受到影响。终末期肝病患者对药物敏感性增加，许多药物如肌肉松弛药和阿片类药物代谢时间延长。

（6）血液和凝血系统：多数患者由于慢性疾病、营养不良和（或）出血，均有不同程度的贫血。除纤维蛋白原和Ⅷ因子，其他所有凝血因子合成都减少，循环中血小板数量减少，功能不良，导致凝血功能障碍。

（三）麻醉选择和麻醉前用药

肝移植手术均选择全身麻醉。麻醉前多肌内注射阿托品或东莨菪碱，不用麻醉性镇痛药，如果患者有严重凝血功能障碍，则应口服给药。麻醉药物应选择不影响肝血流且有利于循环功能稳定及对肾功能影响小的药物。由于术前难以预测术中及术后是否会大量出血，应准备充足的血源，还应该根据患者的凝血状态准备新鲜冷冻血浆（FFP）、冷沉淀和血小板。

（四）术中管理

1. 活体肝移植供体的麻醉　肝左叶移植在亲子捐献中比较常见。尽管左肝部分切除术是个大手术，但供体通常能很好地耐受。右叶切除术的手术过程更复杂，也具有一定的风险。

活体肝移植捐献者均为健康者，麻醉诱导与维持同肝切除手术的麻醉。需监测有创动脉压及中心静脉压。大部分肝切除需切除肝静脉（交叉夹闭肝蒂，通常不夹闭腔静脉），静脉回流量可下降50%左右。当腔静脉或者门静脉被夹闭时，供体会出现明显的低血压。血压主要靠反射地增加内源性血管紧张素以及去甲肾上腺素的水平来维持。因此，在钳夹前增加容量负荷，如给予白蛋白和其他液体，可以预防低血压的发生。也有学者认为，在切除的过程中维持较低的中心静脉压，失血量会减少，在切肝前限制入液量或应用血管扩张药以及利尿药，使中心静脉压维持在 0.7kPa（5mmHg）以下。如果供体血压下降需血管活性药时，可选择血管紧张素以及去甲肾上腺素。

大多数肝切除手术可应用等容血液稀释以减少红细胞的需要量，失血量通常小于 1L，而且只有 20%~40% 的患者需要输血，也可应用自体血液回输，减少出血和输血。

多数供体能在手术室内拔除气管插管。部分患者由于低体温而无法在手术室内拔管。术后疼痛可采取硬膜外镇痛，但在右半肝切除术后，国际标准化比值（INR）明显升高，并在几天内达到高峰，同时伴有血小板计数的下降。因此，对这些患者可采用静脉自控镇痛比较合适。

2. 受体的麻醉　受体麻醉多采取快速诱导进行全身麻醉，除常规监测手段以外，还需行有创动脉压、鼻咽温监测。经右颈内静脉置入漂浮导管或应用连续超声心动图监测容量状态，右侧颈内静脉或锁骨下静脉置入三腔中心静脉导管，以方便给予血管活性药和测定中心静脉压。准备二路管径为 14 号并能加温的流速至少在 50ml/min 的快速输液通道。根据患者术前的凝血状态准备适量的血液、新鲜冰冻血浆和冷沉淀及血小板。对于肾功能不全的患者，可予以腋、股静脉置管行腋-股静脉转流，以减少肾脏淤血。手术床、双下肢及双上肢以及头部放置保温垫来保持体温稳定。

肝移植手术分为以下 3 个时期：无肝前期、无肝期以及新肝期。

（1）无肝前期：指自手术开始到阻断门静脉、下腔静脉和肝动脉的期间，包括肝脏分离和切除。由于腹水引流可引起血容量减低，游离和切除肝脏引起失血，因此，需输注含胶体的液体以减少前负荷的变化，同时还应纠正已经存在的凝血功能障碍，采用血栓弹力图或标准的实验室检查指导纠正凝血功能障碍，在开腹时就应尽快输注新鲜冷冻血浆，此期很少发生纤维蛋白溶解，故很少需要冷沉淀。需要注意的是，无肝前期的失血量可能很大，应及早纠正凝血功能障碍。肝功能不良时输入含枸橼酸的血液，可能会出现枸橼酸中毒和低钙血症，可给予氯化钙预防，以 0.5g/h 的速度持续静脉滴注来维持血钙浓度较间断静脉推入的方法好。还可出现低镁血症，也应及时处理。保持体温正常也是纠正凝血异常的重要环节，因此，患者的保温措施和液体的加温十分重要。

无肝前期的患者存在复杂的凝血功能紊乱，除了补充血小板、FFP 和凝血酶原复合物/

纤维蛋白原等纠正凝血异常外，术中要持续监测血栓弹力图，及时纠正纤溶异常。肝移植过程中还可应用活化凝血Ⅶ因子（Novoseven），它被认为是一种安全的凝血药。

肾功能不全是肝移植术中的主要问题，保护肾功能的有效措施就是维持肾的灌注，白蛋白在预防及治疗由肝肾综合征引发的自发性腹膜炎方面有很好的效果。此外，开腹导致大量腹水（>5L）流出，此时应采用输入白蛋白的方法来防止肾脏失代偿：每放出1L腹水，相应地输入6~8g的白蛋白。可选择血管加压素治疗肝肾综合征，这种药物能够代谢成赖氨酸。有研究表明，肝移植患者对去甲肾上腺素的反应很好，可选用去甲肾上腺素维持血压。笔者所在的医院在积极补充血容量的基础上，用去甲肾上腺素0.05~0.5μg/（kg·min）和小剂量的多巴胺持续输注以提升全身血压来维持肾脏的血液灌注。补充血容量以胶体为主，胶体和晶体液的比值控制在（1~5）：1，推荐使用琥珀明胶和不超过推荐量的羟乙基淀粉胶体液，选择不含乳酸的晶体液，如复方电解质溶液（勃脉力）。为维持尿量，可给多巴胺2μg/（kg·min）泵注、甘露醇1.0g/kg和呋塞米20~60mg/次利尿。

（2）无肝期：从阻断下腔静脉和门静脉开始到开放这些血管恢复肝血供的期间。开始阻断下腔静脉后，静脉回流减少了50%~60%，易发生低血压。此时可以建立腋-股静脉旁路将下腔静脉和门静脉血流转移至上腔静脉，增加静脉回流，改善全身的血流动力学状况，增加肾灌注压，同时还能缓解门静脉压力，使术野清晰，减轻内脏淤血。但腋-股静脉转流易发生气栓，体温下降明显，目前在很多移植中心多不采用。当阻断下腔静脉，回心血量减少导致严重的低血压时，早期应快速适量补充血容量和给予血管活性药。但如果输入过多的液体，在静脉开放后，大量血液及代谢产物迅速回到心脏，可能会引起肺水肿和恶性心律失常。可应用多巴胺或多巴酚丁胺及去甲肾上腺素配合适当胶体液输入，以维持器官的灌注压。由于无肝期机体不能对乳酸和枸橼酸进行代谢，应避免外源性乳酸液体的输入并及时补充钙剂。无肝期应持续监测血气和乳酸水平，及时纠正酸碱离子紊乱。这期间由于肝脏产热功能缺失和大量补液，要注意保温。这个时期由于缺乏肝脏产生的纤溶酶原激活物抑制剂，会出现纤溶作用，可输入冷沉淀来纠正。

（3）新肝期：以移植肝恢复再灌注为标志，再灌注期是整个肝移植过程中最危险的时期。随着门静脉、下腔静脉的开放，如有大量高钾性冷保存液进入循环系统，使K^+及H^+迅速升高，可发生低体温、高血钾、酸血症，引起血流动力学的剧烈波动，因此，在开放肝上、下腔静脉时，应放出含保存液的血液200L左右。下腔静脉的再灌注过程中，血流动力学变化不大，但门静脉的再灌注可导致"再灌注综合征"，表现为一过性的严重低血压、心动过缓、外周血管阻力和心肌收缩力下降以及肺血管阻力增加。对再灌注损伤的防治，包括再灌注前给予碳酸氢钠防治酸血症，在开放门静脉的同时给予0.5g氯化钙来拮抗高钾血症对心脏的影响。在再灌注前后要及时行血气分析，给胰岛素和葡萄糖降低血钾，给予利尿药物（呋塞米）保证足够的尿量。如果心电图T波高尖，要重复进行上述的治疗。再灌注后纤溶亢进最明显，应用抗纤溶药物和冷沉淀纠正。再灌注时应准备好利多卡因、阿托品以及去甲肾上腺素等急救药品，以治疗严重心律失常或低血压。开放肝动脉时，通常没有血流动力学的明显改变。继续纠正凝血功能异常。由于应激反应，血糖多升高，一般不需处理，但持续高于12mmol/L时可给胰岛素。当移植肝功能恢复后，由于糖向细胞内转移及合成肝糖原，可有血糖下降，且波动很大，需持续输葡萄糖液，并需频繁监测血糖。

血流再通后肝细胞开始工作，体内乳酸以及枸橼酸经代谢易致碱血症、低钾，因此，先前纠酸不可过度。通常在再灌注以后，肾功能就有所改善。此期还应注意有时患者渗血会较多，及时纠正低血容量和贫血，适时进行血气分析。胆管的吻合是在新肝期完成的，此期出血很少。一般术后将患者送入监护室继续机械通气和液体管理24h。

对于所有发生急性肝功能不全的患者，可能出现颅内压（ICP）迅速升高，脑疝形成甚至死亡。监测颅内压有助于对这些患者的治疗，但是有引起颅内出血的危险。应避免应用增加颅内压的药物。

（孙　飞）

第三节　心脏移植术的麻醉

自1967年Christian Barnard在南非成功施行第一例心脏移植手术以来，对于那些终末期心力衰竭的患者来说，心脏移植手术是最后的治疗手段。由于起步晚，继哈尔滨医科大学附属第二医院开展我国首例心脏移植术成功后，目前国内能开展心脏移植的医院还不多，其中以上海中山医院目前开展心脏移植手术成功病例最多，经验也比较丰富。

（一）心脏移植的适应证与禁忌证

（1）适应证：低射血分数小于0.2，低钠血症小于135mmol/L，肺毛细血管楔压大于3.3kPa，血浆去甲肾上腺素大于600pg/ml，心胸比增加，最大氧耗量下降小于10ml/（kg·min），内科治疗预后差。动态心电图检查显示患者有临床症状的严重的心室异位，也应考虑进行移植来减少猝死的危险。心脏移植最常见的疾病是缺血性以及特发性扩张型心肌病。其他较少见的病因包括病毒性、充血性、产后性以及先天性心脏病所导致的心功能衰竭。病情十分严重的患者，临时安置心室辅助装置可提供循环支持。

（2）禁忌证：肺动脉高压可增加围手术期死亡率，因此，严重的不可逆的肺动脉高压是移植手术的禁忌；活动性感染包括人免疫缺陷病毒感染，不可逆性肾或肝功能损害，恶性肿瘤和严重的非心脏动脉硬化性血管病变，都不适合心脏移植。免疫抑制剂对肾脏和肝脏有不良反应，存在内源性肾脏或者肝脏性疾病增加了围手术期发生肾脏或肝脏功能不全甚至衰竭的风险。可考虑对患多器官疾病的一些患者进行联合心、肾或心、肝移植。明显的动脉硬化增加围手术期的死亡率以及动脉血栓的发生率，也是禁忌证之一。因恶病质而发生的营养不良也会增加感染的危险。

（二）术前评估及准备

缺血时间超过6h，供体的心功能就可能恶化。因此，当供体手术开始后，移植手术就应该开始。术前评估以及对患者的准备必须尽快完成。供体与受体手术小组之间的密切交流能够最大限度地缩短器官缺血时间。当供体小组已经完成对供体的评价，确定器官可以用于移植时，就开始受体的麻醉诱导。

评价受体应注意：禁食、禁饮情况，循环支持的程度（强心药的输入、心力衰竭的慢性药物治疗、左心辅助装置等）以及有无血流动力学检测或抗心律失常的设备，如起搏器和除颤器。术前需要对起搏器以及除颤器进行检测，并重新设定模式，使其不被电刀干扰。由于心脏移植属急诊手术，患者处于饱胃状态很常见，可进行快速诱导全身麻醉。患者通常应用血管紧张素转换酶抑制剂或华法林，能增加术中发生低血压和出血的风险。输入血管加压素有利于治疗由 ACE 抑制药引发的低血压，而当国际标准化比值（INR）升高时，可应用新鲜冰冻血浆（FFP）。如果近期有心脏功能的恶化，可给予强心剂，如多巴胺或米力农。应用超声技术对心脏和血管进行评价，查看最近的胸片和实验室检查结果，评价心衰患者的肺脏、肝脏以及肾脏的代偿情况。

心脏移植的麻醉处理与其他心脏手术很相似。不同之处是要更加关注移植者的免疫抑制状态，血流动力学稳定性，以及供体的早期心脏功能和去神经化的问题。手术小组将根据供体和受体的感染类型来选择抗生素，并在切皮前给予患者免疫抑制剂。

可在麻醉诱导之前置入肺动脉导管，用肺动脉导管连续监测混合静脉血氧饱和度 ［Sv(O₂)］和心排血量。如果患者不能平卧，可先进行麻醉诱导，但在诱导前必须动脉置管监测有创血压。如果诱导时没有中心静脉导管，应置入大管径的静脉通路，方便给药和输液。监测指标详见肝移植部分。在诱导前必须备好强心药，如多巴胺、去甲肾上腺素、去氧肾上腺素、血管加压素、多巴酚丁胺及米力农等药物，可以有效用于心脏移植患者的围手术期处理。术前有左心辅助装置或者以前做过胸骨切开手术的患者会增加手术时间及风险。在术前还应贮备充足的 RBC、FFP、血小板及冷沉淀。

（三）术中管理

心脏移植患者心功能很差，使麻醉诱导过程更加复杂。麻醉的重点在于最大限度地减少血流动力学的波动。麻醉诱导可应用咪达唑仑、芬太尼或舒芬太尼、依托咪酯；麻醉维持可采用全凭静脉或静吸复合的麻醉方式。大剂量的麻醉性镇痛药配合持续输注丙泊酚或吸入七氟烷进行麻醉维持，选用非去极化肌松药来维持肌肉松弛。有时麻黄碱或去氧肾上腺素对低血压无效，应快速输入正性肌力药或增加原来应用血管活性药物的剂量。

如无禁忌，术中应行经食管超声心动图（TEE）检查，在建立体外循环前可以对受体的心脏功能进行监测，确定是否有心室功能的变化或者瓣膜反流量的增加。无论是在体外循环时还是体外循环后，TEE 都有助于对供体心脏的评价。

肝素的剂量与其他的体外循环手术相似。将原来的心脏切除前，肺动脉导管应该从术野中撤出到上腔静脉，在血管吻合结束时再置入。体外循环的维持和停机与其他的心脏手术过程相似。供体心脏缺血时间的计算是从供体切取心脏夹闭主动脉到移植心脏开放主动脉的时间。停止体外循环前，应用 TEE 对心脏进行评价，主要观察心室以及瓣膜的功能，排除心内分流的存在。因供体心脏处于去神经状态，增强或减缓心肌收缩力的正常生理反馈调节功能已经丧失。由于异丙肾上腺素对心脏 β 受体有直接作用，通常用来提高移植心脏的心率。有时需要应用临时心外膜起搏器，直到有足够的时间让异丙肾上腺素发挥最大的效用。表 16-1 列举了在心脏移植中血管活性药物的作用。残留的心房组织可能仍存在着电活动，在心电图上表现出两个 P 波。

受体已经存在肺动脉高压、供体心脏缺血时间过长或心脏功能处于临界状态，移植后发生右心衰竭的风险增加。供体心脏对高肺动脉阻力不适应，很快就可以发生衰竭。对供体右心衰的治疗和其他右心衰的治疗相同，目标是提高收缩力和降低肺血管阻力。如果静脉用药不能辅助脱离体外循环，配合吸入一氧化氮（NO）或伊洛前列素（prostacyclin）可能有效。

表 16 – 1　去神经后心脏药物的效应

药物	对受体心脏的影响	机理
地高辛	正性肌力药物，对窦房结的影响最小	对心肌有直接作用，去神经化
阿托品	没有作用	去神经化
肾上腺素	增加心肌收缩性，增加心脏变时性	去神经化，高敏感性
去甲肾上腺素	增加心肌收缩性，增加心脏变时性	去神经化，没有神经元摄取
异丙肾上腺素	正性肌力药物，提高心率	去神经化，没有神经元摄取
奎尼丁	无迷走神经松弛作用	去神经化
维拉帕米	房室传导阻滞	直接作用
硝苯地平	没有反射性心动过速	去神经化
肼屈嗪	没有反射性心动过速	去神经化
β 受体阻断药	增加拮抗作用	去神经化

（四）小儿心脏移植

小儿心脏移植也在增加，75% 的患者为先天性心脏病或特发性病毒性心肌病。术前的评价主要集中在心、肺功能状态，以及先心病患者特殊的心脏生理。有些患者在移植前曾进行过姑息性手术，再次手术时术中风险增加。吸入麻醉诱导后，常规置入中心静脉导管以及动脉内置管，麻醉维持用大剂量阿片类镇痛药以及间断给予安定类镇静药。

（孙　飞）

第四节　肺移植术的麻醉

从 20 世纪 80 年代开始，对于肺或肺血管疾病晚期的患者进行肺移植治疗，已经逐渐被国际上普遍接受。我国的肺移植病例少，发展缓慢，至今移植后 1 年存活率也很低。由于需要对呼吸功能几乎完全丧失的患者进行全麻，而且术中还需要单肺通气和阻断肺动脉，肺移植的麻醉是器官移植麻醉管理比较困难的一种。

（一）肺移植的适应证与禁忌证

适应证：患者的肺功能衰竭，内科及其他外科治疗不能明显缓解症状，且预期的生存时间为 2~3 年，术前肝、肾功能正常，左心功能正常，可以考虑对其进行肺移植。慢性肺内感染包括支气管扩张、肺囊性纤维化、慢性阻塞性肺病、严重大疱型肺气肿、原发性肺动脉高压（PPH）及 α_1 抗胰蛋白酶缺乏症的患者可进行双肺移植。Eisenmenger 综合征的患者可以进行单肺或者双肺移植（表 16 – 2）。

绝对禁忌证包括其他器官主要是心脏和肾脏存在明显的功能不全，HIV 或者慢性乙型或丙型肝炎病毒感染，以及恶性肿瘤。处于像急性气道高反应性疾病时，并不适合施行肺移植手术。合并有明显的心脏疾病的患者可以考虑进行心、肺联合移植，不是单纯肺移植的对象。有临床症状的骨质疏松症，胸廓骨骼异常，应用激素，营养状态不理想（小于 70% 或大于 130% 理想体重），毒品成瘾或精神状态不稳定，机械通气状态，耐药微生物的侵入，都是手术的相对禁忌证。像糖尿病、高血压这些系统性疾病，只要患者处于临床稳定阶段以及药物可以控制的情况下，并不是手术的禁忌证。手术的存活率与患者的年龄成反比，因此，推荐的移植年龄上限是：心、肺联合移植 55 岁，双肺移植 60 岁，单肺移植 65 岁。

肺移植的外科术式包括单肺移植、完全双肺移植或双肺序贯移植，以及心、肺联合移植。单肺和双肺序贯移植可以在没有体外循环下进行，尽管如此，对那些有肺动脉高压症状的受体还是经常需要建立体外循环。对于慢性阻塞性肺病者进行单肺移植受到了普遍认可，主要是基于术后良好的短期效应，而另一个优点就是可以将供体剩余的肺提供给另一个受体。

表 16 - 2　肺受体的选择

一般适应证	
	终末期肺部疾病
	药物治疗失败的肺部疾病
	年龄存计划移植的上限内
	预期寿命 < 3 年
	能够行走且能进行康复治疗
	良好的营养状态（标准体重的 70% ~ 130%）
	稳定的社会心理状态
	无其他系统疾病
疾病特有的适应证	
COPD	在给支气管扩张剂后 $FEV_1 < 25\%$ 预计值且（或）$p_aC(O_2) = 7.3kPa$ 且（或）肺动脉高压（尤其是肺心病），慢性氧疗中
肺囊性纤维化	$FEV_1 < 30\%$ 预计值，低氧血症。高碳酸血症，或肺功能迅速下降、体重下降以及咯血。经常感觉无力，尤其是年轻女性患者，存在抗生素耐药性微生物感染
特发性肺纤维化	潮气量 < 预计值的 60% ~ 65%，休息状态下的低氧血症，治疗（包括激素）都不能防止疾病进展
肺动脉高压	NYHA 功能分级在 Ⅲ ~ Ⅳ 级，无论是否应用前列环素治疗，平均右心房压 > 2.0kPa，平均肺动脉压 > 7.3kPa，心指数 < 2L/(min·m²)
Eisenmengef 综合征	尽管给予合理治疗，NYHA 功能分级仍在 Ⅲ ~ Ⅳ 级
小儿	NYHA 功能分级在 Ⅲ ~ Ⅳ 级，对于治疗无反应，肺心病、发绀、低心排血量

（二）术前评估及准备

肺移植患者的肺脏功能很差，经常需要接受各种治疗，其中包括氧疗、吸入性气管扩张剂、激素以及血管扩张剂等。在围手术期也应该继续这些治疗。为保持最佳的器官状态，要求缺血时间越短越好，因此，一旦有合适的器官，就应该尽快进行手术。

由于患者仅残余少量的肺功能，须在监护的情况下谨慎应用术前镇静药物。在确定氧饱和度的情况下可用咪达唑仑，剂量从 0.25mg 至 1.0mg。有高二氧化碳血症的病人，麻醉前用药应更加慎重。术前可联合应用甲氧氯普胺、组胺 H_2 受体拮抗剂以及抗酸剂。许多患者不能仰卧位，在麻醉诱导前置入大孔径外周静脉导管以及动脉置管，在诱导后置入中心静脉导管。置入肺动脉导管以连续监测心排血量以及混合静脉血氧饱和度，对心、肺状态的变化进行快速评估，在维持合适心排血量的情况下，最大限度地减少液体的输入量。

（三）术中管理

肺移植受体容易合并慢性血容量丢失，因而在麻醉诱导后容易引发低血压。选择对血流动力学影响最轻的麻醉药物及用量进行缓慢诱导。这些患者在术后几小时或几天的时间里需要留置气管插管，较适合静吸复合麻醉。肌肉松弛可以用不引起组胺释放的药物如维库溴铵、顺式阿曲库铵来维持。由于 N_2O 可以引起大疱型肺气肿、肺动脉高压，以及术中低氧血症等，因此避免应用。对于单肺或双肺序贯移植的手术来说，分离肺脏是手术必需的步骤，此时最好采用双腔气管内插管技术。双腔气管内插管有利于排除分泌物和手术肺内气体的排空。

单肺移植可以在侧卧位下进行，如果需要建立体外循环，应改变患者体位，迅速建立体外循环。选择哪侧肺进行手术是根据术前对患者通气/血流比的研究以及先前的胸部手术史来确定的。在单肺通气中，受体肺容易发生肺动脉高压及右室（RV）功能不全。在合理的氧含量以及通气状态下，不能改善 RV 功能时，需要血管扩张药和（或）强心药的支持。吸入一氧化氮除了可以降低肺动脉压，还具有免疫调节以及抗微生物活性的优点，可减少血小板的聚集和黏附，降低手术以及外伤的炎症反应，阻碍微生物的生长，能够减少受体的肺损伤。

如果肺移植过程中不能够维持足够氧合，不能进行通气或右室功能不全加重时，应建立体外循环。在再灌注前，持续用冰块来保持肺脏冷却。当供体肺恢复血供时，确定缝合处没有出血后可以开始通气。开始通气时应采取低压力、小潮气量手动通气。再灌注时可能出现低血压，但并不严重，高钾血症也不常见。肺的再灌注损伤主要表现为肺水肿，可给予PEEP 治疗。可用支气管镜来检查吻合处是否有出血和吸引分泌物，有助于促进通气功能。

麻醉诱导后应该对患者进行一个综合性的 TEE 检查，评估两个心室的功能及是否有瓣膜反流、先天性的卵圆孔未闭（PFO）或房间隔缺损（ASD），还可观察肺静脉的多普勒血流图。存在上述情况时应建立体外循环。钳夹肺动脉时，应用 TEE 监测右室功能。再灌注之后，应该再次进行 TEE 检查。

在手术结束后，应该对患者进行支气管镜检查评估，决定是否能将双腔气管插管换成单腔气管插管。

（四）双肺移植

双肺整体移植需要建立体外循环和单腔气管内插管。双肺的序贯移植要求对肺脏进行隔离，需用双腔气管内插管。对术前存在肺动脉高压的患者，可在术中建立体外循环。序贯移植意味着第二个肺的缺血时间较长，但是对移植效果并没有不良影响。

（五）小儿肺移植

小儿肺移植已经越来越少，青春期少年的移植比较多见，最常见的适应证包括肺囊性纤维化、先天性心脏病和原发性肺动脉高压。接受双肺移植的小儿患者一般都需要体外循环。单肺移植一般只用于那些有肺囊性纤维化且年龄相对较大的青春期患者。通常采用单腔的气管内插管，围手术期监护必须行中心静脉压及动脉置管监测直接动脉压。

（六）心、肺联合移植

心、肺联合移植是胸部移植手术中最少见的，原发性肺动脉高压和肺动脉高压伴有 Eisenmenger 综合征是心、肺联合移植最常见的适应证，肺囊性纤维化则排在第三位。成人 Eisenmenger 综合征术后生存率是最高的。患者的麻醉处理与单纯的心脏或肺脏移植患者相似。由于术中需要进行气管吻合，因此行单腔气管插管。体外循环后可能立即需要应用强心药纠正右室功能不全。术中可出现肺再灌注损伤，需要给 PEEP 支持并及时排除分泌物。

（孙　飞）

第五节　胰腺以及胰岛移植术的麻醉

单纯胰腺移植术主要适用于那些经常发生代谢并发症，而肾脏功能保存相对较好的 1 型糖尿病患者。对胰腺移植受者的术前评估主要集中在终末期糖尿病器官并发症上，根据心功能的状态对患者进行监测，通常不需要置入肺动脉导管。

胰腺移植与其他手术的主要区别在于术中必须严格控制血糖浓度，以保护新植入的 β 细胞的功能，使其避免受到高糖血症的损害。如果成人患者的血糖浓度大于 13.75mmol/L 时，就可以静脉给予 10μ 的胰岛素，继而静脉滴注胰岛素。静脉滴注速度的变化主要取决于起始的血糖浓度。一旦血糖浓度被控制在小于 8.52mmol/L 时，应该在静脉滴注胰岛素的同时以 100ml/h 的速度静脉补充浓度为 5% 的葡萄糖溶液。术中应经常检查患者对胰岛素的反应，必要时调节静脉滴注速度，同时术中必须常规监测血糖浓度。胰岛的血液回流通常进入门静脉系统，因此，急性门静脉高压是十分危险的并发症。

（孙　飞）

第六节　移植患者非移植手术时的麻醉处理

随着移植手术的不断增加，对这些患者进行择期或急诊手术的机会也在增加。对于实质器官受体的评价主要集中于移植器官的功能。肾移植患者，肾脏功能不全的程度决定了患者药物的应用，尤其是神经肌肉接头阻滞药的选择，以及由肾脏排泄的药物，需用适量的液体来维持肾脏的灌注，中心静脉置管监测有助于预防肾前损伤，各种操作必须严格遵循无菌操作原则。

肝移植物出现功能衰竭、排斥反应或感染现象，往往都与肾脏功能恶化有关。麻醉处理的关键是保护肾脏。中心静脉压监测或 TEE 主要是用来指导补液量，尤其是那些预计要进行大量补液的患者。

移植患者在围手术期应尽量避免中断抗细菌、抗病毒、抗真菌以及免疫抑制药物的治疗。术中大量输入液体会降低血中环孢素以及他克莫司的浓度。由于患者有明显的免疫抑制药相关性肾功能不全，长期应用激素，消化道出血的风险增加，应避免应用非甾体类抗炎药物。

准备进行手术的患者，如果存在急性的排斥反应或者感染，最好延迟手术，待其调整到最佳状态。术中如果发生排斥反应以及感染，都可能增加发病率及病死率。因为鼻黏膜菌群的存在可能增加潜在感染的危险，应避免经鼻气管插管。

肺移植患者，气管吻合水平以下可能会存在去神经现象，咳嗽反射减弱甚至消失，患者有发生分泌物潴留以及肺炎的危险，气道高反应及气管痉挛的风险也会增加。目前肺移植患者大多数是进行支气管吻合而不进行气管吻合，发生气管缝合线硬化或气管破裂的风险降低了。对于肺移植患者采取神经阻滞等局部麻醉，可避免对气道处理以降低感染的风险。

术前肺功能检查、动脉血气以及胸片的结果与先前的结果进行比较，有助于急性感染或排斥反应的诊断。在 FEV_1、潮气量（VC）以及肺容积（TLC）明显下降合并有阻塞性肺通气功能障碍时，肺门周围的浸润影会提示有急性排斥反应的发生。但临床上鉴别排斥反应和感染是非常困难的。如果患者有可疑的肺内活动性病灶，应咨询呼吸内科医师，是否有必要在术前对患者进行诊断性的气管镜检查。

心脏的去神经作用对于术前的处理有很大的影响。像麻黄碱、多巴胺等具有间接作用的药物，或者像颈动脉按压或喉镜检查等可引起血流动力变化的操作，移植的心脏对它们都没有反应。与 α 作用相比而言，肾上腺素以及去甲肾上腺素的 β 作用在心脏移植受者身上放大了。对于这些患者，应用异丙肾上腺素是一种稳定心脏变时性的治疗方法。ECG 可以呈现出两个 P 波，一个源于原始的心房，另一个则来源于移植的心房。原始 P 波不能够下传至移植的心脏，因此不能够将这些非传导性 P 波与完全性房室阻滞混淆。应该选择异丙肾上腺素作为正性变力以及正性变时药物。多巴胺也有一定的作用，肾上腺素以及去甲肾上腺素可以作为治疗顽固性心源性休克的保守药物。因为去神经化的心脏不能够对由局部麻醉引发的血流动力的变化产生自身的代偿机理，因此通常用全身麻醉。

术前应该重视对心脏功能状态的评估。明显的排斥反应往往合并心功能衰竭的症状。在手术前，所有的心脏移植受者应该用 ECG 和 TEE 进行评估。发现新的结果应该咨询心脏内科医师，来决定是否需要进行压力测试，或心肌的活检。监测 TEE 或 CVP 有助于指导液体复苏以及心肌收缩力的支持治疗。

（孙　飞）

参考文献

［1］邓小明，姚尚龙，于布为，黄宇光．现代麻醉学．北京：人民卫生出版社，2014.

［2］黄宇光．北京协和医院麻醉科诊疗常规．北京：人民卫生出版社，2012.

［3］刘俊杰，赵俊，现代麻醉学．第二版．北京：人民卫生出版社，2010.

［4］孙大金，杭燕南．实用临床麻醉学．北京：中国医药科技出版社，2011.

第十七章 特殊患者的麻醉

第一节 烧伤病儿麻醉

一、烧伤的分类和并发症

（一）小儿烧伤严重程度的分类

由于解剖生理特点，小儿烧伤的休克，脓毒血症的发生率与成人显著不同，因此小儿烧伤严重程度的分类标准与成人不同。小儿烧伤严重程度的综合性分类：

1. 轻度烧伤　Ⅱ度烧伤面积小于5%。
2. 中度烧伤　烧伤总面积为5%~15%，或Ⅲ度烧伤面积小于5%。
3. 重度烧伤　烧伤总面积为15%~30%，或Ⅲ度烧伤面积在5%~10%。
4. 特重度烧伤　烧伤总面积超过30%，或Ⅲ度烧伤面积大于10%，并伴有休克、呼吸道吸入性损伤等。

另外，有下列情形之一者，总面积不足15%仍属重度烧伤范围：

（1）全身情况严重或已有休克者。
（2）有严重创伤或合并化学药物中毒者。
（3）重度呼吸道烧伤者。
（4）婴儿头面部烧伤超过5%者。

（二）小儿严重烧伤后常见的并发症

小儿严重烧伤后可能并发除了感染以外的诸多并发症，尤其是大面积深度烧伤的小儿，在创面未彻底愈合之前，均有发生内脏并发症的可能性。烧伤越严重，内脏并发症越多，内脏并发症与烧伤早期的休克或侵袭性感染同时发生者居多，有时可同时出现两个以上的内脏并发症，且各脏器并发症之间相互影响，严重者可发生多器官功能衰竭（MOF）。内脏并发症的出现不仅增加了烧伤治疗的复杂性和难度，而且会成为烧伤死亡的直接或间接病因。因此在烧伤治疗的整个病程尤其是烧伤早期，防治内脏并发症的发生始终是治疗烧伤的一个重要环节。

1. 呼吸系统并发症　急性呼吸功能衰竭、肺炎、肺水肿、肺不张等是呼吸系统常见的并发症。严重烧伤早期易发生急性呼吸功能衰竭，中、后期主要是肺部感染，以支气管肺炎多见。

2. 消化系统并发症　急性消化道溃疡出血、肠系膜上动脉压迫综合征、烧伤后肝功能不全和消化功能紊乱综合征等，是消化系统常见的并发症。

3. 泌尿系统并发症　急性肾衰竭、泌尿系感染等是泌尿系统常见的并发症。

4. 神经系统并发症 脑水肿、外周神经损伤等是神经系统的常见并发症。外周神经（腓总神经、尺神经、桡神经、正中神经等）损伤，常因深度烧伤直接损伤、焦痂压迫、切痂后神经暴露或切痂时副损伤等因素造成。

5. 心血管系统并发症 心律失常、心功能不全、化脓性血栓性静脉炎等是心血管系统的常见并发症。特别是化脓性血栓性静脉炎发生率很高，多因长时间静脉输血输液及穿刺感染等引起，常可引发全身侵袭性感染，如发现和处理不及时，后果往往严重。

6. 其他 除内脏并发症外，烧伤后化脓性骨髓炎与关节炎、骨骼生长发育受限及瘢痕挛缩造成的关节畸形等，也是较为常见的烧伤后并发症，特别是骨与关节的并发症，在严重烧伤小儿中并不少见。

二、烧伤休克的病理生理变化

（一）心血管系统

小儿烧伤后，心血管系统可发生结构和功能的变化，其中功能的反应极为迅速而多见。严重烧伤后，由于循环容量和组织液的丢失，常会引起心输出量的减少，心排血量迅速下降为正常休息值的50%，血管壁对蛋白及晶体的通透性增加，结果血容量减少，静脉回心血量降低，心输出量继续降低。虽然经过快速补液治疗，在最初24小时内，心排血量仍保持在较低水平。当烧伤后3~5天时会出现高代谢状态，循环系统变为高动力，此状态可持续数周或数月，此时心输出量可增加到平时心输出量的3~5倍，血压增高，心率增快，心排血量增加达正常情况的两倍。功能的改变，部分是由结构病变所引起。而其结构的变化发生较晚。一般认为，烧伤心脏病变的发生可能与低氧、中毒及感染有关。烧伤组织释放的内源性毒素会直接抑制心肌。感染引起的脓毒血症引起心内膜炎、心肌多发性脓肿以及心外膜炎等。如患儿有复合伤、其他病变及革兰阴性菌引起的败血症等均会降低其心输出量。

（二）呼吸系统

烧伤时呼吸系统的病理变化，按其发生的原因可分为原发性和继发性两种，前者系吸入了热的或其他有害气体所致的直接损伤，即吸入性损伤；后者为烧伤后继发性合并伤，两者的病变性质基本相似。它们的区别主要根据受伤史和呼吸道症状出现的时间。

1. 呼吸道病变 通常上呼吸道烧伤较下呼吸道烧伤多见，且伤口较深，呼吸道损伤的程度和累及的部位因致伤原因而异。

（1）鼻咽部：表现为鼻毛烧焦；黏膜充血水肿；水泡或坏死糜烂；严重者黏膜广泛剥脱或有坏死性假膜覆盖。

（2）喉部：主要表现为充血、水肿，其次可有灶性喉炎、糜烂或坏死，其中喉头水肿是主要的病变，尤其是当吸入高热空气或蒸汽后，几小时内即可发生严重的阻塞性声门水肿，迅速窒息死亡。

（3）气管及支气管：烧伤大多比较表浅，主要表现为黏膜下水肿，气管切开之后，常常容易并发感染，长时间的气管插管会引起肺炎和气管狭窄。上呼吸损伤主要是热损伤，下呼吸道损伤主要是化学气体及毒性气体所致。

2. 肺的病变 呼吸道烧伤的肺部病变可分为两类：一般性病变和烧伤后成人呼吸窘迫综合征（ARDS）的病变。

（1）肺烧伤一般性病变：早期主要表现充血、水肿、出血、肺泡壁毛细血管壁破裂伤等。后期则以肺炎和肺纤维化为主。其中肺水肿最常见。特别是严重烧伤的患者，肺水肿在补液后较补液中更易发生。

（2）烧伤后成人呼吸窘迫综合征（ARDS）烧伤时，ARDS 可能由于大面积烧伤或合并休克、败血症而引起，也可由呼吸道烧伤引起，在急救时予以大量补液，可继发性引起ARDS。

（3）当患儿吸入虽然不烫但是有毒的燃烧后气体和 CO 时，会导致肺的间接损伤发生。

（三）神经系统功能的变化

烧伤后过量补液会引起脑水肿或颅高压，此时应抬高患儿头部，过量通气和静注甘露醇。烧伤患儿可继发性地引起脑病、癫痫发作、幻觉和昏迷等。

（四）肝脏

在烧伤早期，继发于低血容量的低血压存在，常会损伤其肝功能，在烧伤抢救及去除坏死组织及整形手术过程中，因输血及血制品，常会引起肝炎及其他血源性疾病。肝功能可根据肝脏的灌注情况而不同，血清谷草转氨酶升高，解毒酶的功能降低，影响了药物的代谢，因此，药物的使用剂量相对降低。

（五）血液系统

由于血浓度增加引起血红蛋白和血细胞比积增加，血黏度增加，这些主要是烧伤时体液丢失引起的。给患者补液时会降低血红蛋白和血细胞比积，同时也会加重血浆凝血因子、血浆蛋白的低浓度情况，由于血小板在肺部的黏附、聚集，常会引起原发性血小板减少。在烧伤后的 10～14 天后，血小板计数可上升，在较长时间内保持一定的高水平。

（六）胃肠道及代谢功能的变化

在烧伤后的 48～72 小时，由于胃肠功能减弱，而引起胃肠道梗阻，应予以适当吸引以预防胃内容物被误吸入肺中。早期给予肠道营养，不仅可提供急救时所需的热卡，同时也可以减轻高代谢反应，防止糖异生，最后可减少应激性溃疡的发生。假如肠道营养不能耐受，可给予肠道外营养，但肠道外营养过度可改变代谢状况，增加氧耗量和二氧化碳产生量，故在患儿进行机械通气时应进行适当的调整。在肠外营养时应监测患儿的水、电解质状况，并根据计算予以适当地调整。在输注或滴注营养液时，应密切监测血糖水平。

（七）小儿烧伤泌尿系统的病理生理改变的变化

烧伤后泌尿系统的病变较多见，其中以肾脏病变最重要，泌尿系感染次之，晚期则可发生泌尿系结石。泌尿系统的病变继发于低血容量和低血压导致的低肾小球滤过率，尿少则预示着肾功能不全或肾衰竭。一般在烧伤面积占体表面积的 40% 以上时，就会产生肾小管功能不全，肾功能可由于心排血量降低及肾血管的收缩而受到影响。肾血流及尿量由于儿茶酚胺、抗利尿激素（ADH）、肾素、血管紧张素的释放而继发减少。烧伤患者对抗利尿激素和醛固酮不敏感，对于烧伤患者，不能依靠尿量来判定是否已补液充分，由于血浆儿茶酚胺升高，激活血管紧张素系统，引起继发的高血压，10 岁以下的儿童更易出现严重的高血压。电烧伤时肾小管被大量的肌红蛋白及血红蛋白阻塞，对肾功能影响更大。在烧伤后 3～5 天心输出量增加，会继发性的增加肾小球滤过率，此时会出现烧伤后多尿。

（八）皮肤

皮肤烧伤破坏了皮肤的正常生理功能如：体温调节、水和电解质的维持，及抗感染等。由于小儿的体表面积，体重之比较成人相对要大，故其皮肤生理作用尤为重要。保持病儿中心体温在适当水平，减少热量丢失的方法有热辐射：应用空气加热器、液体输入前予以预热等。

三、麻醉注意事项

（一）小儿烧伤患者的术前访视特点

术前一定要了解呼吸道情况，咽喉部水肿常见于吸入性烧伤、头面部烧伤以及大面积烧伤的患者，这种患者麻醉诱导时呼吸道不易保持通畅。面部、颈部水肿的患者使用面罩也受到不同程度的影响，为了预防咽喉部的水肿引起的呼吸道梗阻，对于此类患者常急诊下经口或经鼻气管插管或行气管造口术。

口腔及颈部烧伤使患儿张口及颈部活动困难，分析并记录张口大小（上下门齿的距离）及受限的原因，头颈部的活动度，特别是后仰程度。头颈部烧伤后瘢痕挛缩可导致插管时颈部活动受限，造成气管插管困难。

血红蛋白和红细胞比积必须高于100g/L和30%，近期的生化检查和血气分析结果很重要，同时也要了解患儿水、电解质及酸碱平衡问题。

为保证麻醉及手术过程的安全，防止呕吐及反流误吸而导致支气管痉挛、呼吸困难等哮喘样综合征的发生，小儿术前应禁食水6~8小时，以保持麻醉诱导前的胃排空状态，减少呕吐误吸的危险。但是幼儿禁食时间最好不要超过10~12小时，以免发生症状性低血糖等。

无论手术情况如何，对患儿最大的安慰是医护等人员熟悉的笑脸，它胜过任何术前药物来消除患儿的恐惧。

（二）小儿烧伤手术的麻醉用药特点

烧伤会使水、电解质平衡及多器官功能在短期或长时间内发生改变，从而影响了其药理学特点，由于烧伤患者白蛋白短期内会降低，从而增加了蛋白结合性药物的游离部分的浓度。由于α_1-酸-糖蛋白的增加，使镇痛药、非去极化肌松药等与此糖蛋白结合的药物游离部分浓度减低。烧伤患者的药物分布容积、血浆清除率、药物游离部分浓度都是变化不定的，其对药物的反应都是不可预知的。应谨慎用药及严密观察，药物的剂量随体内液体状况、代谢状态及心肌、肾脏及肝功能的不同而有变化。烧伤后，肝肾肺功能发生很多变化，在低血容量期由于器官灌注减少，药物的摄取及清除降低，烧伤后期，患儿进入高代谢状态，器官血流及酶诱导增加，药物清除能力增强，在烧伤局部及非烧伤区域大量的水肿使药物从创面渗出以及进入水肿组织。使药物中心室容积及总分布容积增大。

许多药物与血浆蛋白有较高亲和力，烧伤后，患儿体内α_1-酸-糖蛋白增加，而白蛋白降低，所以与这两种蛋白结合的药物的游离浓度则会分别降低或增高，如大面积烧伤患儿对吗啡及哌替啶的清除率比中等面积烧伤患儿的要低。但一般的趋势是烧伤患儿较没有烧伤的清除率高。

此外，烧伤还会引起组织受体数目改变，所以有时作用于肾上腺能及胆碱能的药物出现反常反应，这包括神经肌肉接头对琥珀胆碱的敏感性改变，肺循环对多巴胺的敏感性增强，非去极化肌松药的敏感性降低。

1. 阿片类和非阿片类止痛药物　对于烧伤的患儿来说镇痛处理是最重要的，此时多种药物动力学和药效学因素均可影响药物的镇痛效果，在烧伤镇痛过程中，因患儿对阿片类药物产生耐受性，故治疗时应适当增加药物剂量。安定类止痛辅助性药物，不仅可以起到抗焦虑作用，而且可与镇痛药物协同作用。吗啡、美沙酮等基础水平输注或口服硫酸吗啡和补充性地口服扑热息痛基础水平可提供有效稳定的血浆浓度，在烧伤的患儿中吗啡的半衰期要比未烧伤的相同年龄段的儿童中的半衰期要短1/3。随着镇痛的进行，阿片类的需要量也可逐渐减少。

2. 静脉诱导性药物　静脉诱导性药物种类及剂量的选择均很重要。由于白蛋白水平较低，故可继发性地引起药物游离部分浓度的升高。由于复苏时输注了大量液体，所以会使受体部位的药物浓度被稀释。容量正常的烧伤患儿，硫喷妥钠诱导时剂量为7~8mg/kg。由于氯胺酮有对心脏的正性作用，术后镇痛作用并可肌肉注射，故常被选作烧伤患者的麻醉诱导性药物。其缺点是快速耐受、增加唾液分泌及产生幻觉等。

3. 肌松药物

（1）去极化肌松药

1）从烧伤后24小时起到烧伤2年内不能选用琥珀酰胆碱。

2）当去极化肌松药发挥作用时，可产生高钾血症，而引起心脏停搏。

3）短效的非去极化类肌松药可代替琥珀酰胆碱，它可快速地保证呼吸道安全。

（2）非去极化肌松药

1）由于α_1-酸-糖蛋白增加，为了能在神经肌肉突触处受体部位有合适的药物浓度以产生阻断目的，故需适当增加非去极化肌松药的剂量。

2）面积超过体表面积的20%，此类患者较无烧伤患者所需非去极化肌松药要多2~5倍的剂量。

3）为烧伤患儿肾衰的危险性增加，故首先选用不经肾脏代谢的阿曲库胺或顺-阿曲库铵等非去极化肌松药。

4）快速插管时可选用起效比较快的去极化肌松药。然而，增加非去极化肌松药剂量时虽可在1分钟内达到较好的插管要求水平，但它会增加肌松药作用时间，此时如不能很好地插入合适的气管导管将会导致严重的并发症。

4. 抗焦虑药物　安定类药物在烧伤患者中不仅可以起到很好的抗焦虑作用，而且还可与阿片类药物起协同作用。由于血浆白蛋白浓度的降低，故在受体部位的药物游离部分浓度会继发性升高。经肝脏第Ⅰ相代谢反应，地西泮增加了其活性，同时劳拉地西泮在第Ⅱ相代谢，其消除速率增加，故表现为短效。

5. 外源性儿茶酚胺　在去痂和欲植皮的创面，常用浸过肾上腺素或异丙肾上腺素（新福林）的纱布、海绵等用来止血，此时儿茶酚胺被吸收入机体内，当用肾上腺素时心律失常并不常见，而用肾上腺素或异丙肾上腺素时血压均可升高，血压升高的假象使麻醉医师不能准确地估计失血量，同时因儿茶酚胺被降解后会导致严重的低血压。

（三）小儿烧伤的麻醉处理特点

小儿严重烧伤后可引起广泛而持久的生理功能紊乱，其病理生理改变常涉及全身各脏器系统，尤其是严重烧伤后的休克、感染、免疫力下降及脏器损伤等，均对麻醉安全构成一定的威胁。为使小儿在麻醉和手术期间能处于生理内环境的相对恒定状态，安全地度过麻醉和手术期，并在术后顺利恢复，麻醉医生必须全面地了解小儿的病理主理特点及烧伤小儿的手术特点，并在此基础上正确地选择麻醉方法和药物，细致地进行麻醉前准备，麻醉期间严密监测和管理，及时有效地预防和处理麻醉中出现的并发症，这样才能提高麻醉的安全性。

小儿尤其是婴幼儿头大颈短，舌和扁桃体相对较大，鼻腔、喉及上呼吸道较狭窄且主要经鼻腔呼吸，麻醉过程中上述呼吸腔道容易被呼吸道分泌物或黏膜水肿所阻塞。婴幼儿喉头位置较高，相当于颈$_{3～4}$椎体平面，一般较成人高两个椎体。声带朝上后方倾斜，而会厌软骨较大，与声门约成45°角，因此会厌常呈下垂状态，妨碍声门显露。由于小儿胸廓软而不稳定，呼吸肌发育还很薄弱，肋骨呈水平位而使胸廓呈圆柱状，胸式呼吸不发达，克服气道阻力的能力很弱，如腹腔内容增加，可妨碍腹式呼吸，从而容易发生呼吸抑制。但是加压呼吸则很易使柔韧的胸廓扩张。

小儿气管较短、直径小，而且婴幼儿有效肺泡表面积约为成人的1/3，但代谢率则为成人的2倍，故呼吸储备有限，换气效率不佳。全肺容量与残气量的比值较成人为高，提示呼气后肺部仍存在较大量的功能性残气，婴幼儿主要是通过呼吸频率的增加来满足代谢的需求，故容易发生低氧血症。

婴幼儿处于快速生长发育阶段，为适应生理代谢的高需求，往往需要增加心率和心排血量来满足。尤其是大面积烧伤早期，创面血管通透性增加，造成大量的蛋白质、电解质与水分的丢失，使血容量下降。由于小儿的总血容量与体表面积的比值小，同等烧伤面积而丢失的血容量却较成人多，而小儿的器官发育及功能还未完善，对创伤和休克的代偿能力较差，对麻醉及手术创伤的耐受力亦较低，所以烧伤后早期手术必须对小儿的具体情况及麻醉中可能发生的问题有足够的了解和准备，合理确定手术范围，尽量减少小儿所遭受的创伤打击，以保障手术的顺利进行和术后恢复。

婴幼儿对疼痛刺激可做出反应，但对疼痛的来源不能明确定位，所以手术时应采取麻醉镇痛措施，由于烧伤小儿的超高代谢，使心率和呼吸增快，组织耗氧明显增加，为避免麻醉和手术过程中低氧血症的发生，应常规吸氧并适当加大吸入的氧浓度。防止气道阻塞，控制呼吸时每分钟通气量应高于正常，以增加二氧化碳的排出。麻醉药物或肌肉松弛剂，均能抑制肌张力，降低基础代谢率，使组织产热减少，出现麻醉中后期的"低体温"，从而使麻醉清醒时间延长。并出现寒战、氧耗增加等，所以小儿麻醉和手术过程尤应注意保暖，避免热能大量丢失，减少耗氧量及机体消耗。

四、麻醉前准备

（一）纠正低血容量

小儿新陈代谢比较旺盛，年龄越小其体液总量所占体重的比例越高，组织间液差别越大，按单位体重计算，婴儿体液总量比成人多。2岁以上小儿体液所占体重的比例与成人近似，约为65%。细胞外液包括组织间液和血浆，血浆量与体重的增长基本上是平行的，年龄对血浆含量的相对值无较大的影响。但小儿的细胞外液中组织间液所占的比例较大，并且年龄越小，含量越高，这就是小儿体液总量较多的主要原因。小儿细胞内液的数值大约占体重的35%～40%。

如按体表面积计算细胞外液总量，不论年龄大小，细胞外液量均相当稳定，约为6 000

ml/m² 左右，组织间液主要分布于皮下组织。组织间液总量决定细胞外液总量，所以细胞外液总量间接地与体表面积成正比，小儿烧伤后补液量的计算就是基于此理论设定的，即烧伤面积越大，所丢失的细胞外液量越多，需补充的晶体液（细胞间液）和胶体液（血浆）等也就越多。小儿的需要量受诸多因素影响，如环境湿度与温度，体力活动、食物、某些疾病如发热、气喘等。

及时正确地纠正低血容量是麻醉前准备的重要内容。由于烧伤后体液丢失有其一定的规律性，所以要有计划地估算补液量和其成分布，预见性地根据烧伤面积和体重进行补液治疗。但是，要清楚影响烧伤休克发生和发展的因素很多，患儿也存在个体差异，利用烧伤补液公式估算的补液量只能作为参考，还要根据脉搏，尿量、精神神经状态、末梢循环情况、血压、口渴程度等指标，结合补液公式计算量来全面衡量，综合分析。

小儿补液公式

烧伤后第一个 24 小时补液量：

2 岁以下：烧伤面积Ⅱ度 + Ⅲ度（%）×体重（kg）×2ml

2 岁以上：烧伤面积Ⅱ度 + Ⅲ度（%）×体重（kg）×1.8ml

胶体液和电解质液的比例为 1：1

每日基础水分：

2 岁以下：100 ~ 150ml/kg

2 岁以上：50 ~ 100ml/kg

第一个 8 小时补入总量的一半，后 16 小时补入其余的一半。烧伤后第二个 24 小时胶体液和电解质液的总量是第一个 24 小时的一半，所需基础水分相同。

（二）纠正水、电解质与酸碱失衡

小儿细胞外液的主要电解质浓度与成人基本相近似，但新生儿血钾和血氯均偏高，且波动范围较大，血钾为 5 ~ 7mmol/L，血氯为 104 ~ 112mmol/L。严重的小儿烧伤所致的皮肤和组织器官损害，可引起急剧的水代谢紊乱，即第一次水平衡失调，同时伴随电解质尤其是钠的平衡失调和酸碱平衡失调。除了大量体液自创面丢失外，并有相当数量的体液留在创伤反应区域及其以外的组织内，成为无功能的"第三间隙液"，造成组织器官明显肿胀。经创面的细胞液丢失和进入第三间隙的细胞液丢失的结果，会造成细胞外液总量急剧减少，血容量锐减和血液浓缩等结局。加之组织器官肿胀，影响微循环和组织灌注不良，由此而发生代谢性酸中毒。

复方氯化钠溶液（林格液）除含有氯化钠外还有适量的氯化钾和氯化钙，与 0.9% 氯化钠溶液（生理盐水）一样都是等渗溶液。生理盐水与血浆比较，氯离子含量相对较多，大量输入可引起高氯血症及高氯性酸中毒。所以近年来小儿烧伤多选用乳酸钠林格液（平衡液），因为这种溶液的电解质浓度和渗透压与血浆相近。5% 碳酸氢钠和 11.2% 乳酸钠溶液为常用的纠正酸中毒的碱性溶液，因为乳酸钠需要经肝脏分解后才能发挥作用，因此肝功能不全、新生儿期、尤其在烧伤后以使用碳酸氢钠为好。小儿使用 10% 氯化钾溶液时，静脉补钾速度不宜过快，滴入时间不应少于 4 ~ 6 小时，剂量按每天（1 ~ 3）ml/kg 给予，含钾浓度为 0.3%，即每 10ml 溶液中加 10% 氯化钾不超过 3ml，新生儿不超过 2ml（0.2%），另外 10% 氯化钾绝对不能未经稀释而由静脉推注，以避免出现意外。

(三) 麻醉前用药

一般烧伤患儿对疼痛敏感，术前给镇静的地西泮药物，可减少不良反射和氧耗，对抗麻醉药所引起的负反应及毒性。大面积烧伤或伴有呼吸道烧伤的小儿，术前禁忌使用抑制性麻醉药及强效的镇静药。对于已经反复使用小剂量镇痛药治疗的患儿，术前应继续使用该药物作为术前用药，经静脉注射镇静药物应尽量在常规有条件的环境下进行，比如手术室等。

小于 1 岁的婴儿，术前用药可仅用阿托品 0.01 ~ 0.02mg/kg，1 岁以上的小儿可加用镇痛药或镇静药，吗啡 0.1mg/kg 肌肉注射或口服地西泮 0.1mg/kg。

五、麻醉处理

(一) 麻醉选择

1. 局部浸润麻醉　对于年龄较大的患儿，局部浸润麻醉可进行手术范围较小的手术。局麻药常用 0.5% 的普鲁卡因或 0.25% ~ 0.5% 的利多卡因，一次用药剂量普鲁卡因不超过 10mg/kg，利多卡因下超过 5mg/kg，前者作用时间约 1 小时，后者则可达 2 小时左右。局麻药注射时应由点到线，由线到面，以利完善止痛效果，减少注射用量，防止过量中毒。

2. 神经阻滞麻醉　神经阻滞是将局麻药注射至神经干旁，暂时阻滞神经的传导功能，达到手术无痛的麻醉方注。若神经阻滞完善，麻醉效果要优于局部麻醉，常用的神经阻滞麻醉有臂丛、颈丛等，臂丛阻滞麻醉由于穿刺径路的不同又分腋路、锁骨下血管旁及肌间沟阻滞法。上肢的手术常用臂丛麻醉，下肢的手术可选用各种神经阻滞麻醉，如坐骨神经、股神经阻滞等，但对年龄小的婴幼儿则还以全麻为主。

3. 椎管内麻醉　椎管内麻醉主要是指蛛网膜下腔阻滞和硬膜外阻滞，其中还包括骶管阻滞麻醉。椎管内麻醉不论对成人还是年龄较大的小儿都是目前烧伤常用的麻醉方法之一。其优点是阻滞较完全，阻滞平面不宽，对血压的影响也较小。适合于下腹部、臀部、下肢、会阴部等焦痂切除或削除及烧伤后期整形手术。

4. 静脉麻醉　丙泊酚是小儿烧伤切削痂植皮和烧伤后期整形最常用且比较满意的静脉麻醉药之一，镇痛作用较强。麻醉过程中为减少其不良反应或强化镇痛效果、延长手术麻醉时间等，一般辅助给予安定、阿托品、阿片类镇痛药等。

(二) 术中输血输液

烧伤患儿，特别是严重烧伤患儿不易有良好输液途径，但必须开放至少一条 18G 或 20G 的静脉通道，以利于快速补液或输血。如果患儿入手术室前已有静脉通道，麻醉诱导可通过这条静脉通道完成，另一条静脉可以在麻醉引起周围血管扩张后开放。开放静脉一般选用前较粗的血管或踝部的隐静脉，也可选用肘静脉、股静脉或颈外静脉。必要时可行静脉切开置管，有特殊时可进行中心静脉置管。

烧伤患儿可根据尿量、血压等估计输液量，而且要根据禁食时间及手术过程的需要来计算液体的丢失量，进行补液。如果患儿手术前夜持续静脉输液，要注意每小时输液速度，如果手术前夜未进行补液，则要根据禁食时间计算出液体需要量，并在第一小时补充需要量的一半，另一半在接下来的时间内补充。大面积烧伤常伴有明显水电解质紊乱及酸中毒，水分自创面丧失量为正常皮肤的 3 倍。

对于脱水或低血容量的患儿在使用吸入麻醉后，常出现严重的低血压，因此在麻醉诱导前就必须首先考虑静脉开放及补液治疗，如手术前无电解质紊乱，对于禁食的患儿首先5%的葡萄糖与乳酸钠林格混合液，输入速度为 $4 \sim 6ml/$（$kg \cdot h$），这一输液速度可在尿量达 $1ml$（$kg \cdot h$）后进行适当的调节。

贫血（血红蛋白 $<10ml/kg$）或估计有明显的血容量丢失的患儿，术前输注 $5 \sim 10ml/kg$ 库存全血是很有必要的，这可以避免手术过程中出现早期的低血压。以后的输血量可根据出血量及红细胞比积进行调整。

无论切痂还是削痂手术出血均较多，且失血量很难准确估算，因此对于血容量正常的患儿，也应密切观察术野及末梢循环的变化，并根据术中测定的红细胞记数及红细胞比积来判断失血量并进行适当的输血。当失血量在 $10\% \sim 15\%$ 时，应先输入冰冻新鲜血浆或白蛋白，如果血流动力学发生变化或怀疑有凝血功能障碍时，应相应的进行成分输血。

六、麻醉恢复期处理

麻醉恢复期的患儿与手术期相似。在患儿苏醒过程中必须充分估计呼吸道的情况以及供氧是否充分。对于输血补液引起的软组织及肺的进一步水肿，要做到早期发现，并采取正确的治疗方法进行早期治疗。术前呼吸道有问题的患儿、术中出血量比较多并进行大量输血补液的患儿以及已经出现明显广泛组织水肿的患儿，在麻醉恢复过程中必须保留一段时间气管导管。夜间保留气管导管的患儿，无论是自主呼吸还是机械通气，都要注意呼吸的规则性及动脉血气分析的结果。

虽然烧伤患儿术后被大量的敷料和绷带包裹，热量丢失很少，但在麻醉恢复期也必须注意保暖。由于体温恢复需要的时间比较长，因此帮助恢复术中丢失的热量需要使用变温毯以及温暖的环境。

在麻醉恢复期要注意观察创面渗出丢失的血量，并给予补充，术后红细胞比积已经正常的患儿，也要注意创面的渗血。到手术结束几小时后，血容量和循环才稳定。

麻醉恢复期常见并发症有脑水肿、高热、惊厥、消化道出血等。

（一）低渗性脑水肿及其处理

水中毒对机体影响最大、危害最重的是脑神经组织，由于水能自由穿过血脑屏障，而钠穿透血脑屏障的速度缓慢，如果细胞外液渗透压在较短时间内急骤下降，由于渗透压的差异，水分很快开始流入脑组织和脑脊液，发生脑水肿。

急性脑水肿时因颅内高压，所以头痛剧烈，喷射性呕吐，惊厥，血压升高，呼吸和心率减慢，视物不清或模糊，定向力不清，嗜睡，烦躁，精神失常，共济失调，肌肉抽搐，严重者出现昏迷。如发生脑疝可出现心跳、呼吸停止。

由于低渗性脑水肿的主要矛盾是水潴留引起的一系列病理变化，因此，轻微低渗性脑水肿一般在严格控制水的摄入量，形成水的负平衡，即可防止低渗性脑水肿的发展。若稀释性低钠血症无额外损失，无明显症状时，可不必过多补钠，补钠只能暂时提高血清钠的浓度，使细胞外液容量继续扩张。

重症低渗性脑水肿小儿出现较明显的精神神经症状，限制水的摄入不能迅速奏效时，应采取积极的措施纠正低渗状态，最常用的是3%高渗氯化钠溶液，一般用量 $5 \sim 10ml/kg$，必要时可重复使用1~2次，开始时先给 $1/8 \sim 1/4$ 量。在滴注过程中观察神志、精神神经及心肺功能的变化、尿量和血清钠情况，随时调节剂量及滴速，酌情输入剩余的高渗溶液。如果出现容量过多，超过心脏正常功能负担等现象时，可同时合并使用呋塞米等利尿剂，每次 1～2mg/kg，肌注或静注，以减少过度扩张的血容量，或者使用溶质性利尿剂 20% 甘露醇 5ml/kg，静脉推注或静滴。30～60 分钟内滴完，之后每 6 小时可重复使用 1 次。

肾上腺皮质激素可减少毛细血管通透性，从而减轻脑水肿，增加肾血流量和肾小球滤过率，抑制促肾上腺皮质激素的分泌和垂体后叶分泌 ADH 及减少醛固酮的分泌。常用药物有地塞米松，每次 1～2mg，每日 1～2 次静脉或肌肉注射；也可用氢化可的松，每日 5～10mg，分 1～2 次静脉注射。

适当给予血浆、白蛋白以提高胶体渗透压，对抽搐和惊厥者可给予 5% 氯化钙或 10% 葡萄糖酸钙等。

（二）高热及其处理

1. 原因

（1）家族遗传因素和诱发因素相结合而发病。

（2）患者有先天性骨骼肌异常，如脊柱侧弯、肌肉抽筋、眼睑下垂，斜视等肌肉疾病。

（3）麻醉药物如氟烷，琥珀胆碱、甲氧氟烷、恩氟烷等。

2. 症状　出现下列任何表现，应高度怀疑本病。

（1）肌肉僵直，用琥珀胆碱后肌肉抽搐强直，不松弛。

（2）心率增快，血压升高，室性早搏等心律失常，急性左心衰竭。

（3）颜面潮红，或皮肤干燥苍白。

（4）呼吸增快变深，碱石灰过热。

（5）体温急剧上升，在麻醉后数分钟或几小时出现体温升高，每 15 分钟可上升 0.5℃，最高可达 40℃ 以上，惊厥、凝血障碍、昏迷。高热是最后出现的症状，且预后不好。

（6）实验室检查血气 $p_aC(O_2)$ 升高，血清钾升高，血钙降低，血浆肌酸磷酸激酶（CPK）、乳酸脱氢酶（IDH）、谷草转氨酶（GOT）均增高。

3. 防治

（1）详细询问病史，有无先天性疾病，麻醉后高热等个人及家族史。

（2）对可疑有恶性高热史的患者，麻醉方法的选择尽量用局麻或神经阻滞，全麻用硫喷妥钠或神经安定镇痛等麻醉。

（3）纠正脱水、酸中毒及其他水电解质紊乱。

（4）全麻诱导用琥珀胆碱时，注意有无异常肌强直，麻醉手术过程中严密监测体温、脉搏、血压、心电图等变化。

（5）确诊后立即针对恶性高热进行有效治疗

1）特殊治疗 dantrolo，1～2mg 静脉注射，直到肌肉不强直，体温正常。

2）充分供氧，进行过度换气。

3）积极降温，可用冰袋、冰水浴，乙醇搓澡等快速降温。冷生理盐水冲洗体腔（手术中切开的胸、腹腔）或经脏器内冷盐水灌注，有条件时，可采用体外循环降温。

4）对肌强直可用 1% 普鲁卡因静脉点滴，剂量为 0.5～1ml（kg·min），在心电图监测下进行。

5）大剂量使用肾上腺皮质激素。

6）适当应用升压药，脱水利尿药等。

（三）惊厥及其处理

小儿烧伤手术并发症中的惊厥主要发生在麻醉恢复期。

1. 原因

（1）手术室温度过高，小儿机体散热受到影响。

（2）麻醉药物的影响。

（3）全麻时钠石灰过热，二氧化碳蓄积，恶性高热。

（4）水电解质紊乱、低血钙、低钠血症、低血糖。

（5）脑损伤、颅内出血、中枢神经疾病、脑水肿、脑低氧后遗症、颅内感染。

（6）局部麻醉药中毒。

（7）不完全清醒状态下发生低氧、疼痛、尿潴留。

（8）中枢性兴奋药物。

2. 症状

（1）高热，体温升高在 40°C 以上。

（2）肌肉抽搐，严重时强直。

（3）躁动、全身惊厥，角弓反张。

（4）心动过速或其他心律失常，血压升高。

（5）呼吸深快，屏气，发绀。

（6）高血钾、代谢性酸中毒。

（7）严重者循环衰竭死亡。

3. 防治

（1）麻醉前合并高热、感染患儿，应采取降温措施，积极降低体温。

（2）纠正脱水、酸中毒及其他水电解质紊乱。

（3）适当选择麻醉药物，控制用量，防止发生过量中毒。

（4）手术间通风换气降温。

（5）针对病因及对症治疗：高热时积极降温；预防低血钙，补充钙剂；适当应用镇静、镇痛药；控制抽搐惊厥，静脉注射地西泮、硫喷妥钠；输血补液，维护循环功能；提高吸入氧浓度，维持正常通气。

（四）消化道并发症及处理

消化道出血是小儿严重烧伤后的常见并发症之一，发生率明显高于成人。这主要是由于烧伤应激等因素而使胃肠道黏膜弥漫性浅表糜烂，形成单发或多发的急性溃疡，且烧伤越重，发病率越高。所以把烧伤后胃、十二指肠的急性糜烂及溃疡统称为 Curling 溃疡。轻度消化道出血的小儿，仅表现为大便潜血或柏油样便；严重者可有腹痛、腹胀、肉眼血便或呕血，甚至因此而发生出血性休克。虽然小儿严重烧伤后消化道出血的发病机理尚不确切，但肯定与严重烧伤的应激、早期休克、感染和其他烧伤并发症相关联，并通过神经、血管及体液等机理，破坏了胃肠道黏膜的完整性，从而发生消化道出血。小儿严重烧伤后消化道出血的可能病因有：

1. **胃肠黏膜缺血低氧** 小儿严重烧伤后体液的大量丢失使全身主要器官血液灌注不足，胃肠道只是缺血的主要脏器之一。严重烧伤休克期血容量减少，心排出血量下降，胃肠道黏膜的动静脉短路开放，分流增多，从而使胃肠黏膜血液灌注量在短时间内骤减，并引起黏膜的充血水肿，局灶性黏膜出血、表浅性糜烂和溃疡。另外因休克而产生的某些化学性血管活性物质，如儿茶酚胺、组织胺、乙酰胆碱、前列腺素等，可使黏膜下正常的微循环受到抑制，加重局部的缺血低氧状态。除此之外胃肠道革兰阴性杆菌内毒素可直接使黏膜下毛细血管收缩，并能破坏其屏护作用。弥散性血管内凝血（DIC）等亦可使胃肠组织的血流量减少。

2. 黏膜细胞内代谢异常　烧伤后胃黏膜的黏液分泌量明显减少，降低了胃黏膜的屏障作用，从而使胃黏膜细胞分泌黏液和碳酸氢钠等不能有效地缓冲和阻止胃酸中氢离子向胃黏膜的逆向弥散，而使胃黏膜在消化酶的作用下自我消化。同时在氢离子的刺激下，肥大细胞分泌的血管活性物质（组织胺、5－羟色胺、缓激肽等），又使胃酸分泌增加、黏膜下毛细血管扩张、胃肠道充血水肿，由此形成恶性循环，更加剧了胃肠组织的损害程度，大大增加了胃肠糜烂或溃疡形成的可能性。

3. 其他因素　小儿严重烧伤后腹胀或肠麻痹，易使十二指肠及小肠中的活性消化酶和食糜反流入胃内，在胰蛋白酶、糜蛋白酶及其他水解酶的作用下，已缺血低氧或损伤的胃肠黏膜细胞可发生溶解坏死。另外，烧伤后的负氮平衡和低蛋白血症，会妨碍黏膜细胞的更新并削弱细胞功能，使胃肠黏膜屏障功能降低，胃酸中的氢离子容易发生逆向弥散，从而出现胃黏膜自我消化后的糜烂和溃疡。

综上所述，小儿严重烧伤后消化道出血与休克期胃肠道组织灌注不足、胃肠黏膜缺血低氧、局部抵抗力下降、氢离子逆向弥散等有关。

小儿严重烧伤后消化道出血轻症较多见，一般多能通过预防性或治疗性用药等措施控制并获治愈。只有极少数重症消化道出血小儿，内科治疗确实无明显效果，才慎重考虑行外科手术治疗。

七、手术后镇痛

烧伤患儿的手术后疼痛管理难度在于刺激的强度不一，从持续的不适到换药的剧痛，以及患儿精神上对疼痛的敏感。过去由于担心止痛药的成瘾而限制其应用，现在的研究发现，烧伤患者的成瘾率是非常低的。在烧伤早期的确对止痛药的需要量增加，晚期止痛药的需要明显减少。患者自控镇痛对烧伤患者是十分适用的，关键是根据具体患儿的情况配制镇痛液的药物浓度，并对患儿家属作好镇痛使用的解释说明工作。

吗啡是自控镇痛常常选用的药物。

（一）负荷量

正如用其他方式输注吗啡一样，总量应为 0.025 ~ 0.1mg/kg，并分次缓注，每隔 5 ~ 10 分钟之后可再给予 0.02mg/kg，直到舒适。有必要在给药之间提供足够长的间期，以便吗啡达到峰效应而避免过量。如果是在麻醉恢复室，患儿处于舒适的清醒状态，则不必使用负荷量。

（二）患儿用药量

即患儿每次启动微量泵时所应用的药量，必须设置妥当，该药量一般较小，处于0.01 ~ 0.025mg/kg 范围之内。

（三）锁定时间

常为 6 ~ 12 分钟，亦须设置妥当，该时间与静脉注药到达峰效应的时间相对应，应于前次所给药物显效之前阻止患儿启用微量泵。

（四）最大用药量

医生可以结患儿所用累积药量设定一个限制范围，常为每小时 0.05 ~ 0.1mg/kg，该限量的选择依据是过去 24 小时内平均每小时的吗啡用量，或者对术后即刻开始自控镇痛的患儿，则选用剂量范围中的低限，一旦达到限量，则患儿不能再启动泵，直至这 1 个小时过去为止。

PCA 对阵发性剧烈疼痛的效果不可靠。对此类疼痛可加用背景连续输注的方法，推荐的方案为：吗啡负荷量 0.1mg/kg 静注后，每小时 0.02mg/kg 连续静脉维持，PCA 则每次泵注 0.01mg/kg，锁定时间 10min，每小时最大量为 0.1mg/kg。对烧伤手术后疼痛剧烈的患儿，连续输入量可加到每小时 0.03mg/kg，每小时最大量为 0.15mg/kg。背景连续输注可于夜间提供背景镇痛，以免患儿因用药之需按压而被惊醒，亦可用于在任何时间内提供一低速率的连续输注，以减少患儿所需启动装置的次数。

（刘燕冰）

第二节　老年患者麻醉

65 岁以上为老年，临床上应注意生理年龄与实际年龄之个体差异，但慢性病患者的衰老现象更明显，据上海交通大学医学院附属仁济医院 2000 年的统计，65 岁以上老年手术患者占手术总数 25.8%，其中 80 岁以上为 6.5%，90 多岁手术患者也屡见不鲜。近年老龄手术逐年增多，其中老年门诊手术麻醉的比率也上升。因此，必须引起对老年手术患者麻醉的充分重视。

一、病情特点

（一）机体组成改变及脏器功能减退

1. 机体组成改变　老年患者脂肪增多，体内含水量和血管内容量减少，脂溶性药物易贮存在脂肪中，使其排泄减慢和作用时间延长。骨骼肌减少（约 10%），静息时氧耗降低，产热减少。

2. 脏器功能减退

（1）神经系统：神经元和脑血流减少，脑代谢降低，脑内激素和药物受体减少，递质合成速率减慢和活性降低，中枢神经功能随即全面减退。周围神经纤维退化和萎缩，传导速度延缓。麻醉和术后易发谵妄和认知功能障碍。

（2）心血管系统：①心率减慢：由于窦房结纤维变性，传导经路萎缩及正常起搏细胞减少，老年患者心率减慢，常见心动过缓；②心律变化：常有房室或束支传导阻滞，左前束支传导阻滞，房室传导减慢、房扑、房颤或频发房性或室性早搏常见于冠心病患者；③心排血量和血容量减少：心排血量每年减少 1%，80 岁时可减少 50%。尤其在活动时，最大心排血量明显降低；④血压变化：易发生高血压或低血压。因为血管硬化、心室肥大和瓣膜钙化，常伴有高血压，血管缺乏弹性，心脏后负荷增加，易致收缩压升高。同时，由于心脏受体减少、亲和力减弱，CAMP减少，对变时和变力性药物反应较差。血管弹性及压力感受器反应降低，体位改变和麻醉加深易致低血压，并对升压药反应异常，反应较弱或血压异常升高。

（3）呼吸系统：呼吸容量减少和气体交换降低，通气功能减退，从20~80岁约30%的肺泡壁组织缺失，肺活量减少40%，最大通气量减少50%，FEV_1降低，功能残气量、死腔量和闭合容量增大，通气/血流比率异常，动脉血氧分压降低，$p_a(O_2)=100-(0.4×年龄)$ mmHg（1mmHg≈0.133kPa）。清醒状态下老年患者对低氧血症和高碳酸血症的反应较差。此外，保护性气道反射减弱，易发生误吸。

（4）肝肾功能：①肝细胞数减少，肝体积缩小，80岁时可缩小40%~50%，肝血流也减少；脂肪肝和肝硬化发病率增多。细胞色素P450活性降低；②70岁时肾脏体积缩小30%，80岁时肾小球数目只有年轻人的1/2，肾血流和肾小球滤过率，以及肾小管分泌功能减退。肌酐清除率减少。尿少时，尿素氮及肌酐可能会高于正常值。

（5）代谢内分泌功能：①30岁后基础代谢率每年递减1%，产热减少，对寒冷的血管收缩反应减弱，因此，夏天易中暑，麻醉和术中易发生体温降低；②胰岛素功能减退，糖耐量较差，易发生血糖升高。肾素活性减低，醛固酮作用减弱，易发生高血钾。甲状腺功能减退，而甲状旁腺素分泌增多，降钙素减少，可发生骨质疏松症。

（二）药动学和药效学改变

由于肝、肾血流减少和白蛋白含量减少，药物与血浆蛋白结合率降低，药物的分布与排泄随增龄而变化，一般老年人的药物分布容积增大和清除率减慢，消除半衰期延长。对药物的敏感性增强，耐受性降低，不良反应增加。常用麻醉药物的药动学和药效学改变如下：

（1）静脉麻醉药：①硫喷妥钠：初始分布容积减少，睫毛反射消失时间较延长、半衰期延长和苏醒时间延长，同时对心血管的抑制作用更明显，全麻诱导（BIS=50）时的剂量为4mg/kg，联合用药时剂量为1~2mg/kg，因为达到同样深度的血药浓度与年轻人相似，老年人易发生低血压，宜小剂量缓注；②丙泊酚：起效和苏醒快，几乎与年轻人相同，只是药物清除率较年轻人长，全麻诱导（BIS=50）时剂量为1.5mg/kg，联合用药时为1mg/kg，剂量大和注射快可致低血压；③咪达唑仑：肝线粒体对咪达唑仑的氧化代谢降低，消除半衰期延长，清除率也降低，全麻诱导（BIS=50）时的剂量为0.27mg/kg。剂量大和注射快可致低血压，同时苏醒时间延长；④依托咪酯：对循环抑制相对较小，全麻诱导（BIS=50）时剂量为0.28mg/kg。适用于老年患者。

（2）吸入麻醉药：MAC随增龄而减小，40岁以上者每增加10岁，MAC约降低4%。

（3）肌松药：非去极化肌松药的排泄和代谢减慢，清除率降低，半衰期延长，因此，老年人肌松作用时间延长（阿曲库铵及顺阿曲库铵例外）。但老年人肌松药达到一定阻滞深度的剂量与年轻人相似。

（4）局麻药：周围神经元和神经纤维减少，硬膜外腔药液扩散较慢，局麻药需要量减少，起效时间延长。

（5）其他常用药物：老年人其他常用药物的药理作用特点（表17-1）。

表 17 - 1　老年人常用药物的药理作用特点

药物	不良反应或药物相互作用
利尿药	低钾血症和低血容量
洋地黄	心律失常和传导异常
β 阻滞药	心动过缓、心肌抑制、支气管痉挛、自主神经活性降低
中枢作用抗高血压药	自主神经活性降低，MAC 减少
三环类抗抑郁药	抗胆碱作用、心律失常、传导阻滞、MAC 增加
镁	心律失常和肌松药作用延长
抗心律失常药	延长肌松药作用时间
抗生素	延长肌松药作用时间

（三）并发症

并发症包括：原发性高血压、缺血性心脏病、心脏传导异常、充血性心衰、慢性肺部疾患、糖尿病、亚临床甲状腺功能减退、类风湿关节炎和骨关节炎等。其他还有脑血管疾病（脑血栓形成及卒中等）、谵妄、阿尔兹海默病和颈椎病基底动脉供血不足等。

二、麻醉前准备

（一）麻醉和手术危险性评估

（1）年龄：围术期并发症和死亡率较年轻人增加，危险因素应考虑年龄，特点是生理年龄，而老年人麻醉和手术危险的原因主要是与年龄相关疾病，其次才考虑脏器功能减退。

（2）并发症：其中与麻醉和围术期危险关系最大的有缺血性心脏病、心绞痛、心力衰竭、糖尿病、肾功能不全、谵妄、帕金森病、认知障碍与阿尔兹海默病。三种以上并发症则危险性更大。

（3）手术部位和范围：颅脑、胸腔和腹腔手术较四肢手术风险大，手术时间长（超过2.5h）及失血多（超过 800 ~ 1 000ml）的危险性大。

（4）麻醉与手术之必要性与紧迫性：麻醉与手术危险性与必要性和紧迫性之间关系需要权衡，如手术紧迫和必要时，危及生命，应在尽可能准备完善的情况下急诊手术，如病情许可，应进一步准备后再行择期手术更安全。

（5）ASA 分级：预测老年人围术期患者风险仍属可取，ASA Ⅱ级以上的患者及急症手术，麻醉和手术危险性增加。

（二）患者准备

（1）病情评估：全面了解病史和详细体检，对中枢神经系统、心血管系统、呼吸系统、内分泌及骨骼系统的全面评估详见有关章节，最后对病情有一综合评估，以便确定麻醉和手术危险程度。

（2）患者准备：应重点准备：①血常规、胸片、ECG、电解质及血气检查，以便全面了解重要脏器的功能；②高血压、贫血、心律失常、肺部感染、高血糖、低血钾及低氧血症，应充分重视和积极纠正；③了解用药情况：包括激素、抗凝药、抗高血压药、β 受体阻滞药、单胺氧化酶抑制药、三环类抗抑郁药和降糖药等，以便适当用药，减少药物不良反应和相互作用；④老年人多数有牙齿脱落或动摇，以及骨关节病变，特别要注意头颈后仰、部位麻醉穿刺间隙等，以便事先准备对策；⑤眼病：白内障、青光眼（避免阿托品及东莨菪碱）、黄斑变性及视网膜剥离；⑥了解精神状态和认知功能，如有异常，应与家属说明情况。

（3）麻醉前用药：注意麻醉性镇痛药（如哌替啶）应减量，选用阿托品避免应用东莨菪碱。

三、麻醉处理

（一）部位麻醉

（1）局麻和神经阻滞：短小、体表手术及四肢小手术可选用，对呼吸和循环影响较小，恢复较快。对全身情况较差患者的下肢手术，也可考虑用腰丛神经阻滞或坐骨神经与股神经联合阻滞。

（2）椎管内麻醉：①蛛网膜下腔阻滞：适用于下肢和肛门、会阴手术，老年人蛛网膜血流及脑脊液减少，局麻药起效和吸收较慢，相对局麻药的比重增加和浓度偏高；同时老年人有脊柱后突，药液在胸部沉积，易使平面升高；②硬膜外阻滞：适用下腹部和下肢手术，多用于骨关节置换手术及前列腺和膀胱手术等。老年人硬膜外腔脂肪和结缔组织增多，椎间孔和硬膜外腔变窄，药液扩散较广，局麻药用量随年龄而减少，至 70 ~ 80 岁时每阻滞 1 个神经节段所需药量较 20 ~ 30 岁年龄段几乎减少一半。老年人硬膜外阻滞试验量一般用 1.5% 利多卡因 4 ml，情况较差或瘦小患者的试验量应减少至 1.5% 利多卡因 2 ~ 3 ml，按具体情况及试验量后出现平面追加剂量，每次不宜太多或分次给药，以免平面过广而引起低血压。老年人椎管内麻醉后循环功能改变明显，注药后应严密观察，血压下降和心动过缓时需及时处理。

（二）全身麻醉

（1）全麻诱导：①静脉诱导药的剂量：丙泊酚 1.0 ~ 1.5mg/kg，咪达唑仑 0.05 ~ 0.1mg/kg，依托咪酯 0.2 ~ 0.3mg/kg，氯胺酮 1 ~ 1.5mg/kg，据研究，BIS = 50 时，对循环功能抑制程度为：丙泊酚 > 硫喷妥钠 > 咪达唑仑 > 依托咪酯，所以依托咪酯是老年患者较好的全麻诱导药；②肌松药宜选择中短时效的顺阿曲库铵、维库溴铵和罗库溴铵；③芬太尼的剂量应根据心率和血压，一般用 3 ~ 5 μg/kg；④老年患者的药物起效较慢，个体差异大，故应缓慢静注，同时密切观察心率和血压变化。

（2）气道管理：①牙齿松动易脱落者应事先用细丝线固定或拔除；②牙槽骨萎陷、颊部凹陷，面罩不易紧贴密封，有时可置口咽通气道；③老年颈椎或颞颌关节活动受限，可致气管插管困难；④应防治呕吐、误吸及气管插管引起的不良反应。如老年人常合并椎基底动脉供血不足，气管插管时头勿过分后仰。气管后壁变薄，气管插管时易造成损伤。

（3）全麻维持：常用静吸复合麻醉，可吸入小于 1MAC 的七氟醚或异氟醚，同时持续输注丙泊酚 60 ~ 120mg/h。按心率、血压变化和麻醉深浅调节浓度，手术即将结束前，先停止吸入麻醉药，丙泊酚可持续输注到拔管。

四、监测

常规用 ECG、$s_p(O_2)$、$P_{ET}CO_2$，冠心患者应用 II、V_5 导联，监测 ST 段变化，可及时

发现心肌缺血，COPD 患者应加强 s_p（O_2）和 $P_{ET}CO_2$ 监测。较大手术（如胸、腹部手术）应常规监测 CVP。危重患者需桡动脉穿刺插管行有创血压监测，以便指导输血、补液以及循环管理。

五、输血补液

老年患者术前常见脱水和营养不良（发生率20%～40%），尤其是慢性心肺疾病和急症患者，对血容量改变十分敏感而又耐受性差。所以必须加强对血容量评估可根据心率、血压和 CVP，确定应用多少晶体或胶体液，必要时测定血红蛋白和血细胞比容，根据失血量，适当输血，维持血细胞比容30%左右。此外，还应注意电解质和酸碱平衡，特别是纠正低血钾和酸血症。低蛋白血症应补充白蛋白。

六、麻醉恢复期处理

老年患者麻醉后恢复期易发生各种并发症，美国 1995 年有研究调查显示，84 000 例非心脏手术，17% 术后发生呼吸系统并发症，肺炎占3.6%，呼吸衰竭3.2%，另一项调查288例老年普外手术后 175 例发生肺不张。如高血压、低血压、低氧血症、高碳酸血症、谵妄、精神障碍等，必须严密监测和防治，部位麻醉施行短小手术，病情稳定者可送回病房。部位麻醉后病情不稳定或麻醉平面较高以及全麻患者均应送麻醉后复苏室监护。老年患者麻醉后恢复过程应注意：①老年患者较年轻人苏醒慢，在麻醉后恢复室中停留时间较长（一般在1.5h 以上）；②老年人肌松药和麻醉性镇痛药的作用时间延长，应重点注意加强呼吸功能和肌松药作用监测，以免发生呼吸抑制意外；③患者完全清醒，呼吸和循环功能稳定后才能送回病房；④应加强老年患者术后镇痛监测和管理，调节和控制麻醉性镇痛药的剂量，可合用非甾体消炎镇痛药，以免剂量太大而发生嗜睡或呼吸抑制。

（刘燕冰）

第三节　截瘫患者的麻醉

截瘫（paraplegia）可由外伤、脊髓肿瘤等引起，该类患者早期手术处理对神经功能的恢复有良好作用。但此类患者麻醉非常棘手，尤其是高位段（C_{1-4}）截瘫患者，因此，正确掌握脊髓损伤后的病理生理，对麻醉的实施具有重要的指导作用，以便预防进一步损害和并发症的发生，使生存率明显提高。

一、截瘫的病理生理

当脊髓受到损伤、肿瘤、血肿、脓肿压迫后，可迅速发生水肿、缺血、栓塞及创伤后脊髓灌注减少等，严重影响脊髓功能。组织学研究表明，中央型脊髓损伤，出血可迅速向中央灰质波及，4～6 小时可扩展至灰质外周，最后累及白质外层，导致不可逆性脊髓破坏。另外，损伤处有大量去甲肾上腺素堆积，可抑制脊髓神经生物电活动，并引起缺血痉挛等，均可加重脊髓组织的低氧和坏死。一般脊髓完全缺血、低氧时限为 45 分钟，在 6 小时内行椎板切除减压，多数患者可以恢复，24 小时内尚有恢复可能，超过 72 小时往往神经功能较难恢复，争取早期手术是唯一恢复脊髓功能的措施。

二、术前病情的估计

该类患者伤情复杂，应注意以下几方面。

1. 截瘫平面的高低 T_4 平面以上尤其是 $C_{1\sim4}$ 区域，截瘫患者多有严重呼吸功能障碍及头颈活动受限。此种患者麻醉插管时要避免颈椎的过度后仰，以免进一步损伤脊髓。

2. 有无其他合并伤 如脑、胸及肝、脾损伤。

3. 呼吸道有无梗阻 尤以外伤时多见，往往对于面部损伤、昏迷及胃潴留、头颅和颈部固定的患者，可造成气道不畅。

4. 通气功能障碍 由于肋间肌麻痹、肺泡通气减少，潮气量可降低 60%，C_4 平面以上损伤的患者，还可出现完全性膈肌麻痹，膈肌松弛时，反常呼吸运动明显，呼气相胸腔容量增加，咳嗽无力以及血中 β 内啡呔水平增高，使呼吸冲动受抑制，分泌物迅速积聚，可导致肺不张和塌陷。

5. 胃潴留 由于腹部或脊髓创伤等引起，此类患者喉反射往往不健全，易引起误吸，应插入胃管减压或应用西咪替丁等药物治疗。

6. 神经源性肺水肿 其特征是肺血管明显充血，肺泡内出血、水肿液含有大量蛋白质，发病时间在伤后数分钟到 48 小时或更迟。为防止肺水肿，输血、输液应慎重，以尿量维持 0.5ml/（kg·h）为宜。有条件的插入中心静脉导管或 Swan - Ganz 导管测定肺动脉楔压。

7. 血压及脉搏的变化 高位截瘫患者（T_4 以上平面），心脏缺乏加速冲动时，交感神经阻滞丧失代偿机理，容易产生低血压伴窦性心动过缓。尤其当体位变动、胸内压增加、失血时，危险性更大，应引起注意。

8. 气管反射异常 一般患者刺激上、下呼吸道时可出现高血压，但该类患者由于呼吸肌麻痹，常有呼吸困难，又因交感神经张力障碍，故有心动过缓及低血压，易发生低氧，如较长的时间做气管内吸引，常加重低氧，故吸痰时应注意 s_p（O_2）的变化。若 s_p（O_2）低于 90% 以下，应停止吸引，及时供氧，若心率在 50 次/分以下时，应立即静脉注射阿托品 0.3~0.5mg。

9. 体温 高位截瘫患者麻痹部位排汗和血管收缩功能丧失，患者不易维持恒温，手术时由于皮肤热量极易散失，应注意室温的保持及体温监测。

10. 深部静脉血栓形成和肺栓塞 由于截瘫患者长期卧床及血液黏稠度增加、血流速度缓慢，易形成附壁血栓，当栓子脱落时可造成肺动脉栓塞，术中应严密监测，对术前已知有血栓者可加用滤网防止肺栓塞。

11. 电解质的测定 尤其血清钾的测定，因截瘫患者应用琥珀胆碱后，可使血钾升高而引起心跳骤停，尤其在瘫痪后 3~8 周的敏感期内，危险性最大。一年后，如病变不是处于进展期，则危险性降低，另外，与肌肉损伤程度和范围有关。血钾升高程度与应用量的大小呈正比关系。血钾升高机理还不明确，可能与肌肉失神经支配后，肌细胞膜对离子的通透性发生变化，使整个细胞膜对琥珀胆碱的反应与运动终板的反应一样，导致对琥珀胆碱的敏感性增大，大量的细胞内钾离子逸出细胞外进入血流有关。用顺式阿曲库铵或阿曲库铵，或其他非去极化肌松药，如维库溴铵和罗库溴铵等效果良好。

三、麻醉

1. 麻醉前用药 除已有明显呼吸障碍者外，全身麻醉应给阿托品 0.5mg 肌内注射，口服地西泮 10mg 或肌内注射阿片类药物等；局麻及硬膜外阻滞，口服地西泮 10～15mg 或肌内注射巴比妥钠 0.1g。

2. 麻醉选择　应根据患者具体情况及截瘫患者麻痹平面的高低而定，全身麻醉诱导时肌松药禁用琥珀胆碱，可用非去极化肌松药，麻醉维持可采用静 - 吸复合方法。一般 T_6 平面以下患者可选择连续硬膜外阻滞，首次药可应用 1.6% 利多卡因溶液，但药量宜小，麻醉平面不宜超过 T_4。再次用药可追加 0.25% 布比卡因溶液 5～7ml 或 0.3750/罗哌卡因溶液 7ml，然后可将导管拔除，以避免手术时切断而发生意外。

四、注意事项

1. 气管内插管　高位截瘫患者气管内插管时，头不宜后仰，因颈椎伸展可使脊髓受压而加重损伤的危险，一般采用患者能够耐受的头位充分张口下插管，纤维支气管镜引导插管或视频喉镜（video laryngoscope）的应用可能更有利于这类患者保持原来的头位。近年来，也有用喉罩替代气管内插管。

2. 体位　切忌突然翻身，应保持好头颅牵引的合理位置。

3. 呼吸支持　术后呼吸恢复不满意或高位截瘫患者，应用通气机支持呼吸 6～24 小时，必要时可继续应用 7 天，后可改用鼻插管或气管切开，但应注意雾化及吸痰时严格无菌操作，以防肺部并发症发生。

（刘燕冰）

第四节　高血压患者麻醉

高血压的发病率很高，在围术期血压波动很大，可能引起心、脑、肾等重要脏器并发症，应注意血压调控，确保麻醉和手术安全。

一、高血压的定义和分类

在未服抗高血压药的情况下，收缩压（SBP）大于 18.6kPa（140mmHg）或舒张压（DBP）大于 12kPa（90mmHg）定为高血压。90%～95% 为原发性高血压，其他为继发性高血压（肾病及嗜铬细胞瘤等）。

（1）正常血压和高血压的定义和分类（表 17 - 2）。

表 17 - 2　高血压的定义和分类

类别	收缩压/mmHg	舒张压/mmHg
理想血压	<120	<80
正常血压	120～129	80～84
正常高值	130～139	85～89
Ⅰ级高血压（"轻度"）	140～159	90～99
Ⅱ级高血压（"中度"）	160～179	100～109
Ⅲ级高血压（"重度"）	≥180	≥110
单纯收缩期高血压	≥140	<90

注：若收缩压与舒张压分属不同级别时，则以较高的分级为准；1mmHg≈0.133kPa。

（2）成人高血压严重程度（表 17 – 3）。

表 17 – 3　高血压的严重程度

严重程度	血压范围/mmHg
轻度高血压	140 ~ 159/90 ~ 99
中度高血压	160 ~ 179/100 ~ 109
严重高血压	180 ~ 209/110 ~ 119
极度高血压	>210/120

注：1mmHg≈0.133kPa。

（3）老年高血压的特点：①收缩压高，而舒张压低。脉压增大；②舒张压过低 ［DBP 为 8.0 ~ 9.3kPa（60 ~ 70mmHg）］ 应视为一项独立的危险因素；③血压波动大；④易发生低血压；⑤并发症多。

二、麻醉前准备

（一）病情估计

（1）高血压的原因：除原发性（原因尚不明）和老年性动脉硬化（主要收缩压升高）之外，其他继发性高血压原因应加以区别：①肾性：肾病综合征等；②内分泌病：库欣综合征、原发性醛固酮增多症、嗜铬细胞瘤及甲状腺功能亢进等；③神经系统疾病：精神病、颅内压升高、脊髓横断等；④其他：主动脉缩窄、妊娠高血压等。

（2）高血压的严重程度：SBP 大于 24kPa（180mmHg）和 DBP 大于 14.6kPa（110mmHg）为严重高血压，属高危患者，药物不易控制，病程较长，同时伴有重要脏器损害，如心脏、脑血管病变和肾功能损害等。

（3）并发症：糖尿病、冠心病、心肌缺血、心律失常和心肌梗死等。

（二）麻醉前准备

（1）常规检查：①ECG：必要时运动试验、24h 动态 EEG、24h 动态血压及超声心动图检查；②肾功能检查：血尿素氮和肌酐；③血气和电解质测定：应特别注意血钾变化；④脑血管估计：有否脑梗死或卒中病史，必要 CT 或 MRI 检查。

（2）控制血压：术前应将血压控制在 21.3/13.3kPa（160/100mmHg）以下，最好在 18.6/12kPa（140/90mmHg）左右。如血压大于 24.0/14.6kPa（180/110mmHg），应暂停选择性手术。急症应根据手术和麻醉具体情况积极处理。

（3）纠正水和电解质紊乱：心脏病患者，轻度低血钾 3.0 ~ 3.5mmol/L，可使心律失常发生率增加，并增强洋地黄敏感性和抑制神经肌肉功能。严重低钾（血钾小于等于 2.9mmol/L）应积极治疗，并暂停手术。根据血钾测定值积极补钾，并随时调整或停用。

（4）治疗其他并发症：如 COPD、糖尿病及心脑血管疾病等。

（三）术前抗高血压药应用

（1）选择抗高血压药物的原则：抗高血压药物需应用到手术前，血压不易调控的患者主张在术晨也服用 1 次，心率快者 β 受体阻滞剂不可停药。选择抗高血压药物的应用原则

（表 17 - 4）。

表 17 - 4　选择抗高血压药物的原则

药物分类	适应证	相对适应证	禁忌证	可能禁忌证
利尿剂	心力衰竭 老年性收缩期高血压	糖尿病	痛风	血脂异常
β 阻滞剂	心绞痛 心肌梗死后 快速心律失常	心力衰竭 妊娠 糖尿病	哮喘 阻塞性肺病 Ⅱ～Ⅲ度 房室传导阻滞	血脂异常 周围血管疾病
ACE 抑制剂	心力衰竭 左室功能异常 心肌梗死后 糖尿病肾病		妊娠 高钾血症	双肾动脉狭窄
钙拮抗剂	心绞痛 老年性收缩期高血压	周围血管疾病	Ⅱ～Ⅲ度 房室传导阻滞 *	心力衰竭
α 阻滞剂	前列腺肥大	糖耐量异常 血脂异常		直立性低血压
Ang Ⅱ 受体拮抗剂	ACEI 引起咳嗽	心力衰竭	妊娠 双肾动脉狭窄 高钾血症	

注：* 避免使用维拉帕米或地尔硫䓬。

　　（2）术前常用药物简介：①β 阻滞剂：常用美托洛尔（倍他洛克）12.5～25.0mg，每日1～2次，根据心率快慢决定剂量和口服次数或停药；服用时应注意心率和血压，如心率减慢（<65 次/min）及患者不适，应减量或停药；②ACE 抑制剂：代表药物为卡托普利，口服 12.5～25.0mg，每日 2～3 次，根据血压决定剂量和用法；ACE 抑制剂不仅可降压，而且可扩张冠状动脉，不增快心率，降低心肌耗氧；③钙拮抗剂：氨氯地平（络活喜）10mg，每日一次；非洛地平（波依定）5～10mg，每日 1 次；④血管紧张素 Ⅱ 受体拮抗剂：有ACEI 相同的优点，不良反应很少；常用氯沙坦（iosarton），50mg 每日口服 1 次，具有改善心、肾功能作用；⑤利尿药：通常使用小剂量如双氢氯噻嗪 12.5mg，每日 1 次或更少。

　　（四）麻醉前用药

　　高血压患者进入手术室时多数精神较紧张，儿茶酚胺分泌增多，麻醉前血压升高。因此，麻醉前应有良好的镇静，适当加大麻醉前用药的剂量。一般手术前晚口服咪达唑仑 5～7.5mg，手术晨肌注咪达唑仑 5mg，哌替啶 50mg，如心率较快，可不用阿托品，改用格隆溴铵或东莨菪碱。

三、监　测

根据病情轻重和手术大小选用监测项目。

（一）常规监测

（1）ECG：Ⅱ、V_5 导联及 ST 分析。

（2）s_p（O_2）：全麻加用 $P_{ET}CO_2$。

（3）NIBP。

（二）特殊监测

病情重和手术大时选用。

（1）IBP：连续监测 IBP，可及时调控高血压患者血压变化。注意在血压较高时，有创血压与无创血压之差距增大，如收缩压在 24.0～26.6kPa（180～200mmHg）时，差值达 4.0～5.3kPa（30～40mmHg），必要时应调零点或与无创血压对照。

（2）CVP：病情重和大手术时常规选用，CVP 可指导输血、补液，监测右心功能，对稳定血压起重要作用。

（3）肺动脉压：较少使用，必要时如心力衰竭、ARDS，高危患者和出血较多手术等可考虑插入 Swan – Ganz 导管，监测肺动脉压和心排血量，指导心血管治疗。

（4）血气分析：监测氧合、通气功能、电解质和酸碱平衡。

四、全身麻醉

（一）全麻诱导

（1）静脉诱导：用催眠剂量，常用咪达唑仑 2～3mg，联合用丙泊酚 0.5～1.0mg/kg 或依托咪酯 0.2～0.3mg/kg 静注，密切监测血压。

（2）镇痛药：芬太尼 6～8μg/kg，注意心率变化，必要时用较大剂量芬太尼 10～20μg/kg。瑞芬太尼持续输注也能有效控制高血压。

（3）肌松药：中短时效非去极化肌松药，如 2～3 倍 ED_{95} 维库溴铵或罗库溴铵。

全麻诱导是麻醉过程较危险阶段，应注意：①一般采用慢诱导，使药物充分发挥作用，同时密切监测血压和心率变化；②静脉全麻药剂量适宜，因为较大剂量可抑制心肌，扩张血管而导致诱导后低血压；③不用氯胺酮，因其能升高血压和增快心率；④必要时吸入异氟醚或七氟醚，或加大芬太尼剂量，调控血压；⑤保证充分氧合和满意通气。

（二）气管插管时高血压防治

（1）表面麻醉：喉部及气管内用利多卡因喷雾，5min 后生效，喉镜置入暴露声门及气管插管动作应轻柔。

（2）利多卡因 1.5mg/kg，插管前 2min 静注。

（3）合理应用全麻诱导药：芬太尼 6～8μg/kg，对防止气管插管时血压原有水平的 20%～30%，可避免血压反跳过高。

（4）应用降压药物：插管前可选用：①硝酸甘油 0.5mg 稀释后滴鼻；②尼卡地平 20～30μg/kg 静注；③乌拉地尔 12.5～25.0mg 静注；④艾司洛尔 0.5～1.0mg/kg 静注；⑤拉贝洛尔 0.05～0.1mg/kg 静注。

（三）全麻维持

（1）全麻诱导后吸入异氟醚或七氟醚 0.8～1.0MAC，血压不易控制时可增加 MAC。

（2）连续输注丙泊酚 50～150mg。

（3）间断静注芬太尼（或连续输注瑞芬太尼）、肌松药及咪达唑仑。

（4）上述药物按麻醉深浅和血压高低，调节剂量和浓度，手术结束前停用吸入麻醉药，丙泊酚可用至拔管前后。

（5）麻醉期间发生高血压可选用上述降压药。

（四）全麻恢复期处理

手术结束后麻醉变浅，由于气管导管刺激、疼痛不适、尿潴留、恶心呕吐或伴低氧血症和高碳酸血症等均可致血压升高，高血压患者血压反应更为明显，因此，应积极和正确处理，维持血压稳定。

（1）去除导致高血压的原因。

（2）手术结束时即刻使用镇痛泵镇痛。

（3）拔管前应用降压药（与气管插管时相同）。

（4）拔管后根据血压高低选用抗高血压药，采用静脉持续输注法调控血压。

（5）附合拔管指针可早期拔管，不然应在镇静下拔管，以减轻血压波动。

五、连续硬膜外阻滞

连续硬膜外阻滞用于高血压患者有许多优点：①用局麻药后使血管扩张，血压容易控制；②硬膜外阻滞具有全身作用（参见全麻复合硬膜外阻滞部分）；③术后恢复较快；④可进行术后镇痛。但高血压患者施行连续硬膜外阻滞应注意以下事项：

（1）充分术前准备（与全麻相同）：特别是正确使用抗高血压药物调控术前血压，同时纠正水和电解质紊乱，尤其是低血钾。

（2）确保硬膜外阻滞操作安全和效果良好。

（3）试验量从小剂量开始（3~4ml），并分次用药，避免阻滞范围过广而导致低血压。

（4）防治低血压：高血压患者的血管调控功能较差，硬膜外阻滞后血管扩张，如术中出血，则常发生低血压，应加以防治。血压有下降趋势时，小剂量应用升压药，如麻黄碱5~15mg或去氧肾上腺素（新福林）0.1~0.3mg静注，并适当补充容量，以维持血压正常。高血压患者对升压药的反应个体差异大，有时常规剂量升压药，血压可异常升高，有时因酸碱失衡或血容量不足，反应较差，所以必须调整剂量和用药品种。总之应全面考虑，才能维持血压稳定。

（刘燕冰）

第五节　糖尿病患者麻醉

一、病情特点

（一）糖尿病分型

糖尿病分原发性和继发性，原发性又分为1型胰岛素依赖性糖尿病和2型非胰岛素依赖性糖尿病。

（1）1型系胰岛β细胞不能正常分泌胰岛素，引起胰岛素绝对缺少的疾病，多在儿童发育期发病，又称幼年型糖尿病。发病较急，患者消瘦，有酮症酸中毒倾向，需胰岛素治疗。

（2）2型糖尿病胰岛β细胞能够分泌胰岛素，主要是胰岛素受体敏感性降低，组织不能有效利用葡萄糖，多在 35 岁后起病，又称成年型糖尿病。发病缓慢，多数患者肥胖，不易发生酮症酸中毒，控制饮食和口服降糖药有效。

（3）继发性糖尿病是其他系统性疾病或综合征的表现之一，如胰腺疾病、内分泌异常、药物或化学试剂诱发、妊娠合并糖尿病等。

（二）代谢紊乱

（1）糖代谢紊乱：患者肝糖原合成减少，糖原分解和糖异生增加，同时肌肉和脂肪等组织利用糖减少，使血糖升高。血糖升高使血渗透压增加，引起组织脱水。血糖严重升高及脱水可导致高渗性非酮性昏迷。当血糖超过肾糖阈水平则会出现糖尿，引起渗透性利尿。

（2）脂肪代谢紊乱脂肪分解增加而氧化不全，使氧化中间产物如丙酮酸、乙酰乙酸、β羟丁酸（即酮体）增加，严重者发生酮症酸中毒。

（3）蛋白代谢障碍：分解加速而合成抑制，尿氮排出增加，出现负氮平衡。

（4）高血糖引起的并发症：①血管病变：动脉粥样硬化主要累及主动脉、冠状动脉、大脑动脉、肾动脉和外周肢体动脉；微血管病变损害重要器官血液的自身调节功能，其中眼和肾脏最为常见；②肾小球病变：出现肾小球结节性、弥漫性或渗出性病变；肾血管和肾小球病变可导致肾功能不全，甚至肾衰竭；③自主神经病变：心脏自主神经病变使心血管调节功能降低，患者易发生直立性低血压，心律失常，心率变异性减小，心率对阿托品或 β 受体阻滞剂的反应不敏感，严重者可发生无痛性心肌梗死及心跳骤停；胃肠道自主神经病变使胃排空减慢和胃内容物潴留；④外周神经病变：慢性糖尿病患者可伴有神经病变，侵及感觉和运动神经时，患者出现肢体麻木，腱反射低下，易发生下肢溃疡，且影响伤口愈合；末梢神经病变可表现为多发性的周围神经炎；⑤感染：糖尿病患者极易发生感染。

二、麻醉要求

（1）避免或减少因麻醉因素而进一步加重糖代谢的紊乱。

（2）手术创伤应激可使儿茶酚胺、皮质醇、胰高血糖素升高，从而对抗和抑制胰岛素的释放和作用，使围术期血糖进一步升高而难以控制。因此，麻醉要尽可能抑制或减轻术中的应激反应。

（3）继发性动脉硬化、冠心病、高血压和自主神经紊乱的患者，椎管内麻醉易引起低血压，局麻药浓度不宜过高，分次小量用药。全身麻醉过浅，患者应激强烈，可使血糖明显升高。而糖尿病患者对各种全麻药的耐量减少，易致麻醉过深，抑制循环功能。

三、术前准备

（一）控制血糖的目标

空腹血糖维持在 6.1 ~ 8.3 mmol/L（110 ~ 150mg/dl），最高不能超过 11.1 mmol/L（200mg/dl）。餐后血糖不超过 13.9 mmol/L（250mg/dl）。

（二）术前血糖控制

（1）口服降糖药：适于病情较轻、饮食控制效果不满意的非胰岛素依赖性患者。一般不主张用口服降糖药，尤其是作用时间长的降糖药作为麻醉前准备的治疗用药。

（2）胰岛素治疗：主要用于胰岛素依赖型糖尿病、重型糖尿病、饮食控制和口服降糖药无效以及合并酮症酸中毒、糖尿病性昏迷或严重感染等患者。术前一般用普通胰岛素，根据尿糖或血糖调整用量。对重型糖尿病则选用鱼精蛋白锌胰岛素加普通胰岛素，如有严重酮症酸中毒昏迷用大剂量普通胰岛素或锌结晶胰岛素。

（3）术前控制血糖方法的选择取决于患者病情、原治疗方案及手术大小。

（4）单纯饮食控制或口服降糖药控制血糖者，进行小手术时可维持原来治疗，手术当日停用口服降糖药。而大、中手术或感染等应激强烈时，术前2~3d改用普通胰岛素。

（5）术前已使用胰岛素者，小手术者维持原来治疗。大、中手术或感染等应激强烈时，术前2~3d将长效或其他类型胰岛素改为普通胰岛素。

（6）围术期特别需要控制血糖水平的高危人群：糖尿病、心肌缺血、血管外科手术、大手术或长时间的非心脏手术、入ICU的患者术后急性高糖血症、创伤性脑损伤后神经外科手术的患者。

（三）术前评估

（1）详细了解糖尿病的病史、病情及治疗情况。

（2）单纯饮食控制或并发动脉硬化而引起冠心病、高血压、脑血管病变等手术风险显著增加。

（3）当肾功能受损或肾功能不全时，注意对麻醉等药物代谢和排除的影响。

（4）自主神经功能紊乱延长胃排空时间，术前延长禁食禁饮时间，用甲氧氯普胺促进胃排空。心脏自主神经病变应注意心脏对阿托品、β受体阻滞剂等各种药物反应敏感性的变化。

（5）糖尿病伴慢性组织损害常引起的寰枕关节强直或脱位，而导致气管插管困难。

（6）对于糖尿病的急性并发症如酮症酸中毒，最好经治疗待酮症消失，酸中毒纠正后再进行手术。对于急症手术，即使术前时间紧迫，也应立即给予补充容量、胰岛素治疗、纠正酸血症和电解质紊乱。即使只是部分纠正酮症酸中毒，手术的危险性也会明显降低。

四、麻醉选择

（1）总原则是在满足手术的前提下，尽可能选择对糖代谢影响最小的麻醉方法和麻醉药物。

（2）局部浸润、神经阻滞、椎管内麻醉对代谢影响小，可部分阻断交感兴奋引起的肾上腺皮质和高血糖反应，为较理想的麻醉。

（3）全麻对代谢的影响较大，适用于各种阻滞不能完成的手术麻醉。目前常用的各种吸入麻醉药、静脉麻药、镇痛药和肌肉松弛药对血糖都无明显影响。

五、术中管理

（一）术中监测

术中常规监测血糖浓度，一般每2h测定1次，并可根据前次血糖测定的结果及胰岛素和葡萄糖应用等情况，调整血糖测定的间隔时间。

（二）术中血糖调控范围

由于手术及麻醉等各种应激因素影响，手术中难以将血糖控制在正常范围。一般认为术中血糖可接受的范围是其低限时不会引起低血糖，高限时不会引起渗透性利尿和高渗性昏迷的血糖浓度。多数学者认为应控制在 6.1～11.1 mmol/L（110～200mg/dl）较为合适。现在可以方便、即时地监测血糖浓度，临床可使血糖调节至更接近正常水平。由于高血糖可加重缺血再灌注损害，如冠脉搭桥手术、某些神经外科手术，尽可能避免高血糖。

（三）高血糖处理

（1）简易方法：每 4g 葡萄糖加 1U 胰岛素，如血糖超过 14 mmol/L（250mg/dl），则每 3g 葡萄糖加 1U 胰岛素。

（2）GIK 液葡萄糖、胰岛素和氯化钾按一定的比例配制而成。胰岛素随血糖浓度而进行调整，胰岛素用量及输注速度与血糖的关系（表 17-5）。表中是 10% 葡萄糖，如用 5% 葡萄糖则胰岛素用量减半。如胰岛素输注速度达 3U/h，血糖仍不能控制，按每 2～3h 增加 1U 的剂量递增胰岛素用量，直至血糖得到控制。

（3）胰岛素和葡萄糖分别静脉输注：最大优点是可随时根据血糖监测结果，调节胰岛素用量，而最大的缺点是如果其中之一静脉通路输注受阻或加快，则会发生严重甚至危及生命的高血糖或低血糖。其方法是成人每小时输注葡萄糖 5～10g，胰岛素最初静注 0.5～1.0U，继之以 0.5～1.0U/h 维持，以后根据血糖浓度进行调整，胰岛素用生理盐水稀释后以微泵输注准确而方便调节，是较理想的方法。胰岛素调整方法（表 17-6）。

表 17-5　术中 GIK 输注方案

血糖浓度		500 ml 10% 葡萄糖加入胰岛素量/U	氯化钾用量/（mmol/L）	胰岛素输注速度/（U/h）
mmol/L	mg/dl			
<5	<90	0	0	0
5～10	90～180	8～16	10	0.5～1.5
10～20	180～350	16～24	10	1.5～2.0
>20	>350	24～32	10	2.0～3.0

表 17-6　术中根据血糖调整胰岛素用量的方法

血糖浓度		胰岛素调节方法
mmol/L	mg/dl	
<4.5	<80	静注胰岛素 0.5～1.0U，以 0.5～1.0U/h 维持；停用胰岛素 30min，静注 50% 葡萄糖 20ml，30d 内重复测定血糖浓度
4.5～6.7	80～120	减少胰岛素 0.3U/h
6.7～10.0	120～180	胰岛素输注速度不变
10.0～12.2	180～220	增加胰岛素 0.3U/h
>12.2	>220	增加胰岛素 0.5/h

（四）术中低血糖处理

血糖低于 2.8mmol/L（50mg/dl）为低血糖，其临床表现与血糖水平、低血糖原因、患者年龄、个体差异及血糖下降速度等因素有关。主要表现为交感神经兴奋，如大汗、颤抖、视力模糊、饥饿、软弱无力、面色苍白、心悸等。有些患者表现为中枢神经系统抑制，主要为中枢神经低氧、缺糖综合征，严重者昏迷。术中清醒患者低血糖易于识别，全麻时不易识别，甚至认为麻醉偏浅而采取错误的处理。因此术中对低血糖要保持高度的警惕，需及时测定血糖，一旦出现低血糖静注 50% 葡萄 10～20ml。为防止低血糖发生，术中应补充葡萄糖，一般成人 5～10g/h，保持血糖稍高于正常水平。此外，输注葡萄糖可防止术中及术后不必要的脂肪和蛋白质分解。

六、注意事项

（1）注意糖尿病类型、治疗、术前准备，尤其是用降糖药情况，术前对患者做出全面评估。

（2）注意有无糖尿病引起的并发症，尤其是心血管和自主神经病变及其对麻醉可能造成的影响。

（3）糖尿病患者术中易出现循环功能波动，应加强监测，并及时处理以维持循环功能稳定。

（4）加强血糖监测，注意调整血糖尽可能于正常范围，避免高血糖和低血糖。

（5）术中应注意麻醉药、肾上腺素、糖皮质激素等会使血糖升高。

（6）加强监测并保持电解质、酸碱的平衡。

（刘燕冰）

第六节　肥胖患者的麻醉

鉴于肥胖患者可随体重超重导致严重生理改变及并发或并存相关疾病，常给麻醉和手术带来一定的威胁，应引起麻醉者高度重视。

一、肥胖的定义及标准体重

（一）体重指数与标准体重

以往对标准体重多沿用 Broca 指数，即按身高（cm）－100 = 男性标准体重（kg）；身高（cm）－105 = 女性标准体重（kg）。也有用身高（m）的平方乘 22 作为标准体重（kg）。均缺乏身高与体重的有机联系，所以，近年来已普遍采用体重指数衡量标准体重，更具有临床意义。体重指数（body mass index，BMI）为体重（kg）除以身高（m）的平方，即 BMI（kg/m^2）= 体重（kg）/身高的平方（m^2）。

标准体重按体重指数衡量男性约 $22kg/m^2$，女性约 $20kg/m^2$ 时为正常范围，不超过 $25kg/m^2$。

（二）肥胖定义

所谓肥胖，多指构成身体成分中的脂肪组织比率（体脂肪率）已超出正常范围，男性约占体重 25% 以上，女性约占体重 30% 以上。为方便起见，现多用体重指数作为临床衡量肥胖的参数（图 17－1），即 BMI = 26～29kg/m^2 为"超重"，相当于体重超过标准体重 20%

以上；BMI ≥ 30kg/m² 而体重尚未超过标准体重 100% 或 45kg，称为肥胖（obese）；BMI ≥ 30kg/m²、体重超过 100% 以上者即为病态肥胖（morbid obesity）；BMI ≤ 18.9kg/m² 为体重过低；BMI = 19.0～24.9kg/m² 为正常体重；BMI = 25.0～29.9kg/m² 为过重；BMI = 30.0～34.9kg/m²，而体重尚未超过标准体重 100% 或 45kg 即为肥胖；若 BMI ≥ 35kg/m²、体重超过标准体重 100% 以上者为病理性肥胖。其中多数患者动脉二氧化碳分压（$p_aC(O_2)$）仍在正常范围，为单纯肥胖，仅 5%～10% 的患者可出现低通气量及高二氧化碳血症，即所谓肥胖性低通气量综合征（OHS）或匹克威克综合征（Pickwickian syndrome）。

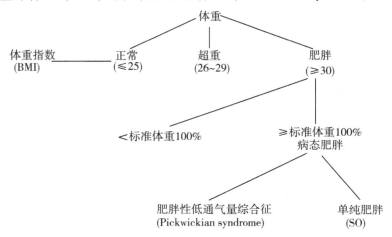

图 17 - 1　按体重指数命名肥胖程度

近年来又盛行按脂肪沉着的分布部位来判定肥胖性质，更具有临床意义。如利用 CT 在患者脐高水平处测定内脏脂肪面积（V）与皮下脂肪面积（S）的关系，二者比值 V/S < 0.4 称为皮下脂肪型肥胖；V/S > 0.4，称为内脏脂肪型肥胖，前者仅心排血量较常人增加，后者常对胰岛素敏感性低下并有高血压、高三酰甘油血症及动脉硬化等征象，增加发生心血管意外的危险。可测算腰围与臀围之比值（W/H），如 W/H > 0.85 即为上半身肥胖或腹部肥胖型，相当于内脏脂肪型肥胖；W/H < 0.85 为下半身肥胖型，相当于皮下脂肪型肥胖。

（三）匹克威克综合征

匹克威克综合征即肥胖性低通气量综合征（OHS），包括极度肥胖、嗜睡、肺泡低通气量及高二氧化碳血症、周期性呼吸暂停、低氧血症、继发红细胞增多症、肺动脉高压、右心衰及右室肥厚等。肥胖者常出现睡眠呼吸暂停综合征（SAS），即入睡后出现舌下坠阻塞上气道，继而因低氧及二氧化碳蓄积迫使患者憋醒而恢复呼吸，入睡后再现舌后坠。如此周期性发作呼吸暂停，7h 睡眠可发生 10s 以上呼吸暂停 10 次以上，促使患者夜晚不得安眠，白天嗜睡。

二、肥胖对生理的影响

（一）对代谢的影响

肥胖必然会增加绝对耗氧量及二氧化碳的产生，但基础代谢率仍可维持正常。随着脂肪的增加，常出现胰岛素反应有抵抗，致糖耐量曲线异常，2 型糖尿病的发生率可成倍增加。脂肪增多还并发高低密度脂蛋白胆固醇及高三酰甘油血症等血脂代谢异常。

（二）对呼吸的影响

过度肥胖常限制胸廓及膈肌运动，降低胸顺应性。同时，因肺血容量增加及小气道关闭，肺顺应性也降低，加剧了呼吸做功。特别在仰卧位时显著降低肺－胸顺应性及引起通气/灌注比例失调，需增大肺泡通气量及呼吸做功，一般地，多数健康肥胖者可增加心排血量以适应呼吸做功增加之所需。仅少数出现肥胖性低通气综合征，即心脏储备不能代偿，不能增加心排血量，出现肺淤血及低氧血症导致低通气量及高二氧化碳血症，继而引起肺血管阻力升高，血管外肺水增加，顺应性更加下降形成恶性循环，严重肥胖患者甚至可因变动体位（仰卧位）而猝死。

动脉氧分压 $[p_a(O_2)]$ 低下主要因低通气量不能与肺血灌注（V/Q）相匹配所致，即心排血量增加使肺灌注上升，但肺泡通气量因小气道关闭及补呼气量下降而减少，致静脉血掺杂增多。此外，代谢亢进也使 $p_a(O_2)$ 下降。

动脉二氧化碳分压 $[p_aC(O_2)]$ 变化不定，轻度肥胖患者，$p_aC(O_2)$ 并不增加，而病态肥胖患者则常大于正常值或白昼 $p_aC(O_2)$ 正常或稍低，夜间显著升高。

（三）对心血管的影响

通常每千克脂肪含有血管长近 3 000m，脂肪组织每增加 1kg，心排血量约增加 0.1L/min，主要是每搏量增加，心率多正常或稍低。肥胖患者的心脏增大多为左室肥厚所致，血压与体重多呈正相关。有肺动脉高压时反映为慢性动脉低氧血症及肺血容量增加。此外，脂肪浸润心传导组织，可继发传导缺损，常被认为是猝死因素。

（四）对肝、肾的影响

严重肥胖患者多并发脂肪肝。肝脂肪的浸润量与肥胖时间长短的关系要比肥胖程度为大。肥胖者的肝三酰甘油浸润主要是肝硬化死亡的因素，病死率较非肥胖者大 1.5～2.5 倍。肥胖者还常并存黄疸或胆囊疾病，致肝功能紊乱。严重肥胖患者并发肾脏疾病多出现显著性蛋白尿，即使没有临床表现，肾活体检查时也多有局限性肾小球硬化症和（或）糖尿病性肾病。

三、肥胖对健康的威胁

（一）对病死率及并发率的影响

体重过度超重将威胁健康的并发症主要有非胰岛素依赖性糖尿病、高血压、冠心病、癌症及猝死，它们都随体重超重而呈指数上升。超重 60% 以上者并发症发生率及病死率较非肥胖者增加 1 倍。通常将体重超重 60% 作为临界阈值，即可能出现猝死、低通气量、循环障碍等威胁健康的征象。肥胖对青年人的威胁更大。45 岁以下超重成人并发高血压、非胰岛素依赖性糖尿病及高胆固醇血症较 45～75 岁为多。病死率也较年老超重为高，如 25～34 岁的病死率较非肥胖者高 12 倍；而 35～44 岁的病死率较非肥胖者高 6 倍。说明病态肥胖可加速终末器官退行性病变，加剧疾病的发展，并很早出现致命性心功能障碍。

（二）肥胖本身的并发症

肥胖本身常并存冠状动脉粥样硬化、高血压、脑血管病、脑卒中、糖尿病、高三酰甘油血症、胆石症及肝功能障碍等。此外，肥胖还常并存肝脂肪变性、肺功能损害、内分泌及肾功能异常。超重还可能损害免疫机理。超重患者患癌症的病死率也显著升高。

四、麻醉前病情评估及准备要点

对肥胖患者麻醉前访视应特别着重对呼吸及循环系统的检查。应了解有无睡眠呼吸暂停综合征，并检查头后仰、枕寰活动、颞颌关节有否受限及舌体大小、张口度等，预期气管插管有无困难。循环功能注意有否高血压及冠心病等。此外，应检查血气分析、空腹血糖及三酰甘油等。麻醉前常规准备麻醉用具，还应特别准备困难气管插管用具，如咽喉表面麻醉喷雾器、纤维喉镜、纤维支气管镜、不同型号的喉罩、口咽或鼻咽通气道等。监测仪器至少应可监测心电图、脉搏血氧饱和度 $[S_p(O_2)]$ 及血压，全麻手术时应行呼气末二氧化碳（$P_{ET}CO_2$）监测等。由于88%的肥胖患者胃液量在25ml以上，pH值在2.5以下，诱导期的误吸率约1.7%，因此，手术日晨应给甲氧氯普胺（胃复安）10mg或雷尼替丁150mg口服，使胃液量降至16ml以下，pH值升至5.86。病态肥胖患者麻醉前用药特别注意避免对通气量的抑制，尽量不用或慎用镇痛、镇静药。通常对全麻患者仅给阿托品较为安全。

五、肥胖患者麻醉问题

（一）硬膜外麻醉

肥胖患者硬膜外麻醉常遇到的问题为穿刺操作困难，主要为常用的10cm穿刺针常嫌过短，如用15cm穿刺针则较顺手。此外，肥胖患者的腹内压较高，硬膜外静脉丛怒张，硬膜外隙相应变窄，使脊麻阻滞平面显著升高，所以局麻药用量应减少1/3。又因硬膜外麻醉可加重肥胖患者仰卧位通气不足，因此，须持续监测脉搏血氧饱和度，并用面罩吸氧，必要时复合气管内全麻，有利于呼吸管理。

（二）全麻诱导及气管插管

肥胖患者因颈短、下颌和颈椎活动受限，诱导时为了维持气道通畅，防止误吸，至少应有两人协助托下颌、压紧面罩、压迫环状软骨及挤压呼吸囊等。气管插管的困难率约13.2%，主要是喉镜不易显露声门，纯氧去氮后停止通气，使 $s_p(O_2)$ 降到90%以下的时间随超重量而显著缩短（由6min缩短至2.7min），应尽量在2min完成插管。值得警惕的是气管插管误入食管，因胸、腹壁过厚，有时很难及早鉴别，甚至可因此导致窒息死亡。采用呼气末二氧化碳分压监测，是能早期发现导管误入食管最敏感的指标。对高度怀疑插管困难的患者采用清醒插管还是在全麻下插管，应取决于术前对气道的充分评估，对术前认为面罩通气和气管插管都有困难的患者，根据ASA困难气道的处理原则，插管和拔管都需在患者清醒的情况下实施。

（三）全麻药的代谢

卤素类吸入麻醉药在肥胖患者可增高氟离子浓度，如吸入甲氧氟烷3h，血清氟离子浓度峰值可达55.8μmol/L，已达到亚临床肾中毒范围，所以，肥胖患者应禁用甲氧氟烷。氟烷及恩氟烷偶尔使氟离子浓度增高，但尚不引起肾中毒。前者可能出现无诱因黄疸。异氟烷降解最少，肥胖患者可以首选。七氟烷用于肥胖患者时，其洗入和洗出曲线快于异氟烷。N_2O 对肝、肾功能影响较轻。肥胖患者分布容积增加，使药物消除半衰期延长；肾小球滤过率增加，药物原形排泄增加，脂肪含量增加，使脂溶性药物的用量及消除时间增加。硫喷妥钠可积存于脂肪而延长药效，消除半衰期较非肥胖者延长 5 倍；芬太尼代谢与非肥胖者并无差异，舒芬太尼随体重增加使 $t_{1/2}\beta$ 延长。丙泊酚用于肥胖患者麻醉维持时，分布容积几无变化，但清除率增高。肌松药尽量选用短效药物及最低有效剂量，以避免术后神经 - 肌阻滞残余效应。泮库溴铵按千克体重计算剂量用于肥胖患者所产生的肌松作用强于非肥胖患者，但若按体表面积计算剂量则无差异。维库溴铵按千克体重计算剂量用于肥胖患者恢复时间延长，顺式阿曲库铵按千克体重计算剂量用于肥胖患者恢复速度与非肥胖患者几乎无差异，是用于肥胖患者的理想肌松药。

（四）全麻通气的维持

肥胖患者全麻后常不能维持满意的 $p_a(O_2)$，如剖腹手术在膈肌下置腹腔拉钩而妨碍静脉回流，偶尔 $p_a(O_2)$ 可降至 8.6kPa，俯卧位及头低位可进一步降低胸壁顺应性及氧合。所以，肥胖患者全麻时应用大潮气量（10ml/kg）人工通气较为有利。同时应持续监测脉搏血氧饱和度。

六、术后处理要点

肥胖患者术后处理主要围绕呼吸功能的维持。

（一）气管拔管指征

病态肥胖患者术后常需要机械通气扶助 12～24h，以防止低氧血症。一般停机拔管的指征必须完全清醒，肌松药及阿片类药残余作用完全消失，吸入 40% 氧时 $p_a(O_2) > 10.6kPa$ 或 $S_p(O_2) > 96\%$，$p_aC(O_2) < 6.7kPa$，潮气量 $> 5ml/kg$ 及循环功能稳定。拔管后仍应鼻导管吸氧及监测 $s_p(O_2)$ 1～3d。

（二）尽早半坐位

半坐位可增加功能性残气量 30%，改善低氧血症。如能早期离床鼓励患者咳嗽、深呼吸，可防止肺萎陷及深静脉血栓的形成。

（三）术后镇痛

肥胖患者术后可尽量采用罗哌卡因连续硬膜外镇痛或胸腔内镇痛，有利于咳嗽、咳痰及深呼吸，可有效地纠正低氧血症及预防肺部并发症。

七、术后并发症

肥胖患者术后病死率及并发症发生率显著高于非肥胖者。如上腹部手术病死率，肥胖者较非肥胖者增加 2.5 倍。因此，更应认真对待术后并发症。最好发的仍为低氧血症，往往是术后骤死的重要因素。有时呼吸功能恢复到术前需 2～3 周。肥胖患者术后误吸肺炎或肺萎陷可高达 10%～20%，如妥善镇痛，可降低这一并发症。肥胖患者术后深静脉血栓及肺梗死发生率约 4.8%，也比非肥胖者高 2 倍，术中即应在一开始静脉滴入低分子右旋糖酐或羟乙基淀粉以稀释血液，预防深静脉血栓，必要时在离床前每天 2 次静脉注射肝素 5 000U。术终即可用弹力绷带包扎双下肢一周，早期离床。又因肥胖患者皮下脂肪堆积，极易发生切口感染，除严格无菌操作外，术前半小时宜静脉注射抗生素预防感染。

减肥手术后并发症：减肥手术目前主要有回空肠旁路术及胃整形术两种，前者减肥明显，但并发症较多，如严重腹泻、腹胀及肝功能衰竭，后者减肥效应较差，但上述并发症很少。

八、减肥药对麻醉的影响

常用减肥药有作用于食欲中枢的芬氟拉明（fenfluramine）、右芬氟拉明（dexfenflura-mine）和抑制食欲的芬特明（phentermine）、安非拉酮（amfepramone）等。当给服用这些药物的肥胖患者实施麻醉时，应高度警惕这类药物的不良反应，以及与麻醉用药的相互作用。

服用减肥药的患者在麻醉诱导时可能发生持续或延迟性低血压，并且对麻黄碱无反应，芬氟拉明和右芬氟拉明均有儿茶酚胺耗竭作用，因此，血压下降时应选择直接作用的血管加压药，如去氧肾上腺素等。芬氟拉明对心脏有抑制作用，服用此药的患者若接受氟烷麻醉，麻醉危险性会明显增加。停用芬氟拉明后6d内尿内仍有其代谢产物和原形，因此，麻醉前至少应停药一周。服用减肥药还可造成胃潴留。服用芬氟拉明后固体食物胃排空延迟约15%，应注意反流、误吸的问题。减肥药对血糖和胰岛素有潜在的影响。芬氟拉明可增加外周摄取葡萄糖或降低肝糖原的产生，在2型糖尿病患者中可使禁食后的低血糖加重，该药还可增加胰岛素的敏感性，但不影响胰岛素分泌，因此，麻醉期间应监测血糖。服用芬氟拉明或右芬氟拉明可导致肺动脉高压，表现为进行性呼吸困难、坐立不安、气急、疲劳、胸痛、晕厥、心悸、水肿、体力活动下降等。此类药物所致的肺动脉高压是不可逆的，而且是致命的。麻醉前访视患者时应注意与上述症状相关的问题。此外，减肥药还可增加内源性致热原对中枢神经系统的刺激，使外周血管收缩，影响热量散发，有诱发高热的危险，所以麻醉期间应监测体温。

九、伴有阻塞性睡眠呼吸暂停综合征的肥胖患者麻醉注意事项

匹克威克综合征即肥胖性低通气量综合征（OHS），包括极度肥胖、嗜睡、肺泡低通气量及高二氧化碳血症、周期性呼吸暂停、低氧血症、继发红细胞增多症、肺动脉高压、右心衰及右室肥厚等。常出现睡眠呼吸暂停综合征（SAS），即入睡后出现舌下坠而阻塞上气道，继而因低氧及二氧化碳蓄积迫使患者唤醒而恢复呼吸，入睡后再现舌后坠。如此周期性发作呼吸暂停，促使患者夜晚不得安眠，白天嗜睡。60%~90%的SAS患者都是肥胖者（BMI≥29kg/m²）。大部分SAS患者术前并未得到诊治，麻醉医生应高度警惕。术前要常规询问患者是否有夜间打鼾、呼吸暂停、觉醒和白天嗜睡病史，是否有高血压病史或颈围大于42cm。如有夜间出汗、遗尿、夜尿增多、晨起头痛以及心血管功能和神经心理功能异常等，则高度提示肥胖患者患有SAS的可能。如果确诊为SAS，应选择气管内插管全麻施行手术。局部麻醉手术中及术后应避免大量使用镇静和镇痛药物。肥胖的SAS患者通常比一般的肥胖患者插管更加困难，SAS患者气管插管失败的发生率约为5%，为正常人的100倍。对高度怀疑插管困难的患者采用清醒插管还是在全麻下插管应取决于术前对气道的充分评估，对术前认为面罩通气和气管插管都有困难的患者，根据ASA困难气道的处理原则，插管和拔管都需在患者清醒的情况下实施。

（刘燕冰）

第七节　呼吸道疾患患者麻醉

呼吸疾患患者手术后肺部并发症发生率高，全麻或高位硬膜外阻滞对呼吸功能的影响非常明显，根据病情和手术慎重选择麻醉方法，并应严密监测并加强呼吸道管理。

一、病情特点

（一）阻塞性肺疾病的病理生理

（1）慢性支气管炎：常伴有阻塞性通气功能障碍。易继发感染。病变加重时可出现呼吸困难、高碳酸血症和低氧血症，甚至呼吸衰竭。

（2）肺气肿：肺气肿多继发于慢支，此时呼吸面积减少，余气量增加，肺功能减退，通气/血流比率失调，换气功能障碍。慢性支气管炎及肺气肿炎症反复发作，可导致肺动脉高压，严重者可致肺源性心脏病。

（3）支气管哮喘：广泛的支气管平滑肌痉挛、管腔变窄、呼气做功增加，再加上黏膜水肿，小支气管黏稠痰栓堵塞，导致阻塞性通气障碍。早期有低氧、氧分压低，但 $p_aC(O_2)$ 正常，随着病情加剧，$p_aC(O_2)$ 升高，出现呼吸性酸中毒。

（4）支气管扩张：扩张的支气管腔可呈囊状、柱状或梭状，常反复发作炎症和溃破，可致大咯血。病变严重时出现呼吸困难、低氧、发绀及杵状指。

（二）限制性通气障碍的病理生理

各种原因致胸部或肺组织扩张受阻，肺顺应性降低。阻塞性肺疾病与限制性通气障碍疾病的鉴别（表 17 – 7）。

表 17 – 7　阻塞性肺疾病与限制性通气障碍疾病的鉴别

项目	阻塞性肺疾病	限制性通气障碍疾病
肺活量（Vc）	正常或减少	减少
总肺容量（T_{Lc}）	正常或增加	减少
余气量（RV）	增加	减少
第1s末用力呼气容积与用力肺活量比值（FEV$_1$/FVC）	减少	正常或增加
最大呼气中段流率（MMEFR）	减少	正常
最大通气量（MBC）	减少	减少
功能余气量（FRC）	增加	减少
肺顺应性（CL）	增加	减少

二、术前准备

（一）术前检查

1. 实验室检查和评估　血红蛋白在 160g/L 以上，血细胞比容超过 50%，提示存在慢性低氧。支气管哮喘患者嗜酸性粒细胞增多，血气分析有助于进一步了解病情和患者呼吸功能状态。

2. 肺功能检查

（1）简易估计：①屏气试验，屏气时间可持续 20s 以上者，麻醉无特殊困难，10s 以下者提示心肺贮备功能很差，常不能耐受手术和麻醉；②吹气试验：患者尽力吸气后，能在 3s 内全部呼出者，表示用力呼气肺活量基本正常，若需 5s 以上才能全部呼出者，提示有阻塞性通气功能障碍。

（2）肺功能检测：①流量 – 容量环：可用于判断肺疾病和上呼吸道梗阻性疾病；②肺容积和肺活量：正常人肺活量为潮气量 3 倍，若接近潮气量，提示代偿能力低下，当最大通气量低于预计值 60%，术后有发生呼吸功能不全的可能；③气体流量测定：气流阻塞是用第 1s 用力呼气容积（PEV_1）与肺活量（V_C）或用力肺活量（FVC）的比例减少来确定的。"COPD 诊治规范（草案）"中 COPD 分级为I级（轻）：$PEV_1 \geq 70\%$；Ⅱ级（中）：$PEV_1 = 50\% \sim 69\%$；Ⅲ级（重）：$PEV_1 < 50\%$。当 $PEV_{1.0} < 0.5L$，$PEV_{1.0} < VC70\%$ 时，手术后并发症和危险因素显著增高。当 $PEV_{1.0} < 1L$ 时，FEF25%～75% < 14L/min 时属高危患者，这些患者无法行肺切除术，上腹部手术后必须应用机械通气支持呼吸；当 $PEV_{1.0} < 2L$，$PEV_{1.0}$/FVC < 70% 时属中度危险患者，这些患者若需行肺切除术，必须评价余留的肺功能，如行上腹部手术，则术前应给予充分肺功能保护，有利于术后呼衰的防治。

（3）肺动脉高压：如肺动脉压超过 2.7kPa 时，容易由肺动脉高压发展为肺源性心脏病。

（二）术前准备

（1）一般准备：对胸腔积液或气胸患者术前应行胸腔闭式引流。长期吸烟者，术前应禁烟至少 2 周。支气管扩张伴有低蛋白血症、贫血者，术前应予以纠正。维持水电解质紊乱及酸碱平衡。

（2）控制呼吸道感染：根据痰液培养及药敏试验，明确致病菌后再合理用药。术前被动排痰治疗：①拍击胸背部有助于排痰；②鼓励患者咳嗽；③痰量多者可做体位引流；④药物治疗，如莫舒坦及氯化铵等痰液解聚药。

（3）哮喘患者术前准备：长期口服糖皮质激素或最近用过糖皮质激素的严重哮喘患者应该在术前用 1 次糖皮质激素来预防肾上腺皮质功能不全。难以控制症状的患者口服糖皮质激素的剂量应该增加，在有效控制症状之前可能有必要推迟择期手术。在手术日应备有药物吸入气雾器。

解除支气管痉挛药物：①β_2 受体兴奋药：如沙丁胺醇 $100 \sim 200\mu g$ 雾化吸入；②氨茶碱 0.25g 加葡萄糖上 $20 \sim 40ml$ 中静脉缓注，注意有恶心、呕吐、心悸、血压下降、惊厥等不良反应；③抗胆碱类药：如溴化异丙基阿托品 $20 \sim 80mg$ 雾化吸入；④色甘酸二钠 20mg 喷吸，可保护肥大细胞溶酶体膜，阻止生物活性递质释放，可预防哮喘发作；⑤肾上腺皮质激素：仅用于顽固性哮喘。

（4）呼吸锻炼：指导患者进行呼吸锻炼。在胸式呼吸不能有效增加肺通气量时，应练习深而慢的腹式呼吸，以增加膈肌的活动范围。让患者熟悉术后将使用的呼吸机。

（三）麻醉前用药

（1）镇痛镇静药：禁用吗啡，因有兴奋迷走神经释放组织而诱发哮喘的不良反应，还能削弱咳嗽反射。哌替啶可松弛支气管平滑肌，芬太尼有抗组胺和抗 5 – HT 作用（但静注过快可致胸壁僵硬），都可缓解支气管痉挛。巴比妥类药物有良好的镇静作用，常规剂量不致抑制呼吸。咪达唑仑和氟哌利多的镇静作用较强，且有呼吸道舒张作用；异丙嗪有较强的镇静和抗组胺作用，宜与哌替啶合用。

（2）抗胆碱类药：为减少呼吸道分泌物，解除迷走神经反射，阿托品或东莨菪碱的应用是必要的。但要防止剂量过大引起心动过速，呼吸道分泌物黏稠不易吸引和咳出等并发症。溴化异丙基阿托品优于阿托品。

（3）其他药物：术前应用支气管扩张药或色甘酸吸入者无需停药。由于肾上腺皮质激素具有维护支气管黏膜正常功能作用，术前 1 周可考虑短期应用，直至手术前 1d，如氢化可的松 100mg 加入 5% 葡萄糖 250ml 静滴术前晚及手术当天晨各 1 次。围术期小剂量激素治疗不影响伤口愈合，不增加伤口感染率。西咪替丁为 H_2 受体拮抗剂，可增强 H_1 受体收缩支气管的作用，还能减慢茶碱类在体内代谢，因此，主张术前停用西咪替丁。合用茶碱类时剂量应减少。

三、麻醉选择

（一）麻醉方法选择

急性呼吸道炎症，如鼻炎、咽喉炎、扁桃体炎及支气管肺炎等患者，如需行择期手术则应延期 1～2 周，待炎症消退后才可考虑，若为急诊手术应尽量选择局部麻醉、神经阻滞或低位硬膜外阻滞。

（1）局部麻醉及神经阻滞：局麻及神经阻滞对呼吸功能影响小，能主动咳出气管内分泌物，故于呼吸系统疾病患者较为安全，但因其止痛不够，安全肌松也不够满意，故只适用于短小手术。

（2）椎管内麻醉：椎管内麻醉止痛及肌松效果好，可用于下腹部、盆腔及下肢手术。椎管内麻醉阻滞平面控制在 T_8 以下，利多卡因浓度不超过 1.5% 时，一般对呼吸的影响不大。术中辅用镇痛镇静药时，必须注意其抑制呼吸的不良反应。

（3）气管内全麻：全麻适用于病情重、呼吸功能差或低氧血症患者，也适用于手术复杂、时间较长的患者。气管插管可减少呼吸道无效腔，充分供氧和有利于呼吸管理，还可按需随时清除呼吸道分泌物。但全麻也有其缺点：①气管导管对呼吸道有一定的刺激，可能诱发支气管痉挛及分泌物增加；②吸入麻醉药对呼吸道有刺激作用，还可抑制呼吸道上皮细胞活动；全身麻醉应尽量采用全凭静脉麻醉，腹部大手术如病情允许，必要时可复合硬膜外阻滞，并行术后硬膜外镇痛，有助于术后改善呼吸功能；③短小手术可选用喉罩通气。

（二）麻醉药物的选择

（1）吸入麻醉药：异氟醚及地氟醚低浓度吸入可抑制迷走神经兴奋所致的支气管痉挛。七氟醚可松弛组胺或乙酰胆碱引起的细支气管痉挛，故适用于哮喘病患者。吸入麻醉药抑制气管痉挛的强度依次是：氟烷 > 安氟醚 ≥ 异氟醚 > 七氟醚。

（2）静脉麻醉药：硫喷妥钠有组胺释放作用，禁用于哮喘病患者。氯胺酮通过兴奋 β_2 受体使支气管扩张，但有增加肺血管阻力，使肺动脉压升高，禁用于慢性支气管炎继发肺动脉高压者。丙泊酚有扩张支气管作用，但对呼吸循环有抑制作用。依托咪酯对心功能抑制小，易维持循环稳定。

（3）镇痛药：阿片类镇痛药可延长呼吸抑制的时间，在呼吸系统疾病患者应减量。

（4）肌肉松弛药：应选择释放组胺的肌松药。

四、术中管理

麻醉管理原则：①加强对呼吸的监测和管理，维持呼吸道通畅和足够的通气量，防止低氧和二氧化碳蓄积；②维持循环稳定，预防心律失常，及时处理血压波动，掌握输血输液的量和速度，防止逾量或不足；③纠正水、电解质、酸碱平衡紊乱；④在符合手术要求的前提下，尽可能减少麻醉药用量，全麻不宜过深，椎管内阻滞范围不宜过广。

（一）局麻和椎管内麻醉的管理

必须做到镇痛完善，若有镇痛不全或肌松不满意时，不能盲目滥加镇静镇痛药，可更换麻醉方法。麻醉中要加强呼吸管理，备妥麻醉机和全麻气管插管、全麻所需的设备，因循环障碍将进一步加重呼吸功能不全的程度。

（二）全麻管理

（1）麻醉诱导：呼吸系统疾患患者吸入麻醉药的诱导和苏醒都较正常人为慢。插管前要重视完善的喉头及气管黏膜表面麻醉，预防插管诱发的呛咳和支气管痉挛。气管插管前即刻静注利多卡因 $1 \sim 2mg/kg$，有预防气管刺激反射性支气管痉挛的功效。急诊患者快速诱导插管时肌松药应足量，以保证顺利插管。支气管痉挛发作而需紧急快速插管时，无心血管病变者可首选氯胺酮，有心血管病变者，可给予丙泊酚和芬太尼，$2 \sim 3min$ 内注入，抑制插管引起的气道反应和循环变化。

支气管扩张患者宜选用双腔支气管插管，插管体位应是健侧肺在上的侧卧位或斜卧位，插管要迅速、轻柔、避免剧烈呛咳和大出血。

在诱导前即发生喘鸣，先给予负荷量的氨茶碱以缓解支气管痉挛，然后持续静脉输注，哮喘发作严重时，应静注激素（甲泼尼龙起效较快），可同时吸入沙丁胺醇。一般择期手术应延期，如果是急诊需待哮喘发作结束后才可进行，麻醉危险性大大增加。

（2）术中管理：对COPD患者要保持较正常偏高的 $p_aC(O_2)$，借以稳定循环和保留呼吸中枢兴奋性。呼吸模式以间隙正压通气（IPPV）较适宜，必要时加用呼气末正压呼吸（PEEP），但压力不宜过大，否则会使肺气肿患者的肺泡破裂。呼吸模式的吸呼比（I：E）宜为 $1:(2.5 \sim 3.0)$，麻醉中将吸入气体湿化。支气管扩张患者麻醉中应特别注重保持健侧呼吸道通畅，术中需彻底清除呼吸道分泌物，为预防气管吸引低氧，可采取以下措施：①吸痰前后应吸高浓度氧；②每次吸痰时间一般不应超过10s；③吸痰前宜适当加深麻醉，以防引起呛咳和支气管痉挛。术中静脉补充足够晶体液，对维持水、电解质平衡很重要，并可使呼吸道分泌物较稀薄便于清除。

患者出现发绀、喘鸣、气道压升高等症状时，应采取以下紧急措施：①加深麻醉，提高吸入氧浓度；在全麻状态下，发生支气管痉挛的主要原因是麻醉过浅，增加吸入麻醉药浓度，加深麻醉可缓解支气管痉挛；同时提高吸入氧浓度，避免吸入麻醉时的通气不足；②减少机械刺激，及时清除痰液，了解气管导管是否有堵塞；有时气管导管插入过深，会刺激气管隆突引起支气管痉挛；可以先放松套囊，将导管后退 $1 \sim 2cm$ 再固定；外科刺激如牵拉胃肠等，使迷走反射明显增强，此时应暂停手术，等加深麻醉后再进行；③及时用药：吸入 β_2 受体激动剂如沙丁胺醇等，疗效比静脉注射氨茶碱好，吸入麻醉药不影响沙丁胺醇的支气管舒张作用；常用的氨茶碱负荷量为 6.0mg/kg，先缓慢静注，然后维持量 0.5mg/（kg·h），吸烟者维持量 1.0mg/（kg·h），体弱或使用西咪替丁的患者为 0.3mg/（kg·h）。支气管痉挛可静脉输注激素；④尽力维持良好通气，手法纯氧人工呼吸及使用 ICU 呼吸机；⑤以上措施对患者发绀无改善时应立即进行血气分析。组织缺氧、二氧化碳潴留会导致混合性酸中毒，治疗支气管痉挛的同时应纠正酸中毒。

（3）术毕拔管：术毕应使患者尽早清醒，哮喘患者应避免使用新斯的明。拔管前应逐步降低吸 O_2 浓度，观察 10~15min，证明无缺氧及呼吸困难后方可拔管。对于是否允许在较深麻醉下早期拔管，以及麻醉恢复后能否及时拔管，应进行具体评估。术后不能及时拔管者应早日送入 ICU 进行呼吸支持治疗。

五、麻醉后处理

麻醉后应鼓励患者咳嗽，保持呼吸道通畅，维持循环稳定，防止肺部感染，纠正水、电解质紊乱及酸碱平衡等，还应注重维护呼吸功能。使用呼吸机支持患者要及时清除呼吸道分泌物，静脉输注利多卡因和氨茶碱可防止患者发生支气管痉挛。已拔管患者要给予正确氧疗。COPD 患者呼吸中枢主要靠缺氧驱动，吸氧浓度以少于 40% 为宜。患者出现低氧时要给予高浓度氧，通气不足时应进行辅助或控制通气，无创通气效果良好。

术后使用阿片类药物镇痛要谨慎，注意其对呼吸抑制作用。一般禁用吗啡。哌替啶可松弛支气管平滑肌，术后镇痛效果良好。尽量使用对呼吸无抑制的镇痛方法：椎旁及肋间神经阻滞、硬膜外阻滞等。通过适当处理伤口疼痛和氧疗对预防术后并发症减少手术死亡率有重要意义。

（刘燕冰）

第八节 心脏病患者非心脏手术麻醉

心脏病患者施行非心脏手术，多数为冠心病患者，先天性心脏病和风湿性心脏病患者相对较少，前者施行非心脏手术以腹部、泌尿、骨科手术为主，而后者以产科手术居多。急症、大手术、失血多和高龄患者的风险较大。

一、麻醉前病情估计

（一）危险因素预测

1. Goldman 心脏高危因素计分（表 17-8）。

表 17-8 Goldman 心脏高危因素计分表

（1）年龄 >70 岁	10
（2）6 个月以内心肌梗死	5
（3）S3 奔马律和颈静脉怒张	11
（4）重度主动脉狭窄	3
（5）ECG 显示非窦性心律或房性早搏	7

续　表

（6）室性早搏 >5 次/mm	7
（7）全身情况差：p_a（O_2）<60 mmHg 或 p_aC（O_2）>50 mmHg，血钾 <3 mmol/L，HCO_3 <29 mmol/L，BUN >17.85 mmol（50 mg/dl）或 Cr >265.2 μmol/L（3 mg/dl），慢性肝病或 SGOT 升高	3
（8）腹腔、胸腔或主动脉手术	3
（9）急症手术	4

注：*手术时间和血流动力学不稳定的患者更危险，1mmHg=0.133kPa。

Goldman 计分共分 5 级，1 级：0~5 分，死亡率为 0.2%；2 级：6~12 分，死亡率为 2%；3 级：13~25 分，死亡率为 2%；4 级：26 分，死亡率高于 56%，3 级和 4 级的手术危险性较大，4 级患者只宜施行急救手术。

2.2002 年美国心脏病学会（ACC/AHA）围术期心血管危险性估计　围术期心血管高危因素（心肌梗死、心力衰竭或死亡）如下所述（表 17 - 9）。

表 17 - 9　围术期心血管高危因素

高危（心源性死亡 <5%）
　1）不稳定型冠状动脉综合征：急性（7d）或近期（1 个月）心肌梗死，不稳定型或严重心绞痛
　2）失代偿心力衰竭及严重心律失常：重度房室传导阻滞及心脏病伴症状明显的室性心律失常。心室率不能控制的室上性心律失常
中危（心源性死亡 <5%）
　1）轻度心绞痛（加拿大分级 1~2）
　2）心肌梗死病史或 Q 波异常
　3）代偿性心力衰竭或有心衰病史
　4）糖尿病（胰岛素依赖型）
　5）肾功能不全
低危（心源性死亡 <1%）
　1）高龄
　2）ECG 示左室肥大、左束支传导阻滞、ST - T 异常
　3）非窦性心律（房颤）
　4）心脏功能差（不能上楼）
　5）脑血管意外史
　6）不能控制的高血压

3. 不同程度的代谢能量需要（表 17 - 10）　　根据 Duke 活动指数（Duke Activity Status Index）和 AHA 运动标准估计不同活动程度代谢能量需要，以代谢当量（MET 为单位）。

表 17 - 10　不同活动程度所需代谢能量估计

1MET	能在室内活动，生活自理，以每小时 3.2~4.8 km（2~3mi）速度行走 1~2 条街
4METs *	能在家中干活（清洁工作或洗衣服），平地行走 3.2~4.8 km
4METs	能上一楼或走上小山坡，以每小时 6.4 km（4mi）速度平地行走或每小时走 6.4 km。能短距离跑步或干重活（拖地板或搬家具等）。能参加中等强度体育活动（打高尔夫球、保龄球、双打网球及打棒球等）
10METs	参加较强运动（如游泳、单打网球、打篮球、踢足球或滑雪等）

注：*心脏患者施行非心脏手术小于 4METs 则患者耐受力差，手术危险性较大。大于 4METs，临床危险性较少。

4. 手术范围大小的危险性（表 17 – 11）

表 17 – 11　手术范围大小的危险性

高危	中危	低危
急症大手术	颈动脉内膜剥脱术	内腔镜手术
心脏瓣膜手术	头颈部手术	白内障手术
大血管手术	胸腔手术	乳房手术
长时间手术（>3 h）	腹腔手术	电休克治疗
大量失液和失血	大关节置换术	体表手术
		前列腺活检

综上所述，具有高危因素、全身耐受能力较差的急症大手术属高危患者、死亡率较高。因此，下列情况应加强准备并推迟手术：①高危预测因素或伴有全身耐受力差的中危预测因素；②低危预测因素加较差全身耐受力；③中危预测因素加中等全身耐受力加重危手术。

（二）心脏患者非心脏手术围术期心肌再梗死

文献报道，心脏患者非心脏手术围术期心肌再梗死率及死亡率（表 17 – 12）。另有文献报道，所有外科手术患者心肌梗死率为 0.2%，心肌梗死后 3 ~ 6 个月为 1% ~ 2%，小于 3 个月为 15%，有 GABG 史为 1% ~ 2%。

表 17 – 12　心脏患者非心脏手术围术期心肌再梗死率及死亡率

作者	心肌梗死手术患者死亡率			心肌再梗死率
	0 ~ 3 个月	4 ~ 6 个月	6 个月	
Rao – Jacobs and El – Err（1983）	37%	16%	5%	66%
Shah，Kleinman and Sami et al（1990）	27%	11%	4.1%	69%
Steen and Tarhan（1978）	5% ~ 8%	2.3%	1.5%	36%
Tarhan and Moffitta（1972）	4.3%	0%	5% ~ 7%	23%

（三）并发症

（1）糖尿病：常与心血管病并存，CI 较低，LVEDP 和 SVR 升高，糖尿病与无糖尿病相比心肌梗死、高血压和周围血管疾病的发病比率较高，分别为：25%：10.5%，62.5%：38% 和 22.5%：12%。因此，必须在糖尿病得到良好控制（空腹血糖 <10mmol/L）后才能施行心脏或非心脏手术。

（2）高血压：冠心病与高血压常同时并存，高血压患者脑、肾血压自动调节限度上移，严重高血压 DBP >16kPa，麻醉诱导和维持常易发生低血压，术前血压控制不好，血压大于 22.6/12.0kPa 术后高血压发生率为 35%，并有 23.8% 患者术后发生短暂神经精神障碍。

（3）肾功能不全：肾动脉硬化，肾血流灌注不足，可引起肾功能损害和水电解质紊乱。

（4）脑血管疾病：易发生脑缺血。

（5）甲状腺功能减退：可引起严重低血压，并易发生心动过缓。

· 415 ·

二、麻醉前准备

(一) 调整心血管用药

（1）抗高血压药：一般血压控制在 21.3/12.0kPa。最好为 18.6/12.0kPa 如术前 1d 血压仍较高，术晨应口服一次抗高血压药。

（2）洋地黄：主要用于控制房颤患者的心室率，根据心率决定用药时间和剂量，可用至术前或手术当天。

（3）利尿药：常用于高血压或心力衰竭的术前准备，如使用利尿药的时间较长，应特别注意发生低血钾，术前需补钾纠正，一般主张术前 2d 停药。

（4）β 受体阻滞药和钙通阻滞药：这两类药对心肌有保护作用，术前不应停药，可用至手术当天。

(二) 麻醉前用药

（1）咪达唑仑 0.05mg/kg 术前 1h 肌注。

（2）东莨菪碱 0.3mg 术前 1h 肌注，心动过缓者改用阿托品 0.4mg 肌注。

（3）哌替啶 0.5～1mg/kg 术前 1h 肌注。

(三) 必要的检查

（1）病史和体检：①生活和体力情况；②胸闷、心绞痛、夜间不能平卧史；③其他重要脏器疾病：糖尿病、高血压、脑血管病；④心率、心律、血压等。

（2）心电图：15% 冠心病患者常规心电图阴性，必要时做 24h 动态心电图检查及心电图运动试验。

（3）超声心动图：可了解心脏收缩和舒张功能，左心室射血分数（LVEF）小于 35% 指示心脏功能极差，心衰、心肌梗死发生率高。

（4）冠状动脉造影：指征：①休息时心绞痛，药物难以控制；②近期心绞痛加重；③心电图运动试验阳性；④双嘧达莫 - 蛇闪烁照相有逆向缺损；⑤超声心动图应激试验提示缺血。

（5）实验室检查：常规、血气分析和电解质测定。

（6）心肌钙蛋白：是应用最广泛的生物标记物，ACC/AHA2007 年非心脏手术患者围术期心血管事件评估指南中的建议，推荐心肌钙蛋白用于有心电图改变或胸痛等典型急性冠脉综合征的患者。对于中危或高危患者进行中或高风险手术时，获得基础心电图并且在术后即刻、术后 2d 内每天进行心电图检查是最合算的监测手段。

(四) 必要的准备

（1）内科治疗：①治疗心律失常；②控制高血压；③改善心脏功能。

（2）纠正水、电解质和酸碱紊乱，特别应纠正低血钾。

（3）急症手术：尽可能完成上述一些准备，同时在有限的时间内进行心电图、血气和电解质检查，处理心律失常（如快速房颤）或心力衰竭，支持心功能。

三、麻醉选择和应用

(一) 椎管内阻滞

（1）骶管阻滞：对循环动力学无显著影响，阻滞完全适用于肛门、会阴区手术和膀胱镜检查。

（2）蛛网膜下腔阻滞：仅适用于会阴、肛门和下肢手术，且平面必须控制在 T_{10} 以下，但蛛网膜下腔阻滞用药量小，阻滞完全是其优点，若阻滞平面较广，对血流动力学影响大，会引起血压急剧下降，用于心脏病患者有一定危险。

（3）连续硬膜外阻滞：可分次小量经导管注入局麻药液，阻滞范围可以适当控制，对血压影响也较缓和。先心病晚期妊娠剖宫产也可选用连续硬膜外阻滞。术后可保留导管进行镇痛，效果确切，并有利于减少术后心、肺并发症。

（二）全身麻醉

（1）全麻诱导：静脉麻醉药如丙泊酚使外周阻力降低和心肌收缩性减弱，血压下降，但心率变化不明显。咪达唑仑使血压和外周阻力降低，氯胺酮兴奋交感神经，心率增快和血压升高，因而氧消耗增加，依托咪酯用 $0.2 \sim 0.3mg/kg$ 诱导剂量，心率、外周阻力和心排血量的变化不明显。肌松药中泮库溴铵使心率增快，但与芬太尼合用时可保持心率和血压平稳。琥珀胆碱可致心律失常，阿曲库铵 $2 \sim 3$ 倍 ED_{95} 可致心率增快，而用维库溴铵、罗库溴铵或顺阿曲库铵则心率无明显变化。

（2）全麻维持：可采用静吸复合麻醉，调节适当的麻醉深度，吸入全麻药浓度一般不超过 1MAC，以免导致心肌抑制。一般以选择异氟醚或七氟醚。同时可间断或持续输注咪达唑仑和（或）丙泊酚，既维持一定深度麻醉，又可保持血流动力学稳定。

（三）全麻复合硬膜外阻滞

心脏患者施行胸、腹部手术，可应用全麻复合硬膜外阻滞，有利于稳定呼吸和循环功能。但容易发生低血压，需补充容量，维持 CVP 在正常范围，必要时应用升压药，防治严重低血压发生，详见硬膜外阻滞复合全麻部分。

（四）麻醉实施和管理原则

（1）维持氧供/需平衡：影响氧供需平衡的因素有：①心动过速；②血压升高；③前后负荷升高；④舒张压过低，冠状血流减少；⑤低碳酸血症；⑥冠状动脉痉挛；⑦贫血和低氧血症。因此，麻醉期间应避免上述心肌供氧减少和需氧增加的因素，减少发生心肌缺血。为了防治心肌缺血，可采用以下措施：①避免低氧和二氧化碳潴留，同时 $p_aC(O_2)$ 不低于 4kPa；②维持血流动力学稳定，防治血压显著升高或降低；③及时纠正水、电递质和酸碱紊乱；④避免输血、输液过多，以免加重心脏负荷。

（2）确保麻醉诱导和维持稳定：不管是全麻或部位麻醉均应根据病情及监测指标恰当选用药物，调整剂量，既应维持稳定全麻深度和切实有效的部位麻醉作用，镇痛和肌松完全，满足手术要求，同时对重要脏器功能无明显影响，使患者尽快安全度过手术。

（3）加强监测和及时处理：老年心脏病患者施行非心脏手术麻醉期间，应加强呼吸和循环功能监测，包括常规 ECG、NIBP、$s_p(O_2)$、PETCO$_2$ 及 CVP 和尿量，其中 ECG 监测中应包括 II 和 V_5 导联，以便较敏感地监测心肌缺血的心电图表现。对全身情况较差和病情较重的患者，选用有创血压监测，以便连续观察其变化。疑有左心功能不全患者，必要时可置入 Swan - Ganz 漂浮导管，测定 PCWP 和心排血量，以便指导心血管治疗。

四、各种心脏病麻醉的特点

（一）肺源性心脏病

慢性肺源性心脏病主要病理生理变化为阻塞性和限制性通气功能障碍及换气功能障碍，伴有低氧血症和高碳酸血症。左、右心室，尤其是右心室负荷增加，心排血量降低、肺动脉高压，最后发展为右心衰竭。临床上有典型的 ECG 表现，包括 P 波高尖，称为"肺型 P 波"，P 波大于 0.25mv，电轴极度右偏，显示高 R 波和 V_5 深 S 波，右室肥大，并有右束支传导阻滞。此类患者在麻醉手术前，应尽可能充分准备，首先应控制呼吸道感染，改善呼吸功能，同时低浓度吸氧，应用利尿药及正性肌力药，有肺动脉高压可选用米力农，支持心脏功能。麻醉药选择，应注意避免引起支气管收缩及对心肌的进一步抑制，维持水和电解质平衡，以及血流动力学稳定，围术期必须加强呼吸和循环功能监测，术毕不能立即拔除气管导管，可用机械通气支持呼吸，并加强呼吸道管理，使呼吸和循环功能逐渐恢复。

（二）瓣膜性心脏病

应做好充分术前准备。房颤患者，可能术前洋地黄用量不足，应使用受体阻滞剂稀释后缓慢静注，控制心室率于 70~80 次/min。若用维拉帕米后心室率获得控制并转为窦性节律，可按需输注维拉帕米 0.6~1.2μg/（kg·min），维持疗效。麻醉前即刻若患者出现肺水肿先兆，常与患者过度焦虑有关，伴心室率增快，外周血管收缩，除加用适量的洋地黄类药外，立即缓慢静注吗啡 10mg、面罩加压供氧，必要时可采用硝酸甘油和上述治疗药物。待情况稍稳定立即开始全麻诱导。术中注意调整输血补液量，预防术后肺水肿。瓣膜性心脏病患者进行非心脏手术麻醉要点（表 17-13），如能达到预期目标，则麻醉期间可维持血流动力学稳定。

表 17-13　瓣膜性心脏病患者进行非心脏手术麻醉要点

病变	前负荷	后负荷	目标	避免
主动脉瓣狭窄	增加	增加	保持窦性节律	心动过速、心动过缓、低血压
主动脉瓣关闭不全	增加	正常	增加前向血流	心动过缓
二尖瓣狭窄	正常	降低	控制心室率	心动过速、肺血管收缩
二尖瓣关闭不全	增加		轻度心率过速	心肌抑制

（三）慢性缩窄性心包炎

心脏活动受限，心排血量常减少，血压偏低，脉压窄，常有呼吸困难、静脉压升高、肝肿大、胸腹水等。病情严重者应先解决缩窄性心包才能进行常规择期手术。慢性缩窄性心包炎患者麻醉的主要危险是动脉压下降、心率减慢和心肌抑制，特别是麻醉诱导期。当然如果做心包剥脱术，在解除缩窄后应注意容量负荷过多和心脏后负荷的增加，因为这会引起刚解除缩窄心肌负荷过重而发生心功能不全和肺水肿。

（四）冠状动脉心脏病

以往认为心肌梗死后 6 个月内不宜进行非心脏手术手术，主要由于围手术期间心肌再梗死机会多，且一旦再发后死亡率仍可达 50%。但近年来临床资料发现非心脏手术患者，即使以往或 6 个月内有过心肌梗死史，围术期心脏并发症与死亡率则根据病变严重程度而定，一般认为心肌梗死后有下列情况者问题较严重：①多次心肌梗死；②心衰症状与体征；③左心室舒张末压大于 2.4kPa；④心脏指数小于 2.2L/min/m²；⑤左心室射血分数小于 40%；⑥左心室造影显示多部位心室运动障碍；⑦体能差。由于目前对急性心肌梗死已进行紧急溶栓治疗和冠状血管成形术，因此，以往提出再梗死的危险性同样可能不再适用于无上述严重问题的大多数患者。心肌梗死后普外科择期手术可延迟至梗死后 6 个月；急诊手术病情危及生命当需进行，应采用全面血流动力学监测，尽量维持循环动力稳定、缓和应激反应和保持心肌氧供需平衡；恶性肿瘤估计可切除，如患者属低危一般梗死后 4～6 周就可考虑进行外科手术，仅在高危患者则做心导管，超声心动图或心脏核素检查后再做出决定是否需要预先做经皮冠状动脉成型术，或同时做冠状动脉主动脉旁路吻合术。

冠心病患者进行非心脏手术，麻醉期间心肌缺血与心肌需氧增加有关，尤其是心率增快或收缩压与心率乘积增加，易发生 ST 段压低，因此应达到适当的深度，维持血流动力稳定，减少波动可避免心肌缺血、心肌梗死导致的不良结局。

（五）心脏传导阻滞

严重窦性心动过缓、充血性心衰、心律失常需药物治疗，而此类药物又会抑制心脏基本节律，当停搏期大于 3.0s 或基本节律小于 40 次/min，术前应安装心脏起搏器。此外，房室结功能不全，心动过缓已引起临床症状，急性心肌梗死后持续进行性 II 度 A－V 阻滞伴有临床症状和有症状的双束支传导阻滞等亦应考虑术前安装起搏器，以保证术中安全。一般认为单纯双束支传导阻滞，患者无任何症状，麻醉期间很少会发展到完全性传导阻滞。因此，术前如心率不慢，一般不必插入临时起搏器。

五、围术期并发症及注意事项

（一）低血压

主要原因：①失血，血容量绝对或相对不足；②全麻过深或麻醉药对心血管的抑制作用；③心律失常；④体位改变；⑤低氧和（或）二氧化碳潴留；⑥椎管内麻醉阻滞平面过高；⑦心衰或心肌梗死等。处理应针对原因加以纠正。参照 CVP 或 PCWP 补足血容量，调整麻醉深度和维持良好通气。至于低血压是由于外周血管阻力降低所引起（全麻药的血管扩张作用、脊麻、硬膜外阻滞），可先适当补充血容量，然后应用去氧肾上腺素 0.1～0.3mg 或甲氧胺 2～3mg 静注，由于剂量小、作用时效短可按需重复。若同时伴有心率减慢可加用阿托品 0.2～0.3mg 静注或静注麻黄碱 5～10mg，疗效不够理想可改用多巴胺 1.0～1.5mg 静注。低血压因心功能不全引起，时常伴有血管阻力增加、心排血量低。除强心药外，合理调整血容量后，同时，静脉持续输注增强心肌收缩药和小剂量血管扩张药。

（二）高血压

原因：①患者原有高血压及精神紧张、术前用药量不足，入手术室时血压增高；②全身麻醉深度不够或部位麻醉止痛不全；③气管插管或外科操作引起强烈的交感应激反应；④早期低氧、二氧化碳蓄积；⑤输血、输液过量等。处理：①针对原因预防为主；②调整速麻醉深度，保证完全止痛；③保持良好的通气，使动脉血气、pH 值在正常范围；④应用降压药：高血压伴心率增快，可单次静注拉贝洛尔 2.5～5.0mg；亦可用短效 β 受体阻滞药艾司洛尔，尤适用于交感、肾上腺能应激引起的血压升高。乌拉地尔（urapidil）降压作用缓和，对心率影响甚小，极少将血压降至较低水平，无血压反跳，使用相对比较安全。尼卡地平是钙通道阻滞剂，也可用于降压。

（三）心功能不全

一般采用利尿、强心和改善心脏负荷等措施。具体步骤：①建立良好的通气，充分供氧，使用气道持续正压或呼气末正压；②静注吗啡 5～10mg（非全麻患者）；③心率快呈室上性心动过速或快速房颤等可应用洋地黄类药，必要时也可用胺碘酮或 β 受体阻滞药；④肺水肿伴可疑容量过荷时静注呋塞米；⑤应用多巴胺增加心肌收缩力，依据效应调节用量；⑥应用血管扩张药减轻心脏前、后负荷和心肌耗氧量。硝酸甘油扩张静脉、降低心脏前负荷为主，由于较少引起动脉舒张压下降，特别适用于冠心病患者。

（四）注意事项

（1）确保呼吸道通畅，加强气道管理，必要时进行呼吸支持，防治低氧血症和呼吸衰竭。

（2）维持血流动力学稳定，除了低血压之外，术后因疼痛或低氧等原因，常易发生高血压和心动过速，加重心肌缺血，甚至可并发心肌梗死。因此，必须加强监护，及时处理，如合理应用硝酸甘油或 β 受体阻滞药及抗高血压药物。

（3）补足血容量，避免脱水或液量过多，维持水、电解质平衡。

（4）维持体温正常，避免低温和寒战。

（5）正确进行术后镇痛，确保患者基本无痛，但也应注意避免镇痛、镇静药过量。

（孙　飞）

参考文献

［1］徐启明，等．临床麻醉学．第 2 版．北京：人民卫生出版社，2005.

［2］庄心良，曾因明．现代麻醉学．北京：人民卫生出版社，2003.

［3］刘俊杰，赵俊．现代麻醉学．第二版．北京：人民卫生出版社，2010.

［4］曾因明，姚尚龙，等．麻醉科特色治疗技术．上海：科学技术文献出版社，2003.

［5］孙大金，杭燕南．实用临床麻醉学．北京：中国医药科技出版社，2011.

第十八章 介入治疗的麻醉

介入治疗是近十年来得到迅速发展的一种先进的非手术的临床治疗技术，是目前发展普及速度最快、应用最广泛的医学新兴学科之一，它为疾病的诊断和治疗开拓了新的途径。介入性治疗的应用范围覆盖所有的临床学科，涉及人体消化、呼吸、心血管、神经、泌尿、骨骼等多个系统疾病的诊断及治疗。已成为中晚期癌症、血管性疾病、脾肾和盆腔外伤、冠状动脉粥样硬化、心脏瓣膜狭窄、脑血管疾病等许多疾病的主要治疗方法。

介入治疗是利用现代高科技手段进行的一种微创性治疗，就是在医学影像学手段（如DSA、X线透视、B超）引导下，利用穿刺针、导管、导丝等介入性器械行造影，进行影像学诊断，然后通过导管和导丝把药物、栓塞材料、溶栓药物、支架、球囊等器械植入病变部位达到治疗目的。介入治疗应用数字技术，扩大了医师的视野，借助导管、导丝延长了医师的双手，它的切口（穿刺点）很小，不用切开人体组织，就可治疗许多过去必须手术治疗或内科治疗疗效欠佳的疾病，如肿瘤、血管瘤、各种出血等。介入治疗具有微创、风险小、省时、可靠、康复快等优点，在及早确定诊断和增强治疗效果、提高生存质量、延长生存时间、减轻医源性痛苦等方面，都显示了无可比拟的优势，因而越来越多的患者乐于接受介入性治疗。本章节简要概括介入性治疗的分类，介入性治疗的麻醉以及几种常见介入性诊断检查及治疗的麻醉处理。

第一节 介入性治疗的分类

介入性治疗一般分为血管内介入性治疗和非血管介入性内治疗。

一、血管内介入治疗

血管内治疗（vascular procedures）主要包括药物灌注（infusion of drugs）、栓塞（occlusion, embolization）、器官功能去除（ablation of organs，如脾功能亢进等）、扩张（dilatation）、血管成形（angioplasty）、植入器械（placement of transcatheter devices，如支架或移植物 stents and stent/grafts）、异物取出（foreign body retrieval）。具体包括以下几方面：

1. 血管再通性治疗 血管再通性治疗（recanalization procedures）包括动脉血管经皮血管成形术和支架植入（percutaneous angioplasty of arteries and stent placement），主要用于下列情况：①动静脉瘘（A – V fistulas）和动脉瘤（aneursms）；②腹主动脉瘤（AAA）；③动脉粥样硬化斑块切除（atherectomy）；④血栓取出（thrombectomy）；⑤溶栓治疗（thrombolytic therapy）；⑥静脉血管成形术（venous angioplasty）和支架植入（stenting）；⑦使用溶栓治疗和机械性血栓清除方法治疗透析移植物和瘘；⑧经颈静脉肝门腔静脉支架植入（TIPS）。

2. 血管性介入治疗

（1）血管疾病方面：血管疾病包括经皮腔内血管成形、房间隔切开、溶栓治疗、控制出血（急慢性创伤、炎症、静脉曲张）、非手术性关闭动脉导管未闭、血管畸形以及动静脉瘘与血管瘤栓塞治疗、下腔静脉的人造间隔、血管再建。

（2）肿瘤性疾病方面：肿瘤性疾病包括肿瘤的栓塞药物灌注、动脉内照射、放射性损伤的预防（肾炎、胃肠炎）、化疗、血管作用性药物及乙醇等灌注。

（3）其他方面：包括脾功能亢进的治疗与激素失衡的治疗。

3. 闭合性治疗　闭合性治疗（occlusive procedures）包括经皮选择性和超选择性动脉和静脉系统阻塞；癌症治疗包括化疗灌注（chemoinfusion）和化疗栓塞（chemoembolization），可应用于几个器官，但是主要在肝脏。其他治疗包括：①动静脉畸形（AVMs）和动静脉瘘的栓塞（A－V fistulas）；②胸部和腹部外伤出血栓塞治疗；③咯血；④动脉性胃肠道出血（arterial GI bleeding）；⑤静脉曲张出血；⑥器官功能去除（organ ablation）；⑦下腔静脉内滤器植入（filter placement）；⑧血管内异物取出（intravascular foreign body retrieval）；⑨子宫肌瘤动脉内栓塞治疗（fibroid Embolization）。

二、非血管内介入治疗

1. 非血管内介入治疗　非血管内介入治疗（non vascular procedures）包括胆道（bile ducts）、泌尿系统（urinary system）、气管支气管树（tracheobronchial tree）、其他系统和腔道，非血管内操作应用于定位、针刺活检、引流、扩张和支架植入、造瘘成形术等，主要的治疗技术包括：①经皮胆道造影和引流术（PFCD）；②经皮胆道造影（percutaneous cholangioscopy）和取石治疗（stone treatment）；③经皮胆囊造口术（percutaneous cholecystostomy）；④经皮肾造瘘术（percutaneous nephrostomy）、输尿管再通术（ureteral catheterization）、球囊扩张（balloon dilatation）和支架植入术（stent placement）；⑤经皮肾结石治疗（percutaneous kidney stones lithotrpsy）；⑥经口气管/支气管球囊成形（balloon plasty）和金属支架植入（metallic stent placement）；⑦CT/超声引导下经皮胸腹水引流和处理；⑧经皮胃造瘘术（percutaneous gastrostomy）和肠造瘘术（enterostomy）；⑨CT/超声引导下经皮活检。

2. 经皮活检与抽吸引流

（1）经皮活检：①胸部：包括肺、心内、胸膜、纵隔的肿块或病理组织；②腹部：包括腹内肿块、肝（经腹或经颈）、腹膜后肿块、胰、淋巴肿块；③肌肉骨骼：包括四肢、头颅、脊柱、肋、胸等骨骼以及软组织肿块；④其他：包括甲状腺、乳房、眼眶。

（2）抽吸引流：①脓肿：包括肺、肝、腹（膈下或肝下）、腹膜后；②囊肿：包括肾、肝、胰腺假囊肿、乳房、甲状腺；③胆道引流；④肾造口。

（3）其他：①取石：包括泌尿道、胆道；②取异物；③腔内治疗：包括肾囊肿、肝囊肿、骨囊肿、嗜伊红肉芽肿、脓肿；④刷检：包括肺、泌尿道、胆道、胃肠道；⑤肠扭转的压力整复；⑥肠套叠的压力整复。

（刘燕冰）

第二节　介入治疗麻醉的特点

由于介入性治疗所需的特殊设备和专门的操作环境，其中有些检查操作有痛苦和危险性，从而要求检测期间严格监护患者和解决各种意外问题。麻醉医师到远离手术室的这些场所进行麻醉的机会日益增加，在这些平时不熟悉的场所，不同的环境中能为麻醉医师提供的条件经常发生变化。而环境所带来的限制、医辅人员缺乏长期合作和经常缺少全套的监护手段和仪器，都使麻醉管理工作变得较为困难。无论在手术室内或手术室外，麻醉的基本原则都是一样的，在这种目的情况下，麻醉仍是确保患者生命安全、舒适、便于进行各种操作的保障。美国麻醉医师学会有关手术室外麻醉指南推荐的内容包括：①供氧源；②吸引器；③废气排除系统；④必要的装备、药物和监护仪器；⑤电源接头；⑥空间要求；⑦照明；⑧急救设备；⑨通讯设备；⑩专用安全代码。

一、介入治疗的工作环境

造成介入性治疗麻醉困难的因素很多，大多数医院中最常遇见的问题是相同的，主要有以下几方面。

1. 工作环境　设计时没有考虑到麻醉的需要，空间有限，使麻醉医师难以靠近患者，造成安全隐患。操作间的大小和设计，以及放射源、摄影机、血管造影仪器、C臂透视仪、扫描仪及激光设备均可妨碍麻醉医师接近患者。麻醉期间要尽可能接近患者，常需要麻醉前做好相应的准备。

2. 监护设备　麻醉监护设备准备不充分，而且所用仪器设备常常是医院中较陈旧的。血管造影、CT、MRI检查和放疗操作期间，麻醉医师甚至不能与患者同处一室，需要通过观察窗或闭路电视观察患者和麻醉监护设备；在暗室内操作期间缺乏足够的灯光观察患者皮肤颜色、呼吸运动、麻醉机和监护仪、钢瓶内气体等情况，这些都使得麻醉医师在临床观察中受到很大限制。

3. 术前准备　患者的术前准备不充分。行介入性治疗的患者通常入住的病区，其医护人员并不熟悉常规的术前准备，有些患者可能没有术前禁食或者没有给术前药。

4. 工作配合　这些场所常远离手术室，麻醉医师与放射科医师及介入治疗医师在一起工作、相互配合的机会少，万一发生紧急情况或麻醉仪器故障时不能得到适当的帮助。

5. 急救设备　应用的麻醉辅助设备不理想，各种急救设备、药品以及监护仪不如手术室齐备，需采取针对性预防措施。如这些检查室常常缺乏中心氧气、氧化亚氮、吸引器及废气排放系统。麻醉医师必须检查麻醉机、氧气瓶、喉镜及电源等的情况。麻醉医师必须熟悉复苏室内的吸引器及氧气供应情况。

另外，放射学操作时放射线照射增加，若要留在患者身边观察时应穿射线防护衣；监护仪需评价用电安全和导线隔离情况，注意检查电源输出和接地情况，由于缺乏独立的电源，需要进行适当的接地处理，要求通过三线电线、三脚电源插头进行接地是基本的要求；高压电装置较多，禁用易燃、易爆的麻醉药，众多的电器设备常常给患者带来更多的风险，同时对监护仪的运行造成了更多的干扰。

二、介入治疗的不良反应及并发症

血管造影及其他放射学检查常使用造影剂作增强扫描，造影剂是由含碘的阴离子结合各种不同的阳离子而成的盐类物质，造影剂的作用是提高组织的相对密度，碘由于其高密度低毒性，是大多数造影剂的基本成分。99%的碘迅速与组织中的阳离子结合，经肾小球滤过而无重吸收。多数造影剂是高张性的，渗透压超过2 000mOsm/L。较新的低渗性非离子造影剂，渗透压 600 ~ 700mOsm/L，其血管内注射严重并发症发生率约 1/10 万。

1. 介入治疗的不良反应　除造影剂种类外，注射速度、剂量及造影部位等因素均可影响毒性过敏反应的发生，冠脉造影和脑血管造影时全身反应的发生率高，有特异反应史或对贝类和海产品有变态反应的患者可能更容易发生造影剂反应。

造影剂不良反应的程度有轻、中、重度之分。轻度反应表现为恶心、呕吐，清醒患者还可以伴有焦虑等，但有超过 1/5 的轻度反应是危重反应的前驱症状，常见的中、重度反应包括低血压、荨麻疹、支气管痉挛。高张性造影剂还可影响血管内容量和渗透压，引起血流动力学变化，注入高张性造影剂后首先出现一短暂的高血压，继而伴随着血管内容量、CVP、PA 和心排量增加，SVR 降低，血浆渗透压增加，Hb 和 Hct 降低。在造影检查时常引起渗透性利尿，低血容量和氮质血症的患者应适当补液，肾功能障碍患者应特别注意，留置气囊导尿管并观察 1 小时以上。注入造影剂引起的渗透压和血管内容量改变，至少需要 10 分钟才能恢复正常。因此建议在注射造影剂后对患者进行密切观察 20 分钟。

造影剂可致心律失常和心肌缺血，降低钙离子水平产生负性肌力作用并影响心脏传导功能，此种表现在有心脏疾患的患者发生率较高。其他不良反应还包括红细胞的收缩和凝聚、与其他药物竞争蛋白结合位点、干扰补体和凝血系统，透过血脑屏障引起抽搐，引起肺水肿和心脏骤停，作用于下丘脑引起寒战、发热，以上均为造影剂的毒性反应。最严重的特异反应包括低血压、心动过速或心律失常，可以是急性毒性反应的最早体征，过敏性休克和呼吸道水肿是严重的表现，可以在应用造影剂后即刻发生，也可以在操作完成几小时后出现，迅速发展为气道梗阻和支气管痉挛，影响氧合和通气，甚至可致死亡。也有报道发生过成人呼吸窘迫综合征。造影剂反应引起的低血压可使患者意识丧失，有癫痫病史的患者发生惊厥，亦可发生腹泻和其他多种胃肠道反应。已经确证造影剂可引发肾衰竭，尤其是术前患有肾脏疾病的患者或有糖尿病、黄疸、伴有肾脏血流减少的心血管疾病和多发性骨髓瘤的患者，应该避免使用造影剂。服用二甲双胍的患者宜停药 48 小时后再行造影检查。

2. 介入治疗不良反应的防治　既往有过敏和心血管疾病病史的患者，对造影剂反应程度较大，虽然过敏试验和预防性用药可在一定程度上预防严重的反应，但不能杜绝不良反应的发生。以前对造影剂没有反应，并不代表再次应用时一定不发生反应。因此，应有配备良好的急救和复苏设备，在诊治造影剂反应时能便于应用。

使用造影剂的患者大约有 5% ~ 8% 出现全身反应，但全麻中造影剂反应极少报道，轻度反应的有效治疗方法是输液、观察及消除患者疑虑，低血压、支气管痉挛和过敏性休克需要更进一步的监测和治疗，包括监测血压、脉搏、ECG，开放静脉，供氧，根据病情选用肾上腺素能激动剂、阿托品、氨茶碱、抗组胺药和皮质醇。

有造影剂过敏病史的患者如果使用相同的造影剂，则再次发生严重反应的可能性更高。在手术前夜和术日晨分别应用泼尼松龙 50mg，术前即刻静脉注射苯海拉明 50mg，都可能降低不良反应的发生率和严重程度。低渗造影剂适用于血红蛋白病、休克或心力衰竭所致的缺血性心脏病、肺动脉高压或对高渗造影剂过敏的患者。

3. 介入治疗的并发症

（1）可能造成被检查脏器的穿孔。

（2）心导管检查可致大血管损伤，致严重出血，也可引起气栓和严重心律失常。

（3）快速加压注造影剂或腹腔注入 CO_2 可致一些并发症。

三、介入治疗麻醉处理原则

麻醉医师在麻醉前应解除患者的紧张恐惧心理，应对患者的并存疾病以及病理生理改变有全面的了解。在麻醉方法和药物的选择方面，既要结合患者机体的情况，又要适应检查的特殊环境。麻醉医师还应熟悉各种检查的主要操作步骤，以配合检查作好麻醉。

（一）麻醉指征

虽然大多数检查都属无痛操作，但可能让患者相当不舒适，多数成人不用镇静药均可耐受影像检查，而治疗性操作则需要适当的镇静，特别是在操作中需要患者能够被唤醒并对指令有反应的神经学操作，在血管内插入导管时可用短时间的镇静。在幼儿常难以达到有效镇静，且镇静药的作用时间较难预料，不良反应发生的机会也相对多一些。全麻不仅可以使患者舒适地耐受操作，而且可以保证足够的检查时间。全麻多用于：儿童、成人幽闭恐惧症、智力低下、难以交流和合作的患者、有不自主运动的患者，以防止干扰扫描，或因疼痛不适不能耐受长时间静卧的患者；病情危重或严重损伤难以维持气道通畅的患者需要严密监护；对造影剂有严重过敏反应的患者也需要麻醉医师参与处理。

（二）麻醉目的

（1）减轻患者的痛苦。

（2）减少生理干扰。

（3）保证患者的安全。

（4）提高检查治疗的准确性和成功率。

（三）麻醉前准备

麻醉前评估与一般手术患者相同，这些患者的评估和术前准备可与主管医师讨论，以合理安排麻醉前评估、麻醉同意书签字，制订麻醉计划和麻醉后恢复计划。防止不必要的延迟，而影响患者检查的安排。对可能发生的意外要有充分的准备。

麻醉前还必须对相应的检查操作过程和可能出现的问题有清楚的了解，包括患者体位、是否需用造影剂、麻醉机的位置如何摆放、操作期间麻醉医师可否留在操作间、诊断或治疗仪器对麻醉监护仪的影响等。必须要求有适当的灯光便于观察患者、麻醉机和监护仪，间断开灯是不够的，万一发生气道梗阻、环路脱开、钢瓶内气体用完等情况时常难以及时发现。

监护仪已成为麻醉管理的必要部分，在介入治疗的麻醉过程中，麻醉医师经常要远离患者，此时监护仪就起到相当重大的作用，麻醉期间的监护信号的重要性明显增加。应在麻醉前确立一个可行的麻醉监测方案。介入治疗麻醉的监测项目和麻醉仪器应该与手术室相同。仪器设备有助于提高安全性，需经常维护保养，确保能正常使用；必须有充分的术前或操作前准备，以确保仪器设备功能正常。仪器可以长期放置于这些地方，也可以在需要时再准备，一般根据使用频率安排决定。由于使用频率不高，通常习惯于在这些地方放置老型号的麻醉和监护仪器，所以在麻醉开始前，必须熟悉这些麻醉设备，确认麻醉机工作状态正常，其中吸入氧浓度监测较为重要，因为这些地方通常无中心供氧设施，氧气通常是临时接通的，发生误接或出现故障的机会更多，没有中心供气系统则应有备用氧气钢瓶。远离中心手术室，在紧急情况下最能提供有效帮助的可能是仪器设备，所以应常规准备吸引器、简易复苏器、除颤器、急救药品等。治疗完毕复苏患者应与在手术室一样密切监护，必要时送麻醉后恢复室（PACU），转运前必须确保有充分有效的监护，氧气、能量供应、药物和复苏设备。

（四）麻醉选择

1. 清醒镇静　患者在局麻下操作时常用镇静和镇痛药，以提高患者的舒适度、缓解焦虑、使检查能在患者安静合作的状态下完成。镇静可分为清醒镇静和深度镇静。清醒镇静是患者意识轻度抑制，对外界刺激能产生反应，维持气道通畅和保护性反射；深度镇静是可控的较深程度的患者神志抑制，患者可能失去气道保护性反射，有时难以维持气道通畅，且患者可能难以唤醒，也可能发生呼吸抑制或呼吸停止，深度镇静更类似于全麻。专科医师可能在检查操作时给患者应用一定量的镇静药，使用镇静药需注意安全并监测镇静水平，深度镇静则需麻醉医师完成。手术室内麻醉的基本监测标准适用于所有介入性治疗使用麻醉药或镇静药的患者。麻醉前应了解病史和体格检查情况，镇静或镇痛方法的选择根据患者需要、医疗条件、特殊操作及医师的经验而定，没有一种药物或剂量适用于所有患者，单纯镇静可能只适用于一部分患者，而其他的患者则需加用阿片类镇痛药。对成人进行镇静的一线药物是苯二氮䓬类药物，或辅以芬太尼。有些药物特别是苯二氮䓬类（如咪达唑仑）患者的反应差异极大。丙泊酚在镇静治疗中应用，偶尔会发生呼吸道梗阻，导致动脉血氧饱和度下降，熟悉相关操作步骤有助于最佳用药时间和药物的选择。

2. 全身麻醉　全麻时联合应用麻醉性镇痛药、巴比妥类、抗胆碱能药、强安定药和苯二氮䓬类等药物应注意可能发生的一些不良反应，并产生深度的镇静。Thompson 等（1998）报道，检查的患儿（3~7 岁）肌肉内联合注射阿托品、哌替啶和异丙嗪，平均镇静时间 53 分钟，约有 10% 的小儿需要辅助其他镇静药。Burckart 等（1999）发现联合应用氯丙嗪、异丙嗪和哌替啶的小儿，扫描时有 14% 的小儿镇静不满意，而这些小儿镇静时间超过 7 小时。Vaner 等（2001）报道，肌注甲乙炔巴比妥 10mg/kg 睡眠时间 3.3 分钟，虽然在 50 例中有 4 例需要辅助用药，但没有并发症和严重疼痛，平均 86 分钟完全清醒。

除肌注或静脉注射、直肠应用镇静药外，可用静脉或吸入麻醉药进行全麻，可有效地满足手术要求。静脉给药或吸入麻醉较直肠或肌注容易控制，诱导时间缩短、成功率高、不良反应少且恢复迅速，麻醉维持可以用静脉丙泊酚或吸入药物，气道管理可选用面罩、喉罩或气管内插管，全麻并发症低于多数镇静方法，对扫描的人为干扰也少。

麻醉中和麻醉后的监测项目应以能保证患者安全为标准，一般应满足以下条件：①在麻醉过程中，始终有一位麻醉医师在患者身边；②在所有形式的麻醉过程中，对患者的氧合、通气、循环进行持续的监测和评估。无论全麻和镇静，是否使用镇痛药物，监测应与手术室相同。麻醉仪器应与手术室一样方便使用。在某些情况下，如 MRI 和体外照射放疗期间一些基本的监测可能不能应用，亦应努力保证患者在操作期间能得到适当的监护，包括氧供、呼吸、循环的监测。患者氧合情况的监测需要适当的照明和接近患者，便于根据患者皮肤颜色进行判断，暗室对识别发绀有困难；通气是否适当可以根据胸廓运动、观察储气囊及听呼吸音进行判断；气管内插管控制呼吸时应确认导管的位置，呼吸环路内应连接压力、流量等报警装置。连续心电监护和 SpO_2 监测，每隔 5 分钟测血压、心率，全麻时应连续监测 ET-CO_2，必要时行直接动脉压监测。CT 和 MRI 操作室为了保护其设备，室内温度通常较低，患者可能会出现体温改变，小儿和危重患者应监测体温。

外照射放疗期间，所有工作人员都要离开放疗室，应该通过玻璃窗或闭路电视在放疗室外连续观察患者和监测仪，也可以用麦克风或电子听诊器监测镇静或麻醉患者的呼吸音。

（五）麻醉后恢复与转运

麻醉或镇静后患者的管理与其他手术患者一样，患者应在麻醉后恢复室（PACU）复苏，不能在走廊进行简单的观察。应在病情稳定时转送患者。有时使患者在转送时处于镇静或麻醉状态更加合适，然后让这些患者在 PACU 或其他恢复室内恢复。距离 PACU 路程较长，转运中应有适当的连续监护，推床等应配备监测仪、供氧设备、气道管理、静脉输液、复苏药物和设备。麻醉后甚至镇静后常见低氧血症，而且难以识别，无论成人或小儿运转中及术后吸氧是必要的。相对健康患者的监测无创血压、ECG 和 SpO_2，危重患者则应有连续动脉压监测，ECG 监护可发现心率变化和心律失常，但缺血和 ST－T 改变难以发现。术后麻醉复苏期间，应该根据麻醉或用药选择的适当的监测。出 PACU 的标准与一般手术相同。

（袁从虎）

第三节　不同种类介入性检查治疗患者的麻醉

近几年来，放射科的传统作用已经发生了改变，随着新的无创诊断影像技术的产生，X线的应用范围也日益扩大。在神经系统病变诊断中，磁共振成像和计算机体层摄影扫描术减少了血管造影和气脑造影的应用。临床将这些技术主要应用于脑的同时，其应用也扩展到胸腹部病变的诊断。这些影像技术要求患者必须无自主体动，因此小儿、危重患者和不合作的患者的检查应在麻醉下实施。

一、CT 检查患者的镇静

1. CT 检查的特点　计算机体层成像（CT）在神经系统放射学中是应用最广泛的技术。一次 CT 扫描可以提供一系列头部或身体体层摄影的轴向切片。每个图像是通过计算机对不同的正常组织之间，以及正常组织与异常组织之间放射线吸收系数的差异进行整合而产生的。受检查部位的图像由一个阴极线管中产生，其亮度与吸收值成正比。

CT 是应用 X 线探测发现组织的密度变化而产生图像，放射源和探测器分别安装于基架相对的位置上，患者处于放射源和探测器之间。CT 通过对患者的某一解剖结构进行螺旋形的 X线扫描，产生二维的断层图像。通常每 7mm 间隔产生一断层系列，但是根据诊断需求此间隔可大可小。第一代扫描仪每一断层扫描需 4.5 分钟，现在最新的扫描仪仅需 2~4 秒钟。

2. CT 检查患者的镇静麻醉处理　CT 最早用于头部扫描，现在已应用于全身，如诊断胸腔和纵隔占位病变。也用于评估腹内病理状况，包括胃肠道肿瘤及胰腺、肝、胆道的影像以及肾脏、腹膜后、脊髓、骨盆骨折和椎间盘突出的诊断，CT 扫描还可用于立体定位指导手术，颅内占位常用立体定向进行活检。由于检查部位不同对麻醉要求的差异也非常大。在CT 检查时，经常使用造影剂以提高图像质量。如果要将造影剂注入麻醉或是镇静状态患者的胃肠道，通常要插鼻胃管，而气道保护不当，就有可能发生误吸。CT 检查时与造影剂有关的不良后果的发生率高，主要由于在 CT 检查时医师难以近距离观察患者。

CT 是无创和无痛的，对于大多数成人患者来说既不需要镇静也不需要麻醉，但是对不合作的患者（通常是小儿和头部创伤的患者）则需要全身麻醉来预防干扰图像的体动。CT扫描室有时需要麻醉医师协助管理来自 ITU 的重危患者。

当患者存在潜在的气道问题或者需要控制颅压（ICP）时，应选择全麻进行镇静，在CT扫描过程中，麻醉医师无法靠近患者的头部，因此必须行气管内插管，而扫描本身所要求的麻醉深度只要使患者能够保持不动并能耐受气管内导管即可。若 ICP 过高，控制通气可产生低碳酸血症，从而减少脑内血流。

应用丙泊酚或硫喷妥钠、氧化亚氮、氧气及肌松的气管插管，以及轻度的过度通气适用于 CT 扫描。而氯胺酮有大量唾液分泌，并有不可预见的不自主运动，可能会影响扫描质量，依托咪酯也有类似情况，所以一般不单独用于 CT 检查的麻醉。

脑立体定向时，为减少操作时损伤邻近结构，在头部外周放置透射线的固定架，在插入固定架钢针时，常用局麻加深度镇静或全麻，疑有颅内高压的患者慎用深度镇静，因 $PaCO_2$ 增高可进一步加重颅内高压。一旦固定完毕，患者可以放置在基架上，确保位置精确不动，但基架可使麻醉医师难以接近患者及控制气道，可选用最小的镇静加局麻，患者常能耐受并配合手术。

小儿常需要镇静或全麻。操作期间由于对位和扫描仪机架移动可引起麻醉环路的扭曲或脱开，全麻或镇静时，要注意气道管理和氧合情况，急诊患者口服或鼻胃管用造影剂时要考虑患者饱胃情况的存在。由于扫描室温度一般低于 25℃，小儿全麻时要注意监测体温。

CT 扫描麻醉中常见的并发症包括气管导管扭折（尤其是在颅后窝检查需头过度屈曲时）、小儿患者体温过低、患者有幕下肿瘤存在若头部过度屈曲造成的急性脑干受压。

二、MRI 检查患者的镇静

1. MRI 检查的特点　磁共振成像（MRI）是一种新的成像模式，它不是应用离子射线，而是通过磁场和射频脉冲频率来产生图像。MRI 成像系统包括一个大孔径的磁体以及射频发射线圈，线圈还可作为接收器探测能量信号，从而形成图像。磁体的长度一般在 2m 以上，重量大约 500kg。MRI 检查是组织在强大的外部静磁场和动态磁场作用下成像。MRI 除了可观察静态的组织成像外，还可以检查血流、脑脊液流动、组织的收缩和舒展。MRI 检查时采集的射频信号强度极弱，易受到高频漂移、电子辐射（如 FM 收音机）以及其他电子设备和监护仪器的干扰。MRI 能清楚地分辨出脑内的白质和灰质，可以在体内诊断脱髓鞘疾病。与 CT 不同的是，它可以显示矢状面、冠状面和横断面水平的图像。MRI 检查颅内、脊柱和软组织优于 CT 扫描，MRI 用于中枢神经系统特别是用于颅后窝肿瘤的诊断，也用于头部损伤、痴呆和颅内感染，并已用于麻醉对脑影响的研究。椎管内 MRI 优于脊髓造影，可以提供直观无创的影像。MRI 利用血液流动产生的特殊信号，用于心脏和大血管的造影而无需使用造影剂。用于胸内、腹内疾患的诊断，由于其软组织分辨力强，可用于软组织损伤特别是肌肉和韧带损伤的诊断。患者几乎不需要特殊准备，MRI 本身不产生离子辐射、无创伤，无生物学有害效应。

2. MRI 检查患者的镇静麻醉处理　MRI 全麻指征与 CT 相同，其麻醉处理的特殊性主要包括三个方面：检查时的压抑感使医师难以接近患者；设备的磁场特性对监护仪的干扰；禁忌铁磁性物品进入检查室。

（1）镇静或全麻均可用于 MRI，如选用镇静则与 CT 相同。无论选择镇静或全麻，最好在 MRI 室外进行诱导，远离磁场的影响，因大多数麻醉设备带有铁磁性物质，可受磁性的影响。在室内进行喉镜检查时必须使用锂电池和铝垫片。

（2）由于患者扫描时几乎处于无法接近的情况，气道管理较困难，多选择全麻气管内插管或放置喉罩，从而减少由于深度镇静或全麻所致的气道梗阻和通气量降低。应用喉罩的缺点是在导向活瓣中的一个小金属弹簧会影响图像质量。

（3）MRI 扫描时间较 CT 长，通常需开放静脉便于间断或持续加用镇静药。开放静脉后，患者麻醉诱导平稳、气道通畅，即可转运入扫描室，患者的监护应同一般手术室内监护一样，但许多电子监护仪均受磁场干扰，使用前必须确认监护仪适用于 MRI。在磁场附近没有一个监测仪是可靠的，每一个监测仪在 MRI 中应用前均应了解其监测能力，在一个扫描室能正常工作的仪器并不代表其在所有的扫描室都能正常工作。在 MRI 检查时患者监测注意事项包括：

1）ECG 由于导联线穿过动态磁场和产生电容耦合电流造成信号失真，因而 ECG 在 MRI 扫描时对心肌缺血的诊断没有价值，用射频滤过或遥控也不可能降低干扰。

2）血压监测可用自动血压计，放置时如能避免磁场干扰则可使用，但管道延长可使读数低于测得值。

3）与 MRI 相容的 SpO_2 可用于大多数扫描仪，但需要进行适当防护，否则其内部的微处理器可遭到强磁场的损害，另外，由氧监测仪探头和导线散射出的射频波也可损坏图像的质量。

4）全麻或镇静的患者呼吸监测也有困难，而二氧化碳监测采用延长的采样管行 $P_{ET}CO_2$ 监测是判断通气是否恰当最有效的方法。但是由于取样管过长使信号的传导有明显的时间延迟，应用时应予以注意。

5）为保护计算机的功能，MRI 空调温度较低，婴幼儿在该环境中体温容易下降，另一方面，扫描过程中产生的热量可增加患者的体温，因此 MRI 的患者均应监测体温，温度探头使用射频滤波器，同时温度探头产热有可能造成患者局部烧伤。

（4）设计用于 MRI 的不含铁磁物质的挥发器和麻醉机可发挥其功能。现在已经有适用于 MRI 的麻醉机和监护仪。包括氧动呼吸器、监测仪、麻醉机均可用于 MRI，氧气可以用软管与中心供氧连接，麻醉机离扫描仪有 3m 以上的距离。

3. MRI 检查时的注意事项

（1）金属物品如剪刀、钢笔、钥匙、铁磁体听诊器、氧气筒等，可以飞向扫描仪造成患者和工作人员的伤害。

（2）置入体内的含有铁磁性的生物装置或其他物品有发生移位和功能异常的可能，包括弹片、加强气管导管、植入式自动心脏除颤仪以及植入式生物泵，体内安装起搏器、动脉瘤夹闭的金属夹、血管内有金属丝和宫内金属节育器的患者是 MRI 的绝对禁忌证，妊娠前 3 个月的妇女不应行 MRI。

（3）某些眼部化妆品和纹身会在扫描时造成伪影，有些永久性的眼线会造成眼睛的刺激。

（4）患者有义齿或牙齿矫正器可能影响图像质量。

（5）计算器、手表、手机和带磁条的信用卡均不能接近磁场。

三、心血管造影与介入性治疗的麻醉

大多数造影剂是高渗的（2 000mosm/L），并可引起循环血容量的增加。注射造影剂可产生脸部和眼部的烧灼痛，其血管舒张作用可引起头痛和面部潮红。

　　一般血管造影无需进行麻醉。介入放射操作为解除患者不适，可选用镇静或全麻，由于患者禁食和造影剂的渗透性利尿作用的影响，麻醉中应根据患者情况，充分补充液体，必要时留置导尿；使患者体位舒适，头部适当休息位可以减少患者移动，膝关节下垫一薄枕使膝稍屈，有助于肌肉放松并能缓解患者背部不适。上肢垫好放于身体的侧面或搁手架上，监测仪和输液管道延长离开病人数米，可减少麻醉医师的受照射量并便于影像仪移动，静脉输液应选用粗的留置针。吸氧可用鼻导管或面罩，另一侧鼻导管可接 $P_{ET}CO_2$ 监测。

　　成人的手术操作大多可在局麻下完成，小儿则必须在基础麻醉加局麻或全麻下进行。麻醉要求患者安静配合，保持血压、心率稳定。成人检查前 1 小时口服地西泮或肌注咪达唑仑加用适量镇痛药；4 岁以下小儿可不用术前药，4 岁以下小儿可给适量术前药，但不用阿托品。肺动脉高压者肌注用吗啡作为术前用药（0.1mg/kg）。

心导管检查与治疗

　　心导管检查是诊断和鉴别诊断及治疗心血管疾病、监护观察心脏手术及危重患者病情变化、研究心脏循环系统血流动力学及心脏电生理的重要方法。心导管术应用于临床已有 70余年历史。经动脉或静脉放置导管到心脏或大血管可以检查心脏的解剖、心室的功能、瓣膜和肺血管的解剖，检查心室内的压力和血管的结构，注射造影剂还可以观察很多结构。

　　临床最先施行的是右心导管检查，继而发展为左心导管检查，在此基础上陆续出现了其他的介入性操作技术，如选择性冠状动脉造影术、血管冠状动脉介入手术、球囊瓣膜成形术、心脏电生理检查和异常传导通路导管消融术、置入起搏器或转复－除颤仪的手术等介入性治疗技术，大大丰富了心导管术检查及治疗内容，推动了心脏内外科的发展。

　　右心导管检查主要用于诊断先天性心脏病，左心导管检查主要用于诊断后天性心脏病和大血管病变，多需要同时进行造影术。此外，在不同部位取血样分析氧饱和度可以判断分流的位置。尽管心脏超声检查可以了解很多情况，但对于诊断复杂的心脏解剖异常，心导管检查仍然是"金标准"。由于在检查中要进行多种测量和反复抽取血样，又不可能在同一时间内完成，为了保证对血流动力学和分流计算的准确性，在检查的过程中必须保持呼吸和心血管状态的相对稳定，动脉血氧分压和二氧化碳分压必须保持正常，所以要保持麻醉平稳和方法一致，使心脏科医师无需考虑不同麻醉方法对诊断数据的影响。这种一致性的要求使麻醉的处理较为困难。心导管造影检查、血管成形术、动脉粥样硬化斑切除、瓣膜成形术及危重患者多需要全身麻醉。

　　1. 小儿心导管检查　为了保证诊断的准确性，必须维持呼吸循环在相对稳定的状态。氧饱和度不低于基础值，即可用空气行控制呼吸。避免氧分压过高引起动脉痉挛，必要时可用前列腺素 E_1 预防。儿童能够耐受创伤性操作时的镇静深度常发生呼吸抑制，控制呼吸可以避免 $PaCO_2$ 升高，减少了对诊断准确性的影响。控制呼吸本身对心导管检查诊断的准确性无影响，分钟通气量和呼吸频率可以根据动脉血气分析结果设定，然后根据 $P_{ET}CO_2$ 进行调节。

　　术中镇痛、镇静或全麻的深浅必须恰当，既要预防心动过速、高血压和心功能改变，又要避免分流增大、高碳酸血症和低碳酸血症。过度心肌抑制、前后负荷改变、液体平衡或过度刺激均可致分流增大影响诊断的准确性。氯胺酮会增加全身氧耗，但不会影响诊断的准确性，婴儿较常使用。

除常规监测外，还应进行血气分析，监测代谢性酸中毒情况，对病情严重的患儿，即使是轻度的代谢性酸中毒也要进行处理，使用正性肌力药物。

小儿尤其在全身麻醉时常见低体温，操作间内需要加温，吸入的气体也应加温湿化，可使用保温毯或加温装置，监测直肠温度。婴幼儿应强调保温，室温不低于29℃，体温不低于35℃。新生儿可能会发生低钙血症和低血糖。

小儿对失血的耐受性低于成人，应严密监测血细胞比容，对贫血进行适当的治疗。严重发绀的患者红细胞增多，应充分补充液体，以减少造影剂造成血液高渗和微栓塞发生。

2. 成人的心导管检查 成人心导管检查经常同时进行冠状动脉造影。右心导管经过静脉系统到达右心和肺循环；冠状动脉造影要经过动脉系统到达冠状动脉时也到达了左心即体循环。检查通常在局麻下进行，适当镇静和镇痛对患者有益，常用药物有芬太尼和米达唑仑，有时加用丙泊酚。心导管检查中可以给氧，但检查肺循环血流动力学时，必须保持血气在正常范围。

由于导管要放置到心腔内，在检查中经常发生室性或室上性心律失常，要加强心电监护并及时处理心肌缺血和心律失常。一般心律失常持续时间短无血流动力学显著改变，心肌缺血或应用造影剂后可能继发室性心律失常或室颤。需备用去颤器和复苏药物、供氧、硝酸甘油、血管活性药物。

3. 心导管检查的常见并发症

（1）心律失常：心律失常是心导管检查最常见的并发症，较常见的为窦性心动过速、室上性心动过速、或频发性室早；常与导管尖端的位置有关，撤回导管心律失常即可消失。偶尔需要静脉用药或电复律终止心律失常。也可见到Ⅱ～Ⅲ度房室传导阻滞，窦性心动过缓需用阿托品治疗，严重的心动过缓影响血流动力学者需安装临时起搏器。

（2）穿刺出血：血管穿刺部位出血、导管造成心腔或大血管穿孔、血管断裂或血肿形成以及栓塞。

（3）心包压塞：心包压塞有特征性的血流动力学改变，透视下纵隔增宽、心脏运动减弱，心脏超声检查可以确诊，而且能指导心包穿刺。心包穿刺引流导管对心脏的机械刺激会引发室上性或室性心律失常，危重患者难以耐受，部分患者需要紧急进行外科手术。

4. 冠状动脉造影术 注射造影剂使冠状动脉在放射条件下显影，从而确定冠状动脉解剖关系和通畅程度，判断是否存在冠状动脉狭窄以及狭窄的位置，是否存在冠状动脉痉挛。术中可经静脉给予心血管药物和镇静镇痛药物，穿刺前局部阻滞可减少患者痛苦。鼻导管供氧，发生心肌缺血时，舌下含服或静脉给予硝酸甘油。进行标准监护，换能器可以直接接到动脉导管监测直接动脉压，严密观察患者，及时发现心绞痛或心衰。

5. 血管冠状动脉介入术 冠状动脉狭窄定位后，可使用不同方法直接改善冠状动脉的血供。经皮腔内冠状动脉成形术（PTCA）时，使用头部带有球囊的导管穿过冠状动脉的狭窄处，然后用球囊使狭窄部位扩张，冠状动脉开放。在球囊扩张时会发生短暂的冠状动脉阻塞，需要严密监测患者的血流动力学状态。这种短暂的心肌缺血限制了PTCA操作中治疗冠状动脉狭窄数目，一般一次只能治疗1～2支冠状动脉病变。还可以通过冠状动脉导管对粥样斑块进行切削，或者使用激光切除粥样斑块。

室性心律失常可发生于缺血期或冠脉扩张后再灌注期间，室性早搏和阵发性室性心动过速造成血流动力学波动，应静注利多卡因治疗，更严重的心律失常要在全麻下行心脏电复律；冠状动脉破裂可导致心包内出血和心包压塞，心包压塞需紧急行心包穿刺或手术止血。

冠状动脉闭塞是罕见的 PTCA 并发症，是由于冠状动脉撕裂、动脉内栓塞或内皮功能障碍引起冠状动脉痉挛所致，经冠状动脉注射硝酸甘油 $200\mu g$ 后常可减轻冠状动脉痉挛；多次操作后可能造成冠状动脉血栓形成，可预先使用肝素防止血栓形成，一旦血栓形成，在冠状动脉内注射溶栓药尿激酶可使血栓溶解，但溶栓治疗后可导致出血。

急诊手术患者可能有心绞痛和心律失常，需正性肌力药和气管内插管，主动脉内球囊反搏对患者有利，硝酸甘油增加冠状动脉侧支的血流和减少前负荷，导管若能通过狭窄部分，就可能在该部位放置灌注导管，使部分血流通过病变部位，在外科手术重建血供之前限制缺血区域的范围。

PTCA 和冠状动脉粥样斑块切除术的早期效果非常好。但扩张后冠状动脉的再狭窄率高达 30% ~ 40%，部分原因是冠状动脉内皮功能紊乱。现在用冠脉内支架保持血管通畅越来越多，在 PTCA 或冠状动脉粥样斑块切除时将支架放在狭窄部位，术后保留在体内。麻醉的处理与 PTCA 时相同。

心肌梗死的患者溶栓治疗有效，也可在 PTCA 或放置支架后恢复心肌的血供。而治疗必须在心肌梗死后的 6 ~ 12 小时内进行，但患者循环很不稳定，有饱胃的可能；焦虑、疼痛或呼吸困难而不能耐受局麻手术者可选用全麻。

对于会导致严重心肌缺血的冠状动脉主干狭窄进行 PTCA 或支架治疗时，体外循环能保证血流动力学稳定。体外循环是在全麻和肝素化后，经股动脉和股静脉插管进行，监护与一般体外循环时相同，如病情允许，要尽早拔除气管导管。麻醉方法的选择要保证血流动力学稳定和早期拔管。

6. 球囊瓣膜成形术　用球囊导管扩张狭窄的心瓣膜或大血管的瓣膜，可用于先天性肺动脉瓣狭窄、肺动脉狭窄和主动脉缩窄进行扩张，还用来改善三尖瓣、肺动脉瓣、主动脉瓣和二尖瓣狭窄。常用于外科手术危险性高的患者，球囊扩张时，循环被阻断，会导致严重的低血压，由于患者比较衰弱，球囊放气后心功能不能立即恢复，可能需要使用正性肌力药和抗心律失常药，静脉输液改善前负荷。并发症与心导管检查相同，还可能发生瓣膜功能不全。

在扩张主动脉瓣时，需要两条静脉通路，其他瓣膜手术一条静脉通路即可。如果患者的血流动力学不稳定，球囊需立即放气。在球囊充气时，可能会导致对迷走神经的刺激，需用阿托品治疗。

7. 心脏电生理检查和异常传导通路导管消融术　心脏电生理检查是将专用的多电极导管放置到心腔内，诊断异常心律的起源、通路等，并确定最合适的治疗方案。通常选用股动脉和股静脉进行血管穿刺放置导管，在颈内静脉放置另一根导管。使用标准的血管内导管，在右室或左室的顶部 His 束附近进行程序刺激，通过特殊的定时脉冲刺激，诱发心律失常，并使用导管电极和体表电极进行心电监测。再经过准确定位的导管对异位心律起搏点或附属旁路进行消融，也可将植入式除颤仪的电极准确放置到适当的位置。

麻醉中应注意使用抗心律失常药物可能影响对异位心律起搏点以及附属旁路的监测，所以检查前及术中不宜使用抗心律失常药。手术常要使用多种导管，持续时间长，为保证患者舒适，常需用镇静镇痛药。

消融时室上性心动过速若不能通过导管超速抑制终止，则需电复律，可用硫喷妥或丙泊酚作短时间的全麻。面罩控制呼吸时，应避免颈内静脉导管滑脱。静脉麻醉和吸入麻醉都可用于电生理检查。

8. 置入起搏器或除颤转复术　在心导管检查室内越来越多地置入永久性心脏起搏器或转复，除颤仪。这两种手术都需要通过静脉将电极置入右心房和（或）右心室，然后将起搏器埋置在皮下。虽然局麻可以减少放置起搏器的不适，但全身麻醉气管内插管或喉罩控制通气时手术更便利。对永久性转复，除颤仪进行测试时，一般须对患者进行全身麻醉，有严重心室功能障碍的患者应该做直接动脉压监测。

四、气脑造影及脑血管介入治疗的麻醉

（一）脑血管造影术

尽管 CT 的应用减少了对神经系统诊断中血管造影的需求，但是对于可疑的脑内动脉瘤、动静脉畸形及血管肿瘤，仍是行血管造影术的指征。若有后颅窝病变应行脊椎血管造影，若为幕上疾病需行颈动脉造影。通常在脊椎或颈动脉直接穿刺的方法已被 Seldinger 技术完全替代，它是经股动脉置入导管。

脑血管造影是注射造影剂到颈内动脉以观察脑部解剖异常情况，动脉置管注射造影剂后，当造影剂通过血管网时可获得系列图像。它也用于颈动脉粥样硬化患者，判断颅内颅外动脉情况。脑血管造影的患者可有癫痫病史，造影过程中须注意防止癫痫大发作。既往有脑血管病、中风、糖尿病、一过性脑缺血发作（TIA）的患者脑血管造影并发症及麻醉危险性增加。

1. 麻醉处理原则

（1）确保注入造影剂时患者安静不动。

（2）尽可能保持呼吸道通畅。

（3）维持循环功能稳定。

（4）不使颅压继续升高。

2. 麻醉注意事项

（1）术前准备：术前设法解除造影患者的思想顾虑和不安情绪，酌情解释造影目的、麻醉方法、术中操作及术后可能出现的不适等情况，争取患者的充分理解配合，从而降低患者围术期应激反应。适当的术前用药可以达到上述目的。脑血管造影注射造影剂期间，麻醉医师要离开造影室，不能接近患者。

（2）麻醉选择：应当考虑患者的病理情况，颅压升高、蛛网膜下腔出血、脑动脉瘤或动—静脉畸形，麻醉应选择插管或操作时颅内压和血压影响较小的方法，血压升高可增加颅内出血的危险，气管插管时也应避免血压升高。成人合作者，选用局麻＋强化麻醉；儿童和浅昏迷不能合作者，选用基础麻醉或全身麻醉；全身情况极差和呼吸近于停止的患者，均应在气管插管麻醉下行脑血管造影。基础麻醉的药物选择应视病情和全身情况决定，如颅压升高者，禁止单独使用氯胺酮。全麻下脑血管造影患者需要气管内插管或喉罩，喉罩一般不用于需正压过度通气降低颅压的患者。

（3）气道管理：气管插管机械通气能提供可靠的气道管理并可以控制 $PaCO_2$。许多颅内病变的患者脑血管造影可使颅压升高，过度通气能使脑血管收缩，帮助降低脑血流和颅压，在没有颅压升高的患者，过度通气和脑血管收缩可减慢造影剂通过脑的时间，增加脑血管内

造影剂的浓度，使异常血管显示更加清晰。Dallas 和 Moxon 报道，当 $PaCO_2$ 维持于 $30 \sim 35mmHg$ 时能获取高质量的图像，$PaCO_2 < 20mmHg$ 时可致严重血管收缩和脑缺血，应予避免。由此可见，脑血管造影期间 CO_2 的监测非常重要。

（4）血流动力学变化：吸入全麻可引起脑血管扩张，可增加脑血流和颅压，而复合应用 N_2O、麻醉性镇痛药、肌松药和过度通气的方法优于单纯吸入麻醉，丙泊酚由于其引起脑血流、脑代谢率和颅压显著降低，也常被用于脑血管造影的麻醉，但丙泊酚诱导后的血流动力学变化能降低脑灌注压。

（5）连续监测：与脑血管造影相关的循环改变较常见，一项研究发现，22% 的脑血管造影患者可发生心动过速或心动过缓，颅内出血能引起 ECG 显著改变，包括 T 波倒置、T 波宽大，出现 U 波，同时伴心动过缓，注射造影剂能引起与低渗有关的循环改变，大的脑动静脉畸形的婴儿常伴有心衰或缺血性心肌损害，耐受造影剂所致的循环改变能力差，所以部分患者除标准监测外还需要连续动脉压监测。

（6）并发症：脑血管造影后的神经并发症时有发生，可暂时存在或永久存在。神经并发症常见于老年患者和有中风、脑缺血病史、高血压、糖尿病和肾功能不全的患者，操作时间长、造影剂用量大及应用较粗的动脉内导管也增加神经并发症，麻醉药物的选择应注意用短效药，便于术后患者很快唤醒，能迅速进行神经学检查。其他并发症还有粥样斑块脱落栓塞、出血、血栓形成或穿刺部位血肿等，总发生率约 8% ~ 14%。

（二）血管栓塞治疗

血管栓塞治疗是注入异物到血管内，刺激血管内血栓形成，常用的栓塞物有聚合塑料、硬化剂等，如 N - 青丙烯酸盐或乙醇。术中除基本监测外，还需密切观察其他血管床的血流情况。血管栓塞造影适用于无法夹闭的颅内动脉瘤，动脉瘤蛛网膜下腔出血后继发脑血管痉挛，对急性中风进行超选择性栓塞治疗，中枢神经系统肿瘤的手术前减少血供。成功的动脉栓塞可能比开颅安全，出血少，麻醉管理与标准栓塞操作相同，麻醉方法的选择依据临床指征，由于栓塞可能疼痛，需用麻醉或镇痛剂，密切监测下使用清醒镇静方法有助于在颅内血管栓塞期间及时发现和避免神经系统并发症。

1. 术前评估　对于行血管栓塞治疗手术患者的术前评估除了一般全身情况的评估外，并根据脑动脉瘤介入部位、类型和麻醉方法判断患者能否耐受，以及对围术期可能发生的问题做出良好的预判。进行脑动脉瘤介入消融手术一般不需要术中唤醒进行神经功能的评估。

2. 麻醉选择　麻醉方法同神经外科手术选择全麻。在动静脉畸形、动静脉瘘、血管瘤的栓堵治疗时，经常需要在手术中进行神经功能评估，拟行术中清醒神经功能评估时，术前应对患者进行有目的的训练，并确保患者能在长时间内保持平卧。为了减少患者的焦虑、疼痛和不适感，需要进行镇静。有时为了进行及时的神经功能评估，还要对镇静药进行拮抗，如氟马泽尼拮抗咪达唑仑或用钠洛酮拮抗芬太尼等。小儿和不能耐受镇静的成年患者需要进行全身麻醉。

3. 麻醉监测　一般采用常规监测，需要监测直接动脉压时，可将换能器连接动脉置入导管的侧孔，二氧化碳采样管连接于鼻氧管可监测呼吸频率。在动脉穿刺一侧的足趾放置脉搏氧饱和度监测探头可以早期预示远端血栓形成。小儿和成年患者术中可以通过脑电图、诱发电位、经颅超声多普勒监测或脑血流监测对神经功能进行监测。

4. 术中管理　由于栓塞操作过程中要不断造影观察栓塞结果，故造影剂用量大，应适当补液、留置导尿管。镇静患者常见恶心呕吐，可用甲氧氯普胺、雷尼替丁、氟哌利多或昂丹司琼，丙泊酚可能有止吐作用，可用于操作期间镇静。有时在注射组织胶之前需要进行控制性降压以减少动静脉畸形病变的血供，便于栓塞物在局部血管存留，防止畸形远端形成栓塞。用艾司洛尔，必要时合用拉贝洛尔。在颈动脉球囊堵塞前应确定脑血管的储备。

5. 并发症　为了防止栓塞的并发症，给予肝素 60U/kg，然后每半小时检查 ACT，追加肝素使 ACT 保持在基础值的 2～2.5 倍。当患者发生血管堵塞导致脑缺血时，需要进行控制性升压，通过侧枝血管短时间内增加缺血区的血供，去氧肾上腺素 1μg/kg 静脉注射，然后持续静脉滴注可以使平均动脉压比基础值升高 30%～40%。治疗时应监测心电图，及时发现心肌缺血的征象。如果是出血，即刻使用鱼精蛋白拮抗肝素和进行控制性降压；血管的破裂和穿孔有时可以通过球囊、螺圈或组织胶来进行介入治疗。介入神经放射学本身会导致明显的并发症。并发症一旦发生，发展就很迅速。要防止发生永久性的脑损害，需要在术前进行充分的准备，偶尔需要紧急进行脑外科手术。

五、其他介入性治疗的麻醉

1. 经腰主动脉造影术　经腰主动脉造影术（TLA）是对患有周围血管疾病的患者常用的诊断方法。尽管在局麻镇静下可以完成，但因为患者通常采取俯卧位，所以最好是选择全麻，行气管插管控制通气。在 X 线放射过程中，患者和手术台快速移动达 2m，因此螺纹管和输液管要额外延长。需行 TLA 的患者通常患有血管疾病，多数为嗜烟者合并有肺部的病理改变，因此麻醉具有一定的风险性。严重并发症比较罕见，主要包括气胸、肠穿孔和肾穿孔等。

2. 支气管造影术　支气管造影术主要用于支气管扩张的诊断和评估，其应用已呈下降趋势。多数支气管造影在局麻下实施，但是小儿和焦虑的成年患者需全麻。这些患者往往呼吸功能已经受损，当吸入以油剂为主的造影剂后，低氧血症的发生是不可避免的。

静脉或吸入给药诱导后直接行气管插管，不用喉部局麻，以便检查结束后能迅速恢复咳嗽反射，使得支气管内的造影剂能被排出，避免发生再分配；控制通气可让造影剂迅速扩散。造影剂沿气管导管注入，改变患者的体位让造影剂充满各个肺叶。

3. 肠套叠松解术　肠套叠通常发生于 6～18 个月的小儿，通常为小肠淋巴结病变引起回肠套入盲肠。在放射室经直肠灌钡来缓解肠套叠的过程中，需行全麻。对于麻醉医师来说最大的困难是在不熟悉的环境里实施小儿麻醉。麻醉过程中必须警惕体温的下降，患儿的液体丢失量往往大于预计值，可用血浆（或代血浆）来补充循环血容量。

（刘燕冰）

参考文献

［1］ 黄宇光．北京协和医院麻醉科诊疗常规．北京：人民卫生出版社，2012.

［2］ 盛卓人，王俊科，等．实用临床麻醉学．第四版．北京：科学出版社，2010.

［3］ 郭曲练．普外科及泌尿外科手术麻醉．北京：人民卫生出版社，2011.

［4］ 杭燕南．当代麻醉学．第二版，上海：上海兴界图书出版社，2011.

［5］ 曾因明，邓小明．麻醉学新进展．北京：人民卫生出版社，2006.

［6］ 徐启明，等．临床麻醉学．第2版．北京：人民卫生出版社，2005.

第十九章　非住院患者手术麻醉

20世纪初，一位美国麻醉医师 Ralph Waters 在爱荷华州 Sioux 市开设了一家门诊麻醉诊所，为牙科及小型外科手术提供麻醉，这即是现代独立门诊麻醉中心的雏形。非住院患者手术麻醉（亦称门诊手术麻醉）的正式发展是在1984年，当年美国麻醉医师学会门诊麻醉分会（society for ambulatory anesthesia，SAMBA）成立，毕业后的门诊麻醉专科训练制度也开始建立。在过去的40年中，随着微创手术技术的提高以及速效、短效麻醉药物和麻醉技术的发展，发达国家门诊手术发展迅速，门诊手术占所有择期手术量的比例从10%上升到70%以上。门诊手术给患者、医疗服务提供者、第三方付款者和医院都带来诸多益处，可以将医院资源消耗减到最低。

门诊手术的优点包括：患者乐于接受，尤其是老年人和儿童；不需要依赖医院的病床；使择期手术的安排具有弹性；并发症发生率和死亡率低；感染的发生率低；呼吸系统并发症的发生率低；能及时治疗更多的患者；减少等待手术的患者数量；总的手术花费较少；术前检查和术后用药更少。有研究表明，97%接受过门诊手术的患者愿意再次接受门诊手术，而手术后需要住院的患者仅占1%，需要再次就诊者不足3%。然而，一些特殊的术后处理常需患者短期住院。输血或静脉输注抗生素一般在手术当天完成，而现代护理学的发展很快会使在家中接受输血或静脉使用抗生素成为可能，对门诊手术将更有促进作用。

第一节　门诊手术患者的选择

适合门诊进行的外科手术应该是对术后生理的影响尽可能小、并发症尽可能少的手术。由于外科手术技术的迅速发展和微创外科技术的进步，现在已经有很多种类的手术可以在门诊开展。微创甲状腺切除术、阴式子宫切除术、异位输卵管妊娠切除术、卵巢囊肿切除术、腹腔镜胆囊切除术、腹腔镜下肾上腺切除术、脾切除术和肾切除术、子宫切除术等。与传统的住院手术相比，门诊手术能够促进恢复，降低医疗费用。术后可能发生外科并发症的患者或需要进行大量输液、长时间固定不动和非胃肠道使用镇痛治疗的患者则应住院治疗。

一、手术时间

最初，门诊手术时间限制在90分钟之内，因为早期的研究表明，手术和麻醉时间是术后并发症和延迟出院以及术后急诊再入院的强预测指标。但近年来，3~4小时的外科手术也已经逐渐成为门诊手术的常规操作。

二、患者的特点

大多数日间手术患者应该为 ASA I ~ II 级，然而随着麻醉和手术技术的进步，越来越多的"医学上稳定"的 ASA III 级（甚至一些 IV 级）患者，只要在术前病情得到良好控制达

3 个月及以上，麻醉手术并发症发生率也可以降到很低。Warner 等进行的一项大型前瞻性研究中，24% 的门诊手术患者是 ASAⅢ级，而这些患者的并发症发生率并不比 ASAⅠ或Ⅱ级者更高。因此，不要孤立地看患者的 ASA 分级，应综合手术的类型、麻醉技术等因素，判断患者是否适合行门诊手术。

尽管有人质疑年龄过大或过小的患者（大于 70 岁和小于 6 个月）是否可以接受门诊手术，但单纯年龄并不能作为门诊患者选择的障碍。众多研究均未发现门诊麻醉后恢复时间或并发症发生率与年龄相关，甚至所谓的极高龄患者（＞100 岁）也不应仅仅因为其年龄就拒绝为其行门诊手术。早产婴儿（妊娠时间 < 37 周）在全身麻醉下接受微创手术后，呼吸暂停的风险增高，但对于多大年龄后就不再有这种高风险至今尚无定论。

因此，由于能够接受门诊手术的患者和手术的范围不断扩大，患者的情况越来越复杂，术前评估和术前准备应更加予以重视，以减少不必要的住院和推迟手术。术前评估对减少患者的焦虑以及确保合理的术前用药是必要的，术前评估可在麻醉科门诊进行。

三、门诊手术的禁忌证

因术后并发症增加而不适于门诊手术的患者主要如下。

（1）可能威胁生命的严重疾病，并且未得到有效的控制（如不稳定性心绞痛、症状性哮喘）。

（2）病理性肥胖伴有呼吸系统功能或血流动力学改变。

（3）药物治疗：单胺氧化酶抑制剂、急性药物滥用。

（4）早产的婴儿，孕龄加出生后年龄不足 60 周者。

（5）在手术当晚没有成人负责照顾的患者。

表 19 - 1　适合门诊手术的手术操作

专科	手术类型
牙科	拔牙术、牙齿修复术、面部骨折
皮肤科	皮肤病损切除术
普外科	活检术、内窥镜手术、肿块切除术、痔切除术、疝修补术、腹腔镜手术、静脉曲张手术
妇产科	子宫颈活检术、扩张和诊刮术、宫腔镜、腹腔镜、息肉切除术、输卵管结扎术、阴式子宫切除术
眼科	白内障摘除术、睑板腺囊肿切除术、鼻泪管探查术、斜视矫正术、测眼压
骨科	前交叉韧带修复术、关节镜、拇囊炎切开术、腕管松解术、金属器械拆除、麻醉下手法复位
耳鼻喉科	腺样体切除术、喉镜检查、乳突切除术、鼓膜切开术、息肉切除、鼻中隔成形术、扁桃体摘除术、鼓室成形术
疼痛科	化学性交感神经切除术、硬膜外阻滞术、神经阻滞术
整形科	基底细胞癌切除术、唇裂修补术、吸脂术、乳房整形术、耳成型术、瘢痕切除术、鼻整形术、植皮术
泌尿外科	膀胱手术、包皮环切术、膀胱镜检查、碎石术、睾丸切除术、前列腺活检术、输精管吻合术

（袁从虎）

第二节　术前评估

一、术前访视

由于接受门诊手术的患者病情日趋复杂，术前评估也越来越重要。各医院都应该根据自己的条件制定术前评估方法。在麻醉医师访视患者之前使用计算机问卷的方法省时又有效。计算机化的问卷或列表可以使病史采集过程自动化，标出可能存在的问题，提出进一步检查的建议。外科医师也可以利用这一系统，选择实验室检查，又可作为病史摘要提供给麻醉医师。

术前访视的另一个重要原因是减少患者的焦虑。有研究证明，术前麻醉医师对患者的访视比应用巴比妥类药物能更有效地减少患者的焦虑。外科医师或麻醉医师派发有关手术和麻醉知识的小册子、录音和影像资料也可以减少患者的焦虑。

二、术前评估

术前评估的目的是发现患者并存的疾病及需要进行的进一步诊断和治疗，确定需应用的特殊麻醉方法以及识别出麻醉手术后并发症风险高的患者。在所评估的病史、体格检查和实验室检查中，病史是最重要的。研究表明，单纯从病史中取得的资料就可以做出 86% 的诊断，经体格检查后可以得出另外 6% 的诊断，仅有 8% 的诊断需要进行实验室检查或是放射学检查。长期药物治疗的患者（如服用降血压药物、抗精神病类药物、抗凝药等），有些近期用药能显著影响麻醉管理，应引起重视。

全麻下施行浅表手术的"健康"患者，男性患者一般无需行实验室检查，女性患者只需要进行血红蛋白或是血细胞比容检查。对患有高血压、糖尿病等慢性疾病的患者，需要检查血糖和电解质。难以解释的血红蛋白低于 10g/dl 者，应作进一步检查，减少围手术期并发症发生率和死亡率。椎管内麻醉或神经阻滞，术前应检查出凝血功能。拟在全麻下行无明显出血风险的"健康"择期手术患者，术前进行的实验室检查见表 19 - 2。

表 19 - 2　不同年龄患者推荐的实验室检查

年龄	男性	女性
≤40	无	妊娠试验（不能排除妊娠时）
40 ~ 49	心电图	血细胞比容、妊娠试验
50 ~ 64	心电图	血细胞比容或血红蛋白
65 ~ 74	血红蛋白或血细胞比容	血红蛋白或血细胞比容
	心电图、血浆尿素氮、血糖	心电图、血浆尿素氮、血糖
≥75	血红蛋白或血细胞比容、心电图	血红蛋白或血细胞比容、心电图
	血浆尿素氮、血糖、胸片	血浆尿素氮、血糖、胸片

三、术前禁食指南 （nil per os，NPO 指南）

为减少术中误吸的危险，常规要求患者在术前至少禁食 6 ~ 8 小时。在禁食一夜后，

50%的患者有中到重度的饥饿感，44%的患者有中到重度的口渴感，14%的年轻女性患者血糖浓度显著降低。而研究表明，清流质在胃内存留的半衰期是10~20分钟，如果在择期手术前2小时口服清流质，麻醉诱导时胃内容物的容量比禁食的患者更少。禁食的门诊患者，手术前2小时口服150ml水不会增加胃内容量。甚至在手术前2~3小时口服150ml咖啡或橙汁也不会对成人的胃内容量和pH值产生明显影响。同样，与常规禁食相比，儿童随意饮用清流质直至手术前2小时，最后一次饮水限制在240ml以内，可以既减少患儿的饥饿感和口渴感而又不会对胃内容物产生任何不良影响。术前口服3ml/kg苹果汁能减少胃内容量和酸度，爱好饮用咖啡的患者在术日晨饮用咖啡还可减少术后头痛的发生率。美国一项全国性调查表明，69%的麻醉医师已经改变了他们的NPO方案，允许儿童术前饮用清流质，41%的麻醉医师改变了他们对成人的禁饮方案。除非患者有胃排空延迟或术前应用阿片类药物，否则不宜禁食10~16小时。加拿大麻醉医师协会也推荐在择期手术3h之前不限制患者饮用清液体，对术前禁食、禁水的要求变得不再非常严格。重要的是，麻醉诱导前充足的体液（术前2~3小时饮清流质或静脉输注液体）可显著降低术后疼痛、眩晕、口渴、恶心等副作用的发生率。延长禁食时间只会增加患者的不适而没有益处。

四、术前准备

良好的术前准备使门诊手术更安全、更容易被患者和医务人员接受。术前准备的目的是减少门诊手术的风险、改善手术的预后和减少患者及其家属对整个手术经过的恐惧感。术前准备包括使用药物或非药物的方法减少患者焦虑、使用药物减少术后并发症的风险。

（一）非药物准备

由于将要接受麻醉的患者可出现心理紧张、焦虑，患者焦虑水平在手术前1周就开始升高，直至确信已经顺利恢复时才会恢复到正常水平。焦虑的原因最常见的是由于患者担心会在手术中发生疼痛、手术后不能醒来以及手术后的疼痛、恶心和呕吐。过于焦虑会导致术后恢复减慢、镇痛药和镇吐药用量增加。良好的术前访视与准备则可以减少或避免患者焦虑状态。研究表明，术前与麻醉医师充分沟通过的患者术后恢复较快而且镇痛药用量较少。

术前的非药物准备具有经济、无不良反应、患者乐于接受等许多优点，如患者能主动配合，通过术前指导，术后疼痛也能相应下降。术前访视的时间也很关键，研究显示，只有术前在手术室外进行的访视才能明显减轻焦虑，术前通过录像资料对围手术期事件进行解说也可有效减轻焦虑。通过游戏性的书籍、小册子、电视节目进行术前教育对小儿患者尤其有益，可以减轻患儿的焦虑和手术后的行为改变，特别是对于1~4岁的儿童更为有效。术前准备还应该包括：用书面和口头的方式告知患者到达时间和地点、合适的穿戴、禁食的要求、手术后发生的变化、术后对驾驶车辆的限制、以及需要一位成人在围手术期护送和陪伴患者。

（二）药物准备

门诊患者使用术前药物的主要指征与住院患者相同，包括解除焦虑、镇静、镇痛、遗忘、降低迷走神经张力、预防术后恶心呕吐和吸入性肺炎。但门诊患者在术后要回到家中，故术前用药不能影响术后的恢复及出院。合理地选择术前药能减少术中麻醉药的用量和降低术后恶心呕吐的发生率，减少术后副作用，从而加快出院。

1. 抗焦虑和镇静药 作为术前用药使用时，镇静－催眠药能减少焦虑和术中麻醉药的用量，故而能改善术后的恢复。最常用的药物是巴比妥类和苯二氮䓬类药物，随着剂量的增加，会产生抗焦虑、镇静的效果甚至使意识丧失。巴比妥类在门诊麻醉中并不常用。目前苯二氮䓬类药是最常用的药物，丙泊酚也有减少焦虑的特性。

（1）苯二氮䓬类：苯二氮䓬类药物作为术前用药已有很长时间，其抗焦虑和遗忘作用在门诊麻醉中同样有效。地西泮是最常用的苯二氮䓬类药，但咪达唑仑以其消除半衰期较短和手术后恢复较快的特点成为门诊麻醉时的最佳选择。咪达唑仑为水溶性药物，分布半衰期7.2分钟，消除半衰期2.5小时（2.1～3.4小时），老年人可延长到5.6小时，肥胖人可延长到8.4小时，用药的剂量应随年龄的增加而减少。为了达到术前使用咪达唑仑的目的，用药时间应该最迟在诱导前5分钟。儿童口服0.5mg/kg咪达唑仑10～15分钟后，就可以安静地与其父母分开，同时也不会延长术后恢复时间。对于老年患者，术前静脉推注咪达唑仑0.5～1mg对智力和精神运动恢复无不良影响。如果术前访视时患者有明显焦虑，可以在手术日晨和手术前60～90分钟口服苯二氮䓬类药物，但必须有可负责的成人陪同患者到手术中心。入手术室时出现明显焦虑的患者，常用静脉注射咪达唑仑1～3mg。副作用是呼吸和心血管抑制，偶会发生恶心，尤其是患有心脏病的老年人，血压下降的幅度可达到20%～35%，并可能伴有呼吸暂停。在注射咪达唑仑后血氧饱和度的下降也有报道，所以静脉使用苯二氮䓬类药物时都应该常规吸氧。

（2）α_2－肾上腺素受体激动剂：α_2－肾上腺素受体激动剂能减少手术中麻醉药和镇痛药的用量，产生镇静的效果、降低麻醉时的心率和血压。口服可乐定可作门诊手术的术前药。但对老年患者，由于其可产生术后残留镇静作用，故不宜使用。相比之下，右旋美托咪啶（dexmedetomidine）时效更短，选择性更强，在门诊麻醉中优势更明显。尽管其血流动力学作用较强，可能会限制其作为术前药的应用，但由于其可以减少术中麻醉药和镇痛药的用量，因而可作为有效的术中辅助药。

2. 镇痛药

（1）阿片类镇痛药：除非患者有急性疼痛，否则不推荐常规使用阿片类镇痛药作为术前用药。术前联合使用阿片类药物会增加术后恶心呕吐的发生率，导致门诊术后出院延迟。诱导前静脉注射阿片类药物可以迅速控制手术前的焦虑，减少麻醉诱导药的用量，提高术后镇痛效果。但是，如果主要目标是减轻焦虑，则应当使用镇静抗焦虑药物。

（2）非甾体类抗炎药（NSAIDs）：围手术期使用NSAIDs已经得到了广泛的研究。在控制急性疼痛方面，其效果尚不及阿片类药物，但作为辅助药则具有增强阿片类药效、减少其用量的效果。如与阿片类药物以及区域麻醉合用作为平衡镇痛的一部分，NSAIDs能改善早期恢复、减少并发症、使患者离院时间提前。对于很多小手术，术前使用NSAIDs能减少术后阿片类药物的用量。为将手术区出血的可能性以及胃黏膜和肾小管的毒性减至最小，以高选择性的环氧合酶－2（COX－2）抑制剂代替经典的非选择性NSAIDs已成为围手术期NSAIDs选择的趋势。

3. 预防恶心和呕吐的药物 术后恶心呕吐（PONV）是全麻后常见的并发症，也是患者对门诊手术经历不满意的原因之一。影响术后恶心呕吐发生率的因素很多，包括患者的体型、健康状态、性别、是否怀孕、月经周期、手术类型、麻醉时间、术前容量情况、麻醉药和镇痛药、术后的低血压和年龄等（表19－3）。Apfel等把女性、不吸烟、晕动症或PONV

病史以及术后阿片类镇痛药的使用定为最主要的风险因素，具备 0、1、2、3、4 个预测因素的患者出现 PONV 的概率分别为 10%、20%、40%、60% 和 80%。PONV 风险评估及防治指南见图 19 - 1。Eberhart 等把手术时间 >30 分钟、年龄 >3 岁、斜视手术、PONV 史或直系亲属 PONV 史定为儿童 PONV 的主要风险因素，具备 0、1、2、3、4 个预测因素的患者出现 PONV 的概率分别 9%、10%、30%、55% 和 70%。

表 19 - 3　与围手术期恶心呕吐相关的常见因素

患者相关因素

　年龄、性别、已有疾病（如糖尿病）、晕动症或 PONV 病史、吸烟史、焦虑水平以及并发疾病（如病毒感染、胰腺疾病）

麻醉相关因素

　术前用药、阿片类镇痛药、诱导和维持麻醉药、拮抗药、胃胀、体液容量不足、残留交感神经阻断

手术相关因素

　手术操作、手术时间、胃肠道积血、强迫经口进食、阿片类镇痛药、过早活动（体位性低血压）和疼痛

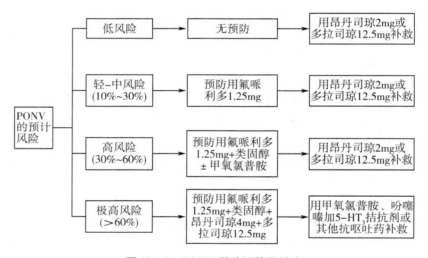

图 19 - 1　PONV 风险评估及防治

（1）丁酰苯类药物：以氟哌利多为代表，因有拮抗多巴胺受体的作用而具镇吐效果，主要用于预防和治疗 PONV。门诊麻醉的研究表明，不管是儿童还是成人，小剂量氟哌利多都有很好的止吐效果。大剂量的氟哌利多（>20μg/kg）能加强术后的镇静，可能会延迟患者恢复和离院的时间。小于 10μg/kg 剂量的氟哌利多与大剂量在止吐方面同样有效而不会延长恢复时间。所以麻醉诱导后应选择最低有效剂量的氟哌利多预防呕吐。

（2）酚噻嗪类药物：酚噻嗪类药物的镇吐效应机制也是阻断多巴胺受体的化学作用区。异丙嗪用于治疗恶心和呕吐已有多年，尤其是治疗阿片类药物导致的恶心和呕吐。常用剂量是 0.5 ~ 1.0mg/kg，在斜视手术中，异丙嗪 0.5mg/kg 静脉注射或肌肉注射用于控制儿童各种原因的术后呕吐，效果明显优于氟哌利多。但异丙嗪能导致低血压和恢复期的昏睡状态，延迟离院时间，还可能产生锥体外系症状，故门诊很少应用这类抗吐药。

（3）胃动力药：甲氧氯普胺（胃复安）和多潘利酮（吗丁啉）都能增加胃和小肠动力，增加食管括约肌的张力。胃复安 20mg（或是 0.2mg/kg）静脉注射能有效预防 PONV。

由于胃复安是短效药物，应在手术即将结束时使用以保证术后早期的效果。联合使用胃复安（10~20mg，iv）和小剂量氟哌利多（0.5~1.0mg，iv）比单用氟哌利多（1mg）更有效。

（4）抗胆碱能药物：传统使用抗胆碱能药物的目的是减少唾液分泌、降低迷走神经张力。东莨菪碱的中枢神经作用能有效地控制晕动病。术前使用贴皮制剂能有效减少术后恶心和呕吐的发生，但必须在术前8小时使用；而且不良反应较多，包括口干、嗜睡、散瞳和神志模糊；也不宜用于60岁以上的患者，从而限制了东莨菪碱贴剂在门诊麻醉中的应用。

（5）抗组织胺药物：苯海拉明和羟嗪是作用于呕吐中枢和前庭传导通路的抗组织胺类药物。可用于预防术后恶心和呕吐，其在预防和治疗晕动病及接受中耳手术患者的术后恶心呕吐方面尤为有效，也能成功地减少斜视手术后的呕吐。在麻醉诱导时给予羟嗪0.5mg/kg，能在手术后24小时内明显减少呕吐，而不会延迟离院时间。

（6）5-羟色胺拮抗剂：昂丹司琼是高度选择性的5-HT$_3$受体拮抗剂，常用于治疗化疗导致的恶心和呕吐，成人半衰期约3.5小时，儿童较短而在老年人较长（平均7.9小时）。昂丹司琼通过阻滞中枢和外周的5-HT$_3$受体而有效地预防门诊手术后的恶心和呕吐。由于昂丹司琼的时效很短，所以应在临近手术结束前使用，以减少在恢复室的镇吐药用量。小剂量的昂丹司琼（1~2mg）与较大剂量（4~8mg）相比，用于预防患者离院后的PONV效果较差。0.625mg氟哌利多与4mg昂丹司琼相比，二者的疗效和离院时间相同，但氟哌利多的性价比更高。昂丹司琼4mg用于控制术后恶心呕吐的效果优于胃复安。8mg的效果优于氟哌利多1.5mg和胃复安10mg。但昂丹司琼的价格限制了在门诊麻醉中的常规应用。头痛是其最重要的不良反应，还可能引起腹泻、便秘、镇静和一过性的肝酶轻度升高，但没有其他镇吐剂的镇静、烦躁以及锥体外系效应。

另一项研究比较了昂丹司琼和安慰剂的效果，无效时采用胃复安20mg静脉注射或羟嗪25mg静脉注射补救，结果昂丹司琼减少术后恶心的效果与安慰剂相似。

（7）其他化合物：地塞米松4~8mg静注可高效预防PONV，单独或与其他药物联合使用均有效。吸氧对于减少门诊术后PONV似乎无效。

（8）非药物技术：针灸和指压疗法可复合用于预防PONV，并具有一定疗效。对于术前使用阿片类药物接受妇科小手术的患者，针灸可以明显减少术后的恶心和呕吐。

4. 预防误吸　预防性用药防止吸入性肺炎是门诊手术麻醉有争议的话题。早期研究表明，门诊患者误吸的风险较高，因为多数门诊患者胃内容物大于25ml，pH<2.5。而近期研究表明，与择期手术患者相比，门诊禁食者误吸的风险并不增加。对于没有特殊风险的患者，误吸的发生率<1/35 000，不主张常规应用制酸药物。对于有明显误吸风险的患者（如妊娠、硬皮病、膈疝、放置鼻胃管和病理性肥胖），术前应使用H$_2$受体拮抗剂。

（1）H$_2$受体拮抗剂：H$_2$受体拮抗剂可通过减少胃酸分泌而有效升高胃液pH值，降低胃内容物容量。西咪替丁在服用后60~90分钟起效，至少维持3小时。与西咪替丁相比，雷尼替丁的保护时间长，不良反应少，经静脉给药起效时间快，保护效果更好。雷尼替丁的药效是西咪替丁的4~6倍，但消除半衰期相似（2~3小时）。新型H$_2$受体拮抗剂有法莫替丁和尼扎替丁，法莫替丁的作用强度是雷尼替丁的7.5倍、西咪替丁的20倍。

（2）质子泵抑制剂：奥美拉唑抑制胃H$^+$-K$^+$-ATP酶产生胃酸，半衰期0.3~2.5小时。代谢产物同样具有活性，能同H$^+$-K$^+$-ATP酶进行不可逆的结合。在术前夜用奥美拉唑80mg，胃内容量不变而胃内容物的pH值升高。奥美拉唑与西咪替丁一样，也抑制细胞色素 P450，减少依赖细胞色素 P450 代谢的药物代谢。

（3）术前禁食禁饮指南（NPO 指南）：见前。

（袁从虎）

第三节　麻醉方法

在选择门诊手术麻醉方法时要考虑麻醉的质量、安全性、效率、设备和药物的费用等。理想的门诊麻醉方法应该是起效迅速平稳、能在手术中提供遗忘和镇痛、恢复期短、不良反应少。另外，不同麻醉医师和患者的偏好也决定麻醉方法的选择。各种麻醉方法均可用于门诊手术，各有优缺点，目前尚无统一而理想的门诊麻醉方法。全身麻醉仍是患者和手术医师最偏好的技术。尽管椎管内阻滞是下肢和下腹部手术的常用麻醉技术，但因其术后残留运动和交感神经阻滞，用于门诊手术可能延迟出院。外周神经阻滞可使术后阿片类镇痛药的用量减至最低，因此越来越多的门诊病例接受局部神经阻滞联合静脉镇静，即所谓的监测下麻醉（monitored anesthesia care，MAC）。门诊麻醉所需的麻醉、监护和复苏设备与住院患者一样。标准的门诊手术术中监测包括胸前听诊器、心电图、无创血压、脉搏氧饱和度，全身麻醉需进行呼气二氧化碳监测。

一、全身麻醉

全身麻醉在国外是最常用的门诊麻醉方法，国内也渐趋增多。在制定麻醉方案时，除了要考虑术中的管理外，还要考虑患者在恢复室的特点、术后恶心呕吐及疼痛治疗。全麻药物的选择对于患者术后在 PACU 的留治时间影响很大，甚至还决定患者能否在手术后当天离院。

少数短于 15 分钟的小儿手术，不需要在术中静脉用药以及静脉输液（如鼓膜切开术和眼科检查），可不建立静脉通路。但手术时间较长、禁食时间超过 15 小时的患儿，应该建立静脉通路以便于维持体液容量和血糖的稳定及围手术期用药。小儿门诊麻醉诱导时是否允许患儿家长在场虽然有争议，但越来越多的麻醉医师持赞同观点。美国约 50% 的麻醉医师允许患儿家长于麻醉诱导时在场，绝大多数家长能保持冷静和支持，使麻醉诱导顺利进行。但必须选择适当的家长，之前对他们进行必要的解释和宣教，并能在医师的要求下及时离开。

此外，术后的一些并发症，比如嗜睡和头晕，常常与脱水有关。使用加温湿化器以及被动保温保湿装置能进一步减少在手术中的体液和热量的丢失。

（一）麻醉药物

随着中短效静脉麻醉药、吸入麻醉药、肌松药和镇痛药越来越多，短小手术变得更加安全、也更易于为门诊患者所接受。全身麻醉诱导一般使用起效快的静脉麻醉药，丙泊酚由于恢复质量高，已经基本取代了巴比妥类和苯二氮䓬类药物用于麻醉诱导。而最常用的麻醉维持方法是联合使用吸入麻醉药及氧化亚氮。氧化亚氮和溶解度低的吸入麻醉药如七氟烷或地氟烷合用使全麻的起效和恢复更加迅速。虽然既往有研究表明氧化亚氮的使用与术后恶心呕吐有关，但近来的研究又否定了氧化亚氮的这种不良反应。

1. 丙泊酚　已成为门诊麻醉诱导的较好选择。丙泊酚的消除半衰期是 1～3 小时，其苏醒质量比其他绝大多数的静脉麻醉药都好，术后发生 PONV 的机会较少，并有镇吐作用。丙泊酚诱导后使用吸入麻醉药维持，术后恢复时间比用硫喷妥钠或依托咪酯短。在儿童中的恢复时间差别也很明显：丙泊酚诱导的患儿的恢复时间、离院时间均明显短于氟烷和硫喷妥钠诱导的患儿，且术后恶心的发生率也低。丙泊酚引起的静脉注射痛和不适感的发生率较高，注射前即刻给予利多卡因（成人40mg，iV）或混合给予可减轻疼痛。选择较粗大的静脉或事先给予阿片类药物也可减轻丙泊酚注射痛。

2. 吸入麻醉药　门诊麻醉维持中应用也非常广泛。这些药物的摄取和消除迅速，因此麻醉深度容易调节，使得患者恢复快、出院早。地氟烷和七氟烷是较新型的卤代烃类吸入麻醉药，血气分布系数低，恢复更加迅速，因此更适合门诊麻醉使用。与地氟烷不同，七氟烷没有气道刺激性，可以进行平稳的吸入诱导。当儿童需要迅速诱导时，吸入诱导是首选的方法。在老年患者中，七氟烷诱导比丙泊酚诱导血流动力学更加稳定。吸入麻醉药麻醉恢复早期的呕吐发生率比丙泊酚高，而延迟出现的 PONV 多与术后应用阿片类药物有关。从降低成本的角度考虑，吸入麻醉药物维持优于丙泊酚·阿片类药物技术。

门诊手术麻醉中氧化亚氮使用的问题一直存在争论，原因是一般认为使用氧化亚氮后呕吐发生率较高。但很多研究表明氧化亚氮能成功用于门诊手术麻醉，麻醉维持加用氧化亚氮能减少吸入麻醉药的用量，恢复更迅速，成本更低。尽管氧化亚氮因增加中耳内压力和胃肠道内压力，有增加术后呕吐发生率的风险，但大量腹腔镜手术患者的研究表明，丙泊酚—氧化亚氮麻醉比单纯丙泊酚麻醉患者恢复略快，术后呕吐没有差异，从而认为氧化亚氮不是术后恶心呕吐的根本原因，仍可作为门诊手术吸入麻醉的选择药物之一。

3. 氯胺酮　是一种独特的具有镇静镇痛作用的静脉麻醉药，既可以用于麻醉诱导又可以用于麻醉维持。但氯胺酮有明显的"拟精神病"作用，术后早期 PONV 发生率高。小剂量（10~20mg，iv）氯胺酮可在丙泊酚诱导麻醉中用以替代强效阿片类药物。门诊手术中辅助静注氯胺酮75~150μg/kg 可减少骨科手术后的阿片类药物的用量。

4. 咪达唑仑　尽管门诊也有采用咪达唑仑（0.2~0.4mg/kg，iv）进行麻醉诱导，但与丙泊酚相比，它起效慢，恢复也较迟。所以，若采用咪达唑仑行麻醉诱导，手术结束时应给予氟马西尼拮抗，患者术后可及时苏醒。

5. 依托咪酯　依托咪酯（0.2~0.3mg/kg）也被用于较短门诊手术的全身麻醉诱导和维持。由于其副作用如 PONV 发生率高、肌阵挛以及短暂性肾上腺皮质功能抑制，其应用应限于临床上需要血流动力学稳定的患者。

6. 阿片类镇痛药　麻醉诱导期间使用阿片类镇痛药可降低气管内插管引起的自主神经反应，麻醉维持中给予镇痛药则可以减少或消除术中疼痛刺激引起的自主神经反应。芬太尼是最常用的阿片类药物。阿片类药物能减少术中镇静药物的用量，使恢复更加迅速，还能减少丙泊酚注射时的疼痛和不自主运动反应。小剂量强效镇痛药（芬太尼1~2μg/kg，阿芬太尼15~30μg/kg，苏芬太尼0.15~0.3μg/kg）能减轻喉镜置入及气管内插管时的心血管反应。与吸入麻醉相比，麻醉中使用短效镇痛药物时，患者恢复较快。阿芬太尼起效迅速，作用时效较短，尤其适合于门诊麻醉。

瑞芬太尼是一种超短效的阿片类镇痛药。全凭静脉麻醉时，瑞芬太尼比芬太尼能更好抑制手术刺激产生的反应，麻醉诱导时给予1μg/kg 瑞芬太尼较芬太尼能更有效地抑制喉镜和气管内插管所致的血流动力学反应。值得注意的是，使用瑞芬太尼时，术后较早就需要使用镇痛药。

半合成的阿片激动拮抗剂（如布托啡诺、纳布啡）因对呼吸的抑制作用更小，在门诊手术中可能比强效的阿片受体激动剂更好，但需注意这些药物的镇痛效果有封顶效应。全麻中非甾体类抗炎药不能提供很好的镇痛作用。

7. 肌松药　短时间的浅表手术，一般不需要使用肌肉松弛剂，部分患者需要使用超短效的肌松药帮助完成气管内插管或在手术中提供肌松。去极化肌松药琥珀酰胆碱在门诊麻醉中一般用于完成气管内插管和提供短时间的深度肌松。麻醉后肌痛是常见的并发症，而且肌痛可能比手术本身的疼痛更加强烈，持续时间一般 2～3 天，也可达 4 天以上。非去极化肌松药米库氯铵，可以取代琥珀酰胆碱用于气管内插管，而且不引起术后肌痛。米库氯铵的恢复时间比琥珀酰胆碱长 15 分钟，但一般情况下并不需要进行拮抗。单次注射米库氯铵0.15mg/kg，起效时间约为 3.5 分钟，使用更大的剂量，起效会更快。罗库溴铵起效时间与琥珀酰胆碱接近，也可用于气管内插管。

即使是短小手术，使用短效的非去极化肌松药（如顺式阿曲库铵、米库氯铵）后神经肌肉阻滞也能很快逆转。所以，性价比较高的方案为使用琥珀酰胆碱进行气管内插管，随即在维持期少量（4～8mg）追加米库氯铵。这一肌松药方案可使短小腹腔镜手术后肌松拮抗药的使用减至最小。

8. 拮抗药　尽管阿片类药物有严重的不良反应，但由于拮抗剂纳洛酮可引起恶心呕吐、肺水肿甚至心律失常，故并不常规用于拮抗。氟马西尼能迅速逆转苯二氮䓬类药物的中枢作用，是高度特异性的药物，但价格昂贵，也不适于常规使用；而且使用氟马西尼拮抗后，有可能会发生再镇静现象。中效的非去极化肌松药常需要拮抗，最常使用的是新斯的明和艾宙酚。拮抗剂可影响术后恶心呕吐的发生率，使用新斯的明较使用艾宙酚患者恶心呕吐的发生率高。

（二）气道管理

气管内插管会导致术后咽喉痛、声嘶。除非存在误吸的高危因素，一般门诊手术患者多不需要进行气管内插管。喉罩的并发症要远少于气管内插管，故喉罩的应用越来越多。

喉罩可以在没有使用肌松剂的情况下顺利放置，免除插管时所需要的肌松药。与气管内插管相比，它对心血管的刺激小，咳嗽发生率较低，麻醉药的需要量减少，声嘶和咽喉痛也减少。使用喉罩能使患者迅速恢复到基础状态，但喉罩不能保护气道防止异物进入，不能用于有反流、误吸危险及有上呼吸道出血的患者。

二、区域麻醉

区域麻醉与局部麻醉在门诊手术中已经使用很久，区域麻醉可以避免全麻的很多并发症，减少术后护理的工作量，缩短术后恢复时间，在手术后早期能提供完善的镇痛。

硬膜外麻醉、脊麻、骶管阻滞、臂丛及其他周围神经阻滞、局部浸润麻醉均可用于门诊手术。完成神经阻滞的时间比全麻诱导时间长，并有一定比例的阻滞不完善，所以建议在麻醉准备室完成区域阻滞以避免不必要的手术等待时间。当采用区域麻醉时，患者术后的疼痛较少，在符合其他离院的标准时，手术肢体可能仍有麻木。此时，该肢体必须用吊带充分保护，避免引起伤害。

（一）脊麻

脊麻简便、效果确切，但并发症较多。最常见的并发症是脊麻后头痛（PDPH）和背痛。虽然使用更细（≤25G）的笔尖式穿刺针后头痛的发生率有所减少，但增加了麻醉失败率。

在门诊麻醉中通常使用短效局麻药（如利多卡因）以保证麻醉时效的可控性和可预测性。一般推荐使用等比重的利多卡因（2%）或联合使用轻比重的利多卡因和小量的阿片类药物。芬太尼能加强感觉阻滞而不会对运动阻滞造成影响，加快患者的完全恢复，但皮肤瘙痒的发生率升高。门诊麻醉中也可以使用布比卡因进行脊麻，但仅限于手术时间在 2～3 小时之上的手术。在患者离院前，必须保证运动功能已经完全恢复。要重视脊麻后低血压，一旦发生应及时处理。婴儿脊麻后低血压的发生率低于成人。

脊麻穿刺针的大小和外形对减少脊麻后头痛很重要。Sprotte 和 Whitacre 穿刺针比 Quincke 针对腰部硬膜的损伤小，可进一步减少硬膜穿刺后头痛的发生率。小于 27G 的穿刺针增加穿刺的难度，使阻滞失败率增加，且在脊麻穿刺时常需用导引针。小于 45 岁的患者脊麻后头痛的发生率高于 45 岁以上的患者。

脊麻后应进行及时随访，明确有无严重的头痛发生。如果卧床休息、镇痛药、口服补液不能有效解除患者的头痛，应该将患者收入院进行静脉补液治疗或硬膜外腔注射自体血或生理盐水治疗。由于门诊患者在手术后的活动量多于住院患者，有时会成为选用脊麻的顾虑，但卧床休息并不能减少脊麻后头痛的发生率，有报道早期走动还可减少脊麻后头痛的发生。

（二）硬膜外麻醉

硬膜外麻醉起效较慢，有局麻药注入血管和蛛网膜下腔的危险，与脊麻相比，感觉阻滞不全的发生率较高。硬膜外麻醉的主要优点是可以随着手术时间的延长而延长麻醉时间。硬膜外麻醉所需要的操作时间比脊麻长，但硬膜外麻醉的操作可以在麻醉准备室进行，而且正常情况下可以避免硬膜穿刺后头痛。

在门诊麻醉中使用脊麻联合硬膜外麻醉时，先在蛛网膜下腔注入小剂量的局麻药产生低位的感觉阻滞，术中根据需要由硬膜外导管加入局麻药。优点是既效果确切、起效时间快，又能够延长麻醉时间。

（三）骶麻

骶麻常用于儿童脐以下的手术或与全麻联合应用，对控制手术后的疼痛也有良好效果。局麻药可采用 0.175%～0.25% 的布比卡因 0.5～1.0ml/kg。儿童常在全麻后再进行骶麻，注射局麻药后，可适当减浅全麻的深度。由于骶麻对全身情况干扰轻，控制术后疼痛的效果较好，患儿可以提前活动，能更早离开医院。

（四）外周神经阻滞

上肢可以采用臂丛神经阻滞，下肢手术如膝关节镜手术和前交叉韧带修补术，可以用股神经、闭孔神经、股外侧皮神经和坐骨神经阻滞，术后的镇痛效果良好，患者也乐于接受。足部手术采用踝部阻滞、腘部坐骨神经阻滞能提供有效的术后镇痛。

（五）局部浸润技术

在所有适于门诊患者的麻醉技术中，用稀释局麻药液做手术部位局部浸润是减轻术后早期疼痛最简便最安全的方法，也可降低整体费用。

三、清醒镇静

很多患者在局部麻醉或区域阻滞麻醉下手术时都要求镇静，并且要求对手术没有记忆。清醒镇静是指通过药物或非药物，或联合使用两种方法，对意识水平的浅抑制，保留患者维持呼吸道通畅和对躯体刺激及语言指令做出反应的能力。而深度镇静的定义是：通过药物或非药物或者联合使用两种方法，产生的一种可控制的意识抑制状态，保护性反射部分丧失，不能对语言指令做出有意识的反应。对不适合作门诊全麻的患者，可以在局部麻醉或区域阻滞辅以镇静的状态下进行，但镇静后有发生更多并发症的危险。在一项 10 万例麻醉的研究中，监护下麻醉（MAC）的死亡率最高（10 000 例麻醉中发生 209 例死亡）。

MAC 指麻醉医师对接受局部麻醉的患者或接受诊断或治疗操作的患者进行监护，在监护的过程中可能使用镇痛药、镇静－抗焦虑药或其他药物。常用于成人镇静的药物有：苯二氮䓬类（减少焦虑和产生遗忘），阿片类（用于止痛）及小剂量的静脉或吸入全麻药（用于镇静）。苯二氮䓬类药物如咪达唑仑或静脉全麻药丙泊酚可以单独用于镇静，神经阻滞效果不完善或疼痛明显的手术，常加用阿片类药物。

儿童通常联合使用多种药物以达到镇静，包括口服咪达唑仑、苯巴比妥，以及合用经黏膜枸橼酸芬太尼。氯胺酮能提供镇静镇痛和遗忘，可以通过静脉、口服、直肠、肌肉注射给药。一般肌肉注射 2mg/kg，口服氯胺酮 5mg/kg，与口服咪达唑仑的起效时间相似，但是口服咪达唑仑的患儿离院时间早于氯胺酮。

成人最常用静脉输注法，最常用的药物为丙泊酚，尽管单次剂量给药可能起效更快，但小剂量输注能精确调节镇静深度，输注速度在 $25 \sim 100\mu g/$（kg·min）时能产生剂量依赖性的镇静作用。眼震和对语言的反应是重要的监护指标，在咪达唑仑镇静时，确定药物剂量达到要求的有效体征是患者上睑下垂超过瞳孔的一半；或是失去对话兴趣，回答语调变得单调。

镇静时必须进行适当的监测和做好复苏的准备。监测标准与全身麻醉相同，特别注意氧饱和度和二氧化碳监测。镇静时所用的药物都可能导致缺氧，患者应常规吸氧。经常同患者对话以监测患者的镇静水平和意识状态，可以更好地确定患者的镇静状态，当患者发生疼痛或不适时，可以补充其他药物。应提前告知患者将要发生的刺激（注射局麻药、置入内窥镜、止血带充气），患者对意料之中的刺激的反应程度要小于意外的刺激。

四、快通道麻醉的实施

门诊麻醉的目标是快速、安全地为实施治疗或诊断性操作创造满意的条件，同时确保快速、可预期的恢复，并将术后并发症降至最低。精确地使用短效药物能使患者直接从手术室安全转送至工作强度较小的恢复区，其中的许多患者在术后 1h 内就可出院，节约了医疗成本。门诊术后绕过 PACU 被称为"快通道"。

更短效、速效的麻醉药（如丙泊酚、七氟烷、地氟烷、瑞芬太尼）可促进全身麻醉后的早期恢复，预先给予非阿片类镇痛药（如局部麻醉药、氯胺酮、NSAIDs 等）和抗呕吐药（如氟哌利多、甲氧氯普胺、5－HT 拮抗剂和地塞米松）将减少门诊术后并发症，加快术后恢复。基于 EEG 原理的麻醉深度监测（如 BIS、AEP、NACOTREND、熵指数）可改善麻醉质量，避免麻醉过深对机体造成的不良影响，也能减少麻醉过浅造成的全麻知晓，从而加速全身麻醉后苏醒，缩短实际住院时间。在 MAC 技术下完成手术（如浅表手术和内镜操作），可以显著降低医疗成本、提高患者满意度，但 MAC 技术的成功不仅依赖于麻醉医师，也与术者术中有效的浸润麻醉和轻柔操作有关。脊麻后延迟离院的主要原因是运动和交感阻滞残留，导致行走受限和无法排便。可通过小剂量利多卡因联合芬太尼腰麻技术来减少上述反应，加速术后恢复、缩短在院时间。与传统恢复途径相比，快通道患者可提前 30～90 小时出院，而不影响患者安全或对手术的满意度。使用短效、速效全身麻醉药和阿片类镇痛药以及 MAC 技术和小剂量脊麻技术，可使几乎所有门诊患者从"快通道"中受益。

（刘霄尧）

第四节　麻醉后处理

一、术后多模式镇痛途径

疼痛使恢复复杂化、延迟门诊术后出院。所以，门诊术后多模式镇痛对于加速患者早期恢复也很关键。在多模式镇痛药配方中加入小剂量氯胺酮（75～150μg/kg）可改善骨科手术后的疼痛和预后。乙酰唑胺（5mg/kg，iv）可减少 CO_2 气腹腹腔镜手术后的牵涉痛。

门诊手术后，必须在患者出院前口服镇痛药控制疼痛。尽管强效速效阿片类镇痛药常用于治疗恢复早期的中、重度疼痛，但它们增加 PONV 的发生率，导致门诊手术后出院延迟。强效 NSAIDs（如双氯芬酸）的使用可有效减少门诊手术后对口服阿片类镇痛药的需求，促进早日出院。由于 COX-2 抑制剂（如塞来考昔、罗非考昔或伐地考昔）对血小板功能无潜在的负面影响，其使用也日益普遍。临床中，口服罗非考昔（50mg）、塞来考昔（400mg）或伐地考昔（40mg）作为术前用药，是改善术后镇痛、缩短门诊术后出院时间的简单而有效的方法。

多模式镇痛方式中常规使用局部麻醉药也是加快术后恢复的关键措施。MAC 技术中采用局麻药伤口周围浸润作为围手术期镇痛或全身麻醉和区域阻滞的辅助，可为患者提供良好的镇痛。单纯的伤口浸润也可显著改善下腹部、肢体、甚至腹腔镜操作后的术后疼痛。腹腔镜手术后肩痛发生率较高，据报道这种疼痛可通过膈下给予局麻药来减轻。关节镜下膝关节手术后，关节腔内注入 30ml 0.5% 的布比卡因可减少术后阿片类药物的需求，使行走和离院更早。随着未来门诊进行的手术操作更加复杂，要求麻醉医师必须不断提高术后镇痛技术和方法的有效性。

二、PONV 的防治

围手术期管理中引入多模式途径防治 PONV 可促进恢复、改善手术结局、提高患者满意度。性价比最高的预防用药是联合小剂量氟哌利多（0.5～1mg）和地塞米松（4～8mg）。对于 PONV 高风险者，加用 5-HT$_3$ 拮抗剂（如昂丹司琼、格拉司琼等）或电针灸则防治效果更佳。除了药物预防方法，保证充足体液也可显著减少 PONV 的发生。

三、患者的恢复

门诊手术麻醉的恢复分为三个阶段，即早期、中期和晚期。早期和中期恢复在医院内完成，而晚期恢复可在患者家中进行。早期恢复指的是从停止麻醉到患者恢复保护性反射和运动能力的阶段。此阶段，患者应被送入麻醉后恢复室，严密监测生命体征和脉搏氧饱和度，吸氧，有可能需要使用镇静、镇痛、和镇吐药。中期恢复阶段，患者在躺椅上接受照顾，逐渐开始活动、饮水、上厕所，准备离开。晚期恢复是从患者回家开始，到完全恢复正常生活、重新开始工作为止。

除了 PACU 外，常设"第二阶段恢复室"。术后患者在此区域内停留直至能够耐受饮水、行走和独自活动。所有镇静患者和部分全麻后的患者，在手术室内能够坐立、呼吸恢复良好，便可进入"第二阶段恢复室"。

患者离院前应以口头或书面形式告知患者术后注意事项。患者术后至少 24h 不能驾驶车辆，不能操作电动工具或是做出重要的决定。至少 24 小时内还可能会感到头痛、头昏、恶心、呕吐、肌肉痛和伤口疼痛，让患者对可能发生的问题有充分的认识，如果回家后发生上述症状，其紧张的程度会较轻。术后症状一般在术后 24 小时内消失，但是如果症状持续，要与随访医师取得联系。医院必须建立随访制度，很多医院在术后的第一天通过电话对患者进行随访以了解患者恢复情况。

对独居、监护人不能满足其需要、交通不便、经济受限而又需要观察的患者，应为其保留病床。

离院标准决定患者能否安全离开医院的标准包括生命体征稳定，定向力恢复，可以活动而不感到头晕、疼痛，PONV 轻微和手术部位出血很少。可以用下列评分系统来评价患者是否可以离院（表 19 - 4）。一般情况下，如果评分超过 9 分，并有人护送，患者就可以离开。

持续的术后疼痛和恶心呕吐是推迟离院的常见原因。严重的术后疼痛与长时间手术有关，后者还会延长患者在 PACU 或第二阶段恢复室内的停留时间。在术前需判断发生术后严重疼痛的可能，酌情进行预防性镇痛处理。

表 19 - 4　改良麻醉后离院评分系统

生命体征（血压和心率）	疼痛
2 = 术前数值变化 20% 范围内	2 = 轻微
1 = 术前数值变化 21% ~40%	1 = 中等
0 = 变化超出术前值的 41% 以上	0 = 严重
运动功能	手术出血
2 = 步态稳定/没有头晕	2 = 轻微
1 = 需要帮助	1 = 中等
0 = 不能行走/头晕	0 = 严重
恶心呕吐	
2 = 轻微	
1 = 中等	
0 = 严重	

接受区域阻滞麻醉的患者在离院时必须符合全麻后患者离院的标准，还必须恢复感觉、运动、本体感觉以及交感神经功能。椎管内阻滞的患者离院时运动功能必须已经完全恢复。

对门诊手术患者是否需要恢复进饮和排便后才能离院仍存在争议。如果患者不断呕吐且不能进饮当然不能出院。有研究发现，儿童在出院前饮水可使呕吐的发生率增加50%以上，而在医院内接受8h静脉输液替代进饮的患儿出院回家后，无人因为脱水而重新入院。因此，充分补液的门诊患儿可安全回家，而无需证实此时能否耐受口服液体。能否自行排尿对出院也具有重要影响，不能排便和尿潴留可能由疼痛、阿片类镇痛药、腰麻或硬膜外麻醉、抗胆碱作用的药物以及尿道自主神经延迟阻滞引起。门诊麻醉应尽量使用短效局部麻醉药。

（刘霄尧）

参考文献

［1］李宝永，武建华，刘铁军. FloTrac/Vigileo 监测 CO_2 气腹压对腹腔镜手术患者血流动力学的影响. 中国老年学杂志，2015（6）：1569 - 1571.

［2］刘会臣，刘铁军. 反式曲马多对映体的药代动力学立体选择性. 药学学报，2000，35（1）：40 - 43.

［3］张亚军，宋建祥，袁从虎. OPCAB 术后发生精神障碍的相关因素. 中华胸心血管外科杂志，2014，30（6）：370 - 371.

［4］吉林，袁从虎，陈佩军，等. 20 例非体外循环下冠状动脉搭桥术的麻醉处理. 苏州大学学报：医学版，2007，27（4）：646 - 647.

［5］袁从虎，吉林，张亚军. 改良超滤联合常规超滤用于重症心脏瓣膜病患者瓣膜置换术的效果. 中华麻醉学杂志，2012，32（6）：661 - 664.

［6］张晓磊，李恒平，胡咏兵. 两种不同温控方法射频热凝术治疗三叉神经痛的临床观察. 中国疼痛医学杂志，2013，（5）：307 - 308.

［7］张晓磊. 枕神经电刺激治疗头痛的应用进展. 中国疼痛医学杂志，2013，（5）：297 - 299.

第二十章 麻醉并发症防治

第一节 呼吸系统麻醉急危重症

一、呼吸道梗阻

麻醉期间的呼吸道梗阻多为急性梗阻，按发生部位可分为上呼吸道阻塞和下呼吸道阻塞。如未及时处理可造成急性二氧化碳蓄积或（和）低氧血症，严重者可导致心搏骤停。

1. 原因 引起呼吸道梗阻常见的原因有舌后坠、分泌物过多、呕吐和反流、喉痉挛和支气管痉挛、麻醉操作失误或麻醉装置不当、颈部或纵隔肿块、血肿、炎性水肿等均可使气管受压，喉水肿、两侧声带麻痹。

2. 临床征象 ①患者呼吸困难，有强烈的呼吸动作，但无通气或低通气量，呼吸"噪声"增加。②吸气困难，辅助呼吸肌肉参与呼吸运动。③胸部和腹部呼吸运动反常，吸气时胸部不扩张，而腹部隆起，严重者出现胸骨上凹和锁骨上凹下陷以及肋间隙内陷的"三凹征"。④进行性的低氧血症，严重者可有心律失常，乃至心搏呼吸骤停。

3. 处理 ①停止刺激或手术操作，高浓度或纯氧面罩吸入或辅助通气。②迅速查明原因，对因处理。如舌后坠可采取仰头抬颏法或托颌法解决，长时间者可用口咽或鼻咽通气道。紧急气管内插管，如失败可行喉罩通气、迅速环甲膜切开或粗针头穿刺，纯氧或高频通气。气管导管远端梗阻者，可经气管导管插入导管芯使导管通过远端或将阻物推向一侧支气管；必要时气管切开。

二、喉痉挛

1. 原因 多见于全身麻醉插管及苏醒拔管时，呼吸道被刺激而发生。常见的因素有：①浅麻醉下吸痰、放置口咽通气道、气管插管或拔管。②喉头及呼吸道的分泌物、血液、呕吐物等刺激。③浅麻醉下剥离骨膜，扩肛手术，扩张尿道，牵拉内脏，外周疼痛刺激等。④药物如静脉注射硫喷妥钠、吸入难闻的挥发性麻醉药及搬动患者等。

2. 临床征象 ①声带反射性关闭导致声门部分或完全关闭，可出现哮鸣样呼吸困难或"摆动样"阻塞性呼吸，形成吸气时胸壁随膈肌收缩而抬起，但因气体吸入受阻，胸部回缩而不能膨胀，呼气时腹壁因膈肌松弛而下降。②缺氧、高碳酸血症、酸中毒，开始可导致高血压和心动过速，如不及时解除，窒息数分钟后即可出现低血压、心律失常以致心脏停搏。③喉痉挛可分为轻、中、重度。轻度：吸气性喉鸣声调低（鸡啼样喉），无明显通气障碍；中度：吸气性喉鸣声调高、粗糙，呼吸道部分梗阻，呼吸"三凹征"（锁骨上凹，胸骨上凹，肋间凹）；重度：具有强烈的呼吸动作，但呼吸道接近完全梗阻，无气体交换，发绀，意识丧失，瞳孔散大，心搏微弱甚至骤停。

3. 处理　①立即停止一切刺激和手术操作，面罩纯氧加压吸入。②轻提下颌可缓解轻度喉痉挛，加深麻醉可缓解轻、中度喉痉挛。③上述措施不能缓解或重度喉痉挛者可应用咪达唑仑 0.08mg/kg 及琥珀胆碱 1.5mg/kg 静注后快速气管插管控制呼吸，以保安全。

三、支气管痉挛

支气管痉挛是指呼吸道反应性亢进，支气管和小支气管平滑肌痉挛性收缩引起呼吸道阻力增加，表现为气管黏膜水肿、分泌物增多，平滑肌收缩。多见于有哮喘史的患者或近期有呼吸道感染者。

1. 原因　①常发生于对患者气管或支气管的局部刺激（如各种分泌物和支气管插管）。②某些药物或输血的过敏反应时。③释放组胺类药物（如吗啡、右旋筒箭毒碱、阿曲库胺）可加重支气管收缩。④手术操作如浅全身麻醉时剥离骨膜，扩肛手术，肺门、腹腔或盆腔等部位的操作。⑤哮喘、慢性阻塞性肺病史。

2. 临床征象　①特征是哮鸣样呼吸，呼气时呼吸困难更明显。麻醉中则表现为呼吸道阻力增加，挤压呼吸囊困难，甚至不能压入气体。②双肺布满哮鸣音。③严重者可出现静脉回流受阻、导致心排出量减少和严重低血压。

3. 处理

（1）如系全身麻醉插管后发生，应首先检查气管导管位置和深度是否正确，避免插入过深刺激支气管和隆突。

（2）提高吸入氧浓度和加深麻醉：可缓解因麻醉过浅导致的支气管痉挛，因呼吸道阻力大，宜加用静脉全身麻醉药。首选氯胺酮，因该药此时兼有加深麻醉和内源性儿茶酚胺释放作用，可促使支气管扩张。其次可用丙泊酚，该药较巴比妥类药更少引起支气管收缩。

（3）支气管解痉药物治疗：吸入或静注选择性 β_2 受体激动药，如沙丁胺醇、奥西那林、抗胆碱药（如阿托品）、茶碱类药，顽固者可加用皮质类固醇类药。

四、缺氧

1. 原因　①通气不足，呼吸抑制、呼吸道梗阻、肌松药残余作用、限制性通气障碍等。②FiO_2 降低，中心供氧中止（或氧气筒用尽）、氧流量不足等。③通气血流比例失调，见于肺不张、肺水肿、气胸、单肺通气、术中填塞物和牵引器对肺的压迫等。④弥散障碍如肺水肿。⑤心脏右向左分流。⑥携氧能力下降，见于贫血、二氧化碳蓄积、正铁血红蛋白血症。⑦氧解离曲线左移，见于碱中毒、低碳酸血症、低温、2，3 - DPG 浓度降低。

2. 临床征象　根据缺氧的原因和血氧变化，一般将缺氧分为低张性缺氧、血液性缺氧、循环性缺氧、组织性缺氧 4 种类型。麻醉中以低张性缺氧最为常见，PaO_2 降低的原因有吸入气氧分压过低、外呼吸（通气或换气）功能障碍、静脉血分流入动脉。

3. 处理　①保持呼吸道通畅，纯氧吸入，加大通气量。但氧疗的效果因缺氧的类型而异，对低张性缺氧效果最好；但由于静脉血分流入动脉引起的，因分流的血液未经过肺泡而直接掺入动脉血，故吸氧对改善缺氧的作用较小。血液性缺氧、循环性缺氧和组织性缺氧者 PaO_2 和 SaO_2 正常，吸氧虽可明显提高 PaO_2，SaO_2 的增加却很有限，但吸氧可增在血浆内溶解的氧，对缺氧也有所改善。②在全身麻醉插管状况下，应首先以纯氧手控通气检查两肺呼吸音，观察胸廓和膈肌运动是否充分，评估肺顺应性、气管导管有无阻塞或脱出错位，并及时纠正。如麻醉机及呼吸环路有漏气，应先用简易呼吸器供氧维持人工呼吸，脱机检查纠正故障后再用。③对其他原因进行针对性治疗，如因弥散障碍则加用 PEEP。

五、高碳酸血症

1. 原因

（1）通气不足：①插管全身麻醉时呼吸机设置不当，导致分钟通气量不足或氧流量过低。亦可见于高频通气时间过长。②呼吸道阻力增加：见于上呼吸道阻塞、支气管痉挛、单侧肺通气、慢性阻塞性肺疾病、气胸或血胸等。③延髓呼吸中枢抑制：见于非全身麻醉插管机械通气状况下使用阿片类镇痛药、苯二氮䓬类药的副作用，延髓区的原发疾病与手术创伤。④呼吸肌运动抑制：见于椎管内麻醉时阻滞平面过高、区域神经阻滞时并发膈神经阻滞、全身麻醉拔管后的神经肌肉阻滞药的残留作用。

（2）呼出气体再吸入：见于全身麻醉控制呼吸时钠石灰失效或呼气瓣失灵。

（3）二氧化碳产生过多：可见于腹腔镜手术时外源性二氧化碳吸收过多、超高代谢状态（如恶性高热）。

2. 临床征象

（1）中枢神经系统：烦躁、定向障碍、焦虑不安或嗜睡、肌肉抽动、极度兴奋、惊厥、甚至意识丧失。

（2）循环系统：皮肤颜面潮红，湿热，血压升高，收缩压较舒张压升高更显著，脉压差增大。心率加快，脉搏洪大。椎管内麻醉或使用神经节阻断药者，血压可显著下降，严重者循环抑制，血压进一步下降，心律失常（阈值 $PaO_2 > 92mmHg$），甚至心搏骤停，尿量减少或无尿。

（3）呼吸系统：呼吸急促，加深、加快，通气量可超过正常人 1 倍以上，严重者呼吸抑制，变浅、变慢。

（4）其他：$PEtCO_2$ 和 $PaCO_2$ 均升高。

3. 处理 ①对症对因治疗，如全身麻醉插管时可调高分钟通气量、增加氧流量、排除呼吸道阻力、更新钠石灰、胸膜腔闭式引流、拮抗阿片类镇痛药和肌松药、间歇性过度通气；延髓中枢损伤性抑制及椎管内麻醉平面过高时，则须机械辅助呼吸治疗等。②避免出现二氧化碳排出障碍综合征。

六、气胸

1. 原因 常见于肺大疱自发性破裂、过度正压通气肺泡破裂、穿透性胸外伤、手术意外创伤（如上腹膈下、腹膜后、胸壁、颈部手术）、可能损伤胸膜的各种穿刺意外损伤（如锁骨下或颈内静脉穿刺、心包穿刺、胸腔穿刺、肋间神经阻滞等）。

2. 临床征象 取决于容量和膨胀速度，小量气胸可无明显的呼吸循环障碍；大量气胸可导致明显的肺萎陷和低氧血症；当气体单向进入胸膜腔时则出现张力性气胸，使胸膜腔内压进行性升高，导致纵隔移位、大血管受压、心排血量下降。临床检查可见喘息样呼吸困难、患侧呼吸音减弱、肺顺应性降低、吸气峰压升高、低氧血症。

3. 处理 症状明显者应立即面罩吸氧，并以大号套管针（14～16 号）在患侧锁骨中线第 2 肋间穿刺接 20ml 注射器抽吸并确诊，然后于腋后线第 8 肋间置入胸膜腔引流管。

七、肺水肿

1. 原因　肺内之所以积聚液体，出于以下两种情况。一是肺血管内压增高，即心源性肺水肿；二是非心源性肺水肿，即肺泡、毛细血管的膜渗透性增加，使血管内液迅速外渗出血管。形成这两类肺水肿的病因不同。

（1）心源性急性肺水肿：多因心脏过荷等原因致毛细血管压过高所致。如左室功能衰竭，严重二尖瓣狭窄，全肺切除术，大量、快速输血或输液致容量过荷。

（2）非心源性肺水肿：如肺毛细血管壁通透性增加（氧中毒、尿毒症、成人呼吸窘迫综合征、革兰阴性菌败血症、超敏反应）、血浆渗透性减低（低蛋白血症）、肺部淋巴回流堵塞、未明确原因的肺水肿（如神经源性肺水肿、术中复张性肺水肿、高原性肺水肿、急性肺栓塞）。

2. 判断依据　急性肺水肿有以下共同征象。①呼吸困难显得又急又浅；清醒患者神态焦急、多汗、心率快、颈静脉怒张。呼吸困难症状可以越来越重，发绀，并咯出大量粉红色泡沫痰，这是急性肺水肿的特殊症状。②发病之初，两肺听诊可无异常；随着病情加重，两肺可满布湿啰音和哮鸣音。③血气分析，PaO_2 进行性下降。$PaCO_2$ 在呼吸增快期间，可以正常或低下；待至进入呼吸衰竭，$PaCO_2$ 即可上升。动脉血酸碱度先正常，肺水肿严重时则出现代谢性及呼吸性酸中毒，酸碱度下降。④如做肺动脉舒张压及肺动脉楔压测定，都有上升，中心静脉压亦可升高。

一些较为特殊的肺水肿，麻醉时可能遇到，虽不多见，却须想到。

1）神经源性肺水肿：颅内病变，如肿瘤、癫痫、颅脑外伤、血肿或颅内高压，患者在这些病变出现不久或经若干天后，突然出现呼吸急促、费力，至病情加重，呼吸可出现不规则或突然停止。患者原无心肺疾患。其症状与一般肺水肿无异，即神经源性肺水肿。

2）复张性肺水肿：萎缩肺经胸膜腔抽吸或胸膜剥脱复张后所引起的肺水肿，即复张性肺水肿。其主要症状除原有的肺萎陷或不张病史及体征之外，尚有胸膜腔吸引或手术操作史如胸膜剥脱术。多数患者具有急性肺水肿症状，少数仅有胸片 X 线显示。

3）麻醉性肺水肿：一是呼吸道梗阻引起胸膜腔负压增加；二是过于膨肺，均与麻醉有关。前一类因呼吸道梗阻所致的急性肺水肿，其梗阻可能在术前已存在（巨大扁桃体、甲状腺巨大瘤体压迫呼吸道、会厌炎、呼吸道异物等），也可能原无梗阻，麻醉时发生喉痉挛或严重哮喘或拔管过早，致患者大力吸气，胸膜腔负压增加及缺氧，一旦气管插管成功，症状缓解，即可出现急性肺水肿。后一类过于膨肺，是肺原有残气量增大的情况下（如哮喘、肺气肿等），积极压气入肺；或因气管插管误入单侧主支气管，并用大气量压入，导致急性肺水肿的发生。

3. 处理　立即暂停手术及麻醉，同时积极进行下述处理。

（1）测定：对所有急性肺水肿患者，不论病因如何，都须在治疗开始前建立一些测定，如血气分析、电解质等，这些测定的目的一在掌握病情变化，二在了解疗效，以便作进一步处理。

（2）改善通气：早期可用鼻管、鼻塞或面罩吸氧，严重者应立即做气管插管机械通气，必要时考虑用呼气末加压通气，以提高 PaO_2、减少静脉回心血量。

（3）降低肺动脉楔压：减慢呼吸率、减少静脉回心血量，并继发降低肺动脉楔压，可减轻肺水肿，包括静注吗啡、利尿以减轻前负荷、用血管扩张药以降低后负荷。

（4）增强心肌收缩力：心源性急性肺水肿，静注短效强心苷。经上述处理疗效不明显，应考虑正性肌力药的应用，以多巴胺或多巴酚丁胺较为合适。

八、急性呼吸衰竭

围术期吸入气体与机体组织之间的气体交换障碍即称为呼吸衰竭，其发生原因主要取决于 3 个因素的异常变化：通气、弥散和血流。

1. 原因　主要有中枢性通气障碍、神经肌肉功能障碍、呼吸肌功能障碍（胸或上腹部手术创伤、废用性萎缩、肌营养不良等）、异常通气阻抗（支气管痉挛、支气管内大量分泌物、呼吸道受压或狭窄、气管导管内径过小或扭曲成角、胸膜炎、气胸等）、弥散障碍（石棉肺、结节病、胶原血管疾病、弥漫性肺间质纤维化及广泛性肺细胞癌）、通气-血流障碍（ARDS、COPD、肺炎、肺水肿、间质性肺疾病等）。其他原因可见于低血容量、充血性心衰、休克、贫血、高铁血红蛋白症、围术期高代谢状态如高热、寒战、抽搐、甲亢及脓毒血症等。

2. 诊断

（1）临床表现：自主呼吸可出现呼吸困难，呼吸急促而表浅、频率增快（＞30 次/min）；辅助呼吸运动不协调并出现发绀。

（2）辅助检查：急性呼吸衰竭时，吸氧状态下 $SpO_2 < 90\%$，动脉血气分析 $PaO_2 < 60mmHg$、$PaCO_2 > 40mmHg$、pH 下降；X 线床边胸片可发现心源性肺水肿、肺炎、肺不张、气胸及胸膜炎等致病因素；多导心电图可发现心脏病变（心肌缺血、心肌梗死、心律失常），后者可能是急性呼吸衰竭的诱因或继发症。

3. 治疗　包括充分供氧，清除呼吸道分泌物，拮抗残余的麻醉性镇痛药及肌松药对呼吸的抑制作用，机械通气治疗，针对诱因及并发症的治疗，如抗休克、纠正贫血、心律失常、必要的抗生素治疗等。

（董　威）

第二节　循环系统麻醉急危重症

一、高血压及高血压危象

高血压指血压升高超过麻醉前血压的 20% 或血压升高 ＞160/95mmHg。高血压能增加心肌做功和心肌氧耗，对缺血性心脏病患者的危害尤为明显。血压急剧升高可导致急性左心衰、肺水肿和脑血管意外（脑出血）。舒张压 ＞110mmHg 则为高血压危象，在临床实践中可分为高血压危症（高血压脑病、急性左心衰等）和高血压急症。当患者术前存在高血压、未治疗的临界高血压或不稳定高血压时，术中血流动力学紊乱的可能性较大。

1. 原因

（1）麻醉过浅或镇痛不全：手术刺激强烈时可引起血压升高，心率增快。

（2）麻醉操作：当麻醉诱导后进行气管内插管时，尤其是浅麻醉情况下，喉镜窥视以及气管插管均可发生血压升高（和）或心率增快和心律失常。拔管及气管内吸引操作亦可诱发高血压。局部麻醉的心血管反应，除与局麻药液中加入肾上腺素有关外，在甲状腺手术患者施行颈丛阻滞时，注射不加肾上腺素的利多卡因或丁哌卡因后也可出现血压升高。

（3）二氧化碳蓄积和缺氧：当 $PaCO_2$ 升高时，通过主动脉、颈动脉体的化学感受器可反射性地兴奋延髓心血管中枢，使心率加快、心肌收缩增强，而引起血压升高。轻度缺氧时可兴奋化学感受器而使血压升高，但严重缺氧则抑制循环。

（4）颅内压增高和颅内手术：颅脑外伤或颅内占位性病变患者，当颅内压升高时可出现高血压，经颅骨翻开减压后血压即可下降。颅脑手术时，当牵拉额叶或刺激第 V （三叉神经）、IX （舌咽神经）、X （迷走神经） 等脑神经时，可引起血压升高。脑干扭转时也可出现高血压和心率减慢，提示病情危重。

（5）升压药使用不当：升压药单次注入剂量过大或静滴速度过快，均可使血压急剧升高，有的患者即使剂量不大，也会出现血压急剧升高。三环类抗抑郁药或单胺氧化酶抑制药（MAOI）同麻黄碱合用可致严重的高血压反应。

（6）反跳性高血压：见于可乐定、β 受体阻断药或甲基多巴的停药反应。

（7）儿茶酚胺大量分泌：嗜铬细胞瘤患者手术中挤压刺激肿瘤，甚至术前翻动患者，叩击腰部，即可使大量儿茶酚胺进入血循环，从而出现血压剧烈升高。

（8）体外循环中流量过大或周围血管阻力增高：当平均动脉压 >100mmHg 时，可能出现脑部并发症。

（9）其他：膀胱膨胀、止血带反应。

2. 处理

（1）核实血压数值：间接测压可能与实际血压不符，应仔细核准，直接测压应重新调零。

（2）纠正潜在的病因：加深麻醉，重新评估麻醉深度。

（3）暂停手术操作。

（4）抗高血压药：常用的有乌拉地尔、拉贝洛尔。高血压急症，可选用硝普钠、硝酸甘油静脉滴注输入，伴有心动过速者可合用艾司洛尔、美托洛尔。

二、低血压

血压下降超过麻醉前血压的 20% 或收缩压 <80mmHg 为低血压。

1. 原因　引起低血压的原因很多，除因每搏量（SV）、心排血量减少和心泵功能低下等因素导致低血压外，尚有以下方面。

（1）血容量不足（前负荷降低）：①术前血容量不足，如术前禁食时间较长，术前失液量过多（幽门梗阻，用利尿药或脱水剂），大量出血或血浆丧失（上消化道出血、肠梗阻和大面积灼伤等）。②术中发生血容量不足，见于手术创伤，失血；手术创面大，失液多，但输注量不足；某些手术如心内直视术使用肝素化，或进行人工心肺机后，因血容量估计不足所致；术中使用大量利尿药，如在脑疝、左心房压力过高时。

（2）麻醉及用药：凡药物直接或间接作用于周围血管而引起血管扩张者，均可因有效循环血容量不足而导致低血压。如吸入全麻药氟烷、恩氟烷和异氟烷均可直接作用于周围血管。在 1~2 MAC 时，异氟烷与恩氟烷的降压作用相似，但比氟烷稍强；椎管内麻醉由于交感神经的节前纤维被阻滞，血管扩张，有效循环血量相对减少，可使血压降低。硬膜外阻滞对循环的干扰虽较腰麻为轻，但若阻滞范围过广，尤其对体弱、老年或心血管疾病等代偿功能差的患者低血压的发生率仍高。

（3）心排血量减少：除麻醉药物、低血容量外，尚有心律失常、心肌缺血等心源性因素。

（4）体位和手术干扰：坐位和头高足低位时，由于重力影响，血液多聚集在下肢和内脏血管，不恰当的俯卧位、仰卧位时妊娠子宫（仰卧位低血压综合征）或腹内肿瘤压迫下腔静脉等，均可阻碍静脉回流而致血压下降；手术刺激干扰循环系统的正常调节功能可发生低血压，诸如颅内手术，特别是后颅窝手术刺激血管运动中枢，颈部手术时触压颈动脉窦，剥离骨膜以及牵拉内脏、腹膜和手术直接刺激迷走神经等，均可致反射性低血压，甚至发生心搏骤停。据统计，胆道和胃手术中低血压发生率可高达65%，腹膜炎和化脓性胆总管炎伴感染性休克时，在低血压的基础上手术刺激易诱发心搏骤停。胸腔或心脏手术中，直接压迫心脏和大血管，常可使血压急剧下降。

（5）输血反应：包括致热原反应、超敏反应、血液污染和溶血反应。前者发生率较高，但一般并不发生低血压；后三者虽较少见，但可并发严重低血压，尤其以输入污染血液最为显著，可发生严重中毒性休克。

（6）其他：如超敏或类超敏反应、肾上腺皮质功能低下等。

2. 处理　①重新证实血压数值。②减浅麻醉，保持呼吸道通畅。③调整体位（头低位或抬高下肢），排除压迫因素。仰卧位低血压综合征则左侧倾斜30°体位，或垫高产妇右髋部或将子宫推向左侧。④判断原因或容量、阻力、心肌收缩力三者的关系，对因处理。包括扩容、强心、血管收缩药的应用等。

三、心律失常

麻醉中心律失常并非少见，手术前存在疾病或并发症的患者，如各种心血管患者、电解质紊乱、麻醉药、麻醉操作和手术刺激均可导致心律失常的发生，恐惧的患者可发生期前收缩，甚至在麻醉开始前即能发生。麻醉诱导后，最常见的心律失常原因是因呼吸抑制而使血中二氧化碳蓄积，或因外科手术刺激而使交感神经活性增强（特别在敏感部位手术，如眼肌、鼓膜和上腹部）。

心律失常治疗在基本治疗原则指导下应个体化。无器质性心脏病、心功能良好基础上发生的快速心律失常、血流动力学耐受好者，治疗选择余地大，药物耐受好，使用ⅠC类药物有良好的疗效；有器质性心脏病、在心功能不全的基础上发生快速心律失常、血流动力学耐受差，尤其有舒张功能障碍者，心动过速发作使血流动力学迅速恶化，心动过速发作时猝死率高，对治疗选择余地小，药物耐受性差，促心律失常发生率高，ⅠC类药物就不宜选用，胺碘酮为首选防治药物。

心律失常治疗应选最佳治疗方法，各种方法都有自己最佳适应范围，心动过缓有ny症状者应起搏治疗。药物治疗最适范围为心房颤动和各种室律不齐。对器质性心脏病伴室性心动过速或室颤动者，Ⅰ类药物已不作为长期的防治药物，胺碘酮优于Ⅰ类药物，植入埋藏式心律转复除颤器（ICD）又优于胺碘酮。

心律失常治疗应在搞清楚性质基础上进行，常规心电图是心律失常诊断的必备工具。根据心电图，心动过速基本可分为QRS波正常或QRS波增宽。QRS波正常，R－R均齐者为阵发性室上速；R-R不齐者，多为心房颤动，按各自要求加以治疗。QRS波增宽者基本为室性心动过速（室速），表现单一的QRS波形为单形性室速，表现2种或2种以上的QRS波形为多形性室速。单形性室速心功能良好者可接受普罗帕酮治疗，心功能不全者以胺碘酮为安全；多形性室速治疗较为复杂，病因治疗应放在首位，改善心肌供血、纠正心功能不全、纠正电解质紊乱至关重要；长Q-T者不宜选用Ⅲ类药物。可见根据心电图特征，不难确定心动过速性质，做出治疗上的选择。

大多数术中或术后发生室上性心动过速的患者血流动力学稳定而不需电复律。在这些患者中，控制心室率是主要治疗措施。延长舒张期能增加左室充盈，增加每搏量；减慢心室率能降低心肌氧耗和心肌缺血的危险。术中可以使用各种房室结阻滞剂控制心率。在静脉用的β受体阻断药中，艾司洛尔有快速消除的特点，以分钟为基础静滴使用，便于在引起术中血流动力学变化（出血、腹部牵引）时进行剂量调整。

尽管艾司洛尔有相对β_1受体选择性，呼吸道反应性患者对它耐受良好，但其负性肌力作用对左室功能不全的患者有影响。维拉帕米和地尔硫䓬都是钙拮抗药，它们的可调控性不如艾司洛尔，可在数分钟内减慢心室率。另外，地尔硫䓬的负性肌力作用小于维拉帕米和艾司洛尔，较适用于心力衰竭的患者。

许多麻醉状态下发生的室上速会自行缓解，因此在手术室中需要使室上速转为窦性心律的主要适应症为不能耐受或对心率控制疗法无反应，并且据判断有高度缺血发生的危险或血流动力学不稳定者；相反对于术中较稳定的室上速选择性直流电复律会有危险（室颤、心搏骤停、卒中）。而且，术中或术后短时间内导致室上速的因素可能在心脏复律后持续存在并再次导致室上速。

房室交接区性室上过速由包括旁路的折返环路产生（不经房室结旁路的先天性心房心室电偶联），需特别的治疗措施。窦性节律期间，经旁路的顺行传导冲动提前激动心室（预激综合征），心电图表现为P-R间期较短（<0.12秒），QRS起始部分粗钝（δ波）和宽大的QRS复合波。房室交接区性室上速的发作通常不会显著影响血流动力学。然而，有室上速和预激综合征的患者有时会发生房颤。

在这种情况下，快速心房冲动（>300次/min）经旁路传导束快速传到心室，而在正常情况下相当部分被窦房结系统过滤后传到心室。此时发生室颤的危险可能被房室结阻断药恶化（地高辛、钙拮抗药和β受体阻断药），因为它们降低了旁路传导束的不应期。因此，预激综合征患者发生室上性心动过速时不能使用这些房室结阻断药。由于腺苷的半衰期短，可用于阻断预激综合征发生的室上速。除颤设备须准备好，以备万一发生房颤或室颤。普鲁卡因胺能减慢旁路传导束的传导，在不太紧急的情况下或房颤时，可用于逆转预激综合征发生的室上速。

加速性交接区自主心律：异位节律点位于房室交接区，频率多为70～130次/min。见于心肌炎、下壁心肌梗死、心脏手术后、洋地黄过量，也可见于正常人。积极治疗基础疾病后心动过速仍反复发作并伴有明显症状者，可选用β受体阻断药。如系洋地黄过量所致，应停用洋地黄，并给予钾盐、利多卡因、苯妥英钠或β受体阻断药。

宽QRS心动过速指发作时QRS间期≥0.12秒的心动过速。以室速最为常见，也可见于下列室上性心律失常：伴有室内差异性传导或窦律时存在束或室内传导阻滞的室上性快速心律失常，部分或全部经房室旁路前传（房-室传导）的快速型室上性心律失常（如预激综合征伴有房颤/房扑，逆向折返性心动过速）。血流动力学不稳定的宽 QRS 心动过速，即使能立即明确心动过速的类型，也应尽早行电复律；血流动力学稳定者首先应进行鉴别诊断，可根据病史、既往心电图、发作心电图特点和食管心电图区别室上性快速心律失常或是室速。有冠心病或其他器质性心脏病往往提示室速。既往心电图有差异性传导、束支传导阻滞（或频率依赖性束支传导阻滞）、房室旁路，发作时心电图 QRS 图形与以往相符者提示室上性来源。

在能够明确诊断的情况下可按照各自的治疗对策处理。如经过上述方法仍不能明确心动过速的类型，可考虑电转复，或静脉应用普鲁卡因胺或胺碘酮。有器质性心脏病或心功能不全的患者，不宜使用利多卡因，也不应使用索他洛尔、普罗帕酮、维拉帕米或地尔硫䓬。

手术期室性心律失常的处理：室性心律失常可以根据形态再分类，但对药物治疗的反应不如室上速有特点。非持续性室速（NSVT）是指在心率 > 100 次/min 时出现 ≥3 次的心室异位搏动，持续 ≤30 秒而且没有血流动力学的波动。对心室功能正常的患者，NSVT 并不预示着更严重的室性心动过速。

如果血流动力学稳定，无须抗心律失常药物治疗。同时，应重视术中新出现的室性期前收缩，要迅速判断潜在的病因（如低血压、缺氧、心肌缺血、电解质紊乱、麻醉过浅等），并做出相应处理。对心室功能较差或左室明显增大的患者来说，NSVT 的出现可能预示将有更严重的心律失常。此时，常常预防性地使用利多卡因，尽管没有在高危患者中评价这一做法的临床统计报道。

大多数类型的持续性室速（单一形态或多形态）或室颤的治疗基本相似。伴有 Q–T 间期明显延长的室速（尖端扭转）的处理较为特殊。像所有伴有血流动力学障碍的持续性室性心律失常一样，尖端扭转需非同步直流电抗休克治疗。其他治疗主要是为了防止心律失常复发，包括镁（2~4g）、钾的补充，提高心率（阿托品、异丙肾上腺素或临时心室起搏），很少需用到ⅠB类抗心律失常药（利多卡因或苯妥英钠）。如果尚不明确多形性室性心动过速是否与 Q–T 间期延长有关，可经验性地使用镁和钠通道阻滞剂。

伴有器质性心脏病患者的室性期前收缩，特别是复杂（多形、成对、成串）室性期前收缩伴有心功能不全者预后较差，应该根据病史、室性期前收缩的复杂程度、左室射血分数，并参考信号平均心电图和心律变异性分析进行危险分层。越是高危的患者越要加强治疗。首先应治疗原发疾病，控制促发因素。在此基础上用 β 受体阻断药作为起始治疗，一般考虑使用具有心脏选择性但无内源性拟交感作用的品种。

在下列情况下的室性期前收缩应给予急性治疗：急性心肌梗死、急性心肌缺血、再灌注性心律失常、严重心力衰竭、心肺复苏后存在的室性期前收缩、正处于持续室速频繁发作时期的室性期前收缩、各种原因造成的 Q–T 间期延长产生的室性期前收缩、其他急性情况（如严重呼吸衰竭伴低氧血症、严重酸碱平衡紊乱等）。

四、心肌缺血和心肌梗死

围术期心肌缺血是在手术治疗过程中心脏的严重并发症之一，发生率高达 24% ~ 39%，冠心病患者中更高达 41%。因此围术期心肌缺血发生的评估、预防和有效的诊疗有助于患者近期的康复和远期的预后。常用于手术中监测心肌缺血的方法有心电图、肺动脉压（PAP）和经食管超声心电图（TEE）。其中 ECG 最常用，但要注意 ECG 监测的效率，首先应将监测仪中 ECG 监测调节为诊断模式，以检测 ST 段变化，其次，ECG 导联的数量与位置可影响心肌缺血的检出结果，多数推荐 Ⅱ、V_5 导联（检出率 80%），Ⅱ、V_5、V_4 检出率 96%，也有人认为联合 V_3、V_4、V_5 检出率最高。此外必须知道并不是所有 ST 段变化都是缺血所致。TEE 是监测心肌缺血的高度敏感性指标，PAP 不应作为主要的监测方法。

1. 原因　当冠脉血流减少或（和）心肌机械做功增加而致心肌氧需超过氧供时，就导致心肌缺血。其主要原因有：

（1）原发疾病：冠心病是心肌缺血的最常见原因（90%），当冠脉管腔狭窄 >50% 时，在 ECG 上即可出现 ST 段改变。此外心肌炎、心包炎、糖尿病、甲亢以及高血压伴左室肥厚者均可发生心肌缺血。

（2）手术应激、神经反射、血流动力学剧烈变化、心动过速或严重的心动过缓、低氧血症、贫血、低温、镇痛不全常可诱发心肌缺血。对高危患者要特别注意避免可控制的临床因素。手术损伤、应激等均可导致心脏的并发症，急诊手术引起的并发症约是择期手术的 2~5 倍；紧急手术术前常不能对患者的心脏情况进行评估，不能将其状态调整至最佳水平。择期手术心肌缺血的危险性多取决于手术的类型大小，其中已有冠心病病史，发生心肌缺血的可能也高于其他类型的手术。

麻醉方法及药物的选择直接影响患者术中的病理生理变化情况、术后的恢复和心肌缺血的发生率。阿片类对维持心血管的稳定性有较好的作用，吸入麻醉药都具有相似的降低心肌收缩力及心脏后负荷的作用。

（3）危险因子：可能包括已患冠心病、充血性心力衰竭诚、外周血管疾病、高龄、体力严重受限、慢性肾功能不全、未控制的高血压与左心肥厚以及应用洋地黄者，失代偿心脏病如心律失常或慢性充血性心衰与不良后果尤其相关。Lee 等最近确定与不良后果相关的术前危险因子包括高危手术、缺血性心脏病、充血性心衰病史、脑血管病史、术前接受胰岛素治疗，术前血清 $Cr > 110\mu mol/L$。

高龄增加了冠脉疾病的发病率，而且由于心肌老化，心肌细胞的储备减少，急性心肌梗死死亡率随着年龄的增长迅速增加。对糖尿病患者应高度重视冠心病的存在，而且应意识到在这些患者中心肌缺血甚至心肌梗死常无临床症状，糖尿病既增加了患冠心病的机会及其严重程度，其并发症如高血糖及低血糖的发生，又会增加围术期血流动力学的应激反应。外周血管疾病而致跛行，行动受限常常掩盖了冠心病的症状。

贫血引起的冠脉系统的应激常加剧心肌缺血的病情，此外，红细胞增多症、血小板增多症及其他致血液黏滞度增高的疾病，影响了冠脉血流，增加了血栓形成的危险性。

2. 临床征象

（1）心绞痛

1）特点：胸闷或心前区压迫感，常位于胸骨后，并向颈部、上肢或肩部放射。

2）伴随症状：气促、出汗、焦虑和疲乏。

3）发作与缓解：发作后数分钟内疼痛达到高峰，休息后减轻；舌下含硝酸甘油后症状在 3~10 分钟内缓解。持续时间一般 <1~10 分钟。

4）ECG：ST 段下移和 T 波倒置，变异型心绞痛者 ST 段升高。

（2）心肌梗死

1）特点：胸骨后压榨、压迫、挤压或钳夹感，疼痛向颈部、牙齿、上肢、肩部、肘部或上、下颌放射，持续时间为半小时至数小时。

2）伴随症状：恐惧，气急，出汗，恶心，呕吐或便意等。

3）ECG：ST段抬高伴T波倒置，异常Q波，R波高度降低。

4）血清酶：肌酸激酶（CK）活性于梗死后4~6小时内升高，24小时达高峰，释放CK总量与梗死面积明显相关。乳酸脱氢酶（LDH）于梗死后1~2天开始升高，3~6天达高峰。

5）其他：冠脉造影及CT检查。

3. 心肌缺血的预防

（1）加强麻醉管理，尽力维持心肌氧供耗平衡：心动过速是围术期心肌缺血和心肌梗死的主要因素，应予以避免。

（2）预防性和治疗性应用硝酸盐、β受体阻断药或钙拮抗药可能减轻围术期心肌缺血，但预防性应用硝酸盐是有争议的，目前不支持应用硝酸盐来减轻心肌缺血。也没有研究显示钙拮抗药能预防围术期心肌缺血。β受体阻断药目前被认为是最有效的预防和治疗围术期心肌缺血的药物，Parermsack等的研究表明有预防作用的药物是β受体阻断药，内源性儿茶酚胺对心脏β受体的刺激使心脏耗氧增加，导致了心肌缺血的发生。而β受体阻断药阻断了此效应，降低了心脏的氧耗，因而具有保护作用。应用了药物的患者不但减少心肌缺血的发生次数，而且缩短了心肌缺血的持续时间，有利于心肌缺血的尽快恢复。

（3）术后48~72小时内心肌缺血的发生率最高，手术的应激、麻醉的影响、血流动力学的改变及疼痛的作用均可导致心肌缺血的发生。因此，术后的处理除了常规的内科药物治疗外，镇痛、镇静日益受到重视。留置硬膜外导管行术后镇痛不仅可以在术后降低交感神经系统的兴奋性，减低疼痛的不良影响，而且可减少术后的高凝状态，降低血液黏滞度，此外对心绞痛、心肌梗死的疼痛亦有作用，胸段硬膜外镇痛（TEA）较腰段置管的硬膜外镇痛（LEA）更有效，现已有研究应用TEA治疗恶性、顽固性、内科药物治疗无效的心绞痛并取得较好的效果。

4. 心肌缺血的治疗 一旦发生心肌缺血，首先应排除诱发因素，纠正缺氧、心律失常、电解质失衡以及血流动力学紊乱。需用药物治疗时，可选用：

（1）β受体阻断药：能抑制围术期心动过速，在防止围术期心肌缺血方面似最有效。该类药物用于大多数手术患者，并可能减少远期心脏事件。常用的有美托洛尔、艾司洛尔等。目前已证实，β受体阻断药可用于治疗高血压、室上速、室性心律失常、心绞痛和心肌梗死。该类药物可降低心肌梗死后的再梗死发生率，因此是心肌梗死后长期治疗用药中的基础药物。在气管插管、气管拔管和开胸等肾上腺素能兴奋时，β受体阻断药可发挥其抗高血压作用，还可减轻心动过速，这是其抗心肌缺血的主要机制。哮喘和COPD患者相对禁忌β受体阻断药，但是通常可以应用选择性短效β受体阻断药，而不会增加呼吸道阻力。

（2）硝酸甘油：此药对全身动、静脉均有扩张作用，可降低左室舒张压和室壁张力，有利于冠脉血流从心外膜流向心内膜，从而改善心肌缺血。

（3）钙拮抗药：常用的有硝苯地平、维拉帕米和尼卡地平等，此类药物有减慢心率、扩张冠脉而防止心肌缺血。但维拉帕米有心肌抑制作用，一旦产生冠脉"窃血"；硝苯地平可致心率增快，且可能增加急性心肌梗死后的死亡率，因此不应作为控制急性高血压的一线药物。

5. 心肌梗死的治疗 术中发生心肌梗死虽然少见，性质却严重，治疗又受限制（如溶栓等关键性治疗，对手术患者则多顾虑或无法施用），这是此类患者处理的困难所在。应尽早请心内科医师会诊。治疗原则包括：充足的灌注（血管成形或 CABG，而手术后一般禁忌溶栓），应用阿司匹林和 β 受体阻断药，避免应用钙拮抗药，左室功能差者选用血管紧张素转化酶抑制药（ACEI）。主动脉内气囊反搏（IABP）在进行性心肌梗死患者可改善冠状血流，但是降低心脏做功，而且用于外周血管疾病患者尤其危险。

五、心搏骤停

1. 病因

（1）患者：原有心脏病，尤其是有室性心律失常的冠心病或心肌病、房室传导阻滞、病态窦房结综合征、Q－T 间期延长等，平时就有发生心搏骤停的危险，麻醉手术期间更易发生。有水与电解质紊乱的患者，尤其是潜在血容量不足的患者，低钾血症和高钾血症患者，麻醉手术期间其原有的紊乱进一步发展，可导致心搏骤停。

（2）麻醉处理：有许多心搏骤停与麻醉失误或麻醉管理不当有关。常见的原因有：全身麻醉药绝对或相对过量所致的心血管严重抑制；呼吸道梗阻或通气不足未及时处理而致缺氧和二氧化碳蓄积；硬膜外阻滞时局麻药误入蛛网膜下腔而造成全腰麻；局麻药过量或误入血管而致局麻药中毒。有些麻醉用药在特定条件下可诱发心搏骤停，如琥珀胆碱用于截瘫、严重烧伤等患者可引起一过性高钾血症而致心搏骤停；氟烷麻醉时应用肾上腺素，可诱发室性心律失常，甚至心室颤动。还有些药物由于本身的药理作用，如使用不当可造成心搏骤停，例如用于拮抗非去极化肌松药的新斯的明，用于催醒的毒扁豆碱，用于处理心动过速的普萘洛尔。

（3）手术操作：手术操作可直接引起心功能紊乱或间接通过反射途径而导致心搏骤停。直接在心脏上的操作诸如心外探查、剥离粘连的心包、抬起心尖、分离二尖瓣交界等，可造成室性心律失常或心排血量急剧下降，如不及时处理可迅速发展为心搏骤停；许多部位的手术操作可通过迷走神经反射而致心搏骤停，其中最突出的是眼心反射和胆心反射。眼心反射主要发生于斜视矫正术等眼科手术中牵拉眼肌（尤其是内直肌）时；胆心反射发生于刺激胆囊颈或胆总管时，尤其在硬膜外阻滞不全或全身麻醉过浅时更易发生。另外各种原因所致大失血也可引起心搏骤停。

（4）其他方面：对循环状态不稳定的患者或全肺切除的患者突然变动体位，由于血流动力学急剧改变或纵隔移位，可引起心搏骤停；手术室内一些医用电气设备，如高频电凝刀器、电动手术台、胸腔照明灯、电针麻仪等，由于设备漏电、接地不良等原因，可引起触电而致心搏骤停；大量快速输血时，将刚从血库中取出的冷血大量快速输入，可使心脏温度急剧降至 28℃ 以下而诱发室颤；快速加压输血时如不加注意而误将大量空气输入，可引起空气栓塞而致心搏骤停。心源性休克、过敏性休克均可导致心搏骤停。

2. 处理 与心肺脑复苏处理方法相同。

（袁从虎）

第三节　体内代谢失常引起的麻醉急危重症

一、腺垂体功能减退危象

1. 原因　①垂体肿瘤、炎症、供血障碍及先天发育不全。②垂体手术切除或放射治疗后。③产后腺垂体坏死或萎缩。④下丘脑及周围病变，发生垂体卒中。⑤在垂体功能不足的基础上出现诱因，如各种感染、手术创伤、精神刺激、麻醉镇静药等。

2. 症状　①有腺垂体激素分泌不足的临床表现。②精神萎靡不振，淡漠、嗜睡，低血压，低体温或高热。③用镇静药、麻醉药后诱发昏迷，或因其他病因发生低血糖性昏迷、感染性昏迷、水中毒性昏迷、低温型昏迷、失钠型昏迷等。④实验室检查，血促肾上腺皮质激素（ACTH）、促黄体素（LH）、促卵泡激素（FSH）明显低于正常，血糖、血钠、血氯等降低，胆固醇增高。

3. 防治　①迅速查明发病原因及诱因进行对症处理。②纠正低血糖，静注50%葡萄糖液40~60ml，然后静滴10%葡萄糖注射液。③纠正水、电解质紊乱。④补充血容量、纠正休克。⑤补充肾上腺皮质激素，静注氢化可的松100~500mg/d。⑥对吗啡类、巴比妥类、吩噻嗪等药慎用或禁用。⑦全身麻醉时控制麻醉药剂量浓度，防止发生缺氧和二氧化碳蓄积。

二、甲状腺危象

1. 原因　①术前甲亢未得到充分控制。②麻醉偏浅。

2. 症状　①轻者仅有不能自制的精神激动、血压升高、心率显著增速、体温上升及手颤。②重者可发生谵妄、昏迷、大小便失禁等。

3. 防治　①严格掌握手术时机，甲亢症状未完全控制或实验室检查未达正常之前，应推迟手术。②对术前准备较好的患者，如在局部麻醉下手术，术中应给予适量的镇静；对较重患者宜在全身麻醉下手术，麻醉应适当加深。③选用相应的药物，如卢戈碘液、β受体阻断药等。④体表降温等对症处理。

三、肾上腺危象

1. 原因　①慢性肾上腺皮质功能不全患者，因感染、创伤、手术、麻醉等应激情况下发生。②长期应用大剂量肾上腺皮质激素中断用药后，发生各种应激情况。③急性肾上腺出血、坏死。④肾上腺手术切除后。⑤先天性肾上腺皮质综合征。

2. 症状　①慢性肾上腺皮质功能减退症状，如面部四肢色素沉着、头晕、视物模糊、衰弱无力、厌食、恶心、呕吐、腹痛、腹泻等。②低血压，心率快，脉压差小，周围循环衰竭，苍白，四肢厥冷。③神志淡漠，精神萎靡，嗜睡，烦躁不安，谵妄，昏迷。④低温或高热、脱水。⑤实验室检查，如血皮质醇降低、低血糖、低血钠、高血钾、白细胞计数增高、尿素氮增高。

3. 防治　①对慢性肾上腺皮质功能减退的患者，慎用镇静镇痛类药物。②麻醉前和麻醉期间，静脉输注氢化可的松100~200mg溶于5%葡萄糖液中。严重低血压经一般抗休克治疗效果不显著者，应加大氢化可的松剂量至 300～500mg。③有低血钠时给予盐皮质激素，醋酸去氧皮质酮 1～3mg 肌内注射，1～2 次/d。④纠正脱水和电解质紊乱，一般补液 3000ml/d，常用 5% 葡萄糖盐水溶液。低血钾时补钾。当尿量＞30ml/h，在 1 000ml 液体中加入 2g 氯化钾静脉滴注。⑤防治低血糖，综合抗休克治疗。

四、恶性高热

1. 原因　①家族遗传因素和诱发因素相结合而发病。②患者有先天性骨骼肌异常，如脊柱侧弯、肌肉抽搐、上睑下垂、斜视等肌肉疾病。③麻醉药如氟烷、琥珀胆碱、甲氧氟烷、恩氟烷等。

2. 症状　恶性高热的症状多种多样，主要取决于麻醉用药、年龄、环境等因素。

（1）急性危象的早期表现：①注射琥珀胆碱后肌肉僵硬，呈痉挛强直性状态，肌松药不能使其减轻，如术前使用颠茄类药物更易发生。②心动过速和其他心律失常，未给予琥珀胆碱的易患者最先出现的为心律失常，以心动过速最常见，其次为室性期前收缩。③呼吸增快，为最早出现的征象。④皮肤潮红、发热。⑤体温异常升高，血压波动，最初升高，以后下降。

（2）后期表现：①全身骨骼肌僵硬。②高热，常＞41℃，与所用麻醉药物有关，如同时应用琥珀胆碱和氟烷，上升速度更快，数分钟即上升1℃。③皮肤表现，呈大理石样花纹状，发暗，大汗淋漓。④凝血障碍，如弥散性血管内凝血（DIC）。⑤左心室衰竭和肾衰竭。

3. 血液生化和其他检查改变

（1）血气改变和酸碱失衡：pH 下降，$PaCO_2$ 上升，中心静脉血氧分压下降，代谢性和呼吸性酸中毒，高乳酸血症。$P_{ET}CO_2$ 上升，是最早出现的征象之一，常在体温升高之前出现。

（2）血清电解质改变：钾离子升高，钙离子最初上升，以后因转移到细胞内而下降。

（3）血液学改变：溶血，血小板减少，DIC。

（4）酶学改变：C 反应蛋白、乳酸脱氢酶、天冬氨酸氨基转移酶等均上升。

（5）尿液改变：有肌红蛋白尿。

4. 发作后表现

（1）肌痛：持续数天或数周，肌肿胀，以后肌无力。

（2）中枢神经系统损害：昏迷，惊厥。

（3）肾功能损害：少尿，甚至无尿，BUN 和 Cr 上升。

（4）其他：有些病人数小时后又复发。

对于有典型症状的恶性高热，诊断并不困难，关键在于早期诊断，对有下列情况之一者要高度警惕：①注射琥珀胆碱后发生咬肌痉挛。②$P_{ET}CO_2$ 急剧上升。③最先出现的体征一般是不明原因的心动过速。④呼吸急促。但确诊却有赖于肌肉活检，进行咖啡因和氟烷激发试验。

5. 防治

（1）一般处理

1）请求帮助，由于需要进行各种系统处理，一个人难以单独完成。

2）立即停止使用吸入麻醉药物和琥珀胆碱，加快或终止以及推迟手术。采用纯氧进行过度通气。

3）更换不含吸入麻醉药的麻醉机管道，最好也更换呼吸器和钠石灰罐。用纯氧进行过度通气，以排出二氧化碳，连续监测呼吸末二氧化碳和动脉血气的变化。

4）纠正代谢性酸中毒，输注碳酸氢钠 1~2mmol/kg，根据血气分析结果进行调整。

5）利用多种方式积极降温，体表降温，冰盐水洗胃或灌肠，静脉输冷盐水，必要时血流降温。身边放置冰袋，待体温降至38℃左右停止降温。

6）纠正高钾血症，可在30%葡萄糖50ml中加胰岛素10U静注，禁用钙剂，因可加重恶性高热危险。

7）纠正室性心律失常，禁用利多卡因，因可加重恶性高热发作，可给予普鲁卡因胺200mg，在监测心电图的情况下静注，必要时重复注射。

8）扩充血容量，以补偿转移到受损肌肉中的液体丢失。

9）监测尿量，必要时给予呋塞米等利尿药，加速排尿，以维持尿量 >2ml/（kg·h）。

10）尽可能早期静注特效药丹曲林（2.5mg/kg），应根据动脉血气、心率和体温的情况，反复给药（最大用量为10mg/kg）。

11）发病后应加强DIC和肾衰竭的治疗。

（2）特异性治疗：目前认为治疗恶性高热最有效的药物是丹曲林，此药直接作用于肌肉，使之松弛，其机制是抑制钙从肌质网释出，可破坏依赖于钙的肌肉收缩。丹曲林本身对心肌无影响，但与维拉帕米合用时可产生显著心肌抑制作用，因此对恶性高热时的心律失常禁用维拉帕米治疗。如无丹曲林，可用普鲁卡因胺治疗。

（3）后续治疗：①防止复发，维持丹曲林治疗，每3小时给予1~2mg/kg静注；病情稳定后改为口服丹曲林，可持续数天。②注意液体和电解质平衡，补充大量液体和白蛋白。③置 Swan-Ganz 管，监测肺动脉压和心排血量，必要时应用正性肌力药。④对患者家属作筛选试验，以确定是否有易患者。

（袁从虎）

第四节　中枢神经系统麻醉急危重症

一、脑血管意外

1. 诊断与病因分析　围术期脑血管意外指的是在术中或术后一段时间内（通常多发于术后7天内，而术后24小时为高峰期）发生的脑梗死或脑出血。它与一过性短暂脑缺血的区别是后者神经功能障碍持续时间 <24小时。围术期脑血管意外的发生与患者本身情况、手术及麻醉管理有关。

（1）年龄：老年患者，尤其是合并有严重动脉粥样硬化和隐性脑血管疾病，术中发生脑血管意外的危险性明显提高。有资料表明围术期发生各种类型脑血管意外的概率在65岁以下为0.2%~0.3%；在65~80岁为0.5%；在80岁以上则为3.4%。

（2）伴随的疾病：以往有脑梗死、短暂脑缺血、风湿性心脏病伴心房颤动、主动脉或颈动脉有病变的患者，围术期脑血管意外的发生率较高。统计资料显示，以往有脑血管病史的患者围术期脑血管意外的发生率可增加10倍，而且这种增加与间隔前次发生脑血管疾病的时间长短无关；经多普勒超声诊断有颈动脉病变的患者，其围术期脑血管意外的发生率增加 3 倍，且与疾病的严重程度正相关；主动脉弓有活动性粥样硬化斑块的患者，围术期脑血管意外的发生率为 25%，而斑块固定的，其发生率只有 2%。另外，高血压、血黏滞度高和糖尿病患者也易发生脑血管意外。在血压正常的患者，其脑血管自身调节的低限大约为 50mmHg（MAP），高血压时脑血管自身调节的低限上移，此时如果发生低血压，脑血管就不能代偿性地扩张，大脑很容易出现缺血、缺氧的状态。

（3）手术与麻醉管理：心脏大血管的手术、周围血管重建术、头颈部手术、矫形手术、下肢人工关节置换术、长骨干或骨盆等手术围术期脑血管意外的发生率相对较高。有研究显示，围术期脑血管意外的发病率在周围血管手术中为 0.8%～3.0%，而在头颈部手术则为 4.8%。Rosendo 等在儿童脊柱弯曲的矫形术中用经颅多普勒超声发现，13 例患者中有 2 例大脑中动脉出现一过性的高密度影。Cheri 等用多普勒超声发现在 15 例行单侧膝关节置换术的患者中，有 9 例发现有高密度影，他认为这可能与术中使用止血带有关。值得庆幸的是这些患者都没有出现明显的神经功能异常；另有报道中心静脉穿刺操作也可导致脑梗死的发生。

高血压动脉硬化、脑血管畸形及脑动脉瘤是围术期发生脑出血的病理基础，而麻醉或手术中血压异常增高则是其诱因。另外，血小板减少性紫癜、凝血功能障碍的患者，围术期也易于发生脑出血。

2. 预防及治疗 处理上应把对围术期意外的预防放在首要位置。

（1）术前准备：术前准确评估者的情况，纠正围术期脑血管意外的易发因素。如高血压及心律失常的处理，特别是房颤应尽量能转复为窦性心率；对平时使用抗凝血药的患者，术前应用肝素代替用至术前 6 小时方可停药，而且要在术后 24 小时恢复使用；以往发生过脑血管意外的患者，择期手术最好推迟 4～6 周进行，因为病变周围的脑组织在发病后的短时间内很容易因血压的轻微降低而出现不可逆的损害。另外，对高度危险的患者，术前应行心脏及周围大血管的多普勒超声检查。

（2）术中麻醉管理：术中维持适当深度的麻醉，保证手术过程中血压平稳，以维持脑血流、脑灌注压和脑氧供需的平衡；避免高碳酸或低碳酸血症，防止脑血管出现"盗血"或"反盗血"现象；高血糖可加重缺血性神经功能的损害，应予以纠正；术中避免头颈部旋转过度，有研究提示当头颈部从 60°转到 80°时可导致对侧椎动脉供血完全停止；条件许可的情况下对高危患者术中可行经颅脑血管的多普勒超声监测。

（3）术后处理：术后 24 小时内为脑血管意外发病的高峰期，所以应给予高度重视。麻醉清醒拔管期间应避免血压过高，防止脑出血的发生；术后的低血压可能是要发生脑梗死的前兆，应及时给予纠正；脱水和术后的血液黏滞度增高也可诱发脑梗死，特别是对房颤的患者，必要时应使用适量的抗凝血药。

围术期脑血管意外的诊断一旦确立，首要的紧急处理是防止脑损害的进一步加重。具体措施包括纠正缺氧，对昏迷较深的患者，必须保持呼吸道通畅并用麻醉机面罩作辅助或控制呼吸，必要时行气管插管；低血压可引起脑的低灌注，使大脑能量物质的供应及代谢产物的排除发生障碍，对脑极为不利，所以应及时纠正低血压及严重心律失常；若患者同时存在惊厥，在解除缺氧及低血压之后，应先予以制止。解痉药物，一般选用地西泮 3～10mg 静脉注射。反复发作的惊厥或癫痫，可考虑用苯妥英钠，用量 10～15mg，缓慢静脉注射

（50mg/min），以免引起心律失常。

二、术中惊厥

1. 诊断与病因分析　所谓惊厥是指患者的神志、精神、运动、感觉及交感－副交感神经等功能上的一种突发改变。惊厥发作，若其运动症状明显，就出现全身抽动，容易引起重视。惊厥病因众多，主要分2类：

（1）癫痫：是大脑皮质突发过度、异常放电的结果。放电仅限于一侧皮质，就是部分癫痫，出现的症状（包括感觉、运动和行为上的异常）只限于身体局部；弥漫性或全身性癫痫，放电在全大脑皮质，故其症状也都是全身性的。癫痫的诊断除依据症状和体征之外，有类似的发作病史极为重要。

（2）非癫痫惊厥：单纯从症状上与癫痫区分较为困难，除非病因明确（如局麻药引发的惊厥），有时需做相应的辅助检查（如脑电图）来加以鉴别。此类惊厥可见于高热、局麻药中毒、各种原因导致的急性脑缺血或脑缺氧、药瘾发作（戒断综合征）以及一些神经系统疾病的并发症等。

2. 紧急处理　惊厥可加重全身代谢紊乱及病情（包括缺氧、心脏及脑等重要内脏器官的损害），故一旦发生惊厥，须立即处理，迅速制止抽动。

（1）立即托起下颌，麻醉机面罩给氧或间断正压控制呼吸。不宜扳嘴或强行置入口咽通气道或气管插管，任何外界刺激，均会加重惊厥。

（2）快速静脉注射地西泮5～10mg（视惊厥轻重而定），或2.5%硫喷妥钠3～5ml。重症惊厥，用上述药物无法控制者，可考虑静注少量琥珀胆碱（15～30mg），但须注意呼吸功能的维持。

（3）暂时制止惊厥后，要迅速查找原因，并作针对性处理。如明确为癫痫，应继续用抗癫痫药，以免再次发作。常用抗癫痫药有苯妥英钠和丙戊酸。对持续严重的癫痫，也可考虑静滴硫喷妥钠或丙泊酚，同时加强生命体征的监控。如果所有药物皆无效，则须应用肌松药、气管插管，并作控制呼吸，这是最后的处理手段。

三、术后精神障碍

有关术后精神障碍的名词很多，主要有术后急性精神混乱状态、术后谵妄、术后认知障碍和术后认知缺陷、术后急性脑衰竭、术后器质性脑综合征以及术后毒性精神病等。归纳起来，术后精神障碍是指在术后数天内发生的一种可逆的和波动性的急性精神紊乱综合征，它包括意识、认知、记忆、定向、精神运动行为以及睡眠等方面的紊乱。

1. 发病因素　近年来国外资料显示，老年患者术后精神障碍发生率在经历主动脉瘤手术患者为46%；心内直视手术为7%～77%；肝、肺移植术为50%；骨科大手术可达13%～41%；上腹部手术为7%～17%。小儿停循环心脏手术后认知功能障碍发生率为25%～45%。Tim Johnson等报道，中年人非心脏手术后认知功能障碍发生率为19.2%。

术后精神障碍常常是多种因素协同作用的结果。易发因素包括：

（1）高龄，尤其在年龄>70岁的老年人。已有的研究表明，年龄≥65岁老年患者术后精神障碍发生率是年轻患者的2～10倍。这可能与老年患者血流动力学调控能力及中枢神经系统功能减退有关。

（2）心脑代谢疾患，研究显示，术前合并糖尿病和（或）高血压的老年患者术后精神障碍的发生率显著增高。

（3）长期服用某些药物、酗酒，尤其是苯二氮䓬类药物和抗胆碱能药物，可增加老年患者术后精神障碍的发生率；另外，长期服用三环类抗抑郁药、抗癫痫药物、组胺 H_2 受体拮抗药、心脏药物如地高辛、β 受体阻断药、皮质甾体类、非甾体消炎药也使发生术后精神障碍的危险性增加。④感官缺陷、营养不良、心理因素等，研究显示，有精神疾病家族史的患者术后容易出现精神症状。⑤促发因素包括：应激反应、手术创伤、术中出血和输血、脑血流降低、脑血管微栓子的形成、低血压、术后低氧血症、电解质紊乱以及术后疼痛等。手术对术后精神障碍有显著影响。研究证实，体外循环手术尤其是冠脉旁路移植术，术后精神障碍的发生率比其他手术高许多倍，这与体外转流时间、低温、血流－代谢匹配、复温速率以及脑部气栓有关。有报道常温不停跳心脏手术搏动性体外循环手术以及降低复温速率，术后精神障碍发生率显著降低。骨科大手术术后精神障碍发生率也相当高，可能与脂肪栓塞有关。

2. 发病机制　术后精神障碍发生的机制至今仍不清楚，涉及中枢神经系统、内分泌和免疫系统的紊乱。目前认为，术后精神障碍是在老年患者中枢神经系统退化的基础上，由多种因素造成中枢神经递质系统的进一步紊乱所引起的急性精神紊乱综合征。

3. 临床表现和诊断　术后精神障碍通常发生在术后的前4天，夜间容易发生，具有晨轻夜重的特点，主要表现在意识障碍、认知障碍和精神运动异常等方面。临床表现可轻可重，轻者精神异常轻微，持续时间短且可自愈；较重的则可出现判断能力丧失、记忆力下降、人格改变或发展成为老年痴呆症，临床上要予以足够的重视。许多患者出现错觉和幻觉，常导致躁狂和恐惧行为。根据临床特征，术后精神障碍可分为2种类型：躁狂（高警觉－高反应）型和抑郁（低警觉－低反应）型。躁狂型表现为交感神经过度兴奋，对刺激的警觉性增高以及精神运动极度增强；抑郁型表现为对刺激的反应下降和退却行为；而有些患者可表现为混合型，在躁狂和抑郁状态间摆动。

急性躁狂型术后精神障碍很容易被识别，而抑郁型常被误认为痴呆或抑郁，特别是当与痴呆共存时更难以诊断。精神量表测试对精神状态的诊断非常有帮助，脑电图对术后精神障碍的诊断有一定的价值。大多数术后精神障碍时脑电波节律普遍减慢，尤其是 α 节律，而且减慢的程度与认知损害的严重性相关。α 节律减慢也见于高龄和痴呆的患者，因此需要连续动态脑电图来进行动态观察。

对发生术后精神障碍的患者应进行全面仔细地检查，包括血浆尿素氮，葡萄糖和电解质浓度，肝功能，动脉血气分析，血细胞计数，尿、血和痰液细菌培养，心电图和胸片等，以便排除重要脏器功能损害引起的精神异常。

4. 预防　对非心脏手术来说，术后认知功能障碍的研究不多，其防治的重点还是要对术后谵妄的发生早期做出诊断，并及时处理出现的并发症。近来对心脏术后认知功能障碍的预防与治疗研究较多。

（1）低温：低温可降低脑的代谢并可抑制兴奋性神经递质的释放，因而对预防术后认知功能障碍有帮助。研究发现将人体温度降低至30℃以下与降低至30～35℃之间相比，它们对术后认知功能障碍的预防并无显著区别。

（2）血气酸碱的处理：在低温下血气酸碱的处理方法有 α 稳态处理和 pH 稳态处理2种。前者适用于变温动物血气分析，后者则适用于恒温动物血气分析。研究发现，按 α 稳态处理的患者，其术后认知功能障碍的发生率较低。在 pH 稳态下，脑血流量、脑代谢及脑的高灌注之间的偶联机制被破坏，这有可能使到达脑部的微小栓子增多。

5. 治疗

（1）积极采取脑保护措施：目前有学者认为钙通道阻滞药、巴比妥类药、前列腺素以及兴奋性神经递质拮抗药可能对减轻各种症状有帮助。

（2）药物治疗：主要针对谵妄、躁狂等兴奋状态患者，常用药物有氟哌啶醇、苯二氮䓬类药物、丙泊酚及氯丙嗪等。

（3）心理治疗：主要针对抑郁型患者，亲人安慰及交流效果较好。

（4）其他：有学者提出使用主动脉滤过装置，这种办法从理论上讲可消除空气、脂肪及其他血管内物质所致的脑部微小栓子，但临床使用经验尚不多另外，有学者指出减少使用体外循环可能有助降低术后认知功能障碍的发病率。

（袁从虎）

第五节　产科麻醉危急重症

一、羊水栓塞

羊水栓塞是由于胎膜早破，子宫收缩时宫内压力增高，羊水受压，通过子宫颈内膜静脉、胎盘边缘血窦或剖宫产子宫切口进入母体循环，引起：①肺动脉栓塞，继发循环衰竭，肺水肿、低氧血症。②弥散性血管内凝血（DIC）。③宫缩无力，产后出血不止。典型表现包括突发胸闷、呼吸窘迫、发绀、虚脱、肺水肿、抽搐、昏迷，继而广泛出血（DIC 所致），重者于数分钟内死亡。临床表现多变，所以往往是先有印象诊断，然后逐一排除其他病症才能确诊。有条件时应做肺动脉导管采肺血标本，查鳞状细胞和羊水残渣等确诊。诱发因素有：多胎、高龄产妇、宫缩混乱、宫缩剂使用不当或加速产程、羊水明显胎粪污染、胎儿过大、宫内死胎、胎盘剥离、阴道操作或剖宫产术等。

凡怀疑产妇可能发生羊水栓塞时，应立即取出胎儿并采取各种急救措施进行对症处理，包括气管插管、吸入高浓度氧及呼吸末正压通气（PEEP），维护血流动力学，纠正凝血异常的同时进行成分输血，必要时行心肺复苏。

二、先兆子痫和子痫

先兆子痫是一种高血压、全身水肿和蛋白尿的综合征，发生率为全部孕妇的 7%。无论何种程度的高血压，如发生抽搐，则称为子痫，发生率为 0.3%。该病多见于年轻初产妇，也见于葡萄胎、多胎妊娠、糖尿病和 Rh 血型不合者。

迅速娩出胎儿是确定性治疗措施，病情通常在产后 48 小时内缓解。在此之前，首要是治疗高血压、血管内容量缺失和凝血功能障碍，并预防或终止抽搐发作。

先兆子痫患者用椎管内麻醉可降低血压，但术终麻醉阻滞减弱及麦角新碱静注后的作用可致血压升高，发生惊厥。此类患者应禁用麦角新碱，并施行术后镇痛。地西泮仍然是被广泛用于终止惊厥发作的一线药物，可每次追加 5～10mg；硫酸镁是一种强效血管扩张药，也是有力的儿茶酚胺拮抗剂。首次负荷量 25% 硫酸镁溶液 20ml 加 50% 葡萄糖液 10ml 静脉缓慢推注（5~10 分钟推完）；然后再以 25% 硫酸镁 60~80ml（15~20g）加入 1 000ml 葡萄糖液中缓慢滴入，滴注速度以 1~2g/h 为宜。输注镁的主要危险是神经肌肉阻滞，其发生率与血浆镁浓度呈线性关系。

三、新生儿窒息与复苏

新生儿窒息是新生儿死亡的主要原因，争分夺秒、及时有效的复苏处理是降低新生儿死亡率的关键，在美国需要生命支持的新生儿仅为 6%，而体重 <1 500g 的新生儿该百分比迅速升高。

常见病因有：①呼吸道梗阻、吸入综合征、脐带脱垂、绕颈、打结等，产伤致脑水肿、脑出血。②产妇因素，如妊娠中毒、急性失血、严重贫血、心脏病、传染病、应用麻醉、镇痛药物不当、胎盘血供障碍。③感染，败血症、脑膜炎、肺炎等。④先天性疾病，如大血管转位、先天性心脏病、食管闭锁、气管食管瘘、膈疝、鼻后孔闭锁、巨舌等。

Apgar 评分法是判定新生儿窒息严重程度的常用方法。在胎儿出生后 1 分钟和 5 分钟进行常规评分。通过观察皮肤颜色、呼吸、心率、肌张力和反射来量化判定窒息程度、复苏效果和预后。5 分钟评分多与预后（特别是中枢神经系统后遗症）有关。重度窒息常发生中枢神经系统后遗症如脑性瘫痪、智力低下、耳聋、视力减退、癫痫等。出生后 5 分钟评分低者后遗症发生率高。

新生儿复苏主要针对呼吸停止和窒息缺氧，所以常以呼吸复苏为重点。当胎儿第一次呼吸之前，应立即吸出口咽部的羊水、胎粪及血液，以防进入气管。如仍无呼吸者，可拍打足底或摩擦背部，以促进呼吸功能的恢复。气管插管的指征有：①Apgar 评分 0~3 分。②娩出后 60 秒钟还未呼吸。③心率 <100 次/min，伴肤色苍白。④常规吸氧和面罩加压呼吸无效者。⑤胎粪和黏稠羊水误吸窒息。患儿心率 <80 次/min，经人工通气治疗后，仍无好转者，应行胸外心脏按压。方法为两拇指放在胸骨中部，其余 4 指放在背后支持。深度 1~2cm，按压频率 100~120 次/min。当复苏效果欠佳时，应加用药物治疗，可经脐动脉或脐静脉插管。心动过缓者用阿托品 0.03mg/kg 静脉注射，心脏停搏者加用肾上腺素（1∶10 000）0.1mg/kg 静注或气管内滴注。

必须指出的是新生儿早期的体温平衡状态，对其存活与健康成长极为重要。低体温可引起新生儿一系列代谢紊乱和器官功能损害，加重窒息的病理生理改变，干扰复苏效果，增加婴儿病死率和伤残率。应特别注意保暖，如出生后立即擦干皮肤，并用温暖包布包裹，保持适宜的室内温度，新生儿复苏操作应在保温台上进行，复苏后再转入温箱内。

（袁从虎）

第六节　区域麻醉和椎管内麻醉危急重症

区域麻醉及椎管内麻醉的并发症及危急事件大体可分为 4 大类型：局麻药及其防腐剂的不良反应、心理反应、意外并发症、技术性损伤。

一、心理反应

恐惧、不适、疼痛所导致的心理反应在任何一种区域麻醉中都普遍存在，这些反应包括忧虑、激动、血管迷走神经性反应以及偶发的严重的心律失常、高血压、神志消失甚至癫痫发作。因此，临床上要合理应用镇静药和镇痛药。

二、局麻药的不良反应

区域麻醉及椎管内麻醉主要是通过局部麻醉药来实现的，由于局麻药的药理特性及人体的个体差异，可引起一系列的局部或全身不良反应。

1. 超敏反应　俗称过敏反应或变态反应。局麻药的超敏反应主要表现为局部和全身超敏反应2种形式。局部超敏反应表现为局部红斑、荨麻疹、水肿或皮炎；全身超敏反应罕见，但一旦发生则情况较为危急。当应用小剂量的局麻药，或其用量低于常用量或极量，患者就发生毒性反应的初期症状，应考虑为超敏反应。

2. 毒性反应

（1）局部毒性反应：组织毒性反应少见。大量高浓度或化学污染的局麻药误入蛛网膜下腔能引起神经毒性反应。据报道，5%利多卡因用于腰麻的神经毒性反应发生率增加。腰麻最好避免用5%利多卡因，建议用含葡萄糖的1.5%利多卡因或不含防腐剂的2%利多卡因。

（2）全身毒性反应：主要是药物注入静脉内或用药过量。通常与下列因素有关：①快速入血。②快速被吸收，如从血运丰富的黏膜吸收。③使用过量。

局麻药过量引起的毒性反应一般先表现为中枢神经系统毒性，随后当血药浓度更高时才表现心血管毒性。急性毒性反应与药物在血中浓度增高的速度有关，因此快速注入少量局麻药也可以引起毒性反应。

（3）毒性反应的预防和处理：预防措施主要有根据千克体重计算药物总量；选用低毒性药物；衰弱和高龄患者应减少用药量；注药速度不能过快（<10ml/min），且注药时应回抽，以防局麻药入血；加用1：200 000肾上腺素（即200mg局麻药中加1μg肾上腺素）可以减慢药物的吸收速度；麻醉前常规使用地西泮0.2mg/kg口服或肌内注射。

麻醉过程中，患者出现任何毒性反应的征象都应立即停止使用局麻药物并仔细观察患者反应。处理包括保持呼吸道通畅；吸氧或面罩辅助通气；镇静、止痉；必要时可用琥珀胆碱1mg/kg，静脉注射，气管插管、人工呼吸。

三、巧合性并发症

巧合性并发症主要是巧合性损伤。巧合性损伤是指发生于神经阻滞期间的直接性或间接性损伤，直接性损伤通常被认为只由麻醉药引起，然而下腹部手术后大腿感觉异常（侧股神经损伤）或股神经损伤也可以是手术损伤所致（如手术牵拉器对神经的牵拉），而并非都是硬膜外阻滞所致；同样，分娩引起母体损伤如闭孔神经损伤通常也被怪罪于硬膜外阻滞；巧合性损伤的又一个例子是继发于术中止血带使用时间过长或充气压力过高所致的神经或其他组织损伤。对于临床医师来说，重要的是要知道导致巧合性损伤的各种可能性，因为这些可能性很可能在手术麻醉过程中发生。

四、技术性损伤

技术性损伤主要由操作不当或穿刺误伤邻近组织器官所致。常见的有组织损伤、血管损伤和神经损伤。神经阻滞后可发生局部触痛甚至挫伤；潜在的穿刺损伤因神经阻滞部位而异，都影响局部组织的功能；动脉损伤导致血管功能不全、动脉瘘、假性动脉瘤形成；外周神经阻滞导致永久性神经损伤极为罕见。严重慢性隐痛有报道，而持久性感觉迟钝确实罕见。据报道，感觉迟钝 >1 周的为 1% ~ 5%，最高 32%。神经阻滞后神经病变的发病机制可能包括：神经束被穿刺针直接切割；压迫引起缺血性损伤（尤其是神经内注射）；血肿的压迫（神经内或神经外）；注射药物的直接毒性作用；直接损伤导致血管供血障碍；持续性血管收缩；穿刺针刺破神经膜导致神经束疝；穿刺针的结构和形状以及定位也可能是神经损伤的发病机制之一。

研究表明，外周神经刺激器的应用能对穿刺针接近神经起到预警作用，从而降低穿刺针损伤性接触神经的机会，减少神经损伤的发生率。

五、椎管内麻醉的并发症

1. 循环抑制　腰麻或硬膜外阻滞由于广泛的交感神经阻滞而导致血压下降。若平面高于 T_4 时，由于内脏血管床扩张，肋间肌松弛，血压下降更为显著。运动神经阻滞后，使肌泵作用消失，回心血量可进一步减少，导致低血压。硬膜外阻滞中迷走神经张力过高导致的心动过缓，特别是交感神经心支被阻滞后将出现心率减慢，是触发心搏停止的重要因素。

处理：当收缩压下降 30%，或 <70mmHg，或高血压患者降至原舒张压时，或心率 <60 次/min 并伴有血压下降时，均须进行相应的处理。包括：①麻黄碱 15 ~ 30mg 静脉注射，高血压及老年患者应从小剂量开始。②加快补液速度，晶体与胶体均适宜，但对年老及心、肺、肾功能差者应注意。③给氧。④阿托品 0.25 ~ 0.5mg 静脉注射，治疗心动过缓。⑤如上述措施无效，血压下降严重时，可给予间羟胺，以免导致心肌缺血，心搏骤停。

2. 呼吸抑制　高平面腰麻时，因腹部及胸壁运动的本体感觉传入神经被阻滞可出现呼吸困难；严重低血压导致延髓供血不足或直接阻滞 C_3 ~ C_5 脊神经（全脊麻）抑制膈神经功能可出现呼吸停止。

处理：①立即面罩给氧，或人工辅助呼吸，甚至须气管内插管。②维持循环稳定，改善机体携氧功能。③如系阿片类所致，可静注钠络酮 0.2 ~ 0.4mg。④肾脏手术调升腰桥要注意适度，以免因侧弯过度压迫下胸部和膈肌，并影响下腔静脉的回流，肺的通气量和回心血量减少都已超过了患者的耐受限度，可致呼吸停止意外发生。⑤俯卧位时，膈肌活动受限，如果麻醉平面达 T_4 以上，对呼吸功能影响显著，辅用神经安定镇痛药，对呼吸功能抑制更为显著。因此在俯卧位硬膜外阻滞时，应尽量不辅用或慎用此类药；若确需使用，应加强对呼吸功能的监测和维护。

3. 穿破硬脊膜　意外穿破硬脊膜约占硬膜外穿刺的 1%。一旦穿破硬脊膜，根据此病例对麻醉的要求，麻醉医师可有多种选择。将适当剂量的局麻药注入脑脊液，则变为腰麻；通过穿刺针置入硬膜外导管，可进行连续腰麻。如仍需采用硬膜外阻滞（如准备手术后镇痛），可上移一个椎间隙重新穿刺置管，使硬膜外导管头端远离已穿破的硬脊膜处。但应考虑经此硬膜外导管注药后有发生腰麻的可能性。

4. 全脊麻

（1）原因：①颈丛或臂丛神经阻滞时方向不当，针刺入过深达蛛网膜下腔。②硬膜外导管质地较硬，置管时穿破硬脊膜未发觉，而将大剂量局麻药注入蛛网膜下腔所致。③硬脊膜被硬膜外穿刺针穿通后更换间隙再行阻滞时，用药不当，发生"延迟性"全脊麻。④腰麻 – 硬膜外阻滞联合穿刺法出现高平面阻滞和全腰麻已有报道。尽管腰穿针极细，但当硬膜外腔注药与腰穿在同一节段上，硬膜外腔压力增高，药物是否进入蛛网膜下腔，进入多少，不能为临床所见。

（2）临床表现：注药后数分钟内出现全部脊神经支配的区域均无痛觉，低血压，意识丧失及呼吸停止。若处理不及时可发生心搏骤停。

（3）处理：①立即面罩给氧、人工呼吸或气管插管。②维持循环稳定、快速输液及应用升压药物。③尽早抽出部分脑脊液，能减轻全腰麻的合并症，有利于局麻药作用的消退。④心搏停止者立即心肺复苏。

应注意预防全脊麻的发生，当药物误入蛛网膜下腔后，关键在于及时判断与处理，但更重要的是应以预防为主。

5. 神经系统并发症

（1）颅腔积气和空气栓塞：利用硬膜外注气试验来确定硬膜外穿刺成功被临床广泛应用。但可能导致许多潜在的并发症，如颅腔积气致脊髓和神经根受压、静脉空气栓塞等；硬膜外注气试验也有可能导致阻滞不全和感觉异常；医源性的颅腔积气可以表现为伴有颈肩腰背不适的头痛，也可表现为精神错乱、精神状态恶化、意识丧失及惊厥，亦可导致短暂或永久的神经后遗症。

据报道，一患者反复多次的硬膜外类固醇类药物注射导致永久性的脑损伤，在发病过程中出现癫痫发作和意识丧失，必须气管插管人工通气，CT扫描发现心室内和颅内有大量的气体。另有报道一房间隔缺损患者硬膜外注气试验后由于反常的空气栓子导致了循环衰竭及中枢神经系统的损害。

（2）头痛：蛛网膜穿破后，头痛的发生率为1%～5%。可能有2种不同机制：①脑脊液外漏，引起脑压降低有关。②穿刺时用空气作阻力消失试验，把空气注入蛛网膜下腔引起鞘内气泡所致。

治疗：①术后去枕平卧。②静脉输入等渗液体1 500～2 000ml。③咖啡因治疗：0.45%氯化钠溶液500ml加苯甲酸钠咖啡因（安钠加）500mg静脉滴注。亦可单次静注250mg。另外鼓励患者多饮水或含咖啡类成分的饮料（可乐类饮料）。④硬膜外注入生理盐水20ml、林格液30～35ml、右旋糖酐40或自体血10～12ml，静脉抽血须无菌操作，注血应缓慢，有异感立即停止注血。

（3）神经损伤：硬膜外阻滞时脊髓的损伤多由穿刺针或硬膜外导管误入脊髓而引起，当损伤发生时，患者立即感到后背剧痛，偶有一过性的意识障碍，随即出现完全的弛缓性瘫痪。如果脊髓损伤为横贯性的伤害，则患者的血压偏低而不稳定。脊髓损伤时感觉缺失的平面往往比穿刺点位置低1～3个节段。

神经根损伤一般多发生在后根，损伤当时患者有"触电"或痛感。如果是一过性的且症状较轻，则可能是穿刺针或硬膜外导管刺激了神经根，这种情况临床较多见，术后一般无明显的感觉异常；神经根损伤严重者，术后神经检查可发现患者感觉缺失，但仅限于1～2根脊神经支配的区域，且感觉缺失的平面与穿刺点位置一致。神经根损伤后一般以根痛症状为主，在2周内可消失，而一些麻木区域则需数月方可痊愈。

（4）药物所致的神经功能障碍：一些高浓度局麻药，如丁卡因或布比卡因与蛋白的结合率高影响了它们的代谢与消除，因而导致神经阻滞出现异常延长的现象，临床上表现为体表局部的感觉减退或肢体的运动功能障碍，有时这些症状可持续数十个小时。有时长时间的硬膜外阻滞可导致膀胱功能失常和马尾综合征。报道较多的是认为由局麻药的神经毒性所引起，其中以利多卡因的发生率最高。另外，有学者认为术中长时间低血压及硬膜外腔中 pH 或渗透压的改变也可引起神经的损伤，出现术后膀胱功能失常等症状。

（5）硬膜外血肿：发生率为 0.12～0.6/万，虽然发生率低，但却是硬膜外阻滞后并发截瘫的首位原因。一般情况下硬膜外血肿是麻醉操作引起的，而患者凝血功能差却是促发因素。可见于肝硬化患者有凝血障碍时，血小板严重缺少者、血友病患者或抗凝血药治疗的患者及口服阿司匹林者。典型的临床表现是麻醉平面消失后再次出现，有时伴有腰背痛。如果血肿能在发生后 6 小时内用手术或经导管反复冲洗抽吸解除，则神经功能的恢复一般较好。

（6）脊髓前动脉综合征：临床表现以运动功能障碍为主。它并非是硬膜外阻滞所特有的并发症，一些全身麻醉的患者也可发生。其发病的机制是脊髓前动脉的血流障碍引起脊髓前侧角的缺血性坏死。局麻药中肾上腺素浓度过高、长时间低血压及血管本身的病变或血栓形成都可导致脊髓前动脉的血流障碍。处理上应以预防为主。

（7）蛛网膜炎：腰穿针刺破硬膜和蛛网膜后，意味着破坏了中枢神经系统的保护性屏障，存在着感染性物质进入蛛网膜下腔的危险。因此实施腰麻硬膜外联合阻滞，特别是配制术后镇痛药物时，经严格遵循操作规程，并在硬膜外导管的连接处使用 0.2μm 的滤器，以滤过可能引起感染的玻璃碎屑和其他异物。

（8）脑膜炎和硬膜外脓肿：是神经阻滞的特殊并发症，但幸运的是这些并发症非常罕见。据统计，在 65 000 例的腰麻病例中仅有 3 例发生脑膜炎；而在 60 000 例硬膜外阻滞中仅 1 例发生硬膜外脓肿；另有报道，腰麻后脑膜炎的发生率为 1：40 000。脑膜炎和硬膜外脓肿的易感因素包括免疫抑制、类固醇的应用，糖尿病，感染、败血症，导管留置过久和违反无菌操作原则。临床表现主要是局部剧痛和触痛，伴有发热和白细胞增高，如出现进行性神经功能障碍应立即手术减压。

（9）其他区域麻醉可能导致喉返神经阻滞、霍纳综合征、气胸等。

（袁从虎）

参考文献

[1] 盛卓人，王俊科，等．实用临床麻醉学．第四版．北京：科学出版社，2010.
[2] 郭曲练．普外科及泌尿外科手术麻醉．北京：人民卫生出版社，2011.
[3] 杭燕南．当代麻醉学．第二版，上海：上海兴界图书出版社，2011.
[4] 曾因明，邓小明．麻醉学新进展．北京：人民卫生出版社，2006.
[5] 徐启明，等．临床麻醉学．第2版．北京：人民卫生出版社，2005.
[6] 庄心良，曾因明．现代麻醉学．北京：人民卫生出版社，2003.

第三篇

临床疼痛学

第二十一章　疼痛的定义和分类

　　痛觉与其他感觉不同，是一种与伤害及痛苦关联的令人讨厌的复合感觉。疼痛在强度（小、中、强）、性质（锐痛、钝痛或灼痛）、持续时间（瞬时、短时间、持续）和定位（体表、深部组织、定位明确或弥散）等方面有很大的变异性。因此，很难给痛觉下一个令人满意的明确定义。1994年国际疼痛研究学会（International Association for the Study of Pain, IASP）将疼痛定义为："一种与组织损伤或潜在的损伤相关的不愉快的主观感觉和情感体验。"在正常生理条件下，疼痛提供躯体受到威胁的警报信号，是不可缺少的一种生命保护功能。但在病理条件下，疼痛是大多数疾病具有的共同症状，往往与自主神经活动、运动反射、心理和情绪反应交织在一起，给患者带来痛苦。事实上，慢性疼痛不仅仅是一种症状，它本身也可以是一种疾病，是临床的一大难题。

　　与其他躯体感觉最大的不同是，痛觉没有或极难产生适应，而且痛觉包含"感觉"和"情绪"两种成分。"感觉成分"具有其他感觉的共性特点：有特殊的感受器、感受器激活需要适宜的刺激、感受器有定位分布、具有对刺激强度进行鉴别的能力等。痛觉的"情绪成分"与逃避的驱动密切相关，其变异性极大，极易受过去经验的影响。大量的研究表明，痛觉不是简单地与躯体的某一部分的变化有关，也不能认为是由神经系统某个单一的传导束、神经核团和神经递质进行传递，它是一个复杂的感觉系统。

　　"痛阈"和"耐痛阈"是区分"感觉成分"和"情绪成分"的指标。阈值是感觉系统对刺激反应的一个特性，痛阈是对痛觉刺激的最小感知。不同个体或同一个体的不同时间，痛阈具有可重复性，是相对稳定的。耐痛阈是指忍耐疼痛的最大限度，它有很大的变异性。痛阈（痛觉感觉成分）完全相同的人，耐痛阈（痛觉情绪成分）可以有明显的不同，这与性格和环境因素有密切的关系。

　　在有关痛觉的英文文献中经常出现两个词汇：伤害性感受（nociception）和痛觉（pain）。这是两个有密切关系但又不相同的概念。伤害性感受是指中枢神经系统对伤害性传入信息的反应和加工，发生在中枢神经系统的各个水平，提供组织损伤的信息，是从低等动物到人所共有的。痛觉是指发生在躯体某一部分的厌恶和不愿忍受的感觉，属于知觉范畴，发生在脑的高级部位，尤其是大脑皮质，一般认为是人类所特有的。

根据疼痛的起因、部位、性质和时程，可将其分为两大类：伤害性痛（nociceptive pain）和病理性痛（pathological pain）（图 21 – 1）。

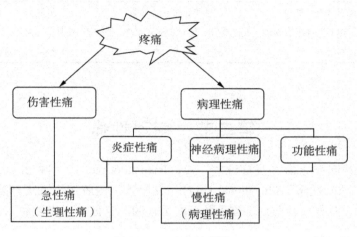

图 21 – 1　疼痛的分类

第一节　伤害性痛

伤害性痛是生理状态下，伤害性刺激直接兴奋伤害性感受器引起的疼痛，因此也称为"生理性痛"。有的伤害性刺激（如针刺等）几乎没有引起组织损伤或只引起轻微损伤，疼痛是瞬时的。即使组织损伤严重（如一般的手术创伤等），但损伤修复后，疼痛自行消失，疼痛持续时间不长。因此，也往往称作"急性痛"。

伤害性痛又可分为浅表痛和深部痛。

一、浅表痛

浅表痛是由强刺激作用于皮肤引起的，有刺痛和灼痛之分，分别由外周神经中细的有髓鞘（A_δ）纤维和无髓鞘（C）纤维传导。"刺痛"又称锐痛、快痛或第一痛，定位明确，只在刺激时存在，刺激停止疼痛消失。"灼痛"也称钝痛、慢痛或第二痛，是定位模糊的持续性疼痛，具有烧灼和跳动感，刺激停止后依然存在，和刺痛不同，重复刺激可引起灼痛强度增加。

二、深部痛

深部痛定位模糊，源于肌肉、肌腱、骨膜和关节的伤害性感受器的激活。内脏痛具有深部痛的特征。

伤害性痛是正常生理状态下日常体验到的感觉。在表 21 – 1 中，从伤害性感受器分布、感受器的适宜刺激、疼痛躯体定位和疼痛的性质，总结了浅表痛、深部痛和内脏痛的特点。

表 21 - 1　伤害性痛的特性

感受器分布		刺激	痛觉定位	疼痛性质
浅表痛	皮肤、皮下组织、黏膜	机械、化学、灼热	明确	锐痛、刺痛、灼烧痛
深部痛	肌肉、肌腱、筋膜、关节、骨骼	过度牵拉、缺血、机械损伤、痉挛	弥散、辐射	钝痛、痉挛痛
内脏痛	内脏器官	膨胀、缺血、肌肉痉挛	模糊	深部痛、刺痛、牵涉性痛

（胡凤娟）

第二节　病理性痛

病理性痛按其起因分为"炎症性痛"（inflammatory pain）、"神经病理性痛"（neuro-pathicpain）和"功能性痛"（functional pain），在躯体和内脏组织均可产生。由于在病灶修复后疼痛仍存在，时程长达数月、数年乃至终生，因此也称为"慢性痛"，是临床的顽症。

一、炎症性痛

由创伤、细菌或病毒感染以及外科手术等引起的外周组织损伤，刺激损伤细胞、免疫细胞（巨噬细胞、肥大细胞、中性粒细胞等）和神经末梢释放多种炎性介质，导致局部组织炎症。伴随局部红、肿、灼热感和功能障碍，出现强烈的损伤区的原发痛和损伤区周围的继发痛。这种由炎症引起的疼痛，表现为：①对伤害性刺激敏感性增强和反应阈值降低的"痛觉过敏（hyperalgesia）"；②非痛刺激（如触或冷刺激）引起的"触冷诱发痛（allodynia）"（也称为"痛觉超敏"）；③无刺激诱导而自发产生的"自发痛"。当炎症消失或组织修复后，炎症性痛随之减弱。

二、神经病理性痛

由创伤、感染或代谢病引起的外周神经、脊髓和脑损伤所造成，也表现为痛觉过敏、触冷诱发痛和自发痛。多发于临床多种疾病，如糖尿病、带状疱疹恢复期、腰段神经根损伤、艾滋病引起的多发性神经疾病、脊髓损伤、多发性硬化症和脑中风等。图 21 - 2 表明，神经病理性痛又可分为：外周神经损伤引起的疼痛（单一性或多发性神经疾病的疼痛、去传入疼痛、交感神经性疼痛）和中枢痛。它们的产生机制是多样和复杂的，在后面的章节中有详细描述。

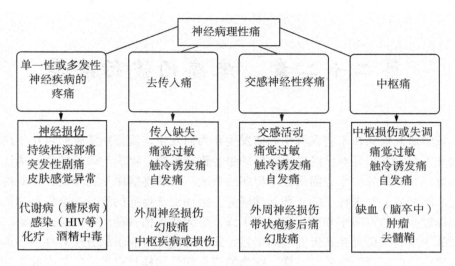

图 21 - 2　神经病理性痛的特性

三、功能性痛

功能性痛是在没有明显的神经学病变和外周异常的条件下，神经系统功能和反应异常引起的疼痛。临床上见到的纤维肌痛、肠应激综合征、非心脏性胸痛和紧张性头痛（不包括偏头痛）等可以归入这一类。

癌症痛属于病理性痛的范畴，起因既包括炎症，也有神经损伤等多种因素（肿瘤组织浸润、压迫神经、缺血、脏器梗死、化疗和放射治疗的毒性等），是兼有炎症性痛和神经病理性痛的复合类型，机制更为复杂，因此有其特殊性。

（胡凤娟）

参考文献

[1] 刘俊杰，赵俊，现代麻醉学. 第二版. 北京：人民卫生出版社，2010.

[2] 曾因明，姚尚龙，等. 麻醉科特色治疗技术. 上海：科学技术文献出版社，2003.

[3] 孙大金，杭燕南. 实用临床麻醉学. 北京：中国医药科技出版社，2011.

[4] 徐建国. 手术后恶心呕吐的防治. 临床麻醉学杂志，2006，7（22）：557 - 558.

[5] 庄心良，曾因明，陈伯銮. 现代麻醉学. 第三版. 北京：人民卫生出版社，2014.

[6] 李李，常业恬，等. 临床麻醉常见问题与对策. 北京：军事医学科学出版社. 2009.

第二十二章　疼痛的流行病学

　　流行病学研究疾病在不同人群中如何发生和为何发生，流行病学资料可用于制订预防疾病的计划和策略，并指导对已经发生疾病的患者进行治疗。疾病的流行病学是描述疾病的重要组成部分，它从另外一个方面阐述了疾病的概况。随着疼痛医学的发展，针对疼痛的临床诊疗已经广泛开展，并进行了临床和基础研究。但如缺乏疼痛的流行病学资料和数据，则对疼痛和疼痛性疾病的发病率和发生率知之不详，更无法评估各种治疗方法的效果。

　　疼痛的流行病学研究系新近开展的项目，研究疼痛流行病学的方法有许多，各有其优缺点。与其他疾病的流行病学研究一样，疼痛的流行病学同样具有独特的数据收集和解释，并有许多专业用语，涉及许多方法、内容和参数。研究总体中的所有个体应当具有相同的某些特征，包括地理、职业、年龄以及相同疾病等；同时在样本选择和资料收集中有许多的误差，包括样本选择误差、资料误差、统计误差等。现有的许多疼痛流行病学研究系在各种特殊领域进行，存在不少缺陷，许多资料不能推论到普通人群。尽管如此，疼痛的流行病学资料对于疼痛的发病率（incidence）、患病率（prevalence）、疼痛的病因与诱因、疼痛类型、疼痛诊断、疼痛治疗、疼痛的转归以及疼痛的预防具有重要的意义；在个体方面不同年龄、性别、生活史、工作史与疼痛的关系也具有重要意义。多年来，对于疼痛的发病率和疼痛的诊疗均建立在推测的基础上，目前循证医学为上述资料提供了大量的依据。国内开展疼痛的流行病学研究较少，目前缺乏相应的资料，国外的疼痛流行病学研究和结果对我们的工作具有很大的参考价值。

　　疼痛发病率和患病率的调查结果很大程度上受疼痛的定义和采用调查方法的影响，不同的调查目的需要选择不同的问题和内容，因此，在某种疼痛的发病率和患病率上有相当的差异。发病率是指在一定时期内人群某种疾病新发病例的比率；患病率是指在一定时期内特定人群患有某种疾病的比率。疼痛的患病率可进一步分为：点患病率（pointprevalence rate）系指某一时间点人群中发生疼痛的个体人数；区间患病率（period prevalence rate）系指某一时间段内人群中发生疼痛的个体人数；终生患病率（lifetime prevalence rate）系指人群中个体一生中发生疼痛的人数。患病率的分子是在某一时间内发生疼痛的个体，分母是人群的总人数或样本的总体人数。疼痛作为疾病的伴随症状与疼痛作为疾病的定义不同，两者的总发病率和患病率在不同的调查中会有很大差异。疼痛作为症状在不同的年龄组、不同的疾病有明显的差别，疼痛的发病率和发生率会很高；而疼痛作为一种疾病，则差异更大，与人们对疼痛的认识、疼痛的时间长短、疼痛的程度、调查方法、统计方法等有密切关系，因此，疼痛的发病率和发生率各家报道差异很大，即或是同种疼痛性疾病的发病率和患病率差别也很大。随着人们生活水平的提高，对疼痛的理解和认识的加深，疼痛将是人们就医的最常见原因之一，尤其是慢性疼痛已经成为一个主要的公共健康问题，它明显影响着人们的生活质量，大量消耗着卫生医疗资源。

　　慢性疼痛系常见的疼痛性疾病，严重影响患者的生活质量，但缺乏流行病学数据和资料。20 年前世界卫生组织宣称不适当的疼痛治疗是公共健康的主要问题。欧洲 15 国和以色列共 16 国对慢性疼痛的发病率、疼痛的严重程度、治疗以及对社会的影响进行了电话调查，并对疼痛人群中年龄在 18 岁以上者作了进一步的深入分析。在被调查的 46 394 人中，慢性疼痛发病率［疼痛持续超过 6 个月，上个月发生疼痛或上周发生多次疼痛，而且疼痛评分按照数字等级评分（NRS）大于 5］有 4 839 人（19%），进一步的分析发现其中 66% 为中度疼痛（NRS 5 ~ 7），34% 为严重疼痛（NRS 8 ~ 10）；46% 的人疼痛呈持续性，54% 为间断性；59% 的人疼痛病史 2 年至 15 年，21% 的人诊断有抑郁症；61% 的人很少能或不能外出工作，19% 的人失去了工作，13% 的人因疼痛调换了工作；60% 的人在过去的 6 个月内 2 ~ 9 次看医生，严重影响了他们的生活、社会活动和工作质量。4 839 名慢性疼痛患者中，只有 2% 目前接受疼痛专科医师的诊疗，而 40% 没有得到适当的治疗，30% 的人没有接受过治疗。在欧洲这些发达的国家，慢性疼痛仍然是一个很主要的卫生保健、医疗和社会问题，需要卫生保健机构和制定政策的人员关注和认真对待。

美国的慢性疼痛患病率成人约 40%，在疗养院的居民可高达 45% ~ 80%。慢性疼痛的发生随年龄增加而升高，超过 80% 的人在一生中会发生腰背疼痛，60 ~ 72 岁达发病率高峰。流行病学资料显示有腰痛病史的人易患腰背疼痛。初次发病的原因、儿童时期的腰痛与成年后的症状具有相关性。加拿大对 2 055 名 20 ~ 69 岁随机抽样人群进行了 6 个月区间患病率调查，结果显示发病率为 54.2%，其中 4.1% 的人为致残性疼痛。颈部疼痛与教育、合并疾病、吸烟以及颈部外伤史有关。美国的一项 5 438 人调查显示持续性疼痛（疼痛超过 6 个月或前一年多次发作）的总发病率为 21.5%，美国中部为 17.3%。不同国家总发病率相差很大，从 5.5%（尼日利亚）到 33%（智利）。持续疼痛中背痛占 47.8%，头痛占 45.2%，关节痛占 41.7%，有三分之二的疼痛患者有两个或两个以上解剖部位的疼痛。而且，持续疼痛的患者多伴有抑郁或焦虑。背部和颈部疼痛的就诊率比心脏病和高血压病高。美国全国疗养院调查，有 3.7% 的患者每天经历"难以忍受"的疼痛，常见病因包括癌症、溃疡和髋关节骨折。疼痛患病率有明显的地区差异。肌肉骨骼疾病疼痛是最常见的非癌性慢性疼痛，关节炎和其他风湿性疾病随年龄增加而增加，关节炎中最常见的是骨关节炎。

瑞典进行的一项调查，内容为是否有过任何疼痛和疼痛的程度。1 009 名被调查者，年龄 18 ~ 84 岁，发生过任何疼痛包括短时疼痛者为 66%，40% 报告有明显的疼痛并持续 6 个月以上；持续性疼痛者比短时间者发生率高。疼痛部位以颈部、肩、上肢、下腰背和下肢多见，这些部位疼痛明显者占 15% ~ 20%。疼痛患病率最高的年龄组为 45 ~ 64 岁，男女各占 50%，65 岁以上者疼痛的发病率降低。1990—1993 年瑞典的一项调查，复杂性区域疼痛综合征（CRPS）的发病率在肢体疼痛患者为 5%，全国人群发病率为 100 万分之一。丹麦的 4 000 人邮件问卷调查显示持续疼痛的发病率为 30%。美国 1 254 名电话调查表明疼痛持续 3 个月以上者，头痛为 5%，背痛 9%，肌肉痛 5%，关节痛 10%。Von Korff 等人进行的一项随机邮件问卷调查，仅询问疼痛持续一天或以上，或一年中发生数次的疼痛，被调查的 1 500 人，年龄 15 ~ 75 岁，前 6 个月的疼痛患病率为头痛 26%，背痛 41%，腹痛 17%，面部痛 12%，胸部痛 12%。

后背疼痛的发病率在不同的国家差异很大，在北美为 6.8%，瑞典 12%，丹麦 13.7%，英国 14%，加拿大 28.4%，比利时 33%。这与诊断标准、调查方法、地区差异、文化差异等有密切关系。后背痛在儿童的发病率很低为 1% ~ 6%，但随年龄增长，发病率迅速增加，青春期为18%~50%。后背痛的发病率高峰在60岁年龄组。冰岛髋关节炎的流行病学资料显示髋关节炎的发病率与年龄有关，在调查的1 571例患者中，有165例患者（男77例，女88例）的227个髋关节诊断为髋关节炎。患者的年龄35~89岁，髋关节炎的发病率在35岁以上为10.8%，而85岁以上为35.4%。90%的背部疼痛系肌肉或韧带的机械性"劳损或损伤"所致。

不同的疼痛性疾病有一定的性别和职业差异，荷兰的调查显示肌肉、骨骼疼痛的发病率无论在解剖部位还是在严重程度上女性均高于男性。这种差别不能用年龄、教育程度、吸烟、超体重、体格锻炼以及疼痛的部位来解释。超体重和高龄在女性与慢性肌肉骨骼疼痛有关，然而，疼痛部位（上肢）与男性有关。在女性，雌激素水平升高影响下腰痛，而月经不规则和子宫切除则同时影响下腰痛和上肢痛。随着年龄增长，疼痛发病率增高，30岁以上女性的疼痛发病率高于男性，背部疼痛最常见，发病原因通常是自发性或原因不清楚，约一半患者为严重疼痛。澳大利亚对1 000个家庭进行了电话调查，其中有355个家庭有疼痛患者；每1 000人中，191人有疼痛，大多数为后背疼痛，其中86%的疼痛时间超过2周。疼痛的发病率随年龄增加而升高，80岁以上者，女性疼痛发病率高于男性。伊朗的一项为期2年的调查，随机选择1 000名不同工作的妇女，包括农民、手工劳动者、护士、秘书和家庭妇女，发现25~45岁的妇女腰背痛的总发病率为27.4%，但不同工作的发病率有明显的差异，农民为35%，手工工作者32.5%，家庭妇女28.5%，护士26%，秘书15%。发生腰背痛的明显危险因素是年龄和工作年限。明显的躯体因素是弯腰，其他包括每天坐着工作超过4小时。

慢性盆腔疼痛是妇科常见症状。慢性盆腔疼痛是指发生在盆腔范围内的慢性及反复发作性的疼痛，包括许多病因。我国重庆市对1 310例妇科就医的患者进行了调查，其中221例患者有盆腔疼痛，占普通就诊病例的16.9%，40岁以下占69%，而未生育妇女为22.9%。

老年人由于患多种疾病包括癌症、退行性关节疾病和关节炎等大多经历过急性或慢性疼痛，疼痛的发病率在25%~70%，至少有70%的老年人发生过疼痛。住院期间疼痛的发生率会更高。疼痛是老年人的常见问题，持续的慢性疼痛占老年人的50%，敬老院的80%老年人患有疼痛。社会在老龄化，到2050年65岁以上的老年人将由现在的17.5%上升到36.3%。随着年龄增长，老年人常见的疼痛和疼痛性疾病会增加，包括骨关节炎、带状疱疹后神经痛、脊髓椎管狭窄、癌症、纤维肌痛症、中风后疼痛、糖尿病末梢神经痛以及其他疾病。老年人虽然随着年龄增长对有害刺激的敏感性降低，但并不意味着有疼痛时他们对疼痛程度的感受减低。有效地治疗老年人的疼痛需要特殊的疼痛诊疗知识和培训。

癌症的死亡率已经成为国内死亡原因的首位，据统计世界上有1千7百万癌症患者，世界卫生组织预计到2021年，将有1千5百万新增癌症患者；晚期癌症患者疼痛是最常见症状，也是最可怕的症状之一。世界卫生组织的资料指出70%的晚期症患者出现明显的疼痛。住院症患者的疼痛发生率可高达76%，其中34%的患者系重度疼痛，生活质量严重受损；临终患者需要阿片类药物治疗者高达84%。疼痛分类有三分之一患者有神经病理性疼痛。2003年的统计我国的癌症患者超过700万，其中51%~62%的患者有不同程度的疼痛。癌痛会随着肿瘤的进展而增加，疼痛的程度、类型和部位各异，与原发性疾病的部位、疾病程度、疾病进展以及治疗方法有关。美国的研究表明门诊抗癌治疗的患者67%有疼痛，其中36%疼痛很严重，并影响生理功能；在法国也有同样的结果。另一项246例住院和门诊癌症患者，包括前列腺癌、结肠癌、乳腺癌和卵巢癌的研究表明，在积极抗癌治疗的患者中有63%的患者报告疼痛，其中43%的疼痛程度为中到重度。在姑息治疗的患者中有64%～80%在入住时，疼痛没有得到适当的控制。美国对1 754例终末期癌症患者的研究表明，在去世前2天调查中，25%的患者具有严重的持续性疼痛。爆发痛的一项研究表明70例患者中有41例患者出现爆发痛。一项2 266例癌症患者的回顾性分析表明，50%接受抗癌治疗的患者和90%晚期癌症患者经历癌痛。北京地区的一项癌痛调查表明，215例患者，男性129例，女性86例，年龄14～88岁。消化道肿瘤最多，其次为肺癌、乳腺癌。215例患者中，初诊时有94例（43.7%）患者伴有疼痛，其中70%的患者有中、重度疼痛，三分之二为持续性疼痛，60%为剧烈疼痛。癌痛明显影响患者的日常生活、情绪、行走能力、社交活动、睡眠以及对生活的兴趣等。而且，有一半的疼痛患者仅用一般止痛药物，三分之一的患者仅在"必要时"应用强阿片类药物。在北京、上海、天津、江西四个地区9家三甲医院的癌痛问卷调查共568例患者，年龄12～93岁，男性54.5%，女性45.5%，93.4%的患者接受过止痛治疗，其中523例（92.9%）患者的疼痛（多项选择）由于肿瘤进展所致，124例（23.6%）与肿瘤治疗有关，22例（3.9%）由肿瘤并发症引起，34例（6%）由精神因素所致。疼痛分类中内脏疼痛最高，282例（49.7%），其次躯体疼痛269例（47.4%），神经病理性疼痛70例（12.3%）。疼痛特点为急性疼痛16例（2.8%），慢性持续性疼痛344例（60.9%），间歇性疼痛105例（18.6%）。使用弱阿片类药物治疗疼痛者占53%，使用强阿片类药物者占45.6%，使用非甾体类药物者占24.6%。

神经病理性疼痛的确切发病率尚不清楚，但是可以肯定许多神经病理性疼痛未被诊断和没有得到适当的治疗。英国在1992—2002年间对四种常见的神经病理性疼痛（带状疱疹后神经痛、三叉神经痛、幻肢痛和糖尿病性神经痛）进行了大规模调查，总共约380万人，其中女性占51%，60岁以上者占17%。结果表明带状疱疹发病人数为12 386人，发病率为40/10万人；三叉神经痛发病人数8 268人，发病率27/10万人；糖尿病性神经痛4719人，发病率15/10万人；幻肢痛451人，发病率1/10万人。带状疱疹后神经痛和幻肢痛的发病率有逐渐减少趋势，糖尿病性神经痛和三叉神经痛的发病率逐渐增加。美国带状疱疹年发病人数为60万～80万人，且随年龄增加和免疫抑制发病人数明显增高，带状疱疹后神经痛的发病率也随年龄增高而增高。根据带状疱疹后神经痛的诊断标准不同，50岁以上患者有8%～24%演变成带状疱疹后神经痛。糖尿病性神经痛大多得不到及时诊断，老年人约有31%患者伴发糖尿病性神经痛，但只有2%得到了诊断。大约4百万美国人患有各种类型的神经病理性疼痛，包括末梢神经和（或）中枢神经受损，最常见的疾病为糖尿病性末梢神经炎、带状疱疹后神经痛、中风后中枢性疼痛以及脊髓损伤。许多慢性疼痛发病率的资料来自住院患者，神经病理性痛在住院的糖尿病患者中发病率为11%～25%，但与人群中糖尿病患者的发生率不一定相同。

紧张性头痛的年患病率为38%，频繁性头痛的年患病率为4.1%，血管性头痛的年患病率为13%。血管性头痛发病多从青春期开始，30～50岁达到高峰，随后急剧下降。尽管血管性头痛的发病率很高，但有近一半人未能得到正确的诊断和有效的治疗。血管性头痛的患者中有19%的患者伴有焦虑或抑郁。血管性头痛的发病率与患病率与遗传因素、性别、年龄、心理因素以及受教育程度等有关，而其占用的医疗资源非常大，尤其是伴有焦虑和抑郁的患者。

手术后疼痛也是严重影响患者生活质量的重要因素，北京阜外医院的调查显示心脏手术后44.5%的患者经历了中度以上的疼痛，42.0%的患者认为住院期间最痛苦的经历是手术后疼痛。

总之，疼痛的流行病学资料对于我们预防和治疗疼痛以及疼痛性疾病具有重要的意义，对于医疗资源分配，制定相应的诊疗措施，对疼痛的科普教育，有效地控制和消除疼痛也具有重要意义。我国缺乏流行病学的资料，需要做更多和更细致的工作，包括各种疼痛和疼痛性疾病的发病率与患病率，年龄因素、职业因素、生活因素、性别差异以及疼痛的病因、诱发因素、危险因素，疼痛的治疗情况、疼痛的预后等，为消除疼痛做出应有贡献。

（胡凤娟）

参考文献

[1] 王士雷，曹云飞. 麻醉危象急救和并发症治疗. 北京：人民军医出版社，2006：27 – 43.

[2] 庄心良，曾因明，陈伯銮. 现代麻醉学. 第3版. 北京：人民卫生出版社，2004：961 – 976.

[3] 杭燕南，庄心良，蒋豪，徐惠芳. 当代麻醉学. 上海：上海科学技术出版社，2012，8：277 – 289.

[4] 薛富善. 麻醉科特色治疗技术. 北京：科学技术文献出版社，2003，10：32 – 38.

[5]（美）郎格内克（Longnecker, D. E.），等. 范志毅主译. 麻醉学（上、下册）. 北京：科学出版社，2010.

第二十三章 疼痛的临床诊疗

第一节 疼痛诊疗范围

疼痛诊疗大致可分为三类：

1. 急性疼痛和慢性疼痛 急性疼痛包括外伤后疼痛、手术后疼痛、分娩痛等；慢性疼痛是指持续达 1 个月以上的疼痛，例如，神经源性疼痛如带状疱疹后痛、神经血管性疼痛如痛性糖尿病周围神经病、骨关节相关性疼痛及癌痛等。

2. 非疼痛性疾病 包括痉挛性斜颈、顽固性膈逆、面肌痉挛、眼睑痉挛、面神经麻痹等。

3. 功能性疾病 包括不定陈诉综合征、梅尼埃综合征、自主神经功能紊乱症、突发性耳聋、落枕、眩晕症、多汗症等。

疼痛的诊疗范围较广，但并非"所有的疼痛都由疼痛科诊治"，例如，胃穿孔虽有疼痛，但不是疼痛科的诊治范围，而面肌痉挛、面神经麻痹虽无疼痛，却可由疼痛科诊治，换言之，疼痛科的诊疗有其一定的适应证范围，应严格掌握其适应证。

（胡凤娟）

第二节 疼痛的评定

对于疼痛程度的评定，至今尚无准确、科学的方法，大多离不开患者主观评判，但学习/掌握评估疼痛的方法又是疼痛科医生的基本功之一，也是疼痛治疗（用药）的依据和原理鉴定的重要指标。

目前较常采用的评定方法如下：

（一）视觉模拟评分法（visual analogue scale，VAS）

画一条横线（一般长为10cm），一端代表无痛（0），另一端代表最剧烈疼痛（10cm），让患者自己在线上最能代表其疼痛程度之处进行标记，此点到0点的距离即为评分值。

常见的两种方式：

（1）将横线定为 10cm 长，自无痛端至患者画线的交叉点间的距离（cm）作为疼痛指数。

（2）将横线与数字分级法的 0～10 数字并列，用与患者画线交叉点相对应的数字代表疼痛程度。

（二）数字评分法（numerical rating scales，NRS）

用 0～10 的数字代表不同程度的疼痛，0 为无痛，10 为最剧烈疼痛，让患者自己圈出一个最能代表其疼痛程度的数字。其中 0 为无痛；1~3 为轻度痛；4~6 为中度痛；7~10 为重度痛。

（三）Wong – Baker 面部表情量表

此量表适用于 7 岁以下儿童或认知障碍成年人的疼痛评估（图 23 – 1）。

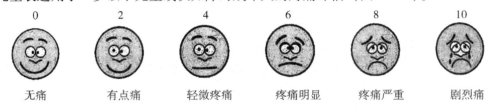

0	2	4	6	8	10
无痛	有点痛	轻微疼痛	疼痛明显	疼痛严重	剧烈痛

图 23 –1　面部表情量表

（四）疼痛问卷表

疼痛问卷表包括 McGill 疼痛问卷表（McGill pain questionnaire，MPQ）、简化的 McGill 疼痛问卷（short – form of McGill pain questionnaire，SF – MPQ）、简明疼痛问卷表（brief pain qusetionnaire，BPQ）等。

（五）其他

其他还有行为疼痛测定法、疼痛日记评分法等。

应该注意，疼痛常常伴有显著的病理生理变化，尤其在伤害性刺激或损伤的急性期。疼痛的生理相关性可以用来阐明疼痛产生的机制，并为发现新的治疗提供线索。疼痛最常测定的生理指标是心率、血压、皮肤的电活动、肌电图、皮质诱发电位、血浆皮质醇、酸性糖蛋白、阿片肽、神经肽类等。这些指标在疼痛的急性期有一定的相关性，但随着疼痛的持续存在和发展，许多指标逐渐恢复正常水平。此外，这些指标本身缺乏疼痛特异性，在情绪激动和应激反应时也可以出现。大量的研究提示，尽管疼痛过程中伴有许多生理变化，但许多似乎是对应激的反应，不是疼痛所特有的。

（胡凤娟）

第三节　疼痛的诊断

疼痛的诊断应在详细了解病因的基础上，对患者做全面、认真的检查。

1. 常规的望诊、触诊、叩诊、运动功能检查　通过主动或被动活动检查四肢、躯干、关节、肌肉、神经及血管的功能。

2. 神经定位检查　确定神经根、脊髓病变部位，通过神经所支配区域的运动、感觉、反射来定位。

3. 检验学诊断　在许多疼痛性疾病的诊断中，实验室诊断是整个诊断系统中的重要组成部分，如鉴别感染与非感染疾病，往往需测定血常规；对于考虑风湿、类风湿、结核患者，应进行血沉和抗"O"的测定；考虑痛风患者应测定血清尿酸、尿尿酸含量；准备实施硬膜外腔穿刺及置管者应进行出、凝血时间测定。

4. 影像学诊断　影像学诊断在疼痛性疾病的诊断过程中占有极其重要的地位，尤其是近年来医学影像诊断技术发展迅速，为临床诊断提供了极大帮助。

（1）X线片：对大多数骨、关节疾病，可做出诊断。

（2）CT检查：能够对各种密度相似的软组织做出分辨，对有些疼痛性疾病的诊断具有特殊意义。

（3）磁共振：在神经、血管、脊髓系统病变方面的诊断具有重要意义。

（4）ECT：放射性核素全身骨显像，虽不作为肿瘤骨转移的诊断依据，但却是良好的筛查方法。

（5）PET－CT：正电子发射计算机断层显像，其原理是将微量的正电子核素显像剂注入人体，用扫描仪探测其在体内的分布，通过计算机断层以解剖图像方式、从分子水平显示机体及病变组织的功能、代谢、血流、细胞增殖等的技术。

5. 肌电图诊断　可描记神经肌肉单位活动的生物电，并以此判断所检查的神经肌肉功能状态，在临床上主要用于以下疾病检查：周围神经损伤；神经根压迫性疾病如颈椎病、椎间盘突出和椎管内肿瘤等；区分肌肉萎缩原因和性质。

6. 诱发电位诊断　躯体感觉诱发电位：给予神经末梢刺激后记录大脑皮质的感觉定位，如用于脊髓损伤和三叉神经、臂丛神经病变及颈椎病等的诊断；视觉诱发电位：当视觉受到刺激，可从枕叶皮质或相应皮质区域记录到诱发电位；脑干听觉诱发电位：当听觉受到刺激时可从颅顶正中记录到的诱发电位。

（胡凤娟）

第四节　疼痛治疗的方法和原则

疼痛治疗的目的主要是消除病因，提高痛阈，改善功能，提高生活质量。

一、急性疼痛的治疗原则

若急性疼痛是某疾病并存之症状，则以治疗"原发病"为主，辅以治痛。

若急性疼痛是围手术期的术后疼痛，则所用药物以哌替啶、芬太尼（用于重度疼痛）或布桂嗪（中度疼痛）作为首选，给药途径以PCIA、PCEA为主。因治疗周期短，药物毒副作用较为少见，但需要关注。

二、慢性疼痛的治疗原则

所谓疼痛治疗是指对慢性疼痛（本身就是疾病）的治疗，在合法、合情、合理的框架下，以介导微创手术为主，辅以药物、物理、心理等治疗方法；此外，可予个体化神经阻滞、神经破坏、神经毁损手术等。

三、术后疼痛的治疗原则

术后镇痛不仅能减轻患者的痛苦，更重要的是能预防或减少患者手术后疼痛引起的并发症。例如胸科术后患者，良好的镇痛可促进术后深呼吸及咳痰，防止肺不张和肺内感染。心脏病患者的非心脏手术后镇痛，可防止心动过速，减少心肌做功和氧耗量，这对心脏病患者是非常重要的。总之，手术后疼痛治疗可减轻或防止机体的一系列应激反应，有利于患者的

· 487 ·

恢复，减少各种并发症，对提高患者的围手术期安全十分重要。

（一）治疗方法的选择

术后镇痛的方式很多，其选择应根据手术的大小、部位等决定。包括全身用药，口服、静脉、肌内、皮下注射给药，硬膜外给药等和物理疗法及电刺激、心理治疗等技术。

1. 口服　适用于表浅、小手术的轻度、中度疼痛，术前口服。对患有消化性溃疡或肾脏疾病的患者相对禁忌。

2. 肌内注射　与口服相比，起效快，易于产生峰值而迅速达到镇痛目的。但存在注射部位疼痛、药物吸收不可靠、持续时间短等缺点。

3. 静脉给药　手术后的常用镇痛给药方法之一，可分次静脉注射或患者自控持续输注（PCA），起效迅速，血浆药物浓度稳定，但需要严密监测，防止出现呼吸抑制。

4. 硬膜外或鞘内给药　可使用局麻药联合阿片类药物，镇痛效果较好。但可能出现低血压、全身无力、麻木的副作用，应予重视。

（二）患者自控镇痛（patient-controlled analgesia，PCA）技术

1. 患者自控镇痛（PCA）　是利用一种机械微量泵装置，在患者感到疼痛时，自行按压 PCA 装置的给药键，按设定的剂量注入镇痛药，从而达到镇痛效果。其优点是：能维持稳定的血药浓度；避免镇痛药的滥用；可不用电源，而是通过特制的机械泵给药；体积小，便于携带。

2. PCA 分类　依其给药途径和参数设定的不同，可分为静脉 PCA（PCIA）、硬膜外 PCA（PCEA）、蛛网膜下隙 PCA（PGSaA）、皮下 PCA（PCScA）和区域神经 PCA（PCNA、PCRA）等。

3. PCA 技术参数　PCA 的技术参数包括单次给药剂量（bolus dose）、锁定时间（lock-outtime）、负荷剂量（loading dose）、最大给药剂量（maximal dose）、连续背景输注给药（basal in-fusion or background infusion）、单位时间的最大限量及注药速率等。

（1）负荷剂量：在开始 PCA 治疗时，由于受单次剂量和锁定时间的限制，短时间内难以达到镇痛所需的血药浓度，即最低有效镇痛浓度（MEAC）。给予负荷剂量的目的就是迅速达到镇痛所需要的血药浓度，即 MEAC，使患者迅速达到无痛状态。

（2）单次给药剂量：患者每次按压 PCA 泵所给的镇痛药剂量。由于不同患者对镇痛药的需求及副作用的敏感性不同，应根据个体差异对单次给药剂量进行调整，剂量过小可能导致整个 PCA 过程镇痛效果欠佳，剂量过大有可能导致过度镇静甚至呼吸抑制。如果在足够的 PCA 次数后仍存在镇痛不全，可将剂量增加 25% ~ 50%，如果出现过度镇静，则应将剂量减少 25% ~ 50%。

（3）锁定时间：是指间断给药之间的最短间隔时间，该时间内 PCA 装置对患者再次给药的指令不做反应，可以防止用药过量。静脉 PCA 锁定时间一般为 8 ~ 15 分钟。

（4）最大给药剂量：是 PCA 装置的另一安全保护措施，有 1 小时或 4 小时最大给药剂量限定。其目的在于对超过平均使用量的用药引起注意并加以限制。

（5）连续背景输注：大部分 PCA 泵除了 PCA 单次给药方式外，还有其他功能可供选择，包括：①持续给药，难以做到个体化用药。②持续给药加 PCA，持续小剂量给药的目的在于减少镇痛药血药浓度波动，改善镇痛效果。③PCA 基础上的持续给药，常使用速度

可调节的给药方案。

4. PCA 常用药物

（1）PCIA：静脉 PAC 常用药物有吗啡、芬太尼、曲马多、舒芬太尼等，一般与止吐药物氟哌利多、5 - HT$_3$ 拮抗剂恩丹西酮、格拉司琼、雷莫司琼等合用。中国医科大学附属盛京医院目前用的配方：曲马多 600 ~ 800mg，加止吐药，稀释至 100ml，负荷量：曲马多 50 ~ 100mg；芬太尼 0.8 ~ 1mg，加止吐药，稀释至 100ml，负荷量：芬太尼 0.03 ~ 0.05mg；吗啡 30 ~ 40mg，加止吐药，稀释至 100ml，负荷量：吗啡 2 ~ 3mg；舒芬太尼 100 ~ 130μg，加止吐药，稀释至 100ml，负荷量：舒芬太尼 5μg。均 2ml/h 静脉泵入，使用负荷量前单次给予止吐药，如格拉司琼 3mg。

（2）PCEA：术前先行硬膜外隙穿刺置管，术毕予以 PCEA 持续镇痛，一般常用局麻药联合阿片类药。常用吗啡或芬太尼加用 0.125% ~ 0.25% 的布比卡因或 0.1% ~ 0.2% 罗哌卡因。中国医科大学附属盛京医院目前常用的配方：芬太尼 0.2 ~ 0.5mg 或盐酸吗啡 4 ~ 6mg 加 0.125% 布比卡因溶液，生理盐水稀释至 250ml。持续剂量：5ml/h，PCA 剂量：2ml/次，锁定时间：8 分钟；吗啡 4 ~ 6mg 加氟哌利多 5mg 和布比卡因 100 ~ 150mg，生理盐水稀释至 100ml，持续剂量：2ml/h，PCA 剂量：0.5ml/次，锁定时间：15 分钟。PCEA 使用药物剂量和浓度要根据镇痛装置的特点、持续剂量进行调整，还应考虑患者手术大小、年龄、体重、性别等因素。

（胡凤娟）

参考文献

[1] 薛富善. 麻醉科特色治疗技术. 北京：科学技术文献出版社，2003，10：32 - 38.
[2] （美）郎格内克（Longnecker, D. E.），等. 范志毅主译. 麻醉学（上、下册）. 北京：科学出版社，2010.
[3] 陈斌，刘斌. 全身麻醉深度监测研究的新进展.《国外医学》麻醉学与复苏分册，2004，25（5）：298 - 301.
[4] White PE. Textbook of Intravenous Anesthesia Baltimore：William&Wikins，2007：10 - 26.

第二十四章　头痛

第一节　头痛的分类

头痛不仅是最常见的神经系统症状，而且是最常见的疼痛综合征。目前认为头痛是由于来自颅内外伤害感受觉的过度传入和（或）中枢对伤害感受传入控制发生障碍引起的。痛觉敏感组织除颅外的结构外，颅内结构主要有静脉窦、静脉、脑动脉近段、大血管附近的硬膜、脑神经以及上颈段神经根，脑实质对痛觉并不敏感。

根据国际头痛疾患分类第三版（ICHD-Ⅲ，2013年），头痛分为三部分：原发性头痛，继发性头痛，痛性颅神经病及其他颜面痛。每一部分分为不同类型的头痛（表24-1）；每一类型的头痛又分为许多不同的亚型。

本章重点讲述常见头痛疾患（偏头痛、紧张型头痛、丛集性头痛）的流行病学、病理生理机制、临床表现、诊断及鉴别诊断、治疗。

表 24-1　头痛的最新 IHS 分类（ICHD-Ⅱ，2004 年）

第一部分：原发性头痛

　　1. 偏头痛

　　2. 紧张型头痛

　　3. 丛集性头痛和其他原发性三叉神经自主神经性头痛

　　4. 其他原发性头痛

第二部分：继发性头痛

　　5. 归因于头部和（或）颈部创伤的头痛

　　6. 归因于颅或颈部血管疾患的头痛

　　7. 归因于非血管性颅内疾患的头痛

　　8. 归因于某些物质或某些物质戒断的头痛

　　9. 归因于感染的头痛

　　10. 归因于内环境稳态疾患的头痛

　　11. 归因于头颅、颈部、眼、耳、鼻、鼻窦、牙齿、口腔或其他头面部结构疾患的头面痛

　　12. 归因于精神疾患的头痛

第三部分：颅神经痛、中枢和原发性面痛以及其他头痛

　　13. 颅神经痛和与中枢性疾患有关的面痛

　　14. 其他头痛、颅神经痛、中枢或原发性面痛

（倪　婉）

第二节 偏头痛

偏头痛是一种发作性头痛，常伴有恶心、呕吐和畏光或畏声，头痛发作之前可有局灶性神经系统症状——先兆。与旧的英语术语"偏头痛（megrim）"一样，"偏头痛（migraine）"这个词也来自希腊语"偏侧头痛（hemicrania）"。汉语中偏头痛的字面意思是半边头痛，易与"偏侧头痛（hemicrania）"相混淆。虽然大多数偏头痛患者为单侧头痛，但是还有大约20% ~40%的患者为双侧头痛。

偏头痛是一种常见的使劳动能力下降的原发性头痛疾患。流行病学研究表明偏头痛患病率高，对社会经济和个人影响大。目前，世界卫生组织（WHO）对世界范围内所有使劳动能力下降的疾病进行排名，偏头痛位居第19位。大约80%的偏头痛患者主诉头痛时有劳动能力下降，大约50%的患者主诉严重头痛导致活动极度受限、需要卧床休息。不同年龄阶段的偏头痛患病率不同，30 ~45岁的人群患病率最高。12岁以前的偏头痛患病率无性别差异。但是，青春期后女性患病率高于男性。男性与女性比例大约是1：3。一项美国调查研究发现偏头痛女性患病率为18.2%，男性为6.5%，8岁以前到40岁之间患病率增加，40岁之后男性、女性都下降。我们大陆尚缺乏基于国际头痛协会（IHS）诊断标准的流行病学资料。

一、病理生理

偏头痛是中枢神经系统（CNS）对各种内外环境变化的特定反应。偏头痛患者存在一个可能由基因决定的"偏头痛的阈值"。家族性偏瘫性偏头痛（FHM）是一种少见的偏头痛类型，为常染色体显性遗传，染色体19上的CACNA1A基因，1q21–23上的ATP1A2基因，或2q24上的SCN1A基因有异常突变。偏头痛发作的阈值可能受雌激素、兴奋性氨基酸、单胺类、阿片类和其他多种因素的影响。

偏头痛先兆源于大脑皮层。Leao于1944年描述了一种在动物脑中出现的皮层功能进行性抑制的现象，称之为"皮层扩布性抑制（cerebral spreading depression，CSD）"，并推测可能与偏头痛先兆有关。这些抑制性波沿大脑皮层以2~3mm/min的速度缓慢移动，持续5~60分钟。脑磁波描记术（MEG）、正电子发射断层扫描术（PET）和功能核磁共振（fMRI）等功能影像学研究发现偏头痛患者中存在CSD现象，后者可能是先兆产生的原因。

长期以来，由于偏头痛疼痛性质为搏动性，因此被认为是一种"血管性"头痛。目前研究表明偏头痛头痛可能由三叉神经血管系统的激活和致敏化引起。研究已经表明由于软脑膜血管与皮层表面相隔很近，CSD可以直接激活三叉神经血管传入系统。激活的三叉神经传入纤维可能释放某些血管扩张性肽类如降钙素基因相关肽（CGRP）、P物质、神经激肽A，它们引起硬脑膜等疼痛敏感组织发生无菌性神经源性炎症反应，表现为血浆外渗、血管扩张和肥大细胞改变。神经源性炎症使三叉神经系统第一级神经元快速致敏，然后疼痛由三叉神经传到脑干第二级神经元，一直到丘脑第三级神经元和皮层。特异性抗偏头痛药物——曲普坦类药物可以抑制三叉神经血管系统的激活，因此可以减轻疼痛。

二、临床表现

偏头痛可以分为四个不同的时相——前驱症状期、先兆期、头痛期、恢复期。但是，对于某个患者和某次发作，并非都有这四期的表现。例如，患者可以有头痛而无先兆，或有先兆而无头痛。偏头痛有两个最主要的亚型——有先兆偏头痛和无先兆偏头痛。同一个患者可有这两种类型的偏头痛。

（一）前驱症状

某些患者有前驱症状，发生于头痛前数小时或数天，但并非普遍存在。前驱症状有疲劳、注意力难以集中、颈部僵硬、对光或声音敏感、恶心、视物模糊、打哈欠、面色苍白、易怒、过度兴奋、抑郁、渴望某些特定的食物等等。

（二）先兆

偏头痛先兆大多起源于枕叶视觉皮层，视觉先兆常表现为闪光、暗点，即注视点附近出现的之字形闪光，它可以逐渐向右或向左扩展，随后可表现为锯齿形暗点。某些病例可能仅有暗点，而无闪光，这常常被理解为急性发作的开始，细察之后，会发现暗点通常会逐渐扩大。

发生于其他皮层的先兆十分少见。单侧感觉异常表现为针刺感从起始点开始缓慢移动，可影响一侧身体和面部的较大或较小的部分，之后可能会出现麻木，但是麻木也可能是唯一的症状。更少见先兆是言语障碍，通常表现为言语困难，但常常难以分类。先兆还有短暂性颞叶症状如嗅幻觉——闻到烧焦味、烹调味或不愉快气味。先兆症状通常相互接连发生，以视觉症状开始，然后是感觉症状和言语困难，也有相反或其他顺序的表现。

基底型偏头痛的先兆有构音障碍、眩晕、耳鸣、听力减退、复视、双眼颞侧和鼻侧视野的视觉症状、共济失调、意识水平下降、双侧感觉异常。先兆还包括家族性偏瘫性偏头痛或散发性偏瘫性偏头痛中的活动力弱。

（三）头痛

大约三分之二的偏头痛以单侧头痛为主，同一次发作中可以由一侧转到另一侧。尽管大多数偏头痛患者为单侧头痛，但是双侧头痛不能排除偏头痛的诊断。头痛常常位于额颞部，也可以位于眼球后部，可以向后放射至枕叶和上颈部，甚至到下颈部和肩部。

偏头痛常常开始为钝痛，然后变为搏动性疼痛，后者为偏头痛的一个特征。但是，许多偏头痛患者从未有过搏动性头痛。偏头痛常常为中到重度疼痛，会影响患者的日常活动。日常体力活动如散步或爬楼梯会加重头痛。因此，偏头痛患者喜欢卧床，避免头部或身体活动。

偏头痛发作时常伴有食欲减退、恶心、呕吐、畏光、怕声、讨厌某些气味。患者更喜欢待在安静的黑房间里。偏头痛患者还可有体位性低血压、头晕和精神改变，如言语表达困难和认知障碍。

（四）恢复期

偏头痛患者在头痛过后数天内常常感到疲劳和嗜睡，还有注意力不集中、易怒、精神不振、头皮触痛或食欲减退。少数患者可有欣快、渴望某些食物。一般而言，恢复期的症状与前驱期相似。

（五）诱发因素

偏头痛不同的发作有不同的诱发因素，不同的患者有不同的诱发因素，也可以无明显的诱因。偏头痛发作的常见诱因有：①激素变化（月经、口服避孕药）；②饮食因素（酒精、富含亚硝酸盐的肉类、味精、巧克力等）；③环境因素（闪烁的灯光、视觉刺激、气味、天气变化）；④心理因素（应激、焦虑、抑郁、烦恼）；⑤药物（硝酸甘油、利舍平、雌激素等）；⑥其他因素（睡眠不足、睡眠过多、疲劳、头部创伤）。

三、诊断

诊断偏头痛的最重要要素是病史，重要内容有：①发病年龄；②发作频率和持续时间；③头痛的部位、性质及程度；④先兆；⑤伴随症状；⑥活动对头痛的影响；⑦诱发和缓解因素。建议患者记头痛日记来帮助诊断。

偏头痛分为两个主要亚型——无先兆偏头痛和有先兆偏头痛，前者为最常见的亚型。表24-2列出了无先兆偏头痛的 IHS 诊断标准。对于儿童，偏头痛发作持续时间通常为 1~72小时，比成人短。

表 24 - 2　无先兆偏头痛的诊断标准

A. 至少 5 次发作符合标准 B ~ D

B. 头痛发作持续 4~72 小时（未治疗或治疗不成功）

C. 头痛至少具备以下特点中的 2 条：

    1. 单侧

    2. 搏动性

    3. 疼痛程度为中到重度

    4. 日常体力活动可以加剧或造成避免日常体力活动（如散步或爬楼梯）

D. 在头痛期间至少具备以下中的 1 条：

    1. 恶心和（或）呕吐

    2. 畏光和畏声

E. 不归因于其他疾患

表 24-3 列出了有典型先兆偏头痛的诊断标准。诊断标准 B 和 C 描述了典型先兆的特征。如果典型先兆后的头痛不符合无先兆偏头痛的标准（表 24-2），那么应该诊断为"无偏头痛头痛的典型先兆"。只要先兆期有活动力弱，就应该诊断为偏瘫性偏头痛。如果患者的一级亲属有相似的发作，就诊断为家族性偏瘫性偏头痛（FHM），否则诊断为散发性偏瘫性偏头痛。对于基底型偏头痛，偏头痛先兆症状明确源于脑干和（或）双侧半球，但是无活动力弱。它的先兆症状至少包括以下症状中的 2 项：①构音障碍；②眩晕；③耳鸣；④听力减退；⑤复视；⑥双眼颞侧和鼻侧视野的视觉症状；⑦共济失调；⑧意识水平下降；⑨双侧感觉异常。

表 24 - 3　有典型先兆偏头痛的 IHS 诊断标准

A. 至少 2 次发作符合标准 B ~ D

B. 先兆至少包括以下中的 1 条，但无活动力弱

　　1. 可完全恢复的视觉症状，包括阳性症状（如点状、色斑或线形闪光幻觉）和（或）阴性症状（如视野缺损）

　　2. 可完全恢复的感觉症状，包括阳性症状（如针刺感）和（或）阴性症状（如麻木）

　　3. 可完全恢复的言语困难

C. 至少符合以下中的 2 条

　　1. 双侧视觉症状和（或）单侧感觉症状

　　2. 至少 1 个先兆症状逐渐发展时间≥5 分钟和（或）不同的先兆症状接连出现≥5 分钟

　　3. 每个症状≥5 分钟并且≤60 分钟

D. 在先兆期或先兆症状随后 60 分钟之内出现符合无先兆偏头痛 B ~ D 标准的头痛

E. 不归因于其他疾患

四、鉴别诊断

首先，要排除继发性头痛才能诊断偏头痛。在以下情况下，应该考虑患者有器质性疾患并仔细进行检查：①有异常神经系统体征；②头痛发作频率或疼痛程度急剧增加或加重；③头痛性质发生改变；④50 岁以上新发头痛或突然发生最严重的头痛；⑤伴有全身性异常（发热、颈强直、皮疹）的头痛；⑥妊娠期、分娩后以及癌症或艾滋病（AIDS）患者新发的头痛；⑦多种治疗无效的头痛；⑧有头晕和麻木等伴随症状。

与其他原发性头痛如紧张型头痛和丛集性头痛进行鉴别也很重要，因为它们的最佳治疗不同，表 24 - 4 列出了偏头痛与二者的鉴别要点。

紧张型头痛的临床特征有：①部位为双侧；②性质为压迫性或发紧性（非搏动性）；③疼痛程度为轻到中度；④日常体力活动如散步或爬楼梯不会加剧头痛；⑤不伴有恶心或呕吐。

丛集性头痛是一种典型的周期性疾病，这与偏头痛不同。其定义是一种严重的严格位于单侧的头面痛，每次发作持续 15 ~ 180 分钟，常伴有同侧结膜充血、流泪、鼻塞、流涕、前额和面部出汗、瞳孔缩小、眼睑下垂和眼睑水肿。丛集性头痛分为丛集期和间歇期，一般而言，一个丛集期持续 2 周 ~ 3 个月，间歇期为 3 个月 ~ 3 年。丛集性头痛发作期间，患者有不安或易激动的感觉。

表 24 - 4　偏头痛与紧张型头痛和丛集性头痛的鉴别诊断

临床特点	偏头痛	紧张型头痛	丛集性头痛
男：女	25：75	40：60	90：10
偏侧	60% 单侧	弥漫性双侧	100% 单侧
部位	前额、眶周	弥漫性	眶周
	颞部、半侧头部		
频率	1 ~ 4 次/月	1 ~ 30 次/月	1 ~ 3 次/天（持续 3 ~ 12 个月）
疼痛程度	中度/重度	轻度/中度	极重度
持续时间	4 ~ 72 小时	不定	15 分钟 ~ 3 小时

临床特点	偏头痛	紧张型头痛	丛集性头痛
疼痛性质	搏动性	钝痛	锐痛、钻痛
周期性	±	−	＋＋＋
家族史	＋＋＋	±	±
伴随症状			
先兆	＋＋＋	−	−
自主神经症状	±	−	＋＋＋
恶心/呕吐	＋＋＋	−	±
畏光/恐声	＋＋＋	−	±
活动后加重	＋＋＋	−	−

五、治疗

目前偏头痛尚不能根治，但是大多数患者可以在行为和药物联合治疗下得到缓解。建议偏头痛患者过规律健康的生活、避免诱发因素。可以用心理学和生理学技术抵抗应激。针灸、按摩、放松运动、生物反馈和认知行为疗法有助于治疗偏头痛。中医药也有广泛应用，但是尚需要更多的循证医学证据。偏头痛的药物治疗包括急性发作期治疗和预防性治疗。

（一）急性发作期的治疗

偏头痛急性发作期治疗的目的是尽快终止头痛发作、消除伴随症状、恢复日常活动能力。药物可分为两大类——非特异性药物和特异性药物，前者指有止痛作用而不是特异性针对偏头痛的止痛剂；后者指有抗偏头痛作用而无一般止痛作用的药物。

1. 非特异性药物包括　①非甾体类抗炎药（NSAIDs）：含阿司匹林、布洛芬、萘普生钠、托灭酸或对乙酰氨基芬的复合制剂，有许多循证医学证据；②镇静剂如巴比妥类；③阿片类。巴比妥类和阿片类只适于其他治疗无效的严重病例，因为它们有成瘾性。

2. 特异性药物包括　①麦角类如麦角胺和双氢麦角碱，国内常用的麦角类制剂是咖啡角——一种麦角胺和咖啡因的复合制剂；②曲普坦类，是 5 – HT1B/ID 受体激动剂，并可部分激动 5 – HT1F 受体，国内上市的有舒马普坦和佐米曲普坦，国外有多种不同的制剂。应该注意特异性药物的副作用，例如它们都有血管收缩作用，因此有冠心病、缺血性脑血管病和未控制的高血压等的患者不应该用这些制剂。

偏头痛发作开始后及早足量的治疗对缓解头痛更有效。但是不应该用太多止痛剂以避免药物过量性头痛（medication – overuse headache，MOH）。

另外，止吐剂和促胃肠动力药如甲氧氯普安和多潘立酮可以减轻伴随症状，并有助于其他药物的吸收和作用。糖皮质激素可用于严重偏头痛发作如偏头痛持续状态。

（二）预防性治疗

偏头痛预防性治疗的目的是降低偏头痛的发作频率、减轻头痛的严重程度、减少劳动能力的下降、提高急性发作期治疗的疗效。

预防性治疗的适应证：①过去的 3 个月内，偏头痛发作超过 2 次/月，或头痛日平均超过 4 天/月；②急性期治疗无效，或因药物副作用和禁忌证而不能进行急性期治疗；③应用止痛剂大于 2 次/周；④特殊的情况，如偏瘫性偏头痛、长时间先兆的偏头痛和偏头痛性脑梗死；⑤月经性偏头痛；⑥患者的取向。

预防性治疗的原则如下：①应该排除合并 MOH，因为此种情况对预防性药物治疗无效，如果疑诊 MOH，建议撤除止痛药 2 个月来确诊，如果撤除 2 个月后头痛仍然很严重，有必要进行预防性治疗；②根据个体化原则、药物的药理作用和副作用选择疗效确定、副作用少的药物（要有证据）；③重要的一点是小剂量开始，缓慢加量，逐渐达到治疗量或出现不能接受的副作用为止；④4 ~ 8 周内评估预防性药物的疗效；⑤足量治疗（通常 3 ~ 6 个月）；⑥确保患者对预防性治疗有正确的期望值，有助于提高他们的依从性，偏头痛发作频率降低50% 即为有效。

常用的预防性药物有：①β - 肾上腺素受体阻滞剂，并非所有的制剂对预防偏头痛都有效，普萘洛尔和替马洛尔有更多的循证医学证据，纳多洛尔、阿替洛尔和美托洛尔也有一定的疗效；②钙离子通道阻滞剂，氟桂利嗪有更多的循证医学证据；③抗癫痫药物如丙戊酸钠和托吡酯；④三环类抗抑郁药如阿米替林；⑤5 - HT 阻断剂如苯噻啶；⑥其他：大剂量核黄素（维生素 B_2）、镁剂、肉毒毒素 A 和中医药，这些尽管已经开始应用，但是尚未达成共识。

（倪　婉）

第三节　紧张型头痛

紧张型头痛是最常见的原发性头痛类型，不同的研究发现总人群的终生患病率介于30% 和 78% 之间，表现为双侧头部紧束样或压迫性头痛，起病时可能与心理应激有关，转为慢性形式后常无明显的心理因素。以前的命名比较混乱，有肌肉收缩性头痛（muscle - contraction headache）、紧张性头痛（tension headache）、心因性肌源性头痛（psychomyogenic headache）、应激性头痛（stress headache）、日常性头痛（ordinary headache）、原发性头痛（essential headache）、特发性头痛（idiopathic headache）、心因性头痛（psychogenic headache）。1988 年国际头痛学会（IHS）将其确定为紧张型头痛（tension - type headache），并得到大多数国家的认同。发作频繁的紧张型头痛患者的生活常常受到相当严重的影响，造成劳动能力下降以及高昂的个人和社会经济负担。

一、病理生理

紧张型头痛的病理生理机制尚知之甚少，可能与多种因素有关，包括心理因素、颅周肌肉收缩和肌筋膜炎、中枢痛觉致敏作用、神经递质因素等。发作性紧张型头痛（尤其是偶发性紧张型头痛）可能源于周围疼痛机制；而慢性紧张型头痛则可能源于中枢的伤害性痛觉的致敏作用。目前，许多的研究得到一个假说，首先肌肉紧张可以增强伤害感受觉，然后由于应激使得中枢在疼痛控制方面的作用发生短暂的改变；另外，心理因素可以通过控制肢体肌肉系统来增加肌肉紧张度，同时降低内源性抗伤害感受系统的作用。发作频率越高，中枢作用的改变越大，长期的伤害感受性神经元致敏化以及抗伤害感受系统作用减弱可以导致慢性紧张型头痛。

二、诊断与鉴别诊断

紧张型头痛为原发性头痛，因此在诊断时应该首先进行详细的病史询问、体格检查，需要时进行必要的辅助检查以排除继发性头痛。然后，应该按照 ICHD - Ⅲ 所列的诊断标准与其他常见的原发性头痛如偏头痛、丛集性头痛相鉴别，鉴别要点见表 24 - 4。鼓励患者记录头痛日记，对于病史较长、不易与继发性头痛相混淆的患者，不提倡进行过多的辅助检查。紧张型头痛的前 3 个类型（2.1、2.2、2.3）主要是发作频率不同，诊断标准见表 24 - 5。2.4 很可能的紧张型头痛分为 3 个亚型，其诊断标准见表 24 - 6。

表 24 - 5 各型紧张型头痛的 IHS 诊断标准

项目	2.1 偶发性紧张型头痛	2.2 频发性紧张型头痛	2.3 慢性紧张型头痛
频率	A. 每月发作 < 1 天，至少发作 10 次以上（每年 < 12 天）	A. 每月发作 ≥ 1 天，但 < 15 天，至少发作 10 次以上（每年 ≥ 12 天但 < 180 天），3 个月以上	A. 每月发作 ≥ 15 天，（每年 ≥ 180 天），3 个月以上
持续时间	B. 30 分钟至 7 天	B. 30 分钟至 7 天	B. 数小时或呈持续性不缓解
头痛性质	C. 至少符合下列特点中的 2 条：①双侧头痛；②性质为压迫性或紧箍样（非搏动性）；③轻至中度头痛；④日常活动，如行走或爬楼梯不加重头痛		
伴随症状	D. 符合以下 2 条：①无恶心或呕吐，但可以有厌食；②畏光或畏声（两项中不超过一项）		
其他	E. 不能归因于其他疾病		

表 24 - 6 很可能的紧张型头痛的 IHS 诊断标准

项目	2.4.1 很可能的偶发性紧张型头痛	2.4.2 很可能的频发性紧张型头痛	2.4.3 很可能的慢性紧张型头痛
A	2.1 诊断标准中 A ~ D 项仅一项不满足	2.2 诊断标准中 A ~ D 项仅一项不满足	符合 2.3 诊断标准中的 A ~ C 项
B	发作不符合无先兆偏头痛诊断标准	发作不符合无先兆偏头痛诊断标准符合以下 2 条：畏光、畏声或轻度恶心三项中不超过一项；无中到重度恶心和呕吐	
C	不能归因于其他疾病	不能归因于其他疾病	不能归因于其他疾病；但是药物过量者符合药物过量性头痛任一亚型的诊断标准 B，即摄入某种止痛药至少 3 个月，≥ 15 天/月

三、治疗

1. 非药物治疗　首先应该建立起患者对医生的信任，进行适当的心理疏导，鼓励患者建立良好的生活习惯，尽可能采用非药物治疗，如松弛治疗、物理治疗、生物反馈以及针灸等。

2. 药物治疗

（1）对症治疗：对发作性紧张型头痛，尤其是偶发性紧张型头痛患者，适合对症治疗。

可给予非甾体类抗炎药治疗：可单一用药，如阿司匹林、对乙酰氨基芬等；也可以应用复合制剂。但是注意切勿滥用镇痛药物，因为其本身也可引起药物性头痛。遇到以下情况需要考虑到药物过量的可能：①治疗开始后头痛缓解，之后头痛持续性加重；②停用药物后头痛减轻；③阿司匹林每周剂量 >45g；④吗啡制剂用量 >2 次/周。

（2）预防治疗：对于频发性和慢性紧张型头痛，应采用预防性治疗，主要方法如下：①抗抑郁药物：主要是三环类抗抑郁药，如阿米替林、多塞平，也可试用 5 - 羟色胺再摄取抑制剂，尤其是合并严重抑郁和焦虑状态时；②肌肉松弛剂：盐酸乙哌立松、巴氯芬等；③部分抗癫痫药物：丙戊酸钠；④A 型肉毒素注射治疗：适于口服药物无效或不能耐受的顽固性头痛患者。此外，中药目前广泛用于治疗紧张型头痛，但需要进一步的循证医学证据的支持。

（倪　婉）

第四节　丛集性头痛

丛集性头痛是一种最严重的原发性头痛，人群患病率约为 0.1% ~ 0.4%，男：女约为 9：1，大多在 20 ~ 40 岁起病，其特有的头痛形式、周期性、自主神经表现与其他的原发性头痛显著不同。头痛位于单侧眼眶或眶上或颞部，常伴有同侧结膜充血、流泪、鼻塞、流涕，还可有同侧 Horner 综合征、前额和面部出汗、瞳孔缩小、眼睑下垂和眼睑水肿，每次发作持续 15 ~ 180 分钟。它具有典型的周期性，可分为丛集期和间歇期，1 个丛集期可持续 2 周 ~ 3 个月，丛集期内发作频率为 1 次/隔天 ~ 8 次/天。

一、病理生理

丛集性头痛的发病机制尚不明确。许多研究发现，三叉神经血管系统的激活参与丛集性头痛的发病过程，这可以解释其头痛形式；由于上涎核与三叉神经核尾端在脑干有功能性联系，来自三叉神经核尾端的副交感神经环路激活的参与产生自主神经症状；Horner 综合征的出现提示有颈交感神经丛的参与；由于副交感神经系统、交感神经系统和三叉神经纤维在颈动脉海绵窦段聚合，考虑颈动脉海绵窦段可能是病变部位。PET 影像学研究发现下丘脑灰质后部明显激活，并且对丛集性头痛有特异性，可以解释其周期性。

综合上述情况得到一个假说：在丛集期内，中枢或周围的触发因素激活硬脑膜的三叉神经血管和头颅副交感神经系统，这个丛集期由功能异常的下丘脑节拍器调控。由于下丘脑与脑干和脊髓中的泌涎核和其他副交感神经核、节前交感神经元有明确的功能联系，这些通路的激活可导致海绵窦痛性血管的改变，继而颈动脉海绵窦段的交感神经丛参与进来，刺激泪腺和其他黏膜腺体的分泌功能。总之，与偏头痛一样，丛集性头痛是由于中枢神经系统功能异常引起的一种神经血管性疾患。

二、临床表现

（一）头痛的形式

头痛的形式为急性起病的头痛，10 ~ 15 分钟达到高峰，一般持续 30 ~ 45 分钟，剧烈头痛可持续 1 小时或更长时间，在头痛高峰波动一段时间后，头痛迅速减轻，头痛后患者感到极度虚弱。头痛通常都局限于一侧,最常见的部位按发作频率高低依次是眼眶、眶后、颞侧、眶上和眶下。极少数发生在三叉神经区域以外。头痛发作频率不等,1 次/周 ~ 8 次/天。

(二) 周期性

发作的周期如钟表一般规律,有显著的昼夜节律性、季节节律性和年节律性。

(三) 自主神经症状

副交感神经过度兴奋导致同侧眼流泪、结膜充血、鼻塞或流涕;由于部分交感神经麻痹也导致瞳孔缩小、眼睑下垂;常伴随面部发红或苍白、头皮和面部触痛、同侧颈动脉压痛、心率减慢等症状。

(四) 发作时的行为变化

在丛集性头痛发作期,患者烦躁、易怒。一些患者平卧可使疼痛加重,因此不停踱步或保持坐位,疼痛会有所减轻;有的患者行为怪异、咆哮、哭喊或尖叫,甚至有的会自杀;还有患者慢跑、用冰袋或热毛巾压住眼睛或颞部、独处或到户外可缓解疼痛。

(五) 诱发因素

任何形式的酒精制剂如啤酒、烈酒和葡萄酒在丛集期都可诱发患者出现头痛,而在间歇期很少会诱发头痛。其他血管扩张剂,例如硝酸甘油片和组胺,也可诱发易感患者出现丛集性头痛发作。

食物类型以及对某种食物嗜好不会诱发丛集性头痛发作。丛集性头痛患者中吸烟者的比例较高,一些患者戒烟后,头痛获得缓解。

三、分类及诊断

丛集性头痛的诊断主要是临床诊断,依赖于头痛发作史、头痛发作形式、伴随的自主神经症状等。表 24 - 7 列出了丛集性头痛的 IHS 诊断标准。丛集性头痛分为发作性丛集性头痛和慢性丛集性头痛,二者区别在于前者丛集期持续 7 ~ 365 天,无痛缓解期 ≥1 个月;后者发作超过 1 年不缓解或缓解期小于 1 个月。

表 24 - 7 丛集性头痛的 IHS 诊断标准

A. 符合标准 B ~ D 发作 5 次以上

B. 发生于眶、眶上和 (或) 颞部的重度、极重度的单侧疼痛,如不治疗疼痛持续 15 ~ 180 分钟

C. 头痛伴有以下几项中至少一项:

  1. 同侧结膜充血和 (或) 流泪

  2. 同侧鼻充血和 (或) 流涕

  3. 同侧眼睑水肿

  4. 同侧前额和面部出汗

  5. 同侧瞳孔缩小和 (或) 上睑下垂

  6. 感觉躁动或不安

D. 发作频率从隔日 1 次到每日 8 次

E. 不能归于其他疾病

四、鉴别诊断

同偏头痛一样,首先要排除继发性头痛才能诊断丛集性头痛。有报道继发性丛集性头痛

样发作可由以下颅内病变引起，它们是鞍旁脑膜瘤、垂体腺瘤、第三脑室区域钙化病变、前部颈动脉动脉瘤、侵入鞍上池的斜坡表皮样瘤、椎动脉动脉瘤、鼻咽癌、同侧半球巨大动静脉畸形以及上颈部脑膜瘤。当临床表现不典型时，如：①头痛表现像慢性丛集性头痛；②在头痛发作间期，有其他的头痛表现；③对原发性丛集性头痛有效的治疗如吸氧或麦角胺，疗效不佳；④除眼睑下垂、瞳孔缩小外，还存在其他神经系统体征，需要考虑是否有继发性头痛。

其次，要与三叉神经痛鉴别。三叉神经痛常见于 50 岁以上患者，是三叉神经第 2、3 支分布范围内短暂的、剧烈疼痛，每次疼痛仅持续数秒钟，其特征是面部存在"扳机点"，刺激该处可引起剧烈疼痛。三叉神经痛患者不愿触摸面部，而丛集性头痛患者却宁愿按压面部以缓解疼痛。

再次，要与其他的三叉神经自主神经痛——主要是阵发性偏侧头痛和伴有结膜充血及流泪的单侧短暂持续性神经痛样头痛（SUNCT）——相鉴别。二者发作的疼痛特点、伴随症状和体征与丛集性头痛相似，但是持续时间和发作频率不同。阵发性偏侧头痛常见于女性，一般持续 2～30 分钟，超过一半时间的发作频率 >5 次／日，吲哚美辛治疗有效；SUNCT 一般持续 5～240 秒，发作频率为 3～200 次／日。

最后，要与其他常见的原发性头痛如紧张型头痛、丛集性头痛相鉴别。鉴别要点见表 24 - 4。

五、治疗

丛集性头痛的治疗分为急性发作期治疗和预防性治疗，后者又分为药物治疗及神经阻滞和手术治疗。

（一）急性发作期的治疗

丛集性头痛急性发作起病突然，持续时间短暂，因此须给予迅速起效的药物治疗，常用药物有曲普坦类、麦角胺类药物，国内尚无这些快速起效的药物。另外，氧疗可显著收缩脑血管和减少丛集性头痛发作期降钙素基因相关肽（CGRP）的释放，对 60%～70% 的患者有效。还有报道利多卡因局部滴鼻对丛集性头痛有效，其作用机制完全是依靠其局部麻醉作用，它通过与鼻腔黏膜以及蝶腭神经节中的痛觉环路相互作用，从而抑制三叉神经系统的传入活动。

1. 曲普坦类药物　曲普坦类药物中，最有效的是舒马普坦皮下注射剂，其次为舒马普坦鼻喷剂、佐米格鼻喷剂和口服佐米格，舒马普坦片剂无效。

皮下注射舒马普坦 6mg，一般在 5 分钟内开始起效，15 分钟内头痛缓解，耐受性好。

鼻腔喷雾舒马普坦 20mg 或佐米格 5mg 治疗，缓解头痛的效果虽不如皮下注射舒马普坦好，但是易携带，使用方便，也是重要的药物。

对发作性丛集性头痛患者，口服佐米格（10mg 和 5mg）30 分钟后，头痛缓解，易于耐受；而对慢性丛集性头痛无效。

2. 麦角胺类药物　在美国，双氢麦角碱（DHE）静脉注射，在 10 分钟内迅速缓解疼痛，而肌内注射和鼻腔给药起效较慢。

3. 氧疗　在头痛开始时可通过面罩吸氧治疗，推荐的氧流量是 7L／min，共 10 分钟。大约 5 分钟后效果显著。某些患者吸氧虽不能完全终止其头痛发作，但可推迟下次发作时间。

4. 表面局部麻醉 推荐用4%利多卡因滴鼻。让患者仰卧，头后仰与地面成角30°，并转向头痛侧。可以使用一个药物点滴器，4%利多卡因1ml滴鼻，15分钟后可重复一次。也可试用利多卡因鼻腔喷雾或局部注射。

（二）预防性药物治疗

发作性丛集性头痛的丛集期和慢性丛集性头痛均需预防性药物治疗。最有效的药物包括麦角胺、维拉帕米、碳酸锂、皮质激素、美西麦角和丙戊酸盐，国内尚无美西麦角。

预防性药物治疗的原则是，在丛集期的早期开始坚持每日用药，直至头痛消失后至少2周，逐渐减量到治疗结束，在下一个丛集期再重新给药。期间出现头痛发作可终止发作治疗。

1. 糖皮质激素 糖皮质激素对发作性丛集性头痛和慢性丛集性头痛均有效。泼尼松用法：泼尼松（60mg）早晨顿服，连用3天，接着每隔3天减10mg，18天后减完。一般而言，如果激素有效，通常是在用药第3天才见效。由于激素有体重增加、水潴留、胃部刺激症状、高血糖或股骨头坏死等副作用，应该短期使用，同时补钾、补钙、制酸治疗，并尽可能避免重复使用。

当激素递减或停用时，头痛可能会再次出现，建议给泼尼松时，同时给予预防性口服麦角胺或维拉帕米，当强的松的效果减退后，后者则逐渐起效。

2. 维拉帕米 维拉帕米对发作性丛集性头痛和慢性丛集性头痛亦都有效，常规剂量为120～480mg/d，分次口服，对慢性丛集性头痛，最大剂量可达1 200mg/d。常见的不良反应是便秘、水潴留和低血压。在用此药之前，建议行心电图检查以排除心脏传导阻滞。

3. 碳酸锂 碳酸锂常用于慢性丛集性头痛的预防性治疗，对发作性丛集性头痛亦有效。常用剂量是600～900mg/d，分次给予，有效血药浓度是0.4～0.8mEq/L，若有效，则患者将在第1周即感觉头痛显著缓解，慢性丛集性头痛患者似乎更加敏感，但仅在数月内有效。锂盐有效的治疗中，大约20%的慢性丛集性头痛会转变为发作性丛集性头痛，有时需与麦角胺或维拉帕米联用。锂盐不能预防酒精诱导性丛集性头痛。

第1周及以后定期复查锂盐浓度，如果达到中毒剂量，可出现神经毒性作用，如震颤、嗜睡、言语含糊、视物模糊、意识障碍、眼震、共济失调、锥体外系体征和癫痫。应该避免同时使用排钠利尿剂，以防止锂浓度升高而出现上述反应。其他不良反应有多核白细胞升高、甲状腺功能低下以及肾脏并发症，注意定期排查。

4. 丙戊酸钠 有报道丙戊酸钠600～2 000mg/d，分次口服，可以减少丛集性头痛的发作频率，其血药浓度必须保持在50～100μg/ml，须定期复查血药浓度和肝转氨酶。有肝病的患者禁用。

5. 托吡酯 托吡酯可能有效，有报道平均剂量为100mg（25～200mg）/d的托吡酯可有效减轻或终止发作性或慢性丛集性头痛。可从每次25mg、1次/日开始，根据疗效每3～7天增加25mg或50mg，最高可达200mg。

6. 预防性治疗选药原则 一般而言，发作性丛集性头痛首选麦角胺1mg，2次/日，其次为维拉帕米120～480mg/d。对顽固的丛集性头痛，推荐联用麦角胺和维拉帕米；也可单用美西麦角2mg，3～4次/日，尤其适于年轻患者。糖皮质激素可短期使用，同时联用麦角胺或维拉帕米。

对慢性丛集性头痛，首选维拉帕米、锂盐联用。对顽固的慢性丛集性头痛，可选择麦角胺或美西麦角与维拉帕米及锂盐三联药物。最后可选丙戊酸盐。

（三）预防性神经阻滞和手术治疗

1. 神经阻滞与封闭　据报道，枕神经封闭，即在头痛同侧枕大神经处注射含有利多卡因的甲泼尼龙120mg能使头痛缓解5~73天，这是使患者头痛短时间内得到缓解的理想疗法。枕神经封闭治疗丛集性头痛的机制，可能与其减少C2和三叉神经脊髓束及三叉神经核传入三叉神经血管系统的冲动有关。蝶腭神经节阻滞用可卡因或利多卡因，阻滞蝶腭神经节能使丛集性头痛发作暂时缓解数天，但是复发率很高。

2. 慢性顽固性丛集性头痛的手术治疗　慢性丛集性头痛手术治疗的适应证：①对所有药物无效；②严格单侧出现；③稳定的心理和人格状态，极低的成瘾倾向。射频三叉神经根切断术的方法为在立体定向下利用热能损毁三叉神经的痛觉纤维，大约70%~75%的患者有效，头痛仍会复发。该手术术后并发症较多，但多较轻，常在术后出现，主要包括：短暂复视、三叉神经分布区刺痛、病损侧咀嚼费力及下颌偏斜，这些并发症通常是暂时性的，可完全恢复；比较麻烦的并发症是麻醉性感觉缺失，但发生率极低；射频毁损后可引起角膜痛觉障碍，因此必须让患者术后注意角膜护理，若出现角膜感染而不治疗，容易导致角膜浑浊。

（倪　婉）

参考文献

[1] 杭燕南，当代麻醉学．第二版，上海：上海兴界图书出版社，2011.
[2] 曾因明，邓小明．麻醉学新进展．北京：人民卫生出版社，2006.
[3] 徐启明，等．临床麻醉学．第2版．北京：人民卫生出版社，2005.
[4] 庄心良，曾因明．现代麻醉学．北京：人民卫生出版社，2003.
[5] 刘俊杰，赵俊．现代麻醉学．第二版．北京：人民卫生出版社，2010.
[6] 曾因明，姚尚龙，等．麻醉科特色治疗技术．上海：科学技术文献出版社，2003.

第二十五章 血管性疼痛疾病

第一节 血栓闭塞性脉管炎

血栓闭塞性脉管炎（thromboangiitis obliterans，TAO）是一种累及血管的非化脓性炎症和血栓闭塞性病变，主要侵犯四肢中小动静脉，以下肢为主，呈周期性、节段性改变。全国各地均有发病，而以北方较南方多见。据估计，我国现有 TAO 病人 25 万~30 万。绝大多数为男性，女性少见，常发生于青壮年。

一、临床特点

1. **疼痛** 疼痛是最突出的症状，常是病人就诊的主要原因，同时也是后期病人最难以忍受的痛苦。发病早期患肢发凉、麻木或足底紧感。当病人行走一定距离后，小腿或足部肌肉发生胀痛或抽痛，从而被迫止步，休息片刻后疼痛缓解，再走一段距离，症状又继而复现，称为间歇性跛行。随着病情的发展，无痛性行走的距离逐渐缩短。当肢体缺血进一步进展至处于休息状态时仍感疼痛则称为静息痛。在安静的深夜，此种疼痛更为难熬，病人常抱足而坐，企图借重力的影响来增加肢体的供血量。病人常呻吟不止，彻夜难眠。情绪刺激和寒冷均可影响血管的舒缩反应，常可加剧疼痛。当缺血肢体并发溃疡而继发感染后，更将加重疼痛的程度。

2. **发凉和感觉异常** 患肢发凉、怕冷，对外界寒冷十分敏感，为血栓闭塞性脉管炎常见症状，随着病情的发展，发凉程度也随之加重。患肢（指、趾）可出现胖胀感、针刺感、奇痒、麻木、灼热等异常感觉。

3. **营养障碍** 肢体缺血可引起不同程度的营养障碍，包括皮肤干燥、脱屑、皲裂、汗毛脱落、趾甲增厚、变形、停止生长、肌肉松弛或萎缩。手指缺血可使指尖瘦削呈"削竹"状改变。

4. **游走性血栓性静脉炎** 约50%的病人早期或整个病程中可反复出现游走性血栓性静脉炎，多位于足背或小腿的浅静脉，一段或数段浅静脉可同时受累，长数厘米乃至数十厘米，表现为发红、疼痛的硬结或呈索条状。一次发作持续时间为 1~3 周，消退后往往残留色素沉着痕迹。

5. **动脉搏动减弱或消失** 足背动脉、胫后动脉或尺动脉、桡动脉搏动常减弱或不能扪及。

6. **皮色改变** 在病变早期，缺血的趾（指）皮色可呈苍白色，后期可出现皮色发绀。对于晚期的病人足趾常呈暗紫红色，皮薄发亮。有时病人在坐位时足部皮色无明显异常，但让病人平卧并抬高下肢后常可见足趾趾腹部、前足部或整个足底皮色苍白，平放后苍白的部位皮色转红的时间常标志着缺血的程度，超过1min 不能返红即为较严重的缺血，若超过

2min 不能返红常提示严重缺血将要发生坏疽。

7. 坏疽和溃疡　为肢体缺血的严重后果，可自行溃破，也可因局部加温、药物刺激、拔甲或损伤等原因诱发。缺血性自发坏疽和溃疡常位于趾端，或起于甲旁、趾间，坏疽多为干性，以后继发感染而呈湿性。根据坏疽和溃疡的部位可分 3 级。Ⅰ级坏疽：溃疡只位于趾（指）部。Ⅱ级坏疽：溃疡延及跖趾（掌指）关节或跖掌部。Ⅲ级坏疽：溃疡延及全足背（掌背）或跟踝（腕）关节以上。当患肢有严重坏疽，继发感染时，可出现全身中毒反应，包括体温升高、脉率增速等。

二、辅助检查

1. 多普勒超声血流体积描记仪（PVG）或光电体积描记仪（PPG）测定　以多普勒探头代替听诊器听取动脉讯号，测出节段性动脉压力和踝/肱压力比值（正常时 > 1）或以描记仪显示动脉波形，对了解患肢各平面供血状况的帮助甚大。

2. 皮肤测温仪、氧张力测定仪和热像图　可间接反映组织供血情况。

3. 血液流变学测定　以了解血液黏度和血小板聚集性能，有助于指导治疗。

4. 动脉造影　可明确阻塞部位、范围、流出道和侧支循环情况。阻塞近侧管腔常光滑平直，而阻塞部则表现为逐渐变细或截然中止，阻塞周围常有多量侧支。病变常发生在小腿部位动脉的 3 个分支上，呈联合性或单支性狭窄或阻塞性病变，有时腘、股动脉也有类似病变。如注意拍摄延期片并观察流出道情况，常可使动脉架桥的机会有所提高。但血管造影是有损伤性检查，除了要求一定的条件外，还可能损伤血管加重缺血，故不应作为常规检查，只有准备手术治疗时才行此项检查。

三、临床诊断

1. 诊断要点　血栓闭塞性脉管炎早期诊断并不困难，只要认识到本病，大部分病人仅需通过询问病史及体检就可作出明确的诊断，并不一定需要借助辅助检查。在诊断时注意以下几点：①绝大多数为男性青壮年吸烟者。②初发时多为单侧下肢，以后常累及对侧下肢，严重时上肢也可受累。③慢性肢体缺血表现为肢端凉，足背和（或）胫后动脉［桡动脉和（或）尺动脉］搏动明显减弱或消失。④伴有游走性静脉炎。⑤Buerger 试验阳性：抬高患肢 1min 内肢端苍白，下垂后肢端皮肤发红，静脉充盈时间在 15s 以上。⑥病情可呈周期性发作和稳定反复交替，总的病情则日渐进展。常伴有血液流变学异常。⑦排除其他血管痉挛或阻塞性疾病，如雷诺综合征、动脉硬化、大动脉炎、结节性动脉周围炎、动脉压迫综合征和胸廓出口综合征等。

2. 临床分期　血栓闭塞性脉管炎的起病隐匿，病程进展缓慢，呈周期性发作，往往需要经过数年（一般 4 ~ 5 年）才趋严重，病程演变可分为 3 期。

（1）局部缺血期：又称为缺血代偿期，患肢麻木、发凉、怕冷、酸胀、沉重、轻度间歇性跛行，要走上 0.5 ~ 1km 后才有症状，休息后缓解，检查患肢皮肤温度稍低，色泽较苍白，足背动脉、胫后动脉搏动减弱或一支消失，50% 的病人下肢反复出现游走性血栓性静脉炎。在这一阶段动脉常未完全闭塞。

（2）营养障碍期：此期患肢除发凉、怯冷、麻木酸胀、困沉加重外，疼痛转为持续性静息痛，夜间更剧烈，促使病人屈膝抱足而坐、检查患肢皮肤温度显著下降，皮肤更苍白，或出现发绀、潮红、皮肤干燥、无汗，趾甲增厚变形，汗毛脱落稀少，小腿肌肉萎缩，足背、胫后动脉搏动消失，甚至股动脉搏动明显减弱或消失。

（3）坏死期：除以上症状加重外，由于严重缺血，供给局部的营养不足以维持静息时组织的代谢需要，患肢趾（指）端发黑，干瘪、溃疡，持续性剧痛，可使病人屈膝抚足而坐，或借助下垂肢体以减轻疼痛，这种体位可使患肢出现肿胀，病人日渐体力不支，消瘦，贫血。广泛坏死伴严重感染者，可使干性坏疽变为湿性坏疽，除疼痛加重外，还出现高热、烦躁等全身中毒症状。

从以上分期中可以看出，第一期动脉仅受病变侵袭，但未闭塞，引起肢体缺血的原因功能性因素（如血管痉挛）大于器质性因素；第二期动脉已处于闭塞状态，肢体依靠侧支循环而勉强保持存活，消除交感神经作用后，仍能促使侧支进一步扩张，提供稍多的血量，所以在这一时期，以器质性变化为主，还掺杂着一些功能性因素；第三期动脉完全闭塞，影响到侧支循环所能发挥的一切代偿功能都不能保全趾（指）存活，提供的血液供应只能使坏疽与健康组织分界平面的近端组织保持存活。

四、鉴别诊断

以前曾出现过脱疽就是脉管炎、脉管炎就是脱疽的倾向，这种情况目前依然存在。慢性动脉闭塞疾病约20多种，尽管缺血的临床表现和改善循环的方法有相同之处，但由于病因不同，病机各异，病变独特，所以又有不同的治疗手段，否则就难以获得满意的疗效。故即使是同类疾病也应注意鉴别诊断。

所有肢体慢性动脉闭塞性疾病，都有典型的缺血表现，即肢体畏寒怕冷、皮温低、皮肤苍白或发绀，动脉搏动消失，跛行，缺血性溃疡坏疽和剧烈疼痛及肢体的营养障碍，这是此类疾病诊断及与非动脉闭塞性疾病鉴别的主要依据，因而在鉴别诊断时，主要提出上述缺血表现以外的诊断条件。

1. 闭塞性动脉硬化症 二者均为慢性闭塞性动脉病，症状体征和病程发展相似，但ASO有以下特点：①男女均可发病，年龄多在45岁以上。②身体其他部位的动脉硬化表现如冠状动脉、肾动脉、眼底动脉、颞浅动脉等。常并发高血压、冠心病。③在大血管部位可闻及血流杂音，如颈部和腹部，但无游走性、血栓性浅静脉炎的表现。④病变位于下肢较大动脉，多数是髂、股动脉。⑤血液检查显示血胆固醇、甘油三酯浓度升高。⑥X线检查显示动脉有钙化斑点，动脉造影显示管腔有不规则缺损，如虫蚀样、阻塞远段动脉可经侧支而显影，呈显著扭曲现象。

2. 大动脉炎 主要侵犯主动脉及其主要分支动脉，临床上常见的为头臂型、腹主动脉型及多发型。多发于青少年，女性多于男性。头臂型者出现头面及上肢的缺血，两侧上肢血压数值相差在10～15mmHg以上（一侧有病）或血压测不到，脉搏减弱或消失。常伴体位性眩晕，有时不能直立，更严重者在卧位时还要采用头低脚高位。常有明显的视力减退甚至双目失明。在颈部常可听到血管杂音。腹主动脉型表现为下肢缺血，在腹部可闻及吹风样血管杂音并可伴有高血压，有时可出现慢性肠缺血的表现，如腹痛不适、消化吸收不良等，进食后腹部不适加重，病人常因恐食而致营养不良。动脉造影显示主要动脉主要分支开口处狭窄或阻塞。发生末梢组织缺血性坏疽者很少。

3. 糖尿病性坏疽 此病逐年增多，其病因主要是在缺血的基础上并发感染。当肢体出现坏疽时，都应考虑糖尿病的可能。有糖尿病病史，多伴有末梢神经感觉障碍，晚期常出现缺血性坏疽和不易控制的感染，严重者并发心肝肾、脑血管和视网膜病变。

4. 肢体动脉栓塞　常发生在有各种心脏病、动脉硬化或糖尿病病人，可发生于任何年龄，但 50 岁以上者居多。其特点是突然发生肢体疼痛，皮色和温度改变，感觉和运动障碍，动脉搏动减弱或消失。

5. 雷诺综合征　本病多见于女性，常是进行性系统性组织硬化症的早期表现。双手（足很少见）在寒冷和精神紧张时手指皮色苍白，保暖后出现发绀，以后转为潮红并逐渐恢复正常，尺、桡、足背动脉搏动正常，由于指动脉反复痉挛，会出现肢端营养不良和溃烂，但多属表浅或点状。

此外，其他一些如真红细胞增多症、真血小板增多症、各种血管炎以及一些根性神经压迫疾病（如椎间盘脱出、椎管狭窄、骨质增生等），均可引起跛行，畏寒、肌肉萎缩和感觉异常，这些与 TAO 有相似之处，需鉴别。

五、治疗

目前血栓闭塞性脉管炎病因病理尚未完全明了，现还缺乏可靠的治疗手段，必须根据疾病的不同阶段采取综合的治疗方法。

1. 一般疗法

（1）戒烟最重要，并需预防寒冷、潮湿刺激，在冬季患肢尤需适当保暖，但不宜采用热敷或热疗，勿穿过紧的鞋袜。

（2）Buerger 运动：病人平卧，抬高患肢 45°，维持 1~2min。然后两足下垂至床旁 2~5min，同时活动两足和足趾 10 次，再将患肢放平休息。如此反复 5 次，每日做此运动数次。旨在促进侧支循环。

2. 常用西药

（1）α 受体阻滞药：如妥拉唑啉，口服 25mg，每日 3 次；肌注 25mg，每日 1~2 次。酚妥拉明，口服 25mg，每日 3~4 次，肌注或静注，每日 1~2 次。酚苄明，口服 10mg，每日 2~3 次。

（2）β 受体兴奋药：如布酚宁，口服 10mg，每日 2~3 次；巴美生，口服 25~50mg，每日 3~4 次。

（3）直接作用于小动脉的药物：如烟酸（口服 50~100mg，每日 3~4 次）；罂粟碱（口服或皮下注射 30~60mg，每日 3~4 次，后者有成瘾性，不宜长期使用）；环扁桃酯（口服 100~200mg，每日 4 次）；己酮可可碱，口服 200~600mg，每日 3 次。

（4）5-羟色胺受体阻滞药：目前应用的只有盐酸沙格雷酯，每次 100mg，每日 2~3 次，1 个月为 1 个疗程。对改善循环、缓解肢体缺血性疼痛有较好效果。

（5）改善微循环药物：如低分子右旋糖酐，分子量（20~40）×10³，静滴 500ml，每日 1~2 次。

（6）抗血小板疗法：如肠溶阿司匹林（口服 0.3g，每日 3 次，2d 后减为每日 0.3g 或更小剂量）和双嘧达莫（口服 25mg，每日 3 次）及噻氯匹定。

（7）改变红细胞形状的药物，如己酮可可碱。

（8）去纤药物：如巴曲酶。

（9）5－羟色胺血管受体 S_2 选择性抑制药萘呋胺。

（10）前列腺素 E_1。

（11）前列环素类似物：伊洛前列素。

3. 针刺疗法　旨在调节神经血管功能，缓解肢体血管痉挛，促进侧支循环形成，以改善局部血运。

4. 高压氧疗法　旨在提高氧分压，增加血氧弥散，提高组织氧储备，从而有助于改善组织缺氧。

5. 局部处理　血栓闭塞性脉管炎后期多形成肢端坏疽，早期因缺血合并感染引起湿性坏疽，且感染不易控制；感染控制后，坏死局限变成干性坏疽。坏疽是临床治疗上的难题，常久治不愈，给病人身心造成严重折磨。对坏疽的处理，首先需要极大的耐心，其次是正确的局部外科处理。

局部外科处理的正确与否在很大程度上影响着治疗效果，不正确的处理甚至可能带来灾难性的后果。临床上根据本病发展的两个不同阶段，制定了"控制感染，促湿转干，分离坏死，促使愈合"的局部外科处理原则，临床视具体情况灵活运用。

（1）控制感染，由湿转干：对于湿性坏疽根据创面情况或细菌培养及药敏试验选用敏感的抗生素，足量足疗程应用。局部可用抗菌药物浸泡或湿敷。

（2）分离坏死，促使愈合：感染没有得到很好控制时对坏死组织不能彻底清除，以免感染扩散。待感染控制、坏疽由湿性变成干性、坏死界限清楚时，可采用"鲸吞"或"蚕食"的方法清除坏死组织。

所谓蚕食，就是对坏死组织分次清除，可用红升丹等外用，使创面分泌物再增多，祛腐生肌，煨脓长肉。对较小的死骨可在换药时清除。对于表浅的干性坏疽，可用硝酸银溶液密封、避光、湿敷，可促使坏死组织脱落，肉芽组织生长。所谓鲸吞，即在麻醉下将坏死组织一次性彻底清除。死骨应咬短至伤面内 2cm 左右，要去掉长管骨中间的密质骨，保留骨端的松质骨。对于限于肢端的一级坏疽，可施行趾（指）切除缝合术。此手术创伤小，可明显缩短疗程，易被病人接受。但对于手指的坏疽，要慎重考虑，尽可能保留长度。对于感染控制后，坏死组织脱落形成的大溃疡伤面，存争取长出新鲜肉芽组织后可采用邮票式点状植皮，以尽快消灭创面。

6. 手术疗法　对血栓闭塞性脉管炎病人手术治疗有无法替代的作用，有 1/3 的患者适合手术治疗，因此要严格掌握手术适应证。若间歇性跛行已影响病人日常生活或工作时，以及 Ⅱ 期或 Ⅲ 期病人，经药物治疗效果不佳者，如欲得到更佳的疗效，则须行动脉造影以明确近侧动脉的阻塞部位，流出道情况，选择合适的手术方式。

（1）动脉旁路移植术：当阻塞动脉位于腹主动脉分叉、髂总动脉、髂外动脉、股动脉或腘动脉；而远侧又有流出道，胫前、胫后、腓动脉或踝部动脉患者的患肢缺血程度已达明显影响生活或工作质量的程度，可行动脉旁路移植术。手术方法自主－股动脉直至股－足背动脉旁路移植，酌情而定。临床较常用的移植材料是自体大隐静脉，采用原位移植或倒置移植，近来多主张采用大隐静脉原位移植，操作较简便，疗效较好，手术的关键是有效破坏静脉瓣膜。

（2）血栓内膜切除术：适于局限性腹主动脉、髂动脉、股动脉、腘动脉阻塞者。此术式在闭塞性动脉硬化症病人中较为适用，血栓闭塞性脉管炎病人适合做此术者甚少。

（3）大网膜移植术：适应证为重度肢体缺血，又不能做血管重建的病例。目的是缓解静息痛和治疗肢端溃疡，而决不能用于间歇性跛行病例。

手术方式分为两种：带蒂移植或游离移植。①带蒂移植一般酌情保留胃网膜左或右动静脉，以其为血管蒂进行裁剪，使大网膜成为能延伸到足部的网膜管，在下肢内做多个小切口经浅筋膜下轻柔地将其引向肢端，此法不必重建血管，但裁剪网膜至如此长度有时颇为困难。②游离大网膜移植术一般以胃网膜右动脉为中心裁剪大网膜，然后分离股动脉（腘动脉闭塞时）或腘动脉，以后者为好。然后切断胃网膜左动静脉，一般在手术显微镜下完成网膜动脉与股动脉或腘动脉的端侧吻合和网膜静脉与大隐静脉的端侧或对端吻合。此时所有网膜动脉应有良好的搏动，然后将网膜管如前法铺植在患肢浅筋膜下直至足部。大网膜富有血液循环，有良好的生物活性作用，具有正常的动静脉压力，当被置于严重缺血肢体的皮下时，通过组织渗透作用，使与之接触的缺氧组织的营养得到了改善，故在移植成功病例，术后静息痛常即时消失。随着植入时间的延长，网膜与邻近组织间建立了侧支循环，因而对Ⅱ期或Ⅲ期不能行血管重建的 TAO 病例可行游离移植。

（4）腰交感神经节切除术：腰交感神经节切除后能缓解肢体血管张力，促进侧支循环的建立，从而改善患肢血供，但主要改善皮肤血液循环，而对下肢肌群的血液循环改善较少。此术对高位动脉阻塞者效果差，不宜应用，正如前述对高位阻塞应尽量争取做动脉重建术。此术式近期疗效较好，虽由于血管病变的发展及体液调节等因素，远期疗效常亦有限，但却不失为一项可取的术式。

（5）联合交感神经节切除和同侧肾上腺大部切除术：国内有的学者提倡此法，但争议很大，目前已罕有采用者。

（6）静脉动脉化术：适应证为 TAO Ⅱ期和Ⅲ期缺血的病人。高位病变和Ⅰ期病人不适于此术式。此术式只适用于膝下及远侧动脉不可重建性Ⅱ期以上的病人。现在认为低位静脉动脉化手术对合适的病人疗效较可靠。

（7）截肢术：当肢体严重溃烂、坏疽保留无望时采用。临床上时常遇到病人肢体坏死并不很严重，尚有保住的希望，但由于经济原因病人不能坚持长期的治疗或难以避免反复发作的痛苦，截肢是基于现实的无奈的选择。手术原则是在切口有可能一期愈合的前提下尽量保留肢体更多的功能，以期将残疾程度降至最小。

（倪　婉）

第二节　红斑性肢痛症

红斑性肢痛症是一种阵发性血管扩张性疾病。特征是肢体远端血管扩张，皮肤温度增高，皮肤潮红、发热及烧灼痛。多发生于下肢及足部，因而又称为肢端红痛症。

一、病因

本病分原发性和继发性两型。原发性红斑性肢痛症（占 60%）的病因仍不清楚，可能原因有：①中枢神经及自主神经功能紊乱所致的末梢血管运动功能失调和血流增加；②皮肤毛细血管对温度反应过度，且缺乏血管正常收缩的对抗机制；③周围循环中血清素增高或皮肤对温热刺激过敏；④亦有学者认为可能与家族因素及某些有害因子（慢性炎症、紫外线照射等）有关。因此该病属血管功能性扩张性疾病。

继发性红斑性肢痛症（占 40%）可伴发神经系统或血管系统的器质性疾病，如真性红细胞增多症、血小板增多症、周围神经炎、骨髓炎、多发性硬化症、系统性红斑狼疮、高血压等。此外，亦可由甲状腺功能亢进症、糖尿病、类风湿关节炎及中毒性疾病引起。其机制可能是温热刺激神经末梢，激活了 5 - 羟色胺所致。

二、临床表现

本病的主要临床表现为肢体远端尤其是双下肢及双足对称性、阵发性发红及灼热感、皮温增高、剧烈疼痛，夜间发作时疼痛尤甚，可伴有局部轻微水肿、多汗、感觉过敏、肢端出现红斑等。温热刺激、肢体下垂及运动时可诱发本病发作和加重症状；将患肢暴露于冷处或抬高后可缓解症状。诱发本病发作的临界皮肤温度为 32 ~ 36℃，每次发作持续时间数分至数小时不等。发作时足背动脉和胫后动脉搏动增强，间歇期肢体可有轻度麻木和疼痛，但无营养障碍性改变。

三、诊断

根据肢端阵发性皮肤发红，皮温增高、烧灼性剧痛，温热刺激诱发和加重症状，暴露于冷处可缓解症状等临床特点，可明确诊断，但应注意原发型和继发型的鉴别诊断。对于继发型患者应注意查明原因，以便尽早进行病因治疗。

四、治疗

诊断一旦确立，应尽快查明有无伴发性疾病并加以治疗，同时可采用以下措施进行治疗。

1. 一般治疗

（1）注意营养，避免过暖、足部受热、久站、行走过多、下肢下垂等，以防发作。

（2）发作时患者应注意休息，并将患肢抬高，置患足于冷处，或用冰袋、冷湿敷。冷水或微温水浸泡双足等方法冷却皮肤，以缓解症状。

（3）温热脱敏疗法：将患肢浸入临界温度以下的水中并逐渐升温，直至出现轻度不适，每天 1 次，逐步提高水温，直至患肢适应到临界温度以上不再发作为止。

2. 药物治疗

（1）镇痛药：可口服索米痛，每次 0.5mg，每天 3 次；或口服阿司匹林，每次 50 ~ 100mg，每天 3 次。严重者可口服可待因，每次 30mg，但连续用药的时间不宜太长，一般不应超过 3d，以免成瘾。

（2）血管收缩药：可口服麻黄碱每次 25mg，每天 3 次；马来酸甲基麦角胺 1 ~ 4mg 口服，每天 3 次。

（3）其他药物：①血管扩张药物，可选用普萘洛尔、硝酸甘油等；②大剂量的氯丙嗪加利血平；③皮质类固醇激素的大剂量、短期冲击治疗。

3. 神经阻滞治疗　上肢受累者可采用星状神经节阻滞、臂丛神经阻滞或高位硬膜外阻滞治疗；下肢受累者行腰交感神经节阻滞、腰骶部硬膜外阻滞以及胫后神经、腓神经、腓肠神经阻滞。常用药物为 1% 利多卡因或 0.25% 布比卡因，必要时可加麻醉性镇痛药和 B 族维生素等，如吗啡、哌替啶、芬太尼、维生素 B_1 及维生素 B_{12} 等。下肢患者经可逆性阻滞无效的，亦采用乙醇阻滞坐骨神经分支，能使足部皮肤麻木半年左右。

4. 中医中药治疗　中医学文献《石室密录》中将该病称为"脚板红"、"手足痛"。辨证论治将该病分为血热、湿热和血瘀 3 型。血热型治宜清热凉血、化瘀止痛，方用犀角地黄汤加玄参、当归、丹参、蜈蚣、没药、乳香；湿热型治宜清热利湿、化瘀通络，药用四妙丸为主，外用如意金黄散；血瘀型治宜行气活血、化瘀通络，药用归尾、赤芍、郁金各 15g，生地黄、路路通各 12g，红花、上鳖甲、王不留行各 9g，桃仁 6g。此外，可采用龙胆泻肝汤、当归四逆汤加减、苡防除湿汤加味等，还可应用温针、刺血、电针、快针及耳针治疗。

5. 手术治疗　经非手术治疗效果不满意且反复发作、多年不愈的重症患者，可行腰交感神经、胫后神经、腓神经或腓肠神经切断术。

（倪　婉）

参考文献

［1］庄心良，曾因明，陈伯銮. 现代麻醉学. 第三版. 北京：人民卫生出版社，2014，7.

［2］李李，常业恬，等. 临床麻醉常见问题与对策. 北京：军事医学科学出版社. 2009.

［3］彭婕娜. 重症颅脑损伤伴急性肺水肿的麻醉处理. 河北医学，2011，7：549.

［4］王士雷，曹云飞. 麻醉危象急救和并发症治疗. 北京：人民军医出版社，2006：27 - 43.

［5］庄心良，曾因明，陈伯銮. 现代麻醉学. 第 3 版. 北京：人民卫生出版社，2004：961 - 976.

［6］杭燕南，庄心良，蒋豪，徐惠芳. 当代麻醉学. 上海：上海科学技术出版社，2012，8：277 - 289.

第二十六章 神经病理性疼痛疾病

第一节 三叉神经痛及舌咽神经痛

一、三叉神经痛

三叉神经痛在病因上通常可分为原发性和继发性两种。原发性三叉神经痛病因尚不明确。继发性又称症状性，是指由三叉神经本身或邻近组织的病变而引起疼痛的发生，同时伴有神经系统体征，其病因多种多样，有血管性病变、肿瘤性病变、颅骨的畸形以及多发性硬化等。而原发性三叉神经痛在临床上更为常见，通常听说的三叉神经痛即指原发性三叉神经痛。

原发性三叉神经痛是一种临床上常见的、顽固的、异常痛苦的疼痛性疾病。有些患者反复发作数十年不得治愈。本病的主要特点是在三叉神经分布区内出现阵发性剧痛，患者往往难以忍受，严重影响生活和工作。本病诊断较容易，但治疗棘手，是多学科临床研究的热点问题之一。

（一）有关解剖

头面部的疼痛传导通路由以下几个环节构成：①第一级神经元，位于半月神经节，周围突随三叉神经分支分布于头面部皮肤及眼口鼻腔黏膜，中枢突上传入脑桥的第二级神经元；②第二级神经元，位于三叉神经脊束核（司痛、温觉），经丘系交叉到对侧脑桥被盖腹侧，传入第三级神经元，形成三叉丘系；③第三级神经元，位于丘脑腹后内侧核，经内囊后肢沿丘脑中央辐射到达中央后回下部的感觉中枢。

三叉神经自半月神经节发出，三大分支分别为眼神经、上颌神经和下颌神经。

眼神经是最小的一个分支，属于感觉神经。从半月神经节前上内侧分出，向前穿经海绵窦外侧壁，经眶上裂入眶，入眶前分为额神经、泪腺神经和鼻睫神经。眼神经还有与动眼神经、滑车神经和展神经等感觉纤维的交通支。额神经入眶后前行经上睑提肌和骨膜间分为眶上神经和滑车上神经。分布于额部、上眼睑头皮前部的皮肤，眶上神经纤维末梢可延伸至颅顶部。眼神经最内侧的分支是鼻睫神经，出眶后发出睫长神经、滑车下神经，终支是筛前神经。睫长神经自鼻睫神经发出，从视神经的内、外侧入眼球，包含鼻孔开大肌的交感纤维、虹膜的感觉纤维。筛前神经穿过筛前孔到颅窝，分布于硬脑膜后穿筛板入鼻腔。

上颌神经由半月神经节前部经圆孔出颅，入翼腭窝，穿眶下裂入眶，终支为眶下神经。上颌神经在翼腭窝内发出数支神经分支，有翼腭神经、颧神经、眶下神经和牙槽神经后支。与颜面部疼痛相关的上颌神经分支有：①下睑支（分布于下睑的皮肤及黏膜）；②鼻外支（分布于鼻外侧皮肤）；③鼻内支（分布于前庭皮肤）；④上唇支（分布于上唇及附近颊部皮肤和黏膜）。上颌神经最大的终支为眶下神经。

下颌神经后股主要是感觉神经纤维，包括属于感觉的舌神经、耳颞神经和只含一小束运动纤维的下牙槽神经。舌神经走终支分布于舌黏膜深层，支配舌体的前 2/3 黏膜感觉。下行时与面神经的鼓索神经分支相交通。下牙槽神经为下颌神经后股最大的一支，在下颌骨的内侧面进入下颌骨管，向前分出分支到犬牙、切牙、下磨牙和前磨牙。在出颏孔前分为两支：一支为颏神经出颏孔，另一支仍在下颌管中前行，称为切牙支，形成下牙丛和较小的下唇支，支配下唇部的感觉。颏神经末梢分布于下唇及相应的口角至中线的牙龈。耳颞神经分出耳支和颞支，分布于颞区和头皮的外侧皮肤，走行中也发出小分支到下颌关节、外耳道、鼓膜、耳屏、耳郭上部和颞下颌关节、腮腺以及顶部的皮肤。此外还有分支支配汗腺分泌、小血管运动和腮腺分泌功能。

（二）发病机制

原发性三叉神经痛病因尚不明确，关于其发病机制存在以下几种假说。

1. 血管压迫假说　三叉神经的中枢轴突受血管压迫，特别是神经根入脑桥处受压迫被推断为大多数三叉神经痛患者可能的病因。神经脱髓鞘可能改变了三叉神经的电活动。血管压迫合并神经脱髓鞘或神经损伤几乎见于所有需手术的患者。当血管（大多数是动脉，偶尔是静脉）由神经处分离或去除微血管压迫，患者的阵发性疼痛几乎立即消失。磁共振成像研究术前血管神经关系，显示需外科手术患者血管和三叉神经有接触的比例很高。同时研究显示无症状的对照组中有 6% ~32% 的神经血管有接触。

2. 结构损伤假说　结构损伤导致的病理过程涉及疼痛时的功能、生化、形态水平变化。研究神经痛涉及鞘磷脂和免疫细胞，其病理生理作用是直接通过神经信号起作用或通过炎症介质或生长因子间接起作用。但是，对于三叉神经痛来讲，其在神经元和非神经细胞的病理生理改变还未完全阐明。

3. 三叉神经节病变假说　最近由 Rappaport 和 Devor 提出的三叉神经节病变假说包括癫痫活动、回路环、神经元间联系以及中枢联系的改变等，几乎能用以阐述三叉神经痛所有的临床特性。他们假设血管压迫产生三叉神经根损坏，导致一小部分三叉神经节神经元过度兴奋，以此作为燃烧点，引起更多的神经节受累。

4. 受体异常假说　松扎大鼠下牙槽神经模型造成慢性窄缩性神经损伤，会导致大鼠一系列行为异常，表现为其三叉神经感觉异常或感觉迟钝和机械性痛觉过敏。这种痛觉过敏持续至术后 60d。该疼痛模型已被广泛用于三叉神经痛的研究。

在上述模型上，巴氯芬对机械刺激引起的过度反应有对抗作用，能部分减轻痛觉过敏，但其剂量已超过其能避免运动协调障碍的剂量。巴氯芬抗痛觉过敏的作用能被 CGP35348 完全拮抗，故其完全是通过 GABAB 受体起作用的。

实验证据表明激动 α_2 肾上腺受体能使三叉神经节神经无超极化，产生抑制性作用。另外，证实 α_2 肾上腺受体的 mRNA 信号在单一三叉神经节的神经元细胞内表达。在没有神经损伤的情况下，无论是在三叉神经元细胞胞体或是初级传入终末，激动 α_2 肾上腺受体在三叉神经系统会对伤害性传递有抑制作用。

有研究报道显示，腹腔内急性注射 5-HT_{1A} 受体的激动剂 F13640 和 F13714，在三叉神经下牙槽神经松扎模型中能产生显著的镇痛作用。提示 5-HT_{1A} 受体的激动剂可能在三叉神经痛的机制中起作用。

5. 炎性介质改变假说　有报道称，IL-6 和 NGF 与三叉神经损伤后的机械性痛觉过敏有关，因此，IL-6 和 NGF 的释放可能部分参与从损伤的三叉神经处异位释放。

（三）临床表现

三叉神经痛患者主要表现为在三叉神经分布区内反复发作的阵发性剧烈疼痛。主要见于中老年人。女性略多于男性。疼痛大多为单侧，以面部三叉神经一支或几支分布区内、骤然发生的闪电式剧烈面部疼痛为特征，患者常描述成撕裂样、触电样、闪电样、针刺样、刀割样或烧灼样剧痛。以三叉神经第 2 支、第 3 支发病率最高。疼痛以面颊、上颌、下颌、唇部或舌部最明显。在上唇外侧、鼻翼、颊部、舌尖等处稍加触动即可诱发，故称"扳机点"。三叉神经痛的发作常无预兆，疼痛历时数秒至数分钟。突发突止，间歇期完全无痛。重者发作时在床上翻滚，并有自杀倾向。每次发作时间由几秒钟到几分钟不等。一般神经系统检查无阳性体征。

（四）诊断依据

三叉神经痛的诊断一般不难。诊断主要依据患者的临床表现，一般不需要特殊的辅助检查，当怀疑为继发性三叉神经痛时，应有针对性地进行相关辅助检查如颅脑 CT、MRI 等。三叉神经痛的主要诊断要点为：

（1）发痛部位为三叉神经或其某一分支或某几分支的分布区（图 26-1、图 26-2）。

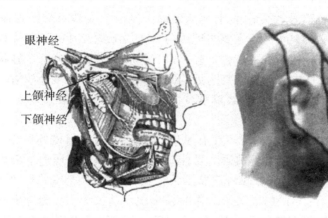

图 26-1　三叉神经三大分支　　　图 26-2　三叉神经三大分支支配范围

（2）多为突然发作的阵发性剧烈疼痛，不发作时绝大部分患者完全无痛，仅极少数重症患者仍有轻度疼痛。

（3）大多数患者有明确的"扳机点"，即触发点，刺激这些部位可引起疼痛发作，但发作刚过去有短暂不应期，即短期内再刺激"扳机点"可暂不引起发作。

（4）95% 以上的三叉神经痛患者为一侧发病。

（5）疼痛发作时不合并恶心、呕吐等伴随症状。

（6）一般抗炎镇痛药完全无效。

（7）迁延不愈，病程冗长。

（五）鉴别诊断

虽然三叉神经痛的诊断并不难，但误诊仍时有发生。本病应注意与下列疾病相鉴别。

1. 三叉神经支炎　属于继发性三叉神经痛，此病多发生于眶上神经分布区，亦为持续性剧痛，发作后数日，部分患者额部出现带状疱疹。少数患者可累及眼神经主支而发生角膜炎与溃疡。病原体是一种病毒。此病有自限性，大多在 1 ~ 3 周自行痊愈。消炎镇痛药物、维生素或局部外用双氯芬酸软骨、注射糖皮质激素溶液等治疗皆有效。

2. 牙源性三叉神经痛　属继发性三叉神经痛，临床常可遇到将本病误诊为牙痛的，应详细检查牙部有无病变。牙源性三叉神经痛的阵发性不明显，但仍有明显的"扳机点"；牙痛无"扳机点"，另外牙痛的发作与食物冷热关系很大。

3. 副鼻窦炎或肿瘤　上颌窦、颌窦、筛窦疾病患者均可引起头面部疼痛。鉴别时应特别注意：鼻腔检查，注意两侧是否通畅，细查各鼻窦的投影点有无压痛；鼻腔有无分泌黏液或脓液；疼痛的发作性是否明显；上额窦癌患侧面部可有肿胀；上颌窦及额窦的透光检查阳性；影像学检查有助于明确诊断。

4. 半月神经节附近的肿瘤　发生于半月神经节和小脑脑桥角处的肿瘤并不罕见，如听神经纤维瘤、胆脂瘤、血管瘤、脑膜瘤或皮样囊肿等，这些肿瘤引起的疼痛一般并不十分严重，不像三叉神经痛那样剧痛发作，而是轻中度持续性疼痛。另外，可同时伴有外展神经麻痹、面神经麻痹、耳鸣、眩晕、听力减退、三叉神经支感觉减退，以及颅内压增高的症状，如头痛、呕吐和视盘水肿等。颅底 X 线检查，岩骨尖区或内耳道区有骨质破坏。CT、X 线造影检查有助于诊断。

5. 膝状神经节痛　膝状神经节在发出鼓索神经之前，发出岩大浅神经，以副交感神经纤维支配泪腺，司理泪腺分泌。中间神经主要司理舌前 2/3 的味觉及耳鼓膜和外耳道后壁的皮肤黏膜感觉，也有部分纤维司理颌下腺、舌下腺及口、鼻腔黏液腺的分泌。膝状神经节神经痛为阵发性，但发作时痛在耳内深部，向其附近的眼、颊、鼻、唇等多处放射，并在外耳道后壁有"扳机点"。这些患者多合并面神经麻痹或面部抽搐，并有时在软腭、扁桃体窝及外耳道等处发生疱疹并导致味觉丧失。

6. 舌咽神经痛　疼痛亦为阵发性，大多在吞咽时诱发。疼痛从扁桃体区及舌根部起，向外耳道、耳前、耳后、耳郭或患侧面部放射。发作时患者多习惯用手压迫下额角下方。舌根背面外侧及扁桃体处可有"扳机点"，颈外皮肤则无"扳机点"。吞咽动作、说话及转头、大笑均可诱发剧痛，吞咽酸、苦食品时尤甚。发作时易出现心动过缓或眩晕。患病年龄多在35 ~ 65 岁。该病较为少见，发病率约为三叉神经痛的 1%。以 1% 丁卡因液涂布咽后壁或扁桃体区的"扳机点"可停止疼痛发作。此外，三叉神经痛发作部位在舌尖及舌缘亦可作为鉴别点。

7. 偏头痛　偏头痛是周期性发作、轻重不同的单侧头痛，有时亦表现为前额部头痛。此病发作前多有先兆，如同侧眼看到闪光或视力减退，甚至一过性同侧偏盲。头痛发作时间可持续数小时至数日不等。发作多有一定的时间规律。难以确诊时可试验性口服麦角胺治疗有助于鉴别。

（六）治疗

由于三叉神经痛的病因和病理改变至今还不清楚，因此治疗的目的应是长期镇痛。镇痛的方法多种多样，可分为无创和有创两类治疗方法。无创治疗方法包括药物治疗、中医中药、针灸疗法、物理治疗等，适用于病程短、疼痛较轻的患者，也可作为有创治疗方法的补充治疗方法。有创治疗方法主要包括注射疗法、射频热凝疗法和手术疗法。

1. 药物疗法

(1) 卡马西平（carbamazepine）：别名痛惊宁、叉癫宁、酰胺咪嗪，为咪嗪类抗癫痫药，亦为传统抗三叉神经痛药。口服，开始每日 2 次，以后可每日 3 次。每日 0.2～0.6g，分 2～3 次服用，每日极量 1.2g。其不良反应有头晕、嗜睡、厌食、失眠、皮疹、肝功能损害等。此药可与 0.1g 苯妥英钠同服。

(2) 苯妥英钠（sodium phenytoin）：别名大仑丁（dilantin），为白色粉末，无臭，味微苦。易溶于水，几乎不溶于乙醚或氯仿，在空气中易潮解。本品为乙内酰脲类抗癫痫大发作和抗精神运动性发作药，对大脑皮质运动区具有高度选择性抑制作用。除可用于三叉神经痛外，也可用于抗高血压、抗心律失常及维持和预防癫痫发作。用于三叉神经痛，口服，每次 100～200mg，每日 2～3 次；用于心律失常，每次 100～200mg，每日 2～3 次；用于高血压，每次 100mg，每日 3 次；防止癫痫大发作和精神运动性发作，每次 50～100mg，每日 3 次。

2. 中药治疗　中医学认为，三叉神经痛属"头痛"、"偏头痛"、"面痛"等范畴。古医书中有"首风"、"脑风"、"头风"等名称记载，如《素问·风论》："首风之状，头面多汗恶风，当先风一日则病甚，头痛不可以出内。"有些三叉神经痛患者，经服用中药后有效，可使疼痛发作减轻或停止。

3. 三叉神经痛注射疗法　三叉神经周围支阻滞是治疗三叉神经痛的常用方法。注射部位主要是三叉神经分支通过的骨性孔道，如眶上孔（眶上切迹）、眶下孔、下齿槽孔、颏孔、翼腭孔等。所用药物包括局麻药、无水乙醇、苯酚溶液、多柔比星、链霉素等。三叉神经周围支注射治疗的效果与操作者的技术水平和患者的病情程度以及局部解剖变异等因素关系密切。

(1) 眶上神经阻滞术

1) 穿刺操作方法：患者取仰卧位，在眶上眉毛外，眼眶上缘中、内 1/3 交界或离正中线 2.5～3cm 处扪及切迹或用棉签触压眶缘找到放射性痛点的位置，皮肤消毒及局部麻醉后，采用 5 号针头自切迹或压痛点垂直刺入皮肤直达骨面，若无放电样感，则调整针头方向在附近寻找，出现放射痛时注药则效果较好。

2) 常用药物：常用 1%～2% 普鲁卡因或 1% 利多卡因及神经阻滞合剂等。神经破坏药则可选用 95% 乙醇、无水乙醇或苯酚制剂。

3) 适应证：适用于三叉神经第 1 支痛局限于眶上神经分布区者。单纯局麻药阻滞也可用于治疗前额部带状疱疹后遗神经痛和头痛。

4) 并发症：注药后常有上眼睑水肿，多在数日内消退。故注射前应先与患者详细说明。注射乙醇后，少数患者残留局部疼痛可达 2 周，严重者可局部注射利多卡因数次以缓解。

(2) 眶下神经阻滞术

1) 穿刺操作方法：患者仰卧，头取中立位。局部皮肤消毒后，操作者戴无菌手套，先在眶下缘正下方 1cm、距鼻中线 3cm 处扪及眶下孔。或采用连线定位方法：由眼外眦到上唇中点连一直线，再由正视前上方时瞳孔中点向同侧口角连一直线，两线的交叉点即为眶下孔的体表投影点。自眶下孔标志的内下方，约位于鼻翼旁 1cm 处以 5 号细短针头刺入皮肤，同时用另一只手的示指压住眶下缘，以防针尖滑向上方而伤及眼球。然后使针尖向上、后、外方向倾斜穿刺，直达眶下孔附近骨面，以针尖在周围轻轻试探并寻找眶下孔。当针尖滑入骨孔时可有落空感，患者随即出现放射样疼痛。然后使针尖与外、上、后方成 40°~45°时沿眶下孔缓慢深入约 5mm，回吸试验无血，先注入 1% 利多卡因 0.5~1ml，待眶下神经分布区出现麻木后，再缓慢注射 95% 乙醇或无水乙醇 0.5~1ml 或其他药物。

2）适应证：适用于三叉神经第 2 支痛局限于眶下神经分布区者。

（3）后上齿槽神经阻滞术

1）后上齿槽孔的解剖：上颌骨的后侧即颞下面的最突出部分为上颌结节，后上齿槽孔即位于此结节上。该孔是后上齿槽神经进入上颌骨而达臼齿的必经之路，多数为单孔，少数变异为 2~3 个，个别亦可缺如。

2）穿刺操作方法：患者取仰卧位，头部转向健侧。穿刺点在颧骨下缘与齿槽嵴夹角处，即相当于过眼眶外缘的垂线与颧骨下缘的交点。局部消毒后，先用手指将附近皮肤向前下方拉紧（有利于下一步进针时针尖朝内侧倾斜），继之以 5 号针头自穿刺点稍向后、上、内方刺入直达齿槽嵴的后侧骨面，然后紧贴骨面缓慢深入 2~2.5cm，即达后上齿槽孔附近，一般情况下很少出现放电样疼痛。回抽试验无血，先注入 1% 利多卡因 2ml，待臼齿出现麻木感后，再注射 95% 乙醇或无水乙醇 1ml 或其他药物。

后上齿槽神经阻滞还可经口腔入路穿刺。患者取仰卧位，局部消毒后，用 10cm 长、中部弯曲成约 150° 的针头，在第 2~3 臼齿间隙上的黏膜皱襞处以 45° 向后上方刺入，并紧贴骨面深入至 2.5~3cm 即达上颌结节。有人认为此法较容易发生感染，在采用乙醇进行阻滞时应注意。

3）适应证：适用于三叉神经第 2 支痛局限于后上齿槽神经分布区患者。

4）并发症：乙醇阻滞后易发生局部肿胀、轻微血肿，可自行消退。

（4）上颌神经阻滞术

1）上颌神经的解剖和定位：上颌神经主干经圆孔穿出颅腔至翼腭窝，并在此处开始发出分支。由于圆孔穿刺非常困难，而且可发生严重并发症，故上颌神经阻滞一般在翼腭窝处穿刺。翼腭窝位于颅底下面、眼眶后方、颞下窝内侧，内有上颌神经、蝶腭神经节、上颌内动静脉以及填充其间的脂肪组织。此窝为宽 0.3~0.4cm、深约 1cm 的裂隙，呈漏斗状，尖端朝下。其前壁由上颌骨后面内缘与腭骨眶突构成，经此处的眶下裂向前与眼眶相通；后壁为蝶骨翼突及大翼，上端由圆孔向后通颅腔，另有翼管与破裂孔相通；内壁为腭骨垂直板，经上面的蝶腭孔向内通向鼻腔；外侧为空隙，即翼上颌裂，经此处向外通向颞下窝；顶盖由蝶骨体和大翼根部构成；而翼腭窝的下端则缩窄为翼腭管，向下经腭大孔和腭小孔与口腔相通。上颌神经位于翼腭窝的上部深处，蝶腭神经节位于神经干下方约 2mm 处。

翼腭窝外侧开口称翼颌裂，又称镰状裂，上宽下窄，长约 1.5cm，最宽处约 0.5cm。此裂距离颧弓的颧颞缝（相当于颧弓中点）下缘约 4cm。

腭大孔居于硬腭后部，上颌骨齿槽突与腭骨之间，在末位臼齿的内侧，即生有第 3 臼齿者，在该齿内侧，否则在第二臼齿内侧。该孔距硬腭后缘约 0.5cm，距腭正中缝和上臼齿齿槽缘距离大致相等。由腭大孔经翼腭管至圆孔的距离约 3cm，翼腭管的长度为 0.8~2cm。最窄处横径仅 1.5~3mm，其轴向近于矢状位，与上臼齿咬合面约成 135°。

2）穿刺操作方法：常用方法有以下 3 种。

侧入路：患者仰卧，头转向健侧。穿刺点定于颧弓下缘中点的乙状切迹处，约为眼眶外缘与外耳道连线中点的下方。以 7 号长 8cm 的针头自该点垂直刺入，进针深度 4cm 左右即可触及骨面，为蝶骨翼突外侧板，标记进针深度，然后退针2cm，稍调整方向朝前方重新刺入，直至针尖滑过翼外骨板前缘，再继续进针0.5cm即进入翼腭窝。不可过深，以免刺入鼻腔或眶下裂。若出现上颌部放射性疼痛，立即固定针头，并使针斜面向上，回抽无血，注入1%利多卡因1ml。待上颌部麻木又无眼肌麻痹后，再注射95%乙醇或无水乙醇0.5～1ml，或用其他药物。

前侧入路：体位同上。穿刺点定于颧骨下缘最低点，即经眼眶外缘的垂线与颧骨下缘交点。以7号长8cm的针头自该点皮肤向后、上、内方刺入。从侧面看，针头应朝向颧弓下缘中点，并且应紧贴上颌骨的骨面渐向内方深入。进针约2cm即达上颌结节，然后继续沿骨面进针，大约至4cm后即可出现落空感而滑入翼腭窝。有时可因进针的角度偏外触及翼突外板基底部而受阻，应退针少许，并调整方向使针尖稍偏内侧重新进针，直至滑过翼突前缘。然后继续深入0.5cm即可触及神经而出现放电样疼痛，由此处至皮肤的距离一般不超过5cm。注药方法和剂量与侧入路相同。注意穿刺针不可刺入过深，以免刺入眼眶内引起眼外肌麻痹，甚至影响视神经导致失明。

经口腔腭大孔穿刺法：患者取坐位，头向后仰，尽量张口。穿刺点在腭大孔稍前方。腭大孔位于末位臼齿（第3或第2）内侧的硬腭上，如从该臼齿舌面向腭正中缝虚拟划一垂线，则中、外1/3交界处即为腭大孔。若上臼齿脱落，则可靠硬腭的后缘确定腭大孔的前后位置，该孔多在硬腭后缘前方0.5cm处。口腔黏膜消毒和局部麻醉后，采用长细针头（事先在距离针尖4cm处弯成约135°的钝角）自腭大孔的稍前方由前下向后上方穿刺，若遇骨面受阻，则用针头在附近试探进针，直至针尖经腭大孔落空滑入翼腭管内。在翼腭管内继续缓慢进针2.5～3cm，可出现放电样疼痛，即表明已达翼腭窝并触及上颌神经。注药方法和剂量同上。

遇有翼腭管弯曲或异常可导致穿刺失败。此外，尚可因局部感染导致硬腭黏膜溃疡，应严格无菌操作，治疗后3d内口服抗生素以预防感染。

（5）颏神经阻滞

1）操作方法：患者仰卧，头转向健侧。扪及颏孔的位置并标记。皮肤消毒和局部麻醉后，由标记点的后外上方并与皮肤成45°向前下方穿刺直达骨面，可刺入颏孔并出现放电样疼痛。否则可略退针，用针尖在附近骨面寻找颏孔，直至进入孔内，针尖可进入颏孔内0.5～1cm，回吸无血，先注入1%利多卡因1ml，观察数分钟出现下唇和颏部的皮肤感觉减退后，缓慢注射95%乙醇或无水乙醇0.5～1ml或其他药物。注射药物时，应用手指压紧颏孔周围软组织，以防止乙醇流到孔外，损伤周围组织引起疼痛。

2）适应证：适用于原发性三叉神经第3支痛，主要痛区及触发点位于颏部、下唇及其附近黏膜者。

（6）下齿槽神经阻滞

1）操作方法

口外法：患者仰卧，肩下垫薄枕，头转向健侧并略向后仰。穿刺点定于下颌骨下缘稍下偏内，下颌角前方1.5～2cm处。左手示指紧贴下颌骨后缘（右侧穿刺指尖朝上，左侧则朝下），以指示进针方向。右手持针由穿刺点刺入皮肤达下颌骨内侧面，与左手示指平行并沿骨面向上缓慢进针3.5～4cm，出现放电样疼痛，则表示已达下颌孔。回吸无血，即可注入1%利多卡因1～2ml，待下颌部麻木后，再注入95%乙醇或无水乙醇0.5～1ml。

口内法：患者坐位，头后仰并尽量张口。在臼齿的后方可见一尖端朝上、面向前内方的臼齿后三角。其外斜边为下颌前缘，较锐利，在第三臼齿外侧；其内斜边则为下颌支另一骨缘，较圆钝，在臼齿之后，向后即为较平坦的下颌支内侧面。穿刺点取臼齿咬合面的上 1cm 的内斜边处（如为牙脱落者，则可选上、下齿槽缘间线中点水平的内斜边处）。自穿刺点黏膜由前内向后外方进针直达骨膜，如未遇到骨质，则表示针头过于偏向内侧。最后，将针头紧贴下颌支的内侧骨面、与下臼齿咬合面平行方向缓慢进针 1.5～2cm，待出现颏部放射痛，即表示已触及下齿槽神经。注药方法及剂量同上。

2）适应证：适用于原发性三叉神经第 3 支痛，其主要痛区和触发点位于下臼齿、颊部及其附近黏膜，或经颏神经阻滞失败或无效者；下齿槽神经分布区的继发性疼痛，如癌痛、带状疱疹后遗痛等；下颌部口腔科治疗操作的局部麻醉。

3）并发症：偶有反射性下颌挛缩，不需特殊处理，可自行缓解。

（7）下颌神经阻滞：在颅底卵圆孔附近阻滞下颌神经，可使该神经分布区感觉丧失。针尖可不进入卵圆孔内，但有时乙醇能在神经支内向上扩散，进入半月神经节，由此也可获得半月神经节阻滞的长期镇痛效果。

1）卵圆孔的解剖和定位：卵圆孔位于蝶骨大翼后部，多在蝶骨翼突外板后缘的后侧或后内侧，少数位于其后外侧。国内一组 1284 个颅骨卵圆孔及其周围结构的观察与测量结果表明，卵圆孔的长径为 4～13mm（左侧平均为 6.4mm，右侧为 6.6mm），其中 6～8mm 者约占 80%。卵圆孔的短径为 1～7.5mm，平均 3.2mm，3～4mm 者占 86%，小于 2mm 者仅占 2.8%。卵圆孔为圆形或近圆形者占 6.8%。卵圆孔与翼突外板后缘根部延长线一致者占 48.4%。卵圆孔外口向前外倾斜者占 94.2%，向后内倾斜者占 5.8%（可致穿刺困难）。卵圆孔与棘孔合二为一者占 1.8%，与颞岩裂相合者 1.9%。有 6 例三者合并为一。卵圆孔的后外侧为棘孔，脑膜中动脉经此孔进入颅腔，其内侧有咽鼓管及破裂孔，后者为颈内动脉进颅腔的通道。

2）操作方法：单纯在卵圆孔处阻滞下颌神经时，穿刺点可取颧弓下缘中点，即相当于眼眶外缘与外耳道间距离的中点。患者仰卧，头转向健侧。以 7 号长 8cm 穿刺针自穿刺点垂直刺入皮肤，并缓慢进针约 4cm（不超过 5cm），触及骨面即为翼突外板根部，此深度即为由穿刺点至卵圆孔的距离，标记此深度。然后退针至皮下，调整方向使针尖向后（向耳侧）以 15°～20°并略微向上重新刺入同样的深度或略深，遇有向下颌或舌部放射痛，即表明已达卵圆孔并触及下颌神经。

3）适应证：三叉神经第 3 支痛，或颏神经及下齿槽神经阻滞无效者；三叉神经第 3 支分布区的癌痛、带状疱疹后神经痛等；下颌部口腔科操作的局部麻醉处理。

4. 半月神经节阻滞　采用半月神经节阻滞治疗三叉神经痛目前已在国内外应用，注射的药物包括乙醇、甘油、苯酚甘油等。多年来，这一注射疗法已被证明能有效治愈三叉神经痛。但因其注射技术难以掌握，而且治疗效果随着各人的技术不同而大有出入。国内有报道，镇痛期超过 1 年者达 87%。而国外文献报道，治愈率相差悬殊，有的高于 98%，有的则低于 40%。由于药物扩散的可控性较差，近来已倾向于采用更易于精确控制的影像引导下射频热凝术。

（1）穿刺入路的选择：半月神经节阻滞的穿刺途径有侧入路法和前入路法。侧入路法的重要标志为下颌切迹，此切迹的后方为下颌骨髁状突，前方为下颌骨喙突，穿刺进针点是在喙突后方，当半张开口时髁状突约向下移位1cm，此位置可使侧入路法易于成功。前入路法的主要标志为正视位的瞳孔及颧弓中点，颧弓中点相当于颧骨的颧结节的前方，穿刺进针点是在喙突前方，正对第2臼齿处。近来随着医疗影像设备的普及，卵圆孔穿刺操作多在C臂X线机、CT扫描、DSA成像引导下进行。

（2）术前准备

1）注射前需要向家属详细交代治疗方法、预期效果和可能发生的并发症等问题，取得患者知情同意及必要的配合。

2）治疗前患者要清洗头面部、理发、剃胡须。

3）全面进行体格检查，了解全身脏器功能状况，尤其注意眼耳情况、血压、心电图、出血时间和凝血时间。

4）应安排有足够的治疗时间（一般约为2h），不能匆忙进行。

5）备好各种用具及药品，包括5ml及1ml注射器，无菌手套，2.5%碘酒，乙醇棉球，无菌巾与纱布，长10～14cm的7号（或23号）穿刺针各一支（带有针芯），2%利多卡因等有关治疗用药及无水乙醇，7号注射针头，并检查急救药品和相关设备是否齐全、有效。

（3）穿刺操作方法

1）体位：患者仰卧，头取中立位，双眼正视上方。

2）定位：常用即体表划线法和影像定位法。体表划线法：我们在实践中总结出双线定位法，即经患侧眼眶外缘的纵轴平行线与经口裂的水平延长线，二线交点即为穿刺进针点。影像定位法：在C臂X线机透视下显示卵圆孔，将C臂图像增强器向患侧倾斜15°～20°，向足端倾斜30°～45°，依据患者头部位置、脸型、有无牙齿及咬合情况具体调节倾斜角度，直至清晰显示卵圆孔，影像投照位置约在患侧上颌窦与下颌骨之间、患侧下颌切迹与上齿根部连线上。

3）穿刺：接心电、脉搏氧饱和度监测及吸氧管后，常规消毒铺巾，用长约10cm、外有绝缘套的射频穿刺针经定点穿刺。划线法可经另两条线调整进针的方向，即定点与瞳孔中点连线及定点与颞下颌关节结节连线，前者矫正进针的内外方向，后者矫正进针的前后方向。复制疼痛后，再细微调节针尖位置，直至进针骨质阻挡感消失，即进入卵圆孔，进针深度为5～7cm。若针尖触及自卵圆孔出颅的下颌神经，患者可述下唇部疼痛。可凭感觉沿骨面继续试探进针，滑入卵圆孔并触及下颌神经，患者可有下颌部的放射性疼痛。最后将针尖再推进0.3～0.5cm，上颌部出现剧痛即表明进入半月神经节内。影像法则在射频穿刺针影像引导下进行穿刺，针尖直对卵圆孔。

4）到位：如果穿刺针尖的位置合适，则轻微活动针体，患侧面部的患支分布区即有电击样的疼痛麻木等不适反应和感受。可再经影像进一步证实，侧位透视显示针尖在蝶鞍斜坡与颞骨岩部形成的夹角内，具体位置因毁损靶神经不同而异。第三支射频针尖进卵圆孔的位置应偏向后外侧，深度应距斜坡约0.5cm；第二支毁损针尖进卵圆孔的位置应在正中，深度应刚好抵在斜坡上；第一支针尖进卵圆孔的位置应偏向前内侧，应略超过斜坡。然后经电刺激进一步定位穿刺针尖是否处于准确位置。同时毁损第二支和第三支时，针尖位置同第二支，但选用常裸露端的射频针，单支毁损用短裸露端的射频针。

5）电刺激：将中性电极（无关电极）连接于患侧肩部或上肢，将刺激电极插入射频针内。施加电刺激，根据放射性疼痛定位反应，确定射频针尖穿刺进入卵圆孔的位置是否正确。先施以 0.5～1mA 的高频电刺激。如果穿刺针尖的位置合适，则患侧面部的患支分布区可有电击样的疼痛麻木等不适反应和感受。如果位置不准确，须反复调整进针深度和方向，再给予电刺激，直至患侧面部出现相应的反应和感受。一般电刺激强度逐渐加大，所需的强度越低，说明穿刺针尖的位置越准确，治疗效果越好。如果超过 2mA 仍无反应，说明穿刺针的针尖偏离神经组织，应重新调整穿刺针的位置。直至正侧位透视显示针尖位置合适。

6）射频热凝：经方波电刺激校对穿刺针的位置准确无误后，可开始热凝。原则上应从短时间低热开始，逐步缓慢加温，以减轻患者的痛苦。温度在 60℃ 以下不容易使神经纤维发生蛋白变性，达不到治疗目的。而温度超过 85℃ 以上时，可损伤神经周围组织而产生严重的并发症。可先加热到 60℃ 维持 1min，然后再酌情加热至 70℃、80℃ 和 85℃。为防止并发症，温度最高不超过 90℃。每次升温后，维持 0.5～1min，同时不断用针刺及棉絮擦拭皮肤，测试患支分布区的痛觉和触觉，直至痛觉消失，同时保留触觉为止。一般患者的最终加热温度在 70～80℃，最终加热温度持续为 120～180s。本方法需取得患者配合。治疗前应讲清楚，在局部麻醉下施行此种治疗具有一定的痛苦，必须取得患者的理解和配合，并注意从 60℃ 开始缓慢升温，避免突然高温所引起的剧烈疼痛。患者不能耐受升温时的疼痛时，可给予丙泊酚静脉麻醉后再行射频热凝治疗，可直接升温至 85℃，热凝时间 120～180s。同时毁损第一、三支或全部第一、二、三支时针尖进卵圆孔的位置应偏向内侧，深度应先略超过斜坡，射频热凝 120～180s 后退至斜坡以下，再行射频热凝 120～180s。

7）术后处理：操作完毕，拔出穿刺针，按压穿刺点 2～3min，以无菌敷贴覆盖穿刺点，并以冷水或冰水外敷穿刺部位，以防止局部出血及肿胀。患者术中应用广谱抗生素预防感染，术后常规应用脱水药治疗 3d。同时密切观察并发症情况。

（4）适应证：①本注射疗法适用于一切较严重而顽固的三叉神经痛患者，尤其是具有开颅手术禁忌的老年和体弱及慢性病患者。②三叉神经痛同时累及第 2、3 支，1、2 支或全部 3 支，并经各周围支阻滞无效者。③面部的晚期癌痛。④面部带状疱疹后神经痛。

（5）并发症：半月神经节阻滞可能引起多种并发症，而且有时非常严重。大多由于穿刺方向不准或进针过深损伤附近的血管和脑神经，或乙醇剂量较大并流入蛛网膜下间隙引起损害。

1）阻滞范围内感觉丧失或异常：2%～5% 的患者在治疗后可出现感觉异常和不同程度的"麻木性痛苦"，大多为乙醇注射过量引起。部分患者在治疗后可出现麻、针刺、冰冷、虫爬、奇痒等异常痛苦的感觉。这些患者若还保留触觉和感觉，可再次重复半月神经节乙醇注射，使感觉完全消失。

2）眩晕综合征：是比较常见的并发症，约占半月神经节阻滞患者的四分之一。多在注射利多卡因或乙醇后 0.5～1min 出现。在 30min 内消失，有的可持续数日。一般不需特殊处理。

3）咀嚼困难：是三叉神经运动根受累所致。患者表现为同侧咀嚼无力，牙齿咬合不紧，易发生颞下颌关节脱位，另有的患者可出现张口困难。经数日或数月后可自行恢复。

4）其他脑神经损害：药物损伤第Ⅶ对脑神经引起同侧面神经麻痹。而第Ⅲ、Ⅳ、Ⅵ对脑神经受累时，则出现上睑下垂、复视及瞳孔散大等。

5）同侧失明及角膜病变：失明是最严重的并发症。亦有少数人在治疗后发生角膜炎和角膜溃疡。主要是由于针尖进入卵圆孔过深或乙醇剂量较大损伤邻近的视神经所致。

5. 射频热凝疗法　射频热凝疗法是一种微创伤性神经毁损疗法，其利用可控温度作用于神经节、神经干和神经分支等部位，使其蛋白质凝固变性，从而阻断神经冲动的传导。目前，射频热凝疗法在临床疼痛治疗领域发展很快，已广泛应用于治疗三叉神经痛及其他多种神经病理性疼痛。与三叉神经半月神经节乙醇阻滞术相比，热凝术可控性好，治疗效果良好，年老体弱者亦可以良好耐受，因而依从性好。并发症较少，目前尚无死亡等严重并发症报道。虽然复发率较高，但由于操作方便，能重复实施，可最终达到长期镇痛的目的。

（1）穿刺入路：采取前入路法穿刺，在 C 臂 X 线透视或 CT 扫描引导下进行。

（2）操作方法

1）穿刺卵圆孔：患者仰卧，头取中立位，双眼正视前方。穿刺采用前入路法，定点方法同上。局部消毒后在穿刺点局部进行浸润麻醉。先将中性电极（无关电极）连接于患侧下肢。用特制的长约 10cm、外有绝缘套的射频穿刺针进行穿刺，直至到达卵圆孔。穿刺均在影像引导下进行。

2）电刺激确认射频穿刺针针尖的位置：根据放射性疼痛反应，确定穿刺到达卵圆孔后，尚需用脉冲电刺激判定射频穿刺针针尖的位置是否正确。先将刺激电极插入射频针内，然后施以 0.5 ~ 1mA 的高频电刺激。如果穿刺针尖的位置合适，则患侧面部的患支分布区可有电击样的疼痛麻木等不适反应和感受。如果位置不准确，须反复调整进针深度和方向，再给予电刺激，直至患侧面部出现相应的反应和感受。一般电刺激强度逐渐加大，所需的强度越低，说明穿刺针尖的位置越准确，治疗效果越好。如果超过 2mA 仍无反应，说明穿刺针的针尖偏离神经组织，应重新调整穿刺针的位置。直至正侧位透视显示针尖位置合适。

3）温控热凝：经方波电刺激校对穿刺针的位置准确无误后，可开始加热。原则上应从短时间低热开始，逐步缓慢加温，以减轻患者的痛苦。温度在 60℃ 以下不容易使神经纤维发生蛋白变性，达不到治疗目的。而温度超过 85℃ 以上时，可损伤神经周围组织而产生严重的并发症。可先加热到 60℃ 维持 1min，然后再酌情加热至 70℃、80℃ 和 85℃。为防止并发症，温度最高不超过 90℃。每次升温后，维持 0.5 ~ 1min，同时不断用针刺及棉絮擦拭皮肤，测试患支分布区的痛觉和触觉，直至痛觉消失，同时保留触觉为止。一般患者的最终加热温度在 70 ~ 80℃，最终加热温度持续 2min 左右。

（3）适应证：三叉神经第 1、2、3 支痛患者；面部晚期癌痛患者。

（4）不良反应及并发症

1）操作中疼痛：本方法需取得患者配合。治疗前应讲清楚，在局部麻醉下施行此种治疗具有一定的痛苦，必须取得患者的理解和配合，并注意从 60℃ 开始缓慢升温，避免突然高温所引起的剧烈疼痛。

2）手术后反应：有些患者治疗后可出现一过性头痛、头晕、恶心甚至呕吐，数小时内可自行缓解；有的患者在治疗结束后 1 ~ 2 周毁损神经支配区有串跳感，有的可持续很长时间；或在治疗后 1 ~ 2 周仍有疼痛，但较原发疼痛程度低，可自愈，不必急于近期再次行射频热凝术。

3）颅内出血：半月神经节内侧邻近海绵窦和颈内动脉，穿刺损伤易致出血，严重者可形成颅内血肿。

4）其他脑神经损害：如面部轻瘫等。

5）颅内感染：严格无菌操作可有效防止颅内继发感染。尤其需要注意防止穿刺针穿破颊黏膜将细菌带入颅内。

6）带状疱疹：可在手术后数日出现在毁损神经所支配皮区，较常见于眶上神经分布区，其机制尚不清楚。局部可涂喷阿昔洛韦软膏或可的松软膏，数日即可愈合。

7）角膜炎：角膜反射消失是半月神经节热凝术的一个较为严重的并发症，严重者可形成麻痹性角膜炎和角膜溃疡，最终可致失明。治疗操作过程中应注意适度控制射频热凝的温度和时间，并随时观察角膜反射的变化。一旦发生角膜反射消失，应嘱患者戴墨镜，并涂抹眼膏保护角膜，防止角膜炎和角膜溃疡。角膜反射消失后常需数月才能逐渐恢复。

8）面部感觉障碍：大多数患者治疗后可遗留不同程度的面部皮肤感觉障碍。Menzel 报道 315 例患者中，半月神经节射频热凝治疗后约 93.1% 的患者面部遗留不同程度的麻木感或烧灼感。孟广远报道 325 例患者中，治疗后面部均有轻度麻木感，少数患者有蚁行感，经过一段时间均可明显缓解。在治疗前，应向患者及家属详细说明治疗达到的目的、实施方法和可能产生的不良反应及并发症。

6. 微球囊压迫疗法　微球囊压迫法是近年来治疗三叉神经痛的新技术。采用气管插管下全身麻醉，在 X 线透视引导下进行半月神经节穿刺。以 14 号套管针经面部皮肤穿刺。到位后，拔出针芯，将 Fogarty 微球囊放入半月神经节。用注射器接球囊外的导管接头，注入 1～2ml 造影剂，使球囊膨胀，形成约 1cm×1.5cm 的鸭梨形，并维持数分钟。压迫结束后抽出造影剂，使膨胀的球囊复原。拔出球囊与穿刺针，压迫穿刺点止血。有报道 120 例患者中，手术后即刻成功率为 93%，1 例手术后成功，但半年后复发并再次治疗有效，远期效果尚有待进一步观察。

7. 手术治疗三叉神经痛　目前常用于治疗三叉神经痛的手术有：周围神经撕脱术、经颅中窝三叉神经感觉根切断术、三叉神经脊束切断术、三叉神经根减压术和颅后窝三叉神经根微血管减压术等。应用较多的为周围神经撕脱术和经颅后窝微血管减压术。

（1）周围神经撕脱术：李剑农教授等研究发现，原发性三叉神经痛患者三叉神经周围分支的病变比主干更严重。周围分支表现纤维肿胀、增粗、髓鞘疏松改变、神经周围纤维结缔组织增生压迫神经和滋养血管病变等；而主干病变则表现为严重而普遍的空泡变性、纤维松解、断裂和脱髓鞘改变。由于三叉神经痛多发生在中老年，供养三叉神经的动脉多发生硬化、缺血，故可致神经纤维营养代谢异常而发生变性。外周神经分支周围纤维组织增生对血管的压迫致使血供进一步恶化，加重神经变性，终致神经纤维脱髓鞘而发生"短路串线"现象。这一发现不仅明确了三叉神经痛患者主干及神经根切断术后复发的原因，而且为周围神经撕脱术的应用提供了理论依据。手术时，应尽可能撕脱至近心端正常段，以减少手术后复发。

（2）微血管减压术：众多临床资料表明血管压迫三叉神经是原发性三叉神经痛的原因之一。微血管减压术治疗三叉神经痛已为越来越多的学者所采用。临床实践表明，微血管减压术治疗原发性三叉神经痛的效果是确切的。手术采用 2% 的利多卡因浸润麻醉或全麻。沿标记线作切口，依次切开皮肤、皮下组织、肌肉及骨膜，以骨膜剥离子逐层分离，然后以颅骨钻开一直径约 2cm 的骨窗。在手术显微镜下轻轻向后上方牵开小脑，向前沿小脑幕在岩静脉与第Ⅶ、Ⅷ对脑神经间剪开桥池蛛网膜，将微型脑压板放入达三叉神经根部，自神经出脑桥处向远端探查血管压迫情况。将压迫在三叉神经根部的血管用显微剥离子轻轻分开，并在神经与血管之间夹放一块自体小肌片。若在不同的方向及部位有多条血管压迫时，应分别夹放数块小肌片或取一块较大肌片，将该段受血管压迫的神经包绕以与血管隔开。此时嘱患者自己用手撞击扳机点及做平时易诱发疼痛的动作，若无疼痛则达到减压目的。仔细观察确无活动性出血后逐层缝合关闭切口。

二、舌咽神经痛

舌咽神经痛为一种局限于舌咽神经分布区的发作性剧烈疼痛。也分为原发性和继发性舌咽神经痛两类。可与三叉神经痛相伴发。

（一）有关解剖

舌咽神经或第Ⅸ对脑神经系混合性神经，内含运动、感觉和副交感神经纤维。与迷走神经、副神经一起经颈静脉孔穿出颅腔。舌咽神经主干自颅底相下通过颈动脉和静脉之间、茎突及其附着肌内侧，并绕茎突咽肌下缘弯向前行而达舌咽部（图26-3）。

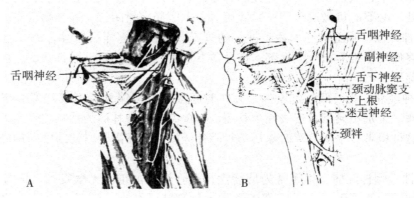

图 26-3 舌咽神经解剖
A. 解剖图；B. 示意图

（二）发病机制

（1）继发性舌咽神经痛多见于茎突过长或茎突综合征。只有耳深部剧痛，但咽部不痛者称为耳痛性舌咽神经痛，极少见。也可见于颈静脉孔区、颅底、鼻咽部、扁桃体等的肿瘤，局部蛛网膜炎或动脉瘤。

（2）原发性舌咽神经痛病因及发病机制尚未明了，可能为神经脱髓鞘病变引起舌咽神经的传入冲动与迷走神经之间发生"短路"的结果。近年来因显微血管外科的发展，临床上发现有些患者舌咽神经受椎动脉或小脑后下动脉的压迫。

（三）临床表现

舌咽神经痛是以舌咽部、耳深部的短暂发作性剧烈疼痛为主要特征的一种疾病。临床极少见，其发生率与三叉神经痛相比约为1∶88。发病多见于35岁以后，男性相对多见。

疼痛性质与三叉神经痛相似，主要表现为吞咽时短暂性刀割样、烧灼样或钻刺样剧痛。疼痛位于扁桃体、舌根、咽、耳道深部等处，可因吞咽、讲话、咳嗽、打呵欠等诱发，每次发作仅数秒至数十秒至1~2min，从舌侧或舌根部向同侧耳深部放射。骤然发作并停止。停止发作时无任何症状。有的可伴咽喉痉挛、心律失常、低血压性晕厥等。检查时无异常所见，偶于同侧下颌角后有压痛，或舌后对苦味感觉过敏；各种味觉刺激均感觉为苦味。有的患者在咽后壁、舌根、扁桃体窝处可有疼痛触发点。舌咽神经痛的主要特征为用4%丁卡因喷涂于舌侧可使疼痛减轻或消失。

（四）诊断依据

（1）扁桃体、舌根、咽、耳道深部等处的短暂发作性剧烈疼痛。

（2）中年男性多见，常因吞咽、谈话、咳嗽而诱发。

（3）检查时无异常所见，偶于同侧下颌角后有压痛，或舌后对苦味感觉过敏。有的患者在咽后壁、舌根、扁桃体窝处可有疼痛触发点。

（4）以4%丁卡因喷涂于舌根可使疼痛减轻或消失为其主要特征。

（五）鉴别诊断

1. 三叉神经痛　三叉神经第Ⅲ支痛易与舌咽神经痛混淆。但三叉神经痛时，疼痛部位在舌前部而非舌根，通常累及下颌神经的分布区，不向外耳道放射，疼痛触发点在下唇、颊部或舌尖等处。必要时可做可卡因试验或用普鲁卡因局部封闭三叉神经第Ⅲ支，以资鉴别。

2. 喉上神经痛　喉上神经为迷走神经的分支。该神经疼痛可单独存在，也可与舌咽神经痛伴发。疼痛发作常起自一侧喉部，该处常有显著压痛，如在该区行局麻，往往疼痛暂获缓解，可以鉴别。

3. 中间神经痛　为一侧耳部剧痛，发作时间较长，常伴外耳道或耳郭疱疹，有时可引起周围性面瘫。个别不典型者仅表现为耳痛，与单纯表现为耳痛的舌咽神经痛不易区别。有人认为，对这种患者行手术治疗时除切断舌咽神经根外，还需同时切断中间神经根，以确保治疗效果。

4. 继发性舌咽神经痛　疼痛常为持续性，有阵发性加重，无触发点。检查中可见患侧有某种舌咽神经功能障碍（如舌咽部感觉和舌后部味觉减退、咽反射迟钝、软腭运动无力等）或其他阳性神经体征，以及有局部病变发现（如鼻咽部肿瘤），必要时可做特殊辅助检查，如头颅 CT 扫描、摄颅底或颅骨 X 线片等。

（六）治疗

1. 药物治疗　治疗三叉神经痛的药物均可用于本病。1%丁卡因或1%潘妥卡因直接涂抹咽部、舌根部扳机点处或表麻喷雾可获得短时间的镇痛作用。用 0.5～1mg 阿托品静注或颠茄酊 5mg 口服可以预防心动过缓、心脏停搏、晕厥、抽搐等。

2. 舌咽神经阻滞　经药物治疗效果不佳或症状严重者，可考虑行药物神经注射治疗，如用利多卡因、无水乙醇、酚甘油、东莨菪碱、维生素 B_{12} 等。可经咽部入路和颈部入路两种方法，将穿刺针置入舌咽神经周围，注入药物损毁或营养神经，以减轻症状。

颈部入路时需经侧颈部进针到颈静脉孔附近，该部位舌咽神经与迷走神经、副神经伴行，注入药物时易同时阻滞或损伤这些神经，故操作应谨慎。

咽部入路阻滞疗法，适用于各类患者，对扁桃体和舌根部有扳机点的原发性舌咽神经痛患者以及不能耐受手术的患者尤为适用。①从舌咽弓的外侧下方进针向扁桃体下极的后外侧刺入 1～1.5cm，注药阻滞舌咽神经扁桃体支；②从舌腭弓附近的舌外侧表面进针向舌根部刺入，注药阻滞舌咽神经的舌支。注入神经破坏剂前可先注入 2% 的利多卡因 1ml，以确定注射的准确性并可减轻酚甘油引起的疼痛。此方法简便，便于掌握，技术要求较低，适于门诊治疗，不良反应包括穿刺时损伤血管而出血、注射后病变复发等，对复发者可考虑行再次注射。

3. 舌咽神经射频电凝　由于该方法不可避免地影响舌咽神经的运动根，故限制了它的应用，仅适用于颅底部癌肿、病侧声带功能已丧失者。

4. 手术治疗　手术从颅内切断患侧舌咽神经及迷走神经最高的 1 ~ 2 根神经纤维。须严格掌握适应证。

（1）舌咽神经和迷走神经上部根丛切断术：采用颅后窝一侧切口。

（2）面、舌咽和迷走神经束切断术：采用枕下部中线切口，切除枕骨大孔后缘和寰椎后弓，在第二颈神经后根的中点水平切断该神经束。

（3）微血管减压术：颅后窝一侧切口，解除小脑后下动脉或椎动脉对舌咽神经的压迫。

（张晓磊）

第二节　带状疱疹后遗痛

带状疱疹后遗痛（postherpetic neuralgia，PHN）是带状疱疹最常见的并发症，是老年人中最常引起疼痛的一种疾病。PHN 的定义为在带状疱疹的特征性的急性出疹期后疼痛仍存在于受累的神经区域，主要表现为自发痛和痛觉超敏（触诱发痛）。目前常将自疱疹出现持续 1 个月后疼痛仍持续存在称为 PHN。因为在 1 个月后疼痛有逐渐消失的趋势，故一些学者在研究时选择疼痛超过带状疱疹出现后 2 ~ 3 个月甚至 6 个月。

一、流行病学

PHN 的发病率（疼痛自带状疱疹出现持续 1 个月以上）在 9% 到 14% 不等。有人对 100 例带状疱疹患者进行了 3 个月、5 个月和 1 年的跟踪研究，发现仅 3 个患者出现了持续的严重的疼痛。尽管 PHN 的发病率很低，且随着时间可逐渐改善，其发病率和严重性（以时间来衡量）与年龄有直接的关系（表 26 - 1）。在 60 岁以上大约 50% 的患者、在 70 岁以上近乎 75% 的患者在疱疹出现 1 个月以上发生 PHN。

表 26 - 1　PHN 发病率和严重性与年龄的关系

年龄（岁）	疼痛患者（%）	超过 1 年的疼痛患者（%）
10 ~ 19	4.0	4.0
20 ~ 29	2.0	2.0
30 ~ 39	15.0	10.0
40 ~ 49	33.0	7.0
50 ~ 59	49.0	18.0
60 ~ 69	65.0	37.0
70 ~ 79	74.0	48.0

二、发病机制

PHN 的病理改变表现为神经元和相应神经纤维炎性浸润、沃勒变性、出血性坏死及神经脱髓鞘改变。尸体解剖发现，背根神经节呈卫星状态、淋巴细胞浸润和节细胞退行性变、局部软脑膜炎、节段性脊髓炎等。在中枢神经系统也可发生类似变化。Watson 首次描述了 PHN 患者可表现出特异的脊髓后角萎缩。

（一）触诱发痛

目前关于触诱发痛的机制存在两种观点。第一种观点是感觉传入神经纤维传导阻滞引起神经系统重塑。PHN 患者可伴有一级传入感觉神经元的坏死，可引起其中枢端突触末梢的变性，导致脊髓神经元失去这些突触，形成感觉传入纤维传导阻滞，并使非伤害感受的大神经传入纤维有机会和中枢疼痛传导神经元间形成新的突触，从而导致异常性疼痛。第二种观点是感觉传入小纤维（包括伤害感受器）的活性增高、异常放电引起中枢的过度兴奋。Rowbotham 等于 1996 年采用感觉定量测量，除发现 PHN 患者有感觉缺失外，还发现触觉异常性疼痛的程度与感觉缺失量成反比，即与传入感觉纤维（包括伤害感受器在内）的残存量成正比，因此他们认为：这些感觉传入纤维受到轻度损伤后仍然存活，并与中枢保持着相对完整性，而且活性增强，过度放电。当大量的这种神经电冲动传入中枢神经系统（CNS），就会造成 CNS 敏感化，继而小的、无痛性的机械刺激就可以引起异常疼痛。

（二）自发性疼痛

LoHlba N 等发现采用背根切除术去除人和动物的一级传入突触后，可引起去传入阻滞，使脊髓神经元细胞产生自发性的癫痫样放电，从而引起自发疼痛。推测背根的损伤导致脊髓神经元（尤其是抑制性中间神经元）的坏死、胶质细胞增生、瘢痕形成或其他结构和生化改变，造成剩余神经元的敏化现象，出现自发性癫痫样放电，从而产生自发性疼痛。Sehon J 等发现水痘 - 带状疱疹病毒感染的感觉神经元细胞能自发放电，并经免疫荧光证实有病毒复制，而对照的非感染的感觉神经元细胞却无自发放电活动。原因可能是病毒的复制诱发了感觉神经元间兴奋性突触的形成，而且已证明这种突触是一种电偶联，而非化学性突触。因此自发性疼痛也可能是病毒在背根神经节神经元内复制所引发的异常的神经电冲动造成的。

三、临床表现和诊断

（一）临床表现

（1）急性带状疱疹临床治愈后患区仍存在持续或发作性剧烈疼痛，受累的皮肤常出现发红、发紫或褐色。在此消退后，常有苍白色的瘢痕。有时，病程较长的病例也无瘢痕而有非常严重的疼痛。

（2）患区常有感觉减退或感觉缺失，而皮肤常有痛觉超敏（触诱发痛），即轻轻触摸皮肤即可产生剧烈难以忍受的疼痛；并有痛觉过敏，即对伤害性刺激的疼痛感觉增强。

（3）疼痛性质　可出现两种类型的疼痛：一种是持续的烧灼样疼痛，另一种是阵发性刀割样疼痛。两种都可是自发出现及在轻触皮肤时出现。用力按压皮肤常可减轻疼痛，而轻触皮肤常不可忍受。

（4）感觉异常　一些患者常描述有不可忍受的发痒、蚁行感或感觉迟钝。这些感觉也可由机械性的活动、温度改变和情绪低落所诱发。

（5）由于对剧烈疼痛的恐惧，患者的心理负担沉重，情绪低落，甚至对生活失去信心和有自杀倾向。

（6）查体时常发现在瘢痕区域甚至瘢痕区域周围的皮肤对针刺、温度或触摸的感觉丧失。但与之相矛盾的是，以踇指和示指轻擦或牵拉皮肤可出现皮肤感觉过敏。

（二）诊断要点

（1）急性带状疱疹临床治愈后疼痛持续超过1个月或既往有急性带状疱疹病史。

（2）有明显的按神经支配区域分布的感觉、痛觉、触觉异常，局部可有色素改变。

（3）疼痛的性质为自发性刀割样或闪电样发作性疼痛或持续性烧灼样疼痛、紧束样疼痛。

（4）患区内有明显的神经损伤后遗症状，如痒、紧束感、蚁行感、抽动或其他不适感。

（5）患者心理负担沉重，情绪抑郁，甚至对生活失去信心，有自杀倾向。

四、治疗

带状疱疹后遗神经痛的治疗及效果非常复杂和多变，到目前仍然没有任何一种方法能够缓解一些非常顽固的带状疱疹后遗神经痛，只有采用合理的综合治疗方法，才能有效缓解患者的剧烈疼痛，改善患者的生存质量。

（一）药物治疗

药物治疗是基本、常用的方法。选择用药应根据具体患者的病情特点，合理搭配，联合用药，以减少不良反应，并依据治疗反应及时调整给药方案。

1. 局部药物治疗

（1）利多卡因贴剂：5%利多卡因贴剂能相对快速地缓解疼痛，且其全身吸收少，不需增加剂量，无严格的禁忌证和相互作用。Rowbotham等对PHN患者局部用利多卡因，发现其可使PHN患者有中度以上的疼痛缓解。Davies等综述了5%利多卡因贴剂用于治疗疱疹疼痛的疗效认为：5%利多卡因贴剂能够有效地缓解带状疱疹后遗痛尤其是痛觉超敏，且具有较少的全身副作用和其他药物的相互作用。因其良好的安全性和有效性已经成为治疗带状疱疹后遗痛的一线药物。

（2）辣椒碱制剂：辣椒碱的化学名称为香草壬酰胺，是由茄科植物辣椒的成熟果实中提取的天然生物碱，与初级神经末梢细胞膜上的香草醛受体结合，拮抗神经肽P物质，影响神经P物质的合成、释放和储藏，影响疼痛刺激的传递。此外，辣椒碱尚有促进局部血液循环作用，改善外周神经的组织代谢和营养供给，从而减轻局部的病理反应。辣椒碱在治疗PHN中尤为重要，因为C纤维通过释放P物质，从而引起了神经源性炎症和化学性疼痛，因此，辣椒碱通过抑制P物质的产生而抑制神经源性炎症和减轻化学性疼痛，此外，在大剂量时辣椒碱还可使这些神经元脱敏。临床研究也证实了辣椒碱较安慰剂可暂时地减轻PHN的疼痛。

2. 抗抑郁药　目前被用于治疗PHN的抗抑郁药主要包括三环类抗抑郁药和新型的抗抑郁药。三环类抗抑郁药可分为仲胺和叔胺类。仲胺类是相对选择地抑制去甲肾上腺素再摄取，药物主要是去甲替林和地昔帕明。叔胺类是通过对去甲肾上腺素和5-羟色胺平衡的抑制，常用的为阿米替林和丙咪嗪，它们有抗胆碱的副作用。新型的抗抑郁药也是通过对去甲肾上腺素和5-羟色胺平衡的抑制，但无典型的三环类药物的抗胆碱的副作用，主要包括文拉法辛和度洛西汀。研究显示对去甲肾上腺素和5-羟色胺都有作用的抗抑郁药似乎对PHN的效果更好。阿米替林仍是治疗PHN最有效的药物。研究表明三环类抗抑郁药的镇痛作用并不依赖于它们的抗抑郁作用，它们的有效剂量也小于治疗抑郁时的剂量。

Hempenstall 等对抗抑郁药治疗 PHN 的系统性回顾性研究发现，对于三环类抗抑郁药，其副作用较轻微，主要是头晕、镇静和抗胆碱作用（口干、便秘），且其更容易出现在上调剂量时。地昔帕明还有出现左束支传导阻滞的报道。

3. 抗癫痫药（或抗惊厥药） 抗癫痫药能够增加抑制性神经递质，减少兴奋性神经递质，调节阳离子通道的传导，目前最常用于治疗 PHN 的抗癫痫药主要是加巴喷丁和普利巴林。

加巴喷丁是最早用于神经源性疼痛的抗癫痫药，它在结构上类似 GABA，是一种参与疼痛调节和传导的神经递质，其确切作用机制尚未明确。目前认为主要是结合到电压门控 Ca^{2+} 通道的 $\alpha_{2\delta}$ 亚单位，从而抑制脊髓背角神经元谷氨酸的释放而发挥作用。加巴喷丁不在肝代谢，未发现与其他药物之间有相互作用，因此被认为是一种相当安全的药物。其镇痛效果呈剂量依赖性。Rowbotham 在一项历时 8 周的多中心、随机、双盲研究中，对 229 例带状疱疹后遗痛患者进行治疗，结果显示加巴喷丁治疗带状疱疹后遗痛有效。患者加巴喷丁最大量达 3 600mg/d，疼痛评分（11 分 Likert 标度）明显下降（从 6.3 下降到 4.2）（P < 0.001）（而对照组从 6.5 下降到 6.0），睡眠质量得到改善，第二次疼痛评分也明显降低（P < 0.001）。大多数患者对加巴喷丁耐受，常见不良反应有嗜睡、眩晕、共济失调、水肿。

普瑞巴林（pregabalin，商品名"乐瑞卡"）是最近在中国获准上市的新药，性质与加巴喷丁相似，治疗带状疱疹后遗痛效果优于加巴喷丁，血药浓度较快达到目标水平，而副作用较少。其确切机制尚不明确，应该与加巴喷丁类似。

4. 镇痛药 中枢性镇痛药如曲马朵，可用于治疗轻中度的 PHN。一项随机对照研究证实口服曲马朵控释片（平均滴定剂量 275.5mg/d）对 PHN 有明显的疗效。

对于重度疼痛的患者，可使用麻醉性镇痛药。有人推荐在需要时可每 6 小时予以 30 ~ 60mg 可待因。在控制 PHN 时，一些研究显示阿片类药物如羟考酮和吗啡，与安慰剂比较可明显地减轻疼痛，副作用主要包括恶心、便秘、镇静和食欲下降。

5. NMDA 受体拮抗剂 NMDA 是一种涉及中枢和外周疼痛通路有关的复杂性受体，可维持神经元的兴奋性，对神经损伤后疼痛的发生和维持有促进作用。氯氨酮可部分阻滞 NMDA 受体，对 PHN 起到止痛效果，但它可能产生比较严重的副反应，如疲劳、眩晕等；右美沙芬有止痛作用，但小剂量产生的止痛作用不能持久；美沙酮既可阻滞 NMDA 受体，也有阿片样止痛作用，是一种具用潜在治疗价值的药物。

6. 其他药物

（1）糖皮质激素：早期小剂量应用糖皮质激素可减少 PHN 的发生，但对病程较长者疗效欠佳，且糖皮质激素的禁忌证和副作用较多。

（2）利多卡因：被提倡用于治疗许多类型的慢性神经源性疼痛，包括带状疱疹后遗痛，报道结果令人兴奋。然而，还缺乏口服抗心律失常药治疗带状疱疹后神经痛的疗效的权威性研究。

（3）神经妥乐平：可通过激活疼痛的下行抑制系统、抑制缓激肽的游离等达到止痛效果，还可通过扩张外周血管，加速神经损伤修复。赵华等的研究发现神经妥乐平 10.8U/d 使带状疱疹后遗神经痛明显改善，并具有快速起效、长时间止痛作用。

（二）神经阻滞治疗

1. 脊神经阻滞　神经根受累是带状疱疹后神经痛的一个典型特点，在早期使用感觉神经阻滞减轻疼痛。神经阻滞主要用于带状疱疹后神经痛的诊断和预后的判断，尤其是在神经毁损前作为一判断预后的方法。

2. 交感神经阻滞　交感神经阻滞可减轻疼痛，尽管效果是暂时的，可能在短于2个月的神经痛患者中获得较好疗效。星状神经节和三叉神经干的阻滞常用于治疗三叉神经带状疱疹。

3. 硬膜外阻滞　硬膜外注入皮质醇对各种腰骶 PHN 有效。硬膜外阻滞可用于治疗颈5节段以下的带状疱疹。

（三）神经毁损治疗

对于 PHN 患者，神经毁损主要是针对周围神经、脊神经、脊神经后根和半月神经节及交感神经节，常在预测性阻滞显示有效时才进行神经毁损。常用的毁损方法可分为物理性和化学性毁损。

1. 化学性毁损　化学性毁损包括50%的乙醇、95%的乙醇和6%的苯酚。应用乙醇发生神经炎的可能性高于苯酚，这与穿刺针位置不正确或药物泄漏在感觉神经周围有关。作用的时间可从几天到几年，通常为2~6个月。

2. 物理性毁损　目前国外使用最为广泛的一种物理毁损方法是射频毁损，通过电流致神经纤维治疗性热损伤，破坏神经纤维而阻断神经冲动的传导。很多作者认为射频毁损比化学性神经毁损要优越，因为后者的扩散不易预测，阻滞范围不易控制，射频损伤面积较小，易于控制。脉冲射频的射频针尖的温度控制在38~42℃，不仅避免了高温对神经的热损伤，而且不影响神经信号的传导，具有微创、镇痛迅速、疗效确切、副作用少等其他传统治疗方法无法比拟的优点，为疼痛治疗开辟了广阔的应用前景。射频毁损不仅可用于外周神经，还可用于脊髓中的传导束，如脊髓丘脑束及大脑中的一些核团来治疗某些顽固性疼痛。

（四）物理治疗

1. 微波治疗　微波具有增加局部血液循环，加速新陈代谢，降低感觉神经兴奋性的作用，从而减轻患者疼痛。

2. 激光治疗　常用氦-氖亚激光治疗，早期应用低能量激光照射可预防 PHN 的发生。氦-氖亚激光可增强机体细胞和体液免疫功能，激活单核巨噬细胞系统，增强白细胞吞噬功能，具有抗炎消肿等作用；使激肽、5-HT 等致炎致痛物质活性降低，激活内源性咖啡样抗痛物质，整合中枢神经的痛觉信号起到镇痛作用。

物理治疗无痛苦，方法简便，患者顺应性强。

（五）神经调控治疗

（1）经皮神经电刺激（TENS）用小波宽、低强度电刺激，兴奋大的有髓的初级传入神经纤维（A 纤维），在脊髓背角激活抑制环路，减少 C 纤维的伤害感受性冲动的传导。对 PHN 有一定的疗效。

（2）脊髓电刺激（SCS）对 PHN 也有一定的疗效。若疼痛位于肢体，疗效较好；若疼痛位于躯干，疗效较差。

（3）运动皮层刺激可用于治疗颜面部 PHN，有效率约为60%~70%。

（4）中枢靶控输注系统植入术对 PHN 也有一定的疗效，尤其是随着可乐定、罗呱卡因等对神经源性疼痛有效的药物的使用，该治疗在 PHN 中的应用将有更广阔的前景。

（六）心理治疗

PHN 患者均可伴有不同程度的心理障碍，如焦虑、紧张、抑郁、异常人格特性甚至自杀倾向，而这些心理障碍又会在不同程度上加重患者的疼痛，只有进行有效的心理治疗，才能减轻患者疼痛。心理治疗方法包括认知行为治疗、松弛治疗、操作行为治疗、生物反馈治疗。对于疼痛所导致的复杂性心理问题，近年来许多临床研究表明：认知行为治疗对慢性疼痛有较好的治疗效果。

认知行为疗法的目的不仅局限于减轻患者的疼痛，同时通过改变患者对己、对人或对事的看法来改变疼痛造成的心理问题，提高患者的生命质量。

目前临床常用的认知行为疗法的技能训练主要有解决问题、放松练习、注意力训练等。

（1）解决问题：让患者把生活中的各种问题按急缓程度排序：家庭、职业、人际关系、娱乐、经济状况、身体健康。这样患者就会意识到疼痛只是生命中需要解决的一个问题而不是生命的决定因素，从而降低患者对疼痛的恐惧和焦虑，增强了康复信心。

（2）放松练习：这是一种通过自我调整训练，由身体放松而引起整个身心放松，从而消除紧张的行为训练技术。要求患者交替收缩或放松自己的骨骼肌，同时体验自身肌肉的紧张和松弛程度以及有意识地去感受四肢和躯体的松紧、轻重、冷暖的程度，从而取得放松的效果。目前，放松疗法种类繁多，学习放松术的途径也不是唯一的，要根据不同患者的不同需要选择一种更行之有效的放松疗法。

（3）注意力训练：对刺激的注意程度同样是影响疼痛的重要因素。当注意力高度集中于某事时，意识对疼痛的警觉减少，疼痛也随之降低。因此注意力转移可以减轻疼痛。首先，告诉患者：人可以在某一段时间把注意力集中在某一特定事件上（可以举"选择电视频道"的例子；我们一次只能关注一个频道，注意力好比遥控器）。当患者能够很好地控制注意力时，接下来就要指导患者进行注意力转移训练：想象自己处于一个美丽安静的环境中或鼓励其描述过去的成功经历，并与患者一同分享成功的快乐，分散其对于疼痛的关注从而减轻疼痛。

五、预防

带状疱疹后遗神经痛的治疗到目前为止不甚满意，患者异常痛苦，目前许多学者将目光投向对带状疱疹后遗神经痛的预防。

目前值得肯定的是早期应用抗病毒药物可抑制病毒控制炎症的发展，缩短疗程，降低 PHN 的发病。常用药物包括阿昔洛韦、万乃洛韦和泛昔洛韦。阿昔洛韦能降低新皮损的形成，加速旧皮损的愈合，并且多数研究表明其益于降低 PHN 的发生率。新近更多的荟萃分析证明阿昔洛韦能够显著缓解带状疱疹急性期疼痛。万乃洛韦和泛昔洛韦亦有相似的研究，均证实能够加速皮损的愈合，明显减轻带状疱疹急性痛，能够减少 PHN 的发生率，缩短 PHN 的病程。抗病毒药物原则应在皮疹出现的 72 小时内给药，在前驱期或皮疹出现 48 小时内给药效果更佳。亦有研究认为早期应用抗病毒药物能降低疱疹急性期疼痛、缩短疱疹急性期，但并不能预防疱疹。

此外，还有研究显示 VZV 疫苗对 PHN 有一定的预防作用。2005 年 Oxman 等研究认为

Oka/Merck 疫苗不但能够减少疱疹急性期症状，而且还能显著降低 PHN 的发生，提示疫苗可能预防 PHN 的发生。另外，急性带状疱疹康复期患者的血清抗体可有效抑制 VZV 的增殖，缓解病情，并可能降低 PHN 的发生。

（张晓磊）

第三节　糖尿病性神经病

糖尿病是周围神经病变中最常见的病因。在 1887 年，Pryce 在一位糖尿病患者身上同时从临床和病理生理两方面描述了疼痛对称性发生的多发性周围神经病。糖尿病性神经病是糖尿病最常见的并发症之一，但肌电图、神经传导速度及脑诱发电位的检查发现早期轻微神经系统改变的发生率可高达 92% ~ 96%。糖尿病性神经病可累及感觉、运动和自主神经，多以感觉性症状为主。疼痛是糖尿病性神经病的常见症状之一，因此也称为糖尿病痛性神经病（painful diabetic neuropathy，PDN）。病变主要见于周围神经、脊髓后根，亦可见于脊髓后索及肌肉，病理表现为神经纤维节段性脱髓鞘性变化，轴索膨胀变性、纤维化及运动终板肿瘤等。早期诊断早期治疗可降低糖尿病性神经病的发病及发展。

一、发病机制

糖尿病性神经病的发病机制尚未完全阐明，现在认为主要与糖尿病引起的糖、脂肪、磷脂等代谢障碍及由于周围神经等的滋养血管的动脉硬化、中外膜肥厚、玻璃样变性甚至闭塞等血管性障碍有关。起病初主要是与高血糖有关的代谢性神经病有关，高血糖可使位于雪旺细胞内的醛糖还原酶活性增加，将过多的葡萄糖催化生成山梨醇，山梨醇脱氢酶再将其氧化为果糖，山梨醇和果糖都是高渗性物质，它们在神经细胞内的积聚过多可引起神经细胞内的渗透压增高，造成水钠潴留，致使神经细胞水肿、变性、坏死，并引起神经纤维脱髓鞘和轴索变性。但血糖的控制与神经病情并不一致，说明存在其他因素。血管性病变可能是造成糖尿病性神经病变的重要原因之一，高血糖可使血管结构蛋白和胶原蛋白发生非酶性糖基化，使小动脉和毛细血管的内皮细胞增生，内膜、基底膜增厚，毛细血管通透性增加，轻则影响微循环，使神经组织损伤；重则引起管腔变窄，血液黏度增高，血流淤滞，甚至形成血栓，使神经组织缺血、缺氧。脂质代谢异常和血管活性因子减少可能也参与了糖尿病神经病变的发生发展。此外，糖尿病神经病变还与醛糖还原酶、对氧磷脂酶的基因多态性以及一氧化氮合酶、有丝分裂原活性蛋白激酶基因表达增加有关。

二、临床表现

临床表现除有糖尿病的多饮、多食、多尿、消瘦、疲乏、血糖升高及糖尿等症状外，神经系统也有明显的症状和体征。糖尿病性神经病根据病变特点可以分为五种临床类型：①糖尿病性自主神经病变；②糖尿病性多发神经病变；③糖尿病性单神经病变；④糖尿病性神经根病变；⑤糖尿病性肌萎缩。

1. 糖尿病性自主神经病变　自主神经病变常与感觉性神经病的发生相关。尽管自主神经的临床评估大多限于心血管系统和泌尿生殖系统，然而自主神经病变在各系统均有表现。病理及临床症状表明，患者的交感和副交感神经的传入和传出纤维均可受累。①在心血管系

· 531 ·

统：患者在活动、深呼吸时心率的调节反应减弱，甚至心脏完全性失神经，心率固定；由于交感缩血管神经变性，站立时窦弓反射减弱，心率增加不明显，不能调节动脉压的明显降低，发生直立性低血压，严重者产生头晕、黑矇、晕厥等症状；其他可表现为静息性心动过速、无痛性心肌梗死、猝死等。②在泌尿生殖系统：尿意减弱、排尿次数减少、膀胱容量增大，形成低张力性膀胱，排尿困难，易发生尿路感染和肾功能障碍；男性患者常见阳萎、逆行射精等性功能障碍。③在胃肠道系统：迷走神经对消化道的调节功能减弱，引起食管蠕动和胃排空能力减弱，表现为上腹不适、饱胀、恶心、呕吐、腹泻、便秘等；由于胆囊收缩功能减弱，易发生胆石症、胆囊炎。④眼：可表现为瞳孔缩小、扩张障碍等。在神经内分泌系统，可有胰多肽、生长抑素等激素水平的改变。另外，患者可有出汗异常：下肢无汗而头、手、躯干大量出汗，进食时明显，即"味觉性出汗"。

2. 糖尿病性多发神经病变　多发神经病变是糖尿病性多发神经病变中最普遍的类型。患者常主诉肢体远端对称性麻木、感觉迟钝或疼痛，疼痛多为隐痛、刺痛、烧灼痛，夜间尤甚。大多起病隐匿，自下向上进展，下肢较重。部分患者可能有感觉过敏，偶尔有不宁腿综合征。体检可发现袜套、手套式感觉减退或缺失，跟、膝腱反射减弱或消失。小纤维受累为主者，常有痛温觉和自主神经功能减弱，可在感觉障碍较严重的部位即趾骨、足跟、踝关节等处发生溃疡，形成经久难愈的"糖尿病足"，给患者造成极大的痛苦；有的患者趾关节、跖趾关节发生退行性病变，形成 Charcot 关节。大纤维受累为主者，可表现为行走不稳、容易跌倒等感觉性共济失调。

3. 糖尿病性单神经病变　糖尿病能引起多种中枢和周围神经病变。糖尿病患者脑神经麻痹的发生率明显高于非糖尿病患者，以动眼神经麻痹最为多见，可单发、也可双侧受累，患者常主诉突发的眶周剧烈疼痛合并复视，检查显示眼肌麻痹，可存在特征性的上睑下垂。其次为滑车、外展、面神经麻痹，可表现为多组脑神经受损。最常发生的周围神经损伤为尺神经、正中神经、股神经和腓总神经，多为亚急性或慢性起病，可对称，也可单发，表现为下肢肌肉萎缩、疼痛，肌力减弱。另外，患者可有多处嵌压性神经病，常见挤压部位易患性增加，出现多处压迫性麻痹，如腕管综合征（压迫正中神经）、肘管综合征（压迫尺神经）、跖管综合征（压迫胫神经）。

4. 糖尿病性神经根病变　是糖尿病病变中很突出的但很少被了解的一种。多发性神经根病变可侵及胸壁、腹部、背部、大腿前侧、臀部和足部，可为双侧的、对称的，也可能为单侧的，通常病史中会有相关性的突发的胸、腹、背或四肢疼痛，可有感觉迟钝、感觉缺失。累及下肢时，可能会有膝腱反射和跟腱反射消失。

5. 糖尿病性肌萎缩　也称糖尿病性脊髓病，是一种特殊的临床综合征。可表现为类似慢性脊髓灰质炎的脊髓前角细胞损害，脊髓痨样后根、后柱损害，及与亚急性脊髓联合变性相似的后索及侧索变性。患者常有严重的疼痛和近端下肢、臀部、大腿前侧无力或者远端四肢无力。疼痛通常不对称，首先发生在一侧肢体，逐渐发展，到后来累及对侧的肢体，常不累及上肢。常有骨盆带、肩胛带及四肢近端肌肉萎缩。糖尿病伴低血钾时可有低钾性麻痹。这些改变多认为系糖尿病性血管引起的持续性脊髓供血不足所致。

三、辅助检查

由于电生理检测技术的不断改进，糖尿病性神经病的诊断阳性率逐渐提高。实验室检查可以明确有无病变、确定病变范围、病变程度、判断预后，并可发现亚临床病变，对早期诊治提供依据。肌电图呈神经原性改变，神经传导速度（NCV）、末端运动潜伏期（DML）可反映神经病的脱髓鞘特性，呈现为 NCV 减慢、DML 延长；而运动或感觉动作电位波幅下降，反映轴突丧失。大多数报道显示下肢受累早于上肢、远端重于近端、感觉神经异常早于并重于运动神经异常，与临床表现一致。近年来，F 波、H 反射、体感诱发电位（SEP）在糖尿病性神经病领域中的应用，为诊断神经病变提供了新的工具。腓肠神经活检：对临床症状不典型的神经病，有鉴别诊断意义。血糖、肾功能检查也是必要的。糖化血红蛋白是由血红蛋白与细胞内外的蛋白质结合而成，可反映近期（1~3 个月）的血糖代谢状况。大多数文献均表明其与电生理检测结果呈负相关，比空腹血糖和餐后 2h 血糖更为可靠。

四、诊断依据

临床有糖尿病基础，存在周围神经损害的症状、体征或电生理检测的异常，并排除其他原因引起的肢体麻木、无力、疼痛，即可诊断糖尿病性神经病。

五、鉴别诊断

1. 系统性红斑狼疮（SLE）　SLE 是由于自身抗体和免疫复合物导致的多系统病变，其中约 50% 累及中枢神经系统，也可出现脑神经麻痹和多发性周围神经病等。CSF 中淋巴细胞轻度增高，蛋白可轻度增高。SLE 患者脑内多有血管病变和损害周围神经。主要为小动脉和微动脉受累，光镜下可见玻璃样变性、血管周围炎性浸润以及内膜增厚，血管壁坏死和纤维素沉积，血管腔内有血小板和纤维蛋白血栓。一些患者神经系统症状和体征有自发性缓解，提示血管病变所致的缺血是可逆性的，并非永久性的损害。免疫异常在发病机制中起着重要作用。

2. 血管源性神经病　系指一类由于供给周围神经的血管病变而导致的缺血性神经病。常见于结节性多动脉炎、伯格病、淀粉样变性、动脉粥样硬化、机械性压迫等。由于病因、病程、病情严重程度、累及范围不同，故临床表现也有较大的差异。其共同特点是临床病情与神经缺血严重程度、累及范围具有平行关系。

3. 高血糖性神经病　见于初诊为糖尿病的患者及血糖控制不佳的患者，有时诉下肢远端有麻木等不快的异常感觉。经治疗血糖恢复正常时，以上症状迅速消失，治疗开始前的神经传导速度减慢也常迅速改善。可以认为糖尿病患者的高血糖水平与末梢神经功能异常是相关的，治疗可使神经症状迅速改善，提示本病的病理不是神经纤维变性和脱髓鞘，而是代谢障碍。

六、治疗

控制疼痛是糖尿病性神经病变中最困难的处理措施之一。考虑到疼痛常伴抑郁，因此，充分认识潜在的抑郁并加以治疗成为患者必不可少的部分。大多数糖尿病的自然病程是疼痛自然缓解。

1. 严格控制高血糖　应控制饮食，控制血糖，纠正体内代谢紊乱，这是糖尿病性神经病治疗和预防最根本的措施。神经病变与高血糖有关，即使是近期出现的高血糖或一日之内血糖波动较大，都可使神经传导速度减慢，因此糖尿病神经病变治疗的基本原则是控制好血糖。对高渗性昏迷、酮中毒昏迷及低血糖性昏迷应积极抢救。

2. 药物治疗

（1）维生素：大剂量 B 族维生素、烟酸等药物可促进神经功能的恢复。维生素 B_1、维生素 B_6 等缺乏可发生神经病变，但试用维生素 B_1、维生素 B_6 及维生素 B_{12} 治疗均无肯定效果。维生素 B_{12} 的衍生物甲钴胺 – 弥可保每次 $500\mu g$，每日 3 次口服；针剂，每次 $500\mu g$，一周 3 次肌注，可有一定疗效。

（2）镇痛药物：镇痛药治疗疼痛性糖尿病性神经病变尽管可短期用于自限性的症状，但效果不佳。临床试验证明用布洛芬或舒林酸对于缓解神经病理性疼痛是有效的，但对于使用阿片类药物仍存在争议，因其作用不确切，可致成瘾和便秘，能加剧自主性神经病的症状。

（3）抗抑郁药：三环类抗抑郁药作为神经性疼痛辅助药物已有很长时间了，它们被认为能够阻断神经对去甲肾上腺素和 5 – 羟色胺的再摄取，因此具有抑制伤害性传导通路神经递质的作用。阿米替林 $25mg$，每日 $2 \sim 3$ 次，或丙米嗪，$50 \sim 100mg$ 睡前服，有利于睡眠，但较强的抗胆碱能副作用也限制了使用。5 – 羟色胺再摄取抑制药也被证实对神经性疼痛有效，常用帕罗西汀、舍曲林等药物。

（4）抗惊厥药和抗心律失常药：抗惊厥药和抗心律失常药在治疗周围神经痛时常在三环类抗抑郁药之后作为二线药物使用。这些药物可减少自发性放电导致的初级伤害性感受器的细纤维的损害。卡马西平每次 $100 \sim 200mg$，每日 $2 \sim 3$ 次，对锐痛较有效，对钝痛疗效不佳。加巴喷丁能够缓解与糖尿病变相关的疼痛，但价格较贵。利多卡因能够缓解顽固性疼痛，并能维持很长时间。其他如辣椒素、可乐定、右美沙芬等药在部分患者也取得了一定疗效。

（5）其他：用血管扩张药、醛糖还原酶抑制药、肌醇、乙醚 – L – 肉碱、抗自由基制剂、神经营养因子、前列腺素等药物治疗，对临床症状或电生理改变有不同程度的改善。

3. 理疗 脉冲电刺激可能对于减轻糖尿病性神经病的烧灼样疼痛有效。在腰部的局部皮肤使用经皮神经电刺激对一些患者有效。电针疗法对于缓解慢性糖尿病性神经病变的疼痛也有效。脊髓电刺激为缓解慢性糖尿病性神经病变疼痛提供了一条新的、有效的途径，并可改善运动耐量。

4. 骶管阻滞 骶管阻滞作为临床常用的麻醉方法，具有操作方便、起效迅速、镇痛完善、对患者生理功能干扰轻微等优点。骶管阻滞治疗糖尿病性神经病变，不仅能够明显缓解下肢疼痛、肢体麻木等临床症状，还可以通过扩张下肢血管、改善神经纤维营养代谢，使受损的神经纤维得以修复。骶管阻滞时可以采用低浓度局麻药（利多卡因或布比卡因）混合小剂量阿片类镇痛药（芬太尼）及维生素 B_{12} 或其衍生物进行骶管阻滞，一般注药后约 $10min$ 下肢疼痛即可缓解。骶管阻滞治疗期间，局麻药的作用可使患者的下肢有不同程度的麻木感，但由于使用的局麻药浓度较低，不影响患者下肢活动。下肢血管的扩张可使患者的血容量相对不足，因此除补足液体外，应减少患者活动，避免发生直立性低血压。

5. 对症治疗 对疼痛、腹泻、阳痿、神经源性膀胱、直立性低血压采取对症治疗措施。如胃轻瘫可用胃动力药，如多潘立酮每次 $10mg$，每日 3 次；尿潴留可用针灸、按摩或新斯的明 $0.5mg$，肌内注射，必要时可行导尿术、保留导尿术或膀胱造瘘。

（张晓磊）

第四节 中枢性疼痛

中枢性疼痛（central pain）作为专业术语在20世纪中期已经提出，20世纪70年代才开始对此有所研究和认识。目前对中枢性疼痛尚无统一的定义，概念也众说不一，较为混杂。国际疼痛学会（IASP）提出的中枢痛的新概念为由中枢神经系统的病变或功能失调所引起的疼痛。这里的核心是由于中枢神经系统内的原发过程，而不是外周引发的疼痛，外周引发的疼痛虽伴有中枢机制，但也不属于中枢痛。如臂丛撕脱、幻肢痛引发的疼痛，虽有中枢机制，但并不属于中枢痛。中枢性疼痛常发生于老年人，引起中枢性疼痛的病灶多位于脊髓、脑干、丘脑、大脑皮质、皮质下等痛觉传导通路，其中以丘脑病灶引起的丘脑痛发生率最高。其临床表现为发作性或持续性烧灼、针刺样剧烈疼痛，任何轻微刺激皆能触发，刺激强度与疼痛程度不成比例，其发作常延迟于诱发因素之后。以疼痛学分类，可将其归于神经病性疼痛、神经源性疼痛或全身性疼痛，表现形式多为慢痛。中枢性疼痛在解剖学上分为脊髓相关的疼痛和脑相关的疼痛，两者表现的症状和体征可能完全不同。其代表性疾病是丘脑痛、瓦伦伯格综合征、脊髓损伤后疼痛、卒中、多发性硬化等。另外，也有将由于神经症、精神分裂等疾病引起的精神（心理）疼痛归属于中枢性疼痛。

脊髓相关的疼痛与脑相关的中枢性疼痛流行病学是不同的。脊髓相关的疼痛最主要的原因是外伤，其中交通意外是最常见的，占60%~70%。其他少见的原因是手术治疗不当、炎症、肿瘤、血管病及先天性疾病。而脑相关的中枢性疼痛主要原因是血管病，少见的原因有肿瘤和炎症。

中枢痛的具体病因主要有：脑脊髓的血管意外如梗死、出血、血管畸形等，可有急性和慢性进行性病变；多发性硬化，即脑桥、延髓或脊髓的多发性硬化或肿瘤；外伤性脑损伤，如子弹穿透伤、交通意外等；脊髓空洞症、延髓空洞症，常导致中枢痛，但与病变发生速度的缓急无关；脑脊髓脓肿、肿瘤；病毒、梅毒引起的脊髓炎；癫痫；帕金森病；卒中，病变大多在丘脑。

一、发病机制

中枢性疼痛的机制与外周伤害性疼痛的机制明显不同。一般外周组织病变和损伤所造成的伤害性刺激经上行传导束到感觉皮层，都会产生即时的定位准确的疼痛感，因果关系较为明确。例如遇到手部刀割伤，几乎所有人（特殊情况除外）都会感到性质相同的十分明确的疼痛，只是个体的耐受性有差别。与此不同的是，在中枢神经系统内沿脊髓、脑干、丘脑到皮质的传导通路上几乎任何部位的病理损害都有产生中枢性疼痛的可能，但是即使是上述相同结构的相同病理损害，却只有部分患者出现中枢性疼痛，即因果关系不十分明确。因此，不能用伤害性冲动传入模式及疼痛的闸门机制解释中枢性疼痛。临床观察到中枢性疼痛存在明显的个体差异，心理和社会因素也起着重要作用。最近的研究表明中枢性疼痛的病理生理很复杂。中枢性疼痛常与丘脑的腹后外侧核有关。丘脑是将来自脊髓和脑干的各种感觉信息向大脑皮质传递的中继站，并对疼痛信息进行初步整理、记忆和储存。丘脑损伤后，这些储存在丘脑的疼痛信息就会失控地不断提供给大脑而产生疼痛感。这主要是因为丘脑至大脑皮质的传导功能发生改变，包括抑制性和敏感性缺失。一种可能的机制是正常情况下不会激活痛觉神经元的阈下刺激使这些神经元产生了放电。损伤后，未受累的温度觉神经元兴奋后可激活痛觉神经元，从而引发疼痛。尽管丘脑病变仍是主要原因，但是大脑皮质病变也是导致中枢性疼痛的一个重要原因。临床证据表明在中枢神经传导路径完全阻断（如脊髓断裂）的情况下，大脑仍能感到类似来自远端肢体伤害性刺激所引起的疼痛，这种疼痛感觉往往延迟于损伤之后，并持久存在。边缘系统参与疼痛的情绪反应，心理因素和情感反应在中枢性疼痛中所起的作用远远超出在其他伤害性疼痛中所起的作用，这一现象已得到广泛认识，并得到临床治疗的证实。

脊髓后角胶状质（板层Ⅱ、Ⅲ）是痛觉信息处理的主要初级部位，当脊髓损伤后，后角对痛觉信息的调控功能发生改变，在没有伤害性刺激传入的情况下，非伤害性刺激（机械压迫或温热刺激）也可产生明显的痛觉体验，即非痛信息对痛信息的易化作用。当脊髓完全离断时，因缺乏远端传入信息，而使正常的疼痛抑制控制机制被消除，主要体感投射通路上的神经元会产生异常的高频发放，从而产生痛感。

新近的研究表明，在中枢神经系统内（特别是在脊髓内）N－甲基－D－天冬氨酸（NMDA）受体对疼痛调制机制起重要作用。NM－DA 受体是一种兴奋性氨基酸受体，不仅在脊髓伤害性刺激的传导中具有重要作用，而且是介导病理性脊髓损伤的关键受体。实验表明，NO 和 NMDA 共同参与温热刺激的过敏反应。

二、临床表现

中枢性疼痛经典的三联征为：固定位置的烧灼样疼痛、对冷刺激异常的感觉以及接触可加重疼痛。不论产生于脑水平的损害，还是脊髓水平的损害，都有以下共同特点：疼痛可能累及身体的很大部分，或局限在某个位置，疼痛的区域常与躯体感觉障碍或消失的区域部分或全部一致，即临床检查时发现有感觉减退或感觉丧失的肢体而为患者主诉疼痛的肢体。疼痛常延迟于原发性损害（诱发因素）之后立即出现或延迟几年，长达 2~3 年。大多数自发性中枢痛是持续存在的，并没有无痛间隔。疼痛的性质与外周神经损害所致的非传入性疼痛相类似，患者描述的常为持续性钝痛、麻刺样痛、烧灼样痛或束带紧箍感，有时可有短暂性刀割样或电闪样急性疼痛发作。疼痛的强度从低到极高不等，即使疼痛强度轻或中等，患者评价这种疼痛也是严重的，这是因为其难忍性持续性给患者带来痛苦。皮肤刺激、身体运动、内脏刺激、神经和情绪的改变均可加重中枢痛。患者大多伴有痛觉超敏，即正常情况下不产生疼痛的刺激，如触、轻压、温热、稍冷而诱发疼痛。

中枢性疼痛的患者常有明显的原发性中枢神经系统病变的体征，如深浅感觉障碍、运动功能障碍、反射异常等，患者可能有肌无力的迹象，这可能是由已知的神经损伤或患病部位的损伤引起的。患者多有躯体感觉异常，可作为中枢痛患者的诊断依据，主要有以下感觉异常：感觉减退、感觉过敏、感觉异常和感觉迟钝、麻木、反应潜伏期延长、后感觉、积累等。

三、诊断依据

根据特定的病史和患者对疼痛的描述常可以作出诊断。患者有中枢神经系统疾病史，如卒中、多发性硬化症、脊髓外伤、脊髓空洞症等。临床表现为神经病理性疼痛的特点，有明显的原发性中枢神经系统病变的体征和感觉异常。脑脊液化验，表现为原发神经系统疾病的特点，炎性反应较常见，如细胞数增多、蛋白增高等。CT、MRI 可显示神经系统损伤的征象。肌电图可表现为受累神经传导速度减慢。定量感觉测定（QST）可表现为各种感觉异常。临床上需作伤害感受性和心理性中枢痛的鉴别诊断。

因疼痛是患者个人的主观感受，难以用客观指标来衡量。因此，迄今尚无一种行之有效的客观疼痛评定方法。目前常用的疼痛评估法多采取患者描述或问卷量表的形式，同样适用于中枢性疼痛的评估。临床上多采用较为简便实用的方法，如视觉模拟评分法（VAS）、简式 McGill 疼痛问卷（MPQ）评定法、六点行为评分法以及疼痛整合评分法等。

四、治疗

尽管最近关于中枢神经系统损伤所致疼痛的病理研究已很深入，但中枢性疼痛治疗仍是个难题，在治疗中所做的努力更多的在于减轻或缓解疼痛，而难以达到消除疼痛。部分中枢性疼痛有可逆性，有些脑卒中后或脊髓炎所致的中枢痛不经特别治疗或经一般对症治疗后可缓解。一般病程多达 4 个月至半年以上。对于中枢痛，尚无通用的、非常有效的治疗方法，目前治疗脑卒中后疼痛已经不局限于某一种疗法，而是采取综合治疗的方法。治疗方案应包括药物治疗、物理疗法和心理支持疗法等。

1. 原发病治疗　中枢性缺血性疾病往往经扩张血管、降低血液黏度、改善脑供血治疗后，一些患者的中枢性疼痛症状会有所缓解。多发性硬化或急性脊髓炎经系统性内科治疗后，疼痛症状也会明显缓解甚至消除。

2. 药物治疗　治疗中枢性疼痛的药物主要有以下几类。

（1）镇痛药：①应用中枢性非阿片类镇痛药，少数患者的疼痛有一定程度的减轻。目前常用药物有：曲马朵、右旋美沙芬、可乐定、对乙酰氨基酚等。曲马朵为中枢神经系统抑制药中的非成瘾类镇痛药，结构与阿片类衍生物有相似之处，治疗剂量不具有阿片类药物的副作用。目前认为有前景的是中枢性镇痛药受体拮抗药和中枢性 α_2 - 肾上腺素受体（α_2 - AR）激动药。兴奋性氨基酸的 NMDA 受体拮抗药氯胺酮对中枢性疼痛有确切的治疗效果，已用静脉滴注、口服方法进行治疗，右旋美沙芬临床应用也已见明显疗效。可乐定为 α_2 - AR 激动药，近 10 余年有关可乐定在镇痛方面的研究日益增多，临床上与其他镇痛药合用可减少后者的用量。②对于严重的顽固性中枢痛，在其他类镇痛药治疗无效的情况下，可选用阿片类药物，常用的有吗啡控释片（美施康定）、羟考酮缓释片（奥施康定）等。但是阿片类药物提供的镇静作用多于镇痛作用。③非甾体消炎镇痛药抑制前列腺素（PG）的合成，减弱伤害性刺激的传入而达到镇痛作用，以往认为此类药物对中枢性疼痛无效，近来有报道使用此类药物后，有些患者的中枢性疼痛得到一定缓解，推测可能对脊髓内 PG 的合成有一定的抑制作用。因此，也可在临床上试用。

（2）抗抑郁药：临床资料显示，服用抗抑郁药物有助于缓解某些中枢性疼痛，特别是对情感反应较明显、抑郁问卷评分较高的患者给予抗抑郁药物治疗有时会得到明显效果。常用的有阿米替林 50～100mg/d，每天分 2 次，也可小剂量 10～20mg/d，以前者为普遍，但是其明显的抗胆碱能副作用明显影响卒中后患者的功能恢复，老年人更容易出现这种副作用。此外，盐酸氯丙米嗪、帕罗西汀、多塞平等药物也较常用。

（3）抗惊厥药：中枢性疼痛的临床及临床前研究表明损伤的中枢神经系统区神经元的过度兴奋在中枢性疼痛发生中起重要作用，抗惊厥药物通过 γ - 氨基丁酸介导的抑制作用，调整钠钙通道，降低神经元的异常兴奋或抑制兴奋性氨基酸。兴奋性神经元的抑制是抗惊厥药物治疗癫痫和中枢性疼痛的基础，第一代（苯妥英、苯二氮䓬类、丙戊酸盐、卡马西平）及第二代（拉莫三嗪、加巴喷丁、托吡酯）抗惊厥药均用于中枢性疼痛，这些药物被认为与抗抑郁药阿米替林有相同的功效。卡马西平、苯妥英钠，剂量均可从每次100mg，3次/d开始，如镇痛作用不明显可每次再加50mg，但应注意观察其不良反应。

（4）局麻药、抗心律失常药：中枢性疼痛患者的肌张力障碍的治疗很重要，因为对这种肌张力障碍的治疗往往可以使疼痛部分或完全缓解。利多卡因可能是治疗中枢性疼痛最有效的药物，Atta等证明利多卡因可以改善自发性疼痛（如烧灼痛）。利多卡因多采取静脉内1mg/kg试验性一次性注射，继而每30min以1mg/kg的速度缓慢静脉滴注，此后酌情调节。另外，也可口服美西律。

此外，应用一定剂量的苯二氮䓬类药物（地西泮、氯硝西泮）或中枢性肌松药（如巴氯芬、替扎尼定等）也有辅助镇痛作用。尤其是替扎尼丁被认为是一种安全有效地降低卒中后相关的肌肉痉挛和疼痛的药物，并且能保持肌力，提高生活质量。

3. 阻滞治疗　星状神经节及其他部位的交感神经节阻滞可改变中枢痛受累区。脑下垂体阻滞治疗脑卒中后瘫痪性下肢痛、丘脑痛、脊髓及腰椎损伤性下肢痛等中枢痛也取得明显效果。

4. 物理治疗　近年来动物研究资料表明，刺激某类脊髓损伤或周围神经损伤动物的脊髓，可以提高γ-氨基丁酸的水平，这种物质是一种神经性疼痛的抑制剂；许多报道和回顾性研究也表明脊髓刺激术可能是治疗脊髓损伤相关疼痛的一种方法。深部脑刺激术已被证明对丘脑综合征有效；有一试验表明皮质刺激术对深部脑刺激术无效的患者可能有效，特别是对顽固的截肢术后的幻肢痛综合征有效。脊髓损伤性中枢痛采用脊髓电刺激、脑深部电刺激（DES），70%有非常满意的效果。物理因子对中枢性疼痛的作用机制可能是：①减少或消除能引起疼痛的感觉系统内细胞的自发性激动；②干扰已受到伤害性刺激影响的感觉系统的信息传入；③增加正常的抑制性机制的活动；④影响大脑皮质对感觉信息的分析，或以较强的可接受的感觉刺激来抑制异常感觉"兴奋灶"。因物理因子没有药物常见的毒副作用和成瘾性，应作为首选治疗手段。脊髓脑深部刺激多以脑室管周围（PAG）、脑室周围（PVG）的灰质区为刺激靶区，对于主要表现为单个肢体疼痛或疼痛区域较为局限的中枢性疼痛患者，可在疼痛部位采用经皮电刺激神经（TENS）疗法或调制中频电疗法，高频50～100Hz，低频1～4Hz刺激，反复短列冲动，将此法与放松疗法、心理暗示结合起来，可提高痛阈，减轻疼痛反应。

5. 中医治疗　中医治疗中枢痛多采用针刺治疗。针刺时可产生"酸"、"麻"、"胀"等针感，这些针感信息经脊髓上行传入，在脑的各级水平上激活了与内源性痛觉调制系统有关的结构和中枢神经递质系统，从而产生镇痛效应，这一作用得到我国学者广泛研究工作的证实。临床上除可采用针刺穴位镇痛外，还可用He-Ne激光进行穴位照射镇痛，或用强度较大的激光进行交感神经节照射治疗，可有一定的镇痛作用。另外，按摩、拔罐、中药内服外用也有一定疗效。

6. 心理治疗　心理因素在中枢性疼痛中所具有的重要作用已受到广泛重视。应综合考虑患者的社会、家庭背景、文化程度及心理因素，给予患者心理及精神上的支持治疗，并指导家属积极配合，充分理解、帮助患者，采取心理疏导、认识、松弛等心理治疗方法，消除患者的悲观恐惧情绪，学会放松自己。积极配合推拿按摩手法进行肢体功能康复。必要时配合放松疗法、生理反馈疗法、催眠疗法以及药物治疗，可有效地改善患者精神状态，减轻疼痛症状。

7. **手术疗法**　当上述各种方法实施后仍不能达到有效镇痛，且疼痛成为患者难以忍受的主要症状并严重影响患者生活质量时，可考虑进行外科手术治疗，但是疗效均不能肯定。

（张晓磊）

第五节　幻肢痛

人体解剖学的完整性是进行正常神经系统功能活动和各项生理活动功能的重要基础和前提。如果我们身体某部分由于意外或特殊原因丢失，必然会导致部分周围神经的严重损毁或切断，这时虽然外周神经系统的完整性被破坏，但是人体仍然会程度不同地存在一种对于丢失肢体和神经的知觉，他们会在很长时间内述说对于丢失肢体的感觉和不同程度的疼痛。这是人类在几个世纪前就已经观察到的现象，但是这种现象早期并未引起医学界的重视，直到19世纪后期有研究资料向人们系统介绍手术截肢后对于丢失肢体的形象描述、特殊感觉和疼痛等现象才逐渐唤起医学界的关注和重视。

一、幻肢

幻肢是患者对已被切除的肢体仍然存在某种形式和程度的感觉现象。有人认为幻肢是一种自然现象，临床上患者对于幻肢的体验可能会有比较大的差异性，部分患者对于已被切除的肢体或身体部分有非常清晰或准确的描述，甚至时时刻刻感觉到仍然存在；而部分患者的这种感觉或描述可能比较模糊不清。对于幻肢和幻肢感觉，大部分文献并没有划出明确的界线，但是有人觉得它们是不同的概念，例如幻肢是患者对于已被切除的肢体或身体部分仍然具有实际肢体样的感觉或体验；幻肢感觉是患者关于丢失肢体的各种异常感觉或体验。

二、幻肢痛

根据综合资料报道，临床上许多截肢患者会产生幻肢痛，特别是手术前四肢就有严重疼痛的患者。有人形容幻肢痛是医学上最悲惨的现象之一。实际上，幻肢痛是截肢的患者主观感觉已被切除的肢体仍然存在并伴随有不同程度、不同性质疼痛的幻觉现象的总称。临床上患者许多的困扰其实主要来自幻肢痛，不仅疼痛的程度有很大的差异，疼痛的性质也有很多种形式。患者常常描述为烧灼痛、跳痛、刺痛、钻孔样痛、挤压痛，也可能是隐痛。部分患者幻肢痛会逐渐减轻或自行痊愈，但是有时部分患者会演变成慢性、持续性疼痛，而且会越来越严重。

三、截肢前疼痛和残肢痛

患者在截肢前已经存在的疼痛虽然不同于幻肢痛，但是与幻肢痛的发生、发展及程度有关，如果截肢前已经存在疼痛，他们容易在截肢后发生幻肢痛；如果截肢前存在程度严重的疼痛，则发生幻肢痛的频率可能更高。其中超过一半患者的幻肢痛可能在疼痛部位、疼痛程度、疼痛性质和影响因素等方面与截肢前已经存在的疼痛经历相似。残肢痛也不同于幻肢痛，它是指局限在截肢部位的疼痛，主要与局部瘢痕组织、神经损伤和循环障碍有关，但是常常和幻肢痛症状混合在一起又相互关联，临床上有时要注意区别。

四、幻肢痛的病因和发病率

尽管许多年来研究人员在努力寻找有关幻肢痛的确切病因，根据目前的研究结果来看仍然不能完全确定，但是人们相信手术创伤、缺血或炎症和神经系统（包括中枢神经、外周神经和交感神经）产生的继发性异常改变可能是其最主要的病因。然而，患者在截肢前已经存在的疼痛和患者本身的心理状况也与幻肢痛的发展及预后有一定的关系。近年来，许多研究资料比较集中于神经系统损伤后的变化研究，特别是中枢神经系统的异常变化方面。

根据有关幻肢痛的发病率统计资料综合分析看，临床上大约50%以上的截肢患者会伴有幻肢痛，但是各家报道数据差异比较大，最低为2%，而最高可达97%，平均发生率大约70%（大多数资料报道在60%～90%范围），其中5%～10%的患者出现严重的幻肢痛。其疼痛性质主要为跳痛、刺痛、钻孔样痛、挤压痛、灼痛、拧痛。有的患者伴随有头痛、背痛等其他部位的疼痛。疼痛多为发作性疼痛，阵发性加重。

五、幻肢痛的临床表现

幻肢和幻肢痛是患者接受截肢手术后陆续产生的一种体会和经历过程，部分患者可能只经历幻肢的过程，在短期内逐步从躯体和心理、情绪上恢复到正常人状态或正常生活过程，而不一定发生幻肢痛；但是许多患者在经历幻肢感觉后或幻肢感觉同时可能发生幻肢痛，这种经历会或长或短时间内，甚至有可能终身伴随患者。

（一）幻肢现象

一般说先天性肢体缺失或婴幼儿早期肢体缺失的患者较少发生幻肢现象。但是成年人则明显不同，在接受截肢手术后，患者从心理上难以接受业已存在的事实，而且大部分患者短期内无法摆脱截肢所带来的心理上的创伤。因为截肢不仅使患者丧失了完整的自我，而且外形上与正常人有了明显的差异，同时对于本人而言，可以造成生活和工作的不便，时常需要家人或社会的照顾和关心，这些因素都会使得患者手术前后的心理状态、日常行为或生活、社会关系发生根本的变化。患者通常都会体验到各种各样的幻肢感觉，例如皮肤的麻木、冷热感觉、针刺样感觉、被压迫感觉和痒等；同时截肢手术后许多患者会有对于被截肢体的形状、长度和位置的感觉，所以资料提出幻肢现象在临床上有非常明显的特征，称为"真实的有形感觉"现象。另外有大约一半患者体验过被截肢体的运动感觉，运动的形式可以是自发性、伴随性或随意性等。

（二）幻肢痛

虽然幻肢痛是一种截肢手术后比较常见的临床现象，但是由于目前仍然缺乏系统、全面的研究资料报道，所以大多数临床医师并不十分清楚幻肢痛的性质、规律、程度和伴随症状。

1. 疼痛类型和性质　幻肢痛在临床上常常可以表现为所有类型的疼痛，有些是持续性疼痛或间断性疼痛，也可能是突然发作性剧烈疼痛或阵发性疼痛。大部分幻肢痛的性质呈现为烧灼痛、紧缩样痛、跳痛、刺痛、钻孔样痛、挤压痛或拧痛等。大约1/4的主要经历烧灼性疼痛、跳痛的患者会特别觉得他们的手或脚有一种被置于火焰上近距离炙烤的现象。另外约 1/3 患者感觉疼痛的同时会主诉非常异样的位置感，如手或脚有难以克服的痛性扭曲感、痛性痉挛、强直或松弛感觉。部分患者可能伴随有头痛、背痛等其他部位的疼痛。

2. 疼痛程度和伴随症状　幻肢痛的疼痛程度可能因人而异，但是临床上一般差异都比较大。部分患者可能仅仅是局部激惹或不适感觉，部分患者却出现剧烈疼痛难以忍受的感觉，这类疼痛常常伴随有感觉异常，由于剧烈疼痛，患者的日常生活、休息、社会活动、睡眠等都会受到明显影响。另外幻肢痛患者常常出现不能集中注意力、情绪低落、睡眠障碍，也会出现不同程度的心理、行为异常变化。

3. 幻肢痛的发展和预后　由于我们还不完全弄清楚幻肢痛的发生、发展过程，因此目前幻肢痛的预后仍然是不可预测的。少数幻肢痛患者的疼痛周期可能比较短暂，常常在数月后逐渐缓解；也有部分患者的疼痛会在一年左右消失；但是大部分患者的疼痛往往持续数年、十年以上，甚至数十年。许多因素会影响幻肢痛患者的临床过程，例如疲劳、失眠、焦虑或抑郁情绪、残肢的冷或热刺激、天气变化等都会使患者的疼痛加重。此外，即使是一些其他日常动作如打哈欠、排小便或大便也会改变疼痛的程度。

4. "触发带"现象　临床上能够发现截肢后不同程度刺激患者体表的某些区域可能诱发幻肢感或幻肢痛，有人称这些特定的区域为"触发带"。这是一个非常值得讨论的现象。一些上肢高位截肢并伴有幻肢感者在双侧面部、颈部、上胸部和上背部可发现多组触发带。如果在触发带加以痛刺激，往往可以引起幻肢痛。截肢后幻肢痛越明显的人，能引起幻肢痛的触发带的数目就越多。虽然触发带的大小可能出现动态改变，但似乎始终与幻肢间有一定的对应关系。如果中枢不同水平持续接受来自损伤神经纤维和体表触发带的伤害性刺激，就可能形成固定的体表触发带现象。

六、幻肢痛的发生机制

多年来人们一直在从多方面对于幻肢痛进行研究观察，但是目前有关幻肢痛的发生机制仍然在继续探讨之中。虽然手术前疼痛、手术中损伤性刺激和手术后神经损伤疼痛及患者心理上的创伤都可能是幻肢痛的发生相关因素，近年来研究资料重点集中在继发性中枢神经系统敏感化问题，其中神经损伤后"交感神经－传入神经协同作用"、"大脑皮层功能重组"（cortical reorganization）已经成为焦点问题之一。

（一）外周神经损伤及交感－传入神经－背根节相互作用

通常在截肢后必然会发生不同程度的外周神经系统损伤，周围神经受到损伤后形态学和神经生理学均会发生一系列变化，其中包括外周神经损伤后脊髓背根节内的交感神经与某些初级传入神经元合一和交感神经的出芽；肽能和非肽能的传入性和节后纤维开始逆行和顺行性的出芽，神经内血管出现神经支配，传入神经元内的神经肽含量和质量均发生改变等。而邻近损伤部位的神经开始持续性的重构，表现出无菌性炎症的征象。此外，部分神经损伤后，C 纤维多型性伤害感受器出现对交感神经刺激和去甲肾上腺素敏感，交感刺激也能够兴奋多型性伤害感受器，并使其对热刺激敏感。临床研究也表明，完全或部分神经损伤后，伤害感受器对儿茶酚胺的敏感性增加。在截肢后较长一段时间内，如果在残肢的神经瘤周围注射肾上腺素会诱发非常明显的疼痛症状。切断和结扎外周神经（如大鼠坐骨神经或脊神经）后，血管旁的含有儿茶酚胺的轴突开始侵入包括受损轴突的胞体的背根节。这种在背根节的异常的出芽随时间而增加。按照受损区域到相应背根节的距离，神经损伤后数天到数周内，某些神经胞体部分或完全被曲张的儿茶酚胺能神经末梢包围。尤其是粗大的神经首先被包围。背根节内交感神经的出芽可能与细胞因子介导的神经营养因子的生成有关。上述发现可以部分解释交感－传入神经－脊髓背根节协同在截肢患者神经损伤后产生幻肢痛、痛觉过敏和触诱发痛行为中的作用。

多年来，一直从事有关慢性神经病理性疼痛机制研究的德国 Janig 教授经过长期的实验室研究后综合提出了一系列关于周围神经损伤后的异常变化和发生慢性疼痛涉及周围神经和中枢神经系统异常变化的现象或机制，包括：

（1）逆行性细胞反应；

（2）顺行性细胞反应；

（3）交感神经节传递紊乱及干预现象；

（4）自主神经系统再生现象；

（5）毛细血管功能和微循环舒、缩功能紊乱现象；

（6）中枢神经系统敏感化和其他功能异常。

有学者曾经报道一例右下肢截肢后，出现自发性和触发性幻肢痛的患者进行感觉定量测试，发现正常时由皮肤伤害性感受器和右侧脊－丘系介导的感觉纤维大量受损，包括截肢残端在内，但是触觉和震动觉几乎完好无损；而外周伤害性感觉纤维（C 纤维）的功能双侧均无异常；用交感神经阻滞治疗未能改变患者的自发性和触发性疼痛；而使用硬膜外阻滞、脊髓麻醉，成功消除了触发性疼痛反应，但对自发性疼痛仍然无效。此外摘除坐骨神经瘤后也不能对自发性疼痛和触发性疼痛产生影响。据此作者得出进一步的结论：（1）躯体性疼痛感觉记忆位于大脑，极可能在丘脑或皮质；（2）触发性疼痛不是皮肤伤害性感觉纤维（C 和 A_δ 纤维）及脊髓通路（脊－丘系）介导的；（3）皮肤伤害性感受纤维和脊髓感觉系统的活动并非维持自发性和触发性幻肢痛的中枢过程中所必需的因素。

（二）皮层功能重组与体表触发带现象

长期以来，人们一直认为哺乳类动物进入成年期后其大脑皮层的形态结构和功能定位、分区是相对稳定不变的。但是近年来的研究结果对此问题有了新的认识和理解。动物实验表明，在切断成年猴正中神经 9 个月后，皮层主管躯体－感觉区内原本感受正中神经传入的部位，逐渐转变成接受与切断神经支配的皮层相邻的皮肤传入信号，这提示成年猴大脑皮层的分区仍然是可以变化的；也就是说，成年后猴大脑皮层管理躯体传入系统的中枢具有相当程度的功能转换或功能重组能力。另外的实验研究报告显示一个 $C_2 \sim T_4$ 段脊神经后根切断 12 年的猴，与损伤同侧大脑皮层相比，损伤对侧大脑皮层躯体感觉区内面部与手代表区的分界线向正中线方向移行。另外的动物实验也证实了去除外周感觉传入后大脑皮层出现功能重组现象。

在部分截肢后患者的体表某些区域可能出现"疼痛触发带"（trigger zones）现象，如果刺激这些区域可以诱发幻肢感或幻肢痛。例如在一侧上肢高位截肢并伴有幻肢感者在双侧面部、颈部、上胸部和上背部可发现多个触发带，刺激这些触发带后就可以引起幻肢痛症状。截肢后幻肢痛越明显的人，能引起幻肢痛的触发带的数目就越多，同时大脑皮层功能重组的程度也越大。在观察这一组上肢截肢的研究病例过程中，腰部、下腹部及双下肢均未发现触发带的存在。触发带的大小可随时间的推移而改变，但始终与幻肢间有明确的对应关系。因此触发带现象是一个很有趣的研究课题，值得我们进一步地深入探讨。资料显示，减少触发带内的致痛刺激，对减轻幻肢痛的程度可能是非常有益的；然而我们能否通过选择体表某些特定触发带，以某种性质及不同强度的刺激，来影响截肢后大脑皮层功能重组的过程，进而达到影响、控制或改变幻肢痛的发生或减轻疼痛程度的目的，也可能是一项具有十分有意义的研究课题。

（三）皮层功能重组与幻肢痛

近年来研究提示截肢后的大脑皮层功能重组很可能是产生幻肢痛的主要中枢发生机制之一。外周神经系统损伤后，传入神经系统的信号传递发生变化，在使用功能磁共振成像（fMRI）技术进行的人体研究过程中揭示了截肢后大脑皮层功能重组现象。成年人截肢后其对侧大脑皮层躯体感觉区内面部代表区扩大，并向中线方向伸入到被截除手的代表区。研究发现截肢后伴有幻肢痛者，大脑皮层出现明显的功能重组现象，而截肢后不伴有幻肢痛患者，无明显的皮层功能重组现象。另外的研究表明，若给上肢截肢后伴有幻肢痛者应用臂丛麻醉，麻醉后幻肢痛明显缓解者，出现功能重组后的界面与手感觉代表区的分界线（向中线有过移位），在疼痛缓解期会向外侧移位，即有退回至功能重组前所在位置的趋势。使用正电子断层成像技术（PET）发现，正常人痛刺激所诱发的神经活动出现在扣带回前部，而躯体感觉代表区皮层活动没有明显改变。提示大脑皮层功能重组的程度与幻肢痛的程度有关。目前有待于临床进一步研究证明。

（四）心理或情绪因素

多年来，心理或情绪因素可以影响疼痛及其程度已经是众所周知的现象，在幻肢痛的发生、发展过程中它们更是受到人们的关注。由于在临床上许多患者伴随心理异常，甚至有人认为幻肢痛就是一种"心理疾病"，尤其在截肢手术后的最初几个月内，大约有2/3的患者有明显的心理问题。其中以抑郁情绪、僵直感、过度自信、人际关系障碍和无助感为突出表现，他们同时都会主诉明显的幻肢疼痛症状。

七、幻肢痛的诊断及鉴别诊断

一般说来，超过50%的患者在手术后一周出现疼痛，但是也有少数患者会在数月或数年后发作，如果根据患者有截肢手术的病史和临床表现，幻肢痛的诊断并不是非常困难。

（1）在临床上有时要重点注意区别截肢手术前就已经存在的疼痛手术后持续存在、残肢痛和幻肢痛的差异。临床上我们常常发现截肢前患者已经存在不同程度肢体疼痛，深入了解这些疼痛很有必要，因为他们往往在手术后发生幻肢痛的可能性非常大。而且手术后许多患者幻肢痛的部位、程度、性质和影响因素等可能与截肢前的疼痛相似。只有通过仔细询问以往病史，认真查阅病历资料记录，才能作出比较准确的鉴别诊断。

（2）手术后残肢痛也是一种比较常见的疼痛类型，残肢痛与幻肢痛明显的不同点在于大多数的疼痛局限在截肢部位，主要的原因可能是局部瘢痕组织、神经损伤和循环障碍，如果把这些致痛因素去除后，残肢痛往往可以明显减轻。另外手术后残肢痛很少出现触发带现象。

（3）在部分患者也可能几种类型的疼痛常常混合在一起，又相互关联，临床上可能比较难以作出准确的诊断。在这种情况下就要借助其他兄弟学科的知识来帮助分析，通过多学科医师的联合会诊往往能够提供许多诊断思路。

（4）红外热图辅助诊断技术是一种新的成像手段，它通过采集人体自然辐射出的热能，经过专业软件处理，形成人体独特的"热"影像，属于无损伤、无痛苦、无污染的绿色检查项目。红外热像仪实质是一种全身温度分布扫描仪，能精确地探测出人体全身各个部位的任何热平衡的改变，精确度为 $0.05 \sim 0.1℃$，是可以用来帮助诊断疾病、研究人体生理病理现象的一门新技术。能够给予神经损伤疼痛临床诊疗提供非常直观和客观的证据。

周围神经系统损伤后会发生一系列支配区域的异常变化，其中血管系统反应最为敏感。不论残肢痛或幻肢痛在临床上都属于慢性、顽固性疼痛疾病，患者的身体在周围神经系统损伤后会发生许多异常改变，但是目前大多数的临床检查技术并不会出现明显的阳性结果，而使用红外线热图检查则可能常常会发现异常变化，可以即刻显示患肢、残肢区域是高温变化或是低温变化，为指导临床治疗方向或监测、评估治疗效果提供客观依据。

八、幻肢痛的治疗

幻肢痛的临床治疗可能是慢性、顽固性疼痛疾病中比较棘手的问题之一，由于我们目前还不可能对一个病因学、病理生理学改变都没有弄清楚的疾病制订出一个行之有效的治疗方案，所以就决定了幻肢痛的临床治疗只能在不断摸索中前进。但是根据外周神经系统损伤和中枢神经系统敏化过程在幻肢痛形成和发展中的重要作用，近年来，疼痛科已经逐步把临床治疗的重点放在神经功能紊乱调整、控制神经源性炎症和神经损伤后的修复过程，并且已经取得了一定的成效。

（一）药物治疗

由于目前没有任何一种特效药可以有效治疗幻肢痛，所以临床上如何根据患者的具体情况辨证施治具有十分重要的意义，多种药物之组合成为药物治疗的原则。目前临床上常用的有抗忧郁药、NSAID 类、抗痉挛药、离子通道阻滞药、NMDA 受体拮抗药、局部麻醉药等。

1. 抗抑郁药　常用的三环抗抑郁药物长期以来广泛应用于治疗一些特殊类型的慢性神经源性疼痛，它们主要通过抑制神经突触部位的 5 - 羟色胺和去甲肾上腺素的再摄取作用，从而影响一些中枢神经系统递质的传递而产生抗抑郁作用和特殊的镇痛效能。临床主要的副作用是由于中枢及外周抗胆碱作用引起，部分患者偶有口干、头昏、心悸、多汗和兴奋等；同时应注意心血管系统和精神方面的副作用，如心动过速、直立性低血压失眠或嗜睡等，特别是老年人及伴有重要脏器功能降低的患者。临床口服使用应该从小剂量（如阿米替林12.5mg）开始，以后逐渐增加剂量，以使药物发挥最大疗效而使副作用降至最低。目前国内临床常用的有阿米替林、丙米嗪、多塞平、赛乐特等，成人可以从25mg/d 起，老年人从10mg/d 起，每晚睡前顿服。若效果不明显，且无副作用，每数日可增加 $10 \sim 25mg$，在复合其他药物时达到150mg/d 即可维持剂量，经过分析如果必要的话再调整用量，避免盲目加量。近来文献报告博乐欣（venlafaxine）有效且副作用较少。

2. 抗痉挛药（抗惊厥、癫痫药）　抗痉挛药常用的药物有卡马西平（每片0.1g，成人1 ~ 2 片/次，2 ~ 3 次/天）、苯妥英钠（每片0.1g，成人 1 ~ 2 片/次，2 ~ 3 次/天）、奥卡西平（300mg qd）、拉莫三嗪（25mg bid）、氨基烯酸（500mg bid）、唑尼沙胺（100mg qd）、氯硝西泮（2mg tid），对自发性闪电样（电击样）或刀割样疼痛有效。近年来，国内外较为广泛应用的是加巴喷丁（gabapentin）和普瑞巴林（pregabalin）。

美国 FDA 于 1995 年批准加巴喷丁作为治疗癫痫的辅助药物，其后发现在神经性疼痛的治疗中效果明确。加巴喷丁目前成为治疗神经源性疼痛的一线药物。其特点是水溶性味苦的白色晶体，同 GABA 结构相似具有环己烷环；口服后在小肠通过弥散和易化运输方式吸收。加巴喷丁的分布容积为 $0.6 \sim 0.8$ L/kg，消除半衰期在 $4.8 \sim 8.7$h 之间。口服单次剂量加巴喷丁 300mg，$3 \sim 3.2$h 后加巴喷丁的血浆峰浓度为 $2.7 \sim 2.99$mg/L，脑脊液（CSF）浓度是血浆浓度的 20%，脑组织浓度为血浆的 80%。加巴喷丁不经肝、肾代谢，经尿以原形排出，故不会诱导或抑制肝微粒体酶。文献报道可明显缓解糖尿病性末梢神经痛或带状疱疹神经痛。此药用于幻肢痛报道资料不多，国内已自产此药为 100mg 口服剂，此药副作用少、安全性相对高，每日服量可达 3 600mg。我们在临床使用过程中发现部分患者有消化系统副作用，应该加强进一步临床观察。

目前对加巴喷丁的确切作用机制仍不完全清楚，可能存在多种作用途径：①对 GABA 介导的神经通路系统的抑制（这样减少了兴奋性传入信号）而发挥中枢神经系统作用（有效作用部位在脊髓和大脑水平）；②通过增加神经末梢释放 GABA、增加谷氨酸脱羧酶活性，或降低 GABA 的降解，发挥 GABA 能作用；③对 NMDA 受体的拮抗作用；④中枢神经系统钙通道的拮抗作用和对外周神经的抑制作用：$\alpha_2\delta$ 结合亚单位是电压门控钙通道亚单位，密集分布于大脑皮层、脊髓背角浅层、小脑、海马；研究显示加巴喷丁结合 $\alpha_2\delta$ 亚单位产生镇痛作用，大鼠坐骨神经结扎的疼痛模型中，脊髓背角 $\alpha_2\delta$ 亚单位与加巴喷丁结合增加，而且证实加巴喷丁的抗疼痛效力与它和 $\alpha_2\delta$ 亚单位相结合的程度成正比。

加巴喷丁临床应用剂量与副反应：开始剂量 300mg，3 次/日。如果仍未达到效果，剂量可逐渐增加。一般 $900 \sim 1\,200$mg/d 效果明显；达到 $1\,800 \sim 3\,600$mg/d，患者也可以较好耐受，国外已有报道 $4\,200$mg/d 的剂量。加巴喷丁常见副作用有嗜睡（15.2%）、眩晕（10.9%）、无力（6.0%），最严重是惊厥（0.9%）。与传统的抗惊厥药物（如卡马西平、苯妥英钠和丙戊酸）比较，加巴喷丁副作用明显小。但是如果长期应用本类药物会引起肝、肾、胃肠道及造血系统功能异常，应给予足够的重视，另外真正适合国人的有效剂量也需要逐步探讨，我们主张在密切监测下应用或交替使用。

普瑞巴林（Pregabalin）：普瑞巴林胶囊是由辉瑞制药有限公司生产，2010 年已经在国内上市的主要治疗带状疱疹神经痛药物，和 $\alpha_2\delta$ 亚单位相结合的程度更高。普瑞巴林胶囊是新型 γ-氨基丁酸（GABA）受体激动剂，是神经递质 GABA 的一种类似物。可抑制中枢神经系统电压依赖性钙通道的 $\alpha_2\delta$ 亚基，减少钙离子内流，随之减少谷氨酸盐、去甲肾上腺素、P 物质等兴奋性神经递质的释放，降低神经系统兴奋性从而有效控制神经性疼痛。普瑞巴林也可能通过调节钙通道功能而减少一些神经递质的钙依赖性释放。

目前批准临床上以治疗疱疹后神经痛为主，推荐剂量为每次 75mg 或 150mg，每日 2 次；由于本品主要经肾排泄清除，肾功能减退的患者应调整剂量。不良反应主要为头晕、嗜睡、共济失调、意识模糊、乏力、思维异常、视物模糊、运动失调、口干、水肿等。

3. 离子通道阻滞药　许多资料介绍使用一些抗心律失常药用于慢性神经疼痛治疗，由于周围神经受损后其兴奋性增加，自发性发放冲动异常增加是引起中枢敏感性改变和产生慢性顽固性疼痛的主要原因和物质基础。受损伤或被病毒侵袭的神经组织，由于钠通道敏感，导致神经纤维持续性兴奋性增加。所以通过阻滞钠通道，可抑制神经组织的兴奋性而镇痛。口服药物有美西律（mexiletine，$50 \sim 200$mg，每日 3 次）。此外，资料报道电压依赖型钠通道阻滞药美西律和托吡酯（topiramate）可能对慢性神经性疼痛治疗有帮助。心动过缓、房室传导阻滞及严重心、肝、肾功能不全者禁用。

4. 局部麻醉药 局部麻醉药利多卡因多年来已经用于慢性疼痛的治疗，其作用原理基本同美西律，通过阻滞钠通道，降低或抑制末梢神经组织的兴奋性发挥作用。因此可以用来治疗幻肢痛，临床上使用剂量：2mg/kg，1~2 小时静脉缓慢滴注，可以明显缓解疼痛。

5. 非甾体类抗炎药（NSAIDs） NSAIDs 是目前疼痛诊疗中应用最广的药物，其消炎镇痛效果确切，作用机制是通过非选择性抑制环氧化酶活性，从而阻断了前列腺素的合成，达到清热、消炎、镇痛的功效，但同时伴随胃肠道溃疡、出血以及血小板功能障碍和肾功能损害等副作用。近年来已开发出环氧化酶 2 抑制剂，在保证消炎镇痛效能的基础上较大程度降低 NSAIDs 的副作用。对于病程半年内的患者临床上常常配合常规剂量的 NSAIDs 复合其他类型的镇痛药作为首选，在无效果的状况下撤换，不提倡增加剂量，以免出现副作用。

6. NMDA 受体拮抗药 氯胺酮、右美沙芬、美金刚、金刚烷胺等为 NMDA 受体拮抗药，主要机制可能是阻断中枢性兴奋性谷氨酸受体的作用，因而降低了因伤害性刺激而继发产生的中枢性敏感化作用而镇痛，同时可抑制感觉纤维的过度兴奋状态。例如氯胺酮的使用方法：0.3mg/kg，先静注半量后，余下的量在 20 分钟内静滴。

7. 促进神经损伤修复药物

（1）糖皮质激素：糖皮质激素是一把双刃剑。虽然多年来在临床使用上存在不同的观点，但是不能否认糖皮质激素类一直是许多早期神经损伤和慢性疼痛治疗中的常用药物之一。2002 年《麻醉与镇痛》杂志发表了美国哈佛医学院和麻省总医院 Mehio 医师等在美国全国范围内进行的有关硬膜外注射类固醇药物（ESI）的专题调查充分说明了这一点。在美国全国范围内进行的专题调查共有 106 个疼痛中心参与（其中大学医院疼痛中心 70 家，私立医院疼痛中心 36 家），结果表明目前还没有形成 ESI 操作规范化模式。在临床早期神经损伤和慢性疼痛治疗过程中应该强调结合患者、疾病本身的情况做出具体分析，科学、合理地应用，并且及时追踪疗效和副作用。如果单纯因为担心激素有明显的不良反应，对于该用的患者而不用，或者因为在治疗中未能合理掌握适应证作为常规药物使用的现象均应该避免。在临床上要求掌握适应证，急性期或短期小剂量应用，特别是要控制长效制剂的超剂量、超时效等不合理使用现象。

（2）维生素：维生素是一类维持机体正常代谢和机能所必需的低分子有机化合物，大多数维生素是某些酶的辅酶的组成部分。临床上主要用于补充疗法，以预防和治疗维生素缺乏症，在临床疼痛治疗中可起辅助（或协同）其他主线药物作用。维生素分为脂溶性和水溶性两大类。脂溶性维生素易溶于有机溶剂而不溶于水，贮存在肝中，体内贮量大而排出很慢，长期大量应用易造成蓄积中毒。临床镇痛治疗中常用的维生素 B 类属于水溶性维生素，在体内分布于细胞外液，从尿中排出，体内贮存少，临床常用的有维生素 B_1、B_2、B_6、B_{12}。

1）维生素 B_1：在体内与焦磷酸结合成转羧酶，参与糖代谢中丙酮酸和 α - 酮戊二酸的氧化脱羧反应，是糖类代谢所必需。缺乏时氧化受阻形成丙酮酸、乳酸堆积，并影响机体能量供应。

2）维生素 B_6：在体内与 ATP 经酶作用，在红细胞内转化为具有生理活性的吡多醇、磷酸吡多醛，参与细胞色素的合成。作为辅酶参与蛋白质、碳水化合物、脂肪的各种代谢作用，还参与色氨酸转化，将烟酸转化为5-羟色胺。脑内的γ-氨基丁酸由谷氨酸脱羧而成，有调节大脑兴奋性的作用，故缺乏维生素 B_6 的患者，可导致不安、应激性增加、抽搐等中枢兴奋状态。与维生素 B_{12} 合用，可促进维生素 B_{12} 的吸收，这可能与维生素 B_6 促进内因子分泌有关。还能防治恶心、呕吐，可能与促进氨基酸的代谢、降低血中氨基酸浓度、减轻对催吐化学感受区的刺激作用有关。对维持细胞免疫功能有一定作用。将本品 $25\sim50mg$ 与利多卡因或丁哌卡因混合制备，用于硬膜外阻滞治疗，对神经可起到直接营养作用。

3）维生素 B_{12}：是一种含钴的红色化合物，需转化为甲基钴胺和辅酶 B12 后才具有活性，B_{12} 作为辅酶参与体内许多生化代谢反应，具有广泛的生理作用，能促进甲基丙二酸变成琥珀酸，从而对神经髓鞘中脂蛋白的形成、保护中枢和外周的有髓神经纤维的功能完整性起重要作用。维生素 B_{12} 缺乏时可引起脑、脊髓和外周神经变性，脂酸代谢障碍。1948 年 Spies 等首先把维生素 B_{12} 作为一种特异性药物来治疗恶性贫血，以后发展至今有四种：氰钴胺（CN-B_{12}）、羟钴胺（OH-B_{12}）、腺苷钴胺（DBCC）和甲钴胺（CH₃-B_{12}）。有研究报道维生素 B_{12} 对交感神经有麻醉性阻滞作用，可解除血管痉挛，增加局部血流，从而阻断疼痛的恶性循环，产生止痛作用，对神经亲和力强，有修复神经髓鞘、促进再生作用，用于硬膜外腔阻滞治疗，以直接营养作用于神经，提高疗效。甲钴胺是新近常用的 B12，又称弥可保（Mecobalamin），属于辅酶型 B12，其作用机制为促进核酸和蛋白质合成、促进髓鞘的主要成分磷脂的合成，达到修复损伤神经作用，临床上可以缓解麻木与疼痛，另外，可参与血红素合成改善贫血。糖衣片 $500\mu g$，口服一日 3 次，注射液一安瓿 $500\mu g$，周围神经病变每周 3 次肌注或静注。

（3）神经妥乐平或恩再适：该药是基于"炎症是机体局部防御反应过程"这一理论由日本脏器制药株式会社开发研制出来的，在日本有半个多世纪的临床应用历史，其成分是将牛痘病毒疫苗接种到家兔的皮肤组织，从其炎性组织中提炼而成的一种非蛋白小分子生物活性物质。其药理作用包括神经修复和营养作用、镇痛作用、改善冷感及麻木等神经症状、调节免疫作用等。片剂为每片内含牛痘疫苗接种后的家兔炎症皮肤提取物 4.0 个单位，通常成人每日 2~4 片，分早晚两次口服，另外可根据年龄和症状酌量增减。针剂可用于局部注药，如肌注或硬膜外腔、椎间孔等处。副作用有嗜睡、恶心呕吐、皮疹、头昏头痛等，无需特殊处理，可自行恢复，严重者停药即可。

（二）神经功能调节和促进神经损伤修复治疗

神经功能调节和促进神经损伤修复治疗是幻肢痛患者现代治疗的新思路之一。近年来基于外源性电生理刺激治疗发展产生的一种全新治疗概念逐渐引起临床医师的关注，即神经调控（neuro-modu-lation）治疗。基于这种概念派生的治疗方法逐渐在临床疼痛诊疗工作中发出光芒，已经有部分幻肢痛患者受益颇多。其最大优点在于通过电刺激神经系统达到调整或调控神经系统功能作用而非毁损之作用。属于这种治疗方法范畴的包括 TENS 和 HANS 技术、脉冲射频、三氧介入治疗以及脊髓电刺激、微电流电极等新技术、方法。

1. 经皮电刺激（TENS）和经皮穴位神经刺激（HANS）技术　TENS 实际上是刺激末梢神经，其优点在于无副作用和并发症、简单、可重复应用、起效迅速。而 HANS 仪是韩济生院士基于针刺镇痛原理研究的结晶，治疗波形使用疏密波（DD 波，2/100 赫兹），刺激强度以患者能忍受为准，电流强度范围为 5~20mA，目前在我国许多医院使用 HANS 仪治疗某些类型的神经损伤引起的慢性痛。该法使用简便，可以在医师指导下自行治疗，许多患者能够取得较好的缓解疼痛效果。

2. 脉冲射频　国内射频用于神经性疼痛的治疗已经有半个多世纪历史，但是早期射频用于疼痛是对三叉神经痛或腰骶痛的治疗，温度控制在 70℃ 左右，主要是针对三叉神经感觉支或腰神经后支，临床上容易造成神经根的损伤。脉冲射频（pulsed radiofrequency，PRF）的概念是 Sluijter 于 1997 年提出的，1999 年 Munglani 使用脉冲射频在脊神经根和背根神经节处进行脉冲射频治疗 4 例顽固性神经性疼痛患者，取得了 90% 以上的疼痛缓解效果，随访 7 个月疗效仍然保持。1999 年 9 月英国伦敦的高斯医师在广州讲学时具体介绍了脉冲射频新技术的临床应用。与传统的射频方法相比，脉冲射频的主要优点在于射频发放为脉冲形式，其控制电压 <45V，可控制温度 <42℃，而根据目前的研究表明温度 <45℃ 以下时不会损伤神经纤维，所以如果使用此种技术用于镇痛过程，我们不必担心会损伤神经根，因而它的使用范围将比现有的射频治疗更安全。脉冲射频的最大优点在于电磁刺激神经元有调整（neuromodulation）作用而非毁损作用。目前在临床上除了应用于顽固性手术后神经损伤疼痛、疱疹后神经损伤疼痛和三叉神经疼痛等的治疗外，用于幻肢痛患者的疼痛和其他伴随症状的治疗，能够取得肯定的疗效。治疗使用参数：温度为 40~42℃，治疗时间 60~120 秒/次，连续治疗 2 次。

脉冲射频治疗的主要特点：①属于微创治疗且不损伤神经，可选择性强；②治疗安全系数相对较高；③可重复治疗，并发症少；④要求定位操作准确。

3. 脊髓电刺激技术　对于常规的方法不能控制的幻肢痛和其他症状，可以尝试使用脊髓电刺激技术（spinal cordstimulation，SCS）治疗。根据目前所使用的疼痛治疗方法的原理，总体可以分为两大类：①通过抑制神经功能或生理活动达到缓解疼痛的目的；②通过刺激神经功能或活动达到缓解疼痛的目的。SCS 作用机制属于后者。SCS 理论起初由 C. N. Shealy 于 1967 年提出并且成功用于临床，后来许多学者对其具体应用方法、可能作用机制和途径、病理生理过程、临床治疗适应证、疗效和并发症等方面进行了陆续的研究和探讨，目前在美、欧地区已经在临床应用。根据资料介绍，到目前为止，世界上每年有大约 5 万例左右疼痛患者接受 SCS 治疗，总有效率达到 80% 左右。

根据 2004 年 RSA 会议 SCS 专题介绍，SCS 在美、欧地区进入临床治疗后，其费用比较昂贵，早期在美国可能高达数万美元。Kumar 报道 104 例 FBS 患者中 60 例接受 SCS 治疗，在为期 5 年的跟踪期内，平均费用（以 2002 年度为计算基数）是 2.9 万~3.8 万美元/年。目前在美国 SCS 应用的临床医学领域主要是背部手术失败综合征（failed back surgery syndrome，FBSS）患者，而在欧洲地区用于周围缺血性疼痛（peripheral ischemic pain，PIP）患者为主。

脊髓电刺激是将一种特殊的电极植入硬膜外腔内，进行硬膜外电刺激。对于脊髓损伤后疼痛或神经病源性疼痛效果很好。脊髓电刺激系统由三部分组成：①神经刺激器发放电脉冲；②电极传递电脉冲至脊髓；③导线连接电极和神经刺激器。

有关 SCS 镇痛作用机制仍然还在探讨中。目前认为可能与下列学说有关：①闸门控制理论；②脊髓-丘脑通路传导阻断理论；③脊髓上痛觉调控神经元系统激活理论；④交感神经系统相关中枢性抑制理论；⑤中枢递质系统平衡改变理论。

操作方法：

（1）术前疼痛评估和 SCS 镇痛知识宣教；

（2）脊髓节段评估；

（3）定位、穿刺、植入电极；

（4）完成测试：一般需要连续4~7天的体外测试；

（5）正式植入：测试期间疼痛缓解50%以上；

（6）刺激频率：5~500Hz；电压：0.3~1.5V；波宽：0.1~1.0ms。

并发症：①电极移位；②感染：5%；③神经损伤；④异物感或疼痛。

4. 三氧介入治疗 三氧治疗在神经系统相关疼痛疾病中显示出与其他治疗不同的优越性。临床上通过交感神经系统和周围神经系统介入治疗发现，低浓度（20~30μg/L）三氧有益于治疗神经损伤，可以促进神经功能活动的恢复过程。虽然目前的机制还需要进一步研究证明，推测三氧治疗慢性神经性疼痛的原理可能主要涉及以下几个方面：①灭活炎性介质；②解除神经根粘连，改善局部氧气、血液供应；③抗炎和免疫系统作用；④直接的镇痛作用。

CT监测下介入治疗表明低浓度（<30μg/L）三氧治疗解除神经根粘连效果明显，配合消除或缓解神经源性炎症治疗能够在周围神经损伤疼痛疾病中（如幻肢痛、疱疹后神经痛、椎间盘手术后神经损伤疼痛等）得到肯定的临床治疗效果，而且安全系数高，没有发生明显的副作用。特别对于顽固性幻肢痛患者实施包括脊神经根或交感神经系统治疗后能够有效控制疼痛程度和频率。有时少部分患者治疗后会出现症状"反跳"，可预防或对症处理。

5. 微电流电极治疗 微电流电极治疗使用2.7V、DC、25μA电流，微电流电极持续释放的电流能够激发受损伤细胞的自我调节、损伤修复过程，重建血氧供应，促进局部的新陈代谢活动而发挥治疗作用，属于电生理刺激治疗范围，可以用来配合治疗周围神经系统损伤后顽固性疼痛的治疗。使用过程简单、方便、安全。

（三）神经阻滞和椎管内治疗

1. 交感神经阻滞、躯体神经阻滞 为了减少或阻断幻肢痛患者伤害性冲动的传入，早期应用交感神经和（或）躯体神经阻滞能够有效缓解自发性和触发性疼痛，减少体表触发带现象。主要通过使用局部麻醉药以暂时阻断其介导的疼痛和神经纤维的过度活动，阻滞的原则是反复使用局麻药，尤其是通过反复阻滞，疼痛逐渐减轻者，应该持续进行治疗。如果没有明显的炎性病变应该提倡以局麻药为主的原则，注射药物的目的仅在于暂时或在一定期间降低交感神经张力及外周神经传导功能，以解除其所支配区域的血管痉挛、疼痛或调节区域神经功能活动等。

（1）交感神经阻滞：临床上常用：星状神经节阻滞、胸交感神经链或腰交感神经链阻滞、椎旁神经根和神经丛注药等。治疗频率一般1~2次/周，5次为一疗程。如果临床上使用局部麻醉药阻滞后，疼痛症状只是临时改善时，可以配合使用神经破坏性药物，进行交感神经化学毁损术或交感神经射频治疗术，但是要严格掌握适应证，仔细向患者解释可能出现的问题和疗效。使用化学毁损术时，用无水酒精引起术后神经炎之发生率较高，故一般建议用苯酚或酚甘油。

（2）躯体神经阻滞：因幻肢痛常常可以表现为SMP（交感神经维持性痛）及SIP（交感神经无关性痛）两部分症状，所以除了可以进行交感神经阻滞（或毁损）治疗外，躯体神经阻滞亦常为治疗不可少的一环。如臂丛神经阻滞、腰丛神经阻滞、硬膜外神经阻滞、椎旁神经阻滞，均可根据病情合理选择使用。因幻肢痛多涉及上下肢，而肢体神经多为感觉与运动混合神经，故不宜作毁损术，现随着脉冲射频的引进，选择适当的神经根或后根神经节作脉冲射频治疗是比较合理的治疗方法，但长期疗效尚有待临床验证。另外，临床上也应该慎重使用包括无水乙醇、酚类破坏性阻滞术来达到缓解疼痛的治疗目的，在神经已经受到损伤的情况下，实施"再损伤治疗"必须要慎重、有依据。

2. 椎管内注药治疗

（1）硬膜外腔是介于黄韧带或硬脊膜之间的潜在间隙，它充满了结缔组织、血管网、神经根和脂肪。经硬膜外腔注入局部麻醉药，阻滞了相应传入神经和疼痛刺激信号的传导，也阻断了传出神经的传导，抑制或消除了机体因疼痛刺激而引起的由交感神经系统产生的应激反应，同时也抑制或阻断了下丘脑 – 垂体 – 肾上腺轴的反射，所以在此途径给药既可发挥镇痛作用，也可阻断机体由交感神经系统产生的应激反应。椎管内注药能够有效调整神经系统的功能紊乱状态，尤其是急性损伤期患者早期使用有益于疼痛的缓解和病情的发展或预后，临床上往往能够取得较好的效果，目前硬膜外腔注药以持续给药方式（PCEA）、埋藏式硬膜外腔注药泵较为合理。较低的成本使得埋藏植入泵尤其适合于需要长期治疗的患者。

（2）蛛网膜下腔埋藏式注药泵系统。经过多年的临床实践后，蛛网膜下腔内吗啡持续输注治疗已经是治疗一些顽固性疼痛的有效方法。它的使用使许多顽固性疼痛患者摆脱了剧烈疼痛的困扰，明显改善患者的生存质量，特别是一些晚期肿瘤患者可以平静地走过了最后一段人生。对于其他治疗方法不能有效控制疼痛的顽固性幻肢痛患者也可以使用。目前价格相对昂贵。

蛛网膜下腔内药物输注系统由两个部分组成：植入患者脊髓蛛网膜下腔的导管，以及植入患者腹部皮下的药物输注泵。

（四）外科手术切断神经技术

神经切除术、神经根切除术、背根区域毁损、脊髓切除术和丘脑切除术均可以暂时性消除疼痛。神经切断技术原理是设想永久性神经阻滞，但有时手术后会诱发更严重的疼痛或产生其他类型的特殊疼痛，应该严格掌握适应证。

（五）心理治疗

长期以来，幻肢痛患者伴有显著的心理、情绪异常变化是众所周知的现象，特别是随着疼痛加重或功能障碍的出现，患者的心理负担明显加重。但是心理治疗的重要性在临床上并没有得到足够的理解和关注。实际上，就像很多的神经性疼痛一样，幻肢痛患者的心理状态与其疼痛有密切的关系，以至于有些专家曾经建议应该将幻肢痛命名为一种心理源性（psychogenic）痛症。

所谓的心理治疗，从广义上来说，包括患者所处的环境和生活条件的改善、周围人的语言作用、特殊布置和医师所实施的专门心理治疗技术等。狭义的心理治疗则指专科医师对患者所实施的心理治疗技术和措施。从临床看，幻肢痛患者均会伴有不同程度的心理障碍，如焦虑、紧张、抑郁、异常人格特性等，辅以相应有效的心理治疗会取得较满意的效果。

1. 暗示　暗示治疗是疼痛诊疗中常用的方法，有时效果非常显著，对于幻肢痛患者，能增进和改善患者的心理、行为和机体的生理机能，起到辅助治疗的作用，临床常用：①支持性暗示治疗；②解释性暗示治疗。其中临床运用过程中二者缺一不可，支持性暗示可以重新树立患者对日常生活的信心和勇气，解释性暗示则帮助患者正确面对现实，重新认识自己的疾病并且能够主动配合医生的治疗。

2. 行为疗法　行为疗法又称为矫正疗法，它认为患者的症状，即异常的行为和生理功能是个体在其过去生活经历中，通过条件反射固定下来的，对此医师专门设计特殊的治疗程序来消除或纠正患者的异常的行为或生理功能。常用有系统脱敏、厌恶疗法、行为塑性法及自我调整法等。对于幻肢痛患者，特别是病史较长的患者，应注重临床治疗和自我调整的有机结合。

3. 生物反馈　是借助于仪器使患者能知道自己身体内部正在发生的机能变化并进行调控的方法，以达到改善机体内器官、系统的机能状态，矫正应激时不适宜反应而有利于心身健康。

4. 松静疗法、催眠等

总之，熟悉并掌握心理治疗，注重幻肢痛患者的异常心理、情绪变化，根据个体不同分别实施相应的心理治疗在幻肢痛的治疗过程中有特殊的地位，临床上切忌单纯使用镇痛药物或神阻滞治疗而忽视心理治疗，同时应该建立长期的随访制度和资料总结分析。

结束语：根据目前对于幻肢痛的发生、发展的基础研究和人们在临床治疗实践中不断加深认识的过程来看，仍然无法达到非常满意的病情控制和持续、平稳的疼痛缓解目的，在幻肢痛患者满意治疗的道路上仍然还有相当长的一段路要走。但是神经功能调节治疗和促进神经损伤修复治疗新思路给幻肢痛治疗带来了希望和曙光。对于同一例幻肢痛患者会在不同的发展阶段在临床上表现出非常复杂、多变的症状和对于临床各种治疗会产生不同的反应和疗效加强理解，以及外周神经损伤后继发性变化、交感神经系统又发生了怎样改变等问题均值得进行深入、持久的探讨。

（吴　霆）

第六节　帕金森病疼痛

国内帕金森病和帕金森综合征患病率为44.3/10万人口，其中帕金森病患病率34.8/10万人口。临床主要特征为进行性运动徐缓、肌强直、震颤及姿势反射丧失。帕金森病起病多缓慢，逐渐加剧。在帕金森病中大家关注最多的是上述常见的运动症状，现发现影响很多帕金森患者的不是运动症状，因为这些症状由于多种有效药物的问世与应用，相对来说在一段时间内不是主要问题，而一些非运动症状包括抑郁、便秘、疼痛、泌尿系统疾病、睡眠障碍等应引起大家的重视。其中帕金森病引起的疼痛和感觉症状越来越多地引起人们的关注。很多患者都会出现疼痛，而且某些患者中此症状比运动症状出现得早。何种程度的疼痛才属于中枢痛尚不清楚。

一、发病机制

帕金森病，是发生于中年以上人群黑质和黑质纹状体通路的变性疾病。疼痛发生的主要原因是肌强直。表现为"铅管样强直"和"齿轮样强直"的患者，由于肌肉血循环差，酸性代谢产物积聚，可产生明显的持续性肌肉酸痛。少部分患者疼痛原发于中枢，而属于中枢痛的范畴。

二、临床表现

疼痛为帕金森病患者最常见的主诉，呈间歇性、定位不清，性质为夹样痛、痉挛痛或持续隐痛，伴有烧灼感、痛性张力障碍。帕金森病患者的疼痛有几种形式：持续性肌肉酸痛，通常在一段时间内仅局限于一个区域，如肩膀、上臂、小腿或颈部。对于有些患者而言，在肩部或小腿的疼痛可能是帕金森病的症状之一。腿部肌肉尤其在夜间的痉挛比较常见，痉挛发生在帕金森病药物浓度消退时，如果帕金森病药物对疼痛有效，那么疼痛常与帕金森病相关。如果疼痛严重且持续时间较长，可能与帕金森病无关。大多数疼痛与运动症状轻重有关，而运动症状又与药物治疗反应有关。这种体征与基底节对躯体敏感性、疼痛的调节作用相符。另外，帕金森病患者的焦虑状态、情感淡漠、抑郁等神经精神症状和疼痛会相互加重。

肌强直是帕金森病主要临床特征之一，严重的肌强直可造成局部僵硬，影响肢体运动，肌强直多表现为"铅管样强直"和"齿轮样强直"。但随病情进展有些病人可出现强直肌群疼痛，如肩背部，呈胀痛、刺痛等不适。少数病人可见下肢尤其是小腿肌肉疼痛不适，多在安静或睡眠时出现小腿肌肉蠕动疼痛伴以不规则的小腿活动，呈不宁腿综合征表现，影响睡眠和休息。

帕金森病患者还可见身体的某些部位出现异常的麻木针刺感、温热或寒冷的症状，出现异常温热感觉的病人较多见。这种异常的温度感多出现在手、脚。病人中出现异常发热感的情况比较多见，身体的某些部位甚至会出现烧灼感，有时应用帕金森病药物可缓解。有的表现为异常感觉在身体的一侧或是出现在体内，如感到胃部或下腹部不适。

脑脊液检查多巴胺的代谢产物高香草酸（homovanillic acid，HVA）显示含量降低。

三、诊断依据

根据帕金森病的诊断及患者疼痛具有中枢性疼痛的特点，并伴有肌强直、异常感觉等，诊断并不困难。临床须与丘脑、脊髓缺血、损伤引起的中枢痛等相鉴别，他们一般都具有典型的神经损害表现及体征，一般鉴别比较容易。

四、治疗

1. 原发病的治疗　药物治疗可使病人的症状在一定时间内获得不同程度的好转，但皆不能阻止本病的自然进展。药物主要有抗胆碱能药物、多巴胺替代疗法、多巴胺受体激动药。药物和手术都有发生并发症的可能，医生必须根据病人的具体情况决定选择何种治疗和及时调整药物的剂量。应鼓励病人尽可能多地进行体力活动、继续工作，培养业余爱好。请体疗医师训练病人能更好地从事行走、进食等日常生活的活动。

2. 药物治疗　治疗帕金森病肌肉僵直引起的疼痛，补充左旋多巴有很好的疗效，多数病人在药物起效时随着肌肉僵直的缓解而缓解。但在用药的后期，少数患者在左旋多巴起效的高峰期反而会出现下肢尤其是足趾的痉挛性疼痛。出现这种情况往往比较难处理，因为这显然是左旋多巴的副作用，减少剂量往往可以减轻痛性痉挛的症状，但同时又使帕金森病的症状不能很好缓解。遇到这种情况，多采用减少每次左旋多巴的用量，但增加给药的次数，或增加多巴胺受体激动药的药量的方法。如果不能奏效，可以尝试局部注射肉毒素方法，起到缓解的作用。

盐酸乙哌立松是一种中枢性肌松药，为非去极化肌松药，可以直接作用于中枢神经系统而松弛骨骼肌，并且能松弛血管平滑肌，改善肌肉血液供应；同时该药主要对脊髓反射和 γ 运动神经元起作用，能有效抑制脊髓反射和肌梭的敏感性，从而抑制疼痛反射，切断肌强直的恶性循环。

3. 神经阻滞疗法　在相应部位选择对应的神经阻滞时，有一定疗效。脑下垂体阻滞术治疗帕金森病疼痛也显示了良好的疗效，可以长期缓解顽固性疼痛。

4. 手术疗法　症状限于一侧或一侧较重的病例，如药物治疗无效，可考虑立体导向手术以减轻对侧肢体的肌强直，从而减轻疼痛，但术后均易复发。自身肾上腺髓质移植也放弃不用。对于其他方法治疗无效的顽固性疼痛，可以采用切断挛缩肌肉的方法以减轻疼痛。

（吴　霆）

第七节　复杂性区域疼痛综合征

复杂性局部疼痛综合征（complex regionalpain syndrome，CRPS）指继发于局部损伤或全身性疾病之后出现的以严重顽固性、多变性疼痛为特征的临床综合征，常伴发自主神经功能障碍和营养不良，其严重程度与病程远远超过当初致病因素引起的损伤。既往称之为反射性交感神经萎缩症（RSD）、灼性神经痛（causalgia）、痛性营养不良（algodystrophy）、外伤后骨质疏松（Sudeck's atrophy）及其他许多诊断名称。1994 年，世界疼痛学会（IASP）提出了 CRPS 的概念，并将无神经损伤或有神经损伤的可能性，但不能确定是什么神经受损的反射性交感神经营养不良命名为复杂的局部疼痛综合征 I 型（CRPS I），将有神经损伤时的灼性神经痛命名为复杂的局部疼痛综合征 II 型（CRPS II）。

复杂性局部疼痛综合征中，某些对交感神经阻滞效果良好，称为"交感神经维持性疼痛（SMP）"；某些对交感神经阻滞无反应，称为"交感神经无关性疼痛（SIP）"；另外一些交感神经阻滞后疼痛反而加重，称为"ABC 综合征（Angry Backfiring C - nolceptor syndrome）"。

1. 临床表现　CRPS I 与 CRPS II 临床表现相似。

（1）疼痛：疼痛是 CRPS 最重要的症状，大多数患者表现为自发痛（spontaneous pain）与诱发痛（evoked pain）并存，诱发痛包括痛觉倒错与痛觉过敏。诱发因素通常包括机械性、温热性、精神性刺激等。疼痛部位超越当初损伤的区域，严重程度及病程与最初损伤不相符，性质多种多样。一般患者描述为烧灼样，持续固定或搏动性疼痛，CRPS II 常发生在外伤、带状疱疹、医源性神经损伤后，沿神经走行，在其支配区更大范围内出现自发痛、异常痛或痛觉过敏。

（2）自主神经功能改变：一些患者在一定时期出现自主神经功能改变。常见皮肤温度与颜色改变及发汗增多、皮肤湿润潮红、温度升高或降低不定。早期常因血管运动神经功能障碍出现水肿，或水肿体征不明显，但患者主诉肿胀感。

（3）运动功能改变：患者运动功能改变的客观征象多种多样，但普遍出现受累区域功能不全。剧烈疼痛常常令患者保护性地减少肢体活动，久而久之因肌肉无力、失用、挛缩及关节僵直导致运动受限。少数患者可观察到肌肉震颤与肌张力障碍。

（4）营养障碍：皮肤改变包括变薄，外观发亮，也可出现变厚及脱屑。毛发脱落或异常粗糙，指甲变厚。常常发生失用性骨质疏松，但偶尔发现不明原因的骨矿物质成分丢失。

（5）心理因素：长期剧烈疼痛、功能丧失及缺乏明确的诊断，导致许多患者出现焦虑、恐惧与抑郁情绪。应该与原发性精神疾病出现疼痛症状相鉴别。

（6）其他：CRPS 可具有游走性、复发性，或四肢中两个或以上肢体同时发生，这种情况极少。有时出现反复发作的难治性皮肤感染（与慢性水肿有关）、自发性血肿、色素沉着、手掌或脚掌皮肤结节性筋膜炎与杵状指（趾）。

2. 诊断要点

（1）病史：①通常于伤害性事件或受伤制动之后发生；②单侧肢体起病（很少累及对侧）。

（2）症状：①疼痛，疼痛的特点各不相同，为自发痛或诱发痛，或二者共存。自发痛可表现为 SM 或 SIP，或二者共存。疼痛呈烧灼样，持续固定或具有搏动性。②其他症状：肿胀感；皮肤温度或颜色改变，具有不对称性与不稳定性；发汗，具有不对称性与不稳定性；营养改变，如毛发、指甲及皮肤出现营养改变。

（3）体征：①痛觉过敏或痛觉倒错（轻微碰触、深压、关节运动及寒冷等均可产生疼痛）；②水肿（单侧发生，除外其他原因所致）；③血管自主神经功能改变，不对称或不稳定的温度或颜色改变；④发汗增加；⑤毛发、指甲及皮肤营养改变；⑥运动功能障碍（可能存在肌张力障碍与震颤）。

3. CRPS 的治疗

（1）预防性治疗：局部受到损伤后，尽快处理与治疗，充分镇痛，一定程度上可以防止 CRPS 发生。镇痛能够令患者早期恢复活动与康复，减少失用性功能丧失。对限制活动的患者应在损伤急性期进行物理疗法并结合心理治疗。一般认为多种疗法联合使用效果较好。

（2）交感神经节阻滞治疗：①交感神经节阻滞，用局部麻醉药物阻断支配病变部位的交感神经节，包括星状神经节、胸交感神经节、腰交感神经节等；②交感神经毁损术，采用手术、化学或射频方法破坏交感神经的传导，近期效，果好，但远期效果较差。

（3）硬膜外腔与鞘内注射药物：注射局部麻醉药物或阿片类药物，或二者联合用药，但易引起膀胱与直肠括约肌功能障碍。可乐定硬膜外腔注射可能缓解上肢与下肢疼痛，口服则无此作用。

（4）药物治疗：①抗交感神经药物，对 SMP 患者效果较好，耗竭交感神经末梢的去甲肾上腺素。局部静脉注射呱乙啶，间断注射，以期可以实现累积效应；酚妥拉明 5mg，1～2 次/日。②膜稳定药物：周围神经受损后可增加其自发兴奋性，可使用膜稳定药物。如利多卡因、卡马西平、苯妥英钠、丙戊酸钠、加巴喷丁（gabapentin）及美西律等。③抗抑郁药：常用的有阿米替林、多塞平、路优泰、氟西汀（百忧解）等。先从小剂量开始服用，逐渐增加剂量。

（5）经皮电刺激与脊髓刺激：据报道，经皮电刺激对 CRPS 的儿童效果较好，对成人则无效。成人可以采用脊髓刺激疗法。

（6）心理支持疗法：恐惧、焦虑、抑郁、功能丧失及失业压力可能在 CRPS 的发展中起大小不等的作用。心理支持疗法对治疗有很大帮助，如认知疗法、生物反馈疗法及催眠疗法等。

（吴　霆）

参考文献

［1］张晓磊．枕神经电刺激治疗头痛的应用进展．中国疼痛医学杂志，2013，（5）：297－299.

［2］李海中．低浓度左旋布比卡因用于颈丛阻滞的临床观察．现代预防医学，2007，34（14）：2785－2785.

［3］贾廷印．腹腔镜联合纤维胆道镜胆总管切开取石方法探讨．山东医药，2006，46（9）：53－53.

［4］贾廷印．三镜联合治疗肝外胆管结石113例临床分析．山东医药，2006，46（5）：72－72.

［5］李海中．丁卡因山莨菪碱凝胶在婴幼儿腹部小手术中的应用．郑州大学学报：医学版，2005，40（5）：932－933.

第二十七章 脊柱源性疼痛疾病

第一节 颈源性头痛

颈源性头痛是指由颈椎和（或）颈部软组织的器质性或功能性病损所引起的以慢性、单侧或双侧反复头部疼痛为主要临床表现的一组以疼痛为主的临床综合征，为牵涉痛。可在头枕部、顶部、颞部、额部、眼眶区或者上述区域同时出现钝痛或酸痛。头痛的同时伴有上颈部疼痛、颈部压痛、颈部僵硬，或活动时上颈部疼痛、活动受限，多有头、颈部损伤史。

一、临床表现

颈源性头痛可以发生在任何年龄，以中年人多见。头痛多为单侧，有时可以是双侧，通常以一侧为重。疼痛首先发生于颈部或枕部，随之扩散至病变侧的额及眶部，在疼痛发作最剧烈时，额颞部程度最重，可超过颈枕部疼痛。疼痛程度在中等和剧烈之间，非刺痛，常感觉深在颅内。疼痛呈间歇性发作，每次持续数小时至数日，后期可持续发作；发作有缓解期，缓解期可长达数小时至数月。随着病情的进展，缓解期逐渐缩短，有的患者转为连续疼痛阵发性加剧。颈部活动、不良的颈部姿势及按压由眶上神经、高位颈神经（$C_{1\sim3}$）所支配的组织可诱发头痛发作，有时咽鼓管检查、咳嗽或喷嚏也可诱发疼痛。颈部僵硬，主动和被动活动受限，可伴有同侧肩部及上肢痛。伴有其他相关症状和体征，如恶心、呕吐、畏光、视物模糊、流泪、声音恐怖、眩晕等。

二、影像学检查

1. X线摄片　所有颈源性头痛患者均须拍摄正侧位和左右斜位 X 线片。早期常无明显改变，以后则显示关节间隙狭窄和松动；逐渐于关节突起处增生，形成尖形骨刺；后期该关节呈现肥大性改变、周边部伴有明显的骨赘形成，并使椎间孔变小和变形。X 线检查可见不同程度的颈椎退行性改变，有的可见颈椎间孔狭窄，椎体前后缘增生，或棘突增宽变厚，棘上韧带钙化。

2. CT　对于大多数颈源性头痛患者，CT 检查多无特殊变化，因此，CT 可不作为常规检查项目。少数患者可见颈椎间盘突出，但与疼痛部位及程度不一定密切相关。有关节突关节病变的患者，可在横断面十分清楚地显示出关节突关节病变的程度及其与椎管、根管之间的联系。常见征象为：①关节突关节缘骨刺形成；②关节突关节肥大；③关节间隙变窄；④关节软骨变薄；⑤关节突关节内"真空现象"；⑥关节囊钙化；⑦关节突软骨下骨质硬化等。但在早期诊断 CT 不如 X 线摄片意义大。CT 的优点是可同时观察椎间盘，对排除椎间盘疾病有意义。

3. 磁共振扫描　MRI 应该是诊断颈源性头痛最敏感的辅助检查手段，优点是可同时观察椎间盘、神经根、脊髓等各种颈椎组织，还可以观察组织的含水量来分析组织的退变情况。

三、诊断标准

1. 颈源性头痛国际研究会诊断标准

（1）颈部症状和体征：①颈部活动和（或）头部维持于异常体位时，或按压头痛侧的上颈部或枕部时，头痛症状会加重；②颈部活动范围受限；③同侧的颈、肩或上肢非根性痛（定位不明确），或偶有上肢根性痛。

（2）诊断性神经阻滞可明确诊断。

（3）单侧头痛，不向对侧转移。

在（1）项中根据对诊断的重要程度，将诊断标准按顺序从①～③项，诊断颈源性头痛时一定要有其中一项或多项。符合①项即可确诊，而仅符合②项或③项则不足以诊断，同时符合②项和③项则可明确诊断，若三项同时符合则诊断确定无疑。科研工作中必须符合（2）项，尽量符合（3）项。

2. 世界疼痛研究会（IASP）关于颈源性头痛的描述　这些描述几乎完全局限于一侧的中度到重度头痛，始于颈部或枕部，最后可扩散至前额和颞部。间歇性发作，早期持续时间不等，以后发作愈发频繁，疼痛时轻时重。临床症状和体征显示颈部受累。可用枕大神经、枕小神经即第 3 枕神经，或颈交感神经根阻滞进行试验性诊断。

3. Sjaastad 等关于颈源性头痛的主要诊断标准

（1）单侧头痛，不累及对侧。

（2）颈部受累的症状和体征：①疼痛特点：疼痛性质相似，由颈部运动和（或）单一长久的头部姿势引起的疼痛。疼痛的分布和特征相似，可由来自单侧颈上部、后部或枕部的外在压力引起。②单侧颈部、肩和手臂的非根性疼痛。③颈椎活动范围减少。

四、治疗

1. 健康教育　在颈源性头痛患者的治疗过程中，临床医生要注意对患者进行必要的健康教育。内容包括以下几点。

（1）注意保持良好的睡眠、体位和工作位：睡眠中将头颈部放在合适的位置，对于预防因劳损引起的颈椎间关节疾病具有重要的意义。一般认为，保持头颈部处于自然后伸位较为理想，枕头不要太高。工作中要经常变换体位，避免同一体位持续时间太久，坚持劳逸结合和做工间操，必要时则需更换工种。

（2）注意自我保护和预防：头颈部外伤在生活、工作中，特别是乘车和乘飞机时，使用安全带可减少头颈部创伤的程度，减缓头颈部疾病的发展。

（3）急性损伤应及时治疗：在急性损伤期，应注意保持卧床休息，采用颈托支具等进行颈部制动保护，必要时还可口服非甾体消炎药以消炎镇痛。尽量使受伤颈椎间关节的创伤反应减至最小。

（4）避免过度脑力劳动和长期精神紧张：过度脑力劳动和长期精神紧张是此类患者的共同特征，要指导患者注意调整生活方式和工作方式。

2. 一般性治疗　对于病程较短、疼痛较轻的患者采取休息、头颈部针灸、牵引、理疗，同时口服非甾体消炎药的方法治疗，一部分患者的病情可好转。但对按摩治疗要慎重，许多患者经按摩后病情加重，有的还发生严重损伤。

在患者的急性发作加重期，治疗应以休息、热疗及镇痛为主。针刺、口服非甾体消炎药等均能奏效。卧硬板床休息，起床时用颈围保护。急性期后，可适当开始体疗及自我推拿操作，使颈肌得以锻炼。适度的运动不仅可防止相对软骨面牢固、连续地受挤压，还可使关节软骨从滑液中得到营养，因此应注意动静结合。对于顽固的颈源性头痛，如果非手术治疗无效、发作频繁、影响工作和生活时，应考虑采用注射疗法及手术疗法。

3. 注射疗法　在相应的病灶区注射消炎镇痛药物，既有诊断作用，又起到治疗作用。无论是急性发作期还是慢性期，注射治疗都是缓解疼痛的有效手段。

常用方法有颈椎旁病灶注射和颈部硬膜外腔注射。

（1）颈椎旁病灶注射：在第 2 颈椎横突穿刺注射消炎镇痛药物有良好的治疗效果。药液在横突间沟扩散可流到 C_{1-4} 颈神经及周围软组织内，发挥消炎、镇痛、促进神经功能恢复作用。

操作方法：患者可取坐位或仰卧位，第 2 颈椎横突位于胸锁乳突肌后缘，距乳突下端 1 ~ 2cm，坐位时相当于下颌角水平。先确认穿刺点并做好标记，皮肤常规消毒，在穿刺点垂直进针。对于椎旁压痛明显者，每进针 0.5 ~ 1cm 注射药液 2ml，当穿刺针的针尖触及横突后而且回吸无血液及脑脊液流出，才分次注射药液，并注意观察患者的呼吸和意识的改变。注药时患者常有向头部的放散感，数分钟内疼痛减轻或消失，并觉患侧头部轻松。有枕部及头部压痛者，应同时进行压痛点注射治疗。

第 2 颈椎横突的定位具有较大的个体差异，且邻近有许多重要的神经和血管，应由经验丰富的临床医生进行治疗。椎动脉在第 2 颈椎向外侧转折后上行，进针时易被刺入。在进针时要分段多次回吸，严防将药物误注入椎动脉。注药时应先注入小量试验量，观察无不良反应后再分次缓慢注射。注射过程中要反复询问患者的感受，以便及时发现不良反应。有时药物可向前流至颈上交感神经节处，从而患者出现一过性 Horner 综合征，能增强治疗效果。操作中应严防将药物误注入蛛网膜下隙。

（2）颈部硬膜外腔注射：经椎旁注射治疗效果不佳者，多系病变位于椎管内，以椎间盘突出引起的椎间盘源性神经根炎多见，椎旁注射的药液无法到、达病变部位，可选用颈部硬膜外腔注药法。

对于单侧疼痛者，可在第 2、3 颈椎棘突间隙穿刺，将针口斜面转向患侧置管；也可在第 5、6 颈椎棘突间隙穿刺，向头侧置管注药治疗。患者应住院治疗，硬膜外腔置入的导管要妥善固定，防止感染。

4. 颈神经毁损治疗　经各种非手术治疗无效者，多有椎管内骨性异常改变卡压神经根，应考虑骨外科手术治疗。对有手术禁忌证或手术危险性较大的患者，经患者同意，可采用颈神经后内侧支破坏性阻滞，治疗应在 X 线透视引导下进行。还可采用射频热凝术毁损颈神经后内侧支。

（1）颈神经后内侧支射频热凝术：是一种神经破坏性阻滞疗法。在 X 线透视下穿刺针芯，置入电极即可进行射频热凝治疗。Bogduk 提出，针宜自上斜向下穿刺，使电极与关节处于正切位，而与神经平行，温度宜选择 80 ~ 85℃，连续加热时间为 60s。此法操作简单，创伤小，目前认为可长期缓解疼痛。本法只用于诊断明确，神经阻滞试验阳性者又经过非手术治疗、关节内注射疗法无效的患者。

（2）颈神经后内侧支乙醇阻滞术：也是一种神经破坏性治疗。在穿刺成功后，先给予1％利多卡因行试验性阻滞，观察无异常反应后，再注射无水乙醇 1～2ml。适应证同射频热凝术，方法较简便。

（吴　霆）

第二节　颈椎病

颈椎病（cervical spondylosis）是一种常见病和多发病，因颈椎椎间盘退行性改变及其继发病理改变累及其周围组织结构（神经根、脊髓、椎动脉、交感神经等），出现相应的临床表现。仅有颈椎的退行性改变而无临床表现者则称为颈椎退行性改变。其发病率高低与年龄有关，据统计，50 岁年龄组发病率为 25％，60 岁年龄组发病率为 50％，70 岁以上则更高。随着现代从事长时间坐办公室的人群增多以及计算机、空调的广泛使用，使人们屈颈和遭受风、寒湿的机会不断增加，造成颈椎病的患病率不断上升，且发病年龄有年轻化的趋势。

一、分型

根据受累组织和结构的不同，颈椎病分为颈型（又称软组织型）、神经根型、脊髓型、交感型、椎动脉型、其他型（目前主要指食管压迫型）。如果两种以上类型同时存在，称为混合型。

1. 颈型颈椎病　是在颈部肌肉、韧带、关节囊的急性或慢性损伤，椎间盘退化变性，椎体不稳，小关节错位等基础上，机体受风寒侵袭、感冒、疲劳、睡眠姿势不当或枕高不适宜，使颈椎过伸或过屈，颈项部某些肌肉、韧带、神经受到牵张或压迫所致。多在夜间或晨起时发病，有自然缓解和反复发作的倾向。30～40 岁女性多见。

2. 神经根型颈椎病　是由于椎间盘退变、突出、节段性不稳定、骨质增生或骨赘形成等原因在椎管内或椎间孔处刺激和压迫颈神经根所致。在各型中发病率最高，占 60％～70％，是临床上最常见的类型。多为单侧、单根发病，但是也有双侧、多根发病者。多见于30～50 岁者，一般起病缓慢，但是也有急性发病者。男性多于女性。

3. 脊髓型颈椎病　发病率占颈椎病的 12％～20％，由于可造成肢体瘫痪，因而致残率高。通常起病缓慢，以 40～60 岁的中年人为多。合并发育性颈椎管狭窄时，患者的平均发病年龄比无椎管狭窄者小。多数患者无颈部外伤史。

4. 交感型颈椎病　由于椎间盘退变和节段性不稳定等因素，从而对颈椎周围的交感神经末梢造成刺激，产生交感神经功能紊乱。交感型颈椎病症状繁多，多数表现为交感神经兴奋症状，少数为交感神经抑制症状。由于椎动脉表面富含交感神经纤维，当交感神经功能紊乱时常常累及椎动脉，导致椎动脉的舒缩功能异常。因此交感型颈椎病在出现全身多个系统症状的同时，还常常伴有椎－基底动脉系统供血不足的表现。

5. 椎动脉型颈椎病　在正常人头向一侧歪曲或扭动时，其同侧的椎动脉受挤压，使椎动脉的血流减少，但是对侧的椎动脉可以代偿，从而保证椎－基底动脉血流不受太大的影响。当颈椎出现节段性不稳定和椎间隙狭窄时，可以造成椎动脉扭曲并受到挤压；椎体边缘以及钩椎关节等处的骨赘可以直接压迫椎动脉或刺激椎动脉周围的交感神经纤维，使椎动痉挛而出现椎动脉血流瞬间变化，导致椎-基底供血不足而出现症状，因此不伴有椎动脉系统以外的症状。

二、临床表现

1. 颈型颈椎病

（1）颈项强直、疼痛，可有整个肩背疼痛发僵，不能做点头、仰头及转头活动，呈斜颈姿势。需要转颈时，躯干必须同时转动，也可出现头晕的症状。

（2）少数患者可出现反射性肩臂手疼痛、胀麻，咳嗽或打喷嚏时症状不加重。

（3）临床检查：急性期颈椎活动绝对受限，颈椎各方向活动范围近于零度。颈椎旁肌、胸$_{1\sim7}$椎旁或斜方肌、胸锁乳突肌有压痛，冈上肌、冈下肌也可有压痛。如有继发性前斜角肌痉挛，可在胸锁乳突肌内侧，相当于颈$_{3\sim6}$横突水平，扪到痉挛的肌肉，稍用力压迫，即可出现肩、臂、手放射性疼痛。

2. 神经根型颈椎病

（1）颈痛和颈部发僵常是最早出现的症状。有些患者还有肩部及肩胛骨内侧缘疼痛。

（2）上肢放射性疼痛或麻木。这种疼痛和麻木沿着受累神经根的走行和支配区放射，具有特征性，因此称为根型疼痛。疼痛或麻木可以呈发作性，也可以呈持续性。有时症状的出现与缓解和患者颈部的位置和姿势有明显关系。颈部活动、咳嗽、喷嚏、用力及深呼吸等可以引起症状加重。

（3）患侧上肢感觉沉重、握力减退，有时出现持物坠落。可有血管运动神经的症状，如手部肿胀等。晚期可以出现肌肉萎缩。

（4）临床检查：颈部僵直、活动受限。患侧颈部肌肉紧张，棘突、棘突旁、肩胛骨内侧缘以及受累神经根所支配的肌肉有压痛。椎间孔部位出现压痛并伴上肢放射性疼痛或麻木或使原有症状加重具有定位意义。椎间孔挤压试验阳性，臂丛神经牵拉试验阳性。仔细、全面的神经系统检查有助于定位诊断。

3. 脊髓型颈椎病

（1）多数患者首先出现一侧或双侧下肢麻木、沉重感，随后逐渐出现行走困难，下肢各组肌肉发紧、抬步慢，不能快走。继而出现上下楼梯时需要借助上肢扶着扶梯才能登上台阶。严重者步态不稳、行走困难。患者双脚有踩棉感。有些患者起病隐匿，往往是在想追赶即将驶离的公共汽车，却突然发现双腿不能快走。

（2）出现一侧或双侧上肢麻木、疼痛，双手无力、不灵活，写字、系扣、持筷等精细动作难以完成，持物易落。严重者甚至不能自己进食。

（3）躯干部出现感觉异常，患者常感觉在胸部、腹部或双下肢有如皮带样的捆绑感，称为束带感。同时下肢可有灼热感或冰凉感。

（4）部分患者出现膀胱和直肠功能障碍：如排尿无力、尿频、尿急、尿不尽、尿失禁或尿潴留等排尿障碍，大便秘结。性功能减退。

病情进一步发展，患者须拄拐或借助他人搀扶才能行走，直至出现双下肢呈痉挛性瘫痪，卧床不起，生活不能自理。

（5）临床检查：颈部多无体征。上肢或躯干部出现节段性分布的浅感觉障碍区，深感觉多正常，肌力下降，双手握力下降。四肢肌张力增高，可有折刀感；腱反射活跃或亢进；

包括肱二头肌、肱三头肌、桡骨膜、膝腱、跟腱反射；髌阵挛和踝阵挛阳性。病理反射阳性；如上肢 Hoffmann 征、Rossolimo 征、下肢 Barbinski 征、Chacdack 征。浅反射如腹壁反射、提睾反射减弱或消失。如果上肢腱反射减弱或消失，提示病损在该神经节段水平。

4. 交感型颈椎病

（1）头部症状：如头晕或眩晕、头痛或偏头痛、头沉、枕部痛，睡眠欠佳、记忆力减退、注意力不易集中等。偶有因头晕而跌倒者。

（2）眼耳鼻喉部症状：眼胀、干涩或多泪、视力变化、视物不清等；耳鸣、耳堵、听力下降；鼻塞、过敏性鼻炎，咽部异物感、口干、声带疲劳等；味觉改变等。

（3）胃肠道症状：恶心甚至呕吐、腹胀、腹泻、消化不良、嗳气以及咽部异物感等。

（4）心血管症状：心悸、胸闷、心率变化、心律失常、血压变化等。

（5）面部或某一肢体多汗、无汗、畏寒或发热，有时感觉疼痛、麻木但又不按神经节段或走行分布。

以上症状往往与颈部活动有明显关系，坐位或站立时加重，卧位时减轻或消失。颈部活动多、长时间低头、在计算机前工作时间过长或劳累时明显，休息后好转。

（6）临床检查：颈部活动多正常、颈椎棘突间或椎旁小关节周围的软组织压痛。有时还可伴有心率、心律、血压等的变化。

5. 椎动脉型颈椎病

（1）发作性眩晕，复视伴有眼震。有时伴随恶心、呕吐、耳鸣或听力减退。这些症状与颈部位置改变有关。

（2）下肢突然无力猝倒，但是意识清醒，多在头颈处于某一位置时发生。

（3）偶有肢体麻木、感觉异常。可出现一过性瘫痪，发作性昏迷。

三、诊断标准

1. 颈型　具有典型的落枕史及上述颈项部症状体征；影像学检查可正常或仅有生理曲度改变或轻度椎间隙狭窄，少有骨赘形成。

2. 神经根型　具有根性分布的症状（麻木、疼痛）和体征；椎间孔挤压试验和（或）臂丛牵拉试验阳性；影像学所见与临床表现基本相符合；排除颈椎外病变（胸廓出口综合征、网球肘、腕管综合征、肘管综合征、肩周炎、肱二头肌长头腱鞘炎等）所致的疼痛。

3. 脊髓型　出现颈脊髓损害的临床表现；影像学显示颈椎退行性改变、颈椎管狭窄，并证实存在与临床表现相符合的颈脊髓压迫；除外进行性肌萎缩性脊髓侧索硬化症、脊髓肿瘤、脊髓损伤、继发性粘连性蛛网膜炎、多发性末梢神经炎等。

4. 交感型　诊断较难，目前尚缺乏客观的诊断指标。可现交感神经功能紊乱的临床表现，影像学显示颈椎节段性不稳定。对部分症状不典型的患者，如果行星状神经节结封闭或颈椎高位硬膜外封闭后，症状有所减轻，则有助于诊断。除外其他原因所致的眩晕：

（1）耳源性眩晕：由于内耳出现前庭功能障碍，导致眩晕。如梅尼埃综合征、耳内听动脉栓塞。

（2）眼源性眩晕：屈光不正、青光眼等眼科疾病。

（3）脑源性眩晕：因动脉粥样硬化造成椎-基底动脉供血不足、腔隙性脑梗死；脑部肿瘤；脑外伤后遗症等。

（4）血管源性眩晕：椎动脉的 V_1 和 V_3 段狭窄导致椎 - 基底动脉供血不足；高血压病、冠心病、嗜铬细胞瘤等。

（5）其他原因：糖尿病、神经官能症、过度劳累、长期睡眠不足等。

5. 椎动脉型　曾有猝倒发作、并伴有颈性眩晕；旋颈试验阳性；影像学显示节段性不稳定或钩椎关节增生；除外其他原因导致的眩晕；颈部运动试验阳性。

四、辅助检查

X 线检查是颈椎损伤及某些疾病诊断的重要手段，也是颈部最基本最常用的检查技术，即使在影像学技术高度发展的条件下，也是不可忽视的一种重要检查方法。

X 线平片对于判断损伤的疾病严重程度、治疗方法选择、治疗评价等提供影像学基础。常拍摄全颈椎正侧位片、颈椎伸屈动态侧位片、斜位片，必要时拍摄颈$_{1~2}$开口位片和断层片。正位片可见钩椎关节变尖或横向增生、椎间隙狭窄；侧位片见颈椎顺列不佳、反曲、椎间隙狭窄、椎体前后缘骨赘形成、椎体上下缘（运动终板）骨质硬化、发育性颈椎管狭窄等；过屈、过伸侧位可有节段性不稳定；左、右斜位片可见椎间孔缩小、变形。有时还可见到在椎体后缘有高密度的条状阴影——颈椎后纵韧带骨化。

在颈椎侧位 X 线片上，$C_3 \sim C_6$ 任何一个椎节，椎管的中矢状径与椎体的中矢状径的比值如果 $\leqslant 0.75$，即诊断为发育性颈椎管狭窄。节段性不稳定在交感型颈椎病的诊断上有重要意义，即在颈椎过屈过伸侧位片上，于椎体后缘连线延长线与滑移椎体下缘相交一点至同一椎体后缘之距离之和 $\geqslant 2mm$；椎体间成角 $> 11°$。CT 可以显示出椎管的形状及后纵韧带骨化的范围和对椎管的侵占程度；脊髓造影配合 CT 检查可显示硬膜囊、脊髓和神经根受压的情况。

颈部 MRI 检查则可以清晰地显示椎管内、脊髓内部的改变及脊髓受压部位及形态改变，对于颈椎损伤、颈椎病及肿瘤的诊断具有重要价值。当颈椎间盘退变后，其信号强度亦随之降低，无论在矢状面或横断面，都能准确诊断椎间盘突出。磁共振成像在颈椎疾病诊断中，不仅能显示颈椎骨折与椎间盘突出向后压迫硬脊膜囊的范围和程度，而且可反映脊髓损伤后的病理变化。脊髓内出血或实质性损害一般在 T_2 加权图像上表现为暗淡和灰暗影像。而脊髓水肿常以密度均匀的条索状或梭形信号出现。

经颅彩色多普勒（TCD）、DSA、MRA 可探查基底动脉血流、椎动脉颅内血流，推测椎动脉缺血情况，是检查椎动脉供血不足的有效手段，也是临床诊断颈椎病，尤其是椎动脉型颈椎病的常用检查手段。椎动脉造影和椎动脉 B 超对诊断有一定帮助。

五、治疗

颈椎病的治疗分为手术和非手术治疗。大部分颈椎病患者经非手术治疗效果较好，仅小部分患者经非手术治疗无效或病情严重而需要手术治疗。

（一）非手术治疗

目前报道 90%～95% 的颈椎病患者经过非手术治疗可获得痊愈或缓解。非手术治疗目前主要是采用中医、西医、中西医结合以及康复治疗等综合疗法。

1. 西药治疗　包括消炎镇痛、扩张血管、利尿脱水、营养神经等类药物。

（1）消炎镇痛：主要使用非甾体类消炎镇痛药，如吲哚美辛、布洛芬、塞来西布等，如疼痛较剧，可酌情加用可待因、曲马朵等阿片类药物。

（2）扩张血管：如银杏达莫注射液、丹参注射液等，可改善微循环，降低炎症因子水平。

（3）利尿脱水：使用脱水药如甘露醇、甘油果糖、七叶皂苷钠等配合适量的激素制剂如地塞米松、甲泼尼龙等，以减轻急性嵌压的神经水肿，促进局部的血液循环，终止疼痛的恶性循环。

（4）营养神经：可使用维生素 B_1、甲钴胺、神经妥乐平等药物，尤其适用于不仅有颈肩部疼痛，还伴有麻木、发凉症状者。

2. 中医辨证治疗

中医药辨证治疗：应以分型辨证用药为基本方法。

（1）颈型颈椎病：宜疏风解表、散寒通络，常用桂枝加葛根汤（桂枝、芍药、甘草、生姜、大枣、葛根）或葛根汤（葛根、麻黄、桂枝、芍药、生姜、大枣、甘草），伴有咽喉炎症者加大玄参、板蓝根、金银花等。

（2）神经根型颈椎病

1）以痛为主，偏瘀阻寒凝，宜祛瘀通络，常用身痛逐瘀汤（当归、川芎、没药、桃仁、羌活、红花、五灵脂、秦艽、香附、牛膝、地龙、炙甘草）；如为偏湿热，宜清热利湿，用当归拈痛汤（当归、党参、苦参、苍术、白术、升麻、防己、羌活、葛根、知母、猪苓、茵陈、黄芩、泽泻、甘草、大枣），如伴有麻木，在上述方中加止痉散（蜈蚣、全蝎）。

2）以麻木为主，伴有肌肉萎缩，取益气化瘀通络法，常用补阳还五汤（黄芪、当归、川芎、芍药、桃仁、红花、地龙）加蜈蚣、全蝎等。

（3）椎动脉型颈椎病

1）头晕伴头痛者，偏瘀血宜祛瘀通络、化湿平肝，常用血府逐瘀汤（当归、川芎、赤芍、生地黄、桃仁、红花、牛膝、柴胡、枳壳、桔梗、甘草）；偏痰湿，宜用半夏白术天麻汤（半夏、白术、天麻、茯苓、陈皮、甘草、大枣）等。

2）头晕头胀如裹、胁痛、口苦、失眠者，属胆胃不和，痰热内扰，宜理气化痰、清胆和胃，常用温胆汤（半夏、茯苓、陈皮、竹茹、枳实、甘草）。

3）头晕神疲乏力、面少华色者，取益气和营化湿法，常用益气聪明汤（黄芪、党参、白芍、黄柏、升麻、葛根、蔓荆子、甘草）。

（4）脊髓型颈椎病：肌张力增高，胸腹有束带感者取祛瘀通腑法，用复元活血汤（大黄、柴胡、红花、桃仁、当归、天花粉、穿山甲、炙甘草）。如下肢无力、肌肉萎缩者，取补中益气，调养脾肾法，地黄饮子（附子、桂枝、肉苁蓉、山茱萸、熟地黄、巴戟天、石菖蒲、远志、石斛、茯苓、麦冬、五味子）合圣愈汤（黄芪、党参、当归、赤芍、川芎、熟地黄、柴胡）。

交感型颈椎病症状较多，宜根据病情辨证施治。

3. 中药外治疗法　由行气散瘀、温经散寒、舒筋活络或清热解毒等不同作用的中药制成不同的剂型，应用在颈椎病患者的有关部位。颈椎病中药外治的常用治法有敷贴药、喷药等。

4. 推拿和正骨手法　具有调整内脏功能、平衡阴阳、促进气血生成、活血祛瘀、促进组织代谢、解除肌肉紧张、理筋复位的作用。基本手法有摩法、揉法、点法、按法与扳法。

特别强调的是，推拿必须由专业医务人员进行。颈椎病手法治疗宜柔和，切忌施暴力。椎动脉型、脊髓型患者不宜施用后关节整复手法。难以除外椎管内肿瘤等病变者、椎管发育性狭窄者、有脊髓受压症状者、椎体及附件有骨性破坏者、后纵韧带骨化或颈椎畸形者、咽、喉和颈枕部有急性炎症者、有明显神经官能症者以及诊断不明的情况下，禁止使用任何推拿和正骨手法。

5. 针灸疗法　包括针法与灸法。针法就是用精制的金属针刺入人体的一定部位中，用适当的手法进行刺激，而灸法则是用艾条或艾炷点燃后熏烤穴位进行刺激，通过刺激来达到调整人体经络脏腑气血的功能，防治疾病的目的。

6. 物理疗法　物理因子治疗的主要作用是扩张血管、改善局部血液循环，解除肌肉和血管的痉挛，消除神经根、脊髓及其周围软组织的炎症、水肿，减轻粘连，调节自主神经功能，促进神经和肌肉功能恢复。常用治疗方法如下。

（1）直流电离子导入疗法：常用各种西药（冰醋酸、维生素 B_1、维生素 B_{12}、碘化钾、普鲁卡因等）或中药（乌头、威灵仙、红花等）置于颈背，按药物性能接阳极或阴极，与另一电极对置或斜对置，每次通电 20min，适用于各型颈椎病。

（2）低频调制的中频电疗法：一般用 2 000～8 000Hz 的中频电流为载频，用 1～500Hz 的不同波形（方波、正弦波、三角波等）的低频电流为调制波，以不同的方式进行调制并编成不同的处方。使用时按不同病情选择处方，电极放置方法同直流电，每次治疗一般20～30min，适用于各型颈椎病。

（3）超短波疗法：用波长 7m 左右的超短波进行治疗。一般用中号电极板两块，分别置于颈后与患肢前臂伸侧，或颈后单极放置。急性期无热量，每日 1 次，每次 12～15min，慢性期用微热量，每次 15～20min。10～15 次为 1 个疗程。适用于神经根型（急性期）和脊髓型（脊髓水肿期）。

（4）超声波疗法：频率 800kHz 或 1 000kHz 的超声波治疗机，声头与颈部皮肤密切接触，沿椎间隙与椎旁移动，强度用 0.8～1W/cm^2，可用氢化可的松霜作接触剂，每日 1 次，每次 8min，15～20 次为 1 个疗程。用于治疗脊髓型颈椎病。

超声频率同上，声头沿颈两侧与两冈上窝移动，强度 0.8～1.5w/cm^2，每次 8～12min，余同上，用于治疗神经根型颈椎病。

（5）超声电导靶向透皮给药治疗：采用超声电导仪及超声电导凝胶贴片，透入药物选择 2% 利多卡因注射液。将贴片先固定在仪器的治疗发射头内，取配制好的利多卡因注射液 1ml 分别加入到两个耦合凝胶片上，再将贴片连同治疗发射头一起固定到患者颈前。治疗参数选择电导强度 6Hz，超声强度 4Hz，频率 3Hz，治疗时间 30min，每日 1 次，10d 为 1 个疗程。用于治疗椎动脉型和交感神经型颈椎病。

（6）高电位疗法：使用高电位治疗仪，患者坐在板状电极或治疗座椅上，脚踏绝缘垫，每次治疗 30～50min。可同时用滚动电极在颈后领区或患区滚动 5～8min，每日 1 次，每 12～15d 为 1 个疗程，可用于各型颈椎病，其中以交感神经型颈椎病效果为佳。

（7）光疗

1）紫外线疗法：颈后上平发际下至第二胸椎，红斑量（3～4 生物量），隔日 1 次，3 次为 1 个疗程，配合超短波治疗神经根型急性期。

2）红外线疗法：各种红外线仪器均可，颈后照射，每次 20～30min。用于软组织型颈椎病，或配合颈椎牵引治疗（颈牵前先做红外线治疗）。

（8）其他疗法：如磁疗、电兴奋疗法、音频电疗、干扰电疗、蜡疗、激光照射等治疗也是颈椎病物理治疗经常选用的方法，选择得当均能取得一定效果。

7. 牵引治疗　颈椎牵引是治疗颈椎病常用且有效的方法。颈椎牵引有助于解除颈部肌肉痉挛，使肌肉放松，缓解疼痛；松解软组织粘连，牵伸挛缩的关节囊和韧带；改善或恢复颈椎的正常生理弯曲；使椎间孔增大，解除神经根的刺激和压迫；拉大椎间隙，减轻椎间盘内压力。调整小关节的微细异常改变，使关节嵌顿的滑膜或关节突关节的错位得到复位。

颈椎牵引治疗时必须掌握牵引力的方向（角度）、重量和牵引时间三大要素，才能取得牵引的最佳治疗效果。

（1）牵引方式：常用枕颌布带牵引法，通常采用坐位牵引，但病情较重或不能坐位牵引时可用卧式牵引。可以采用连续牵引，也可用间歇牵引或两者相结合。

（2）牵引角度：一般按病变部位而定，如病变主要在上颈段，牵引角度宜采用 0°～10°，如病变主要在下颈段（颈$_{5～7}$），牵引角度应稍前倾，可在 15°～30°，同时注意结合患者舒适来调整角度。

（3）牵引重量：间歇牵引的重量可以其自身体重的 10%～20%确定，持续牵引则应适当减轻。一般初始重量较轻，如 6kg 开始，以后逐渐增加。

（4）牵引禁忌证：牵引后有明显不适或症状加重，经调整牵引参数后仍无改善者；脊髓受压明显、节段不稳严重者；年老椎骨关节退行性变严重、椎管明显狭窄、韧带及关节囊钙化骨化严重者。

8. 手法治疗　是颈椎病治疗的重要手段之一，是根据颈椎骨关节的解剖及生物力学的原理为治疗基础，针对其病理改变，对脊椎及脊椎小关节的推动、牵拉、旋转等手法的被动活动治疗，以调整脊椎的解剖及生物力学关系，同时对脊椎相关肌肉、软组织进行松解、理顺，达到改善关节功能、缓解痉挛、减轻疼痛的目的。

常用的方法有中式手法及西式手法。中式手法指中国传统的按摩推拿手法，一般包括骨关节复位手法及软组织按摩手法。西式手法在我国常用的有麦肯基（Mckenzie）方法、关节松动手法（Maitland 手法）、脊椎矫正术（chiropractic）等。

应特别强调的是，颈椎病的手法治疗必须由训练有素的专业医务人员进行。手法治疗宜根据个体情况适当控制力度，尽量柔和，切忌暴力。难以除外椎管内肿瘤等病变者、椎管发育性狭窄者、有脊髓受压症状者、椎体及附件有骨性破坏者、后纵韧带骨化或颈椎畸形者、咽喉和颈枕部有急性炎症者、有明显神经官能症者以及诊断不明的情况下，慎用或禁止使用任何推拿和正骨手法。

9. 运动治疗　颈椎的运动治疗是指采用合适的运动方式对颈部等相关部位以至于全身进行锻炼。运动治疗可增强颈肩背肌的肌力，使颈椎稳定，改善椎间各关节功能，增加颈椎活动范围，减少神经刺激，减轻肌肉痉挛，消除疼痛等不适，矫正颈椎排列异常或畸形，纠正不良姿势。长期坚持运动疗法可促进机体的适应代偿过程，从而达到巩固疗效、减少复发的目的。

颈椎运动疗法常用的方式有徒手操、棍操、哑铃操等，有条件也可用机械训练。类型通常包括颈椎柔韧性练习、颈肌肌力训练、颈椎矫正训练等。此外，还有全身性的运动如跑步、游泳、球类等也是颈椎疾病常用的治疗性运动方式。可以指导颈椎病患者采用"颈肩疾病运动处方"。

运动疗法适用于各型颈椎病症状缓解期及术后恢复期的患者。具体的方式方法因不同类型颈椎病及不同个体体质而异，应在专科医师指导下进行。

10. 矫形支具应用　颈椎的矫形支具主要用于固定和保护颈椎，矫正颈椎的异常力学关系，减轻颈部疼痛，防止颈椎过伸、过屈、过度转动，避免造成脊髓、神经的进一步受损，减轻脊髓水肿，减轻椎间关节创伤性反应，有助于组织的修复和症状的缓解，配合其他治疗方法同时进行，可巩固疗效，防止复发。

最常用的有颈围、颈托，可应用于各型颈椎病急性期或症状严重的患者。颈托也多用于颈椎骨折、脱位，经早期治疗仍有椎间不稳定或半脱位的患者。乘坐高速汽车等交通工具时，无论有无颈椎病，戴颈围保护都很有必要。但应避免不合理长期使用，以免导致颈肌无力及颈椎活动度不良。

（二）手术治疗

手术治疗主要是解除由于椎间盘突出、骨赘形成或韧带钙化所致的对脊髓或血管的严重压迫，以及重建颈椎的稳定性。脊髓型颈椎病一旦确诊，经非手术治疗无效且病情日益加重者应当积极手术治疗；神经根型颈椎病症状重、影响患者生活和工作、或出现了肌肉运动障碍者应选择手术治疗；非手术治疗无效或疗效不巩固、反复发作的其他各型颈椎病，应考虑行手术治疗。手术可分为微创手术和开放手术。

1. 微创手术　微创手术包括胶原酶溶盘、臭氧溶盘、经皮椎间盘激光减压、射频热凝等方法，具有疗效确切、创伤小、术后恢复快、并发症少等优点，可根据情况选用其中一种或联合选用多种方法治疗。

（1）胶原酶溶盘：在成年人椎间盘内，胶原纤维含量占髓核干重的 20% ~ 25% ，占纤维环干重的 50% ~ 70% 。退变和突出的间盘由于组织脱水，胶原含量比例更高，因此突出物的主要成分为胶原纤维，正是胶原酶的作用底物。人体内的胶原分子为三联螺旋稳定结构，不能被一般的蛋白酶降解，但胶原酶可在生理环境下作用于胶原分子，使其在距氨基端 3/4 处发生断裂，降解为 1/4 和 3/4 两个片段。断裂后的胶原分子可发生变性反应，丧失其稳定的螺旋结构，而易被组织中的蛋白酶水解为氨基酸，然后被吸收。研究表明，发生退变的胶原组织易被胶原酶所降解，而正常的胶原纤维则不受影响。

依据药物注射部位的不同可将胶原酶溶盘术分为盘内和盘外两种。

1）盘内胶原酶溶盘：可采用颈椎前外侧血管鞘与内脏鞘间隙入路穿刺至间盘内（图27 - 1）。在患者健侧胸锁乳突肌与气管之间触摸到颈动脉搏动后，将其推向外侧，手指经过血管鞘与内脏鞘之间，向深部触探，如果触到坚硬平坦骨质可能为椎体，稍有弹性并隆起的为椎间盘纤维环。手指探及纤维环或骨面后保持不动，另一只手持穿刺针沿固定手指指甲前直接穿刺进入椎间盘或触及椎体骨质后小心上下探索到椎间盘后刺入。穿刺成功后注入适量胶原酶。

2）盘外胶原酶溶盘：将胶原酶注射到突出间盘水平的硬膜外腔，从外向内溶解突出物，达到解除神经根压迫的效果。可采取置管法或直接注射法。穿刺进路常采用小关节内缘进路（图 27 - 2），依据 X 线片、CT 或 MR 测定小关节内缘间距并标定进针点。选择病变间隙的下 1 ~ 2 个间隙为穿刺间隙，构成该穿刺间隙的下位棘突为穿刺水平。旁开距离为测得的该小关节内缘间距除以 2 ，再减去 2mm 。如：$C_{5~6}$间盘左后突出穿刺间隙选 $C_{6~7}$ 或 $C_7 ~ T_1$

间隙。测量 $C_{6~7}$ 小关节内缘间距为 24mm，则进针点在 C_7 棘突向左旁开 10mm（24 ÷ 2 − 2）处。穿刺置管方法：用硬膜外穿刺针，经进针点垂直皮面进针，直到椎板，稍退针 2mm，改朝头端 45° ~ 60° 进针，使穿刺针勺状面背侧紧贴椎板缘滑入小关节内缘，遇到韧性阻力为黄韧带，一旦阻力消失，有落空感，为突破黄韧带进入侧隐窝。回抽无血无液，推注液体或空气无阻力，则可向头端置入硬膜外导管，稳妥固定。穿刺到位后可注入造影剂以确定针尖或导管位置是否准确。穿刺成功后进行严格的局麻药试验以确定硬脊膜完整性：注入含氟美松的 0.8% 利多卡因 2ml，观察 20min，颈项部及患侧上肢疼痛消失，并有温热、麻木感，测阻滞神经根分布区域痛觉及触觉减退，肌力稍减弱，但不影响指间关节及腕关节的运动，说明注入的液体分布于病变神经根处而没有进入蛛网膜下腔或硬膜下腔。难以确定硬脊膜完整性时，要果断放弃溶盘。根据突出间盘数目及突出程度，确定胶原酶的剂量，合理配制胶原酶溶液的容量，注射时适当控制速度。

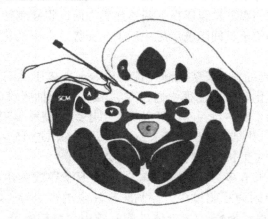

图 27 − 1　穿刺针经颈椎前外侧血管鞘与内脏鞘间隙穿刺至间盘内

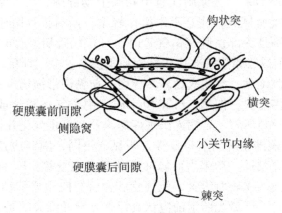

图 27 − 2　颈段硬膜外腔侧隐窝

　　国内近年来盘内溶盘应用逐渐减少，而盘外溶盘应用日渐增多，多是出于提高安全性和避免发生术后疼痛的考虑。如果病人压迫症状严重，盘内注射可诱发明显的疼痛反应，甚至有加重压迫性损伤的可能，则禁忌行盘内溶盘。除此以外，全面分析患者的症状、体征及影像学表现，结合术者的临床经验，慎重采用盘内、盘外溶盘相结合的方法，可进一步提高溶盘治疗的效果。

（2）臭氧溶盘：可采用颈椎前外侧血管鞘与内脏鞘间隙入路穿刺至间盘内，然后注入适量臭氧，一般采用浓度为 $40 \sim 70 \mu g/ml$ 的臭氧 $1 \sim 2ml$。

（3）经皮椎间盘激光减压：经皮激光间盘减压术（PLDD）是利用激光的高能量局部生物效应，即燃烧、汽化、变性和凝固的作用将突出的椎间盘髓核"切除掉"。从而达到减低病变椎间盘的内部压力，回缩突出的颈、腰椎间盘，解除其对脊髓和（或）神经的压迫，恢复其正常生理功能的作用，消除病人由于椎间盘突出而引起的腰腿疼痛、麻木及感觉和（或）运动功能障碍的临床症状。

1）X 线引导下穿刺：操作者立于患者健侧，在患者健侧胸锁乳突肌与气管之间触摸到颈动脉搏动后，将其推向外侧，手指经过血管鞘与内脏鞘之间，向深部触探，如果触到坚硬平坦骨质可能为椎体，稍有弹性并隆起的为椎间盘纤维环。手指探及纤维环或骨面后保持不动，另一手持激光穿刺导针沿固定手指指甲前直接穿刺进入椎间盘或触及椎体骨质后小心上下探索到椎间盘后刺入椎间盘。X 线透视下调整穿刺方向，将穿刺针向后、向患侧推进直至满意位置：侧位显示针尖位于椎间隙前后之中后 $1/3$ 交界、上下的正中，前后位显示针尖位于正中或略偏患侧。

2）激光汽化：置入光纤，光纤尖端超过针尖 0.2cm 裸露于椎间盘髓核中，确认激光功率正确，然后进行激光汽化。手术过程中通过 Y 形接头负压抽吸椎间盘内气体，并观察患者的一般情况、神经功能、发声、吞咽、呼吸等。由于颈椎髓核容积仅 $0.2 \sim 0.3cm^3$，一般汽化能量为 200 ~ 400J。汽化结束拔出光纤和穿刺针，局部压迫 15 ~ 20min 以防出血，通过甲状腺的穿刺，压迫时间应更长些，防止甲状腺出血。

3）并发症：a. 脊髓压迫多为术中髓核气体排出不畅导致突出的髓核突出加重所致。b. 脊髓神经灼伤产生的原因为穿刺过深。穿刺时应注意透视引导。$C_{3 \sim 4}$ 穿刺注意喉上神经损伤，$C_{6 \sim 7}$ 穿刺注意喉返神经损伤，C_6 椎体外侧有颈中交感神经节，注意穿刺损伤。c. 颈部血肿多为甲状腺出血所致。$C_{3 \sim 4}$ 穿刺注意甲状腺上动静脉，$C_{6 \sim 7}$ 穿刺注意甲状腺下动静脉。术前要仔细检查出凝血试验，注意手术操作轻柔，术后拔针时应该有效地压迫颈部止血。如出现颈部出血特别是深部血肿压迫气管时，可行气管切开。d. 椎间盘感染少见。预防的方法同 PLDD。e. 前纵韧带损伤多由于椎间隙稍狭窄、穿刺针粗、患者体位不对或穿刺针方向不对所致。因穿刺困难，穿刺次数较多，引起前纵韧带损伤也是常见原因，术后患者颈肩部沉重酸痛，一般多能自行恢复。f. 术中疼痛多由于气体积聚或长时间烧灼、椎间盘局部温度过高不能及时散热所致，若病人出现疼痛应及时停止汽化并排气，症状则能缓解。

注意事项：a. 由于颈椎在解剖上与腰椎有明显的不同，因此应选择合适的治疗器械和治疗参数。如小而短的穿刺针，功率小而脉冲短的激光能量等。b. 穿刺进针时，用手指在胸锁乳突肌和气管之间向椎体表面压紧，使气管和食管、向中线移动，颈动脉向外侧移动，避免导针刺伤血管、食管。c. 激光照射前应认真检查光导纤维尖端是否超出穿刺针尖端 3 ~ 5mm 以上，否则激光可导致金属穿刺针发热而灼伤周围组织。d. 术中应根据椎间盘突出部位及针尖位置，及时调整针尖方向、位置，避免折断光纤尖端。

（4）椎间盘突出靶点射频热凝：射频技术具有精确定位神经距离和控制热凝温度的优势，并且射频穿刺套针直径小，因而射频针能够穿刺到突出物内加温，使突出物回缩，缓解对神经的压迫与刺激，同时不影响椎间盘内髓核的正常生理作用。

1）X 线引导下穿刺：操作者立于患者健侧，在患者健侧胸锁乳突肌与气管之间触摸到颈动脉搏动后，将其推向外侧，手指经过血管鞘与内脏鞘之间，向深部触探，如果触到坚硬平坦骨质可能为椎体，稍有弹性并隆起的为椎间盘纤维环。手指探及纤维环或骨面后保持不动，另一手持射频针沿固定手指指甲前直接穿刺进入椎间盘或触及椎体骨质后小心上下探索到椎间盘后刺入椎间盘。针头一旦进入椎间盘约5mm就会有被吸住的感觉并固定。X线透视下调整穿刺方向，将穿刺针向后、向患侧推进直至位置满意：侧位显示针尖位于椎间隙后缘，前后位显示针尖位于棘突与患侧钩椎关节之间。

2）电刺激：a. 启动2Hz、1V的运动刺激，观察患者应无手臂与颈肌搐动。根据术前椎间盘突出物情况，再增加电压至2V。无肌肉搐动时，可小心推进针尖，每次1~2mm，直至出现肌肉搐动。如有肌肉搐动则减少电压至1V，搐动消失为位置正确。如果仍有搐动，将针后拔1~2mm直至搐动消失。b. 启动50Hz、1V的感觉刺激，应无手臂与颈肌的异感或疼痛。如有异感或疼痛，应将针后拔1~2mm，直至异感或疼痛消失。

3）射频热凝：a. 针尖位置确定后，在小心观察下启动射频加温功能，先从50℃、持续作用20s开始，一旦有肌肉搐动或异感则停止加温或拔出电偶电极。b. 无异感时，小心升高温度为60℃、70℃、75℃、80℃，加温时间分别为30s。直至原有患病肢体皮肤有温热感时，维持120s。c. 加温时，操作者务必守在患者身旁，密切观察并询问患者感觉，准备随时拔出电偶电极终止加温。当患病的区域有温热感为正常反应，一旦有痛觉、麻觉或非患病区域的异感均应立即停止加温或拔出电偶电极，待异感消失后降低一个等级的温度重新开启加热功能。或将射频针拔出1~2mm，异感消失后重新启动加温功能。

4）注意事项：a. 患者应清醒、合作，能和医生清晰准确地交流其感受，才能进行颈椎间盘靶点射频。b. 穿刺时操作者认真从血管鞘和内脏鞘之间进针。c. 颈椎间盘缺乏血管，一旦感染药物难以渗入，所以穿刺时须严格遵守无菌操作原则。d. 穿刺针进入皮肤或椎间盘后，医生要密切关注患者的感觉和表现情况。因为颈椎间盘体积较小，患者咳嗽或吞咽动作均可使已进入椎间盘内的针尖脱出盘外划伤甲状腺或颈前面的大血管。e. 针尖进入椎间盘后，要反复进行正侧位X线透视来判断针尖位置，缓慢分次推进，或调整针尖在椎间隙内的位置。粗暴或大幅度进针者容易向后损伤脊髓或向对侧伤及椎动脉或脊神经。

（5）椎间盘等离子射频减压（coblation）：是利用低温射频电流汽化皱缩髓核达到间盘减压效果，同时以热凝作用使间盘变性固缩解除压迫的一种治疗方法。因而等离子热凝包括低温汽化和热凝固缩两个过程。鉴于其两方面的治疗作用，国外学者也将等离子热凝术称之为射频热凝髓核成形术（nucleoplasty）。其理论基础是：容积的很小改变可产生压力的很大变化。它运用40℃低温射频能量在髓核内汽化切开多个隧道，配合70℃热凝，使胶原纤维汽化、收缩和固化，移除部分髓核组织（约1cm^3），使突出的椎间盘压力降低，缓解对神经根的压迫，减轻疼痛和麻木等症状。

1）穿刺：于定位椎间隙把颈动脉推向一侧，触及颈椎体前缘，在C型臂引导下于颈动脉鞘与内脏鞘之间与皮肤成35°~45°缓慢置入穿刺针。当穿刺针通过纤维环时，术者有较硬的沙砾感；随之，当穿刺针进入髓核后，阻力感减小，操作者会有针被固定在韧带组织的感觉。X线监视下调整穿刺针方向及深度，直至位置满意后，拔出针芯，插入特制成末端弯曲的颈椎专用等离子刀头，使刀头刚好露出穿刺针针尖。X线前后位见射频刀头位于椎间隙正中或略偏患侧，X线侧位见射频刀头在椎间隙上下的正中、前后的前3/4后1/4交界处。

2）消融和热凝：应用Athro Care System 2000型治疗仪，能量设为2挡，踩压热凝脚踏

0.5s。如刺激症状出现，重新调整刀头位置。证实位置正确后，踩压热凝脚踏，持续 5 ~ 10s，同时缓慢旋转180°。操作完成后旋出电极，拔出穿刺针，以小敷贴覆盖穿刺点。穿刺点冰敷 20min，术后卧床休息。

3）注意事项：a. 穿刺正确位置，正侧位透视穿刺针尖不能超过对侧小关节连线和后缘 1/4。b. 若穿刺针触及神经根产生放射痛时，应略退针并稍微调整进针方向再缓慢进针。c. 插入刀头后，应将穿刺针后退 2mm，使穿刺针头位于中层或外层纤维环内，防止工作时刀头接触穿刺针头。d. 热凝操作过程中若患者突然感觉剧烈的疼痛，应立即停止操作，重新透视定位，适当调整刀头至正确位置后方可继续治疗。e. 颈部血管神经较多，应熟悉解剖位置，避免反复穿刺，以免损伤气管、食管、喉返神经等，引起哮喘、喉鸣，甚至呼吸困难、窒息等危险。f. $C_{2/3}$椎间盘前方毗邻体积较大的咽腔，且其前外侧结构复杂，在颈动脉鞘与咽腔之间有横行走向的舌动脉、面动脉及舌骨大角。$C_7 \sim T_1$ 椎间盘水平左侧有胸导管横过，所以以右侧入路为宜。g. 术后颈领固定 2 周，以防颈部过度活动影响治疗效果。

2. 开放手术　开放手术术式分为颈前路和颈后路。

（1）颈前路手术：经颈前入路切除病变的椎间盘和后骨刺并行椎体间植骨。其优点是脊髓获得直接减压、植骨块融合后颈椎获得永久性稳定。在植骨同时采用钛质钢板内固定，可以提高植骨融合率、维持颈椎生理曲度。前路椎间盘切除椎体间植骨融合手术适应证：1 ~ 2 个节段的椎间盘突出或骨赘所致神经根或脊髓腹侧受压者；节段性不稳定者。植骨材料可以采用自体髂骨，同种异体骨，人工骨如羟基磷灰石、磷酸钙、硫酸钙、珊瑚陶瓷等。椎间融合器（Cage）具有维持椎体间高度、增强局部稳定性、提高融合率等作用，同时由于其低切迹的优点，可以明显减少术后咽部异物感和吞咽困难，专用的髂骨取骨装置可以做到微创取骨。对于孤立型 OPLL；局限性椎管狭窄等可以采用椎体次全切除术、椎体间大块植骨、钛板内固定的方法。如果采用钛笼内填自体骨（切除的椎体）、钛板内固定则可以避免取骨。对于椎间关节退变较轻、椎间隙未出现明显狭窄的患者可以在切除病变的椎间盘后进行人工椎间盘置换术。

（2）颈后路手术：经颈后入路将颈椎管扩大，使脊髓获得减压。常用的术式是单开门和双开门椎管扩大成形术。手术适应证：脊髓型颈椎病伴发育性或多节段退变性椎管狭窄者；多节段 OPLL；颈椎黄韧带肥厚或骨化所致脊髓腹背受压者。有节段性不稳定者可以同时行侧块钛板螺钉或经椎弓根螺钉内固定、植骨融合术。

（吴　霆）

第三节　腰椎间盘突出症

腰椎间盘突出症是因椎间盘变性，纤维环破裂，髓核突出刺激或压迫神经根、马尾神经所表现的一种综合征，是腰腿痛最常见的原因之一。腰椎间盘突出症中以腰$_{4 \sim 5}$、腰$_5 \sim$ 骶$_1$间隙发病率最高。

一、临床表现

1. 症状

（1）腰痛和坐骨神经痛：腰及一侧下肢放射痛是该病的主要症状。腰痛常发生于腿痛之前，也可二者同时发生；大多有外伤史，也可无明确诱因。典型坐骨神经痛是从下腰痛向臀部、大腿后侧、小腿外侧直到足部的放射痛。使脑脊液压力增高的动作，如咳嗽、喷嚏和排便等，都可加重腰痛和放射痛。

（2）下腹部或大腿前侧痛：高位腰椎间盘突出（腰$_{1~2}$、腰$_{2~3}$、腰$_{3~4}$）可引起受累神经根支配区的下腹部、腹股沟区或大腿前内侧疼痛。

（3）麻木：当椎间盘突出刺激了本体感觉和触觉纤维，引起肢体麻木而不出现下肢疼痛，麻木感觉区按受累神经区域皮节分部。

（4）间歇性跛行：行走一段路程后腰及下肢出现疼痛、麻木、酸胀无力加重，取蹲位或坐位休息后疼痛缓解，再行走症状又复出现，跛行距离和跛行时间常能反映疾病的严重程度。

（5）马尾神经受压：见于中央型腰椎间盘突出症，向正后方突出的髓核或脱垂、游离椎间盘组织可压迫马尾神经，出现大、小便障碍，鞍区感觉异常，甚至性功能障碍。

2. 腰部及脊柱体征

（1）脊柱活动受限：几乎全部患者都有不同程度的腰部活动受限，其中以前屈受限最明显。

（2）脊柱外形：腰椎生理性前凸减少、消失，甚至后凸，部分患者脊柱侧弯，侧弯是使神经远离突出物，使压迫缓解，减轻疼痛的保护性措施，具有辅助诊断价值。

（3）压痛点：棘旁可有压痛并向下肢放射，压痛明显处在患侧相应棘旁。

3. 神经根体征

（1）直腿抬高试验及加强试验：患者仰卧，伸膝，被动抬高患肢。抬高在60°以内出现坐骨神经痛，称为直腿抬高试验阳性。在直腿抬高试验阳性时，缓慢降低患肢高度，待放射痛消失，这时再被动背屈患肢距小腿（踝）关节以牵拉坐骨神经，如又出现放射痛称为加强试验阳性。

（2）屈颈试验（Lindner征）：患者仰卧，双下肢伸直平放，慢慢抬头屈颈，此时出现下肢放射性痛即为阳性。

（3）感觉障碍：被挤压的神经根支配区有感觉（包括痛觉、触觉及温度觉）障碍。主要侵及下位两条腰神经及骶，神经根，确定感觉改变区，有利于定位。

（4）运动障碍：受侵神经根所支配的肌肉功能常减低。腰$_{4~5}$椎间盘突出压迫腰$_5$神经根，使所支配的趾背伸力减弱。骶$_1$神经根受损时，趾及足跖屈力减弱。

（5）反射改变：膝反射在腰$_3$、腰$_4$椎间盘突出症时可降低，在腰$_4$、腰$_5$椎间盘突出时可无改变，但也可出现亢进或减退。腰$_5$骶$_1$突出时跟腱反射减退或消失者可达85%。

二、诊断

典型腰椎间盘突出症患者，根据病史、症状、体征以及影像学检查可作出初步诊断。如仅有影像学表现而无临床表现，不应诊断本病。在腰椎间盘突出症的诊断过程中，应明确"六要素统一"的原则，即：突出间隙与受累神经的统一（例如L$_5$/S$_1$椎间盘的突出，可以压迫S$_1$神经，产生S$_1$神经分布区的疼痛等症状，如果患者有L$_4$神经受累的表现，虽然有L$_5$/S$_1$的间盘突出，但是也不应诊断L$_5$/S$_1$的间盘突出症）；突出的侧别与病变侧别的统一（一般来讲，典型的椎间盘突出症偏侧性突出会引起患者同侧别的症状，例如左侧突出会引起患者左侧的症状，右侧突出会引起患者右侧的症状）；突出程度与症状的统一（一般情况下，突出的程度越大，产生的压迫症状越明显，患者的症状也越重）。

1. X 线平片　单纯 X 线平片不能直接反映是、否存在椎间盘突出。但有一部分患者可以显示以下征象：①正侧位片可见脊柱侧弯；②腰椎侧位片对诊断价值较大，可见椎体边缘增生及椎间隙变窄，腰椎生理前凸变小或消失等。此外 X 线片可发现有无结核、肿瘤等骨病，有重要鉴别诊断意义。

2. CT 和 MRI　CT 可显示骨性椎管形态，黄韧带是否增厚以及椎间盘突出的大小、方向等。MRI 可以全面观察各腰椎间盘是否存在病变，也可在矢状面上了解髓核突出的程度和位置，并鉴别是否存在椎管内其他占位性病变。

三、治疗

腰椎间盘突出症的治疗包括非手术治疗、微创介入治疗以及手术治疗，本书仅介绍微创治疗。

1. 侧隐窝阻滞术　是将消炎镇痛液注射到侧隐窝治疗神经根炎或腰椎间盘突出症引起的腰腿痛的方法。侧隐窝是硬膜外隙的外侧部间隙，即靠近椎弓根或椎间孔的空间。其前方为椎体或椎间盘的后外侧缘，后方为椎间关节或椎板外缘，外侧界是椎间孔内口或椎弓根，内界是经过硬膜囊侧壁的矢状面。$L_{4\sim5}$ 及 $L_5\sim S_1$ 段因硬膜囊变细，侧隐窝空间变大。侧隐窝有穿出硬膜囊即将穿出椎间孔的神经根及根动、静脉（椎间孔上部水平），也有穿出硬膜囊下降的神经根（椎间孔下部及椎弓根水平），还有硬膜外静脉丛。椎间盘突出多占据侧隐窝，造成侧隐窝狭窄，神经根受卡压后出现淤血、水肿、渗出等炎症反应，也可发生在侧隐窝，所以侧隐窝是治疗腰椎间盘突出症和神经根炎的最佳部位。

单侧病变可采用单侧阻滞术，双侧病变可采用双侧阻滞术。侧隐窝阻滞术共有三种进路，可根据腰椎结构和病变情况进行选择应用。

（1）关节内缘进路：主要应用于下腰椎病变的患者。一般 $L_5\sim S_1$ 的小关节内缘间距较大，多选用该进路（图 27-3）。

患者取俯卧位，下腹部垫枕，使腰椎生理前凸变浅或稍后凸；双踝下垫薄枕。进针点（小关节内缘的体表投影）因人而异，最好在 C 臂引导下进行或借助患者腰椎 CT 和 X 线正侧位片的测量来确定。常规消毒铺单后，用 7 号 8~10cm 长细针从穿刺点快速进针，穿透皮肤后，稍向外倾斜 5°~10°进针，至 3.5~5cm 深度遇到骨质，即为关节突关节，注射 0.5% 利多卡因 3ml。退针后再垂直进针，可触到小关节内缘，针尖斜面紧贴关节内缘继续进针，遇到阻力即为黄韧带。边加压边进针，一旦阻力消失，针尖便进入侧隐窝。针尖进入侧隐窝后，轻轻回抽，无血、无液，快速注入 0.5% 利多卡因或生理盐水 5ml，患者可出现神经根刺激现象，进一步验证针尖位置的正确性。若为神经根炎患者，则注射消炎镇痛液 10~15ml。若行其他微创治疗，则按其他治疗程序继续进行。

（2）椎板外切迹进路（图 27-4）：多应用于上腰椎（小关节间距过小）病变的患者。

患者体位同小关节内缘进路，进针点也需在影像引导下确定。常规消毒铺单后，从穿刺点快速进针，达皮下后，向内倾斜 5°进针。遇骨质为椎板，注入 0.5% 利多卡因 3ml，稍退针后再垂直进针，找到椎板外切迹，再沿其外缘进针，遇到阻力和韧感为黄韧带，边加压边进针，一旦阻力消失，针尖即达侧隐窝。同小关节内缘进路注药。

（3）小关节间隙进路（图27－5）：应用于小关节间距呈矢状排列（腰椎 X 线正位片可见关节间隙；CT 片可见关节间隙走向朝向侧隐窝或椎间盘）的患者。

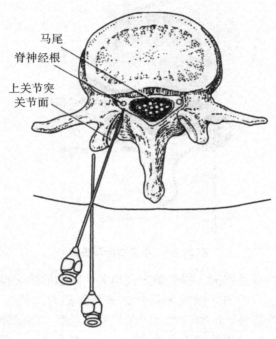

马尾
脊神经根
上关节突
关节面

图27－3 关节内缘进路

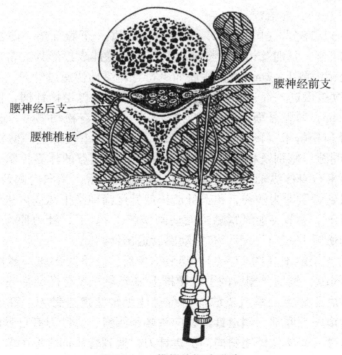

腰神经后支
腰椎椎板
腰神经前支

图27－4 椎板外切迹进路

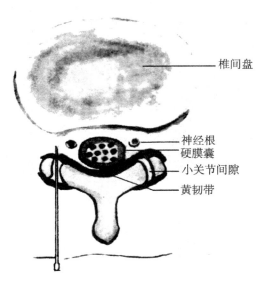

图 27 - 5　小关节间隙进路

患者体位与小关节内缘进路同，影像学定位小关节间隙的体表投影作为穿刺点。从穿刺点垂直皮面进针，穿透皮肤后向外倾斜5°进针，遇到骨质为上关节突，稍退针后向内倾斜5°进针，遇到骨质为下关节突，证明二者之间即为关节间隙。稍退针后垂直进针达原进针深度有韧感，即小关节囊，继续进针进入小关节间隙，再继续进针，遇到韧感为小关节囊前壁和黄韧带，边加压边进针，一旦阻力消失即进入侧隐窝。

2. 腰神经根粘连的针刀治疗

（1）椎间管内口松解术（图 27 - 6）：患者取俯卧位，下腹部垫一薄枕，根据腰椎X线及CT片标定病变间隙、侧别及相应的腰椎小关节内侧缘体表投影处。常规消毒后于小关节内侧缘体表投影处稍内侧 1 ~ 2mm 垂直皮肤而平行身体纵轴快速进针刀。穿透皮肤后，稍向外倾斜5° ~ 10°继续缓慢进入针刀，遇到骨质即为关节突，再稍抬针柄，使针刀紧贴上关节突前内缘滑进约 2mm，紧贴骨面，提插切割 1 ~ 2 下，手下有松动感时，退出针刀。

（2）椎间管外口松解术（图 27 - 7）：患者取俯卧位，下腹部垫一薄枕，根据腰椎X线及CT片标定病变间隙、侧别及相应的下位腰椎横突上缘顶点的体表投影处。常规消毒后于标定处垂直皮肤而平行身体纵轴快速进入针刀，穿透皮肤后，稍向内侧及足端倾斜5° ~ 10°继续缓慢进入，遇到骨质即为横突，稍退针后压低针尾沿横突上缘向内进针，遇骨质即为上关节突，刀刃平行于上关节突前缘紧贴骨面切割松解 1 ~ 2 下，针刀原位旋转90°平行椎上切迹紧贴骨面切割松解 1 ~ 2 下，手下有松动感后退出针刀。

（3）腰神经后支松解术（图 27 - 8）：患者取俯卧位，下腹部垫一薄枕，根据腰椎X线及CT片标定病变间隙、侧别及相应的下位腰椎上关节突外缘与横突基底部上缘的交点体表投影处。常规消毒后于标定处垂直皮肤而平行身体纵轴快速进针刀，穿透皮肤后，缓慢进针，遇到骨质即为横突基底部，稍退针刀，向头端稍倾斜，进针刀有自骨面滑下的感觉者为横突上缘，再稍退针刀，压低针尾斜向内侧进针刀，遇到骨质即为上关节突外缘。将针刀自横突上缘沿上关节突外缘上、下方向切割剥离 2 ~ 3 下，手下有松动感时退出。

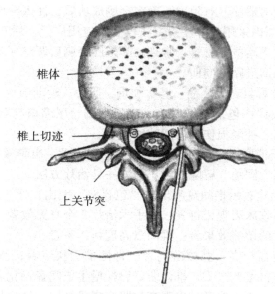

图 27-6　椎间管内口松解术

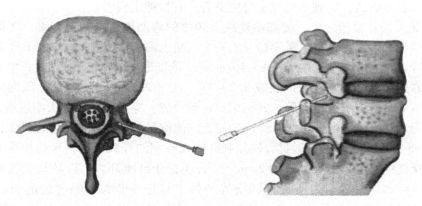

图 27-7　椎间管外口松解术　　　图 27-8　腰神经后支松解术

3. 化学溶盘术　是指应用药物（主要包括胶原酶和臭氧）溶解突出椎间盘的髓核或纤维环，解除椎间盘对神经根的压迫而治疗椎间盘突出症的方法。

（1）适应证：临床症状、体征与影像学表现相一致的腰椎间盘突出症者；经过其他非手术治疗 3 个月以上无效，突出较大，症状较重者；能充分理解溶盘术，求治心情迫切者。

（2）禁忌证：突出间盘钙化，伴有骨性椎管狭窄者；已出现运动障碍和马尾神经综合征者；脊椎滑脱者；突出物游离于椎管内者；合并感染或重要脏器功能不全者；有严重过敏史者；孕妇、精神疾病患者及 16 岁以下的青少年。

（3）手术方法：现在溶盘术的方法主要有盘内和盘外两种。盘内溶盘适用于纤维环膨出型或纤维环未破裂的突出型，主要使用胶原酶或臭氧；而盘外溶盘适用于纤维环破裂的突出型，主要使用胶原酶。

1）盘内溶盘：多采用安全三角入路，在病变椎间盘水平旁开 8cm 穿刺，沿横突上缘滑入，经椎间孔下 1/3 刺入椎间盘内，在 X 线透视下确定进针位置，穿刺针刺入椎间盘内有砂砾样感，阻力增大，注射器注气有阻力，确定穿刺成功后，注入胶原酶。

2）盘外溶盘：目前国内采用盘外注射方法较多且应用广泛。后正中进路：同常规硬膜外腔穿刺及置管。后正中进路侧方置管：常规硬膜外腔穿刺后调整穿刺针针尖方向，使之朝向患侧侧隐窝置管。侧隐窝进路：同前。

（4）术后处理：注意观察有无疼痛、麻木加重，肌力、运动的变化以及排便功能障碍。

（5）不良反应与并发症：包括过敏反应、疼痛加剧、尿潴留与肠麻痹、脊柱失稳性腰背痛、继发性腰椎管狭窄、神经损伤、椎间隙感染等。

4. 经皮椎间盘等离子消融术　是利用低温射频电流消融突出髓核以达到间盘减压效果，同时以热凝作用使间盘变性固缩、解除神经压迫的一种治疗方法。

（1）适应证：影像学检查示椎间盘膨出或"包容型"突出，纤维环和后纵韧带无破裂，髓核未脱出纤维环，且与临床表现相符者；非手术治疗2个月无效者；椎间盘造影阳性、局麻药注入椎间盘有较满意的镇痛效果者；椎间盘高度≥75%者。

（2）禁忌证：椎间盘脱出者；髓核游离者；骨性椎管狭窄者；侧隐窝狭窄者；中等和严重的椎管狭窄者；椎间盘退变严重，椎体明显唇样增生或间盘钙化者；脊柱不稳定者；椎间盘高度<75%者；症状迅速进展者；出现高位肌麻痹或马尾神经症状者；脊柱骨折或肿瘤者；出凝血功能障碍者；穿刺部位或全身感染者；有精神疾病者。

（3）实施方法：取俯卧位，腹部垫枕减少腰椎的弯曲度，患者下背部、腰骶部皮肤常规碘酒、酒精消毒，铺无菌巾。采用横突上安全三角入路，C型臂X线机透视下定位拟穿刺椎间隙，进针点定在椎间隙正中旁开8~10cm处（依据患者体格情况而定）；沿穿刺途径实施局部浸润麻醉。脊柱穿刺针与皮肤成35°~45°、与椎间隙平行沿横突上缘向内侧穿刺进针，在上关节突侧前方进入椎间隙，并调整至正确位置。穿刺深度以针尖刚刚透过纤维环内层进入髓核为宜。X线透视下正位像见针尖位于同侧椎弓根内侧缘，侧位像针尖位于椎间隙后部1/4~1/3处。拔出针芯，通过脊柱穿刺针插入特制的等离子刀头至髓核内并使刀头刚好露出脊柱穿刺针针尖。退穿刺针约2mm，使针尖位于纤维环内，以防止刀头对穿刺针的刺激。此时在穿刺针尾部与刀头操作柄交界处做一标记，即为消融过程的起始点（最近点）；再将刀头缓慢推进到达椎间盘对侧纤维环的内侧缘，此时将弹簧卡移至穿刺针尾部，此点即为消融过程的最远点。两标记之间即为有效消融深度。正侧位透视重新确定等离子刀头在脊柱穿刺针外、椎间盘髓核内，且位于椎间隙上下居中位置。将刀头退至最近点标记处即可进行消融和热凝操作，连接等离子刀头与等离子体手术系统主机。消融能量设置为2档（125Vrms），持续25~30s，热凝温度设定为70℃。踩压热凝脚踏半秒钟测试患者反应，确定无神经受累后行等离子消融。调整刀头操作手柄上的标志位于12点的位置，边踩压消融脚踏开关，边自前端标记处向里缓慢推进刀头，直至标记深度为止。然后踩压热凝开关，以5mm/s速度退回刀头至前端标记处为止。在椎间盘内来回拉动刀头一次，完成一个方向的消融固缩（即为一个消融周期）。同法分别在2、4、6、8、10点位置形成其他通道，即完成全部消融和热凝操作。术后卧床休息，3个月内应避免负重及进行剧烈运动。

（4）并发症及其防治

1）神经根损伤：治疗过程中患者有神经根刺激症状，如突感剧烈疼痛或放电样麻木，应立即停止消融治疗，改变刀头方向或调整套管深度，透视下再定位，检查位置正确后方可继续治疗。

2）终板炎：等离子消融刀头的前部带有角度，在不合适的方向下可能会伤及终板软骨，使软骨下骨暴露，导致渗出而产生终板炎。操作中一定要使穿刺针与椎间隙平行且位于椎间隙中央，可有效避免椎体上下终板损伤。

3）椎间盘炎：常由感染或化学因素所致，发生率极低。

4）硬膜外脓肿，很少发生。

5）脊髓损伤。

5. 经皮椎间盘激光汽化减压术　是指在 C 形臂 X 线或 CT 的引导下，用 16G 或 18G 穿刺针刺入病变的颈/腰椎间盘，通过穿刺针导入 200 ~ 800μm 光纤，然后启动激光治疗系统发射激光，将椎间盘部分髓核汽化，从而降低椎间盘内压力，达到治疗椎间盘突出症的目的的一种微创手术方法。

（1）适应证与禁忌证：见经皮椎间盘等离子消融术。

（2）实施方法：取俯卧位，腹部垫枕减少腰椎的弯曲度，在 X 线透视下定位，在病变椎间隙水平后正中线患侧旁开 8 ~ 12cm，标记穿刺进针点，常规碘酒、乙醇消毒，铺无菌巾。穿刺针取与正矢状面约 45°进针，刺入病变椎间隙中心。X 线透视正位针尖位于棘突附近，侧位针尖位于椎间隙后中 1/3 处。退出穿刺针芯，置入激光光纤，使光纤头裸露并超出穿喇针尖端 3 ~ 5mm，并用三通管将光纤固定于正常位置穿刺针内。汽化髓核：将激光器功率调至 12 ~ 15W；脉冲时间 1.0s；脉冲间隔时间 4.0 ~ 5.0s，激光总能量可根据椎间盘突出的大小和变性程度，控制在 1 200 ~ 2 000J；髓核汽化过程中，通常汽化能量为 400J 左右。在汽化过程中可有稀薄的烟雾从针管冒出，术者可嗅到焦糊味。一般汽化腔直径在 1cm 为宜，要尽量使椎间盘后部的髓核汽化。

（3）并发症

1）椎间盘炎：病因不十分明确，PLDD 为高温环境，细菌性感染概率极小，有学者认为 PLDD 引起的椎间盘炎多为无菌性炎症常合并邻近椎体改变。

2）神经热损伤：发生率较低，主要与光纤位置接近神经根有关。

3）血管损伤。

4）椎体终板损伤：主要原因是光纤位置太靠近终板软骨。椎体终板损伤时可见穿刺针内有暗红色骨髓抽出。此时应立即停止激光烧灼。

6. 经皮旋切间盘减压术　是使用 17G 匙形钻切除髓核组织以降低盘内和神经根周围压力来治疗腰椎间盘突出症引起的腰腿痛的一种微创手术（图 27 - 9）。

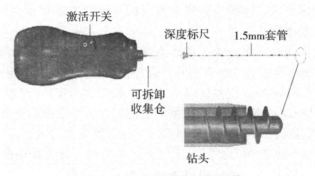

图 27 - 9　经皮腰椎间盘旋切器

（1）适应证：临床症状、体征和影像学检查（包括 X 线、MRI、CT、椎间盘造影）结果一致的腰椎间盘突出症，特别是膨出型腰椎间盘突出症者；经规范非手术治疗（如药物治疗、物理治疗或硬膜外腔阻滞治疗等）效果不佳者。

（2）禁忌证：未经非手术治疗的腰椎间盘突出症患者；仅有腰椎间盘突出的影像学表现而无相应的症状和体征；有严重的下肢感觉和运动神经功能障碍而不伴有疼痛者；游离的椎间盘脱出者；伴有严重椎管狭窄者；病变椎间隙高度＜正常椎间盘高度50%者；脊柱感染、骨折和肿瘤患者；出血、凝血功能异常者。

（3）实施方法：取俯卧位，腹部垫枕以减少腰椎的弯曲度，X 线透视下定位，在病变椎间隙水平后正中线患侧旁开 8～12cm，标记穿刺进针点，常规碘酒、乙醇消毒，铺无菌巾。穿刺方向与躯体矢状面呈 40°～50°夹角进针，经安全三角区进入椎间盘，针尖达目标椎间盘时稍用力以便突破纤维环。在进针的过程中如发生下肢疼痛、麻木等神经根刺激症状，要重新调整进针方向。突破纤维环时能感受到柔韧感，随之阻力明显减少，标志穿刺针的尖端已进入髓核（纤维环和髓核的交界处）。此时理想的针尖影像位置应是：正位片上在椎间隙的中点、平椎弓根的内缘，侧位片上位于椎间隙中点、不超过椎体后1/4。穿刺成功后，拔出针芯，通过穿刺针置入 DEKOMPRESSOR™ 钻头，穿刺针与旋切器轻轻拧紧相连，在 X 线的实时监控下，缓慢推进带有钻头的穿刺针，直至刀头尖端触到对侧纤维环内缘（有明显的阻力），停止前进，将穿刺针上的深度标志卡移至皮肤处，此点即为旋切的最远点。此时，理想的钻头尖端影像位置应在：正位片上接近但不超过对侧椎弓根的内缘，侧位片上不超过椎体前1/4。退钻头至纤维环内缘，正位片上显示钻头位于同侧椎弓根的内缘，此点为旋切的最近点。然后打开旋切器把手上的电源开关，以 0.3～0.5cm/s 的速度推进钻头进行髓核旋切，直到最远点，至此完成一个旋切通道。退出旋切器，刮除切下的髓核组织。可以改变旋切方向后再次进行旋切，根据突出的大小和类型可行不同方向上的旋切。该方法可切除 1cm³ 的髓核组织，从而降低盘内压力，缓解疼痛。旋切的通道数取决于：①突出物的大小；②旋切的容易程度；③一般单侧旋切 2～4 个通道；④可以双侧进针旋切。该操作是在影像学引导下进行的，只要严格掌握适应证，准确轻柔操作，并发症很少发生，目前尚未见相关报道。但如果操作不慎，也有可能发生神经或血管损伤、椎间盘内感染等并发症。术后穿刺局部出现的疼痛或压痛，多数患者可 1 周后自然消失。

7. 靶点射频热凝技术　即运用射频仪器输出超高频无线电波，通过特定的穿刺针到达各种组织并产生局部高温，起到热凝固或切割作用。

（1）适应证：临床症状、体征与影像学表现相一致的腰椎间盘突出症者；经过其他非手术治疗 3 个月以上无效者。

（2）禁忌证：突出间盘钙化，伴有骨性椎管狭窄者；已出现运动障碍和马尾神经综合征者；脊椎滑脱者；突出物游离于椎管内者；合并感染或重要脏器功能不全者。

（3）治疗方法：C 形臂 X 线监视仪确认病变椎间隙并标定体表投影，选患侧小关节内缘进针。根据患者腰椎 CT 或 MR 确定突出椎间盘的层面，并依此调整进针点的高度和层面，X 线监视仪调整并确定针尖抵达突出的椎间盘内。进行椎间盘的造影，造影显示针尖位于突出椎间盘内，并且可以在患者身上复制出比较典型的症状。针尖接瑞典 Leksell 型射频治疗仪，分别给予低频和高频刺激，确认患者无异常感觉及肌肉运动。持续热凝 60s，依次用60℃、76℃、86℃各治疗 1 个周期。热凝过程中患者可以有疼痛部位的温热感。由于是靶点治疗，距离神经根比较近，因此应密切观察患者的反应并注意监测肌力的变化，如有比较明显的神经根刺激症状，**应立即停止热凝**。

（胡凤娟）

第四节 腰椎管狭窄症

各种原因引起的腰椎管、神经根管或椎间孔狭窄，致马尾和神经根受压并引起一系列临床表现，称为腰椎管狭窄症。可将腰椎管狭窄分为先天性（或称发育性）和继发性狭窄。最常见者为脊椎退行性变引起继发性腰椎管狭窄，狭窄程度大致与脊椎关节退行性变的程度成正相关，以腰$_4$、腰$_5$平面最常见，其次是腰$_5$～骶$_1$和腰$_3$、腰$_4$平面。根据狭窄局部的改变可分为中央部和周围部狭窄。

一、临床表现

中老年人多见，男多于女。有腰痛和（或）下肢放射性痛。其症状发生发展均较缓慢，偶尔于外伤或负重后急性加重。间歇性跛行在中央型椎管狭窄或狭窄较重者多见，其特点是行走一段距离后出现下肢痛、麻木、无力，需蹲下或坐下休息一段时间后症状才缓解。静息时查体可无阳性体征，直腿抬高试验多为阴性。有受累神经支配区的感觉运动障碍，腱反射减弱或消失。

二、诊断

根据病史及体格检查，选用脊髓造影、CT、MRI（磁共振成像）检查，常可明确椎管狭窄情况。严重腰腿痛患者，尤其是老年患者，不少是椎间盘突出合并不同程度与不同类型的腰椎管狭窄，少数系单独由腰椎管狭窄引起。腰椎间盘突出与腰椎管狭窄在临床上常相互伴随，故在治疗腰椎间盘突出症时应注意检查并相应处理存在的腰椎管狭窄，在治疗腰椎管狭窄症的患者时亦不应忽略可能合并发生的腰椎间盘突出。

三、治疗

1. 非手术治疗 包括卧床休息、减少活动、使用改善微循环的药物、推拿按摩、加强腹肌锻炼、使用弹力围腰等，均有一定效果。
2. 侧隐窝阻滞疗法 方法同前。
3. 针刀疗法 对黄韧带肥厚导致椎管狭窄者，可行肥厚黄韧带针刀切割治疗。
4. 手术治疗 经非手术治疗无效，神经症状较重者需手术减压。

（胡凤娟）

第五节 脊神经后支卡压综合征

脊神经后支卡压综合征是脊神经后支及其分支的内、外侧支走行于骨纤维孔、骨纤维管或穿筋膜裂隙等细小、周围结构坚韧、缺乏弹性的孔道时，因腰部活动度大，容易被拉伤；或因骨质增生、韧带骨化、使孔道变形变窄而压迫血管神经，从而引起不过膝关节的腰腿痛

（图 27 - 10）。

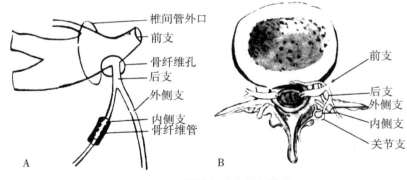

图 27 - 10　腰神经后支解剖情况
A. 示意图；B. 上面观

一、临床表现

（1）持续下腰痛，痛区可位于下腰正中、腰骶部、髂嵴附近、臀部，也可伴大腿后外侧痛，但一般不超过膝关节。

（2）腰椎向某一方向或几个方向运动时，症状可加重，严重者甚至不能行走和站立。

（3）主诉痛区可有压痛，主诉痛区上方受累后支发出平面的棘突、小关节、横突有压痛和肌痉挛。

二、诊断

根据症状和体征一般不难诊断，影像学检查多无异常发现。

三、治疗

1. 阻滞治疗　体表定位病变间隙下位椎体上关节突的外缘与横突基底部上缘的交点为穿刺点（图 27 - 11A），患者俯卧位，常规消毒皮肤后，穿刺针快速垂直刺入皮肤后改为缓慢进针，遇到骨质即为横突基底部，稍退针，将针尖刺向上关节突与横突交点处，患者有刺痛或电击感时，说明针已经到达腰神经后支出骨纤维孔处，回抽无血无液后注入消炎镇痛液。

2. 针刀松解　注入消炎镇痛液后，原点进针刀，自横突上缘沿上关节突外缘上、下方向切割剥离 2~3 刀，手下有松动感时出针刀（图 27 - 11B、C）。

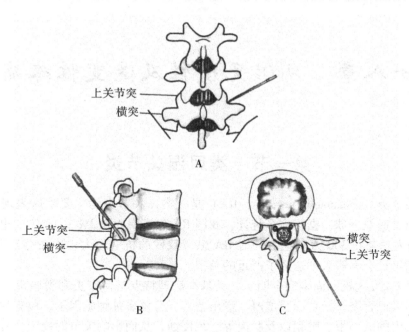

图 27-11 腰神经后支松解示意图及定点
A. 后面观；B. 侧面观；C. 上面观

（胡凤娟）

参考文献

[1] 刘会臣，刘铁军. 反式曲马多对映体的药代动力学立体选择性. 药学学报，2000，35（1）：40-43.

[2] 张亚军，宋建祥，袁从虎. OPCAB 术后发生精神障碍的相关因素. 中华胸心血管外科杂志，2014，30（6）：370-371.

[3] 吉林，袁从虎，陈佩军，等. 20 例非体外循环下冠状动脉搭桥术的麻醉处理. 苏州大学学报：医学版，2007，27（4）：646-647.

[4] 袁从虎，吉林，张亚军. 改良超滤联合常规超滤用于重症心脏瓣膜病患者瓣膜置换术的效果. 中华麻醉学杂志，2012，32（6）：661-664.

[5] 张晓磊，李恒平，胡咏兵. 两种不同温控方法射频热凝术治疗三叉神经痛的临床观察. 中国疼痛医学杂志，2013（5）：307-308.

[6] 张晓磊. 枕神经电刺激治疗头痛的应用进展. 中国疼痛医学杂志，2013（5）：297-299.

第二十八章　风湿免疫性及退变性疼痛疾病

第一节　类风湿关节炎

类风湿关节炎（rheumatoid arthritis，RA）是一类以关节炎为主要临床表现的系统性自身免疫病，患者遍及全球。据不完全统计，我国RA患病率为0.3%~0.6%，也就是说，我国患RA的病人总数在300万以上。同时RA患者致残的机会较大，生命存活期往往缩短，因此这种疾病给社会和病人都造成了严重的负担。

RA的病因和发病机制尚未完全明了，其基本病理特点是血管炎和滑膜炎。关节内滑膜血管增生，形成血管翳，导致滑膜增厚，渗出增多，分泌多种细胞因子，侵犯软骨并引起骨质损害。对其周围的韧带、腱鞘以及肌肉等组织侵蚀，从而影响关节的稳定，容易发生关节畸形而出现功能障碍。血管炎亦可侵犯周身各脏器组织，形成系统性疾病。

RA患者只占疼痛科住院患者中的很少一部分，对于在门诊确诊的进展期RA患者，尤其是合并全身多系统、多器官病变者应让患者入住风湿免疫科。对于缓解期的RA患者或以关节疼痛为主要表现者，可咨询风湿科医师的用药建议后，在疼痛科行关节微创治疗。

一、临床表现

1. 全身症状　患者常先有几周至几个月的疲倦乏力、体重减轻、胃纳不佳、低热、手足麻木等症状。

2. 关节局部表现　典型表现为对称性的多关节炎。周围小关节和大关节均可受到侵犯，但以指间关节、掌指关节、腕关节及足关节最常见，其次为肘、肩、踝、膝、颈、颞颌及髋关节。远端指间关节、胸腰段脊柱关节、腰骶关节极少受累。RA的另一个特点是一对关节的炎症尚未完全消退，而另一对关节又出现炎症，此点可与风湿热的游走性关节炎相鉴别。受累关节因炎症所致充血水肿和渗液，局部可表现为肿胀、疼痛、活动障碍和晨僵等。

（1）晨僵：关节僵硬以晨起或关节休息后明显，活动后减轻，称为晨僵。晨僵虽不是RA的特有症状，但却是其突出的临床表现，往往持续较长时间，一般超过1h以上，活动后可减轻。僵硬最早发生在手指关节，晨起不能握拳，若病情发展，可出现全身强直感。关节僵硬程度可作为评价病情变化及活动性的指标，晨僵时间越长，其病情越严重。

（2）疼痛：指、腕、趾、踝关节首先疼痛，单发或多发，此起彼落，逐渐波及肘、肩、膝、颞、颌等关节，呈对称性发病。疼痛常因病情反复或因天气变化、寒冷刺激而加重。

（3）肿胀：发病关节腔内有炎性积液，表现为关节处弥漫性肿胀或红肿，以四肢小关节为主，手指关节多呈梭形肿大，当病情缓解时，关节肿胀可以消失。

（4）活动障碍：RA早期，由于炎症疼痛和软组织肿胀常引起活动障碍。随着病情发展，肌肉萎缩，骨关节内纤维组织增生，关节周围组织也变得僵硬，关节不能恢复正常的功能活动。病情发展到晚期，关节破坏或呈半脱位，出现掌指侧偏，指关节呈天鹅颈样、望远镜样或钩状畸形。其他关节局部常可伴受累关节附近腱鞘炎、肌腱断裂、腕管综合征、滑囊炎等。

3. 关节外表现　RA 的关节病变仅造成功能障碍致残，而关节外表现则是其死亡的主要原因。

（1）类风湿结节：15%～20% 的 RA 患者有类风湿结节，大多见于病程晚期。类风湿因子持续阳性，有严重的全身症状者，有时也可出现在 RA 的任何时期。结节易发生在关节隆突部以及经常受压部位，如肘关节鹰嘴突附近、足跟、腱鞘、手掌屈肌腱鞘、膝关节周围等均为好发部位。结节大小不等，直径数毫米至数厘米，一般为数个，触之有坚韧感，无压痛。

（2）肺部表现：RA 损害可致结节性肺病、弥漫性肺间质纤维化、胸膜炎等。

（3）心脏表现：RA 可伴发心包炎、心肌炎、心内膜炎和心瓣膜炎。

（4）其他：RA 患者可出现神经系统病变、眼部病变和肾损害等。

二、辅助检查

1. 实验室检查

（1）血沉：血沉是 RA 中最常用来监测炎症或病情活动的指标。血沉的数值反映红细胞聚集程度。一般血沉与 RA 病情活动相一致，但有 5% 的 RA 病人，临床上有活动性病变的表现，但血沉正常。可见血沉是一种急性炎症的间接反应，并且同时受多种因素的影响，在临床上应注意综合分析。

（2）C 反应蛋白和其他急性期蛋白：C 反应蛋白是目前评价 RA 活动性最有效的实验室指标之一。C 反应蛋白作为一种反映炎症水平的急性期蛋白，连续监测的结果较某一次测量的结果对临床更有意义。目前的观察结果说明，C 反应蛋白水平与 RA 活动性相关，有效的治疗可使其水平下降。

（3）类风湿因子（theumatoid factor：RF）：类风湿因子是抗人或动物 IgG - RF 片段上抗原决定簇的特异性抗体，有 IgG、IgA、IgM 和 IgE 等型。通常类风湿因子阳性的病人病情较重，类风湿因子可能与关节破坏的免疫反应有关。持续类风湿因子阳性的患者（不论用何种方法检测）较持续类风湿因子阴性的患者会出现更严重的关节改变、更严重的功能障碍以及更多使用二线抗风湿药物。注意，类风湿因子阳性并非类风湿关节炎诊断的必要条件，其仅仅是类风湿关节炎七项分类标准中的一项。

（4）抗角蛋白抗体（antikeratin antibody，AKA）：是类风湿关节炎最特异的标记物，但敏感性较差。36%～59% 的类风湿关节炎病人 AKA 为阳性。AKA 在早期 RA 病人中就可出现，甚至在病人确诊发病之前数年就可查出。而在血清阴性脊柱关节病中此抗体通常是阴性。

（5）抗核周因子抗体（antiperinuclear factor，APF）：其特异性不及 AKA，但相应的敏感性较好。49%－91% 的类风湿关节炎病人 APF 阳性。与 AKA 相似，APF 在早期类风湿关节炎病人中就可出现，出现于发病前数年。而在血清阴性脊柱关节病中此抗体通常为阴性。许多 RF 阴性的病人 APF 阳性。

（6）抗 RA－33 抗体（Anti－RA33 antibody）：在 RA 各项早期诊断指标中，抗 RA－33

抗体特异性高，阳性率为 35.8%，但该抗体的消长与病情及用药无关。

（7）抗环瓜氨酸酞抗体（Anti – CCP antibody）：至少有 70% 的 RA 患者在疾病早期即可出现该抗体，而且，抗 CCP 抗体阳性的患者其放射学破坏的程度较抗体阴性者严重。因此，抗 CCP 抗体不但对怀疑早期 RA 的诊断有一定帮助，而且，在某种意义上对判断疾病的严重程度有一定作用。

2. 影像学检查　目前常用的方法包括 X 线平片、CT、MRI、B 超检查和核素扫描。X线平片是最普及的方法，优点是廉价快速，但对早期病变常不能明确显示。CT 检查目前也比较普及，优点是相对廉价、图像清晰、细节表现好，主要用于发现骨质病变，对软组织及滑膜效果不佳。MRI 是目前最有效的影像学方法，对早期病变敏感，尤其是观察关节腔内的变化非常有效，但其费用较贵和选择病人时的限制（体内无金属物）阻碍了其广泛应用。B 超和核素扫描应用相对较少，在必要时可以提供辅助信息。

（1）手部：早期软组织肿胀，关节周围脱钙，关节间隙均匀变窄。腕骨相互堆积，掌指关节和近端指间关节间隙消失。病情进展，关节边缘由于骨质吸收及早期侵蚀性损伤而变得模糊不清，高分辨率的增强 X 线可发现更早期的侵蚀性病变，但最灵敏的为磁共振检查。类风湿关节炎的侵蚀与痛风、血清阴性脊柱关节病有显著差异。类风湿关节炎因为很少有新骨产生而侵蚀边界边缘不清，痛风病人则极为清晰，血清阴性脊柱病由于大量新骨形成而呈绒毛状骨膜炎表现，骨膜炎在类风湿关节炎中极少见，如病人存在广泛骨膜炎，则提示可能诊断有误。

（2）肩关节：X 线下骨质减少，肩峰下隙变窄，软骨下囊性变。关节盂和肱骨相对面骨质硬化，肱骨向上移位（31% 有向上半脱位）。因为锁骨远端吸收，可发现肩锁关节间隙变宽。缘锁韧带炎使得远端锁骨底面骨质发生浅长呈扇贝状侵蚀性改变。关节造影及磁共振可示肩关节囊肌腱撕裂，弥漫性不规则充盈缺损、关节囊相互粘连以及肱二头肌腱鞘肿胀。高分辨 CT 和 MRI 可以更好地提供有关信息。

（3）肘关节：关节周围脂肪垫被推挤移位，关节上方肱骨远端前后方可见"八"字形低密度脂肪影。鹰嘴滑囊因为滑液积聚而扩大，囊内可触及类风湿结节。

（4）髋关节：晚期可见股骨头塌陷，骨质吸收，髋臼变形，特别是老年女性。体检时可发现大腿内旋功能减退。

（5）膝关节：内外侧及关节间隙均匀变窄，特别是负重时。膝关节积液表现为膝上囊增大，后隐窝的密度增强。侵蚀早期极少。晚期因为巨大骨囊肿可造成关节破坏，关节内外翻畸形，骨刺形成。

三、诊断及鉴别诊断

1. 诊断　美国风湿病协会于 1987 年修改了分类标准，修改后的诊断标准也是目前在我国广泛应用的 RA 诊断标准，其内容包括以下 7 条。

（1）晨僵：关节内或关节周围晨僵，每日至少持续 1h，持续至少 6 周。

（2）3 个或 3 个以上关节炎：14 个关节区中至少有 3 个同时出现肿胀或积液（不是单纯的骨质增生），持续至少 6 周。这 14 个关节区是：双侧近端指间关节、掌指关节、腕关节、肘关节、膝关节、踝关节和跖趾关节。

（3）手部关节炎：腕、掌指关节和近端指间关节至少 1 处肿胀，持续至少 6 周。

（4）对称性关节炎：身体双侧相同关节区同时受累（近端指间关节/掌指关节/跖趾关节区受累时可以不是完全对称）。

（5）类风湿结节：关节伸侧、关节周围或骨突出部位的皮下结节。

（6）类风湿因子：阳性。

（7）影像学改变：手及腕部前后位摄片有骨质侵蚀或骨质疏松。

符合以上7项中的4项者，同时排除其他关节炎，可诊断为RA。

该标准减少了原有的一些有创性检查，避免了病人的痛苦，节省了医疗费用，同时明确了相关标准的细节（如规定了晨僵的时间、部位）。通过对262例患者及262例对照的观察，新标准敏感性介于91%~94%；特异性为89%。

2. 鉴别诊断

（1）血清阴性脊柱关节病：包括强直性脊柱炎、炎性肠病性关节炎、赖特综合征和反应性关节炎，这几种疾病常被称作B27相关疾病。20世纪70年代前多被误认为是类风湿关节炎的亚型。强直性脊柱炎多见于男性青壮年，以非对称的下肢大关节炎为主，小关节很少受累。骶髂关节炎具典型的X线改变：椎体因炎症和增生变成方形，上下相邻椎体之间连成骨桥，形成"竹节样改变"。检查椎体活动度的Schooer试验阳性。有家族史，90%以上患者HLA-B27阳性。血清类风湿因子阴性。赖特综合征除关节炎外，还有眼葡萄膜炎和结膜炎以及尿道炎。炎性肠病性关节炎通常是不对称的，关节面侵蚀不常见。

（2）骨关节炎：本病多发于50岁以上病人，年龄越大发病越多，女性病人居多，是一种软骨退行性改变同时伴有新骨形成的疾病。关节痛较轻，以累及负重关节如膝、髋关节为主。手指则以远端指间关节出现骨性增殖和结节为特点。患者没有典型的晨僵，症状在早起较轻，活动后加重。血沉增快较少。血清类风湿因子阴性。

（3）系统性红斑狼疮：有部分患者因手指关节肿痛以及出现类似于"尺侧偏斜"的畸形而被误诊为类风湿关节炎。然而本病的关节病变较类风湿关节炎轻，且关节外的系统性症状如蝶形红斑、脱发、蛋白尿等较突出。血清抗核抗体、抗Sm抗体多阳性，而且有明显的低补体血症。

（4）痛风：是一种由于嘌呤代谢紊乱产生的疾病。痛风与类风湿关节炎表现相似，如也有全身关节受累、对称性分布、关节区肿胀以及皮下结节等。有时应用阿司匹林治疗后的类风湿关节炎病人也会出现高尿酸血症。痛风病人中有30%的患者亦可出现类风湿因子阳性。

（5）风湿性关节炎：这是风湿热的临床表现之一。多见于青少年。可见四肢大关节游走性关节肿痛，很少出现关节畸形。常见的关节外症状包括发热、咽痛、心肌炎、皮下结节、环形红斑等。如患者为成年人，则关节外症状常不明显。但本病通常有明显的链球菌感染史，而且严重的关节炎症状在使用水杨酸盐药物后可得到明显改善。血清ASO滴度升高，血清类风湿因子阴性。

（6）帕金森病：有些帕金森病病人手部可出现天鹅颈样畸形，应查体和询问病史以鉴别。

（7）纤维肌痛综合征：表现为关节区附近感觉异常，有刺痛感、压迫感、咬啮感、搔抓感等。病人没有明显的滑膜炎表现。本病病人易伴发精神症状。

（8）慢性疲劳综合征：这是一种可能由慢病毒感染引起的疾病。出现四肢关节不适和无力，但没有明确的滑膜炎症状。

四、治疗

类风湿关节炎的治疗包括教育、物理康复、饮食、药物、外科和心理治疗。

1. 教育 一项研究表明，RA 的病死率与病人的教育程度成反比，这个结果不能用年龄、病程、关节计数、功能测量和药物来解释。尽管教育程度与 RA 转归之间的联系还不是很明确，但是教育病人了解类风湿关节炎的危害性、怎样寻求帮助和采用的治疗方法，会带来更好的预后。美国在此类病人中推行《关节炎自我处理程序》（ASMP）之后，发现病人疼痛程度减低，可以减少看病次数，减少花费。心理咨询可以缓解病人的压力，增加其心理抵抗力。总之，使患者感到自己正在积极控制疾病，并参与到治疗中。国内目前在这方面的工作还很欠缺，随着就医环境的改善和病人教育水平的提高，病人对这方面的要求也会随之增加。

2. 饮食疗法 人们一直在寻找饮食与类风湿关节炎症状的产生、加重或缓解之间的关系，以期通过调整患者的饮食除去对疾病不利的因素，进而减少甚至停止用药。关于这方面的研究已经进行了很多，但是目前在有些方面还存在争议。

不饱和长链脂肪酸，如鱼油、夜樱草油等，以及某些微量元素如硒等，可使 RA 患者的症状缓解。不仅能减少疼痛和肿胀的关节数目，而且可以减少晨僵时间，增强握力，延缓疲劳等，但是这样做并不能改变病程。

已知能量缺乏可以影响免疫反应，接受饮食治疗的 RA 病人常有体重减轻，这是因为脂肪摄入量减少的缘故。热能减少造成免疫反应受到抑制，有利于 RA 症状的缓解。必须强调的是，至今尚无充分的证据说明饮食治疗可以转变 RA 的病程，所以该治疗只能看做是辅助措施。同时，调整饮食也是预防症状复发的手段之一。

3. 药物治疗 治疗 RA 的常用药物分为四大类，即非甾体消炎药（NSAIDs）、慢作用药物（DMARD）、糖皮质激素和植物药。

美国风湿病学学会评估和讨论了 RA 的治疗现状，为 RA 的药物治疗提供了一个指南。其内容包括：

（1）治疗 RA 最根本的目标是消除滑膜炎和疾病的活动性。

（2）除外少数病人，所有的病人都应该使用 DMARDs 或生物制剂治疗。

（3）当病情活动时，不管病程长短和病人年龄，应施行治疗建议所推荐的措施。

（4）首先使用最有效的 DMARD。

（5）在美国最普遍使用的 DMARD 是 MTX，据统计包含 MTX 或与其等效药物的治疗计划在最初的临床评估中对 85% 的 RA 病人是适合的。

（6）DMARD 应该被用到足够剂量，除非在小剂量时已经达到满意的治疗效果或受已经发生的副作用的限制。

（7）治疗应该尽早开始。通常需要就诊一两次后才能对 RA 作出最初评估。有时在等待实验室的结果这段时间内不予任何处理，和（或）观察患者对第一次就诊时给予治疗的反应都是可行的。但是这种等待应该根据实际情况安排，在第一次就诊时给予特异的治疗可能是恰当的。

（8）如果疾病的活动性不能得到充分的控制，则说明当时的治疗失败。

（9）一般来说，DMARD 足够的作用时间分别是注射金制剂 5 个月，青霉胺 6 个月，其他 DMARD 和生物制剂 3 个月。不过有时药物完全产生作用需要的时间比上述要长。如果临床上随着时间的延长，药物的疗效逐渐增强，则等待可能是恰当的。

（10）当不能满意地控制病情时，应该换用或增加其他 DMARD 或生物制剂。

（11）DMARD 或生物制剂的使用也有一个阶梯。如果患者对 MTX 或来氟米特的疗效不佳，则对其他 DMARDs 也不会有好的疗效，在这种情况下可能需要改用或增加生物制剂，无需更换其他 DMARDs。还可以使用三联或二联治疗。

（12）大多数患者对 DMARDs 或生物制治疗不能完全有效，这类病人应给予最有效的治疗措施，而继续改换其他 DMARD 并不是最恰当的治疗策略。

（13）在治疗过程中，根据病情和治疗反应使用生物制剂可能是适当的。对于进展性 RA，DMARDs 治疗无效时，则不应使用抗细胞因子治疗。它们适用于治疗快速进行性、浸润性疾病。

（14）在使用 DMARDs 时应该考虑到预后因素，包括疾病放射学的进展。

（15）作用较弱（金诺芬）和毒性较大的 DMARDs 现已很少使用，也不推荐使用。

（16）糖皮质激素由于其副作用，使用仍然存在争论，但是很多风湿病专家相信小剂量（10mg）是有效且安全的。

（17）不要求使用 NSAIDs 和（或）简单的镇痛药，但是这种辅助治疗对有些病人是适宜的。

（18）所有的治疗方案必须考虑到病人的医学、社会、心理和经济状态。病人的意愿非常重要。

（19）使用药物时应该告知病人治疗将产生的副作用。

（20）在治疗前和评价治疗的效果时，需要对病情活动性进行专门的评估。评估程序应该至少包括对疼痛、总体严重性、功能、急性期反应物和关节计数的评估。

因为疼痛直接影响患者的治疗依从性，并且疼痛使患者倾向于休息和制动，从而促进关节功能的丧失，因而任何疾病阶段中需要考虑控制疼痛，并与相应的治疗方法结合，考虑镇痛药物的副作用和对肝肾功能的影响，并尽可能简洁并易于实施。

4. 阻滞治疗　对于局部关节肿胀，尤其是顽固性肿胀、反复积液的患者，在应用了 DMARDs 的前提下可行关节腔内注射，能减少全身激素用量，甚至完全替代口服激素，尤其当选用了得宝松等长效、缓释激素后。

膝关节、肩关节、踝关节用 5ml 注射器穿刺，肘、腕关节用 2ml 注射器穿刺，手足小关节用皮试针穿刺，髋关节需用 8～10cm 长的穿刺针（如心包穿刺针），一般同一关节 1 年内注射不超过 3 次，否则易引起骨质疏松、晶体性关节炎等不良反应。注射针刺入关节腔内，尽量抽吸出滑液，用 2% 利多卡因冲洗 2～3 次后，注入消炎镇痛液 1～6ml，消炎镇痛液不要注射在肌腱内，否则容易引起肌腱断裂，注射后建议患者避免剧烈活动，最好制动休息。

5. 康复治疗　滑膜炎早期阶段的界定很重要，在这个阶段应让患者知道如何正确使用关节，以避免加重关节的破坏。康复疗法基本的原则是尽可能避免在承重和非承重关节施加过度的力量。这一点对承重关节来说就是避免不和谐的碰撞，以及在承重时肌肉过分用力和重复收缩。对非承重关节来说关键是避免力量过大的肌肉收缩。因为抓取小物件时更需要力量，所以患有活动性滑膜炎的病人更适合使用具有较大周径的工具，并尽量使用双手。另一个基本的注意事项是尽可能避免重复动作，因为那样可以加重重力对关节的影响。研究表明，恰当的运动可以增强患者完成日常活动的能力，减少疲劳的程度，改善对病情严重性的总体评估和心理状态，并且可以增加疼痛耐受性。

6. 外科治疗　类风湿关节炎的手术治疗分为两大类：预防性手术和重建性（抢救）手术。在病程的不同阶段进行不同的手术。早期采取预防性手术有助于改善关节功能。晚期的外科治疗以重建手术为主，重建手术是对已经产生了骨质破坏的关节而言，主要有关节固定术和关节成形术。很多关节的关节固定术由于难度较大，现几乎不用。有些关节，如腕关节融合术对解除疼痛和改善功能很有效，目前还在进行。由于假体材料和粘固剂的改进，关节成形术实际已经演变为关节置换术。

7. 心理治疗　类风湿关节炎疾病是一种慢性疾病，并且可以涉及全身多个器官、系统，治疗比较困难，常迁延不愈，不但在生理上而且在心理上给患者带来痛苦，影响患者的生活和工作。心理因素可以通过神经－内分泌系统直接作用于免疫系统，导致其功能紊乱，引起风湿性疾病，也可以通过认知、行为、情绪影响疾病的症状变化、疾病转归，影响治疗和愈后。由于传统的医学模式已经向生物－心理－社会这一新型医学模式转变，心理治疗日益受到重视，也成为继药物治疗、手术治疗和康复治疗之后一种重要的治疗方式。

（倪　婉）

第二节　骨关节炎

骨关节炎（OA）指由多种因素引起关节软骨纤维化、溃疡、脱失而导致的关节疾病。病因尚不明确，其发生与年龄、肥胖、炎症、创伤及遗传因素等有关。其病理特点为关节软骨变性破坏、软骨下骨硬化或囊性变、关节边缘骨质增生、滑膜增生、关节囊挛缩、韧带松弛或挛缩、肌肉萎缩无力等。

OA 以中老年患者多见，女性多于男性。60 岁以上的人群中患病率可达 50%，75 岁的人群则达 80%。该病的致残率可高达 53%。OA 好发于负重大、活动多的关节，如膝、脊柱（颈椎和腰椎）、髋、手等关节。

OA 可分为原发性和继发性两类。原发性 OA 多发生于中老年，无明确的全身或局部诱因，与遗传和体质因素有一定关系。继发性 OA 可发生于青壮年，可继发于创伤、炎症、关节不稳定、慢性反复的积累性劳损或先天性疾病等。

一、临床表现

1. 关节疼痛及压痛　初期为轻度或中度间断性隐痛，休息时好转，活动后加重，疼痛常与天气变化有关。晚期可出现持续性疼痛或夜间痛。关节局部有压痛，在伴有关节肿胀时尤为明显。

2. 关节僵硬　在早晨起床时关节僵硬及发紧感，也称为晨僵，活动后可缓解。关节僵硬在气压降低或空气湿度增加时加重，持续时间一般较短，常为几分数至十几分钟，很少超过 30min。

3. 关节肿大　手部关节肿大变形明显，可出现 Heberden 结节和 Bouchard 结节。部分膝关节因骨赘形成或，关节积液也会造成关节肿大。

4. 骨摩擦音（感）　由于关节软骨破坏、关节面不平，关节活动时出现骨摩擦音（感），多见于膝关节。

5. 关节无力、活动障碍　关节疼痛、活动度下降、肌肉萎缩、软组织挛缩可引起关节无力，行走时软腿或关节绞锁，不能完全伸直或活动障碍。

二、辅助检查

1. 实验室检查　血常规、蛋白电泳、免疫复合物及血清补体等指标一般在正常范围。伴有滑膜炎的患者可出现 C 反应蛋白（CRP）和血细胞沉降率（ESR）轻度升高。继发性 OA 患者可出现原发病的实验室检查异常。

2. X 线检查　非对称性关节间隙变窄，软骨下骨硬化和（或）囊性变，关节边缘增生和骨赘形成或伴有不同程度的关节积液，部分关节内可见游离体或关节变形。

三、诊断

根据患者的症状、体征、X 线表现及实验室检查一般不难诊断 OA。

1. 膝关节 OA 诊断标准

（1）近 1 个月内反复膝关节疼痛。

（2）X 线片（站立或负重位）示关节间隙变窄、软骨下骨硬化和（或）囊性变、关节缘骨赘形成。

（3）关节液（至少 2 次）清亮、黏稠，白细胞 <2000 个/ml。

（4）中老年患者（≥40 岁）。

（5）晨僵≤3min。

（6）活动时有骨摩擦音（感）。

综合临床、实验室及 X 线检查，符合（1）+（2）条或（1）+（3）+（5）+（6）条或（1）+（4）+（5）+（6）条，可诊断膝关节 OA。

2. 髋关节 OA 诊断标准

（1）近 1 个月反复髋关节疼痛。

（2）血细胞沉降率≤20mm/1h。

（3）X 线片示骨赘形成，髋臼缘增生。

（4）X 线片示髋关节间隙变窄。

满足诊断标准（1）+（2）+（3）条或（1）+（3）+（4）条，可诊断髋关节 OA。

四、治疗

OA 的治疗目的是减轻或消除疼痛，矫正畸形，改善或恢复关节功能，改善生活质量。

OA 的总体治疗原则是非药物与药物治疗相结合，必要时手术治疗，治疗应个体化。结合病人自身情况，如年龄、性别、体重、自身危险因素、病变部位及程度等选择合适的治疗方案。

1. 药物治疗　如非药物治疗无效，可根据关节疼痛情况选择药物治疗。

（1）局部药物治疗：对于手和膝关节 OA，在用口服药前，建议首先选择局部药物治疗。局部药物治疗可使用非甾体消炎药（NSAIDs）的乳胶剂、膏剂、贴剂和非 NSAIDs 搽剂（辣椒碱等）。局部外用药可以有效缓解关节轻中度疼痛，且不良反应轻微。对于中重度疼痛可联合使用局部药物与口服 NSAIDs。

（2）全身镇痛药物：依据给药途径，分为口服药物、针剂以及栓剂。

1）用药原则：用药前进行风险评估，关注潜在内科疾病风险；根据患者个体情况，剂量个体化；尽量使用最低有效剂量，避免过量用药及同类药物重复或叠加使用；用药 3 个月，根据病情选择检查血、便常规、粪便隐血及肝肾功能。

2）用药方法：OA 患者一般选用对乙酰氨基酚。对乙酰氨基酚治疗效果不佳的 OA 患者，在权衡患者胃肠道、肝、肾、心血管疾病风险后，可根据具体情况使用 NSAIDs。口服 NSAIDs 的疗效与不良反应在个体患者中不完全相同，应参阅药物说明书并评估 NSAIDs 的危险因素（表 28-1）后选择性用药；如果患者胃肠道不良反应的危险性较高，可选用 H_2 受体拮抗药、质子泵抑制药或米索前列醇等胃黏膜保护药，或选择性 COX-2 抑制药。其他镇痛药物，NSAIDs 治疗无效或不耐受的 OA 患者，可使用曲马朵、阿片类镇痛药，或对乙酰氨基酚与阿片类的复方制剂

表 28-1　NSAIDs 治疗危险因素的评估

上消化道不良反应高危患者危险因素	心脑肾不良反应高危患者危险因素
高龄（年龄 >65 岁）	高龄（年龄 >65 岁）
长期应用	脑血管病史（有过卒中史或目前有一过性脑缺血发作）
口服糖皮质激素	心血管病史
上消化道溃疡、出血病史	肾脏病史
使用抗凝药	同时使用血管紧张素转化酶抑制药及利尿药
酗酒史	冠脉搭桥术围术期（禁用 NSAIDs）

（3）改善病情类药物及软骨保护剂：包括双醋瑞因、硫酸氨基葡萄糖等。此类药物在一定程度上可延缓病程、改善患者症状。双醋瑞因具有结构调节作用。

2. 康复治疗　是药物治疗及微创治疗的基础。对于初次就诊且症状不重的 OA 患者是首选的治疗方式，目的是减轻疼痛、改善功能，使患者能够很好地认识疾病的性质和预后。

（1）患者教育：自我行为疗法（减少不合理的运动，适量活动，避免不良姿势，避免长时间跑、跳、蹲，减少或避免爬楼梯），减肥，有氧锻炼（如游泳、自行车等），关节功能训练（如膝关节在非负重位下屈伸活动，以保持关节最大活动度），肌力训练（如髋关节 OA 应注意外展肌群的训练）等。

（2）物理治疗：主要增加局部血液循环、减轻炎症反应，包括热疗、水疗、超声波、针灸、按摩、牵引、经皮神经电刺激（TENS）等。

（3）行动支持：主要减少受累关节负重，可采用手杖、拐杖、助行器等。

（4）改变负重力线：根据 OA 所伴发的内翻或外翻畸形情况，采用相应的矫形支具或矫形鞋，以平衡各关节面的负荷。

3. 微创治疗　OA 微创治疗的目的在于：进一步协助诊断；减轻或消除疼痛；防止或矫正畸形；防止关节破坏进一步加重；改善关节功能；综合治疗的一部分。

（1）关节腔注射：①透明质酸钠，如口服药物治疗效果不显著，可联合关节腔注射透

明质酸钠，剂量为透明质酸钠 10 ~ 20mg，每周 1 次，5 次为 1 个疗程。其作用机制可能与下列因素有关：抑制炎症介质（如细胞因子、前列腺素）；刺激软骨基质和内源性透明质酸的生成；抑制软骨降解；直接保护感受伤害的神经末梢；润滑和弹性作用，可缓解组织间的应力，保护关节软骨，促进关节软骨的愈合与再生。进行关节腔内注射时应严格无菌操作，因为一旦发生关节腔内感染，后果相当严重。同时操作要轻柔，以避免损伤关节软骨。②糖皮质激素，对 NSAIDs 药物治疗 4 ~ 6 周无效的严重 OA 或不能耐受 NSAIDs 药物治疗、持续疼痛、炎症明显者，可行关节腔内注射糖皮质激素。但若长期使用，可加剧关节软骨损害，加重症状。因此，不主张随意选用关节腔内注射糖皮质激素，更反对多次反复使用，一般每年最多不超过 3 ~ 4 次（图 28 - 1，图 28 - 2）。

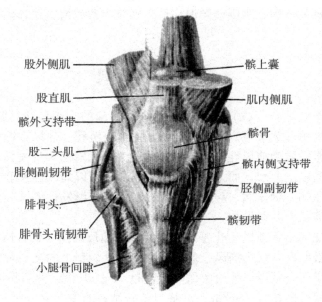

图 28 - 1　膝关节解剖示意图

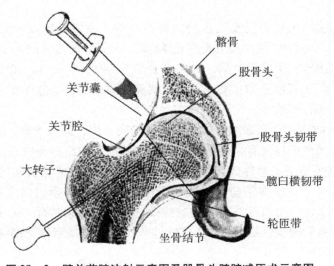

图 28 - 2　髋关节腔注射示意图及股骨头髓腔减压术示意图

（2）局部痛点阻滞：在有自觉痛或压痛的关节周围肌腱、韧带附着处进行逐一阻滞，每点 2~3ml。常用方法有：得宝松 7mg、0.5%~1% 利多卡因、维生素 B_{12} 0.5mg 混合液，每点注射 2~3ml。

（3）关节腔冲洗：适用于关节腔内有积液的患者。方法为：经关节腔穿刺抽出关节积液后，用相当于体温的生理盐水反复快速注入和抽吸。每周 1 次，连续 2~5 次即可明显减轻疼痛症状。

4. 针刀治疗　针刀有剥离粘连、刮除瘢痕、松解肌肉、解痉止痛的作用，能解除骨关节炎在关节周围形成的轻度组织粘连，缓解痉挛，消除软骨边缘的骨质增生，人为地改变受力线。值得注意的是采用针刀疗法，施术者必须对关节内部正常组织以及结节和条索等病理改变的部位要有精确的认识，否则会贻误病情，甚至导致病情更加恶化。

（倪　婉）

第三节　痛风

痛风是嘌呤代谢紊乱和（或）尿酸排泄减少所引起的一组疾病。临床特点为高尿酸血症、反复发作的急性单一关节炎、尿酸钠盐形成痛风石沉积、痛风石性慢性关节炎，若未经适当治疗，最终通常发展为痛风性肾病。本病主要分为原发性和继发性两大类，不到1%的原发性痛风患者为酶缺陷所致，而大多数病因不明，临床以痛风性关节炎为主要表现，常伴有高脂血症、高血压病、糖尿病、动脉硬化及冠心病等。继发性痛风可由肾脏病、血液病及药物等原因引起，痛风为其并发症。

高尿酸血症是痛风最重要的生化基础，但并不是痛风的同义词，研究指出5%~18.8%的高尿酸血症患者最终可发展为痛风，但痛风患者在其病程中的某一阶段一定会出现高尿酸血症。一般流行病学研究则以男性血中尿酸值超过 7mg/dl，女性超过 6mg/dl 以上，定义为高尿酸血症。若血尿酸值超过 7mg/dl 时，痛风或肾结石的发生率增加。

一、临床表现

痛风患者最初临床表现为反复发作的急性关节炎，主要发生在中老年男性（95%）和停经后妇女（5%）。急性痛风性关节炎亦是 40 岁以上男性最常见的关节炎。有10%~15%的尿酸肾结石症状出现在关节炎之前，较关节炎发病早 10 年左右。10%~25%的患者有痛风家族史。痛风的临床表现分为 4 类：①无症状高尿酸血症；②急性痛风性关节炎；③痛风石及慢性关节炎；④肾脏病变。

1. 无症状高尿酸血症　高尿酸血症并非痛风的同义词，只有5%~18.8%的高尿酸患者发展为痛风，其发展成痛风或肾病变的概率和血尿酸值或持续时间成正比。

2. 急性痛风性关节炎　急性痛风性关节炎是尿酸钠盐微结晶引起的炎症反应。血尿酸长期在超饱和浓度以上，尿酸钠盐与血浆白蛋白或 α_1、β_2 球蛋白结合减少，加上局部 pH 降低和温度降低等条件，可沉淀成为尿酸钠盐微结晶或微小痛风石。由于关节软骨、滑膜内及关节周围组织中血管较少，组织液 pH 较低，基质中含黏多糖酸及结缔组织较丰富，因此尿酸容易沉着。

典型发作起病急骤，多因午夜足痛惊醒；疼痛高峰在 24~48h，如刀割或咬噬样。关及周围软组织出现明显红、肿、热、痛，局部不能忍受被单覆盖或周围震动。60%～70%的患者首发于大踇趾关节；其次为足背（跗趾）以及踝、膝、指、腕、肘关节，肩、髋、脊椎等关节较少受累。关节炎发作时，多数患者无全身症状，仅少数伴有头痛、轻度发热、白细胞升高及血沉加快等。

痛风发作可持续数天至数周而自行缓解，进入所谓间歇期，多数病人于 1 年内复发。只有极少数初次发作后无间歇期，直接延续发展为痛风石及慢性关节炎。

3. 痛风石及慢性痛风性关节炎　痛风石形成的典型部位在耳轮，也常见于踇趾、指关节、腕关节、膝关节、肘关节等处，少数病例可出现在鼻软骨、舌、声带、眼睑、主动脉、心瓣膜和心肌。小的像芝麻，大的如鸡蛋，也有更大的痛风结节肿。痛风石是痛风的特征性病变。

一般报道，血尿酸在 9.0mg/dl 以上时，5% 有痛风结节。病程越长发生结节的机会越多。与此同时，关节炎由于得不到有效治疗而反复发作进入慢性期，终至不能完全消失，引起骨质侵蚀缺损及周围组织纤维化，关节发生僵硬畸形。痛风结节肿初起质软，随着纤维增生质地越来越硬。在关节附近容易磨损处的表皮菲薄，易破溃成瘘管，有白色糊状物排出，可查见尿酸钠盐结晶。瘘管周围组织呈慢性炎症性肉芽肿，不易愈合。由于尿酸有抑菌作用，继发感染少见。结节发生时间长而变硬，若钙化和纤维化时，则不能变小或消失。

除中枢神经系统外，尿酸钠盐可沉积于任何部位，最常见部位为关节内及其附近，如软骨、骨、黏液囊及皮下组织等处。痛风石是痛风的特征性病变，是由于尿酸钠盐结晶沉淀所引起的一种慢性异物样反应，其周围被上皮细胞、巨核细胞等包围，受嗜中性粒细胞浸润形成异物结节。这种结节引起轻度慢性炎症反应，造成组织断裂和纤维变性。组织破坏以骨和软骨最明显，骨质侵蚀缺损以致骨折，关节周围组织纤维化出现僵直及结节肿胀畸形、破溃等。

4. 肾脏病变

（1）尿酸钠盐肾病变：尿酸钠盐沉积在肾组织，引起慢性进行性间质性肾炎，可导致肾小管萎缩变性、纤维化及硬化，尤以髓质和锥体部明显。约 85% 的患者在 30 岁后始发现肾脏病变。早期有轻度单侧或双侧腰痛，40%～45% 可出现轻度水肿和中度血压升高。尿呈酸性，间歇或持续蛋白尿。几乎均有肾小管浓缩功能下降，夜尿及尿比重偏低。5～10 年后肾病变加重，晚期肾小球功能受损出现肌酐清除率下降，尿素氮升高，进而发展为尿毒症，17%～25% 的患者死于肾衰竭。

（2）尿酸结石：由于尿酸比尿酸钠盐溶解度低，患者尿液呈酸性，当尿液尿酸浓度增加时易产生结晶。结石成分 84% 为单纯尿酸，此外尚含有磷酸钙、草酸钙及碳酸钙。较小的结石随尿排出，但常无感觉，尿沉渣可见细小褐色砂粒；较大的结石可梗阻输尿管而引起肾绞痛及血尿，因尿流不畅可继发感染成为肾盂肾炎，造成肾盂肾盏变形、肾盂积水，需以手术取石。

（3）急性尿酸性肾病：由于血尿酸明显增高，尿酸结晶在肾集合管、肾盂肾盏及输尿管迅速沉积，多继发于骨髓增生性疾病使用化疗或放疗时，细胞分裂增殖过快和急剧破坏，核酸分解突然增多产生大量尿酸所致。此时血尿酸值可高达 40～60mg/dl，尿酸结晶沉积在肾小管严重阻塞尿路。表现为少尿、无尿及迅速发展的氮质血症，尿中可见大量尿酸结晶和红细胞，如不及时治疗，可因肾衰竭而死亡。有效的治疗如碱化尿液、大量输液及使用利尿药常可使肾功能迅速恢复正常。原发性痛风急性梗阻性肾病较为少见。

二、辅助检查

1. 血尿酸测定　因检测方法不同而结果有差异，其中以尿酸酶法特异性最佳。未经治疗的痛风患者血尿酸值大多数均升高，继发者较原发痛风升高明显。急性发作时肾上腺皮质激素分泌过多促进尿酸排泄，有时会造成血尿酸值短暂性的偏低，需等急性期后重测，以免误诊。

2. 尿液尿酸测定　在进食低嘌呤饮食 5d 后，正常人 24h 尿酸在 600mg 以下。可用 Ben-edict - Franke 直接法、银盐沉淀或尿酸酶法测定，以后者特异性和准确性较好，有助于选择药物、鉴别尿路结石性质。

3. 滑液检查　滑液在光学及偏振光显微镜（polarlzed microscope）下可见尿酸钠盐结晶被吞噬到白细胞内或呈游离状，呈针状并有负性弱双折光现象（negative birefringence）滑液白细胞主要为中性粒细胞，有时其数目可高达 10 万以上，需与细菌性关节炎鉴别。

4. 痛风石特殊检查　主要用以下几种方法鉴定，如痛风结节组织检查、紫尿酸氨（murexide）特殊化学鉴定、尿酸分解测定、紫外分光光度计测定等。

5. X 线检查　早期急性关节炎时仅有软组织肿胀，反复发作后，先有关节骨缘破坏，关节面不规则，继之关节间隙狭窄，软骨下骨及骨髓内均可见痛风石沉积、骨质疏松，以致骨质呈凿孔样缺损（punch - out lesion），又如虫蚀，大小不一，其边缘锐利呈半圆形或连续弧形，边缘可有增生钙化，严重者会发生骨折。

三、诊断与鉴别诊断

中老年男性肥胖者，突然反复发作的足踇趾、跗趾、踝等单关节红肿剧痛，间歇期无症状期伴有高尿酸血症，或秋水仙碱治疗有特效者均可作为诊断痛风的参考，但最正确的诊断方法为急性发作时关节抽液中查到被嗜中性粒细胞吞噬的针状尿酸盐结晶。10% ~ 15% 的患者肾结石症状发生在关节炎之前。国内发现 10% ~ 25% 的病人有阳性家族史。由于本病表现多样化，有时症状不够典型，尚须作如下鉴别诊断。

1. 类风湿关节炎　在慢性关节肿胀、僵直、畸形，反复急性发作时，易与慢性结节肿性痛风性关节炎混淆。但类风湿关节炎多见于中青年女性，为多发性、对称性手足近端小关节和腕、膝、踝等关节病变，伴有免疫球蛋白增高，高滴度的类风湿因子，但无明显的血尿酸值升高，X 线显示关节面腐蚀（erosion），关节间隙狭窄、融合及骨质疏松，与痛风凿孔样损害（punch - out lesion）有明显区别。

2. 丹毒与蜂窝织炎　痛风在急性发作时，关节周围软组织明显红肿，极易误诊为丹毒或蜂窝织炎，但后者有畏寒发热，白细胞明显升高，而关节痛不明显，亦无血尿酸升高。

3. 创伤性关节炎与化脓性关节炎　创伤或劳累，易诱发痛风，因此有时误诊为创伤性关节炎，但后者持续时间长，与创伤有密切关系，且无血尿酸值升高。在慢性痛风性关节炎结节破溃或急性发作关节红肿时，亦易与化脓性关节炎混淆，有时亦误诊为结核性关节炎。但二者滑囊液及分泌物中均无尿酸钠盐结晶，而有大量白细胞，培养发现有致病菌。

4. 银屑病关节炎　银屑病关节炎常有不对称趾（指）端关节炎破损及骨质吸收，约20% 的患者有血尿酸值升高，因此不易与痛风区别。但前者累及趾（指）关节远端，髋关节亦常受累，关节间隙变宽，X 线见末节趾（指）呈杯中铅笔征（pencil – in – cup）。

5. 骨肿瘤　由于痛风时尿酸钠盐在骨内沉积，多处骨质穿凿样破坏以致骨折，加之痛风结节肿胀畸形，因此易误诊为骨肿瘤而截指（趾）或截肢，但后者病程持续，无发作性红肿剧痛及明显的高尿酸血症，活组织检查二者即可鉴别。

6. 假性痛风性关节炎　急性发作与痛风相似。原发性少见，多发生于老年膝关节，血尿酸值不高，X 线示软骨钙化或滑液中有焦磷酸钙或磷灰石结晶。

7. 其他关节炎　急性期需与系统性红斑狼疮（SLE）、赖特综合征及肥大性关节炎等鉴别。但这些关节炎血尿酸值一般均正常，结合其临床表现、实验室检查及 X 线检查有助于鉴别诊断。

四、治疗

由于原发性痛风缺乏病因治疗，因此不能根治。临床治疗需要达到两个目的：①及时控制痛风性关节炎的急性发作；②长期治疗高尿酸血症，以预防尿酸钠盐沉积造成的关节破坏及肾脏损害。

1. 一般治疗　痛风与高尿酸血症为常见的中老年人嘌呤代谢异常性疾病。治疗方面除药物外，亦常采用低嘌呤饮食以求控制。但在欧美国家正逐渐放弃严格的饮食控制，研究指出，即使严格地限用极低嘌呤食物，血尿酸的浓度下降也有限；反之，无节制的饮食可使血尿酸浓度迅速达到随时发作的状态。从另一个角度来讲，痛风患者常同时伴有高脂血症、血糖偏高或高血压等病，这些疾病本来就需要饮食控制，故食物控制是必须的。据实际分析显示，豆类食物中嘌呤含量并不高，对素食者的研究显示，未发现较高的痛风发病率。

饮食的一般原则是避免进食高嘌呤饮食，如动物内脏、沙丁鱼、蚝、蛤、蟹等嘌呤丰富的食物。限制进食含中等量嘌呤的鱼虾类、肉类、豌豆、菠菜等。至于水果、蔬菜、牛奶、鸡蛋等则含嘌呤很少。需严格戒酒，以防急性发作。为促进尿酸排泄宜多饮水，使尿量每天在 2 000ml 以上。有些医生建议服用碱性药调节尿 pH 在 6.2 ~ 6.8，但不太实际，除非病人合并尿路尿酸结石。同时不宜使用抑制尿酸排泄的药物如利尿药、小剂量阿司匹林等。肥胖患者要减少热量摄入以降低体重，糖量占总热量的 50% ~ 60% 以下，蛋白质为每千克标准体重 19 左右。

避免过度劳累、紧张、湿冷，穿鞋要舒适，勿使关节损伤等。常发生痛风的患者除控制饮食外还需服药以使血尿酸维持在正常范围内，以防止损害肾脏及关节。

2. 急性痛风性关节炎的治疗　患者应卧床休息，抬高患肢，至疼痛缓解 72h 后方可恢复活动，尽早治疗，以使症状迅速缓解，否则易延误不治。

（1）秋水仙碱：治疗急性痛风常用秋水仙碱，口服 0.5mg 或 0.6mg，每小时服 1 次，直到症状解除或病人产生恶心、呕吐、腹泻等胃肠症状或达到最大量 6mg 为极限。根据统计，如果痛风发作最初几小时内即用上法，有效率约为 90%，12 ~ 24h 约有 75% 有效；但如果超过 24h，效果就无法预测。鉴于大多数病人无法忍受如此大剂量的秋水仙碱，故现代研究者建议采用较小剂量（1.0 鎇体 2.0mg）的秋水仙碱，同时合并使用非甾体消炎药（NSAIDs），如吲哚美辛，以达到最佳且最易忍受的临床效果。如果病人合并消化道出血或不能进食的状况，可用秋水仙碱注射剂，以 1 ~ 2mg 溶于 20ml 生理盐水中缓慢静脉注射，单一剂量对大多数急性发作者均有效。秋水仙碱的不良反应除了上述胃肠道不适外，还可发生肝功能异常、神经异常等，故对有上述器官受损的痛风患者，使用秋水仙碱时需特别观察。

（2）非甾体消炎药（NSAIDs）：吲哚美辛标准剂量为每次 25～75mg，每 6～8h1 次，每日不超过 200mg，待症状减轻后，改为每日 25mg，3～4/d，连续 2～3d，然后逐渐减少剂量。这种短时间大量投予的脉冲式疗法常可收到最佳的治疗效果，也是目前最常使用的方法。

其他非类固醇抗炎药如布洛芬、萘普生、芬必得、吡罗昔康及双氯芬酸等治疗急性痛风均有效，应尽可能早期大量用药，待症状消退后减量。

（3）糖皮质激素或 ACTH：适用于上述药无效、不能耐受或严重反复发作的急性痛风患者。对于单一急性关节发作者，可在关节穿刺抽液后直接注入长效型糖皮质激素如复方倍他米松 7mg，可有效阻止因尿酸盐结晶沉积在关节而引起的炎症。同时配合炎性关节的适当制动休息可达到缓解疼痛的目的。也有学者建议用 ACTH 25mg 放入葡萄糖内静脉滴注或 40～80mg 肌内注射，也可用泼尼松每日 30mg，症状可以迅速控制，但停药后易发生"反跳"现象，加用秋水仙碱 0.5mg，每日 2～3 次可防止"反跳"。该类药不宜长期使用。

（4）有报道称在急性期行关节腔冲洗术有助于病情的缓解。方法为：经关节腔穿刺抽出关节积液后，用相当于体温的生理盐水反复快速注入和抽吸，每周 1～2 次。

3. 间歇期及慢性期治疗　在间歇期及慢性期的治疗主要是维持血清尿酸值在正常范围和预防急性发作。预防治疗需用秋水仙碱，平时以 0.5～1.5mg。剂量使用时，可免受急性发作之苦。预防效果可达 93% 以上，而且只有 4% 的病人会出现胃肠道症状。对于经常发作痛风的患者，在每次急性发作之前，可感觉到刺痛的预兆，此时若能立即口服 0.5～1.5mg 秋水仙碱，常可有效预防急性痛风发作。维持正常血清尿酸值则需用促进尿酸排泄药和抑制尿酸生成药如别嘌醇。为保证有效，药量要足，并终身维持。使用降低尿酸药物的时机为：经饮食控制血尿酸仍大于 9mg/dl；每年急性发作在 2 次以上者；有痛风石或肾功能损害者。使血尿酸值维持正常或接近正常，常可防止痛风急性发作，防止痛风石形成及减轻肾脏损害。但降低血尿酸的药均无消炎镇痛作用，且在使用中会使尿酸进入血液循环，可能诱发急性关节炎，因此在急性期不宜使用。

降低尿酸药物的选择：在肾功能正常或有轻度损害及正常饮食下，24h 尿酸排出量在 600mg 以下时，可用排尿酸药；在中等度以上肾功能障碍（肌肝廓清率＜35ml/min），或 24h 尿液尿酸明显升高时应用别嘌醇；在血尿酸明显升高及痛风石大量沉积的患者，可合用以上两种药，以防止渐进性痛风性并发症。为预防促发急性关节炎发作，开始时用小剂量，在 7～10d 逐渐加量。

（1）排尿酸药：主要通过抑制近端肾小管对尿酸的重吸收而促进尿酸排泄。为防止尿酸在肾脏大量排出时引起肾脏损害及肾结石的副作用，均应从小剂量开始并考虑碱化尿液。

羧苯磺胺（丙磺舒）：开始剂量 250mg，每日 2 次，2 周后增至 500mg，每日 3 次，每日最大剂量 2 000mg 以下。约 5% 的患者可出现皮疹、发热、胃肠刺激、肾绞痛及激发急性发作等不良反应。

苯磺唑酮：为保泰松的衍生物，排尿酸作用较丙磺舒强，开始剂量 50mg，每日 2 次，逐渐增至 100mg，每日 3 次，每日最大剂量是 600mg，与丙磺舒合用有协同作用。该药较丙磺舒副作用小，少数对胃黏膜有刺激，溃疡病者慎用，个别也有皮疹、药物热的报道。

苯溴马龙：如痛风利仙，是较前二者更强的降尿酸药，在欧洲已应用多年，开始剂量每日 25mg，每日 1 次，逐渐增加为每日 100mg。毒性作用轻微，对肝肾功能无影响，但可有胃肠道反应，极少数有皮疹、发热、肾绞痛及激发急性发作。

（2）抑制尿酸生成药：如别嘌醇，其结构类似次黄嘌呤，有较强的抑制黄嘌呤氧化酶的作用，从而阻断次黄嘌呤向黄嘌呤、黄嘌呤向尿酸的代谢转化，在人体逐渐氧化生成易溶于水的黄嘌呤从尿中排出，并可迅速降低血尿酸值，抑制痛风石和肾结石形成，并促进痛风石溶解。剂量每次 100mg，每日 2~3 次，每日最大剂量低于 600mg。其不良反应有过敏性皮疹、药物热、肠胃不适、白细胞及血小板减少、肝功能损害等。其中以过敏性皮疹的反应最激烈，一旦发生毒性上皮坏死，病死率可高达 80%。有报道示使用别嘌醇发生毒性作用共 38 例；对肾功能不全合并用利尿药者，使用本药时需特别小心，由于药物交互作用，同时合并抗癌药如巯嘌呤或硫唑嘌呤时，会提高抗癌药的血药浓度，此时需酌量或留心临床不良反应，以免造成严重的骨髓抑制作用。因此用药过程中应定期复查血象及肝功能、嗜酸性粒细胞、肾功能等。

4. 无症状高尿酸血症的治疗　一般无症状的高尿酸血症几乎不需要治疗，但应避免肥胖、高嘌呤及高热量饮食、酗酒、过度劳累、创伤、湿冷及精神紧张等诱发因素。但是存在下列几种状况发生时则考虑降尿酸药物：①有痛风临床症状；②有明显的痛风、尿路结石家族史；③24h 尿酸排泄量超过 1 100mg；④经过食物控制或停用影响尿酸代谢的药物，而血尿酸值却仍持续 6 个月大于 9mg/dl。对有高血压、冠心病、肥胖症、尿路感染、肾衰竭等并发症者，需行对症及病因治疗。

因此，对无症状高尿酸血症患者进行健康促进工作的规划时，应先着眼于现存尿酸浓度与肌酸酐值的监控，且必须长期搭配固定时间加以监控。除此之外，应针对这些高危人群进一步加以宣教，例如要配合体重的稳定控制、高血压治疗避免使用利尿药、饮酒习惯的控制等。

（倪　婉）

第四节　股骨头缺血坏死

股骨头缺血坏死具有较高的发病率，在美国，要求进行髋关节置换手术的患者中有 5% 是因为股骨头缺血坏死造成的，发病年龄的高峰期在 30~60 岁，自发性股骨头坏死的男女比例为 4~5：1，33%~72% 的患者累及双侧。近几十年来对其临床病因、流行病学、组织病理学及微循环等方面进行了深入研究，股骨头血液供应损害在骨坏死发病机制中的作用已经有了明确肯定的结论。早诊断早治疗能终止或逆转病变，保留股骨头和髋关节的功能。

一、病因

1. 创伤　创伤后骨坏死的发生率为 15%~45%，多发生于股骨颈头颈部骨折病人，因骨折损伤了股骨头的血供或骨折复位不良，固定的稳定性不佳导致骨折移位和假关节形成，发生时间最早为 1.5 个月，最晚为 17 年，80%~90% 发生在外伤后 3 年内，妇女和有移位骨折的病人坏死发生率更高；髋关节脱位有可能造成股圆韧带血管损伤而造成股骨头缺血坏死，脱位后坏死发生率为 10%~26%。

2. 感染 感染使关节腔内渗出液增多，关节腔和骨髓腔内压力增高，造成股骨头血运障碍使骨骺的中心部软骨细胞坏死。

3. 嗜酒 长期大量饮酒者在股骨头坏死病人中占 10%～39%，大量饮酒能引起一过性高脂血症，并且使血液凝固性发生改变，使血管堵塞、脂肪栓塞而造成骨坏死。

4. 长期应用糖皮质激素 长期服用激素可引起骨质疏松，血液黏稠度增加、血管炎症及高血脂，从而造成微循环障碍，导致骨组织缺血坏死。

5. 先天缺陷和遗传 股骨头和骨骺的先天性缺陷可导致股骨头骨骺部分或全部缺血坏死，有 10%～70% 的股骨头缺血坏死病人有家族史。

6. 自身免疫学说 本病患者中有 IgE 明显升高，血小板聚集异常。

7. 减压病 随航空、航天、开挖隧道和深水作业的发展，减压病所造成的骨坏死逐渐增多。主要是因为高压下溶解在体液内的氮气在血管形成气栓，而氮气又容易聚集于骨内富含脂肪组织的黄骨髓中，且骨皮质坚硬，释放的氮气被限制于其中，造成动脉气栓，阻断血液循环，造成梗阻。

8. 血红蛋白病 如镰状细胞贫血、地中海贫血等均可造成血液黏稠度增加，血液在小血管内滞留、栓塞，阻断了骨的血液供应，从而造成股骨头缺血坏死。

9. 其他 如长时间金属材料的刺激、产妇生产时和产后的变化，均有发生股骨头缺血坏死的可能。

二、临床表现

有些患者表现为突发性疼痛，病人会记住首次疼痛发作的日期和具体时间（此时已发生血管阻塞但尚未发生骨萎陷）。对于另外一些患者则无具体症状，大多数发展为股骨头萎缩产生的机械性疼痛，疼痛会因站立、行走移动、咳嗽或某些机械刺激而触发，休息能使疼痛缓解。患者感到腹股沟处的疼痛，可放射至大腿前内侧，患者会采取防痛步态，提臀跛行或减少动作幅度，特别是在屈、外展、内旋时，屈曲外展的髋关节在外旋时会发出咔嗒声，特别是由坐位站起行走时。

三、辅助检查

磁共振成像是最具有特异性和敏感性的检查技术，也可进行 X 线检查、CT 扫描、骨核素扫描检查，骨扫描比 X 线检查和 CT 扫描更为灵敏，但缺乏特异性，因此不如磁共振成像应用广泛。

1. X 线表现

（1）早期：股骨头外形及关节间隙正常，但其持重区软骨下骨质密度增高，其持重区软骨下骨的骨质中，可见 1～2cm 宽的弧形透明带，即"新月征"。

（2）中期：股骨头轻度变平、塌陷，软骨下骨质密度增高，周围可见点状、斑片状密度减低区阴影及囊性改变。但关节间隙仍保持正常。

（3）晚期：股骨头持重区严重塌陷，出现扁平髋，股骨颈短，股骨头呈蘑菇状或帽状，关节间隙变窄，髋臼外上缘常有骨刺形成。

2. CT 早期可见骨小梁密度增强，在轴位像上呈现放射状的影像称为"星状征"，晚期可见中间或边缘局限的环形密度减低区。

3. MRI

（1）早期：在股骨头高密度影像中，有一条成条带状弯曲或环形的低密度影，位于股骨头的边缘。在 T_2 加权像上可见因关节液形成的高密度影，股骨头外形正常，关节间隙正常。

（2）中期：股骨头内病变区稍显不均，部分病例股骨头轻度变扁、塌陷，有关节积液，在 T_2 加权像上形成高密度影像，在 T_1 加权像上股骨头上部软骨下方可见局限性低至中等密度信号区，周围有环形底信号带环绕。

（3）晚期：股骨头内大片不规则、不均匀信号，其间有斑点状高信号影，股骨头变扁、塌陷、关节间隙变窄。

4. ECT　对股骨头无菌坏死的早期诊断有很大价值。早期股骨头区无放射性浓聚或仅在周围有一条放射性浓聚带，后期可见股骨头区放射性浓聚。

实验室检查一般无明显异常。

四、诊断

根据病史、临床表现、关节体检及影像学检查可明确诊断。

五、鉴别诊断

1. 髋关节滑膜炎　多述髋痛，出现跛行，小儿多见，常有上呼吸道感染或过敏反应病史，休息和对症治疗后可痊愈。

2. 髋关节脱位或股骨颈骨折　常有外伤史，髋部疼痛，活动受限，出现跛行，X 线可提示股骨头脱臼或骨折。

3. 髋关节结核　常有结核病接触史，有低热、盗汗、乏力、消瘦等结核病的症状、体征，X 线可见患侧骨质疏松，闭孔缩小等。

4. 髋关节肿瘤　少见，有持续性髋疼痛，骨破坏多为转移瘤所致，伴有肿瘤的症状和消瘦、恶液质等。

六、治疗

1. 一般治疗　休息，避免患肢负重（床上练习蹬自行车的动作）。

2. 药物治疗　疼痛明显可服用消炎镇痛药，如路盖克、瑞力芬等，同时口服钙剂和维生素 D 类药物。

3. 关节腔内注射治疗及关节腔和骨髓腔减压治疗

（1）关节腔阻滞：患者仰卧位。取腹股沟韧带中点向外下 2 ~ 3.5cm 为进针点。用一手示指触及股动脉并加以保护，另一手持 7 号 8cm 长针快速垂直刺入皮肤后改为缓慢进针，达到关节腔。如果有关节积液，可先将积液抽出，再注入消炎镇痛液 10 ~ 15ml（消炎镇痛液中可不用或少用糖皮质激素）。注射后被动活动髋关节，以利于药物扩散。

（2）髋关节腔减压：在关节腔内注射后，在原进针处，针刀的刀刃平行于神经、血管走行的方向垂直皮肤刺入达关节腔，将关节囊前壁切 2 ~ 3 刀，可明显降低关节腔内压力，改善症状。

（3）骨髓腔减压：患者仰卧位，取大转子下 1 ~ 2cm 为进针点。从皮下至骨膜逐层注射局麻药或消炎镇痛液。快速刺入针刀或克氏针，朝股骨头方向进针（或针刀），使其穿透骨皮质和骨髓腔，达到对侧皮质。可在同一进针处穿2～3个孔（图28－3）。

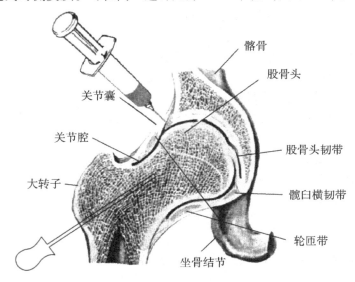

图28－3　髋关节腔注射及骨髓腔减压

　　对于早期的股骨头缺血坏死患者，使用上述方法不但能有效缓解疼痛、明显改善髋关节的功能，而且可使骨折的骨小梁修复。

　　对于晚期患者，上述方法仅能改善疼痛症状，很难恢复髋关节的功能。可采用带血管蒂的骨或骨膜移植术，或行全髋置换术。

（胡凤娟）

第五节　骨质疏松症

　　骨质疏松症是一种全身性疾病，其特点是骨量减少和骨组织的微细结构破坏，导致骨脆性增加，容易发生骨折。骨质疏松症主要分为原发性骨质疏松症和继发性骨质疏松症。还有少数发生于青壮年时期，目前检测手段查不出原发病的一类骨质疏松症为特发性骨质疏松症。原发性骨质疏松症包括绝经后骨质疏松症和老年性骨质疏松症；继发性骨质疏松症是指由于某些疾病、药物、器官移植或其他原因造成的骨质疏松或并发骨折。在此节只阐述疼痛科临床诊治中常见的原发性骨质疏松症。

一、临床表现

　　原发性骨质疏松症是老年人的常见疾病之一，其最大危害是在轻微外伤或无外伤的情况下容易发生骨折。骨质疏松骨折最常见部位为椎体、髋部和腕部。研究表明，美国45岁以上的妇女有近1/3患有骨质疏松症，而75岁以上妇女的骨质疏松患病率高达90%以上；美国50岁以上的白种人妇女前臂骨折危险性是16%，椎体骨折危险性是32%，髋部骨折危险性是15%。国内上海的一组调查显示，60岁以上的老年人骨折患病率为15.6%，北京一组50岁以上妇女椎体压缩性骨折患病率为15%，髋部骨折对健康的危害最大，12%～20%的病人在骨折 1 年之内由于各种并发症而死亡，死亡率与脑卒中和乳腺癌相当；且男性死亡率高于女性；存活者 50% 以上终生致残，生活不能自理，给家庭和社会带来沉重的负担。据调查，在美国，只有 1/3 以下的骨质疏松患者被诊断，仅 1/7 的患骨质疏松症的妇女接受治疗。

目前全世界的髋部骨折数量持续上升，其中 1/3 发生在亚洲，而到 2050 年，由于老年人口的显著增多，亚洲的髋部骨折病例将增至全世界总数一半以上。据报道，每年用于骨质疏松性骨折的医疗费，美国是 130 亿美元，我国为 150 亿人民币，其中绝大多数用于髋部骨折。骨质疏松症在我国同样不仅是医疗问题，也是严重的社会公共卫生问题。

二、病因及危险因素

本病的病因尚不明了，已确定为多因素综合作用的结果。其发生和发展很大程度上取决于遗传因素，后天环境因素的影响占 20% ~30% 。

原发性骨质疏松症及其骨折的发生取决于青年时期建立的骨峰值和此后随年龄增长而出现骨量丢失的速率；骨峰值高，骨量丢失速率慢，将来发生骨质疏松及骨折的危险性就小，相反则大。所谓骨峰值就是人一生中所获得的最大骨量，出现在 20 ~ 40 岁；理想满意峰值骨密度的获得受遗传和环境因素影响，其中遗传因素是不可改变的，白种人、妇女、骨架小、有骨质疏松症家族史等均是骨质疏松症的遗传危险因素；而不良的生活方式及饮食习惯，如缺少运动、钙摄入量低、体重过低、嗜烟、酗酒、过多摄入咖啡因以及某些疾病、药物等均是骨质疏松症发生的危险环境因素；有学者观察低钙饮食者 ［ <10mg/ （kg·d）］ 有 3/4 患有骨质疏松症，而钙补足饮食者 ［ >10mg/ （kg·d）］ 仅 1/4 患有骨质疏松症。原发性骨质疏松症的发生，除与遗传因素和营养、生活方式等环境因素有关外，还与雌激素、1，25 双羟维生素 D 等影响骨代谢的激素变化有关。

三、诊断

主要从三方面进行，即高危人群判断、骨密度检查及生化指标测定。

1. 高危人群判断　由于骨折发生前骨质疏松症大多在临床上悄然无声，因此世界各国都主张对高危人群进行早期普查和常规检查。而具有下列危险因素的人群可称为高危人群：种族为白种人、性别为女性、年龄大于 65 岁妇女、有脆性骨折家族史、骨架小、既往有脆性骨折史、绝经前曾停经 6 个月以上、45 岁以前绝经、体重指数小于 20、不活动、低钙摄入、嗜烟、酗酒、咖啡因摄入过多等。最常用的检查方法是骨密度（BMD）测量。

2. 骨密度检查及骨质疏松诊断标准　常规骨 X 线片在骨量减少大于 30% ~50% 时才显示，为定性检查，不能用于早期诊断骨质疏松。

骨密度测量为定量检查，能了解早期骨量减少、预测骨折发生的可能性、监测防治措施使用前后的骨量改变。尽管骨密度测量只反映骨量的情况，不能了解骨微细结构的状态，但骨密度变化反映了 60% ~90% 的骨强度变化，多数研究表明骨密度的高低与骨折的发生率密切相关。

骨密度测量方法有单光子吸收法（SPA）、双光子吸收法（DPA）、双能 X 线吸收法（DEX – A）和定量计算机断层 X 线扫描法（QCT）等，其中双能 X 线吸收法（DEXA）的骨密度检测是目前用于骨质疏松诊断的金标准。近年来定量超声技术用于骨状态测定，它的测定参数不仅能反映骨密度情况，还能了解骨弹性和骨的微结构，且具备无放射线、体积小、易移动等优点，常用于骨质疏松症的筛查。

目前国际上仍，使用世界卫生组织推荐的白种人妇女骨质疏松症诊断标准，以双能 X 线吸收骨密度仪（DEXA）进行骨密度测定。

男性的诊断标准尚未确立。适合我国人群骨质疏松症的骨密度诊断标准正在探讨中。

3. 生化指标检测

（1）血钙、磷常在正常范围，可与其他代谢骨病鉴别。

（2）骨转换指标测定：尚不能作为独立诊断骨质疏松症的依据，可用于辅助诊断。对发现高骨转换率骨质疏松症患者及监测其骨丢失速率并观察治疗效果有较大价值。

（3）骨形成指标：血碱性磷酸酶（ALP）、骨钙素（BGP）等。

（4）骨吸收指标：晨尿钙/肌酐比值、血抗酒石酸酸性磷酸酶、尿羟脯氨酸等。

原发性骨质疏松症的鉴别诊断需首先排除各种原因尤其是恶性肿瘤导致的继发性骨质疏松症。

四、预防和治疗

迄今为止的各种防治措施可使变细的骨小梁增粗、穿孔得以修补，但不能使已断裂的骨小梁再连接，即不能使已破坏的骨组织微结构完全修复，因此对本病的预防比治疗更为现实和重要。

1. 预防措施　在儿童、成年、老年各个阶段都应重视。

（1）合理饮食：富含钙膳食、低盐、适量蛋白质、足量的维生素 D、维生素 C、B 族维生素和维生素 K 等。北美和欧洲学者主张儿童、青少年时期每日摄入元素钙量 1 000 ~ 1 200mg，成年人每日 800 ~ 1 000mg，绝经后妇女及老年人每日 1 000 ~ 1 500mg，孕妇和哺乳期妇女每日 1 200 ~ 1 500mg。钙的补充首选天然食物，从食物中摄取不足时再加服钙剂，钙剂中碳酸钙、氯化钙、乳酸钙和葡萄糖酸钙分别含元素钙 40%、27%、13% 和 9%；钙剂分次服及进餐后服吸收较好；胃酸缺乏者应服枸橼酸钙。儿童每日摄入 400U 维生素 D 就可预防佝偻病，成年人维生素 D 的需要量为从食物中摄取和皮肤经光照产生的维生素 D 总量，应该在每日 400U 左右。年龄大于 71 岁的老年人应补充维生素 D600U/d，如缺乏光照，应再增加 200U/d。但需注意过量的维生素 D 摄入有可能导致维生素 D 中毒。

（2）适当的运动：适当的负重运动有助于骨量的维持。应坚持经常性锻炼如步行、慢跑等。运动除了对骨骼有益外，尚具有增加肌肉强度、反应能力、协调性和防止跌伤等骨骼以外的作用，宜每次运动 30 ~ 60min，每周 3 次以上。

（3）消除危险因素：避免摄入过多咖啡因及过度节食消瘦，戒烟，避免过多饮酒等；青少年发育迟延、继发闭经都应抓紧治疗。

（4）防止跌倒：跌倒是原发性骨质疏松症骨折的重要诱因，而老年人跌倒的发生随着年龄增长明显增加。因此应对老年人加强教育，尽力设法减少跌倒的可能性，减少在家中引起跌倒的因素，如拿掉障碍物、增加照明；注意锻炼，保持肌肉协调功能，改善平衡失调；矫正视力，穿防滑鞋，挂手杖；避免应用影响平衡的药物如镇静药和催眠药等；对容易引起跌倒的疾病和损伤应给予有效治疗。必要时可佩带脊柱保护器或髋部保护器。

2. 防治药物　针对骨质疏松症发病机制中骨吸收过度而骨形成相对不足的特点，目前防治骨质疏松症的药物主要有骨吸收抑制药、骨形成促进剂及兼有抑制骨吸收和促进骨形成作用的制剂三大类，常用的有钙剂补充和（或）加用普通维生素 D，往往作为上述骨质疏松防治药物基本的辅助措施，有报道称能增强骨质疏松防治药物的作用。

目前许多研究表明，两种或两种以上抗骨质疏松药物联合应用的效果优于单一品种药物的使用。

（1）雌激素：雌激素替代治疗（estrogen replacement therapy，ERT）可降低绝经后妇女的骨转换率，服用雌激素后的 3 个月内可见骨吸收和骨形成生化指标降低，并且能有效地防止绝经后快速骨丢失。一般最好在绝经早期即开始应用，可以防止骨量的丢失和降低 50% 的骨折发生率。一旦停用雌激素，骨丢失率将恢复至用药前状况。加服孕激素（hormone re‐placement therapy，HRT）可有效预防雌激素治疗增加子宫内膜癌发生的危险性。常用的雌激素如倍美力（CEE，premarin）0.625mg/d 口服，或使用更小的剂量如 CEE0.3mg/d。长效雌激素尼尔雌醇每次 1～2mg，每 2 周服用一次。也可使用一些含有雌孕激素贴剂或经皮肤和阴道吸收的霜剂。对已切除子宫者不需加服孕激素。需强调 HRT 的使用必须严格掌握适应证，HRT 能有效缓解绝经症状及防治绝经后骨质疏松，不宜用于绝经后妇女心血管疾病的预防，用药需个体化，治疗若长于 4 年应考虑乳腺癌的危险性及心血管系统的安全性，在用药前和用药期间应定期进行规范的随诊监测，酌情作必要的调整，以求最大程度地受益，避免不良反应。

（2）选择性雌激素受体调节剂（selective estrogen receptormodulators，SERM）：此类药物能选择性地与靶器官上的雌激素受体结合，并呈现雌激素样的激动和拮抗药的作用。最早被用于乳腺癌治疗的三苯氧胺，对骨骼呈现雌激素样的有益作用，所以对绝经后患有乳腺癌的妇女有预防骨质疏松症的作用。新的 SERM 制剂，如雷诺昔芬可以增加绝经后妇女的骨密度，降低椎体骨折发生率。研究表明雷诺昔芬治疗 3 年可显著降低椎体骨折的发生率（44%）。雷诺昔芬的推荐剂量为每日 60mg，对子宫内膜和乳腺组织无刺激作用，但国外报道有增加静脉血栓栓塞性疾病的危险性。

（3）二磷酸盐（bisphosphonates）：二磷酸盐是焦磷酸盐的衍生物，其中以碳原子替代了位于焦磷酸盐中心的氧原子，可与骨组织中的羟基磷灰石紧密结合，对骨吸收有显著抑制作用。对其侧链进行修饰可合成多种类型二磷酸盐类药物。第一代的二磷酸盐羟乙磷酸钠抑制骨吸收和抑制骨矿化的剂量十分接近，故通常采用间断用药的方法，以免出现骨骼矿化不良反应。由于二磷酸盐对骨吸收的抑制作用强大而且持久，国外已开始对某些二磷酸盐采用每周一次口服用药，或每 3～4 个月静脉滴注给药，这样既方便患者，又可减少药物的不良反应。因二磷酸盐的肠道吸收率仅 1%～5%，故主张空腹用一杯清水冲服，不可用其他饮料冲服药物，不能与钙剂同时服，服药后至少半小时才能进食，以免影响药物吸收。许多临床研究证实了二磷酸盐在治疗骨质疏松症中的有效性。如采用羟乙磷酸钠间断治疗 2 年可以使骨质疏松症患者的椎体骨密度增加 2%～4%，且在停药后的 4 年间骨密度得以保持。阿仑磷酸钠 10mg，晨空腹服，持续 3 年，可使绝经后骨质疏松病人的椎体骨密度增加 8.8%，股骨颈、大转子和全身骨密度分别增加 5.9%、7.8% 和 2.5%，骨折发生率降低 48%。利塞磷酸钠 5mg/d，治疗 3 年可显著降低新发椎体骨折的发生率（<41%），腰椎骨密度增加 5.4%。常见的二磷酸盐的用法和剂量如下：羟乙磷酸钠（国产药名为邦得林或依林）间歇性、周期性治疗，每 3 个月为 1 个周期，每周期开始时连续服羟乙磷酸钠 14d，每天 400mg，

分 2 次服，然后停药 2.5 个月，直至下一个周期开始，同时持续服钙剂。氨基二磷酸盐（商品名有福善美、固邦）10mg 或 5mg 每日 1 次口服，或福善美 70mg 每周 1 次。氯甲二磷酸盐 400mg 每日 2 次口服。利塞磷酸钠 5mg 每日 1 次。磷酸盐类药物对胃肠道有轻度的不良反应，罕有二磷酸盐诱发侵蚀性食管炎的报道，采用清水冲服和服药后保持立位半小时以上可以避免此不良反应。

（4）降钙素（calcitonin）：降钙素是生理的骨吸收抑制药，能减少破骨细胞的形成，阻止破骨细胞在骨组织上贴附。使用时快速作用可以抑制破骨细胞活性，缓慢作用可以减少破骨细胞的数量，还具有通过刺激脑内啡肽的释放提高痛阈的中枢性镇痛作用。目前市场供应有两种降钙素，鲑鱼降钙素（密钙息），50U 隔日或每日皮下或肌内注射一次，另一种给药途径为每日或隔日 200 ~ 400U 喷入鼻黏膜。鳗鱼降钙素（益钙宁），10U 每周 2 次或 20U 每周 1 次，皮下或肌内注射。北京协和医院内分泌科应用益钙宁 10U 每周 2 次，肌内注射，治疗原发性骨质疏松症 45 例，疗程 1 个月，骨痛改善率 91%，停药后镇痛作用还可持续 1 ~ 6 个月。同时观察到骨吸收指标血抗酒石酸酸性磷酸酶和尿羟脯氨酸排量都有显著降低。并观察到长期治疗 1 年以上，可以预防骨量丢失，且有轻度增加骨密度的作用。研究表明鼻喷鲑鱼降钙素 200U/d，治疗 5 年，可使椎体新发骨折的发生率降低 36% 左右。由于降钙素具有镇痛作用，故也常被用于骨折急性期的骨质疏松症患者。降钙素的不良反应有恶心、面部和双手潮红发热感。

（5）维生素 D 代谢物（骨化三醇和阿法骨化醇）：即活性维生素 D，活性维生素 D 可以促进小肠钙的吸收和骨的矿化，并可能在骨骼局部具有刺激骨形成的作用。研究表明骨化三醇与单纯服元素钙比较，可以降低骨质疏松病人椎体和椎体外的骨折发生率。临床上常用的剂量为骨化三醇 0.25μg，1 ~ 2/d，为避免高钙血症和高尿钙症，在治疗中应注意监测血钙和尿钙，酌情调整药物剂量。

（6）氟化物：已被证实是骨形成的有效刺激剂，可增加椎体和髓部骨密度，有报告称也有减低椎体骨折发生率的报道。尽管此类药物在临床上已使用了 30 年，但对该药的有效性和安全性仍有争论。大剂量氟虽明显增加骨密度，但新形成的骨组织杂乱无章，不能对抗外力作用，致使骨折发生率不降甚至增高；小剂量氟，每日 15 ~ 20mg，有效且副作用小。氟制剂有氟化钠和单氟磷酸盐，后者通过水解酶的作用在小肠缓慢释放，可持续维持 12h，对胃肠道刺激小。另外，使用氟制剂后会有钙稀释的副作用，使血甲状旁腺激素的水平上升，所以主张同时服钙剂。目前上市的特乐定每片含氟 5mg 和元素钙 150mg，每日 3 次，每次 1 片，嚼碎后吞服，可与饭同服。

（7）甲状旁腺素（parathyroid hormone，PTH）：是目前认为较有前途的骨形成刺激剂。PTH 的长期慢性作用能使骨吸收增加，导致骨丢失。但 PTH 的短期和间断给药则能刺激成骨细胞促进骨形成。近十年来，随着人基因重组 PTH 的合成，对其促进骨形成的作用逐渐有了认识。人体研究也表明它能有效地刺激骨形成，当 PTH 与抗骨吸收药物如雌激素等联合应用时，增加骨密度和减少骨折的作用较单独使用抗骨吸收剂的作用增强。此外，近几年 PTH 的类似物甲状旁腺激素相关蛋白也受到关注，有可能成为新的抗骨质疏松症的药物。

（胡凤娟）

参考文献

［1］庄心良，曾因明，陈伯銮．现代麻醉学．第三版．北京：人民卫生出版社，2014．

［2］李李，常业恬，等．临床麻醉常见问题与对策．北京：军事医学科学出版社．2009．

［3］彭婕娜．重症颅脑损伤伴急性肺水肿的麻醉处理．河北医学，2011，7：549．

［4］王士雷，曹云飞．麻醉危象急救和并发症治疗．北京：人民军医出版社，2006：27－43．

［5］刘铁军，董晓柳，张树波．急性高容量血液稀释对老年肺癌根治术患者术后认知功能和血浆 S100β 的影响．医学研究生学报，2015，28（6）：608－612．

［6］李宝永，武建华，刘铁军．FloTrac/Vigileo 监测 CO_2 气腹压对腹腔镜手术患者血流动力学的影响．中国老年学杂志，2015（6）：1569－1571．

［7］刘会臣，刘铁军．反式曲马多对映体的药代动力学立体选择性．药学学报，2000，35（1）：40－43．

第二十九章　神经阻滞治疗

神经阻滞按治疗目的可分为治疗性神经阻滞、诊断性神经阻滞、为判断预后为目的而用的神经阻滞。神经阻滞疗法不仅限于治疗各种急、慢性疼痛，也可用于治疗许多非疼痛性症状和疾病。凡阻滞部位有感染、炎症或全身重症感染的患者，有出血倾向者或对局部麻醉药过敏史者均禁此疗法。

（一）神经阻滞治疗常用药物

1. 局部麻醉药　在疼痛治疗中常用的局部麻醉药有普鲁卡因、利多卡因、布比卡因和罗哌卡因等。神经阻滞时常选用 0.25% ~1.0% 浓度的利多卡因注射液，而行硬膜外阻滞时一般多用 0.25% ~0.5% 之溶液。布比卡因为酰胺类长效局部麻醉药，该药麻醉性能强，起效较慢，作用时间长（作用时间可达 5~6 小时），可用做神经阻滞，常用于慢性疼痛治疗。目前常通过硬膜外患者自控镇痛（PCEA）用于手术后镇痛以及癌性镇痛，常用浓度为0.125% ~0.15%，一般不超过 0.25%。

2. 糖皮质激素　由于糖皮质激素具有明显的减轻炎症反应以及免疫抑制作用，因此一般常用于慢性疼痛治疗。在临床疼痛治疗中应用的糖皮质激素主要有复方倍他米松（diprospan，得保松）、曲安奈得（traimcinoloneacetate，去炎松 A）、醋酸泼尼松（prednisone ac-etate，强的松）、醋酸泼尼松龙（prednisolone，强的松龙）、地塞米松（dexamethasone）。常用混悬液针剂进行痛点、关节腔及腱鞘内或硬膜外间隙注射，每次剂量 0.5~1ml，5~7 天一次，2~3 次为一疗程，常与局部麻醉药混合注射。合并有高血压、糖尿病、溃疡病和急症化脓性炎症的患者忌用糖皮质激素。

3. 维生素　临床上常与局部麻醉药、糖皮质激素混合应用，以期在局部发挥营养神经的作用。一般常用维生素 B_1 10~25mg，维生素 B_{12} 0.5~1mg。

4. 神经破坏药　是指能对周围神经具有破坏作用，能毁损神经结构，使神经细胞脱水、变性、坏死，导致神经组织的传导功能中断，从而达到较长时间感觉和运动功能丧失的一类化学性药物。临床上只应用于采用一般神经阻滞效果不佳的患者。常用的神经破坏药有无水乙醇（dehydrated alcohol）、苯酚（phenol，石炭酸）、亚甲蓝（methylene blue）和多柔比星（adriamycin）等。行周围神经阻滞、蛛网膜下隙或硬膜外隙阻滞，临床上均应严格掌握应用指征。

（二）常用神经阻滞方法

根据不同的病情、部位，采用不同的神经阻滞。近来，介导下神经阻滞术之比例逐渐增多。

1. 痛点阻滞　适用于腱鞘炎、肱骨外上髁炎、肩周炎及肋软骨炎等引起的局部疼痛，用 0.25% ~0.5% 利多卡因或 0.125% ~0.25% 布比卡因溶液等局麻药及复方倍他米松 1ml（5mg），行局部压痛点阻滞，每周 1 次，2~3 次为一疗程。

2. 眶上神经阻滞　适用于三叉神经第 1 支梢末范围的疼痛，以及该范围内带状疱疹后神经痛、肿瘤疼痛等患者。平卧位，头向前视，在患侧眶上缘内 1/3 处或在眉弓中间可触及眶上切迹，常规消毒后，用 6~7 号短针垂直刺入切迹，可有异感，穿刺到位后可注射药液 1~2ml。

3. 滑车上神经阻滞术　适用于滑车神经支配区疼痛患者。患者仰卧，头正中位，眼前视，用长 3.5cm 的 7 号短针刺入鼻背根部与眉弓部交汇点，进针深度 1~1.5cm。可能引出异感，然后注入药液 2ml，拔针后轻压 3~5 分钟。

4. 上颌神经及其分支阻滞

（1）上颌神经阻滞术：适用于三叉神经第 2 支疼痛且使用眶下神经阻滞效果不佳者。取患侧向上卧位，确定颧弓中点和下颌切迹或称为"乙"状切迹中点。在两中点之间做一连线，取连线下 1/3 确定为穿刺点。用带有深度标记的长 10cm7 号穿刺针垂直进针 2.5~5cm 到翼突外板，调整穿刺针角度，对准瞳孔方向进针。寻找上唇或鼻翼异感出现，回抽无血，注药 2~3ml，或注射神经损毁药 0.5~1ml。用神经定位刺激器可以更准确地确定穿刺针到达靶神经部位。

（2）眶下神经阻滞术：适用于三叉神经第 2 支中眶下神经支配区的疼痛，以及该区域带状疱疹后神经痛、肿瘤疼痛等患者。患者取仰卧位，从直视瞳孔至同侧口外角做一垂直线，再从眼外侧联合或眼外眦至上唇中点做一连线，两线交叉点即为穿刺点。术者左手蹰指压住眶下缘保护患者眼球。取该点或在该点内下方 1cm 处为穿刺点，用长 3.5cm 的 7 号针向外上方刺入 0.5~1cm 深，即可达眶下孔。出现落空感，即表明针尖进入眶下孔内，此时患者出现放射至上唇的异感。也可从内侧穿刺入眶下孔，进针 1cm 后用左手固定针柄，回抽无血，注射药液 0.3~0.5ml，1~2 分钟后患者眶下区出现痛觉消失，确认阻滞成功，拔针后轻压穿刺处 3~5 分钟，用神经刺激器能准确确定该神经。注意穿刺针进入眶下孔不可进针过深或注入药物过多而产生高压，避免神经损伤。

（3）上牙槽神经神经阻滞：适用于三叉神经第 2 支疼痛伴随上臼齿、齿龈及附近颊黏膜疼痛者。患者取平卧位或坐位头后仰，以第二磨牙的上齿龈外侧为进针点，沿上颌骨面向后上进针 2~3cm，可达上颌粗隆处，一般无异感，磨牙麻木标志阻滞成功。

5. 下颌神经及其分支阻滞　适用于三叉神经第 3 支疼痛患者，疼痛区域较局限时，可先行颏神经阻滞或下齿槽神经阻滞，若疼痛区域较广泛，或上述阻滞失败时，则可行下颌神经阻滞。

（1）下颌神经阻滞术：常采用颞下窝路径，取侧卧，患侧向上，旁正中法同下文半月神经阻滞术，以颧弓中点与下颌切迹中点连线上 1/3 处为进针点。患者稍微张口，局麻下用长 10cm 的 7 号穿刺针垂直刺入 4~5cm 触及翼外板，做距离皮肤 1cm 深度标记后，然后退针至皮下，再向外耳道方向或外后方重新进针达标记触及皮肤，出现下颌或舌部电击样感觉异常，提示针尖已触及下颌神经。

（2）下齿槽神经和舌神经阻滞术：患者仰卧、头前视位，让患者尽量将口张大。术者先用左手食指探入口腔内确定下颌骨支前缘，其位置高于下颌骨的最后磨牙。常规消毒后，用长 10cm 的 7 号局麻针，在食指触及到的部位稍高处，将针刺入下颌支的内侧面与口腔黏膜之间。当针尖触及下颌骨内侧壁后，沿着下颌支的内侧面继续向后进针约 2~3cm，回抽无血，注射药液 2~3ml。舌神经位于下齿槽神经的前内方约 1cm 处。如果患者牙和舌的前部没有异感，也可以边退针边注射上述药液 3 ~ 5ml。

（3）颏神经阻滞：患者采用坐位或仰卧位，穿刺点定位在经瞳孔的垂线与下颌骨的上下缘中位线的交点。经穿刺点与皮肤呈 45°角向前下方刺入，直达骨面，寻找颏孔，进入颏孔时可出现异感，注药液 0.5 ~ 1ml，可使用神经破坏药。

6. 半月神经节阻滞术　半月神经节阻滞是靠近中枢部位的操作，具有一定的危险，本法适用于同时患三叉神经第 2、3 支甚至同时合并第 1 支疼痛，经颅外各分支治疗无效者。全身及颅内感染、有精神疾患为绝对禁忌证，高血压、冠心病、糖尿病患者应慎重。操作要点见第四章。

7. 膈神经阻滞术　常用来治疗顽固性呃逆及膈神经痛。患者去枕仰卧位，头转向对侧。在胸锁乳突肌锁骨头的外侧缘与前斜角肌间隙，距锁骨上 2.5 ~ 3cm 处为进针点，穿刺时术者用左手蹞指、食指捏起胸锁乳突肌，右手持穿刺针经皮丘沿胸锁乳突肌和前斜角肌之肌间沟平行、缓慢进针，在胸锁乳突肌下面向后、向内方向刺入深度约 2.5 ~ 3cm，出现刺破浅筋膜的感觉，同时可有阻力消失即可，不用刻意寻找异感。回抽无血、无气和脑脊液，即可注入 1% 利多卡因溶液 8 ~ 10ml 或 0.25% 布比卡因溶液 6 ~ 8ml。应用神经定位刺激器进行阻滞时，当穿刺针进至膈神经附近（针尖接近膈神经）时，可诱发穿刺侧膈肌抽动，表明穿刺成功，注意不可双侧同时阻滞。

8. 肋间神经阻滞　可在肋角处、腋后线和腋前线处进行神经阻滞。（见第四章）

9. 腰大肌间沟神经阻滞术（腰丛神经阻滞术）　适用于坐骨神经痛、股神经痛、隐神经痛、股外侧皮神经痛、急性腰肌损伤痛、腰椎骨质增生、腰肌疼痛等的治疗，以及腰椎间盘突出症及脊椎病引起的根性神经痛治疗。

操作方法：患者取侧卧位，患侧在上，确定两髂嵴最高点连线是第 4 腰椎棘突水平，在此连线下 3cm、旁开正中线 5cm 为穿刺点。用长 10cm 脊麻穿刺针垂直进针至第 5 腰椎横突，调整方向使针尖滑过横突上缘，再进针 0.5 ~ 1cm，注气出现阻力消失，说明针尖刺入腰大肌间隙内。回抽无血，注射药液 20 ~ 30ml。进行腰丛神经穿刺不要求刻意寻求异感，如不出现异感也可以注射药液，而且并不影响治疗效果。

10. 星状神经节阻滞　因其适应证广泛，效果确切，特别是对一些难治性疾病有效，临床广泛使用。在日本，疼痛阻滞治疗中星状神经节阻滞的应用率占全部神经阻滞的 60% ~ 80%，我国使用率也逐年增多。

（1）适应证：星状神经节阻滞的适应证非常广泛。

1）全身性疾病：自主神经功能紊乱症、不定陈诉综合征、失眠症、全身多汗症、反射性交感神经萎缩症、慢性疲劳综合征、不明原因的微热和低体温、灼痛、过敏性皮炎、脂溢性皮炎、皮肤瘙痒症、原发性高血压症、低血压症、甲状腺功能亢进、甲状腺功能减退、食欲不振、起立性眩晕等。

2）头颈和颜面部疾病：头颈部疾病包括头痛（偏头痛、紧张性头痛、丛集性头痛、外伤后头痛等）、脑血管痉挛、脑血栓、脑梗死、脱发症、头面部带状疱疹等。颜面部疾病包括面神经麻痹、非典型性面部痛、咀嚼肌综合征、三叉神经痛等。

3）眼及口腔疾病：眼科疾病包括视网膜血管闭塞、视网膜色素变性、视神经炎、角膜溃疡、青光眼、过敏性结膜炎、眼疲劳等。口腔科疾病包括舌痛症、溃疡性口腔炎。

4）耳鼻喉科疾病：过敏性鼻炎、慢性鼻旁窦炎、突发性耳聋、耳鸣、渗出性中耳炎、梅尼埃病、良性阵发性头位眩晕、鼻阻塞、扁桃体炎、咽喉感觉异常症、嗅觉障碍、打鼾症。

5）口腔疾病：拔牙后疼痛、口腔炎、舌炎、牙龈炎、口腔溃疡、舌痛症。

6）颈、肩、上肢疾病：雷诺病、雷诺综合征、急性动脉阻塞症、颈肩臂综合征、外伤性颈部综合征、肩周炎、术后上肢水肿（乳房切除术后综合征）、带状疱疹、幻肢痛、断肢痛、网球肘、腱鞘炎、颈椎病、臂丛神经痛、手掌多汗症、冻伤、结节痛、腱鞘囊肿、腋臭症、带状疱疹、指甲纵裂症、指甲层状裂症、反射性交感神经萎缩症。

7）循环系统疾病：心绞痛、心肌梗死、窦性心动过速、神经性循环无力症。

8）呼吸系统疾病：慢性支气管炎、肺栓塞、肺水肿、过度通气综合征、支气管哮喘。

9）消化系统疾病：过敏性肠综合征、溃疡性结肠炎、胃炎、胃溃疡、消化性溃疡、便秘、腹泻、倾倒综合征、食欲不振、腹部胀满症。

（2）禁忌证

1）出、凝血时间延长及有出血倾向，或正在施行抗凝治疗者。

2）高度恐惧、小儿及精神异常等不能合作者。

3）局部炎症、肿瘤、气管造口者。

4）连续、强力咳嗽者。

（3）操作方法

1）取仰卧位，颈下垫薄枕，稍伸展颈部，令病人轻轻张口，以消除肌紧张。

2）穿刺点，在胸锁关节上方 2.5cm 处，即两横指处，离正中线 1.5cm 外侧。

3）穿刺针，长约 3.5cm，7 号针或 5 号针。

4）用左手食指和中指在胸锁乳突肌内缘，把颈总动脉挤向下侧，与气管分开，用中指触及第 6 颈椎横突的前结节，由此向尾侧 1.3cm 处稍向内侧 C_7 横突基底部刺入。

5）将针尖推进至横突基底部，碰骨质后，固定针，抽吸实验后，注入 1% 利多卡因 10ml 或 0.25% 布比卡因 10ml。

6）如果针尖未碰骨质而通过横突之间进入时，可刺激脊神经，因而疼痛向上肢等处放散，表示针尖过深。

7）随意用破坏药是很危险的，若有需要，应行胸交感神经节阻滞为好。

（4）SGB 的效果判断：星状神经节阻滞后，首先出现 Homer 综合征，表现有同侧瞳孔缩小、眼睑下垂和眼球内陷；其次出现结膜充血、颜面潮红、颜面肿胀感、鼻塞、星状神经节支配区域皮肤温度上升、出汗停止等。手掌的皮肤温度上升与发汗停止是星状神经节阻滞最重要的症状和体征。阻滞的次数以疾病的种类、严重程度而定，一些顽固性疾病，治疗次数有时需要 30 次以上方可出现疗效。一般每日或隔日一次，10 次为 1 个疗程。

（5）SGB 的可能并发症：误注入蛛网膜下隙，产生全脊麻导致呼吸抑制、心跳停止；在注药过程中，必须回抽，微量局麻药误入到椎动脉，即可以引起患者抽搐。

1）喉返神经阻滞：针尖过深、过浅或偏内时容易阻滞喉返神经，可导致声音嘶哑，发生率较高，约占 20%。应向患者交代清楚，一旦发生，不宜进食、进水。

2）臂丛阻滞：针尖偏向外侧或过深刺入椎间隙，可能出现上肢运动麻痹，其发生率约占 4%。

3）膈神经阻滞：穿刺部位过高或局麻药量过大，可以阻滞膈神经，应避免同时行双侧星状神经节阻滞，以防造成呼吸功能障碍。

4）气胸：于第 7 颈椎水平阻滞，针尖偏向尾侧时可能刺破胸膜顶而产生气胸。

5）硬膜外阻滞：穿刺针误刺入颈部脊神经根硬膜套袖内时可发生。此外，注入的药液在神经节周围的疏松结缔组织内上、下扩散时，也可由交通支周围经椎间孔进入硬膜外腔。

6）蛛网膜下隙阻滞：后入路和外前入路穿刺时易发生，前入路时很少发生。一旦发生，紧急行心肺复苏。

7）误注入动脉：穿刺过深误将局麻药误注入椎动脉内，而引起患者中枢神经性抽搐和呼吸、心跳停止；注药速度应缓慢，注药期间除密切观察患者反应，以避免和减少该并发症发生。

8）其他：局部感染；硬结、血肿等。

（尚艳伟）

参考文献

［1］刘铁军，董晓柳，张树波 . 急性高容量血液稀释对老年肺癌根治术患者术后认知功能和血浆 S100β 的影响 . 医学研究生学报，2015，28（6）；608－612.

［2］李宝永，武建华，刘铁军 . FloTrac/Vigileo 监测 CO_2 气腹压对腹腔镜手术患者血流动力学的影响 . 中国老年学杂志，2015（6）；1569－1571.

［3］刘会臣，刘铁军 . 反式曲马多对映体的药代动力学立体选择性 . 药学学报，2000，35（1）：40－43.

［4］张亚军，宋建祥，袁从虎 . OPCAB 术后发生精神障碍的相关因素 . 中华胸心血管外科杂志，2014，30（6）：370－371.

［5］刘俊杰，赵俊 . 现代麻醉学 . 第二版 . 北京：人民卫生出版社，2010.

［6］曾因明，姚尚龙，等 . 麻醉科特色治疗技术 . 上海：科学技术文献出版社，2003.

［7］孙大金，杭燕南 . 实用临床麻醉学 . 北京：中国医药科技出版社，2011.

第三十章 微创介入治疗

(一) 电刺激镇痛术

1. 周围神经电刺激镇痛术　适用局限于一个神经分布区的顽固性疼痛,如坐骨神经痛、三叉神经痛、局限性带状疱疹后神经痛等。

手术在局麻下进行,用经皮穿刺将刺激电极放置在预定刺激的周围神经的表面,并进行电刺激来验证电极放置的位置和神经。将刺激脉冲发生器埋植在电极附近的皮下组织内,将导线通过皮下隧道与刺激电极相连,检查电极与发生器之间的导线连接紧密后,缝合切口。根据患者疼痛的具体情况,调整刺激脉冲发生器的脉冲参数,刺激频率多在 $5 \sim 500Hz$ 之间,电压 $0.3 \sim 15V$,波宽 $0.1 \sim 1.0ms$(毫秒)。以达到最佳的镇痛效果,进行慢性电刺激长期治疗。

2. 脊髓电刺激镇痛术　适用于交感神经功能失调和周围血管性病变引起的顽固性疼痛;部分幻肢痛和脊髓损伤后疼痛。

刺激电极植入常采用经皮穿刺的方法,在 X 线透视监测下将电极放置于疼痛相应脊髓节段的椎管内硬脊膜外隙。上肢痛者,电极一般置于 $C_6 \sim T_1$ 节段;躯干痛者,电极置于 $T_{2 \sim 8}$ 节段;下肢痛者,电极置于 $T_{9 \sim 11}$ 节段。进行脊髓电刺激试验,以患者自觉疼痛缓解、感觉舒适为宜。根据电刺激产生的异常感觉范围调整电极的位置,使异常感觉的覆盖范围适当超过躯体疼痛的范围。

(二) 中枢靶控(程控)灌注系统植入术

该术适用于其他疗法无效或不能耐受药物副作用的癌痛或慢性顽固性疼痛患者。

随着癌症发病率的提高,控制癌症的手段越来越多,癌症患者的生存期也越来越长。由此带来的最大问题就是癌症造成的疼痛。据统计,有 80% 左右的晚期癌症患者患有癌痛。剧痛使这些患者丧失了生活的希望和信心,严重影响了工作和生活质量。虽然目前的药物治疗、放疗、化疗、内分泌治疗、手术治疗、射频治疗等在处理癌痛方面发挥了巨大功效,但是对于一些慢性顽固性癌痛却束手无策。蛛网膜下隙靶控镇痛系统植入术,亦称可编程吗啡输注泵植入术,是近年来国际疼痛界治疗慢性顽固性癌痛的终极方法之一,对于其他疗法无效或不能耐受镇痛药副作用的癌痛及其他慢性顽固性疼痛具有立竿见影的神奇疗效。目前欧美很多国家都已广泛开展这项技术,其结果是令人鼓舞的。反复多次实施蛛网膜下隙吗啡注射(每次注入的吗啡剂量不同),以测出 24 小时镇痛效果满意的吗啡最低剂量。然后经进入蛛网膜下隙的特制穿刺针置入导管,并将导管固定于邻近组织,同时将可调控吗啡泵置于腹部皮下,泵与导管之间通过皮下隧道相连。术后实施灌注程控调制,即根据疼痛缓解程度调整吗啡泵入量,直至达到满意的镇痛效果。一般 20 天左右注药一次。

(三) 选择性射频热凝治疗三叉神经痛

该方法适用于保守或其他方法治疗无效的三叉神经痛。操作方法同半月神经节阻滞术,当针尖确实进入卵圆孔，此时拍摄侧位片，可见针尖位于斜坡突出部最高处。全部过程最好在 X 线荧屏监视下进行或采用脑 CT 三维扫描，以确定射频针在卵圆孔的位置。在刺激过程中如发现有咬肌或眼球颤动，提示电极接近三叉神经运动根或其他脑神经，电极需重新调整，直至定位准确为止。以温控射频热凝对靶点进行毁损，逐渐加温，温度控制在 60 ~ 75℃，分 2 ~ 3 次毁损，持续时间每次 1 分钟左右。若单纯三叉神经第 2 支或第 3 支疼痛发作，可采用眶下孔或侧入路选择性行三叉神经第 2 支或第 3 支射频热凝治疗。

（四）蛛网膜下隙神经破坏性阻滞

此方法适用于神经分布区的顽固性癌症疼痛；蛛网膜下隙破坏性神经阻滞尤其适合较局限的癌性躯体性疼痛、癌性鞍区疼痛，尤其是未保留肛门及已长期留置导尿的患者；顽固性带状疱疹后神经痛，见图 30 - 1。

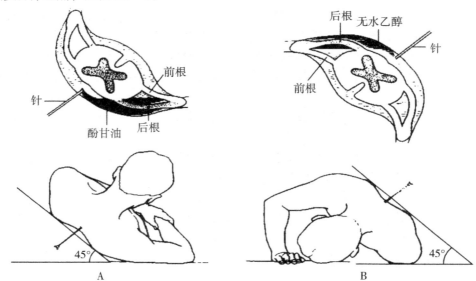

图 30 - 1 蛛网膜下隙神经破坏性阻滞操作方法

A. 蛛网膜下隙酚甘油阻滞体位；B. 蛛网膜下隙无水乙醇阻滞体位

操作方法：

（1）患者取侧卧位于可调整角度的手术台上，妥善固定体位。

（2）用无水乙醇阻滞时，疼痛侧在上；用酚甘油阻滞时，疼痛侧在下。

（3）常规体表皮肤消毒；在脊椎的棘突间隙用腰椎穿刺针穿刺，缓慢进针，边进针，边回抽，将针刺达蛛网膜下隙后，脑脊液多能自动流出。

（4）穿刺蛛网膜下隙成功后，旋转针尖斜面向患侧，注射无水乙醇时，患者改为前侧斜卧位，与手术台呈 45°角，疼痛侧在上，固定体位。缓慢注射无水乙醇，以减少扩散，此时药液借轻比重集中在蛛网膜下隙上部神经后根，从而达到最佳效果。

（5）注射酚甘油时，患者改为后侧斜卧位，与手术台呈 45°角，疼痛侧在下，固定体位，缓慢注射。

（6）注药后需测定皮肤的触觉和痛觉，判断阻滞范围是否准确和有无异常表现，必要时调整体位再继续注药。

（7）一般 0.5ml 无水乙醇可阻滞 2 个脊髓节段，疼痛区范围较广的患者，需多个穿刺点，但药量应控制在 2ml 以内，以避免累及前根或阻滞范围广造成循环系统抑制。酚甘油的剂量为 0.5～2ml，要依据具体的病情来确定，根据颈、胸、腰段蛛网膜下隙阻滞不同的部位，选用 5%～7.5% 酚甘油溶液。

（8）注药后保持原体位 60 分钟，使高浓度的药液充分作用于阻滞的神经根。注入乙醇后，受损神经的分布区可出现灼痛或感觉异常，持续数秒，逐渐减弱。

（五）腹腔神经丛乙醇阻滞

适应证：适用于治疗腹部肿瘤引起的疼痛，特别是胰腺癌痛。

操作方法：

（1）患者取俯卧位或侧卧位于 X 线或 CT 操作台上，开放静脉，常规监测。

（2）体表皮肤消毒；铺无菌单；穿刺应在 X 线或 CT 引导下进行，用 23 号 14cm 长的穿刺针，穿刺点为第 1 腰椎横突上缘或第 12 胸椎下缘，缓慢进针，边进针，边回抽，穿刺针尖端位于椎体前缘附近、腹主动脉旁。注入造影剂，观察造影剂分布范围。确认后，缓慢注射 1% 利多卡因溶液 5ml，15 分钟后，观察疼痛的变化、被阻滞的神经分布区的阻滞范围和阻滞程度，观察有无非阻滞区的神经功能障碍；询问患者原有疼痛的变化。

（3）注入局麻药后，腹腔神经丛阻滞成功的标志是腹部温热感、"轻松感"，疼痛消失，肠蠕动亢进和血压下降。出现上述阻滞效果后，确认无副作用，再注射乙醇行破坏性阻滞。

（4）腹腔神经丛阻滞的严重并发症发生率低。但在治疗前必须严格检查患者的生命体征，术中和术后密切观察。医生应该掌握腹主动脉、肾脏以及其他腹部器官之间的正常解剖关系，以及有关该阻滞的操作细节和经验。在术前应向家属讲清楚，并应办理术前家属知情同意签字手续。

（六）腰交感神经破坏性阻滞术

适应证：

（1）盆腔及下肢肿瘤疼痛、交感神经相关性疼痛。

（2）下肢缺血性疼痛：血栓闭塞性脉管炎、下肢雷诺病、难治性下肢缺血性溃疡、冻伤、伯格病、红斑性肢痛、肢端发绀症、静脉血栓形成、血栓性静脉炎等。

（3）下肢神经病：灼性神经病、断肢痛、幻肢痛、损伤性神经炎、外伤及手术后肿胀及疼痛、带状疱疹后神经痛。

（4）下肢多汗症。

操作方法：

（1）在 X 线透视下操作，患者取健侧卧位，屈颈弓背。头下和腋下部可加枕，尽可能使之舒适。在 CT 引导下操作，取俯卧位。对于下肢血液循环障碍的患者，应监测双下肢皮温。

（2）常规皮肤消毒，穿刺点可选在第 2、3、4 腰椎棘突上缘外侧，距中线 5～8cm 处。在 X 线透视下，或在 CT 引导下，穿刺点皮肤局麻后，用 23 号 14cm 长穿刺针与皮肤矢状面呈 45°角，向内侧缓慢进针约 3～4cm 到达横突，越过横突上缘再进针约 2～2.5cm，可刺到腰椎体侧面，X 线或 CT 定位，针尖位于交感神经节附近，回抽无血、无气，经造影确认无造影剂进入椎管、血管或胸腔。

（3）注入试验量1%利多卡因溶液1ml。观察疼痛的变化、被阻滞的神经分布区的阻滞范围和阻滞程度，观察有无非阻滞区的神经功能障碍；询问患者原有疼痛的变化。若阻滞位置适当，患者下肢皮温会逐渐升高、肤色由苍白逐渐转为潮红。注入无水乙醇3~5ml，然后拔除穿刺针。

（尚艳伟）

参考文献

[1] 吉林，袁从虎，陈佩军，等. 20例非体外循环下冠状动脉搭桥术的麻醉处理. 苏州大学学报：医学版，2007，27（4）：646-647.

[2] 袁从虎，吉林，张亚军. 改良超滤联合常规超滤用于重症心脏瓣膜病患者瓣膜置换术的效果. 中华麻醉学杂志，2012，32（6）：661-664.

[3] 张晓磊，李恒平，胡咏兵. 两种不同温控方法射频热凝术治疗三叉神经痛的临床观察. 中国疼痛医学杂志，2013，（5）：307-308.

[4] 张晓磊. 枕神经电刺激治疗头痛的应用进展. 中国疼痛医学杂志，2013，（5）：297-299.

[5] 李海中. 低浓度左旋布比卡因用于颈丛阻滞的临床观察. 现代预防医学，2007，34（14）：2785-2785.

[6] 贾廷印. 腹腔镜联合纤维胆道镜胆总管切开取石方法探讨. 山东医药，2006，46（9）：53-53.

第三十一章　中枢传导通路的损毁手术

第一节　脊髓后根入髓区切开术

一、概述

在 20 世纪 60 年代，人们发现脊髓后根入髓区（Dorsal root entry zone，DREZ）与痛觉传导有关，并开始探讨将其作为疼痛手术治疗的靶点。1972 年 3 月，法国里昂 Pierre Weitheimer 神经病学研究所为一例 Pancoast 综合征患者实施了第一例 DREZ 切开术。同年，其他几例癌性疼痛患者也接受了同样的手术，术后疼痛缓解满意。此后，又有数例慢性神经源性疼痛患者接受了该手术，包括幻肢痛和臂丛神经撕脱伤后疼痛。随着对脊髓解剖结构的进一步研究和科学技术的发展，一些学者对该手术进行了改良，在显微外科切开术的基础上，又发展了射频、激光和超声毁损术；并且，随着脊髓电生理监测的开展，手术并发症显著下降，使得 DREZ 毁损术的应用得到了推广。

DREZ 包括后根分支、后外侧束以及脊髓后角的第Ⅰ～Ⅴ层。每一后根分成 4～10 个直径 0.25～1.5mm 的支根进入脊髓后角，根据后根传入神经纤维的粗细和目的地的不同，它们在 DREZ 进行重组，传递痛觉的细纤维位于传递触觉的粗纤维的周围。后外侧束位于后角的后外侧，在疼痛刺激传入纤维的调节中发挥了重要作用，其内侧部将每一后根的兴奋性冲动传至邻近的节段，而外侧部将中央胶状质的抑制性影响传递给邻近的节段。后角是感觉系统的第一次突触传递发生的部位，粗传入纤维投射至第Ⅲ和Ⅳ层，细传入纤维投射至第Ⅰ、Ⅱ和Ⅳ层。伤害性传入信号在后角被神经元间的以及下行的联系所调控。

DREZ 切开术的范围应包括：①后根分支周围部分小的伤害性纤维（细纤维）；②后外侧束的兴奋性内侧部分；③后角最外层（Rexed Ⅰ～Ⅴ层）。应保留 DREZ 中的抑制性结构，即到达后角的丘系纤维（粗纤维）和走行于后外侧束外侧部的中央胶状质内脊髓的固有联络纤维。DREZ 切开术是永久性破坏伤害性传入通路的二级神经元，即破坏了正常的伤害性传导通路，使伤害性刺激所致的疼痛缓解。同时，一些学者发现痛觉除了是对伤害性刺激传入的反应外，还与中枢神经系统内神经元自发放电有关，在一些传入神经阻滞性疼痛患者中，脊髓后角电生理活动异常活跃。破坏 DREZ 可同时消除脊髓后角的异常电生理活动，使疼痛缓解。

二、适应证

1. 癌性疼痛　患者应有较长的预期生存期，一般状况良好，能承受全麻下的开放性手术，疼痛部位较局限。例如 Pancoast 综合征、肿瘤侵犯腰骶神经丛引起的神经源性疼痛以及周围神经、神经丛、神经根肿瘤所致的神经源性疼痛等。

2. **臂丛神经撕脱后疼痛** 是 DREZ 切开术最好的适应证之一。术中，DREZ 切开的范围不应仅仅局限于损伤的节段，而应扩展至邻近的神经根，尤其是当损伤的水平与疼痛区域相一致时。

3. **脊髓或马尾神经损伤后疼痛** 这些患者大多数都有脊柱外伤史，只有当患者的疼痛是节段性的，并且疼痛的区域与脊髓损伤的水平和范围相一致时，该手术才有效。若患者为 T_{10}（脊髓圆锥）以下脊柱外伤，特别是当疼痛位于下肢而不是会阴部时，是 DERZ 切开术较好的适应证之一。

4. **周围神经损伤后疼痛** 如果疼痛主要是阵发性闪电样疼痛、痛觉异常或痛觉过敏，DREZ 切开术效果较好。例如残肢痛、幻肢痛、开胸术后肋间神经痛。

5. **带状疱疹后遗痛** 对于 DREZ 切开术治疗带状疱疹后遗痛的疗效尚有争论，一些学者认为只有感染皮肤区的浅表疼痛可缓解，尤其是痛觉异常和痛觉过敏；持续的深部烧灼样疼痛缓解不满意，甚至可能加重，并且部分患者术后主诉新的紧束感。因此，在决定采用 DREZ 切开术治疗带状疱疹后遗痛时必须慎重。

6. **痉挛状态合并疼痛** DREZ 切开术还可阻断肌伸张反射的传入，降低肌张力，改善痉挛状态，对痉挛合并疼痛的患者疗效较好。

三、手术方法

患者全麻，俯卧位，手术需在显微镜下进行。颈部手术的患者应用头架固定，使颈部屈曲。在相应疼痛节段行半椎板或全椎板切除术，纵行切开硬脊膜，显露患侧相对应脊髓节段的后外侧面。根据解剖或在电生理监测（肌电图）的帮助下进行脊髓节段的定位。沿着选定的脊髓手术区，在小根支进入后外侧沟入口的腹外侧纵向切开软脊膜，用显微剥离子沿 DREZ 区钝性分离，直达后角，可通过其颜色变为灰色加以辨别。用显微双极电凝低功率烧灼，扩大毁损范围，一般深约 3mm。脊髓后外侧动脉走行于后外侧沟中，其直径为 0.1～0.5mm，由后根动脉发出，并通过 Lazorthes 脊髓圆锥吻合环与 Adamkiewicz 动脉的前降支在尾端吻合，应注意将该动脉从后外侧沟游离出来并加以保护。

在臂丛神经撕脱的患者中，相应节段的脊髓变性萎缩，使后外侧沟的辨别具有一定的难度。可通过上下相邻的正常后根进行辨认；脊髓后外侧动脉也可帮助确定后外侧沟的位置；如果还难以确定后外侧沟的位置，术中刺激胫神经进行后柱体感诱发电位监测也是非常有帮助的。

除了用显微外科技术切开 DREZ 外，还可通过特定的射频电极对 DREZ 进行毁损。该电极的直径为 0.25mm，裸露的尖端长 2mm。毁损温度和时间决定毁损灶的大小，通常用 75℃，持续 15 秒，每隔 1mm 作一个毁损灶。

四、疗效及并发症

DREZ 切开术对臂丛神经撕脱伤后疼痛缓解率为 66%～87%。有报道回顾了在 Duke 大学用 DREZ 切开术治疗的 91 例臂丛神经撕脱伤后疼痛患者的资料，术后早期，91% 疼痛完全缓解；长期随访中，73% 疼痛缓解满意；口服阿片类药物的患者由术前的 85% 下降至 38%；5 例疼痛复发。

DREZ 切开术对脊髓损伤后的肢体疼痛疗效满意。一项研究回顾了 105 例脊髓损伤后疼痛患者的资料，83%疼痛缓解满意。Falci等报道84%疼痛缓解满意，Friedman和Nashold报道74%疼痛缓解满意。

DREZ毁损术对带状疱疹后遗痛的疗效尚不明确。在Duke大学，对86例带状疱疹后遗痛的患者进行了96次DREZ切开术，术后早期，53%疼痛完全缓解，33%疼痛部分缓解；3个月后，47%疼痛完全缓解，28%疼痛部分缓解。而另一个报道显示长期随访中，18%疼痛完全缓解，小于50%的患者疼痛部分缓解，作者认为带状疱疹后遗痛行DREZ切开术后疼痛缓解常不能持久。

对DREZ切开术在截肢后疼痛（残端痛和幻肢痛）中疗效的资料相对较少。有报道9例幻肢痛中6例疼痛缓解满意；6例截肢相关性神经根撕脱伤中，5例疼痛缓解满意。对仅有残端痛的患者疗效欠满意。

有学者报道了一组恶性肿瘤所致的神经源性疼痛患者，生存期为1个月至4年，在46例行颈段或胸段DREZ切开术的患者中，87%疼痛缓解满意；35例在腰骶段进行手术的患者中，78%疗效满意。

与毁损节段相应的节段性感觉减退或缺失是DREZ切开术的一种副作用，而不能称为一种并发症。由于大多数患者在术前就已存在感觉减退或缺失，因此该副作用对患者生活质量几乎没有影响。DREZ切开术的并发症主要为脊髓损伤，最常见的是同侧后柱损伤所致的同侧本体感觉障碍，或皮质脊髓束损伤所致的同侧肢体无力，发生率约为5%，常见于胸髓的手术。

（尚艳伟）

第二节　脊髓后正中点状切开术治疗顽固性内脏痛

一、概述

顽固性内脏疼痛一直缺乏一种安全有效的微侵袭手术治疗方法，传统的脊神经后根切断术、脊髓前外侧束切断术及脊髓前联合切开术等脊髓止痛手术，对于躯干和四肢疼痛的治疗效果较好，对内脏痛的治疗效果则多不满意，而且手术创伤较大，容易出现大小便功能障碍、肢体运动功能或感觉功能障碍等较严重的并发症。20世纪90年代，Al-Chaer和Willis等研究证实内脏痛觉的传导主要经同侧脊髓背柱（dorsal column，DC）的中间部向上传导至延髓薄束核，然后再经丘脑腹后外侧核投射到大脑皮层中央后回；进一步研究发现盆腔和下腹部的内脏痛觉传导，更主要是经由DC上传的。根据这一理论，1997年美国的Nauta等最早报道了脊髓后正中点状切开术（punctate midiine myelotomy，PMM），手术在脊髓胸8水平进行，治疗宫颈癌引起的盆腔内脏痛，取得满意疗效。除术后出现暂时性下肢麻木以外，无任何严重并发症。此后，PMM在临床上不断得到应用，主要治疗盆腔、腹腔或胸腔各种肿瘤引起癌性内脏痛。PMM正是选择性地切断了DC中间部传导内脏痛觉的神经纤维，而不损伤脊髓丘脑束等其他的重要结构。手术在显微镜下操作，精确度高，创伤很小，操作简便，疗效肯定，安全性高，并发症少，患者易于接受，能够有效控制疼痛症状，减少麻醉止痛剂的用量，明显改善患者生存质量，为肿瘤患者的放疗、化疗、免疫治疗、生物治疗等其他治疗创造条件，是治疗各种顽固性内脏痛的有效方法。

二、适应证和禁忌证

适用于各种盆腔、腹腔、胸腔脏器肿瘤引起的癌性内脏痛，以及慢性炎症、放射治疗、化学治疗等其他原因所致的顽固性内脏痛。

三、手术方法

手术在全麻下进行，患者俯卧位。根据疼痛部位及范围不同，选择 PMM 手术节段：盆腔痛一般在脊椎胸$_7$~胸$_8$节段施行，下腹部痛选择胸$_4$~胸$_5$节段，上腹部痛则选择胸$_2$~胸$_3$节段。胸腔痛由于对应的脊髓节段在高颈髓，手术可能造成呼吸肌麻痹等严重并发症，一般主张慎用 PMM。手术咬除相应脊椎的棘突，椎板正中开窗约 2cm×3cm 大小，沿中线纵行切开硬脊膜。在手术显微镜下用锋利的尖刀片在脊髓后正中沟的两侧分别各做一个宽约 2mm、深约 5mm 的点状切开，以切断 DC 中间部的内脏痛觉传导纤维。术中要注意保护脊髓后正中静脉，需先将其分离并向一侧牵拉后再切开脊髓后正中。脊髓切开的角度要与脊髓表面垂直，注意不要过多偏离中线或切开过深，以免损伤脊髓的其他重要结构。

四、疗效及并发症

PMM 治疗癌性内脏痛的疗效确切。1999 年，德国 Becker 等报道一例肺癌术后出现上腹部和中腹部疼痛，行胸$_4$ PMM 后，疼痛明显缓解。2000 年，韩国 Kim 等报道成功施行胸$_{1~2}$节段 PMM 8 例，均为胃癌引起的腹部内脏痛，63% 的患者疼痛缓解满意。美国 Nauta 等总结 6 例 PMM 治疗内脏痛，随访 3~31 个月，直至患者死亡，全部患者均无疼痛复发。2001 年，Vilela - Filho 等报道了采用 CT 监测下的经皮穿刺技术，成功治疗 2 例顽固性盆腔痛。近年来，Hwang 等和我们自己的临床经验，也表明 PMM 能够长期稳定地消除癌性内脏痛。

我们应用 PMM 治疗 4 例顽固性癌性内脏痛患者，3 例术后疼痛完全消失，1 例疼痛显著缓解，VAS 评分和 MPQ 评分较术前均显著降低（P < 0.01）。2 例因对吗啡依赖术后仍需要每天肌注吗啡 5~10mg，另 2 例不再使用吗啡。4 例患者术后都出现双下肢轻度麻木，3 例出现双下肢深感觉减退，持续 15~28 天后恢复，均无严重并发症发生。随访 5~13 个月，直至患者死亡，术后不同时间的 VAS 评分和 MPQ 评分较术前降低均有显著性差异（P < 0.01）。

PMM 治疗癌性内脏痛在显微镜下操作，创伤很小，操作简便，并发症少，除术后暂时性下肢麻木、深感觉减退以外，一般不会出现严重并发症。

（尚艳伟）

第三节　脑深部核团和痛觉传导束毁损术

一、丘脑感觉核团毁损术

（一）概述

丘脑是各种感觉的中继站，最初脑立体定向毁损术治疗顽固性疼痛的首选靶点就是丘脑的感觉核团，主要包括丘脑腹后内侧核（nucleus ventralisposteromedialis，VPM）和丘脑腹后外侧核（nucleus ventralis posterolateralis，VPL）。VPM 是三叉丘系的中继核，毁损后可以阻断头面部的痛觉传导；VPL 是脊丘系和内侧丘系的中继核，毁损后可以阻断躯干和四肢的痛觉传导。1949 年，He–caen 首先完成了丘脑腹后核（VC）毁损术，治疗疼痛取得较好疗效。此后，不断有学者尝试毁损 VPL 和 VPM 治疗各种疼痛，短期疗效显著，但容易出现感觉迟钝等并发症，长期随访有些病例疼痛复发。

目前，VPM 或 VPL 的毁损大多与脑内其他核团或结构的毁损联合应用，以增强止痛效果。其他可以用于治疗顽固性疼痛的丘脑核团还有丘脑枕核（pulvinar）和髓板内核群，后者包括中央中核（centromedian nucleus，CM）、束旁核（parafascicularis nucleus，PF）、中央旁核（paracentral nucleus，PC）和中央外侧核（central lateral nucleus，cL）等核团。髓板内核群是痛觉的非特异性投射纤维的主要中继核，丘脑枕核虽然不直接接受痛觉纤维的传入，但枕核通过中脑网状结构间接接受脊髓后柱和部分脊髓丘脑束的痛觉冲动的传入，然后对这些传入冲动进行整合，再投射到大脑皮层，所以，丘脑枕核和髓板内核群也常常作为治疗各种慢性疼痛的毁损靶点。

（二）适应证

适用于各种范围较大的慢性顽固性疼痛，躯干、四肢疼痛可选择对侧 VPL，头面部疼痛选择对侧 VPM。单侧疼痛可毁损对侧丘脑枕核，双侧疼痛或中线部位疼痛可毁损双侧丘脑枕核。至于髓板内核群，一般是同时毁损双侧。

（三）手术方法

手术需采用脑立体定向技术，在局麻下进行。脑立体定向技术是根据立体几何学原理，先建立一个含脑内所有结构在内的立体坐标系，这样脑内任何靶点的具体位置都可以用三维坐标来精确表示和确定，然后将电极等手术器械导入预定靶点进行操作。术前先要给患者安装立体定向头架，头架的轴位面要尽量与前联合（anterior commissure，AC）和后联合（posterior commissure，PC）连线平行，并将头架牢固固定在颅骨上；然后进行 CT 或 MRI 扫描，测量并计算靶点的三维定位坐标。

常用丘脑核团的参考定位坐标为：①VPL：PC 前方 3~4mm，AC–PC 线上方 4mm，AC–PC 线旁开 15~17mm。②VPM：PC 前方 4~5mm，AC–PC 线上方 4mm，AC–PC 线旁开 8~10mm。③丘脑枕核：PC 后方 3~5mm，AC–PC 线上方 4~5mm，AC–PC 线旁开 10~18mm。④髓板内核群：AC–PC 线中点后方 7~8mm，AC–PC 线上方 1~2mm，AC–PC 线旁开 5~7mm。

手术时取额部头皮直切口，在切口中央颅骨钻孔一个，切开硬脑膜，先用微电极进行神经电生理监测和生理定位，进一步验证和确定靶点，然后导入射频毁损电极，65~85℃毁损 60~120 秒，注意根据不同的靶点控制毁损的温度和毁损灶的大小。

（四）疗效和并发症

毁损 VPL 和 VPM 治疗各种疼痛，短期疗效显著，但容易出现感觉迟钝等并发症，长期随访疼痛复发率较高。目前，VPM 或 VPL 的毁损大多与脑内其他核团或结构的毁损联合应用，以增强镇痛效果、减少并发症。

1980 年，Yoshii 等报道 42 例接受丘脑枕核毁损的顽固性疼痛患者中，19 例疼痛缓解时间持续超过 1 年，其中包括癌性疼痛和脑卒中后的中枢性疼痛，这表明丘脑枕核毁损具有长期的止痛疗效。1987 年，Frank 等报道髓板内核群毁损术治疗各种疼痛的有效率可达 87.5%，感觉迟钝等并发症的发生率为 10.1%，死亡率为 1.8%。1988 年，Laitinen 报道 11 例慢性疼痛患者施行 CM 毁损后 9 例获得了长期的疼痛缓解，且无并发症出现，说明 CM 毁损对慢性疼痛有较好的治疗作用。

二、中脑脊丘束和三叉丘束毁损术

（一）概述

中脑的脊髓丘脑束和三叉丘束分别是躯体和头面部的痛觉传导到达丘脑之前在脑内走行最集中的部位，也是切断疼痛的脊髓 – 丘脑通路的理想部位，可以用较小的毁损灶比较完整地阻断疼痛通路，所以毁损中脑传导束引起了学者们的极大兴趣和关注。最早的中脑传导束切断术是 1942 年由 Walke 在开放性手术直视下完成的，1947 年 Spiegel 和 Wycis 率先应用立体定向中脑毁损术治疗难治性面部疼痛取得成功。此后，虽然仍有学者在不断地尝试这种术式，但由于受到当时技术条件的限制，手术靶点定位往往不够精确，加之中脑结构重要而复杂，周围与许多神经和血管毗邻，手术容易出现比较严重的并发症，所以影响了中脑毁损术的广泛应用。直到 20 世纪 80 年代以后，随着神经影像学、立体定向技术和微电极技术的发展，脑内靶点定位的精确度有了极大提高，中脑毁损术的准确性和安全性大大改善，并发症的发生率显著降低，中脑毁损术重新受到重视，在各种顽固性疼痛的治疗研究中显示出了较好的应用前景。

（二）适应证

适用于偏侧性范围较大的躯体或头面部各种顽固性疼痛，躯体疼痛选择对侧中脑脊髓丘脑束，头面部疼痛选择对侧中脑三叉丘束。

（三）手术方法

术前给患者安装立体定向头架，然后行颅脑 MRI 扫描，计算靶点坐标。中脑脊髓丘脑束的参考定位坐标为：PC 后方 5mm，AC – PC 线下方 5mm，AC – PC 线旁开 7~10mm；三叉丘束位于脊髓丘脑束的内侧，其参考定位坐标为：PC 后方 5mm，AC – PC 线下方 5mm，AC – PC 线旁开 4~6mm。手术在局麻下进行，电极导入靶点毁损前要注意进行电刺激，当刺激脊髓丘脑束时，会出现对侧躯体的疼痛、麻木、电灼或发凉等感觉；刺激三叉丘束时，则会出现对侧头面部的异常感觉。根据电刺激的结果来确定最终的毁损靶点位置。选择射频毁损电极应该直径小于 1.1mm、尖端裸露 2mm 以内，70~75℃毁损 40~60 秒。

术中要注意保持患者神志清楚并能很好地与医生交流和配合，在预计靶点附近反复进行电刺激，观察电刺激时患者对侧躯干或头面部感觉变化情况以及患者的眼球活动情况，术中电刺激结果是判断毁损靶点位置准确与否的最重要依据。毁损时要注意控制毁损的温度和时间，使毁损灶的直径不超过 3mm，以避免或减少对中脑其他结构的损伤。

（四）疗效和并发症

1987 年，Frank 等报道中脑毁损术治疗 109 例癌性疼痛，有 83.5% 的患者疼痛缓解 2~7 个月，术后 10.1% 出现凝视麻痹，长期感觉缺失只有 3 例，死亡率为 1.8%。1991 年，Bosch 等报道中脑毁损术治疗 33 例癌性疼痛和 7 例其他顽固性疼痛的随访结果，发现癌性疼痛组术后疼痛的近期缓解率和长期缓解率分别为 87.9% 和 59.3%，而非癌性疼痛组术后疼痛的近期缓解率为 57.1%。

（尚艳伟）

第四节 扣带回前部切开术

一、概述

扣带回在解剖上联系着纹状体、前丘脑、隔区、穹隆、海马、边缘系统和额叶皮质，功能上对控制各种行为、精神状态和情绪反应具有重要作用。早期的扣带回手术主要是用于治疗精神病引起的焦虑、忧郁、恐惧与强迫等症状。1962 年，Fo-ltz 等开始应用扣带回前部毁损术治疗伴有抑郁的慢性疼痛，发现不仅能够显著改善疼痛患者的情感反应，而且可以明显缓解疼痛。由于慢性疼痛患者往往伴有情绪和精神状态的异常，而且疼痛与情绪的关系也非常密切，因此扣带回毁损切开后疼痛患者的焦虑、忧郁、恐惧与强迫等症状得到改善，疼痛也会有明显缓解。

二、适应证

适用于治疗各种伴有焦虑、抑郁、恐惧、强迫观念或行为等明显精神、情感异常的顽固性疼痛。

三、手术方法

术前常规安装立体定向头架，MRI 扫描，计算靶点坐标。扣带回前部的参考定位坐标为：侧脑室额角前端的后方 20~25mm，侧脑室顶上方 10~15mm，AC-PC 线旁开 1~2mm，中心靶点选择扣带回的中央部。手术在局麻下进行，取冠状缝前、矢状窦旁头皮直切口，颅骨钻孔，电灼切开硬脑膜及皮层。宜选用直径 1.6mm 或较粗的射频毁损电极，毁损时分别在扣带回的中心靶点及其上方和下方做一系列的毁损灶，每个点 80~85℃毁损 60~120 秒，使毁损的范围能够达到 10~15mm 长、4~6mm 宽，达到完全切开扣带回的效果。由于两侧扣带回的纤维有直接的交叉和联系，应该同时进行双侧扣带回前部的毁损，才能获得较好的止痛效果。

四、疗效和并发症

1988 年，Ballantine 等总结了对 390 例患者所施行的 557 次扣带回毁损术，发现对焦虑症状缓解最明显，由术前的 80% 降到术后的 38%；对疼痛的治疗价值也较大，由术前的 34% 降到术后的 15%。1999 年，Wilkinson 等的研究进一步证实双侧扣带回前部毁损切开对慢性非癌性疼痛有确切而持久的止痛疗效。2005 年，Yen 等报道采用双侧扣带回前部切开术治疗 15 例癌性疼痛和 7 例非癌性疼痛的长期疗效观察，50% 的癌性疼痛患者术后 6 个月时疼痛控制满意。

近年来，我们完成脑立体定向止痛手术治疗中枢性疼痛 12 例（包括单纯毁损右侧中脑脊髓丘脑束 1 例、左侧 VPL 1 例、双侧扣带回前部 2 例，分期毁损左侧中脑三叉丘系加双侧扣带回前部1例，同期联合毁损疼痛对侧中脑脊髓丘脑束加双侧扣带回前部3例和对侧中脑三叉丘系加双侧扣带回前部4例）。术后1周之内疼痛消失或基本消失（VAS和MPQ评分较术前降低≥75%）11例，明显减轻（VAS和MPQ评分较术前降低≥50%）1例，此例为单纯VPL毁损。所有患者VAS评分和MPQ评分较术前均显著降低（P<0.01）。术后1个月时，上述11例止痛效果稳定，1例疼痛有所恢复。1个月以上长期随访，发现止痛疗效因毁损部位不同而有不同变化。单纯左侧VPL毁损1例术后6周疼痛逐渐加重，接近术前程度。1例单纯右侧中脑脊髓丘脑束毁损术后第7周疼痛复发，很快恢复至术前水平。2例单纯双侧扣带回前部毁损，1例于术后11周疼痛复发，另一例止痛效果持续8个月后疼痛复发，但2例患者术后焦虑、易激惹等精神、情绪异常均显著好转。8例行疼痛对侧中脑加双侧扣带回前部联合毁损的患者，术后随访6个月至41个月，1例术后第9周疼痛加重，1例术后第12周疼痛加重，但仍未达到术前的疼痛强度，强迫、焦虑等症状基本消失。其余6例在术后6个月时，止痛效果满意，VAS评分和MPQ评分较术前明显降低（P<0.01），都不再服用麻醉镇痛剂；随访超过12个月的患者3例，2例止痛效果持久，1例在术后14个月疼痛开始逐渐加重，但仍未达到术前的疼痛强度。本组病例未出现昏迷、偏瘫、出血等严重并发症，其中中脑或丘脑毁损患者，术后均出现对侧躯体相应区域感觉减退；8例双侧扣带回前部毁损患者术后3~7天发生尿失禁，经脱水药物治疗后恢复正常；2例中脑毁损患者术后存在暂时性同侧动眼神经麻痹，主要表现为复视。

我们发现单纯毁损一侧丘脑、中脑或双侧扣带回前部的长期疗效不稳定，考虑可能与手术未将痛觉传导通路完全切断，或术后又形成了新的痛觉传导通路有关。比较而言，联合毁损对侧中脑传导束加双侧扣带回前部的长期止痛效果较为满意。我们认为顽固性疼痛的形成可能存在两个主要有关通路，一个是躯体感觉通路，另一个是情感反应通路，毁损一侧中脑的传导束能够阻断对侧头面部或躯体的疼痛躯体感觉通路，而毁损双侧扣带回前部能够阻断疼痛的情感反应通路。如能将一侧中脑和双侧扣带回前部联合毁损，就可以把上述两个通路同时阻断，因而会获得更为确切持久的止痛效果。

（刘　涛）

参考文献

[1] 薛富善. 麻醉科特色治疗技术. 北京：科学技术文献出版社，2003，10：32-38.
[2] （美）郎格内克（Longnecker, D.E.），等. 范志毅主译. 麻醉学（上、下册）. 北京：科学出版社，2010.
[3] 陈斌，刘斌. 全身麻醉深度监测研究的新进展.《国外医学》麻醉学与复苏分册，2004，25（5）：298-301.
[4] White PE. Textbook of Intravenous Anesthesia Baltimore：William&Wikins，2007：10-26.

［5］ Iedonne J. Complications of central venous catheterization J Am Coll Surg. 2007, 205 - 517.

［6］ Yanccy MK. Observations on labor epidural analgesia and operative dclivery rates. Am Jobstet Gynecol, 2009, 2: 353 - 359.

第三十二章　术后镇痛技术

第一节　术后疼痛的评估及镇痛方法

术后疼痛是机体对疾病本身及手术造成的组织损伤的一种复杂的生理反应。国际疼痛研究会将疼痛定义为：疼痛是由于组织损伤或潜在损伤引起患者感觉或情绪上的不愉快经历；其结果是对患者术后恢复产生众多的不良影响，严重损害患者的身心健康，也是术后并发症和死亡率增多的重要因素。

一、术后疼痛影响因素及疼痛的评估

许多因素会影响手术后患者疼痛的性质、强度和持续时间，可概括为：①外科手术部位、性质和手术持续时间；②切口与外科创伤的类型及程度；③患者的生理与精神状态；④手术前患者的精神生理与药物准备状况；⑤术后是否发生与手术有关的并发症；⑥麻醉方式与麻醉用药；⑦术后监护质量；⑧术前消除疼痛刺激的程度等。这些因素结合手术患者的具体情况互有差别。一般而论，术后疼痛程度和应激反应的大小取决于患者所经历手术的大小和部位，局部麻醉或神经干阻滞下行体表或四肢较小外科手术，手术后疼痛程度一般较轻，引起的病理生理改变也较小。颅内手术相对而言手术范围较小，脑组织中又缺乏疼痛感受体，因此引起的应激反应也小。而胸腔、腹腔内上腹部手术常产生术后显著疼痛，并可诱发术后较显著的神经和内分泌应激反应。

为了获得比较客观的诊断疼痛的方法，医学家们曾做出了许多尝试。但迄今为止，尚没有一种堪称精确可靠的疼痛评估方法，这给疼痛的客观辨识造成困难。目前对疼痛强度的评估主要是依据患者的主观描述，常用的方法如下。

1. 口述疼痛分级评分法　是由一系列描述疼痛的形容词组成，将痛分成无痛、轻微疼痛、中等度疼痛和剧烈疼痛，由患者选择每级为1分，若患者选择"剧烈疼痛"其疼痛评分为4。此法虽不够精确，但很简单，患者容易理解。

2. 术后患者临床表现疼痛分级法　依据WHO标准和术后患者临床表现可将术后疼痛分为4级。

0级：无痛，患者咳嗽时，伤口无痛。

1级：轻痛，轻度可忍受疼痛，能正常生活，睡眠基本不受影响。咳嗽时感觉伤口轻度痛，但可保持有效的咳嗽。

2级：中痛，中度持续的疼痛，睡眠受到干扰，需用镇痛药。患者怕咳嗽，怕轻微震动。

3级：重痛，强烈持续的剧烈疼痛，睡眠、咳嗽以及呼吸可受严重干扰，需用镇痛药治疗。

3. 数字疼痛评分法（NRS）：数字评分法要求患者用0～10这11个点（或0～100共101个点）来描述疼痛强度。0表示无痛，疼痛较强时增加点数，10表示最剧烈疼痛无法忍

受。此是临床上最简单、最常使用的测量主观疼痛的方法，患者容易理解，可使疼痛的评分更加数据化，主要用于临床科研和镇痛药研究领域。

4. 视觉模拟疼痛评分法（VAS）　视觉模拟评分法是采用1条10cm长的直线或尺，两端标明有：0代表无痛，10代表最剧烈的疼痛，由患者在直线或尺上标出自己疼痛的相应位置，然后用尺测量出疼痛强度的数值或称评分。目前多使用正面为0～10（或0～100）的游离标尺，背面有0～10（或0～100）数字的视觉模拟评分尺，患者移动标尺达到自己疼痛的位置时，可立即在尺的背面看到具体数字，简单方便。目前认为本法是较敏感和可靠的测痛方法。

5. 小儿疼痛评估法　小儿疼痛评估比较困难。一般根据：①小儿的痛觉主诉；②家属、医护人员观察评估；③血压、心率和呼吸等生理参数改变；④哭、躁动等行为表现。但新生儿及<5岁小儿难以表达疼痛感觉，临床观察常不可靠，生理参数只在严重疼痛时才改变。一般认为对新生儿及幼儿术后疼痛评估时行为改变比较有价值，疼痛时可有躁动、肌张力增加明显、哭泣等表现。>6岁能合作的小儿可应用视觉模拟尺，标尺刻度旁画有易为小儿理解的笑及哭的面谱示意图，让病儿在标尺上指出自己的疼痛程度，但应预先教会小儿理解不同图像的意义。临床研究已证实行为和生理改变与病儿疼痛主诉呈明显相关。

二、术后镇痛方法

1. 口服给药　一般认为对手术中度和重度疼痛的治疗不宜采用口服给药。目前尚有新的给药途径如经皮肤或口腔黏膜给药等用于临床。

2. 胃肠道外给药　是治疗术后中度、重度疼痛的主要方法。尤其是新镇痛药和新的镇痛技术的出现，使术后镇痛更为安全和有效。

（1）肌注：与口服给药相比肌注具有起效快、易出现峰值作用，但药物剂型和注射局部血流量会影响药物的吸收，且在不同患者之间应用同样药物，其血药浓度差异很大（3～5倍），以及峰值作用时间长短不一。但目前仍是我国围术期镇痛的主要给药途径之一。常用的药物有哌替啶、曲马朵等。

（2）静注：静注麻醉性和非麻醉性镇痛药比肌注能够更快地达到镇痛的有效血药浓度，即起效时间短。对于术后患者已有静脉通路，应用较为方便、迅速。由于药物在体内很快重新分布，单次静脉应用时血药浓度达峰值后迅速下降，因而作用持续时间相对较短，要求反复用药。以静脉连续滴注的方法较好。

（3）患者自控止痛：是近年来应用于疼痛治疗学的一项新技术，它可以使用多种镇痛药物，经不同途径（包括静脉、硬膜外腔等）给药，治疗分娩性疼痛、术后疼痛和癌性疼痛。患者自控止痛法的最大优点是能做到用药剂量个体化。

3. 椎管内镇痛

（1）蛛网膜下腔镇痛：单次蛛网膜下腔注射阿片类药物可提供长时间镇痛作用，起效时间与药物脂溶性相关，作用持续时间取决于药物亲水成分。但单次注射药物有效剂量筛选困难。吗啡注入后因其脂溶性低与脊髓受体结合缓慢因而起效也较缓慢；从受体部位的缓慢释放表现为作用时间持久。此外，其亲水性易于在脑脊液中向头侧扩散，产生较广泛的镇痛平面，作用于脑部时可抑制呼吸。后者一般在给药后6～10小时内发生，23小时左右呼吸功能可恢复正常。

（2）硬膜外镇痛：优点是不良反应少，药物有效剂量筛选容易，可以重复应用，而且安全、方便。由于药物必须透过硬脊膜产生作用，所以所用剂量和浓度比蛛网膜下腔镇痛量要大。

三、疼痛机理和镇痛新概念

1. 疼痛的新机理　传统理论认为，疼痛的形成是由于伤害刺激被相应的感受器接受后，经中枢整合，传送至大脑而形成痛觉。但这种理论只能解释一般感受的伤害性疼痛，而对神经源性疼痛、特发性疼痛及临床疼痛的特异现象却很难解释。近几年研究证实，疼痛的形成和传导涉及许多复杂的机理。如末梢敏化、中枢敏化、传导通路的异常、神经可塑性及"卷扬"现象和"发条拧紧"效应等。

（1）末梢敏化：损伤及炎症反应释放的化学因子，如 K^+、H^+、5 – HT、缓激肽（BK）、组胺、神经生长因子、花生四烯酸代谢或环氧化酶或脂氧化酶途径产物以及降钙素基因相关肽、细胞因子及嘌呤等物质形成"炎症汤"（inflammatory soup）。它们不但是强烈的致痛物质，且相互间有明显的协同作用。如缓激肽（BK）可引起去极化和钙内流，导致神经肽（P 物质）释放，使组织对热和机械刺激敏感，并引起交感神经元兴奋。这所谓的"炎症汤"可激活高阈值的 Aγ 和 C 传入神经纤维，使感受器阈值下降，增强反应性和兴奋性，敏化伤害感受器（高阈值），从而产生痛敏即形成末梢敏化。敏化后损伤区出现痛觉过敏。伤口周围未损伤区阈下非伤害性刺激亦可变成阈上刺激而进一步加重痛觉。

（2）中枢敏化：由于末梢敏化，使伤害性刺激的传导径路发生改变。由低阈值的 Aβ 传入纤维传入，使神经元对伤害性刺激反应性增强，出现损伤放电、异位动作电位和交感神经异常作用，经 Aδ、C 纤维传入并释放谷氨酸、神经肽，激活 NMDA 及胸腺肽受体，使脊髓神经元产生长时程的去极化，导致脊髓背角传导易化和脊髓神经元致敏，脊髓后角神经元感受区扩大、阈值下降，对阈上刺激反应增强，时间延长，阈下刺激亦可形成痛觉。由此提示对正常的非伤害性刺激反应增强即所谓疼痛异常，对来自损伤区的伤害性刺激反应过强即所谓原发性痛觉过敏，以及对来自损伤区周围的未损伤区的机械刺激发生过强反应即所谓继发性痛觉过敏，都是由于脊髓背角神经元反应性及兴奋性增强所致，也就是中枢敏化。

（3）"卷扬"及"发条拧紧"效应：研究发现，机体受剧烈伤害之后，可反复地由 C 类纤维传入引起脊髓处于一种强化状态，称"卷扬"现象。表现为一系列刺激引起的背角神经进行性、越来越强的反应，并且其感受刺激的范围也越来越大。另外还发现足以激活 C 纤维的疼痛刺激不仅兴奋脊髓神经元，同时也使脊髓后角广动力范围（WDR）神经元的反应也随刺激而逐渐增强。提示中枢对疼痛刺激的可塑性。因此，伤害性刺激的传入不只是简单的刺激应答反应，还可使脊髓神经元呈现"发条拧紧"（wind – up）效应。表现为：①兴奋性感受野扩大，以至于脊髓神经元对非伤害性的区域刺激发生反应；②对阈上刺激的反应增强，持续时间延长；③神经元兴奋阈值下降，致使正常情况下非伤害性刺激也能激活传递伤害性信息的神经元。介入"卷扬"和"中枢致敏"的受体主要是 P 物质受体和 NMDA 类型的谷氨酸受体。

2. 镇痛的新概念

（1）超前镇痛（pre – emptive analgesia）：鉴于"中枢敏化"及"发条拧紧"效应，临床证实，感觉神经元持久性兴奋和疼痛行为一旦建立，尽管用同样的给药途径和剂量也难以奏效。因此提出"超前镇痛"的新观点，并提倡在术前、术中和术后采用以下方法：①采用区域阻滞方法以降低周围致敏；②预先用非甾体消炎药（NSAID）降低伤害感受器的活性和敏感化；③预先用中枢神经抑制药（阿片类）、NMDA 受体拮抗药，以降低中枢兴奋来阻止中枢敏化的形成，从而在外周水平、脊髓水平、中枢水平达到"超前镇痛"的目的。

（2）平衡（balanced）或多模式（multimodal）镇痛：是指联合应用不同类型镇痛药并通过不同部位给药以达到改善镇痛和减少不良反应的目的。实验和临床研究已证明，联合应用镇痛药能够改善镇痛效果。NSAID 与阿片类联合应用可增强术后镇痛效果。处理腹部大手术后急性严重疼痛，硬膜外局麻药与阿片类联合应用与单独用药相比可明显改善活动性疼痛。常用的联合方案为布比卡因与吗啡、芬太尼或舒芬太尼，究竟哪一种阿片类效果最佳尚无定论，因为随机研究的样本较小，而且对这 3 种阿片类的等效剂量没有统一认识。为进一步改善镇痛效果，还可联合应用 α_2 受体激动药可乐定或肾上腺素。肾上腺素可能无不良反应，但硬膜外应用可乐定时应注意其不良反应。在多模式镇痛中应用 NMDA 受体拮抗药也备受关注，其中对氯胺酮的研究最多，初步认为氯胺酮和阿片类全身联合应用或氯胺酮硬膜外或全身应用与硬膜外局麻药、吗啡联合应用具有相加的镇痛效果，但尚需进一步研究明确最佳剂量和不良反应，方可推广应用。在膝关节镜手术后，与关节腔内应用安慰剂或布比卡因 – 吗啡联合应用组相比，联合应用布比卡因、吗啡和泼尼松龙能提供更有效的镇痛，提示在某些手术中皮质类固醇可能成为多模式镇痛中的重要组成部分。

（3）新型镇痛药

1）肾上腺素受体激动药：可乐定和右美托咪啶能抑制脊髓后角水平伤害性刺激的传导，使突触前膜去极化，抑制突触前膜 P 物质及其他伤害性感受性肽类的释放，具有镇痛、镇静、抗焦虑、抗呕吐作用。局麻药液中加入可乐定可延长鞘内、硬膜外及某些外周神经阻滞的作用时间及镇痛效果。目前，值得推荐的给药途径是鞘内或硬膜外给药。

2）炎症递质抑制药：几种肽类 BK – β_2 受体拮抗药、NPCI6731、NPC567、CP0127 已在动物模型中显示镇痛作用。BK – β_2 受体拮抗药在慢性痛觉过敏中显示镇痛效应。细胞因子拮抗药（CSAID）抑制细胞因子合成，在急、慢性疼痛中也表现出镇痛活性。

3）离子通道调节药：抗惊厥药、局麻药及抗心律失常药在神经痛治疗中的有效性，是由于它们对钠离子通道的阻滞作用；钾离子通道激活引起的超极化可降低细胞兴奋性。所以钾离子通道激动药可能代表一类新型镇痛药。

4）具有外周作用的阿片类：实验表明，伤害感受器和交感神经末梢可能是阿片类外周作用的靶位。所以研制无中枢作用而只有外周作用的阿片类，以避免阿片类的依赖与成瘾，不但有临床意义，更具有重大的社会效益。

5）兴奋性氨基酸拮抗药：氯胺酮是良好的 NMDA 受体拮抗药。它能阻断与 NMDA 受体相关的离子通道，抑制伤害性刺激在中枢的短暂累积，发挥镇痛作用。临床用于传统治疗效果不佳的神经源性疼痛、对阿片类耐药的癌性疼痛。口服氯胺酮效果好且无致幻作用。还有镇咳药右甲吗喃和抗帕金森病药美金刚（memantine）均为竞争性 NMDA 受体拮抗药，有镇痛功效，并能增强吗啡的镇痛作用。

（尚艳伟）

第二节　患者自控镇痛技术

患者自控镇痛（patient controlled analgesia，PCA）是让患者自身参与疼痛管理的各种治疗方法的总称。标准 PCA 即是患者感觉疼痛时按压启动键通过由计算机控制的微量泵向体内注射设定剂量的药物，其特点是在医生设置的范围内，患者自己按需调控注射止痛药的时机和剂量，达到不同患者、不同时刻、不同疼痛强度下的镇痛要求。20 世纪 90 年代，随着微电脑技术的飞速发展，PCA 开始在临床上大量成功使用。PCA 镇痛方法迎合了患者的心理，患者能够参与镇痛治疗，在治疗疼痛的同时也进行了心理治疗。

一、概述

1. PCA 应用的优点　①符合镇痛药的药动学，容易维持药物在患者体内的最低有效止痛浓度（MEAC）；②能够做到及时迅速止痛；③基本上解决了患者对止痛药需求的个体差异，有利于患者在不同时刻、不同疼痛强度下得到最佳镇痛效果；④相对减少了用药量，从而降低了并发症的发生率，有利于维持循环、呼吸功能的稳定；⑤有利于患者充分配合治疗，有利于咳嗽、排痰、肠蠕动的恢复（尤其用于硬膜外腔 PCA 时）；⑥可抑制机体过于强烈的应激反应，加快患者免疫功能的恢复，促进早日康复；⑦上胸段 PCEA 对缺血性心脏病、急慢性心肌梗死患者有心肌保护作用；⑧显著减少医护人员工作量。

2. PCA 临床分类　常用方法可分为 4 类。①硬膜外腔 PCA（PCEA）：硬膜外腔阻滞最早使用局麻药利多卡因或布比卡因、罗哌卡因或左旋布比卡因，由于后者作用时间长、止痛效果确切，目前多选用 0.125%～0.25% 浓度与阿片类药物联合使用。临床研究证明，局麻药与阿片类药物联合使用可降低两种药物用量，减少药物的毒性和不良反应。PCEA 用量小，止痛效果可靠，持续时间长久，且作用范围局限，对全身影响相对较小，适用于头颈部以下区域性疼痛的治疗，特别适用于术后镇痛、产科镇痛及癌性镇痛；②静脉 PCA（PCIA）：方法简单，起效快，适应证广泛，如癌痛、术后痛、创伤痛、烧伤后疼痛、炎症疼痛等，但其用药针对性差，对全身影响较大，其镇痛效果略差于 PCEA；③皮下 PCA（PCSA）：方法简单，但效果不够确切，用药注射量不宜太多，使用时间不能太长；④外周神经阻滞 PCA（PCNA）：常用于颈丛、臂丛、股神经、腰丛或坐骨神经处的 PCA。

3. PCA 常用药物　①麻醉性镇痛药，吗啡、哌替啶、芬太尼、舒芬太尼、丁丙诺啡、纳布啡、曲马朵等；②局麻药，0.1%～0.2% 布比卡因、0.1%～0.25% 罗哌卡因、0.1%～0.2% 左旋布比卡因、0.1%～0.15% 丁卡因、0.5%～1% 利多卡因等；③其他药物，氟哌啶、咪达唑仑、氯胺酮、可乐定、皮质类固醇等；④治疗并发症药物，治疗恶心、呕吐、尿潴留、皮肤瘙痒等的药物。

4. PCA 使用禁忌症　①睡眠性呼吸暂停综合征的患者；②有药物成瘾史的患者；③神志不清、有觉醒障碍的患者；④循环功能不稳定，有低血容量、低氧血症的患者；⑤对 PCA 镇痛概念不理解的患者；⑥缺乏训练有素的医护人员的医疗单位。

二、PCA 专用设备

PCA 需要专用设备，即 PCA 泵。目前常用的 PCA 镇痛泵有电子驱动泵、弹簧泵、橡皮囊扩张泵。PCA 泵有多项指标的设定：

1. 药物浓度　在配制 PCA 的镇痛溶液时，以其中一种药物的剂量作为设置标准，其单位为 g/L 或 mg/L。

2. 负荷量　指 PCA 开始时首次用药剂量。PCA 原则上由患者根据自己的感觉自行用药，但为了减少操作，迅速止痛，负荷量多由临床医务人员给予。其用药方法及药物代谢规律与普通单次用药相似，但以较小剂量为宜，如 0.2% 罗哌卡因 5ml + 芬太尼 10mg/L，或 0.2% 罗哌卡因 5ml + 丁丙诺啡 15mg/L，或 0.2% 左旋布比卡因 5ml + 吗啡 0.1g/L 硬膜外注射，或氯诺昔康 8mg 静注等。临床椎管内麻醉的术后患者，其术终所用麻醉药亦可视为负荷量。

3. PCA 剂量或追加量或指令量　PCA 开始后，患者疼痛未能消除或疼痛复发时所追加的药物剂量称为 PCA 追加量（bolus）。理论上追加量应等于从血中或中央室的清除量，中央室或血中止痛药物浓度从而保持在最低有效水平。因此，追加量不可过大，以免造成血药浓度骤然升高，但剂量过小，必然会增加用药次数。以吗啡为例，其在硬膜外止痛中最适宜追加量为 0.1~0.5mg/次，静脉 bolus 量以 1mg/次为宜。

4. 锁定时间　即两次用药的时间间隔。设置锁定时间的目的在于防止在前一次所用药物完全起效之前重复用药而造成过量中毒。锁定时间的长短应根据所用药物的性质和施用途径而定。如吗啡静注自控止痛的锁定时间多定为 5~10 分钟，而硬膜外注射的锁定时间应延至 10~30 分钟，利多卡因和罗哌卡因硬膜外 PCA 的锁定时间分别为 10 分钟和 20 分钟。

5. 持续给药或背景剂量　为减轻患者的操作负担，在持续用药的基础上由患者酌情自行加药。然而实践证明，即使基础剂量长时间使用亦可引起某些敏感患者镇痛过量中毒，所以这种方法在某种意义上违反了 PCA 基本原则。但在一些特殊情况下，通过计算将此剂量控制在最低水平（0.5ml/h）或夜间睡眠时参照日间用量设定基础剂量，有利于保证患者良好的睡眠。

6. 单位时间最大剂量　由于患者间个体差异较大，为防止反复用药造成过量中毒，PCA 间期多以 1 小时或 4 小时为间隔限定最大单位时间的使用量，如国外吗啡静注最大剂量为 10~30mg/4h，或 PCEA 丁丙诺啡 0.12~0.2mg/h。本项可由医师自己选择 1 小时或 4 小时所进药物限量。

7. PCA 的注药速率　可依药物剂量、浓度、患者的实际需要随意设计调整，最快 100ml/h，也可调至 1~15ml/h；每次按压有效的 PCA 时，机器可经倒计数方式显示注药的百分数。

三、PCA 给药模式

1. 单纯 PCA（简称 P 模式）　患者全程自控，感疼痛时即按压镇痛泵上的控制开关 1 次，使一定量镇痛药注入体内，完全由患者自己控制给药。

2. 持续给药 + PCA（简称 CP 模式）　由镇痛泵持续输入一定量的镇痛药作为基础，病人感疼痛时可自控追加一定量的镇痛药。

3. 负荷量 + 持续量 + PCA（简称 LCP 模式）　先给一个负荷药量使患者基本上达到无痛，再给持续剂量，患者感觉疼痛时再按压 PCA 启动键。LCP 模式的优点是：首先给予负荷剂量使尽快达到最低有效镇痛浓度（MEAC），然后用持续输注保证较稳定的血药浓度，通过间断 PCA 保证满意的止痛效果，而又可防止用药过量的并发症。其缺点是个体差异难以确定合适的持续给药剂量、速度，尤其睡眠状态时，可能出现用药过量。故在设定 PCA 泵的程序中必须精心构思，PCA 泵为达到安全用药的目的有时间锁定功能，在锁定时间内按压开关不能给予镇痛药。

4. 神经阻滞 + PCA 手术结束时先行区域性神经阻滞，然后使用上述模式的 PCA，这样可明显减少镇痛药物的用量。如开胸手术后，先用 0.25% 罗哌卡因行切口处的肋间神经阻滞，然后再接上 PCA 泵。有研究表明，用负荷剂量组明显优于无负荷剂量组，且更有利于维持患者所需的 MEAC。最新的研究认为，只要选择适当的负荷剂量和持续剂量（如 PC-FA 用 0.001 5% 丁丙诺啡或 0.01% 吗啡溶液 5ml + 0.5ml/h）可使血药浓度更易维持在 ME-AC 内，各年龄组亦无用药过量的现象。但是对不同药物，不同浓度的镇痛液是否用负荷剂量或持续剂量仍值得研究。

四、PCA 的管理新模式

未行规范化管理的 PCA 缺陷有：①并发症发生率较高，呼吸抑制为 0.1% ~ 0.99%，恶心呕吐 20% ~ 29%，瘙痒 12% ~ 14%，血压过低 0.5% ~ 5.1%；②特殊病例镇痛质量不高，术后 25% ~ 31% 小儿仍有中度以上疼痛，对尿潴留和瘙痒等不良反应以及未成熟儿呼吸抑制等的观察和处理，小儿硬膜外镇痛的护理等问题都较为特殊；③既往已使用阿片类治疗的慢痛患者的术后镇痛和高危患者的个体差异等特点，都对术后镇痛发展和管理提出了挑战。因此，Readg 等于 1988 年首次提出并描述了急性疼痛服务（APS）管理模式，该模式以麻醉医师为主体，培训护士并发挥其作用，在 APS 的正规管理和统一运作之下，取得了可喜成绩，并发症亦明显降低。APS 采用 24 小时负责制，每天 12 时交接班，所有接受疼痛治疗的患者由当天值班 APS 医师管理，处理报警及其他问题。APS 有专门的申请单、登记表和常规护理记录单，APS 医师每天定时巡视 4 次，巡视时进行 VAS 评分、BCS 舒适评分、镇静评级和用掌式仪测定 $s_p(O_2)$，察看 PCA 泵运行情况，了解术后镇痛反应可能出现的并发症、高危或高龄患者特殊处理及有关数据登记。PCA 结束时由 APS 医师撤除 PCA 装置及拔出导管。但 APS 本身费用较高，目前对于 APS 能否降低 PCA 费用尚有不同观点，但通过 APS 的正规管理降低医疗费用无疑也是 APS 目的之一。随着 APS 的优化组合，其优越性越来越明显。

五、使用 PCA 镇痛应注意的问题

（1）同类药物（如吗啡与芬太尼）不要联合应用，不同类药物联合应用可增强镇痛效果，并可减少并发症，如镇痛药 + 局麻药，镇痛药 + 氟哌啶或氯胺酮，镇痛药 + 可乐定。

（2）PCA 镇痛各种方法均优于口服或间断注射止痛药，PCEA 用药量小，效果最好，其次依次为 PCIA、PCSA、PCNA。

（3）PCA 镇痛效果的评定可采用 3 种方法综合评定：①镇痛效果采用视觉模拟评分（VAS）；②镇静程度采用 Ramsay 镇静评分；③D_1/D_2 比值（按压次数/实际进药次数），反应患者要求镇痛的程度。

（4）PCA 和常规注射止痛药一样，最易出现的并发症是呼吸抑制、恶心、呕吐、尿潴留，必须高度重视，加强监测，及时处理。

（5）加强宣传，提高医护人员、患者、家属的认识，掌握好注意事项，充分合作才能使 PCA 达到良好的治疗目的；有条件的单位可以开展 APS 模式，更加规范化的 PCA 管理。

六、镇痛泵异常情况的显示与报警

使用 PCA 泵时注意观察下列提示，并给予处理：①输液管闭塞请检查输注管道；②药盒是否装上；③输液管有空气或已注射完毕，请排气或交换药盒；④电池不足，低电压，请更换电池；⑤PCA 手键没有接上；⑥药盒没装药液或空药盒，请更换新药盒；⑦药量设定过低，重新设定；⑧药物剂量设定不相符，请检查；⑨PCA 泵在静止状态，开启后没有工作；⑩镇痛溶液注射即将完毕。

七、PCA 记录参数专用术语

1. 治疗参数　①单次给药总次数，是指在整个镇痛期间内患者按压远隔控制单次给药剂量按键，并且实际有效地注入单次给药剂量的次数，此也可称为"有效单次给药次数"或"有效注射"；②按键总次数，是指在镇痛过程中，患者按动远隔控制单次给药剂量按键的全部次数。在按键时不论有效给药或无效空转，都被记录；③经过时间，PCA 的使用时间；④总注射量，开始实施 PCA 以来的注射总药量；⑤单次给药总次数（有效注入次数）/按键总次数（实际按键次数）。

2. 使用中的实时记录　①患者总按压数与实际进药数，PCA 泵中记录患者按压（blous 的总次数（demand）和实际进药次数（delivery）。PCA 期间总按压次数可以反映患者用药需求的欲望，即镇痛越不满意的患者想改变这种痛苦愿望就越强烈，按压的次数就会越多，反之亦然。D_1/D_2（demand/delivery）比值可作为评价镇痛效果的一项客观指标，其比值 < 2 的患者中，镇痛效果优良率（VAS < 3）占 97%，提示 D_1/D_2 比值是一项评定镇痛效果有价值的参考指标；②所进药物的总量，在 PCA 泵的显示窗上，可随时显示治疗药物所进入机体的剂量（mg 或 ml），有利于了解和评价 PCA 效果；③所剩药液的容量，长时间 PCA 治疗后，泵盒中所剩余药液的容量（ml），为继续进行 PCA 可维持多长时间提供参考；④所有记录可清除，第 2 个病例启用 PCA 泵时应清除前 1 个患者应用所记录的有关数据，从零开始。此外 PCA 治疗整个过程中，泵的运行情况、治疗参数、异常现象、报警原因、暂停时间、重新启动时间等可查阅和打印，这对 PCA 的整体评定及总结极有价值，为临床科研提供了各种完整的数据。

八、PCA 进展

1. 新型 PCA 技术　计算机技术与静脉麻醉药物药动学的深入研究，两者结合产生了靶控输注（TCI）技术，使麻醉医师也如吸入麻醉药一样能预知患者体内静脉麻醉药物浓度及其相应的效应，可最大限度地实现个体化给药。国外学者尝试将 TCI 技术用于 PCA，并开展相应的研究工作。心脏手术后将阿芬太尼 TCI 技术应用于患者 PCA（PCA－TCI），其镇痛初始将浓度设定为较低的水平 20μg/L，再结合主观及客观指标进行镇痛镇静评分，如 VAS≥4 时则增加血药浓度 10μg/L，直至满意；随后进入患者自控阶段，如 10 分钟内无需求则自动下降 5μg/L，如 1 秒内连续按压给药键 2 次则自动上升 5μg/L，锁定时间 5 分钟，计算机根据设定的血药浓度计算当时运行所达到的浓度，并每 10 分钟调整 1 次输注速率。结果显示与传统吗啡 PCA 相比镇痛效果好，患者拔管提前，满意度高。Checketts 研究显示阿芬太尼 PCA－TCI 与传统吗啡 PCA 方案相比各指标无显著差异，但 VAS 评分低于传统吗啡 PCA 组。矫形外科手术后实施瑞芬太尼 PCA－TCI，同样取得良好效果。TCI 理论上能部分解决 PCA 期间设置不合理包括背景输注的潜在风险，但目前仅处于实验阶段。相信随着药理学研究的进一步深入和 TCI 设备的改进，TCI 技术在 PCA 临床的结合应用将会为期不远。

2. PCA 选择的新型药物

（1）罗哌卡因：是一种新型长效酰胺类局麻药，其中枢神经及心脏毒性较低，具有感觉神经和运动神经阻滞分离的特点，近几年术后 PCEA 应用报道逐渐增多。Bertini 认为罗哌卡因运动阻滞低，比布比卡因更适宜于术后 PCEA。近期文献报道上腹部手术后采用 0.2% 罗哌卡因 4~6ml/h 背景输注能提供满意的镇痛效果，较早期用 8~10ml/h 剂量输注有所降低。国内研究 0.2% 罗哌卡因 4~6ml/背景剂量输注加 PCEA，能明显减少吗啡 PCA 消耗，同时运动阻滞较少。罗哌卡因运动阻滞程度小是其最大的优点，单独或联合芬太尼均能达到可行走的硬膜外镇痛（WFA）目的。

（2）左旋布比卡因：是布比卡因中的左旋镜像体纯提取物。实验表明，左旋布比卡因比布比卡因神经中枢和心脏毒性更低，而神经阻滞作用强度与布比卡因相仿，比罗哌卡因强（罗哌卡因与布比卡因两者效价比为 1 : 1.5）。Kopacz 等观察到硬膜外 0.75% 左旋布比卡因和 0.75% 布比卡因 20ml 在下腹部手术中麻醉效果相似，同时比较了两者的药动学变化，发现左旋布比卡因组血药浓度比布比卡因组大，Cmax 分别为 0.84±0.31mg/L、0.611±0.22mg/L，Tmax 分别为 24.0±10.5 分钟、25.5±10.1 分钟；在布比卡因组两种镜像体浓度分析发现其中左旋大于右旋，但因左旋布比卡因和蛋白结合率高而游离量很小，在 4~10 小时浓度时间曲线向上膨起，这表明硬膜外腔吸收呈双相变化，有第 2 个慢吸收相出现。由于左旋布比卡因毒性低，避免了在硬膜外阻滞或持续输注镇痛时神经中枢和心脏毒性潜在危险的发生。有研究发现，0.2% 左旋布比卡因和 0.2% 罗哌卡因 4ml/h 速度硬膜外持续输注＋0.01% 吗啡 PCA，能为下腹部手术患者提供良好的术后镇痛，可减少吗啡 PCA 的用量，降低了吗啡相关的不良反应、同等浓度的左旋布比卡因阻滞能力比罗哌卡因更强，患者运动恢复的时间较慢及下肢麻木不适感较重。

（3）曲马朵：是一种弱 μ 受体激动药，同时也能抑制去甲肾上腺素和 5－HT 的再摄取，此两种机理共同发挥镇痛效应，而后者起主要作用，因此其用于术后镇痛中安全性较大，激动 μ 受体而引起呼吸抑制的可能性较小。已有文献报道曲马朵用于 PCIA 或术后 PCEA，用量较大，恶心呕吐不良反应较严重。采用恩丹西酮能有效地预防和治疗恶心呕吐，但有研究认为恩丹西酮同时能削弱曲马朵的镇痛作用，其原因可能因为恩丹西酮抗呕吐机理是中枢 5－HT_3 受体拮抗剂，而抑制 5－HT 的再摄取是曲马朵起镇痛作用的主要机理之一。Grond 研究认为右旋曲马朵对映体镇痛效能较左旋对映体更强。

（4）可乐定：镇痛作用是通过直接刺激 α_2 肾上腺素能受体，抑制 A 纤维和 C 纤维的诱发动作电位。Eledjam 等报道 150μg 可乐定比 200μg 肾上腺素更有效地延长局麻药的臂神经丛阻滞时间。可乐定是纯 α_2 受体激动药，研究表明该药无神经毒性，可乐定 1μg/ml 可使局麻药的镇痛时间延长 50%~100%，并且无明显不良反应。

（5）非甾体消炎药（NSAID）：具有加强阿片类药物镇痛作用，现在有采用 COX－2 选择性（相对）抑制药氯诺昔康用于 PCIA 的报道。具体配方为氯诺昔康 2g/L，PCA 设置为

0.5ml/bolous，锁定时间 5 分钟，限量 32mg/d。但其同时也对 COX－1 抑制，因此可引起轻度的胃肠道反应。

（袁从虎）

第三节　椎管内患者自控镇痛

椎管内镇痛在临床疼痛治疗中占有极其重要的地位，椎管内（包括硬膜外腔和蛛网膜下腔）镇痛的效应如何与采用的药物和方法不同密切相关。自 20 世纪 90 年代患者自控镇痛开展以来，其技术渐趋成熟和完善，临床应用日益广泛，有关研究也更深入和细致。

一、阿片类药物于脊髓再分布的机理

硬膜外和蛛网膜下腔镇痛所有注射的阿片类药物的机理是：通过与阿片类受体偶联的 G 蛋白结合，引起继发性 cAMP 水平降低；通过激发神经元钾离子通道开放，引起钾离子外流；通过阻断电压门控的钙离子通道等途径，从而降低神经兴奋性，产生镇痛作用。既然有如此相同的作用机理，那为什么阿片类药物在临床应用中、在药动学和药效学方面有如此大的区别呢？原因在于不同阿片类药物在与相应受体的结合能力上有很大的差异。一般来说，阿片类药物所产生的镇痛作用是由 G 蛋白的激活而产生的一系列物理化学变化的最终结果，如硬膜外阿片类药物必须穿透硬脊膜和蛛网膜，扩散进入脑脊液，再穿透软脑膜到达脊髓，通过白质灰质最终到达背角阿片类受体。药物完成以上一系列扩散取决于该药的理化性能（其中很重要的一点是尽量避免硬膜外脂肪的吸附和组织的重吸收），也就是说，一种阿片类药物在脊髓背角上的生物利用度以及是否适合于椎管内应用很大程度上取决于该药的理化性能。

据研究报道和资料反映，所有的椎管内阿片类药物最终都会被吸收进入血浆，通过血液循环到达脑组织从而产生麻醉性镇痛作用。因此并不是所有的椎管内阿片类药物都在脊髓平面产生麻醉镇痛作用。

二、影响椎管内药物分布的因素

实验研究证明，药物是直接穿透脊膜从而完成从硬膜外向蛛网膜下腔的再分布。脊膜细胞的分子生物学特性决定了其在阻止药物向内扩散的屏蔽作用中起着重要的作用（约95%），这一点解释了为什么中等脂溶性药物比高水溶性或高脂溶性的药物更具渗透性。

除了对药物的转移具有物理性的屏障作用外，蛛网膜还起着代谢抑制的作用，如蛛网膜上存在着大量的具有药物降解作用的各类酶系统（包括细胞色素 P450，葡萄糖醛酸转移酶等）；另外，还存在着各种具有神经递质降解作用的酶类，能降解包括肾上腺素、去甲肾上腺素、乙酰胆碱和其他多种神经肽。事实上乙酰胆碱在蛛网膜上的代谢活动与其在脊髓上一样活跃。由此关于"新斯的明镇痛作用至少有一部分可能被脊髓的代谢活动所调节"的这一学说可信性就得到了进一步的确认。

一旦药物进入了脑脊液，它们在其中停留的时间将取决于其相对水溶性。这就解释了为什么临床上吗啡比其他高脂溶性、高蛋白结合率的药物在椎管内具有更广的扩散范围。另外注射液的酸碱度对于硬膜外给药后药物在脑脊液中的分布并无影响，然而却显著影响蛛网膜下腔阿片类药物在脑脊液中最初的浓度。关于硬膜外和蛛网膜下腔给药的另一区别在于后者的给药量大部分将进入硬膜外腔，而这也是蛛网膜下腔药物消除的一个重要途径。

当药物扩散进脑脊液后还必须渗透进脊髓才能到达其在背角神经元上的作用位点。通过对阿片类药物在脑组织中分布的研究，发现增加药物的脂溶性将会降低药物对脊髓的亲和力，并使药物优先分布于白质，而非灰质。与此相类似，动物实验证明蛛网膜下腔注射芬太尼、舒芬太尼等高脂溶性药物在脊髓细胞间隙中的生物利用度远低于吗啡等水溶性药物。药物在脊髓细胞间隙中的生物利用度非常重要，因为这决定了药物与其相应受体的结合能力。近期的动物活体实验证明，增加药物的脂溶性将降低药物在脊髓的生物利用度，这与临床上硬膜外和蛛网膜下腔应用阿片类药物所得到的结果是一致的。

三、临床椎管内阿片类药物的用药原则

椎管内应用阿片类药物的准则是：药物的麻醉镇痛作用必须远大于（至少不小于）其不良反应，而且给药方法必须经济、简便、有效和安全。

1. 吗啡　无论硬膜外或蛛网膜下腔给药都能产生明确的脊髓平面的麻醉镇痛作用，因而被公认为是最古老与经典的椎管内阿片类药物。

2. 芬太尼　事实上芬太尼持续注射也曾一度被作为基本的椎管内麻醉方法。然而几位研究者对这一传统的观念提出了质疑。因为研究发现无论是硬膜外或蛛网膜下腔给药，当达到相同的麻醉作用时，需要相同的给药量，而其血药浓度与产生的不良反应在统计学上也无明显差异。短时间持续硬膜外单一给药所产生的麻醉作用是由组织的重吸收与药物向脑组织的再分布所产生的，且药物的作用具有一定的时限性。硬膜外给药与蛛网膜下腔给药初期在血浆中的药物浓度并不相同，而且要经历数小时后两者才能达到平衡。这反映单次或是短时间给药比起长时间持续给药更能产生脊髓调节的麻醉镇痛作用。因而现在并不主张将芬太尼单一用作硬膜外术后镇痛药物。但在个别情况下单次或蛛网膜下腔给药也有其必要性。

3. 舒芬太尼　与芬太尼相比舒芬太尼因组织的重吸收与药物向脑组织的再分布而产生麻醉作用的这一特点更加明显，可作为硬膜外镇痛药来使用。蛛网膜下腔注射在分娩镇痛中使用得相对普遍。但其作用机理仍与药物在脊髓外的再分布有关。值得一提的是，Mdliu 等的研究显示蛛网膜下腔给予 12.5μg 的药量就足以产生术后镇痛所需的血药浓度，因其具有潜在的脊髓与脊髓上镇痛作用，相比之下吗啡就完全不具备这种能力；蛛网膜下腔 10μg 舒芬太尼产生的麻醉作用相当于 10mg 吗啡静脉给药的效果；舒芬太尼与吗啡相比其药效有显著差异，其原因可能是缘于其在脊髓内较低的生物利用度。舒芬太尼蛛网膜下腔用药的另一个特点是其具有封顶效应，>10μg 的用药量并不能增加其药效，反而增加了不良反应（例如呼吸抑制、过度镇静等）的发生率，这可能是因为血药浓度的增加而引起的。

4. 阿芬太尼　证据显示阿芬太尼的麻醉性镇痛作用很大程度上是由于药物进入血浆而后转入大脑而产生。所以该药不适宜应用于硬膜外镇痛。关于人体蛛网膜下腔用药的研究目前还很少，在动物实验中阿芬太尼可显示出短时而强效的镇痛作用。

四、椎管内 PCA 的不同方式

近年来研究突出的特点是硬膜外 PCA（PCEA）不同模式逐渐增多，区域神经阻滞 PCA（PCRA）和蛛网膜下腔 PCA（PCSA）开始受到重视。

1. PCEA 方式　PCEA 与 PCIA 相比，药物用量小，止痛效果确切，作用时间持久且对全身影响相对较少，PCEA 效果优良率达 92.5%～98.3%。Boylan 等比较研究了腹主动脉瘤手术后 PCEA 与 PCIA 的镇痛效果以及对呼吸和心血管的影响，结果显示 PCEA 组气管拔管时间、休息和运动时的视觉模拟评分（VAS）以及需要护士额外静脉追加吗啡的次数均比 PCIA 组少；但术后两组呼吸抑制，s_p（O_2）降低、心电图 ST 段降低和 ICU 逗留时间无明显差异。Sinatra 等比较舒芬太尼 PCEA 和 PCIA，结果显示两组的 VAS 评分相似，但 PCEA 组疼痛缓解更迅速；两组的舒芬太尼消耗量一致，但 PCIA 组呼吸抑制发生率更高。Wulf 等研究显示髋关节置换术后 0.2% 罗哌卡因 PCEA 与吗啡 PCIA 相比，认为罗哌卡因 PCEA 比吗啡 PCIA 更为优越，PCEA 组 VAS 评分低，术后恢复室逗留时间短，肛门排气排便时间提前，恶心、呕吐发生率低。

Schrug 等报道用生理盐水及 0.1%、0.2%、0.3% 罗哌卡因以 10 ml/h 速率持续硬膜外输注，21 小时静脉吗啡 PCA 用量分别为 75mg、32mg、39mg 和 13mg，减少了吗啡 PCA 的用量，此种作用与罗哌卡因的剂量相关，而运动神经阻滞强度顺序为 0.3%＞0.2%＞0.1%。Sandler 等报道罗哌卡因 3 种剂量的血浆峰值浓度（Cmax）、浓度－时间曲线下面积（AUC），随着罗哌卡因持续硬膜外输注剂量增加而增加，总清除率（CL）和半衰期（$t_{1/2}$）则相似；Frichsen 等报道 10 例择期子宫全切术的患者分别以罗哌卡因（2.5mg/ml）负荷剂量 7.5mg 和按压剂量 42.5mg 后持续硬膜外输注剂量 10mg/h 或 20mg/h，发现在罗哌卡因持续硬膜外输注期间，总血浆浓度增加，而游离血浆浓度则保持稳定 [8 小时和 24 小时分别为（0.019±0.008 4）～（0.017±0.005 9）mg/L，（0.032±0.016）～（0.035±0.015）mg/L]，潜在的系统毒性低。我们研究以罗哌卡因 4mg/h、8mg/h、12mg/h 持续硬膜外输注，其罗哌卡因游离血浆浓度较低，无蓄积作用，无潜在毒性的顾虑，以 0.2% 罗哌卡因 4～6ml/h 速率是国人术后患者镇痛的最佳方案，罗哌卡因硬膜外持续输注可减少吗啡 PCEA 的消耗量，可提高患者对镇痛的满意程度，降低不良反应，提示其可安全应用于临床。另外我们的经验有：①PCEA 的镇痛药液中加入小剂量可乐定可增强镇痛效应；②硬膜外采用 0.1%～0.2% 罗哌卡因或左旋布比卡因持续输注 4ml/h，再以氯诺昔康 PCIA 来补充其镇痛效应的不足，效果良好，而并发症较低，胃肠功能恢复快，尿潴留程度轻；③对于大手术患者 PCEA，仍以吗啡加局麻药联合镇痛效果最佳。

2. CSEA 方式　腰麻－硬膜外联合（CSFA）分娩镇痛方法具有麻醉起效快、镇痛效果确切、用药量少等特点，结合硬膜外持续给药的优势，为产妇分娩和手术后患者提供了满意的镇痛，且运动神经阻滞较轻。Price 等在对比 CSEA 和 PCEA 分娩镇痛临床研究中，发现除了 CSFA 比 PCEA 第一产程更短外，其余与 PCEA 无差别；Burnstein 等调查发现目前英国 CSEA 分娩镇痛已占到 24%。CSEA 分娩镇痛目前采用铅笔尖和无创伤性腰麻针，这样大大减少甚至避免了有关硬脊膜穿破后的头痛；CSEA 应用方法一般在第一产程时经蛛网膜下腔注入阿片类药物或罗哌卡因，阿片类药物常用芬太尼或舒芬太尼；CSEA 后用 PCFA 维持给药产妇可达到 WEA。WEA 产妇在分娩镇痛期间可以下床自由活动，促进分娩，并能减少尿潴留，减少器械助产率和剖宫产率，提高产妇的满意度。CSEA 的优点受到临床的肯定，但对 CSFA 后较大剂量局麻药持续硬膜外输注加吗啡 PCA 的安全性还存在顾虑，经研究认为 CSEA 麻醉后罗哌卡因硬膜外持续输注（4ml/h），加吗啡 PCA 方法（0.01% 吗啡，以 LCP 模式给药，负荷剂量 5ml + 持续剂量 1ml/h + 按压 1ml/次，锁定时间 10 分钟，限量为

12ml/4h）是安全、有效的，吗啡的用量显著减少，恶心呕吐、瘙痒、嗜睡等不良反应明显减少。

3. PCRA方式　PCRA是将置入神经鞘内的硬膜外导管连接于标准的PCA泵进行给药，也可连接一持续给药泵镇痛，PCRA在提供满意镇痛的同时，可避免阿片类药物的使用及其不良反应。在肩部手术后患者，经肌间沟置管PCRA与静脉PCA吗啡镇痛的比较研究表明：术后12小时、18小时、24小时和30小时的镇痛效果均以PCRA为更佳，患者满意更高，而恶心（25%）和皮肤瘙痒（25%）等并发症仅见于静脉PCA镇痛组的患者。由此可见，就术后镇痛途经而言，在四肢手术的患者外周给药镇痛比静脉给药更可取，全身不良反应较少，患者可早期下床活动，有利于患者尽快恢复出院。采用局麻药PCRA还可适用于外周血管性疾病的治疗，肌间沟臂丛置管用于肩部手术后PCRA，镇痛效果比PCIA好，恶心呕吐等不良反应少，患者满意程度高。另一项研究显示，0.2%罗哌卡因与0.15%布比卡因有相同的镇痛效果，但应用0.2%罗哌卡因能够更好地保持手臂肌力，减少手指麻痹症状。PCRA主要适应于四肢镇痛或用于血管性疾病的治疗，可采用：①0.2%罗哌卡因5~10ml/h或0.3~0.4mg/（kg·h），按压3~5ml/次，锁定时间10~20分钟。在急性疼痛治疗的同时，低浓度罗哌卡因2.0mg/ml（0.2%）仅轻度非递增性阻滞运动神经，有利于病人早期活动，促进恢复；②0.125%~0.25%布比卡因5~15ml或0.25mg/（kg·h），按压2~3ml/次，锁定时间10~20分钟；③临床上可乐定与局麻药合用，可延长镇痛作用时间和增强局麻药的镇痛作用。总之，PCRA的优势在于对机体影响小、安全性大、镇痛效果确切，逐渐在临床广泛应用。神经刺激器在外周神经阻滞定位中的应用大大提高了外周神经阻滞的成功率，促进了临床上区域神经阻滞和术后PCRA的普及。该技术对于四肢手术后中度和重度疼痛的患者而言是安全有效的镇痛方法，可减少阿片类镇痛药的全身不良反应，促使术后早期康复。

4. PCSA方式　蛛网膜下腔PCA是PCEA效果不佳的一种替代方式。Kshatri报道了1例38岁女性患者因宫颈癌转移至骶尾部、肛周顽固性疼痛，长时间采用PCEA失效后采用PC-SA，镇痛效果好，提高了生活质量。Vercauteren则研究了45例患者采用不同配方PCSA取得了满意的临床效果。蛛网膜下腔置管后实施PCA。单纯芬太尼用药PCA设置为：首次给药10~20µg，起效5~15分钟，持续1~5小时；持续量0.08µg/（kg·h），按压剂量5~6µg，锁定时间30~60分钟。联合用药为0.08%布比卡因+0.0002%芬太尼，PCA设置单次剂量1ml/次，锁定时间30分钟，背景剂量0.5ml/h，限量3ml/h。其特点是药物用量少，恢复快，对有些顽固性疼痛尤其是其他方法镇痛不佳的患者有更好的效果。但在临床操作和护理中应加强无菌观念，特别警惕细菌感染的可能性。

阿片类药物在发挥镇痛作用的同时能产生呼吸抑制、恶心呕吐、尿潴留及皮肤瘙痒等不良反应；而局麻药硬膜外镇痛可能会导致低血压、心动过缓、运动受限和感觉障碍，应予以防治。

（刘燕冰）

第四节　分娩镇痛

分娩镇痛是指应用各种镇痛方法减轻分娩时的疼痛，或将产痛降到最低程度。理想的分娩镇痛应具备下列特征：①对母婴影响小；②给药方便，起效快和作用可靠；③满足整个产程镇痛的需要；④避免运动阻滞、不影响宫缩和产妇运动；⑤孕妇清醒，可参与分娩过程；⑥必要时满足后续手术的需要。

一、分娩产程和疼痛传导途径（见图32-1）

第一产程指从有规律的宫缩开始到宫口开全，一般不超过16h。此期疼痛始于宫颈和子宫下段的扩张以及子宫体部的收缩。从宫颈、子宫而来的冲动经骨盆神经丛（下腹下神经丛）、中、上腹下神经丛，由腰交感神经链向头侧传导，经 $T_{10} \sim L_1$ 神经的白交通支传入脊髓。分娩初期只有 $T_{11 \sim 12}$ 神经根介入传导，但在后期 T_{10}、L_1 也介入传递。分娩第一产程痛主要是内脏痛，一般定位不明确，是一种钝痛。因此，感觉神经阻滞平面不超过 T_{10} 的椎管内麻醉均可产生良好的分娩镇痛效果。

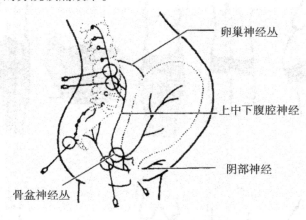

图32-1　分娩中周围疼痛传导途径

第二产程指从宫口开全到胎儿娩出的过程，一般不超过2h。此期疼痛由软产道、外阴部、会阴伸展时，通过感觉神经（阴部神经）传递而产生，阴部神经的感觉神经纤维主要来自 $S_{(2 \sim 4)}$ 骶神经。第二产程的疼痛性质与第一产程时不同，多为定位准确的躯体痛。

第三产程指胎盘娩出的过程，一般不超过30min。此期痛主要为胎盘娩出时宫颈扩张和子宫收缩所引起的疼痛。

二、分娩疼痛的特点

多数产妇（约60%）认为分娩疼痛非常剧烈，甚至难以忍受。事实上，分娩疼痛的程度往往超过严重的背痛、癌痛、幻肢痛和疱疹后神经痛等慢性痛和骨折、撕裂伤等创伤后疼痛。而分娩产程的不同阶段，疼痛的性质、特点也有所不同（见表32-1、图32-2）。

表32-1　分娩疼痛的特点

子宫收缩痛（第一产程）	娩出阶段痛（第二产程）
内脏痛	躯体痛
弥散，定位不明确	定位准确，由躯体神经传导
钝痛，模糊（绞痛、痉挛样或压榨样痛）	尖锐，明确
有牵涉痛，涉及内脏	无牵涉痛，可有皮肤表面痛

子宫收缩痛（第一产程）	娩出阶段痛（第二产程）
与宫内压力有关	与宫内压力无关
随收缩强度而变化，周期性	持续性疼痛，逐渐能够耐受
有恶心、呕吐的感觉	恶心只在严重躯体痛时才发生
引起全身自主神经反应	间断性的 Valsalva 手法引起全身循环改变
对中枢神经镇痛药敏感	对中枢神经镇痛药不敏感

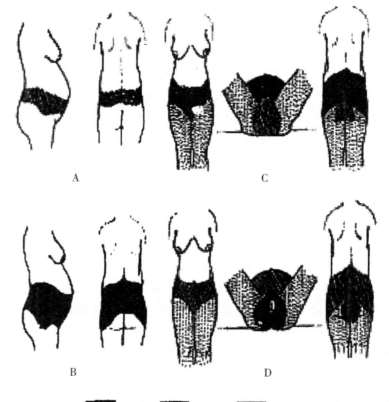

疼痛程度： 轻度 中度 重度

图 32 - 2　产程不同阶段疼痛的程度与分布

A. 第一产程早期，疼痛牵涉到 $T_{(11～12)}$ 皮肤表面

B. 第一产程晚期，疼痛还累及 $T_{10}～L_1$ 皮肤表面

C. 第二产程早期，疼痛以宫缩痛为主，胎先露压迫盆底产生中度疼痛

D. 第二产程晚期，疼痛主要集中在会阴部

三、分娩疼痛的影响因素

分娩疼痛的影响因素包括孕妇的生理、心理、情绪、人文和神经体液方面的因素。

（1）生理因素：高龄或低龄孕妇、第一胎、胎儿较大者疼痛较明显。第一产程宫口扩张速度快，子宫收缩间隔时间短，胎先露异常者产痛较剧。如果孕妇有痛经史，产痛也往往很明显。

（2）心理因素：对分娩的态度、以往疼痛的经历、对分娩过程的了解程度、对产痛的预计值、对自然分娩的自信心，以及周围环境、文化及受教育程度等都会使孕妇对产痛的耐受程度造成影响。

（3）神经体液因素：内源性阿片类物质的产生、妊娠过程中激素变化、胎盘内物质及体内 P 物质均是孕妇痛阈值提高和痛觉减退的神经体液因素。

四、分娩疼痛致继发性生理、生化改变（见图32-3）

分娩疼痛可导致机体继发性生理生化改变，对母体和胎儿产生不良影响。良好的镇痛可以抑制及消除这些变化，从而使分娩过程更安全，更舒适。

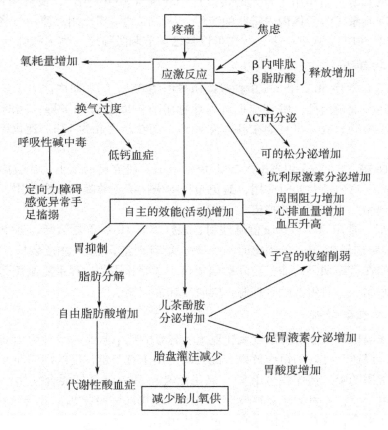

图 32-3　分娩疼痛引起的继发性生理改变

五、分娩镇痛的方法

分娩镇痛的方法有很多种，麻醉医师应在母婴安全的前提下，选择自己最熟悉的方法进行镇痛，目前认为椎管内阻滞的方法镇痛效果最好，明显优于非药物治疗、全身药物治疗及吸入麻醉镇痛。

（一）非药物治疗

主要包括：心理安慰、催眠术、按摩及抚摸、水中分娩、经皮电神经刺激、水针治疗、针刺、针压法及音乐疗法等。非药物镇痛仅适用于疼痛较轻的患者，如产痛较剧烈，则需加用药物或改用吸入麻醉镇痛或行椎管内阻滞镇痛。

孕妇的疼痛程度个体差异很大，其中有很大程度与孕妇的紧张和焦虑情绪有关。让孕妇了解分娩是一种自然的生理过程，以及分娩中可能要进行的操作或检查，可以让孕妇主动地配合产程的进展和分娩的进行。同时配合呼吸训练、营造宽松舒适的气氛以及让丈夫或家人陪同分娩，或由分娩经验的导乐陪护，给予孕妇最大程度的鼓励，均可以让孕妇减轻紧张和焦虑，增加自然分娩的信心。

经皮电神经刺激（TENS）是一种用于减轻分娩时子宫收缩痛的无创镇痛方法。作用机理是由无害的电刺激不断作用于较大的传入神经纤维（Aα 和 Aβ），使疼痛传入通道关闭，同时低频高强度刺激可激活体内内啡肽的产生，从而起到镇痛作用。使用时将两个刺激电极分别置于 $T_{10} \sim L_1$ 和 $S_{2 \sim 4}$ 水平椎旁，孕妇可以自己调节刺激强度、频率和刺激方式。

（二）药物镇痛

（1）哌替啶：常用 50～100mg 单独或配伍异丙嗪 25mg 间断肌内注射。少量多次给药优于间隔较长时间大剂量给药。哌替啶也可以静脉用药，每次 0.5mg/kg，间断 1～2h 重复注射，用药后几乎即刻起效，半衰期在母体为 2.5h，而在新生儿为 13h。建议胎儿娩出前 2～3h 不宜使用。

（2）布托啡诺：1～2mg 相当于哌替啶 40～60mg。研究显示其小儿呼吸抑制发生率较哌替啶为少，但需注意两药勿同时应用，避免布托啡诺拮抗哌替啶的镇痛作用，但有关于应用布托啡诺后出现胎儿心率变化的报道。

（3）芬太尼：常用 50～100μg 静脉注射，根据需要 1h 后重复给药，但很少使用。通常用 PCIA 每次按钮剂量为 20μg，锁定时间 5min，负荷剂量 50μg。注意事项：①镇痛效果有时不理想，孕妇在宫缩期仍疼痛，而间歇期嗜睡；②静脉用药过程中需避免药物过量引起孕妇通气不足以及胎儿、新生儿呼吸抑制，同时应加强监测。

（三）吸入麻醉镇痛

指经面罩或经口吸入亚麻醉浓度氧化亚氮、异氟醚或七氟醚，单独应用或与区域阻滞或局部阻滞合用，以达到良好的镇痛效果，此方法适用于有一定程度的疼痛而又拒绝椎管内镇痛的孕妇。较常用的吸入镇痛法是用 50% 氧化亚氮和 50% 氧气的混合气体，孕妇在宫缩痛时自己吸入，由于氧化亚氮的半衰期较短，吸入后很快随呼吸排出，混合气体氧浓度较高，能明显改善胎儿氧合，故在一些国家有一定的使用率。

（1）优点：①满意的镇痛效果及遗忘作用；②低浓度下孕妇清醒，可保持喉反射及咳嗽反射；③低浓度下无毒性，对胎儿无影响；④不抑制宫缩，疼痛减轻后有利于孕妇向下用力屏气；⑤吸入镇痛联合阴部神经阻滞可满足产钳助产时的镇痛需要；⑥高浓度氧可提高母体的 p_a（O_2）；⑦非易燃易爆气体，价格较合理。

（2）缺点：①有些孕妇镇痛效果欠佳；②过量吸入后产妇可能产生意识消失，削弱气道保护性反射，有胃内容物反流致误吸的危险；③需要特殊的吸入装置；④可能会造成空气污染。

（四）椎管内阻滞镇痛

1. 硬膜外阻滞

（1）优点：①减少疼痛引起的内源性儿茶酚胺释放，增加胎盘灌注；②避免因孕妇疼痛致过度通气引起的呼吸性碱中毒；③减少全身镇痛药用量；④孕妇清醒，可配合产程的进展；⑤满足整个产程镇痛的需要，在剖宫产时直接改行硬膜外阻滞，满足手术的需要；⑥与全麻相比，误吸风险小。

（2）缺点：①低血压时可造成子宫胎盘灌注不足；②起效较慢，需 $10 \sim 30$min；③可能发生局麻药的毒性反应；④可能造成硬膜穿破后头痛。

（3）禁忌证：①孕妇拒绝；②凝血功能障碍（如血小板低、胎盘早剥或重度子痫前期等）；③置管部位感染；④低血容量。

（4）实施步骤：①产程进入活跃期，宫口开至 3cm，或产妇要求宫口开至 1cm 以上，孕妇无阴道分娩及硬膜外分娩镇痛禁忌症；②孕妇或家属签署分娩镇痛同意书；③建立静脉输液通道（18G 套管针），予 $500 \sim 1\,000$ml 乳酸林格液预处理预防低血压；④孕妇侧卧位或坐位，取 $L_{2 \sim 3}/L_{3 \sim 4}$ 间隙常规消毒铺巾行硬膜外腔穿刺，到达硬膜外腔后，置入硬膜外导管 $3 \sim 5$cm；⑤监测包括：用药后最初 15min 内每 3min 测定 1 次母体血压，ECG、$S_p(O_2)$、胎儿心率连续监测和注意观察产妇反应；⑥用药：试验量 1.5% 利多卡因 $+1 : 200\,000$ 肾上腺素 3ml，出现感觉平面阻滞后追加相应局麻药或局麻药配伍镇痛药使感觉阻滞平面达 T_{10}（对针尖或冰瓶感觉消失）。如果试验量无效，考虑重新置管。如果感觉平面改变不对称，将导管拉出 $0.5 \sim 1$cm 后追加 $3 \sim 5$ml 相应药物。如果平面仍旧不确切，建议重新置管；⑦产程中孕妇取侧卧位或半侧卧位，避免压迫主动脉或腔静脉，影响胎盘灌注；⑧平面固定后可每 $5 \sim 15$min 测定一次母体血压，每小时测定镇痛平面改变，ECG、$s_p(O_2)$ 和胎儿心率仍需连续监测；⑨药物的追加方法可为间断推注、连续输注或患者自控镇痛，直至分娩结束。

（5）常用药物：硬膜外分娩镇痛中常用局麻药或（和）阿片类药物，后者主要用于第一产程早期的内脏痛，对第二产程的躯体痛效果不明显，故于第一产程晚期或第二产程疼痛较剧烈时，需加用局麻药。

低浓度的局麻药配伍小剂量镇痛药，既可以降低局麻药浓度，减少低血压的发生，减少运动阻滞，有利于第二产程孕妇用力屏气，降低器械助产的发生率，又改善镇痛效果，减少大剂量镇痛药引起的瘙痒、呼吸抑制和恶心、呕吐等不良反应的发生。常用药物浓度为：$0.062\,5\% \sim 0.125\%$ 布比卡因或 $0.1\% \sim 0.2\%$ 罗哌卡因 $+1 \sim 2\mu g/ml$ 芬太尼或 $0.2 \sim 0.33\mu g/ml$ 舒芬太尼，$8 \sim 15$ml 间断推注或持续输注。

（6）用药方法：持续输注硬膜外镇痛（CEIA）：与间断推注相比，其优点在于维持镇痛平面恒定，母婴耐受良好，可减少医务人员的工作量，并在很大程度上减少了由于单次推注大剂量药物产生的全脊麻或循环虚脱。缺点是产程中镇痛需求发生变化时难以及时调整给药量，实际用药量可能超过实际需要量。

自控硬膜外镇痛（PCEA）：指产妇可根据自己的疼痛程度按需追加药物，自己控制用药量，减少医护人员的工作负荷。但此方法的应用需要孕妇的理解与配合，而且 PCA 泵也较贵。用药方法：确定硬膜外镇痛起效后，设定单次用药量为 $0.0625\% \sim 0.125\%$ 布比卡因或 $0.1\% \sim 0.2\%$ 罗哌卡因 $+1 \sim 2\mu g/ml$ 芬太尼 $4 \sim 5$ml，锁定时间 15min，或持续背景输注上述药物 $4 \sim 8$ml/h，PCA $3 \sim 4$ml，锁定时间 15min，4h 最大允许剂量限于 80ml。

（7）并发症：①低血压：为压迫腔静脉或主动脉引起，可用乳酸林格液预处理，避免仰卧位，必要时给予麻黄碱 5~10mg 静脉注射或肌内注射 30mg；②硬脊膜穿破后头痛：首选治疗卧床休息，多进水及应用镇痛药，保守治疗 24~48h 无效者以硬膜外注入 20ml 生理盐水或血液补丁治疗。也有建议在发现穿破后，硬膜外拔除导管前预防性使用血液补丁效果较好；③药物误注入血管：可因药物中肾上腺素的作用引起心动过速而被发现。此时应立即停止注药，给予孕妇面罩吸氧，并观察胎儿心率变化。一过性症状之后如无特殊，孕妇同意，可重新放置硬膜外导管；④全脊麻：孕妇出现恶心、血压下降、意识丧失，如不及时处理，可继发呼吸、循环骤停。此时需面罩给氧作辅助/控制通气，并行气管插管，快速输液及给予麻黄碱纠正低血压。

（8）注意事项：①病史及体检：麻醉医师需对无痛分娩孕妇了解相关病史及进行针对性体检，包括母体健康情况、与麻醉有关的产科病史、气道检查、基础血压测量及穿刺部位检查等；②关于禁食：要求禁食固体食物，但无产科并发症的孕妇可进食中等量的清流质，如水、果汁（不含果肉）、碳酸饮料、清茶和咖啡（不加奶）等，液体的量不及液体的种类来得重要。但如果患者有误吸危险因素，如病态肥胖、糖尿病，或有可能要行剖宫产，则要求根据孕妇具体情况禁食；③急救设备及人员由于分娩镇痛大多情况下是在产房内进行，所以除了常规监护设备以外，必须配备相应的急救设备，并且保证在出现紧急情况时，相关人员要迅速到场进行处理；④对产程及分娩方式的影响目前对硬膜外分娩镇痛是否影响产程持续时间、器械助产及剖宫产率仍存在争议，但可以肯定，硬膜外分娩镇痛方法并不是影响这些问题的唯一的重要因素。

2. 脊麻 – 硬膜外阻滞联合镇痛（CSE）　是临床上可供选择的又一种安全有效的分娩镇痛方法，此方法可应用于产程的早期或晚期，用药后短时间即出现镇痛效果（3~5min），效果确切，血压波动小，运动阻滞少，硬膜外导管用药可持续至分娩结束。

（1）实施步骤：基本步骤与监测方法与硬膜外分娩镇痛基本相同，不同的是腰硬联合镇痛用"针套针"的方法，即孕妇取侧卧位或坐位，取 L_2 以下部位硬膜外腔穿刺成功后，从该针内放入 24~27G 蛛网膜下腔穿刺针，见脑脊液顺畅回流后注入药物，拔除腰麻针后，从硬膜外针内置入硬膜外导管 3~5cm。

（2）用药方法：产程早期单用蛛网膜下腔阿片类镇痛药，如短效脂溶性镇痛药舒芬太尼 5μg 或芬太尼 25μg，可维持镇痛 1~1.5h，如加用 0.25% 布比卡因 1ml，可延长作用时间 20~30min。可在蛛网膜镇痛药效果减退之后或尚未减退之时，从硬膜外导管内加入相应药物，作硬膜外腔镇痛，方法如上所述。但注药之前要仔细回抽，确认无血液或脑脊液回流后，才注入试验量药物，无异常后追加相应硬膜外腔镇痛药。

（3）可行走的硬膜外镇痛：指使用适当的药物配伍减轻孕妇的运动阻滞程度，使孕妇在产程早期能够下床活动，以提高孕妇的自控能力和自信心。对分娩来说直立体位较半卧位更自然，此体位可缓解疼痛，缩短产程，改善胎儿循环，减低因长时间镇痛后器械助产的机会，提高自然分娩率。同时孕妇下肢可活动，减少导尿管的置入概率。CSE 的方法使可行走的硬膜外镇痛成为可能，建议产程早期蛛网膜下腔给予镇痛药，之后硬膜外腔联合应用低浓度局麻药与小剂量镇痛药间断推注或患者自控给药，可避免或减少运动阻滞的发生。但目前此方法仍有待于进一步完善。必须注意的是，局麻药和镇痛药会引起孕妇低血压、头晕及行走能力减弱，在直立位/行走前时应仔细检查孕妇下肢肌力（见表 32-2），且产妇行走一定要有人陪伴。

表 32 – 2　临床运动神经及肌群测试

运动功能	所测试神经根
髋屈曲	$L_{1\sim3}$
直腿抬高	$L_{1\sim4}$
膝伸展	$L_{2\sim4}$
踝背曲	$L_{4\sim5}$
大脚趾背曲	L_5
踝及足前段背伸	$L_5\sim S_1$
足外翻	$L_5\sim S_1$
盆底肌及扩约肌	$S_2\sim S_1$

（4）缺点：①"针套针技术"可能增加硬膜外导管移位进入蛛网膜下腔的机会；②可能增加硬膜外腔药物渗入蛛网膜下腔的机会；③可能增加蛛网膜下腔感染的机会；④在"针套针"操作中，腰麻针在套入硬膜外针时可能将金属微粒带入蛛网膜下腔。

（刘霄尧）

第五节　儿童术后镇痛

一、儿童术后镇痛发展的若干问题

国际疼痛学会（ISAP）对疼痛的定义为，疼痛是一种与实际存在的或潜在的组织损伤有关的不愉快的感觉和情绪上的体验。消除疼痛对于儿童患者的康复具有重要的意义，随着对小儿疼痛的生理、解剖及疼痛反应的认识，在二十世纪八九十年代，小儿术后镇痛的问题就逐渐引起人们的重视。然而，在可提供的技术和临床实际应用方面一直存在着不足。1999年，有学者对 200 名行腹部大手术的儿科术后镇痛的患者进行了疼痛评估，61% 的患者仍然感觉有严重的疼痛，30% 的患者认为有中度疼痛，而仅 9% 的小儿患者认为只有轻度疼痛。这说明，小儿术后疼痛并没有得到充分、有效地处理。造成这种状况的原因包括对疼痛及其处理的错误的观念、个人和社会对疼痛的态度、对术后镇痛并发症的畏惧、儿童疼痛评估的复杂性和缺乏恰当的研究等。

（一）儿童开展术后镇痛的必要性

儿童对疼痛的表达方式跟成人不同，过去常常被错误地理解为婴儿对疼痛的感觉较轻甚至缺如。这种观点曾经导致了消极的治疗态度。

关于小儿疼痛的部分观点，如很小的婴儿时神经系统发育未达到可以感觉到疼痛的程度，逐渐被摒弃。神经解剖学的研究已经证实，妊娠 29 周以后疼痛的传播路径和皮层及皮层下疼痛感觉中枢已经发育完全，即对于痛觉的传播和调节系统已经存在。行为学和生理学的研究表明，即使是很小的婴儿也会对疼痛刺激产生反应。新生儿在很浅的麻醉下进行手术曾经是一种常用的方法，但是通过对激素和新陈代谢的测量的研究表明，它可以造成严重的应激反应，而且并发症发生率和死亡率显著高于在足够麻醉深度下进行手术的患儿。有人认为，很小的儿童即使经历疼痛也不会留下记忆，不会产生后期影响。然而有研究证实，疼痛和悲伤可以保持在小儿的记忆中，导致饮食、睡眠、觉醒状态稳定性等方面的紊乱。初步的研究甚至提示，早期的疼痛体验可能导致痛觉神经通路发育过程的改变，从而影响以后的痛觉体验。因此，即使很小的儿童也能感觉到疼痛并在较长时间内产生反应。不对这种减轻疼痛的需求进行处理会对儿童造成不合理的损害。

有些人认为疼痛有助于培养儿童勇气、自律、自强、自我牺牲等优秀品质。但是对于这些已经遭受疾病和痛苦的儿童，这种品质的培养在道德上是不适合的。出于培养性格的考虑而拒绝对儿童的疼痛进行治疗的做法忽视了儿童对减轻疼痛的现实需要。临床医生的道德责任在于尽力为患儿减轻痛苦，除非治疗的风险大于收益。但是有时也会出于经济情况的考虑而放弃疼痛治疗。

（二）对术后镇痛治疗并发症的忧虑

由于对镇痛药物的不良反应，如阿片类药物的呼吸抑制作用、成瘾性等的惧怕，小儿术后镇痛的安全性问题成为阻碍其发展的一大障碍。尽管在儿童术后镇痛的不良反应方面的争论不多，但当医生考虑这种风险是否大于减轻疼痛带来的益处时，会受到很多相关因素的影响。我们应当权衡风险和收益的关系，采取合理的治疗措施。

儿童在术后镇痛治疗中不会比成人更易出现呼吸抑制。在适当的监测和恰当剂量的应用的情况下，小儿呼吸抑制的发生率很低。而且当这种不良反应出现后，还可以通过使用阿片类药物的拮抗药来处理。但是在缺乏监测的情况下，阿片类药物可能会导致严重的并发症出现。考虑到这种风险，当我们做出治疗决定的时候，必须向家属告知这种潜在的风险，同时告知合理的镇痛治疗相对于对控制疼痛的不作为所带来的好处（较早的恢复、更好的睡眠、肺不张发生率的降低、减轻痛苦等）。

对镇痛治疗导致麻醉药成瘾的风险的高估反过来导致了对未经治疗的疼痛的危害性的低估。只要麻醉药物使用恰当，出现成瘾性的概率是很低的。关于儿童术后镇痛的研究已经发现，事变上不存在麻醉药物成瘾的风险。而且根据现有的知识，儿童不存在比成人更易于对阿片类药物成瘾的生理和心理学特点。

（三）对儿童疼痛评估的困难

临床上的决定通常会基于客观的数据。然而疼痛是一种主观体验，建立精确的定量评估方法较为困难。医生通常依靠行为的观察、对疼痛的特殊病理生理过程的认识和患自身的描述等方面来判断儿童对疼痛的体验。对小儿疼痛的治疗的缺乏表明这些评估方法有低估疼痛水平的倾向。导致这种错误的原因在于以为患儿对于特定的病理生理状况或疼痛刺激都会有相同的反应。儿童对疼痛的描述比成人存在较多不确定性。对儿童夸大疼痛程度的倾向的疑虑可以导致成人降低儿童的疼痛自我描述分数。

小儿疼痛的成功的预防和处理需要有可靠的评估技术。理想的心理测试工具要求具有可靠性、准确性、临床敏感性和实用性。自述评估可以说是评估技术的金标准，但它至少部分依赖于患者对疼痛的记忆，包括近期记忆和远期记忆。患儿倾向于低估他们的疼痛峰值，而高估他们的平均疼痛程度。但是多数学者认为，5岁以上的儿童能够对自己的疼痛体验进行可靠的描述，当儿童对疼痛的描述和家长或医生的观察存在差异时，最好能以儿童的自我感受为参考。临床工作者应该相信儿童对疼痛的自我评估。脸谱评估法在术后疼痛评估中的应用得到肯定，它把皱眉、闭眼、张嘴、舌头紧张等各种特征脸谱与急性疼痛联系起来，这在

2～18 个月的小儿中能起到较好的评估作用，尽管在评估的精确度上有一定波动。

很多儿童在手术后很快出院，这就要求由家长去进行疼痛的评估和处理。这表明，术后镇痛的教育也是非常重要的。

二、儿童术后镇痛的临床方法

由于小儿在生理及心理上尚未成熟，因而在术后镇痛药物的应用途径及剂量、镇痛力法的选择上也与成人不同，但是追溯小儿术后镇痛技术的发展，同成人一样经历了由单纯间断肌注阿片类镇痛药物到静脉或其他胃肠外途径持续麻用阿片类药物、患者自控镇痛（PCA）、护士控制镇痛（NCA）、各种局部麻醉、非甾体类抗炎药的辅助应用再到多模式复合应用的平衡镇痛方式的过程。

（一）持续静注阿片类镇痛药

持续静注阿片类镇痛药可以提供比传统的间断肌注方式更为恒定的血药浓度水平。吗啡是较常用的阿片类镇痛药，对大于 1 个月的小儿，$10～30\mu g$ /（$kg \cdot h$）吗啡可以提供充分的镇痛效应，而且不良反应也不明显。大于 1 个月的足月产婴儿对吗啡的清除率与 1 岁以上的幼儿相当，而 1～7d 的新生儿对吗啡的清除率仅仅只有较大婴儿的三分之一，消除半衰期约为后者的 1 倍，因而输注的程度也应有所降低，一般降至 $5\mu g$/（$kg \cdot h$）吗啡用于年纪较大的小儿其半衰期也至少 3 个小时，用于新生儿就更长，因此如果要通过加大静脉输注的程度来改善镇痛效果或碱性速度来消除不良反应，需要较长的时间，所以在临床上，如果出现镇痛效果欠佳时应及时给予负荷剂量，再调大维持量；而出现呼吸抑制时，应先停止用药直到不良反应消除再重新设置一个较低的剂量，通常改为原剂量的一半。纳布啡（nalbuphine）是阿片受体激动拮抗药，但其镇痛作用与吗啡相当，由于它主要激动 κ 受体，具有明显的镇静作用，也是小儿术后镇痛的常用药物。

阿片类药物镇痛效果较好，但是不良反应也较多，因此有时需要用各种方法减少它在平衡镇痛中的用量。

（二）持续硬膜外镇痛

在排除禁忌证的情况下，常规的区域阻滞是小儿术后镇痛的基本方法。尤其适于小儿腹部大手术，只要硬膜外导管的尖端位于合适的位置，低浓度的少量的局部麻醉药就可以产生良好的镇痛效果，也减少了局麻药中毒的危险及运动阻滞的程度。小儿硬膜外阻滞具有良好的血流动力学稳定性，尤其是在 7 岁以下的小儿，即便是高位胸段硬膜外阻滞也很少发生低血压。但是从小儿硬膜外穿刺的安全性出发，通常选用的穿刺点为 $L_{3～4}$。局麻药潜在的毒性反应，是小儿硬膜外给药中应注意的重要问题。持续硬膜外应用布比卡因时，其测得的血药浓度通常远远低于中毒浓度，但由于新生儿对局部麻醉药的清除较慢，持续应用布比卡因6～12h 后，体内的布比卡因开始蓄积，因而绝大多数专家认为新生儿硬膜外持续应用布比卡因的时间应限制在 24～36h 以内。对于婴幼儿来说、单纯使用布比卡因即使镇痛效果完善，但由于缺乏镇静作用，患儿术后仍然存在一些小适，辅以小剂量的阿片类药物对患儿有益。且对于上腹部的大手术来说，放置在腰段的低位硬膜外导管若单独应用局部麻醉药即便加大剂量也难以达到良好的镇痛效果，反而会导致局麻药中毒的危险，合用少量水溶性的阿片类药物如吗啡可以完善镇痛效果。因为水溶性的药物的镇痛平面对穿刺部位的依赖性没有脂溶性的药物强，吗啡通过硬膜后在脑脊液中停留的时间较脂溶性的芬太尼要长，因而更容易向头侧扩散，使镇痛平面升高，但同时也带来一系列的不良反应，如呼吸抑制、恶心呕吐、皮肤瘙痒及尿潴留。也正是因为这种原因，对于镇痛平面要求比较低的手术，如下腹部、盆腔，尤其是下肢的骨科手术，合用较吗啡脂溶性高的芬太尼更为理想。

罗哌卡因复合阿片类药物硬膜外术后镇痛能达到良好的镇痛效果。运动阻滞程度的降低和安全范围的增大使这种局麻药成为硬膜外术后镇痛除了布比卡因以外的又一合适的选择。罗哌卡因可以增加小儿区域阻滞麻醉的安全性。然而它和布比卡因这一已应用于临床 20 年的药物在儿童中应用的比较的研究资料仍然不足。0.2% 的罗哌卡因似乎是小儿骶管阻滞镇痛的理想的药物，但是它在运动阻滞方面与 0.125% 的布比卡因仍有待比较。许多人在使用布比卡因时仍倾向于使用低浓度，而由于罗哌卡因相对于布比卡因毒性和效能较低，可以使用较高的浓度。有学者建议在罗哌卡因小儿术后镇痛中不应加用肾上腺素。

（三）骶管内镇痛

小儿骶裂孔体表标志明显，便于穿刺，因此骶管给药镇痛比成人常用，适用于小儿下腹部手术，可采用单次注射法或持续给药法，但是对于小儿下腹部小手术常使用单次注射法。通常 0.75 ~ 1ml/kg 0.25% 的布比卡因可以提供达 T_{10} 水平的镇痛，可以满足下腹部、盆腔尤其是腹股沟区的镇痛要求。

尽管单纯 0.25% 的布比卡因的有效镇痛时间只有 4 ~ 6h，但若同时使用阿片类药物或其他非阿片类药物，可以明显延长其作用时间。曲马多复合布比卡固骶管内镇痛能在不增加不良反应的情况下增加镇痛效果有研究证实，在疝修补术后骶管内单次注射 0.25% 的布比卡因 1ml/kg 复合曲马多 1.5mg/kg 不仅可以明显延长单次注射局麻药的镇痛时间，而且避免了复合阿片类药物所产生的不良反应。儿童腹股沟疝修补术应用曲马多 2mg/kg 骶管阻滞能产生与 0.03mg/kg 吗啡相似的镇痛效应。

在小儿骶管阻滞中常规使用。受体激动剂可乐定已经被广泛接受。有研究比较了 2μg/kg 可乐定复合 0.1% 罗哌卡因与单纯 0.2% 罗哌卡因骶管内镇痛的效果，发现前者的效能较高，而又不增加小儿术后的镇静深度。0.08 ~ 0.12μg/kg 的可乐定加入低浓度罗哌卡因连续硬膜外应用可以增加术后镇痛效果且不会造成过度镇静等不良反应。有学者对 46 例尿道下裂手术患儿进行骶管布比卡因阻滞复合可乐定骶管或静脉内使用对术后镇痛的影响的随机、双盲研究，结果发现，0.25% 布比卡因 0.5ml/kg 复合静脉或骶管内使用 2μg/kg 可乐定都能起到加强镇痛的作用，而且两种给药途径的效果相似。另外，通过对腹部手术患者硬膜外应用罗哌卡因复合吗啡或可乐定术后镇痛的比较，结果可乐定组的呕吐、瘙痒发生率低于吗啡组，但是前者的镇痛效果也不如后者。然而可乐定对于新生儿和小婴儿也许是不安全的，有报道，这种药物曾引起个两周岁大的新生儿的致命的呼吸暂停。

另外一些药物加氯胺酮、新斯的明等也已被用于骶管阻滞镇痛并取得了一定的效果。S（+）-氯胺酮 1mg/kg 骶管阻滞的术中和术后镇痛的效果与布比卡目无明显差别。S（+）-氯胺酮用于骶管阻滞能提供比肌注更好的术中和术后镇痛效果，但是两者吸收后的血药浓度相似。这些发现提示了小剂量氯胺酮在平衡镇痛中的应用价值。但是有研究发现，静脉注射氯胺酮并没有起到减少吗啡用量的作用，反而会增加幻觉等不良反应的发生率。新斯的明用于骶管阻滞在儿童尿道下裂手术中能产生与布比卡因相似的镇痛效应，而两者的复合物产生的镇痛作用则更强。新斯的明 20 ~ 50μg/kg 用于骶管阻滞可产生剂量依赖性镇痛效应，但是剂量超过30μg/kg时恶心呕吐的发生率增加。但是有研究发现，骶管内单次推注1μg/kg新斯的明并没有增加泌尿生殖系统手术的患儿术后镇痛的效果。

（四）周围神经阻滞

周围神经阻滞可以单独应用于术后镇痛，但通常是作为平衡镇痛的一种方法与全身给药联合应用。常用的方法有：髂腹股沟神经阻滞、髂腹下神经阻滞、坐骨神经阻滞、阴茎神经阻滞等适用于小儿下腹部、会阴部等部位的小手术。有学者对25例接受整形手术的患儿进行周围神经阻滞并放置导管，连接弹性镇痛泵进行术后镇痛，取得了良好的效果。连续髂筋膜间隙阻滞也能提供安全、有效的镇痛效果。

周围神经阻滞已经被广泛应用，它比中枢神经阻滞更能把镇痛局限于手术部位。这是一种比较安全的方法，但是也有发生并发症的报道，在小儿髂腹股沟神经阻滞中曾出现过穿破结肠的病例。利用周围神经阻滞进行超前镇痛未发现提高术后镇痛的质量或延长术后镇痛的时间，因而外周神经阻滞在超前镇痛方面的价值受到质疑。

（五）非甾体类抗炎药（NSAIDs）

通常非阿片类镇痛药是治疗中度以下程度术后疼痛的首选，这些药物没有阿片类药物常见的不良反应，如恶心呕吐、呼吸抑制。理想的镇痛治疗通常首选区域神经阻滞，但是局麻药的应用时间通常不会很长，而儿科门诊手术患者往往需要将镇痛治疗延续到出院后，这时候就需要继续给予辅助镇痛药物如NSAIDs。

NSAIDs现已广泛用于小儿各种手术的术后镇痛。NSAIDs用于小儿时，胃肠道症状较成人少见，且安全剂量范围大，故在小儿镇痛时可以积极使用。日前常用的NSAIDs有对乙酰氨基酚、布洛芬及酮洛酸。

对乙酰氨基酚（即扑热息痛）在小儿小手术的术后镇痛中的应用已经成为一种安全的基本治疗措施。然而，如果按照传统的推荐剂量20mg/kg给药，常常不能很快达到满意的镇痛效果，20世纪90年代后期，较高剂量（35~45mg/kg）的对乙酰氢基酚已被推荐用于门诊手术小儿直肠途径给药。但是使用的时机和途径需要根据不同的临床情况来决定。有些麻醉医生建议儿童手术无论术后是采用静脉应用阿片类药物还是硬膜外或其他局部麻醉技术进行镇痛，术前都可通过直肠给予对己酰氨基酚栓剂40mg/kg，可以减少术后对镇痛药的需要量，延长作用时间。对乙酰氧基酚急性的过量用药可以造成严重的肝损害。但是如果剂量不超过每天90mg/kg，并考虑到不同患者的特殊情况，这种药物造成肝毒性的危险非常小。酮洛酸是一种强效的镇痛药，其镇痛作用相当于中等剂量的阿片类药物，但是用于小儿大手术时仍然需要与阿片类药物合用，因此并不能完全取代阿片类药物。

NSAIDs之所以能成为术后镇痛重要的辅助用药，成为平衡镇痛中最常用的药物，主要是因为它与阿片类药物具有协同作用，合用时可以减少阿片类药物的用量，加快其撤药过程，从而降低其不良反应，如呼吸抑制、恶心、呕吐、皮肤瘙痒、尿潴留等的发生率。有研究表明，腹部手术使用酮洛酸行术后镇痛的患者比使用芬太尼的患者胃肠道功能恢复较快。

（六）儿童患者自控镇痛（PCA）

患者害怕疼痛，担心忙碌的医生护士们不能及时的为他解除疼痛，医生和护士畏惧疼痛治疗带来的呼吸抑制，而患者对镇痛药的需求量个体差异很大，这给术后镇痛带来了难题，PCA在一定程度上解决了这些问题。由患者自己控制用药量达到自己满意的镇痛水平，实现剂量的个体化，既保证了镇痛效果，又减少了不良反应的发生。PCA 最初在成人中应用，现在已经成为儿童术后镇痛的常用方法。连续背景输注在儿童中经常应用，它可以增加镇痛效果，也有增加恶心呕吐、呼吸抑制等不良反应的可能性。术后镇痛的常规监测包括呼吸频率、氧饱和度和镇静程度的测量。镇痛效果的评估可以通过自我描述、视觉模拟量表、脸谱法等方法进行评估，而且最好能在安静和活动的状态下分别进行评估。在 PCA 中恰当的参数的选择如单次给药剂量、时间和剂量限定、背景输注速度可能比阿片类药物的选择更为重要。而且相对于镇痛效果而言。阿片类药物的选择依据更应基于不良反应的考虑。PCA 概念在儿童中的应用不断得到发展，出现了患者自控硬膜外镇痛（PCEA）、皮下 FCA、鼻内 PCA 等不同的使用方法。PCA 在适当的监测的基础上使用，是一种能够广泛接受的技术，它已被看做是年龄大于 5 岁的儿童术后镇痛的标准方法。

PCA 对于年龄大于 5 岁的小儿来说比持续恒速给药更为安全、有效。Antok 等对 48 例整形手术儿童患者进行了 0.2% 罗哌卡因 PCEA 和连续硬膜外镇痛的比较，发现两种方法都能提供有效安全的镇痛，但是使用 PCEA 的患儿的药物消耗量减少了 50%。

要使 PCA 更为有效首先应确立患儿对这种镇痛技术的信心，其次可以适当联合应用一些非阿片类镇痛药如非甾体类抗炎药，而且术后在进行可能会引起疼痛的操作如更换敷料前应追加一次自控量的阿片类药物。

护士控制镇痛（NCA）甚至家长控制镇痛也在开展，对于年龄小于 5 岁及不能合作的小儿，可以采取护士或家长控制镇痛的方法，但是其效能和安全性需要得到进一步验证。这种方法大多使用较高的背景输注速度［可以用到 20μg/（kg·h）］及较长的锁定时间，通常约 30min。家长往往低估小孩的疼痛程度，经常出现给药不足的情况。

三、小儿术后镇痛的监测与评估

完善而安全的镇痛不仅有赖于先进的技术方法的应用，更需要准确的疼痛评估、严密的观察和及时有效的处理。小儿术后镇痛的监测与评估包括两个方面的内容：一是对镇痛效果做出客观的评价，二是密切观察患者，及时发现并处理术后镇痛的不良反应。

大于 5 岁的小儿可以自己描述疼痛的程度，大于 2 岁而小于 5 岁的小儿虽然不能准确地描述疼痛，但医护人员可以通过小儿的行为反应，从有无哭闹、面部表情、语言、体位、触摸伤口的表现、腿部的运动来判断小儿有无疼痛、镇痛效果如何。小于 2 岁的婴幼儿既不能自己表达疼痛，行为反应与疼痛评分的相关性也较差，只能通过生理反应如心率的快慢、脉搏氧饱和度的高低、有无出汗来评价疼痛。如果疼痛评分仍然较高，说明镇痛效果欠佳，一定要做出迅速有效的处理。

在使用阿片类药物时必须牢记，所有的阿片类药物的镇痛效果与呼吸抑制作用就像一对孪生姐妹，满意的镇痛通常会伴随一定程度的高碳酸血症，将阿片类药物对呼吸的影响控制在可以接受的水平同时又保证良好的镇痛效果，有时需要复合其他药物。持续硬膜外镇痛如果加用了水溶性的阿片类药物，也应加强监测。所有的小于 1 岁的婴幼儿行持续硬膜外镇痛时都应有电子监测系统进行持续监测。

四、小儿术后镇痛的并发症

小儿术后镇痛的主要并发症如下。

1. 恶心呕吐　阿片类药物吗啡、芬太尼等都有致呕吐的作用，在术后镇痛中降低这类药物的用量可以减少恶心呕吐的发生率。5－羟色胺受体拮抗剂格雷司琼等有助于预防术后的恶心呕吐。中度以上恶心呕吐且反复无间歇期应通知医生处理。

2. 瘙痒　这种并发症也与阿片类药物的应用有关，有研究表明，硬膜外可乐定术后镇痛的瘙痒和恶心呕吐的发生率都比应用吗啡时低。轻微者无须处理，瘙痒影响睡眠应处理，难以忍受时需要纳洛酮拮抗。

3. 低血压　最常见原因为低血容量，其次为血管扩张，术后镇痛患儿两者可能同时存在。血压降低幅度超过术前10%可通过快速输液纠正，超过术前15%以上应及时通知医生查看，对因处理，必要时请麻醉科协助处理。

4. 呼吸抑制　呼吸频率低于10~12次/min，皮肤发绀为呼吸抑制表现，应予吸氧，及时请麻醉科处理（纳洛酮拮抗），必要时气管插管。

5. 过度镇静　镇静水平高，易出现呼吸抑制与呕吐误吸，应减少镇痛药剂量或暂停输入。长时间不清醒或镇静加重应请麻醉科会诊。

五、儿童术后镇痛进展及展望

（一）平衡镇痛和超前镇痛的概念和应用

平衡镇痛是给予不同种类镇痛药作用于不同系统来减轻围术期疼痛的一种综合性镇痛措施，其优点是提高镇痛效果，降低不良反应的发生率。它可以联合应用局麻药，阿片类药物、NSAIDs来达到消除疼痛的目的。这种概念已经被广泛接受。痛觉的传导可以通过以下药物在不同的作用部位进行阻断非甾体类抗炎药、甾体类药物或阿片类药物作用于外周伤害性感受器，降低其对伤害性刺激的敏感性；局部麻醉药在外周、硬膜外腔或蛛网膜下腔作用于传入神经通路；阿片类药物作用于脊髓或脊髓以上中枢的阿片受体。对于儿童的大手术，联合应用多种方法的平衡镇痛不仅可以达到最佳的镇痛效果，而且可以使不良反应的发生率减至最小。对于门诊的儿童小手术，可以采取以下的方法使术后镇痛做到安全有效：术前口服NSATDs，术始行局部神经阻滞及手术切口浸润麻醉，术中少量辅以阿片类药物，术后使用NSAIDs栓剂。术后患者疼痛的程度因手术的部位、手术的大小而有所不同，而这种根据手术的部位及大小联合使用作用部位及机理各不相同的药物和方法的平衡镇痛方式，不仅可以使镇痛效果更为确切、更为完善，而且可以减少各种药物的剂量，减少其不良反应。

超前镇痛在成人疼痛治疗中是一个有广泛争议的课题，但它在儿童中的研究较少。在损伤发生前给予镇痛在理论上能通过对疼痛传入中枢的阻断而对术后疼痛起到超前抑制的作用。目前没有确切的证据证实术前应用NSAIDs能起到超前镇痛的作用，考虑到达类药物的潜在的不良反应如肾功能损害、呼吸紊乱，它的术前应用应只限于短小手术。

（二）小儿术后镇痛方法和药物的研究进展

用于小儿术后镇痛的药物和方法很多，近年来的研究在术后镇痛中对乙酰氨基酚的应用、可乐定等药物在骶管内镇痛中的使用、罗哌卡因在区域阻滞镇痛中的效能和安全性问题、儿童PCA的应用、周围神经阻滞的术后镇痛效果等方面取得了较多的研究进展这些临床研究对于减少传统的阿片类药物在术后镇痛治疗中的用量、提高小儿术后镇痛的安全性等具有重要的意义。

如今，小儿术后镇痛的发展已经由传统的肌肉注射阿片类药物发展到持续静脉泵入阿片类药物或非甾体类抗炎药、局部或区域阻滞麻醉、患者自控镇痛及多模式的平衡镇痛阶段。近年来在小儿术后镇痛药物和方法方面的研究进展为这种平衡镇痛的实施提供了更好的技术支持。

（三）小儿镇痛治疗的展望

小儿疼痛的研究是一个持续发展的领域。麻醉医生在对这个问题的研究方面起主导作用，同时护士和儿科医生也起了非常重要的作用。尽管我们在过去 20 年里取得了较多的进展，但是仍然有很多方面有待于研究，麻醉医生的知识有待于更新。除了研究和熟悉药物的应用外，麻醉医生必须认识到疼痛评估和处理技术的重要性。

目前在儿童疼痛处理上有很多指导资料，但是这些指南并不一定能改变临床医生的医疗行为。因此有时需要管理部门的干涉。比如，医院可以把这些评估和治疗方案纳入医疗质量控制体系中。为了达到减轻儿童疼痛的目标，必须在各学科之间进行协调。

所有的医疗工作者都应该关注这一领域的技术研究进展。儿童疼痛的评情和治疗是儿科医疗工作的重要内容。对疼痛的恰当的治疗是道德的、标准的医疗实践的重要组成部分。我们有责任把最好的研究成果传授给临床医生和患者家属，并改进医院的医疗常规和实践，以期对儿童的疼痛进行可靠的预防、正确的评估和迅速的处理。

（纪　维）

第六节　癌痛的治疗

药物治疗是解除癌痛的主要手段，正确选择药物，合适的给药途径，个体化的正确剂量，规律性的间隔时间等是癌痛药物治疗的重要原则，按此原则进行治疗，镇痛有效率应当是相当高的。

一、癌痛的治疗原则

应用镇痛药物治疗癌痛，世界卫生组织提出了以下的原则。

（一）个体化原则

镇痛药物的剂量应因人而异，每个患者的有效镇痛剂量具有很大的差异。镇痛药物的合适剂量应保证在一定时间内达到镇痛效果，最好能维持 4h 以上。根据首次剂量的效果，可增加镇痛药物的剂量。吗啡等强效阿片类药的剂量可以不受限度地增加。大多数患者每 4h 仅需要吗啡 30mg 或更少，少数患者则需要吗啡 200mg 以上。

（二）最好采用口服给药

口服给药不需要别人的帮助，比较方便。有规律地口服吗啡已成为治疗慢性癌痛的主要手段。

（三）积极治疗失眠

疼痛经常在夜间加重，干扰患者的睡眠。这种情况可导致患者身体衰竭。夜间应用较大剂量的强效阿片类药物，可延长镇痛作用时间并使患者安睡。

（四）必须系统处理不良反应

强效阿片类药物的常见不良反应如便秘，恶心及呕吐，应给予镇吐药物和缓泻药物。几乎所有使用强效阿片类药物的患者均需应用缓泻药物，大部分患者需用镇吐药物。长期服用强效阿片类药物者，很少发生需要处理的呼吸抑制。

（五）仔细观察治疗效果

癌痛患者接受镇痛药物治疗时，无论采用哪种镇痛药物，都需要仔细地进行观察，以取得最好的治疗效果和最少的不良反应。在药物治疗的初期就应了解镇痛效果，并定时总结。当疼痛的性质发生变化时，应重新对疼痛进行评估，以此作为改变用药剂量与时间间隔的依据，而不是盲目的增加药物用量和缩短给药时间。

（六）掌握癌痛的性质

俗话说"对症下药"，治疗癌痛也不例外。要了解癌痛的性质及其社会的、家庭的和精神心理影响因素。判别癌症的各种疼痛综合征，骨痛包括脊柱、颅骨、骨盆和长骨；神经痛，有脑神经、周围神经、神经丛、脊髓受压以及脑膜受侵；内脏痛分空腔脏器痛和实质脏器痛；此外还有软组织受累的疼痛。其疼痛的性质及其伴随症状各异。治疗医师必须仔细检查区分癌本身引起的疼痛，其他治疗引起的疼痛（如手术、化学治疗等），并发症引起时疼痛（褥疮、感染），还是其他与癌症无关的疼痛。还要鉴别局部疼痛抑或牵涉痛，是周围神经痛或是神经丛与脊髓受侵的疼痛，持续性痛还是阵发性痛等，以及疼痛加重和缓解的因素有哪些。这是选择不同镇痛措施的基础。

二、给药途径的选择

给药途径是影响药物生物利用度的重要因素之一，由于各给药途径的生物利用度不同，所以产生的镇痛效果、维持时间、起效时间和使用的难易程度均不同。合理选择给药途径是提高和改善镇痛效果的因素之一。

（一）口服给药

口服给药是癌痛治疗的首选给药途径，患者可以自己服用，方便安全，剂型有片剂、胶囊、控释片和液体制剂。由于剂型和药物种类特性的不同，药物在肠道的吸收特性亦不同，并存在首过效应。即药物吸收后先经过肝脏代谢破坏，然后部分药物进入血液循环产生相应的药理作用。该给药途径主要适用于可以口服用药，并且不需要即刻镇痛的患者。

（二）舌下含服给药

口腔黏膜有丰富的淋巴管和血管，药物吸收后直接进入体循环，因此避免了药物的首过效应，对生物利用度差的药物具有重要意义。目前有丁丙喏啡，叔丁啡等舌下含片供临床使用。另外吗啡、美沙酮也可以舌下含服给药。

（三）直肠给药

可以用于不能口服用药的患者，效能与口服给药基本相同或更好，是替代口服给药的途径之一。直肠的吸收面积小，吸收后的药物有部分直接进入体循环，吸收率取决于直肠内有无粪便，药物在直肠内的位置（越接近直肠壁则越利于吸收）。

（四）皮下途径

皮下给药可不经过肠道，无药物的首过效应，摄入吸收的时间较口服用药方式明显缩短，镇痛作用产生快，生物利用度高，是患者自控镇痛（patient controlled analgesia，PCA）常用的给药途径之一。有资料表明，皮下给药具有静脉给药方式 80% 的效能。主要用于胃肠道功能障碍，顽固性恶心呕吐，严重衰竭需要迅速控制疼痛的临终患者。

（五）肌内注射

由于使用中有疼痛而且吸收也不可靠，血药浓度波动大，加快了患者对吗啡类药物耐受性的出现，镇痛效果不稳定，维持时间不可靠，仅用于急性疼痛时临时镇痛，临床不推荐用于长期的癌痛治疗。

（六）静脉给药

静脉给药是最有效的用药方式，给药后即刻产生镇痛作用。目前国内外多采用中心静脉插管或预埋硅胶注药泵，以连续静脉滴注或间断静脉推注的方式控制疼痛，其优点是血浆药物浓度稳定，镇痛效果可靠，可控制其他用药无效的疼痛。但有文献报道，患者对反复推注吗啡镇痛作用有明显的耐药性，而连续静脉滴注镇痛的方法可以推迟耐药性的出现。以往由于技术的原因，为保证患者的安全，静脉注射药物大多在住院患者中使用。随着 PCA 技术的推广和发展，家庭治疗的癌痛患者，也可以使用 PCA 泵，经静脉途径给药，安全地进行镇痛治疗。

（七）经皮吸收给药

经皮吸收给药是使镇痛药物透过皮肤，通过扩散作用进入皮下的微血管发挥镇痛效应。目前国内外仅有芬太尼透皮贴剂供临床使用。芬太尼透皮贴剂采用先进的控释技术，持续 72h 释放药物，在初次用药时，一般在 12h 左右达到有效血浆药物浓度，可用于疼痛相对稳定，不能口服用药的患者。

芬太尼透皮贴剂的优点是使用简单有效，对人体无创伤，血浆药物浓度稳定，透皮吸收后经血液循环到达中枢神经发挥药效而无首过效应，不良反应略低于口服吗啡片剂。

（八）鼻腔给药

该方法是采用芬太尼定量喷雾器在鼻腔喷洒用药，经鼻腔毛细血管吸收，达到控制疼痛的目的，但目前很少用于癌痛患者，主要是用于手术后镇痛治疗。

（九）硬膜外间隙和蛛网膜下隙给药

在脊髓后角存在高密度的阿片受体，这是在脊髓应用阿片类药物的理论基础。与常规给药途径相比，具有给药量小，作用时间长的特点。但若使用时间过长，容易产生耐药，并存在瘙痒，尿潴留和呼吸抑制等问题。硬膜外间隙给药时，还存在长期保留的硬膜外导管容易脱落，污染，硬膜外间隙脓肿和长期使用产生吗啡耐药等问题。

（十）脑室内注射

适用于全身多发性癌痛患者，与内分泌相关的癌症治疗效果更好，但安装脑室导管需较为复杂的穿刺，患者的管理需要更高的要求，目前尚不成熟。

三、三阶梯方案控制癌痛

癌痛的治疗必须建立在确切的诊断基础上。在正确评估疼痛的病因及性质后，首选药物三阶梯方案镇痛。

（一）首选药物——非阿片类药物（第一阶梯）

非甾体类抗炎药 如阿司匹林、对乙酰氨基酚（paracetamol）、双氯芬酸等。

（1）药理学作用：非甾类抗炎药主要针对轻度和中等度的周围性癌痛。这类药物的作用机理主要是影响胞质分裂和超氧化物基团的产物、嗜中性粒细胞的数量、黏附力和细胞膜的活力。另外，通过抑制环氧化酶而抑制花生四烯酸转换成前列腺素中间递质，从而减少前列腺素的合成。水肿细胞释放的前列腺素，在损伤时作为炎症递质进入组织内，能引起痛觉过敏。可以推断，这类药物是通过阻断前列腺素的合成而抑制炎症，达到镇痛效果。对于骨转移性癌痛常能镇痛。同时尚有解热抗炎等作用。这类药物对骨膜受肿瘤机械性牵拉，肌肉或皮下等软组织受压或胸腹膜受压产生的疼痛也有效。

这类药物最常见的毒不良反应有胃肠道溃疡、出血及出血时间延长，少见的有肝、肾、骨髓的毒性反应，也有变态反应，轻者鼻炎、荨麻疹，重者低血压、休克。应用这些药物时，出现不良反应的频率和严重性也有不同，如水杨酸钠、水杨酸镁、水杨酸胆碱不会抑制血小板，也很少引起胃肠道并发症。而吲哚美辛可损害血小板功能，常出现胃肠道并发症，并可能出现中枢神经系统不良反应（包括头痛、眩晕和紊乱），因而大多数胃肠系统、中枢神经系统疾病和精神病患者禁用此药。

（2）常用的药物

1）阿司匹林：是非阿片类镇痛药物中最为古老的药物，用于治疗各类疼痛性疾病已有100年的历史。目前多与其他镇痛药物制成复合剂。胃肠道功能紊乱是其主要的不良反应，少数患者可发生变态反应。其镇痛机理是通过抑制环氧化酶和酯氧化酶，减少前列腺素的生成，减少炎症，达到外周镇痛的作用。阿司匹林并不能够抑制已经释放前列腺素的作用。

阿司匹林在胃和小肠吸收迅速，大约2h达峰血药浓度。肝脏对阿司匹林的代谢能力有限，剂量≥1g时血中水杨酸浓度会急剧增高，可出现中毒症状。不良反应以胃肠道症状最为多见，可出现上腹不适、恶心呕吐、严重者可以引发胃肠道出血。小剂量阿司匹林即可抑制血小板聚集，有出血倾向的患者在应用阿司匹林时应特别注意此问题。

目前已经有阿司匹林新型制剂用于临床，如卡巴匹林钙、赖氨酸阿司匹林、精氨酸阿司匹林等，具有使用方便、不良反应较低等特点。阿司匹林：250～1 000mg，血浆半衰期0.25h，血浆峰值作用时间为2h，每4～6h时1次，总量为4g/d。

2）对乙酰氨基酚：本品又名扑热息痛，是非那西汀的体内代谢产物。口服吸收迅速而完全，30～60min达峰血药浓度，主要在肝脏内代谢。其解热镇痛作用强度与阿司匹林相似，抗炎作用较弱，无抗血小板的作用，胃肠道反应小。一般患者对药物的耐受性较好，最严重的不良反应是肝脏损伤，尤其是肝脏疾病的患者更容易发生，应用过量可以导致急性肝坏死。

本品的最大剂量为4g/d，常用方法是每次500～1 000mg，每6～8h服药1次，总剂量不超过4g/d。剂量超过1 000mg后，镇痛作用几乎不增加。对乙酰氨基酚是临床常用的镇痛药物，一般常与可待因制成复合剂使用，如氨芬待因、路盖克等。

3）吲哚美辛：是人工合成的吲哚衍生物，口服吸收迅速而且完全，3h 达到峰血药浓度。直肠给药比口服给药达到峰血药浓度的时间短，但浓度低。血浆半衰期为 2～3h，主要在肝脏内代谢。吲哚美辛是最强的前列腺素合成酶抑制剂，有明显的抗炎解热作用，癌性发热也有效。

常规剂量是 25～50mg/次，3 次/d。在用药患者中 35%～50% 将发生不良反应，约 20% 需要停药。主要的不良反应是胃肠道反应、中枢神经系统反应、可使白细胞减少等。在临床不作为首选用药，且不作为长期用药。吲哚美辛缓释肠溶片能够减少胃肠反应等不良反应，增加患者的耐受性。

4）布洛芬：是苯丙酸的衍生物，口服吸收迅速，1～2h 达到峰血药浓度。在肝脏内代谢，从肾脏排泄。布洛芬是有效的前列腺素抑制剂，具有抗炎、解热和镇痛的作用。布洛芬 400mg 的镇痛效能相当于阿司匹林 650mg，常规用药量是 200～400mg/次，每日总量 3200mg 以下。5%～15% 服用布洛芬的患者出现胃肠反应，较阿司匹林或吲哚美辛不良反应小，患者耐受性好。临床试验表明，布洛芬 200mg 比对乙酰氨基酚 650mg 更有效。

5）双氯芬酸：是新型强效抗炎镇痛药物，可口服、也可制成乳剂外用于痛处。双氯芬酸的主要不良反应是胃肠道反应，发生率为 5%～25%，15% 患者转氨酶上升，注意肝功能测定。

6）萘普生：是长效抗炎镇痛药物，每日仅需服药 2 次。该药吸收迅速而完全，尤其是以钠盐的形式给药时，出现镇痛作用更快。服用萘普生时胃肠道不良反应较轻，但患骨髓瘤的患者，在短时间服药后可以发生肾衰竭。

7）新型非阿片类镇痛药物：非阿片类镇痛药物具有抗炎镇痛作用，同时不良反应也多与抑制环氧化酶（COX）、减少前列腺素合成有关。COX 有两种异构体，COX_1 催化产生基础前列腺素，维持消化道、肝、肾和血小板的正常功能；COX_2 产生炎性前列腺素，介导疼痛和炎症。新型药物仅抑制 COX_2，减少了不良反应，提高患者的耐受性。目前国内上市的药物有塞来昔布（celecoxib）、罗非昔布（rofecoxib）等。

（二）弱效阿片类药物——第二阶梯

适用于非阿片类药物不能达到满意镇痛的患者。临床主要应用可待因、曲马朵和右丙氧酚，前者效果更好些。

1. 可待因　是阿片中的天然成分，其镇痛效能是吗啡的 1/10～1/12。可待因是弱效阿片类药物的典型代表，主要用于轻度至中度的镇痛。可待因口服吸收良好，生物利用度平均大约为 40%，与吗啡相似。目前在临床上常常使用的非管理的药物如氨芬待因、路盖克等均为可待因与对乙酰氨基酚的复合剂。可待因的不良反应与吗啡类似，最常见的不良反应是便秘，但较吗啡轻。恶心呕吐较少见。正常使用可待因很少发生呼吸抑制。

目前推荐将可待因 30～130mg 与阿司匹林 250～500mg 或对乙酰氨基酚 500mg 联合应用，4～6h 服 1 次。因为可使可待因的镇痛作用明显增强。

2. 右丙氧酚　50～100mg，每 6h 服 1 次，也可与阿司匹林或对乙酰氨基酚联合应用。

3. 曲马朵　曲马朵是一种人工合成的中枢性镇痛药物，其对中枢的阿片受体具有较弱的亲和力，另外通过抑制脑内单胺递质的重摄取和激活脊髓内的胆碱能神经系统发挥镇痛作用，曲马朵的镇痛效果是复杂的综合作用的结果。口服吸收良好，生物利用度为 70%～80%，肌注用药的效价大约为吗啡的 1/10，与哌替啶相仿，口服用药一般按吗啡的 1/10 效价使用，但曲马朵的生物利用度高些，有文献认为可以按吗啡的 1/4 效价使用。临床治疗剂量多不引起呼吸抑制，镇咳作用是可待因的 1/2，一般不引起药物的耐受性和依赖性。每次口服 50～100mg，每日 3 次，也可与阿司匹林或对乙酰氨基酚联合应用。

（三）强效阿片类药物——第三阶梯

强效阿片类药物是治疗中度和重度癌痛的主要方法，是在弱效阿片类药物与非阿片类药物（或并用辅助药）镇痛差时所选用的第三阶梯治疗药物。采用此种药物的大多数患者镇痛效果满意，但由于易产生身体对药物依赖性和耐药等问题。前者是连续用药后不能停药，迅速停药则产生明显的戒断症状；后者则是重复用药的效果逐渐降低，必须不断增加剂量，才能维持一定的镇痛作用。

强效阿片类药物的应用要考虑到许多因素，如年龄、性别、全身情况，癌的类型及疼痛严重和广泛程度等。药量个体差异很大，通常建议由小剂量开始，根据临床经验增至适宜剂量。

1. 口服吗啡　患者最易接受，且可避免注射给药的痛苦，特别是可以自己服用，可不依靠他人。吗啡剂量的个体差异很大，从 5mg 直至 200mg 不等。每 4h 服用 1 次，通常可从 5mg 开始，个别患者可用 10mg 或更多些。如果首次用量后患者已完全镇痛且嗜睡，则第 2 次可减量。反之镇痛不满意，第 2 次可加量或缩短间隔给药时间。吗啡缓释片可每 12h 服用 1 次。

2. 芬太尼缓释透皮贴剂（transdermal fentanyl，TDF）　为芬太尼的一种新制剂，商品名为多瑞吉（Durogesic）。TDF 由芬太尼加透皮释放系统（transdermal therapeutic system，TTS）组成。TDF 贴于皮肤后，芬太尼首先在表皮层存储，然后经过真皮层微循环到达全身，在皮肤中不发生代谢损失。贴用 TDF 后，大约 2h 血浆中即可检测出芬太尼浓度（0.2ng/ml），此后血药浓度缓慢上升。8～16h 后达峰血药浓度，出现最充分的临床效果。有效血药浓度一般可维持大约 72h。芬太尼在肝内代谢，其代谢产物正芬太尼无生物活性。

TDF 用于癌痛治疗，对原来使用口服吗啡的患者转换为 TDF 治疗，取得满意疗效。各国学者对 TDF 的效果、安全性、不良反应进行了大量研究，证明其用于癌痛患者安全有效；TDF 血浆浓度稳定后，患者用于急性爆发痛的临时救援药物总剂量相差不多。TDF 长期用于癌痛治疗有效，可作为 WHO 第三阶梯的镇痛药物。

TDF 引起的不良反应较口服吗啡所引起的轻。TDF 较口服吗啡有较少的胃肠道反应（恶心、呕吐和便秘）以及患者有较好的警觉性和睡眠质量。

3. 丁丙诺啡　是天然阿片生物碱蒂巴因的衍生物，是 μ 型阿片受体激动剂、拮抗剂，由于对 μ 型阿片受体的结合力强，大约是吗啡的 50 倍，可置换结合于 μ 型阿片受体的麻醉性镇痛药物，从而产生拮抗作用。同时丁丙诺啡是部分 μ 型阿片受体激动剂，镇痛作用强，是吗啡的 30 倍（0.3mg 相当于 10mg 吗啡的镇痛作用），而且从 μ 型阿片受体释放慢，作用持续时间长（7～8h）。

丁丙诺啡主要在肝脏代谢，首过效应明显，所以不能口服用药，临床大多使用注射剂，近年来也有口含片用于临床镇痛治疗。丁丙诺啡属长效强效镇痛药物，肌内注射的剂量为 0.15～0.3mg，每 6～8h 1 次，肌内注射后大约 1h 达到峰值。口含的剂量为 0.2～0.6mg，每 6～8h 1 次，用药峰值时间明显延长 2～3h。应注意丁丙诺啡禁止与吗啡联合使用。

4. 美沙酮　是一种合成的阿片类药物，虽然在药物结构上与阿片类药物不同，由于其空间结构上的相似，所以可产生与吗啡相似的作用。美沙酮连续给药 3d，在体内脏器的分布达到饱和，血药浓度趋于平稳。长期用药的患者要注意蓄积中毒的问题，尤其是老年人和肝肾功能减退的患者，除减量给药外，更应注意随用药时间的延长，逐步降低用药量，减少给药次数。

5. 羟考酮　是一种半合成的蒂巴因衍生物，临床上应用已多年，常与非甾类药物制成复方镇痛剂，由于非阿片类药物成分的潜在毒性作用，限制了羟考酮的使用量。目前认为单独使用羟考酮是强阿片类药物的有效替代药。其血浆半衰期是 5h，为吗啡血浆半衰期的 1 倍。近年来国外渐渐广泛使用该药治疗剧烈癌痛。

羟考酮是阿片受体的纯激动剂，药理作用与吗啡相似，镇痛作用强度与吗啡相等或更高，镇痛作用无封顶效应。口服羟考酮的生物利用度为 60% ~ 87%，在肝脏中的首过代谢较少，故口服用药更为经济和有效。镇痛疗效确切可靠，适用于各种中重度癌症疼痛。

6. 哌替啶　又名杜冷丁，是一种人工合成的阿片类药物，镇痛效能是吗啡的 1/10。所有给药途径均可吸收。哌替啶是我国几十年来最为常用的药物，受传统观念的影响，很多患者和家属错误地认为，癌症剧烈疼痛的有效镇痛药物是哌替啶，应在临床工作中注意纠正这一错误观念，合理使用镇痛药物。

哌替啶与单胺氧化酶同时使用时，能引起兴奋、谵妄、惊厥及呼吸抑制，注意避免同时使用。对于慢性癌痛应首选其他药物，少用或不用哌替啶。

四、三阶梯治疗中的辅助药物

癌痛患者所面对的是"全方位疼痛"，诸如：社会地位的变更、职业职务的改变、在家庭中的作用、某些头面部癌瘤造成的毁容、对治疗效果的疑虑、失望甚至轻生、临终的恐惧以及对亲朋的安排等的忧郁、焦虑甚至愤怒。

辅助药物当然就意味着不是常规的用药，应当是有选择性的视患者特殊需要的用药。这种药物本身不是镇痛药物，但可辅助治疗某种癌痛，或针对治疗癌痛过程中的某些不良反应。如激素可减轻癌瘤周围组织的炎性水肿从而减轻癌痛。苯二氮䓬类药物和布洛芬类药物可解除横纹肌痉挛。东莨菪碱或氯苯酰胺可抑制肠痉挛。抗生素能减轻继发感染的疼痛。抗惊厥药物有时对稳定神经受压造成的疼痛有益。抗抑郁药物能解除忧虑和抑郁而增强镇痛效果。

五、癌痛的放射疗法

癌痛不仅使患者极端痛苦，而且也是导致患者死亡的重要因素之一。虽然药物治疗是主要的癌痛治疗方法，但是有些癌痛则必须考虑包括放射治疗在内的特殊治疗方法。放射治疗主要是针对癌痛进行的特殊治疗，可单独应用也可配合应用。

骨浸润的癌痛较为常见，放射治疗对组织学上转移瘤的疼痛比较有效。对最常见的乳腺癌、肺癌、前列腺癌、甲状腺癌及骨髓瘤等的骨转移瘤缓解疼痛率可达 80% 以上。骨转移癌患者发生病理骨折均有疼痛，条件允许时应实施手术行内固定，手术后局部再行放射治疗。放射治疗是头颈部癌症主要的根治方法，即使是相当晚期仍可采用大剂量放射治疗，因为如果不控制肿瘤的增长，癌瘤发展起来要比大剂量放射治疗反应更为痛苦。

无论是原发肿瘤或是继发肿瘤，由于其在颅内的部位不同，所产生临床症状与体征也各异。如果幕上肿瘤很大，或阻塞了脑脊液，即可使颅内压升高而产生高颅压性头痛。因此，无论原发性脑肿瘤的根治或脑转移瘤的姑息治疗，放射治疗均有其实用价值。

皮肤受癌瘤侵蚀后可因继发性溃疡或感染而引起疼痛，如乳腺癌局部浸润可腐蚀皮肤、破溃、恶臭，除对患者精神的巨大刺激外，常伴有明显的疼痛。要结合患者的全身情况和肿瘤局部病变合理地选择手术疗法、放射治疗、化学治疗和激素疗法。除非患者极度衰弱，均应首先设法控制局部病变。

六、癌痛的化学治疗

化学治疗是癌瘤的主要治疗方法之一，不同的癌瘤对化学治疗的反应不同，化学治疗后 1~3 月内肿瘤完全消失称完全反应率，消失 50% 以上称部分反应率。完全反应率的肿瘤包括非霍奇金淋巴瘤、卵巢肿瘤、乳腺癌和小细胞肺癌等。这些肿瘤引起的癌痛也均可采用化学治疗缓解，尤其是当局部姑息性放射治疗无法缓解的多部位疼痛，可考虑化学治疗。但选用化学治疗时应权衡其全身毒作用与治疗作用的关系。

动脉内注射 5-氟尿嘧啶和甲氨蝶呤对癌痛具有较好的治疗效果，例如 60% 肝癌患者的症状有缓解。头颈部癌痛也有效，但并发症的发生率较高，如造成动脉栓塞等，故未能广泛应用。肢体黑素瘤采用游离肢体化学治疗灌注，认为既无全身毒性作用又有较好的局部作用。同时可将灌注液加热以提高治疗效果。

七、癌的激素疗法

早已认识到，晚期乳腺癌患者应用激素治疗具有与卵巢切除相同的作用。前列腺癌应用外源性雌激素治疗的作用亦已受到人们的重视。其他癌瘤也有类似情况，对激素治疗有反应。应用激素治疗可使原有的内分泌功能丧失，称为该脏器的药物性脏器切除。因此，卵巢、肾上腺、垂体等这些内分泌器官可以应用相应的激素行药物性切除。氨基苯乙哌啶酮能阻滞肾上腺激素的合成，故也曾有人用于药物性肾上腺切除。

一般来讲，不同的癌瘤对不同的激素治疗有反应。例如，乳腺癌对多种激素有反应，包括雌激素、雄激素、抗雄激素、孕激素、氨基苯乙哌啶酮、皮质酮、卵巢切除，肾上腺切除及垂体切除等。前列腺癌对雌激素、抗雄激素、睾丸切除及垂体切除有反应。子宫内膜癌、肾癌和卵巢癌等对孕激素有反应。甲状腺瘤对甲状腺激素有反应。淋巴瘤和白血病对皮质激素有反应等等。因此，对癌痛所使用的激素治疗也即上述的种种激素，在应用时外源性的激素水平必须超过内生激素的浓度。毫无疑问，在应用激素治疗的过程中，肯定会引起体内内源性激素分泌的复杂改变。

八、神经外科手术控制癌痛

这是一种不得已的神经外科破坏性手段。从神经松解术、经皮或开放脊髓前侧柱切断术以及立体定向中枢神经的烧灼术等，也提供了癌痛镇痛的一种办法。但是，必须由丰富经验的神经外科专家实施。由于晚期患者多身体状况不佳，常难以接受手术。这类神经破坏性治疗方法应严格掌握适应证，主要用于顽固性癌痛患者。

九、癌痛的神经破坏性阻滞疗法

（一）基本问题

大多数癌痛患者经三阶梯方案治疗原则，疼痛缓解率更加提高；但是，临床上仍有癌痛患者镇痛效果不满意，而不得不考虑其他控制癌痛的方法。另外有部分癌痛患者在严格应用"三阶梯方案"治疗后，仍有剧烈疼痛，或因不能进食、有药物禁忌；不能耐受镇痛药物等原因，无法充分接受"三阶梯方案"的治疗，迫切需要缓解癌痛的其他方法。这类无法接受"三阶梯方案"或用"三阶梯方案"治疗无效的癌痛称为顽固性癌痛或难治性癌痛，占癌痛患者的 10% ~20%。由于对顽固性癌痛治疗的多方面进展，如癌症疼痛治疗的三阶梯方案的推广，口服阿片类药物剂型的改进，椎管内镇痛和脊髓镇痛技术的应用增多，目前需要采用神经破坏性治疗的病例已减少。对镇痛药物反应相当好的患者中，没有必要考虑应用神经破坏治疗技术。

神经破坏性阻滞的需求，在没有上述诸方面条件的地方，例如广大农村地区，顽固性癌痛患者难以获得口服阿片类药物，而且药物价格也很高，破坏性神经治疗经常会更需要。

一个局限性的破坏性措施总比全身应用阿片类药物要好些。患者会发现，少用吗啡而多用阻滞药物的好处多些，因为阻滞药物的镇痛质量要比吗啡好得多，患者使用阿片类药物后，一方面难以承受药物的不良反应；另一方面，由于行动受到限制，生活质量也很低。

由于某些原因，阿片类药物的作用被夸大了，许多治疗医师认为阿片类药物可以治疗一切癌痛，甚至有人把"三阶梯方案"神仙化。事实上，癌痛是非常复杂的，不是单一性质的简单痛，而是由于多种不同性质疼痛组成的复杂痛。阿片类药物对癌痛中的某些成分是难以控制的。例如，阿片类药物对于癌痛引起的神经病性疼痛无效。这也是世界卫生组织提出的通过推广"三阶梯方案"，"在 2000 年实现癌症患者无痛"的目标难于成功的原因之一。

当患者可能既有明显焦虑又有疼痛，而疼痛并不是势不可挡时，在疼痛明显缓解后，中等程度的焦虑通常亦会明显减轻，而且患者可讲出恐惧和担心。癌症对患者的影响通常是破坏性的，痛苦既可由疾病引起，也可由其治疗引起，而且痛苦不仅局限于躯体症状。为了确定痛苦的根源，需要从心理学上来评价患者，并询问未解决的问题。癌痛可扩展到对社会及私人生活各方面的威胁，患者不仅承受着疾病和治疗对其外貌及各种能力的影响，而且患者对未来的理解也是痛苦的。当无法迅速缓解疼痛时，患者的病情可急剧恶化。此时，一个局限性的神经破坏性措施会比全身痛使用阿片类药物效果更佳。

放射治疗引起的急性神经痛对阿片类药物治疗无效，属阿片类药物不反应性疼痛。对于此类患者，采用神经破坏性措施就显得非常重要。

神经病性痛（neuropathic pain）是由周围神经系统（PNS）或中枢神经系统（CNS）的功能障碍或损伤所致，它亦可与交感神经系统的过度活动有关。神经病性疼痛几乎均伴有感觉的改变。根据这种特性导出了现在的神经病性痛的定义，即感觉异常或缺失的部位发生的疼痛。神经病性痛是目前为大家所接受的术语。如前所述，神经病的定义是神经功能障碍或病理改变，这个定义重点放在功能障碍而不是损伤，意味着交感神经持续性痛是一种神经病性痛。神经压迫性痛在肿瘤患者中十分常见。它发生于神经丛病变的早期，是椎骨转移性病变的结果。如果一个患者存活时间足够长，可逆性神经压迫性病变会转变为不可逆的神经损伤。

　　神经压迫性痛是按神经支配的皮区分布的，可能还有其他一些神经症状和体征，但这些改变是功能性的、可逆的。神经压迫性痛对阿片类药物治疗不敏感，在使用神经破坏性措施的同时，可以应用糖皮质激素作为辅助镇痛药物。

　　交感神经持续性痛（SMP）是组织损伤或交感神经损伤后的一种不太常见的后遗症状，交感神经阻滞后疼痛缓解，感觉障碍逆转。在肿瘤患者中，SMP 在下肢更为常见。典型的交感神经持续性痛可伴有主动脉旁淋巴结肿大，并经常与颈部或直肠肿瘤有关。除了寒冷可以加重疼痛外，患者可能会有肌肉疲劳和无力的病史。在疾病晚期，常常可以看到一条冰凉、疼痛的下肢，并伴有交感神经过度活动的其他现象，这比自主交感神经切断术后所致的"热足"更为常见。

　　如果怀疑为交感神经持续性痛，就应采用局部麻醉药进行交感神经阻滞，这不仅能够明确诊断，而且能够缓解症状，使局部麻醉药的维持时间更长久。如果症状重新出现，在 X 线监视下进行腰交感神经切断术是一种安全且不良反应较小的治疗方法。

　　癌骨转移是骨痛的常见原因，肺癌、乳腺癌与前列腺癌易向骨转移。骨转移引起骨痛的原因有多种机理，包括机械压迫变形或化学递质释放所造成的骨内膜或骨膜伤害性刺激感受器的激活，以及肿瘤扩展至邻近的软组织或周围的神经。由于骨痛是阿片类药物半反应性疼痛，神经破坏性治疗更为需要。

　　由于晚期癌症患者忍受着剧烈的疼痛，身心状况恶化，甚至自杀或寻求"安乐死"。这种临床现状，呼唤在"三阶梯方案"之上构筑另一个有效的治疗"阶梯"，使顽固性癌痛患者平静地走向生命的终点。神经破坏性措施应能有效地治疗顽固性癌痛，能为衰弱的晚期癌痛患者所接受，可以作为"三阶梯方案"的有效补充。一般来讲，至少 10% 以上的癌痛患者需要采用神经破坏措施。

　　由于大量口服阿片类药物和硬膜外间隙置管反复注入局部麻醉药和阿片类药存在许多缺点，治疗癌痛的"神经破坏性措施"以破坏作用长久的神经阻滞为主要方法，即采用化学药物使与疼痛有关的神经组织变性，以获得较长时间的持续性镇痛效应。对于生存时间较长的患者，疼痛再次复发时可再次治疗。使用的方法主要有周围神经阻滞、神经根阻滞、蛛网膜下隙阻滞、交感神经阻滞和腹腔神经丛阻滞、垂体破坏术、神经外科手术控制癌痛等方法，基本上可满足顽固性癌症患者的镇痛需求。

　　当应用药物治疗效果不佳时，神经破坏性阻滞几乎是患者的唯一选择。神经破坏性阻滞的方法多种多样，应根据患者的具体情况来加以选择。在 X 线透视引导下穿刺并造影确认穿刺针的位置，可使神经破坏性阻滞的安全性大大提高。在治疗前应充分向患者及家属说明有关事项，取得理解并办理手术前签字手续，以避免纠纷。在应用神经破坏性阻滞治疗后效果不佳时，多与选择方法不妥和操作技术不熟练有关，疼痛治疗医师不应该一遇到困难就抱怨这种方法不好。熟练掌握有关知识和操作技术需要长时间的努力和训练。

　　（二）周围神经破坏性阻滞

　　癌症疼痛较局限，应用药物治疗效果不佳时，使用不同浓度的酚、乙醇、多柔比星和丝裂霉素溶液阻滞周围神经，常可获得满意的治疗效果。该治疗可在门诊或患者的家中进行，主要适用于疼痛较为局限或采用其他方法阻滞后残留局部疼痛者。常用的神经阻滞包括上颌神经、下颌神经、耳颞神经、枕大神经、肩胛上神经、股神经、闭孔神经、坐骨神经和腓神经阻滞等。具体的神经阻滞操作方法请参见有关书籍。

周围神经破坏性阻滞的操作方法与一般性周围神经阻滞相同，只是在应用局部麻醉药试验性阻滞后，确定好部位及阻滞的范围，再给予神经破坏性药物，以获得长时间的周围神经阻滞。周围神经单次破坏性阻滞的有效镇痛时间为 16 ~ 94d，平均镇痛时间为 30.4d。其中许多患者临终时无疼痛。主要不良反应为注射部位肿胀、阻滞区麻木及乏力。

对于范围较为局限的癌痛患者，可应用神经破坏药物选择性阻滞与癌痛有关的周围神经，从而缓解癌痛。优点是操作简单，除少数复杂的周围神经阻滞需要在 X 线透视引导下穿刺，并造影确认穿刺针的位置，大多数治疗在门诊或患者家中即可进行。缺点是镇痛作用时间较其他神经破坏性阻滞方法短。

（三）神经根破坏性阻滞

主要是使用乙醇和酚制剂进行神经根破坏性阻滞。少数病例可使用多柔比星（阿霉素）和丝裂霉素溶液，这些病例是指疼痛的部位有肿瘤侵蚀，使用多柔比星和丝裂霉素溶液可以同时毁损神经和肿瘤。

注射药物的部位主要在颈、胸、腰椎的椎间孔附近。大多需要在 X 线透视引导下穿刺并造影，确认椎间孔位置后，再注入药液。操作技术熟练后多可在门诊或患者家中进行。在椎旁注射的造影剂，可经椎间孔进入硬膜外间隙，有时经一个点注药可同时阻滞同侧的 3 ~ 5 个神经根。单次阻滞的镇痛时间从 19 ~ 120d，平均 46.1d。如果能够准确穿刺，应注意调整药物的剂量、浓度及注药速度，很少发生严重的运动神经功能障碍。部分患者在颈或腰神经根阻滞后可出现肢体乏力、活动不灵便和麻木等。

（四）蛛网膜下隙阻滞

1. 基本问题　蛛网膜下隙应用酚或乙醇阻滞的镇痛效果和持续时间均优于局部神经阻滞和神经根阻滞。虽然应用此方法控制癌痛有效，但需要有经验的麻醉医师进行操作。酚甘油阻滞目前比较常用，可作蛛网膜下隙注射，方法基本同无水乙醇，只是体位完全相异。根据病例统计，镇痛效果优者占 50% ~ 60%，良者占 21% ~ 30%，差者占 18% ~ 20%。镇痛效果的好坏与肿瘤位置、穿刺间隙、注药剂量与疼痛的评价方法具有密切的关系。作用持续时间，优者疼痛完全缓解在 1 个月以上，良者疼痛完全缓解短于 1 个月或疼痛减轻超过 1 个月，差者仅缓解数日或无效。大多数报道的疼痛缓解时间为 2 周至 3 个月，少数患者可持续 4 ~ 12 个月。神经破坏性阻滞偶尔有失败者，其原因有时难以解释，或许与解剖学及生理学因素有关。在笔者所随访的患者中，镇痛效果良好的（临终前无疼痛）占 58%，较好的（残余疼痛，仅服用非甾类抗炎药物即可达到无痛）占 26%，其余的效果较差或短期内复发。单次阻滞的镇痛作用时间从 21 ~ 270d，平均为 94.3d。阻滞后的并发症主要是非痛觉神经受损害所引起。治疗均应在手术室内进行。双侧阻滞的并发症包括尿潴留、直肠功能障碍和肌肉瘫痪，大多在 1 周内减轻或消失。一过性头晕，头痛多在数日内消失。

2. 蛛网膜下隙乙醇阻滞法　使患侧的脊神经后根处于最高点，利用轻比重乙醇在蛛网膜下隙脑脊液内上浮的特性，将其注射后集中到脊神经后根（感觉根），而不影响脊神经前根（运动根）。注射的部位最好是在脊神经根刚离开脊髓的部位，此处为较细的小根，乙醇能发挥最大作用。在脊神经后根进入硬脊膜之前，乙醇的浓度仍足以破坏脊神经后根，故在此处注射药物仍是较好选择。

（1）操作技术：患者取侧卧位，患侧在上。于此体位下做脊椎穿刺，脑脊液能自动流出。待穿刺成功后，旋转穿刺针的针尖斜面向患侧，患者改为侧俯卧位，与手术台呈45°，患侧在上。缓慢注射乙醇，以减少扩散，此时药液借轻比重上浮至蛛网膜下隙上部，集中在患区脊神经根，从而达到最佳的阻滞效果。注药后需测定皮肤的触觉和痛觉，判断阻滞范围是否准确和有无异常表现，必要时调整体位再继续注药。一般0.5ml乙醇可阻滞2个脊髓节段，疼痛区域范围较广的患者，需行多点穿刺，但用药量应控制在2ml以内，以避免累及脊神经前根或阻滞范围过广导致循环系统抑制。注药后保持原体位30min，目的也是减少乙醇的扩散，使高浓度的乙醇充分作用于欲阻滞的脊神经根。注入乙醇后，受损神经的分布区可出现灼痛或感觉异常，持续数秒，逐渐减弱。拔除穿刺针之前，注入少量生理盐水冲洗穿刺针内腔，以防止残存于穿刺针针腔内的乙醇在拔针过程中遗留在穿刺径路的组织内而造成刺激性疼痛。拔针后观察1~2h，如果循环系统不稳定，需静脉输液维持血压，无异常情况后将患者送回病房，继续卧床18~24h，密切观察。

（2）注意事项

1）穿刺点应选择在疼痛脊神经分布区中点的椎间隙。

2）由于胸段蛛网膜下隙狭窄，从蛛网膜到软膜成年人也只有2~3mm，故穿刺针抵达硬膜外间隙后应谨慎推进，以免穿刺时损伤脊髓。

3）在$L_{3~4}$椎间隙以下穿刺较为容易，且不会损伤脊髓，但此处的脊神经根是垂直向下，聚集成束，形成马尾，注射乙醇后，在感觉丧失的同时，有膀胱和直肠括约肌受累、排尿困难及大便失禁的可能性。

4）双侧疼痛时一般是先施行一侧阻滞，待2~3d后阻滞平面固定和病情稳定后再阻滞对侧。如果需同时进行两侧阻滞，在穿刺成功后可将患者置于俯卧位，使疼痛节段处于最高点，注入的乙醇即可散布到两侧的后根。

3.蛛网膜下隙注射酚甘油溶液　临床应用的酚系配成5%~7.5%的甘油溶液。酚甘油溶液为重比重液，在脑脊液中酚甘油溶液下沉，到达神经组织，酚与神经具有亲和性，其有效成分酚可自甘油中缓慢释放，并被神经组织摄取，从而实现破坏性阻滞。

（1）操作技术：患者取侧卧位，疼痛侧在下。于该体位下做脊椎穿刺，脑脊液能自动流出。穿刺成功后，旋转穿刺针的针尖斜面朝向患侧，患者改为侧俯卧位，则一侧脊神经后根处于最低点，与手术台成45°，疼痛侧在下。缓慢注射酚甘油，开始注入时尚有局部麻醉作用，故受破坏的神经分布区有温热感和针刺感，并可测出阻滞平面。酚的浓度在脑脊液中逐渐降低，在此期间应将患者保持在原体位60min，以使阻滞部位固定在所需要的镇痛范围，治疗后患者应保持平卧12h。

（2）适应证：蛛网膜下隙神经破坏性阻滞适合较局限的躯体性疼痛、鞍区疼痛，尤其是已放置保留导尿管的患者。对肢体痛，可能导致肢体无力或轻瘫，应慎重。

（3）并发症

1）蛛网膜下隙穿刺固有的并发症，如头痛，还有较少见的神经损伤、感染与化学性蛛网膜炎。

2）神经破坏药对与疼痛传导无关神经纤维的损伤作用，例如运动麻痹、括约肌功能丧失、触觉与本体感觉受损，以及感觉异常所带来的不适感。一般说，这种并发症短期内可恢复。感觉异常与神经痛的发生率为0.3%~4%。

并发症持续的时间，28%患者在3d内所有并发症均恢复，23%患者1周内恢复，21%

患者 1 个月，9% 患者 4 个月，仅有 18% 患者持续 4 个月以上。

（五）硬膜外间隙神经破坏性阻滞

1. 基本问题　硬膜外间隙阻滞系将神经破坏药注入硬膜外间隙，阻滞脊神经传导，产生节段性镇痛的方法。与末梢神经阻滞相比较，硬膜外间隙阻滞可同时阻断躯体和自主神经，阻滞范围较大，而且效果确切；与蛛网膜下隙阻滞相比较，则可避免脑膜刺激与脊髓或脊神经损伤，而且因神经破坏药不直接接触神经根，系在硬脊膜外发挥作用，故膀胱与直肠括约肌受累的可能性较蛛网膜下隙阻滞时少，但其效果也不如蛛网膜下隙阻滞。此外，还可经硬膜外导管分次注入神经破坏药。

此法适用于双侧广泛性疼痛的患者。由于在硬膜外间隙不容易控制药物的流向，难以准确控制阻滞范围，不适合局限性疼痛。脊神经的前、后根通过硬膜外间隙时，在椎间孔处汇合，故硬膜外间隙注药不能单纯破坏后根。但采用适宜浓度的神经破坏药，例如 5% ~ 15% 酚甘油，可阻滞感觉神经的传导，而运动神经功能不受或很少受影响。其临床应用较蛛网膜下隙阻滞少。

2. 硬膜外间隙酚甘油阻滞法

（1）操作技术：患者取侧卧位，疼痛侧在下方。选择与疼痛中心相对应的脊神经及棘突间隙为穿刺点，常规硬膜外间隙穿刺，正中法为宜。确认穿刺针的针尖在硬膜外间隙后，注入 1% ~ 2% 利多卡因 5ml 作为试验剂量，观察 5min，无蛛网膜下隙阻滞的征象后，将穿刺针的针尖斜面转向疼痛侧，缓慢注入 7.5% ~ 10% 酚甘油溶液，按每对脊神经根需用 2ml 计算，1 次注入 3 ~ 6ml，10 ~ 15min 疼痛逐渐消失。此溶液黏稠，可稍加温后再注入。硬膜外间隙所用酚甘油浓度为 15% ~ 25% 时，能有效地控制某些癌痛。效果较好，但肢体无力或轻瘫，以及膀胱或直肠括约肌麻痹的发生率增加。虽为时短暂，持续不恢复者极少，仍不可不慎。

拔除穿刺针后，单侧疼痛者置患者于背侧斜卧位，与手术台成 45°，疼痛侧在下；双侧疼痛者置患者于仰卧位，均保持体位 1h。密切测量血压、呼吸，有异常者立即处理。回病房后继续保持卧位 18 ~ 24h，并及时观察患者。

（2）适应证：主要适于颈、腰膨大部以外的脊神经分布区的癌痛。

（3）镇痛效果：镇痛有效期为 1 ~ 3 个月，有的数日后疼痛复发。硬膜外间隙置管法可重复注药，以增强其效果。

（4）并发症：主要有暂时性下肢麻痹、体位性头晕、大小便障碍等，一般均能恢复。

（5）应用注意事项：注入酚甘油后，有一过性痛觉消失平面过宽现象，一般 1 ~ 2h 后疼痛消失平面缩小到 2 ~ 3 个脊髓节段。此时应注意维持血压、呼吸的平稳，尤其是年老体衰者。大多在 6h 时以内出现明显的镇痛效果，个别患者需 12h 以上才达峰镇痛作用。注药后 1 ~ 3d 内可能出现腐蚀性脊神经痛，可给予镇痛药物进行治疗。镇痛效果不明显者，应在 1 周后重复阻滞。

酚甘油黏稠，很难经硬膜外导管注射，酚盐水溶液则较易。采用连续法或多点穿刺注射 6% 酚盐水溶液，每次 1 ~ 5ml。此种溶液的镇痛作用起效较快，1 ~ 2min 发挥作用。注射酚后 2 ~ 3d 应每日测定平面，必要时追加。2 ~ 3 周内效果比较满意，逐渐恢复后再重复注射。

3. 硬膜外间隙乙醇阻滞法　硬膜外间隙穿刺后先注射 1% 利多卡因 3 ~ 5ml，间隔 5min 后再注射无水乙醇 5ml，观察处理方法与硬膜外间隙酚甘油阻滞法大致相同，其效果有时不确定，必要时间隔一定时间尚可重复注射。无水乙醇的流向难以控制，易发生阻滞区域不在计划区内的情况，临床少用。

（六）腹腔神经丛乙醇阻滞

1. 解剖与生理 腹腔神经丛也称为太阳丛，是人体最大的自主神经丛，位于 T_{12} 和 L_1 椎体前方和腹膜后的结缔组织内，在横膈与肾动脉之间并围绕腹主动脉的前面及其两侧。该丛的纤维互相连结成致密的网，丛内有一对较大的半月形腹腔神经节，另外包括主动脉肾神经节及肠系膜上神经节。腹腔神经丛接受来自内脏大、小神经，即下胸和上腰段椎旁交感神经节的节前纤维，并且尚有迷走神经纤维的加入。由此再向周围发出许多分支，形如太阳的光芒，这些神经分支又经许多小的副丛，如膈丛，肾上腺丛，肾丛，精索或卵巢丛，上、下胃丛，肝丛，脾丛及肠系膜丛等和大部分腹腔器官相联系。腹腔神经丛内含交感神经和副交感神经两种纤维，分布于许多重要的器官，并参与调节其各种复杂的功能。

2. 适应证 腹腔内恶性肿瘤引起的疼痛，用其他方法治疗效果不佳，应考虑采用腹腔神经丛阻滞。回顾文献可以发现，使用此阻滞最多、效果最好的是胰腺癌疼痛。但是与内脏神经传入纤维无关的疼痛，例如食管、胸壁、腹壁、腹膜、肠系膜根部、子宫颈部、膀胱等处病变产生的疼痛，采用本阻滞效果不佳或无效。已有报道指出，腹腔神经丛阻滞对结肠和直肠癌疼痛有效。山室城指出，凡是 $T_{5\sim10}$ 节段硬膜外间隙阻滞可消失的疼痛，均可采用腹腔神经丛阻滞。由于硬膜外间隙阻滞对躯体神经传导的疼痛有效，所以注入局部麻醉药后的镇痛效果对于决定是否使用腹腔神经丛阻滞显得十分重要。硬膜外间隙注入局部麻醉药后，腹部产生温暖感且疼痛消失，是本法的最佳适应证。

只要适应证选择合适，本阻滞方法的有效率非常高，在腹痛消失时并无严重不良反应，并发症的发生率也低。此外，使用本阻滞镇痛无效的病例，改用硬膜外间隙注射局部麻醉药及吗啡也同样无效。随着放射影像设备的发展，腹腔神经丛阻滞的适应证已经放宽。

采用该阻滞方法时，上腹部癌痛患者 56%～85% 可达到疼痛缓解，持续 1 个月至 1 年，而经主动脉穿刺者效果更为满意。如果不是主动脉旁已有广泛癌转移，使神经破坏药在主动脉前扩散的操作技术应予推荐。

此种阻滞适合于上腹部内脏癌痛、慢性胰腺炎原因不明的内脏神经痛。乙醇的镇痛效果好，且持久。对高龄、衰弱与晚期患者，神经破坏药的镇痛效果优于外科手术。与腰交感神经阻滞并用，可治疗腹腔或下肢因血管疾病引起的缺血性疼痛、幻肢痛与灼痛。

3. 操作技术 腹腔神经丛阻滞有三种径路，即后入路、前入路与开腹后在直视下注药。为减少神经破坏药向后扩散至腰丛导致截瘫，经主动脉穿刺法具有一定的优点，在 L_1 椎体中点平面，于其左侧穿刺，通过主动脉后进入腹腔神经丛，注药后向前扩散。

（1）后方入路阻滞法：操作前应做好充分的准备工作，有条件者应做 CT 照片讨论，因为腹腔神经丛与周围脏器之间的关系可随体位或因腹腔内肿瘤而变动。根据 CT 照片可以确定阻滞时的体位及穿刺途径，应力求穿刺针的前端刺到主动脉后缘的过程中不损伤周围的组织。经此照片不仅可测出穿刺点、穿刺角度和穿刺深度，而且可确定穿刺针在椎体投影的位置。原有的疼痛得到缓解是判断阻滞效果的重要指标，所以在实施阻滞前 2～3h 以内应尽可能不作任何镇痛处理。阻滞前 6～8h 禁食，建立静脉通路，适当补充液体，以防止低血压。手术前监测血压、心电图，并准备好升压药物及吸氧设备。

在穿刺操作中，患者可取健侧卧位，腰背后弓；也可取俯卧位（肘膝位），腹部垫枕。消毒前，根据 CT 片的数值或体表标志在皮肤上做出穿刺点的标记。穿刺点选在第 12 肋下缘，背正中线外侧 4～5cm。采用长 14cm 的 23 号穿刺针，与皮肤大约成 60°向内斜刺，先找到第 1 腰椎横突。然后将穿刺针拔至皮下，使其针尖稍向外、向上方 10°～15°重新刺入，紧靠第 1 腰椎横突上缘滑过，直达第 1 腰椎体的侧面。继之将穿刺针的针尖斜面转向朝内进针，使针尖沿椎骨面向前滑行，直到沿骨面的滑动感消失。如果阻力太大，可将穿刺针退回少许，并使穿刺针的针尖略向外倾斜再重新推入，即到达腹腔神经丛附近。

在穿刺成功后，经回抽试验无血，先注入局部麻醉药，腹腔神经丛阻滞成功的标志是腹部温热感、"轻松感"，疼痛消失，肠蠕动亢进和血压下降。如果注射局部麻醉药时阻力较大，说明针尖仍在腰肌或膈肌脚内，可再推进少许到达腹膜后间隙内。

在确认局部麻醉药出现明显的阻滞效果且无不良反应后，再注射乙醇行神经破坏性阻滞。注入乙醇的量与浓度依所用局部麻醉药的量来决定。例如，局部麻醉药用量在 20ml 以下即出现阻滞效果者，需用纯乙醇 10～20ml；如局部麻醉药用量为 20～40ml，则需应用 50%～75% 乙醇 20～40ml。两侧的操作方法基本相同。

治疗胰腺癌等腹部顽固性疼痛时，注射局部麻醉药的作用时间短，反复穿刺有痛苦，发生并发症的危险也较大，应采用乙醇注射阻滞腹腔神经丛。由于乙醇亦可损伤周围组织，故穿刺操作应在 X 线引导下进行，在侧面 X 线透视下进针，穿刺过程中采用局部麻醉药浸润各层组织。从穿刺点开始按 CT 照片确定的角度穿刺，此时穿刺针前端的斜面应对准外侧。在侧面透视下，先刺向第 1 腰椎体中央部，继而向前缘部进针。穿刺针的针尖到达椎体侧面时，暂停进针，将针尖斜面转向内侧（对准椎体），沿椎体滑向椎体腹侧。当穿刺针的前端位于椎体前缘附近，距腹主动脉后壁缘大约 1cm。连接内有生理盐水的注射器，判断注入阻力的大小，继续进针，动作应轻缓，当穿刺针的针尖抵达腹主动脉壁时，可感到穿刺阻力降低及注射盐水阻力突然降低。有时通过穿刺针可感到腹主动脉的搏动，表明未刺入主动脉。拔除注射器，并测量进针深度。换上内有造影剂的注射器，回抽试验无血后注入造影剂，于侧面透视下观察有无造影剂进入血管或脏器内扩散的阴影。在腹膜后间隙内造影剂的扩散阴影呈头尾方向的条索样阴影。

出现较满意的造影剂扩散阴影后，可注入 1% 普鲁卡因 3～5ml。数分钟后，如果阻滞效果良好，患者可发生血压下降，腹部出现温暖感，肠蠕动增强，原有的腹部疼痛减轻。虽然有些患者阻滞效果良好，但仅表现为血压下降。血压下降是评价腹腔神经丛阻滞效果的主要指标。如果试验性阻滞后患者的血压变化不明显，可再注入 1% 普鲁卡因 5ml。如果注入 15ml 局部麻醉药后血压下降仍不明显，表明阻滞无效。应再次移动穿刺针针尖的位置并再次行造影，直至获得满意的造影阴影和阻滞效果。阻滞无效的主要原因是局部麻醉药被误注入横膈内。

对造影和阻滞效果均满意的病例，每侧可注入 50%～100% 乙醇 10～20ml。然后拔除穿刺针。阻滞后患者应安静卧床 12～24h，监测血压、脉搏，并给予全身麻醉后护理。

（2）经椎间盘腹腔神经丛阻滞法：癌症疼痛患者，横膈背部区域的 CT 扫描显像不明显，以至于根据椎体与周围脏器的关系、椎体旁侧穿刺无法进行时，可考虑经 L_{1-2} 椎间盘穿刺，试图从椎体的腹侧进入，进而阻滞腹腔神经丛。

操作方法：患者的体位同后入路阻滞法。此操作应在 X 线透视下进行。穿刺点选在

L_{1-2}椎体间隙水平，正中线外侧 3～4cm 处。选用长 12～14cm 的 21～22 号穿刺针。在 X 线透视引导下，先将穿刺针刺入椎间盘，然后向椎间盘前缘推进，到达椎间盘前缘时（不应超过椎间盘前缘），将内装有生理盐水的注射器与穿刺针连接（为防止椎间盘炎，生理盐水内应混有抗生素）。边进针边推注射器，检验注入阻力。

注入阻力消失时，注入少量造影剂，大多可见造影剂沿椎体前缘头尾方向扩散的阴影。如果没有得到椎体腹侧造影剂扩展的阴影，为确定这一特殊的阻力消失感，再向腹侧进针，进针过程中要反复推注生理盐水，直至再次出现阻力消失感。此时注入造影剂，可以得到理想的造影剂扩散影像。注入局部麻醉药进行试验性阻滞，效果满意后即可注射神经破坏性阻滞药物。

（3）前方入路穿刺法：在无法进行背侧入路穿刺的病例，可在开腹手术时从腹侧向腹腔神经丛穿刺，实现阻滞的目的。

操作方法：开腹后，由外科医师按压肝左叶上方，切开小网膜。在此处插入左手食指。于胃左动脉从腹主动脉起始处水平沿腹主动脉右缘向前触到腰椎体。一般不易分辨第 12 胸椎椎体和第 1 腰椎椎体，但不影响阻滞效果。

如果因腹腔内癌肿及淋巴结浸润等解剖学改变而无法触到椎体时，可经 X 线透视确认。如仍不能确认时，可考虑进行 CT 扫描检查。

将长 14cm 的 22 号穿刺针连接注射器，沿左手食指穿刺到椎体前方。当穿刺针的针尖触及骨面时可有明显的抵抗感。如有穿入感，则表明刺入了椎间盘，应后退穿刺针沿头尾方向移动针尖的位置，直至刺中椎体前缘的骨质。回抽无血后，缓慢注入局部麻醉药作试验性阻滞。如果注药阻力大，则注入前纵韧带的可能性大，可略进针后再注药。如果注入局部麻醉药后出现血压下降，即为阻滞有效的标志，可按需注入乙醇。乙醇的浓度和量应根据患者的疼痛范围和体质等确定。有条件时，可将造影剂与局部麻醉药混合注入，在获得满意的造影剂扩散阴影和血压下降这两项根据后，再注入乙醇。

4. 不良反应及并发症

（1）阻滞过程中的不良反应及并发症

1）低血压：注入局部麻醉药后即可出现血压下降，注入乙醇后更明显。一般在注药后 15～20min 血压下降最明显。如果出现休克水平的低血压，应及时给予补液和升压药物进行治疗。

2）呼吸抑制：注入乙醇后出现动脉血氧分压下降的患者，应注意呼吸的变化，必要时吸氧。有条件者可监测通气功能和血氧饱和度。

3）醉酒（一过性急性乙醇中毒症状）：主要发生在无饮酒经验或饮酒量少的患者。注入乙醇后，脉搏加快，面色潮红，有时出冷汗，呼吸急促、恶心、呕吐等。严重者出现急性乙醇中毒症状。

4）刺破血管引起出血：经穿刺针有血液回流时，可能已穿破腹主动脉或肾动、静脉，在操作中应注意加以避免。除了有出血倾向或手术前已服用抗凝药物者，采用 23 号穿刺针一般不会引起严重出血。

5）刺伤内脏：根据解剖学位置，易刺伤肾脏。

6）注入乙醇时疼痛：注入乙醇时，腰背部轻度烧灼感，也可仅伴有不愉快感而无疼痛。有的患者在注入乙醇时可出现肩和上肢的放射性痛，考虑穿刺针此时位于横膈内，应立刻停止注射。左侧穿刺也有刺入胸腔的危险，乙醇浸润胸壁可引起胸、背部疼痛。

7）局部麻醉药毒性反应：表现为肢体颤动，严重者出现抽搐。大多见于大剂量局部麻醉药阻滞时，恶病质及低蛋白血症患者易于发生局部麻醉药毒性反应。

8）下肢温暖感：可见于药液阻滞了腰交感神经节时。

（2）阻滞后的不良反应和并发症

1）腹部症状：腹腔神经丛被阻滞后可出现腹泻、腹痛和腹胀，可持续数日。系肠蠕动增强所致，可自行消失。腹痛是一过性，不应认为是阻滞无效。

2）安静时低血压：有的患者在腹腔神经丛被阻滞后可持续存在低血压，需补液并给予升压药物。除了阻滞后血管扩张外，还应注意排除出血的可能性。CT 扫描可帮助诊断腹膜后血肿。安静时低血压通常在 24h 内恢复正常，罕有超过 1 周者。如果血压较长时间不恢复，要检查血糖，以排除患者可能存在的低血糖。

3）起立性低血压：安静时低血压恢复正常后，当患者坐起、起立等体位变化时仍有可能发生低血压。常在阻滞后 2～3d 内，有的持续 1 周以上恢复正常。必要时可口服升压药物。在接受腹腔神经丛阻滞后的 1 年内，因各种原因接受全身麻醉、蛛网膜下隙阻滞或硬膜外间隙阻滞时，必须警惕严重低血压的发生。

4）胸痛、气胸：如果膈肌根部的胸腔受乙醇浸润，可引起胸痛和气胸。

5）其他神经被阻滞：因乙醇扩散阻滞了其他神经可引起相应的症状。躯体神经阻滞可引起腹痛伴感觉障碍。腰交感神经节阻滞时，可出现下肢温暖感。亦有发生硬膜外间隙和蛛网膜下隙阻滞的病例报道。因此，应在 X 线透视观察下进行穿刺操作。造影剂扩散的影像和局部麻醉药试验性阻滞的效果对于预防不良反应非常重要。

6）其他并发症：据文献报道，在腹腔神经丛阻滞后可发生排尿困难、性功能障碍或急性胃扩张。

7）截瘫：这是腹腔神经丛乙醇阻滞的最严重并发症。但发生率极低，在各国作者报道的大约 600 例腹腔神经丛阻滞患者中，仅有 4 例发生了截瘫。最可能的原因是乙醇损害了腰部脊髓供血的动脉。

应该指出的是，在进行腹腔神经丛阻滞时，严重并发症的发生率非常低。但在治疗前必须严格查验患者的生命体征，阻滞中和阻滞后密切观察。治疗医师应该掌握腹主动脉、肾脏和其他腹部器官之间的正常解剖关系，并具有实施腹腔神经丛阻滞操作的经验。

（七）颈交感神经节阻滞术

1. 概述　颈交感神经节阻滞术亦称星状神经节阻滞术，自 1920 年开始推广星状神经节阻滞疗法后，其很快成为一种用途广泛的治疗方法。近年来，对星状神经节阻滞作用机理的研究表明，星状神经节阻滞的作用涉及自主神经系统、内分泌系统和免疫系统，对上述系统的功能具有调节作用。该阻滞方法有助于维持机体内环境的稳定，可使许多自主神经失调性疾病得到纠正。星状神经节阻滞的作用主要有中枢作用和周围作用两方面，其中枢作用是通过调理下丘脑维护内环境稳定而使机体的自主神经功能、内分泌功能和免疫功能保持正常；其周围作用是由于阻滞部位的节前和节后纤维的功能受到抑制，分布区内的交感神经纤维支配的心血管运动、腺体分泌、肌肉紧张、支气管收缩及痛觉传导也受到抑制，此周围作用一直被用来治疗头颈部、上肢、肩部、心脏和肺部的一些疾病和疼痛。

2. 解剖与生理　颈部交感神经节位于颈血管鞘的后方，颈椎横突的前方。一般每侧有三个交感神经节，分别称为颈上神经节、颈中神经节和颈下神经节。颈下神经节也称作星状神经节或颈胸节，其形状不规则，大于颈中神经节，位于第7颈椎横突基部和第1肋骨颈之间的前方，椎动脉的后方，斜角肌群的内侧，肺尖在其下方。

星状神经节呈卵圆形，长约2cm，宽约1cm。星状神经节下界位于胸膜后方，被疏松的蜂窝组织及脂肪组织所包裹。另外，星状神经节发出的灰交通支连接第8颈神经和第1胸神经，还发出分支围绕锁骨下动脉及其分支组成神经丛，并随该动脉到达腋动脉第1段。该节的另一些分支分别围绕椎动脉组成椎动脉丛，沿椎动脉上行，进入颅腔，围绕椎动脉及基底动脉，直到大脑后动脉，在此与起自颈内动脉的神经丛相会合。星状神经节发出的心下神经沿锁骨下动脉后方，气管的前方下降，加入心丛而参与支配心脏的活动。

3. 适应证　星状神经节阻滞的适应证很广泛，但是破坏性星状神经节阻滞仅用于癌痛和上肢反射性交感神经萎缩症、上肢幻肢痛、血液循环障碍性疾病（如雷诺病、急性动脉闭塞症等上肢血管痉挛性疾病）、重症心绞痛。

4. 操作方法

（1）前侧入路穿刺法（气管旁接近法）：患者取仰卧位，常规皮肤消毒，操作者位于左侧，先用左手的食指和中指将颈总动脉和胸锁乳突肌推向外侧。在食管旁和胸锁乳突肌前缘胸锁关节上方约两横指（环状软骨平面相当于第6颈椎横突）处用7号穿刺针与皮肤垂直进针。一般的患者用食指尖即可触及第7颈椎横突，引导进针。穿刺进针2~3cm即可触到骨质，表明穿刺针的针尖已到达第7颈椎横突的前外侧。退针少许（0.2~0.4mm），回抽试验无血后即可注入局部麻醉药液。应注意，穿刺针触及星状神经节时患者并无异感，故穿刺操作中不要寻找异感。阻滞成功的标志为注药侧出现霍纳综合征，表现为瞳孔缩小、眼睑下垂、眼球下陷、鼻塞、眼结膜充血、面微红、无汗、温暖感。患者常可感觉到上肢发热和疼痛明显减轻。

注入的药物浓度和剂量应视治疗需要而定。一般可注入无水乙醇0.5~2ml。对于穿刺操作较困难的病例，可在X线引导下进行穿刺，经造影确认后再注入无水乙醇。

（2）高位侧入穿刺法：患者取仰卧位，头部转向对侧，皮肤常规消毒。操作者位于左侧，穿刺点取在胸锁乳突肌后缘与颈外静脉交叉处，相当于环状软骨或第6颈椎横突水平处。将7号穿刺针与皮肤垂直进针，使穿刺针的针尖触及第6颈椎的横突，然后将穿刺针退出少许，针尾再向头端成45°倾斜，针尖在第6颈椎横突前侧通过，向着第7颈椎横突方向刺进大约1cm，回抽试验无血及脑脊液，可注入局部麻醉药进行试验性阻滞，确认阻滞成功后可注入无水乙醇0.5~2ml。

5. 并发症　星状神经节阻滞的并发症包括与局部麻醉药有关的并发症以及与操作技术有关的并发症。

（1）与局部麻醉药有关的并发症：局部麻醉药被误注入血管内可出现毒性反应；少数患者对局部麻醉药可发生敏感反应；尚有在局部麻醉药中加入糖皮质激素或其他药物，多次注射后可引起星状神经节损伤，有待于进一步研究和评价。

（2）与操作技术有关的并发症：穿刺针损伤颈部血管可引起局部血肿，如果在回抽试验时有回血，应拔除穿刺针并压迫止血。穿刺针进入蛛网膜下隙甚至注入药物是一种极其严重的并发症。穿刺角度不当或穿刺部位过低可导致气胸或血气胸。无菌操作不严格可引起感染造成深部脓肿。

对于应用乙醇进行永久性星状神经节阻滞治疗顽固性上肢血管痉挛性疾病的患者，要严格选择适应证，并向患者及家属详细说明可能发生的并发症，只有在征得同意后才可实施。在实施乙醇星状神经节阻滞时，可使用低浓度的乙醇和普鲁卡因溶液，乙醇浓度可从50%开始，剂量从0.3ml开始并反复观察，一旦出现阻滞效果即停止增加乙醇的浓度和剂量。在阻滞前后，反复观察患侧手指充血时间的变化，当手指充血时间缩短，表明产生了阻滞效果，不必再注入乙醇。

6. 注意事项　有出血倾向的患者应慎用星状神经节阻滞。阻滞后应观察30min，无不良反应后方可离院。注意不要同时阻滞双侧星状神经节，以防发生心肺意外。治疗颈、胸、腹部肿瘤特别是伴有骨转移者，或有交感神经持续性疼痛者，应尽可能在X线透视下进行。

（八）胸椎旁交感神经节阻滞术

星状神经节破坏性阻滞的并发症较多，故其应用受限。胸部交感神经阻滞若能避免刺破胸膜，危险性较小。将神经破坏药物与造影剂混合后注入有助于减少剂量。

1. 解剖与生理　胸部交感神经干位于肋骨小头的前方，有10~12对胸交感神经节，节上的分支如下。

（1）由白交通支连接肋间神经。

（2）从上5节发出小分支到胸主动脉、食管、气管和支气管，并加入心丛和肺丛。

（3）内脏大神经起自第5或第6~9或第10胸节，是穿过椎旁节的节前纤维，向下合成为干，沿椎体表面倾斜下降穿过膈脚，终止于腹腔主动脉根部的腹腔节，但是有一部分可终止于主动脉肾节和肾上腺髓质。

（4）内脏小神经起自第10~11或第12胸节，是节前纤维，穿膈脚后终止于主动脉肾节。

（5）内脏最小神经，起自最后胸节，与交感干一起进入腹腔，终止于主动脉肾节。

2. 操作方法　患者取健侧卧位，屈颈弓背。在头下和腋下部可加枕，尽可能使之舒适。可在下肢静脉输液，测量脉搏和血压。常规消毒皮肤。穿刺点选在脊椎正中线旁开3.5cm的棘突间隙。采用带有小皮块长8~10cm的22号穿刺针，与皮肤垂直进针，到达横突后使针尖向内侧偏斜，紧靠横突上缘缓慢进针，利用小皮块标记进针的深度，从横突表面再刺入大约4cm，遇有骨质阻力，表明已到达胸椎椎体的侧面，穿刺针的针尖位于交感神经节附近，回抽试验无血和无气后，可注入2%普鲁卡因3~5ml。如果数分钟后原有上肢疼痛或胸痛缓解，表明部位准确，可再次注入1%利多卡因10ml，并测量穿刺针与皮肤之间的角度，记录在病历，以便下次阻滞。如果注入试验剂量局部麻醉药后无治疗反应，表明穿刺针的针尖过于向内侧偏斜，可将穿刺针退至皮下，使角度向外偏斜少许后再刺入到胸椎体侧面，再次注入试验剂量的局部麻醉药。如此反复，直到取得满意的阻滞效果。应注意不可使穿刺方向过分向外侧偏斜，以免伤及胸膜。

如果在X线透视引导下进行此项操作，则可顺利穿刺到胸椎椎体的侧面，注入造影剂，如造影剂呈条索状扩散，表明穿刺部位正确，经注入试验剂量局部麻醉药验证后，可注入1%利多卡因10ml。对于某些因胸内肿瘤侵犯胸交感神经而剧烈疼痛的患者，可注入95%或无水乙醇1~2ml，以达到长时间的阻滞效果。

3. 适应证　胸部肿瘤引起的疼痛常需与胸神经阻滞同时使用。上肢顽固性疼痛或缺血性疾病，心绞痛及动脉瘤引起的胸痛，伴有内脏症状的肋间神经痛。

4. 并发症　气胸、血胸、局部血肿、药物误入蛛网膜下隙等均是可能发生的并发症，主要由操作不熟练所引起。采用乙醇阻滞者，少数可遗留有乙醇性神经炎，表现为剧烈的肋间神经痛，可行椎间孔处神经阻滞治疗。

（九）腰椎旁交感神经节阻滞术

1. 解剖与生理　腰交感神经干由 4 ~ 5 对腰交感神经节组成，位于腰椎椎体的前外侧，腰大肌的内侧缘。右侧被下腔静脉所掩盖，左侧与腹主动脉的外侧缘相毗邻。腰交感神经节的数目和位置多有变异，但位于第二和第四腰椎水平的两个节比较恒定，其中上一个节部分被腰肋内侧弓遮盖，下一个节多位于髂总动脉之后，可作为临床寻找的标志。

左、右腰交感干之间以横的交通支相连。节上的分支主要有：①灰白交通支。见于腰 1 ~ 3 节；②腰内脏神经。为起自腰段侧角的节前纤维，穿过腰节后主要终止于腹主动脉丛和肠系膜丛等，并在这些神经丛的神经节内交换神经元，其节后纤维分布到结肠左曲以下的消化道及盆腔器官，并有纤维伴随血管分布至下肢。当下肢血管痉挛时，阻滞或切断腰交感神经节可以缓解。

2. 适应证　盆腔及下肢肿瘤疼痛、血栓闭塞性脉管炎、下肢雷诺病、顽固性下肢缺血性溃疡、下肢多汗症、灼性神经病、断肢痛、幻肢痛、损伤性神经炎、外伤及手术后肿胀及疼痛、冻伤、冻疮、伯格病、红斑性肢痛、肢端发绀、网状青斑症、无脉症、静脉血栓形成、血栓性静脉炎等。

3. 操作方法　体位及消毒同胸椎旁交感神经节阻滞。对于下肢血液循环功能障碍的患者，应监测双下肢皮温。患者腰背后弓，双下肢屈曲。穿刺点可选在 L_2 或 L_3 椎体棘突上缘外侧，距中线 3.5 ~ 4cm 处。在对穿刺点的皮肤实施局部麻醉后，采用长 12cm 的 22 号穿刺针与皮肤矢状面成 45°，向内侧缓慢进针 3 ~ 4cm 到达横突，用套在针体上的小皮块标记后，越过横突上缘再进针 2 ~ 2.5cm，可刺到腰椎体侧面，退针 2 ~ 3mm，并将针头斜面对准椎体的侧面，针尖略偏向外侧少许，再次进针，滑过椎体，抽吸试验无血及脑脊液，可注入试验剂量的局部麻醉药。如果阻滞位置适当，患者下肢皮温会逐渐升高、肤色由苍白逐渐转为潮红。数分钟后可先向穿刺针内注入约 0.1ml 空气，以防止局部麻醉药将乙醇稀释，再注入1% 利多卡因 10ml 或 95% 无水乙醇 1 ~ 2ml。然后拔除穿刺针。注射乙醇的病例，拔针前应再注入少量空气排空穿刺针，以防拔针过程中乙醇流入组织遗留疼痛。X 线透视下穿刺更容易成功。

4. 并发症　操作不慎可引起腰神经损伤、蛛网膜下隙阻滞及局部血肿。

（十）三叉神经破坏性阻滞术

三叉神经及其分支的破坏性阻滞对控制三叉神经痛十分有效，下颌神经与上颌神经阻滞常用于治疗其分布区的癌痛。除酚甘油、乙醇外，单纯甘油亦有较好效果。半月神经节注射乙醇的方法曾被广泛应用，近年来亦有注射多柔比星、丝裂霉素等方法，在阻滞神经镇痛的同时也破坏局部的肿瘤组织。注射神经破坏药前应先注射局部麻醉药 2ml，以判定感觉丧失的范围。三叉神经节注射乙醇的效果优者大约占 70%，其余 30% 为差或无效，有效期数周至 1 年以上。注射甘油的疼痛缓解率为 86%，与乙醇相比较，不良反应少。上颌神经与下颌神经阻滞的优良率大约为 80%，有效期数周至 1 年。肿瘤扩展、转移或其他神经受累则效果受影响。面部癌痛施行神经阻滞前应先做 CT 检查排除颅底侵犯，若颅底受累则效果很不理想。

（十一）垂体破坏性阻滞术

1. 概述　垂体破坏性阻滞法是在乳腺癌行脑垂体摘除术后，无论肿瘤是否消失均能使疼痛消除这一事实的启发下提出的。虽然此法的镇痛机理尚未明了，但已被各国疼痛治疗医师所采用。很多研究认为是乙醇激活了垂体的疼痛抑制系统，从而达到了镇痛效果。垂体破坏术也称脑下垂体神经腺体溶解术或化学性垂体切除术。主要用于癌广泛转移与扩散的疼痛，对乳腺癌与前列腺癌患者的镇痛效果尤其好。经鼻腔穿刺进针，在 X 线引导下，注射纯乙醇 $1 \sim 2ml$，起效迅速而完全。

2. 适应证　垂体阻滞术适用于癌症疼痛，特别是采用其他方法不能解除疼痛的患者。但在选用垂体阻滞术时应注意到以下特点：①与外科手术相比较，因为侵袭少，短时间内就能实施，故晚期癌症患者也适用；②对包括头痛在内的全身各部位疼痛均有效；③用于激素依赖性癌比非激素依赖性癌的有效镇痛率高，镇痛持续时间也长；④骨转移癌性疼痛者效果好，癌症向软组织扩展，出现局部水肿者镇痛效果不佳；⑤同时需要进行适当的内分泌补偿疗法；⑥疼痛复发时可再次进行此阻滞，而且仍然有效；⑦有鼻腔、脊髓、蝶鞍内浸润者均不能实施此阻滞法；⑧对于激素依赖性肿瘤，此阻滞有时可使其消退。

3. 禁忌证

（1）临终前的患者，近期内可能死亡者。

（2）鼻腔、蝶窦内有感染者：阻滞前应仔细检查并拍摄头颅片，以明确诊断。

（3）蝶窦出血者。

4. 不良反应和并发症　垂体阻滞后即出现一过性头痛、食欲亢进、兴奋等症状，大约半数患者出现尿崩症状，一般持续大约 2 周后消失。上述额叶功能不全的症状是垂体阻滞难以避免的不良反应，由此出现的症状可经手术前给予氢化可的松并在手术后长期投予生理维持量而避免。手术后使用吲哚美辛栓剂，限制饮水，使尿量减少，可控制尿崩症。

垂体阻滞的并发症之一是继发感染。由于晚期癌症患者体质较差，阻滞前后又应用糖皮质激素，一旦操作中带入细菌极易发生感染。故应严格无菌操作，操作者应按外科手术要求穿戴手术衣和手套。患者面部及鼻腔内各处应用氯己定或苯扎溴铵认真进行消毒。

垂体阻滞合并眼外肌麻痹者，大多在数日后好转。这是由于穿刺针损伤动眼神经所致。在正中线穿刺可防止穿刺针引起的机械损伤。视交叉部受乙醇浸润而发生的视野不全约占 7.6%，一旦发生则难以治愈。

5. 垂体阻滞术的镇痛效果　垂体阻滞施行后即可显效。由于接受这一治疗方法的患者大多为剧烈癌痛并经多种镇痛方法治疗效果不理想，相比之下可以说垂体阻滞术的镇痛效果确属良好。武田文和曾对 130 例癌痛患者实施垂体阻滞术，其中因疼痛复发需施行第二次阻滞者为 34 例，三次阻滞者为 3 例。追踪 1 年，存活者中 $72\% \sim 79\%$ 维持了镇痛效果。这 130 例中，105 例（80%）疼痛消失，14 例（11%）疼痛减轻，11 例（9%）无效。其中激素依赖性癌的疼痛消失率为 $94\% \sim 95\%$，非激素依赖性癌为 $57\% \sim 70\%$。前者的无效率为 3.6%，后者为 12%。

Moricca 从 1963 年开始，对 2 000 例患者进行了 8 000 次以上的垂体乙醇阻滞术，镇痛有效率为 96%，可惜没有远期的随访结果。与经颅手术切除术及经鼻冷探针术相比，其有效率相似，为 $60\% \sim 90\%$。立体定向与多穿刺针技术可使其治疗的准确性提高。必要时可重复注射，以延长其持续时间。与其他神经破坏性治疗方法相比，其缺点是操作技术复杂，危险性较大，并发症严重，死亡率较高，国内开展得不多。

（十二）蛛网膜下隙应用麻醉性镇痛药

在蛛网膜下隙注入麻醉性镇痛药，药物可直接进入脑脊液对神经系统发挥作用，较小剂量的麻醉性镇痛药物即可获得长时间的镇痛效果。一般选择 $L_{3\sim4}$ 或 $L_{4\sim5}$ 椎间隙穿刺置管。有三种留置注药导管的方法，这三种方法都是利用经皮肤穿刺将导管留置于蛛网膜下隙。

（1）经皮将一细给药导管放置于蛛网膜下隙内，另一端在皮肤外。此方法的缺点是给药导管固定不好，易随体位的变动而脱落。另外，皮肤的穿刺针眼距离蛛网膜下隙较近，一旦发生感染，易蔓延至蛛网膜下隙，故此方法不宜长时间使用。

（2）在皮下打一通道，将给药导管在体侧引出皮肤与外界相连，通过皮下通道的方式可以减少感染的发生。

（3）将给药导管及注药池均埋置于皮下。为了能长期使用，通过皮下通道的方式可减少感染的发生。

此法的缺点是一旦发生感染，后果严重。因而目前在临床尚未广泛开展。

（十三）硬膜外间隙连续应用麻醉性镇痛药控制癌痛

近年来，应用硬膜外导管经 PCA 泵或缓释泵向硬膜外间隙持续注入吗啡、芬太尼、曲马朵等药物控制癌痛取得了满意的长期镇痛效果。与蛛网膜下隙阻滞相同，有三种留置给药导管注药的方法，这三种方法都是利用经皮肤穿刺将给药导管埋置于硬膜外间隙。在皮下打一通道，将给药导管在体侧引出皮肤与外界相连，通过皮下通道的方式可以减少感染的发生；将硬膜外导管的外端与肝素帽相连接，既便于分次给药，又避免感染。另外，患者和家属亦可很快学会自己给药，患者也可以带给药导管活动。

此法的缺点是给药导管难以长期保留，虽然有的疼痛治疗医师已报道将给药导管保留了两个月以上，但这是在精心负责地由专科治疗医生努力实现的。难以推广普及。长期保留硬膜外导管的患者如不住院，每日注射药物，一旦发生感染，后果严重。而长期住院又难以被患者接受。

十、癌痛的心理治疗

（一）心理治疗对癌痛患者的作用

对癌痛患者给予良好的心理治疗可以发挥如下作用。

1. 改善不良情绪　许多研究考察了心理治疗对改善患者不良情绪的作用，其中绝大部分都证明心理治疗对改善患者的不良情绪具有明显的作用。

2. 增加积极应对反应　一些研究发现，对癌症相关问题的应激反应与患者具有的应对策略有关，不同的应对策略又与患者的心理社会适应有关，如利用社会支持的应对策略可以降低情感困惑，而逃避一回避应对策略导致情绪困惑增加。

3. 促使日常活动丰富多彩　患病之后患者的日常活动会发生很大改变。癌症患者由于缺乏精力，由于他们的许多时间用于治疗，脱离工作岗位而感到社会孤独，其结果使得他们将注意力更多地转向自身，更多地去体验心身症状。心理行为干预可帮助患者改变这些不合适的日常生活方式。

4. 积极寻求社会支持　实际上，在正常生活中强大的社会支持系统特别有利于人们事业的发展和保持心理健康，尤其是来自家庭成员的情感支持和必要的物质支持。心理治疗能够帮助患者正确地认识到社会支持的作用，并主动地寻求各种社会支持，营造良好的社会环境，较多地表达情感，共同讨论解决问题的方法。

5. 改善自我认知　在癌症患者患病后，由于社会角色及社会作用都发生了变化，加上各种治疗带来的躯体形象变化，对患者的自尊感即自我概念可产生严重影响。研究证明，对癌痛患者的个别咨询或集体咨询能够改善和增强他们的自尊感和完善自我概念。

6. 改善性功能　对于乳腺癌患者、妇科恶性肿瘤患者及良性生殖器肿瘤患者来说，性功能障碍的发生率相当高，并常常与自尊、情绪困惑等联系在一起。从心理角度来讲，从事性活动这种人体特殊的本能活动可较大地影响患者的心理感受，一次成功的性生活会让患者感到自己还行。研究发现，心理治疗能帮助患者科学地理解性生活，纠正此方面的误区，并授之以恰当的方法。

7. 增进食欲　肿瘤患者由于受种种因素的影响，饮食往往成为影响其康复的重要障碍。如消化道肿瘤患者在手术前受症状的影响不能正常进食，手术后受自我认知的影响不能正常进食；接受化学治疗的患者，由于受药物不良反应的影响不能正常进食；疼痛较重的患者由于疼痛而无法进食。在治疗中，除了采取针对性措施如镇吐，助消化，镇痛等措施以外，良好的心理治疗是改善患者进食情况的基本措施。首先要消除患者的紧张不良心理状态。研究证实，在紧张状态下任何生物体消化液的分泌均会显著减少，食欲也同时处于抑制状态。

8. 提高机体免疫力　研究证明，心理治疗能改善肿瘤患者的免疫功能，如放松想象训练可使乳腺癌患者有分裂原反应、NK 细胞活性、IL-2 红细胞玫瑰花结测定以及血清 IgG 和 IgM 水平增加或提高。另外，美国癌症协会认为，大约有 10% 的癌症患者出现了戏剧性的自愈现象，之所以出现自愈主要是心理神经免疫的作用。

9. 减轻疼痛和治疗的不良反应　疼痛是心身综合反应的结果，疼痛体验与患者的心理社会因素具有一定的关系，而癌症治疗引发的恶心、呕吐等不良反应也与患者的心理状况具有关系，良好的心理治疗技术如放松想象训练、催眠治疗、音乐治疗、生物反馈等能够不同程度地缓解患者的疼痛，如能和正规的疼痛治疗同时进行会更好。实际上，如果不同时进行心理治疗，有的疼痛治疗是很难完成的。

10. 延长生存时间，提高生活质量　实践证明，凡是那些性格豁达，不在意癌症，反应策略积极，负性情绪少的癌痛患者生存时间就长，反之生存时间就短。

（二）以语言为主的心理治疗

心理治疗又称精神治疗，是运用心理学的原则和方法，治疗患者的心理、情绪、认知与行为有关的问题，治疗的目的在于解决患者所面对的心理困难和生活事件，以减少焦虑、忧郁、恐慌等精神症状以及这些精神症状所造成的躯体症状。改善患者的非适应行为，包括对人对事的看法和人际关系，并促进人格的成熟，能以较适当的方式来处理心理问题及适应生活。以语言为主的心理治疗主要采用言语交谈的会诊形式，经由若干期间进行心理上的治疗工作。

1. 支持性心理治疗　我们把对患者的指导、劝解、疏导、鼓励、安慰、心理保证均作为支持性精神治疗的内容，应用范围极广。支持疗法的目的是加强精神活动的防御能力，控制和恢复对环境的适应平衡。即使疾病已到晚期阶段，或已成残疾也可通过支持疗法，引导他们面对现实，心安理得，想到有意义而愉快起来。在患者临终时也用支持疗法，使他们平静地离去。

进行支持疗法时，治疗医师必须热心对待患者，对他们的痛苦寄于高度同情，即使他们的想法和做法不对，也要尊重他们。

2. 认知疗法　认知疗法是最近 20 年来发展的一种心理治疗系统，它是通过改变人的认知过程和由这一认知过程所产生的观念来纠正本人的不良情绪和行为。治疗的目标不仅仅是针对行为和情绪的外在表现，而且分析患者的思维活动，找出错误的认知，加以纠正。认知疗法在实践和方法上吸取了行为科学的理论和方法，强调要发现并解决当前存在的现实问题。

建立良好的医患关系是整个治疗过程中的关键，因为没有良好的医患关系就不可能纠正患者的错误观点，就像朋友的话容易听得进去一样，应平等地对待患者，让癌痛患者能够积极地参与治疗，共同努力纠正错误的认知。而不要让癌痛患者总是处于被动接受的地位，更不要让患者总是处于一种受批评的感觉状态。

首先应充分了解癌痛患者的主要症状、有关的情绪、行为及思维表现，以及个人内在的因素和环境因素。自始至终耐心地倾听，在取得充分信任的基础上让患者了解认知治疗的基本原则与方法，结合病情指导患者如何自我监察，如何安排自己的行为；学会如何辨别自己特殊的错误认知，如何逐步建立正确的和合乎常理的认知并改善情绪的行为。

在治疗开始，应让患者充分列出他存在的症状及其思维和情绪反应。治疗医师应根据患者反应的具体情况，依次由易到难，逐步深入，分阶段地合理安排治疗进程时间表。逐步分析患者认知的歪曲，并与患者共同讨论合理化的思维模式。每次治疗完毕要布置一周的家庭作业。

（三）操作性心理治疗

操作性心理治疗主要是指行为疗法，这种治疗方法是基于实验心理学的原理，帮助患者消除旧的不良行为模式，并建立起新的行为模式。行为疗法的基本原理如下。

1. 条件反射理论　条件反射有时对人体有利，有时则是对人体不利，如晚期胃癌患者，在几次进食后呕吐胃痛以后，很快地建立了不良的条件反射，进食时甚至一看到食物就会发生呕吐和胃痛。在治疗过程中要注意发现哪些症状可能和条件反射有关。

2. 学习理论　无论是简单的还是复杂的行为，都是学习的结果，其规律如下。①频因律：对某一刺激发生行为反应的次数越多，那么这一行为反应就有可能被固定下来，并在以后遇到相同刺激时发生；②近因律：某一行为反应发生的时间与某一刺激越接近，那么这一行为反应就越有可能被固定下来，并在以后遇到相同刺激时发生。学习理论强调学习的作用，认为无论任何行为，都可以通过学习而获得，这一理论指导我们要鼓励患者向抗癌明星学习，组织一些抗癌明星在一起交流经验，起到良好的示范和学习作用；③强化作用：一些学者认为行为的目的不是为了奖赏就是为了逃避惩罚。最初，动物对同一刺激可能会做出几种不同的反应，但只有那些给自身带来好处的反应更容易与这一刺激相连结，并在这一刺激重现时更有可能再发生。利用强化作用的原理，在给患者进行心理治疗时，只要患者取得进步，就要给予精神上和物质上的奖励。

（四）药物性心理治疗

抗抑郁药是一种主要用于治疗各种抑郁状态的药物，以往仅有单胺氧化酶抑制剂

（MAOI）和三环类抗抑郁药（TCA）两大类。由于精神药物的发展，一些化学结构和药理作用与经典三环类不同的非典型新型抗抑郁药相继问世。不典型抗抑郁药包括新的三环类及一、二、四环结构的化合物，统称环类或杂环类抗抑郁药（HCA），他们对单胺类递质摄取的抑制作用更具有特异性。

1. 三环类抗抑郁药　是目前治疗抑郁症的首选药物。

（1）体内过程：TCA 的吸收、分布和代谢与酚噻嗪类药物相类似，口服吸收快，血药浓度 2~8h 达峰值，主要分布于脑、心、肝等组织，脑中以新皮质、旧皮质，海马和丘脑的药物含量较高。

大约 90% 的 TCA 与血浆蛋白紧密结合，仅 10% 是游离的，故急性中毒时，用血液透析难以清除。50% 的丙咪嗪是通过胆汁再经过肝肠循环，最后大约 2/3 从尿中排出，其余从肠道排出。TCA 的血浆清除半衰期（$t_{1/2}$）平均为 30~48h，仲胺类较长，其中普罗替林最长，大约 80h。某些新的非三环类药物则较快。

TCA 的药理作用和机理较为复杂，涉及中枢神经系统很多重要生理作用的递质以及受体。

（2）药理作用：神经递质在神经元内合成，释放后又重返神经末梢，称摄取和重摄取过程，是防止受体过度兴奋的一种机理。如此机理被药物阻断，则可急性加强神经传导。如摄取过程持续阻断，最终将减慢神经传导。这是因为受体密度代偿性下调（即低敏）。很多抗抑郁药物通过不同机理使受体对儿茶酚胺发生低敏。

（3）临床应用：TCA 有提高心境、缓解焦虑、增进食欲、改善睡眠等作用，是当前治疗抑郁症的首选药物，对内源性抑郁、非内源性抑郁和各种抑郁状态均有效，有效率是 80%。如能辅以心理治疗或者锂盐、T_3 等，可能使治愈率和有效率进一步提高。

（4）剂量和用法：TCA 的治疗指数低，尤其是叔胺类 TCA，剂量范围因受镇静、抗胆碱能和心血管毒不良反应的限制，要比吩噻嗪类药物狭窄的多。一般为 50~250mg/d，个别患者的用量可能稍大，但是超过此剂量效果不一定更好，相反毒不良反应更多。一般从小剂量 25mg 开始，以后酌情每隔 2~3d 增加 25~30mg。有振奋激活作用的去甲丙咪嗪和普罗替林应在早、午服，适用于迟滞性抑郁症患者。镇静作用强的阿密替林、多塞平，可在午、晚服用，适用于焦虑、激动、失眠的患者。大多数 TCA 因 $T_{1/2}$ 长，可每日服 1 次，如剂量大可分 2~3 次服。如剂量不大，可晚间 1 次服用。

（5）过量与急性中毒：TCA 类药物如丙咪嗪 1 次吞服 1.25g 以上（25mg×50 片，大约为最高有效剂量的 5 倍）可致死，尤其是老年人和儿童。致死率远远比酚噻嗪类药物高，占药物死亡的第三位。各种 TCA 包括多塞平过量均可致死，非 TCA 类药物如麦普替林、异戊塞平也如此。

2. 抗焦虑药　抗焦虑药主要是用以减轻焦虑、紧张、恐惧、稳定情绪，兼有镇静催眠作用的药物，一般不引起自主神经系统症状和锥体外系反应。

（1）常用的药物：抗焦虑药以往称为弱安定药，属于这一类的主要有：苯二氮䓬类，其次为丙二醇类，抗组胺的二苯甲烷类，抗抑郁药的三环类和 MAOI，β 肾上腺素能阻滞剂和近年发现的苯二氮䓬类抗焦虑药布斯哌隆。

（2）临床应用：抗焦虑药不仅用于精神科，也作为辅助用药用于癌痛患者，以缓解焦虑、紧张、稳定情绪、安眠、镇静。对于多种原因引起癌痛患者的失眠均有效，入睡困难者

可选用 $T_{1/2}$ 短的苯二氮䓬类药物，如阿普唑仑、三唑仑、替马西泮；早醒者可选用硝西泮、艾司唑仑和氟西泮。

　　本类药物的最大缺点是其多种药理作用均易产生耐受性。另一缺点是长期应用可产生依赖性，包括精神依赖性和躯体依赖性。突然停药可引起戒断症状如失眠和焦虑加重、肌肉颤搐、震颤、头痛、恶心、多汗、视力模糊。在一些患者突然停药甚至可诱发癫痫。

（刘铁军）

参考文献

[1] 刘铁军，蒲国华，程爱斌，等．目标导向液体治疗在老年膀胱癌根治术的临床研究．安徽医科大学学报，2016，51（4）：569-573.

[2] 高晓增，闫晓燕，刘铁军，等．七氟醚复合麻醉与异丙酚复合麻醉下妇科腹腔镜手术患者脑氧饱和度的比较．中华麻醉学杂志，2016，36（1）：71-74.

[3] 刘铁军，董晓柳，张树波．急性高容量血液稀释对老年肺癌根治术患者术后认知功能和血浆 S100β 的影响．医学研究生学报，2015，28（6）：608-612.

[4] 李宝永，武建华，刘铁军．FloTrac/Vigileo 监测 CO2 气腹压对腹腔镜手术患者血流动力学的影响．中国老年学杂志，2015（6）：1569-1571.

[5] 刘会臣，刘铁军．反式曲马多对映体的药代动力学立体选择性．药学学报，2000，35（1）：40-43.

[6] 张亚军，宋建祥，袁从虎．OPCAB 术后发生精神障碍的相关因素．中华胸心血管外科杂志，2014，30（6）：370-371.

[7] 吉林，袁从虎，陈佩军，等．20 例非体外循环下冠状动脉搭桥术的麻醉处理．苏州大学学报：医学版，2007，27（4）：646-647.

[8] 袁从虎，吉林，张亚军．改良超滤联合常规超滤用于重症心脏瓣膜病患者瓣膜置换术的效果．中华麻醉学杂志，2012，32（6）：661-664.

[9] 张晓磊，李恒平，胡咏兵．两种不同温控方法射频热凝术治疗三叉神经痛的临床观察．中国疼痛医学杂志，2013，（5）：307-308.

[10] 张晓磊．枕神经电刺激治疗头痛的应用进展．中国疼痛医学杂志，2013，（5）：297-299.